实用临床中药学

主 编 朱胤龙
副主编 焦振廉

陕西出版传媒集团
陕西科学技术出版社

图书在版编目（CIP）数据

实用临床中药学/朱胤龙主编. —西安：陕西科学技术出版社，2013.7

ISBN 978-7-5369-5699-5

Ⅰ. ①实… Ⅱ. ①朱… Ⅲ. ①中药学 Ⅳ. ①R28

中国版本图书馆 CIP 数据核字（2013）第 160831 号

实用临床中药学

出版者	陕西出版传媒集团　陕西科学技术出版社 西安北大街 131 号　邮编 710003 电话（029）87211894　传真（029）87218236 http://www.snstp.com
发行者	陕西出版传媒集团　陕西科学技术出版社 电话（029）87212206　87260001
印　刷	西安新华印务有限公司
规　格	889mm×1194mm　16 开
印　张	34
字　数	930 千字
版　次	2013 年 7 月第 1 版 2013 年 7 月第 1 次印刷
书　号	ISBN 978-7-5369-5699-5
定　价	285.00 元

版权所有　翻印必究

编 委 会

主　　编　朱胤龙
副 主 编　焦振廉
主　　审　刘华为
学术顾问　陈能进　崔建潮　翟胜利　杨　荣　王　峥　史　洁
编 著 者　（按姓氏笔划排序）

马战平	王迁家	王向阳	王晓萍	支军宏	田　菲
田　萌	田文红	付永民	边全逯	成新艳	朱生全
朱胤龙	朱富华	全　健	刘有泉	刘华为	刘军峰
刘超峰	孙平川	苏亚秦	苏同生	杨　立	李志刚
李佩珍	李学武	李粉萍	李敬慈	吴淑珍	辛智科
沈　路	宋济身	张宁海	张争昌	张俊峰	张洪学
张晓丽	张梅兰	张惠云	张瑞霞	陈　萍	陈　捷
陈　喆	范淑慧	赵文萍	赵建安	郝西政	段兴洲
夏陆一	柴雪梅	高少才	曹丽萍	常　江	常学军
寇应超	韩祖承	焦振廉	甄　棣	滕维城	薛敬东
霍润林	戴双明	魏　琳	魏卫亚	魏承朴	

序 一

医道之兴，其来久矣。轩岐论道，剖医药之原委，于是有医经焉；神农尝药，定气味之良毒，于是有本草焉。夫本草之学，自《本经》序分三品，弘景别为七类，唐宋以下贤哲相踵，至李东璧氏而大成，彬彬盛然矣。考其所以，医之临证以方，而方成乎药，非药无以成方，而药则可单行为方，如《千金》治小儿夜啼有一物前胡丸方。故言医者必读本草，通其气味而详其治用，而后可以临证无凝滞焉。然本草非易读者，酸苦甘辛者，味也；寒热温凉者，性也；君臣佐使者，用也；相须相畏者，情也；至于根茎花实之异，有毒无毒之分，阴干暴干之别，采造炮制之差，生熟陈新之殊，虽博学君子犹慎焉，此本草之所以为难而踵事者不敢厌其烦也。

今春，陕西省中医药研究院朱胤龙君挈其所撰《实用临床中药学》来，求予为序。展而视之，总论七章，述本草源流及相关论说，各论二十一章，载药凡五百种，各详其性味、归经、主治及临床应用，章法颇清。其临床应用以单味、配伍及组方为序，尤可择焉。予从医数十年，虽有薄名，不敢懈也。常思国医渊深，以小道视之者，甚鄙也，不足与之共语。朱君好学，于本草尤肯用心，宜其书之可读也。古云君子上达，朱君其勉之。

2010 年庚寅孟春 张学文 序

序 二

在回归大自然的潮流中，中药已被广泛应用于医疗、保健、养生和防病等各个领域。中药是国之宝。天工开物，赐五谷以养人体，施本草以济苍生。本草是深山老林的精灵之物，它受大自然而孕育，受泥土而滋养，呼风吸露，采日月之精华，集天地之灵气，确属精品。用之准巧，玄妙顿生，药力大增，奇妙无比，救生灵于重危，除顽疾于瞬间。

中药是一个特定的概念。这是因为中药是被中医理论化了的天然药，它有独特的理论，例如麻黄就有辛温，味微苦，归肺与膀胱经，主升主浮的理论。日常食用的小麦、生姜、大枣、甘草、羊肉，它们既是食物，又是天然药。即按中药理论赋予它性味归经，如生姜辛温，大枣甘温，羊肉辛温，并在治疗疾病中确定了功效，这些还能组成各类复方，如组成治疗血虚腹痛的"当归生姜羊肉汤"和治疗妇人脏躁的"甘麦大枣汤"。又如水果、蔬菜、肉类被收入《本草纲目》，用来治病养生，就成为中药。

中医常采用类比方法去认识药物，把五色五味同五脏结合起来，认识药物的功效和归经。如百合、白果色白，就入肺治气；山楂、丹参色红，就能入心治血；玄参、黑豆色黑，就入肾治肾；连翘像心，就能治心；核桃像脑，就能健脑；橘络、丝瓜络、红花、桑叶、旋覆花等药有细微结构分布如网络，就入络通络。中医还根据植物生长的特点，理解天然药的功效，其效果常出乎意料。女贞子冬至采集，墨旱莲夏至采集，这两个季节是二药最旺盛、最成熟的时期，冬至阴极而阳生，夏至阳极而阴始，两药合用，名曰二至，故有调和阴阳之妙；半夏夏半而生，夏枯草夏半而枯，两药同用，也有调和阴阳之效。夜交藤在太阳下山大地落幔之时，其叶相合，早晨太阳出大地晨曦之时，其叶分开，象征着人的睡眠规律，它们均有调和阴阳治疗失眠之功。植物之妙，寓有至理，值得研究。再如"木炭"是天然药，中医西医都在使用，西医用来止血、收敛，中医也用来止血，但使用的理论基础不一样，西医应用是因为木炭具有很强的吸附作用，而中医应用是因为木灰是黑色的，能入肾，肾属五行中的水，血是红色的能归心，心属五行中的火，水能克火，叫"红见黑止"。诸如血余炭、京墨汁、百草霜等这些黑色药物都能止血。

中医对天然药（生药）进行炮制加工，使天然药成为中药。经过炮制加工后的天然药就发生了质和量的变化。如生附子有毒，生用导致心律失常，而炮制后强心作用明显增强。生半夏对胃黏膜有较强的刺激作用，发生呕吐，炮制后却有镇吐的作用。

经过炮制后减少或改变了原药的有毒化学成分，从而降低了毒性，缓和了药性，消除了副作用，增强了疗效。如朱砂以水飞法炮制后，游离汞和可溶性汞盐含量最低，而药效质量提高；苍耳子经炒制后，其毒性蛋白变性，凝固在细胞中不易溶出，而达到祛毒解毒的目的；又如常用止血的地榆、槐米、藕节、大黄，现代药理学认为它们均含鞣质，经高温炮制后，其鞣质含量比生品高4~6倍，因而止血作用大大提高。现代药理学实验揭示黄芪蜜炙后，其 Fe、Mn、Ni、Co 含量增加，而这些元素均参与或能刺激生血过程，参与能量代谢、营养、免疫，是酶必需的重要辅助因子。炮制后的天然药（生药）不仅能增强有效成分的含量，而且还能增加有效成分的溶出量，如元胡有效成分是四氢帕吗丁等生物碱，生品水煎溶出量很少，醋制后其中的生物碱与醋酸结合，水煎时溶出量大大提高，镇痛作用随之提高。矿物类天然药经过煅制后，其碳酸钙、磷酸钙分解成氧化钙，质地变酥变脆，溶解性明显增大。黄精经炮制后游离氨基酸由原来4个增至10个，增强了补益作用。

中药可配成各种制剂，如膏剂、丸剂、丹剂、片剂、汤剂等。尤其是汤剂，通过加热煎煮，化学成分也发生变化或某些成分发生水解、挥发，或结合成新的化合物，或因pH值变化引起某些成分溶出率的改变，溶出各种有效成分，其中有不少活性物质可以发生化学反应，产生新的物质，形成新的整体合力。汤剂在煎煮过程中有先煎后下的，有包煎烊化的，有泡服冲服的，有煎汤代饮的，同时还有武火（大火）、文火（小火）等不同要求。而在服药期间也有要求，外感者宜早上8~9点服药，阳盛热病者最好是下午2~3点，壮阳剂宜选清晨阳气初升之时（5~6点），滋阴药午后服用最佳，病血脉宜空腹而在旦，病骨髓宜满饱而在夜等。在服药次数上，根据病情也有不同的要求。对于急性热病更是切中病机用药，对药物疗效的发挥起到了至关重要的作用。如服银翘散就有这样的要求"病重者，约二时一服，日三服，夜一服。轻者三时一服，日二服，夜一服。病不解者作更服。"就是说，病重者4小时服一次，一天服三次，晚上再服一次。

所以，研究中药不能离开中医药理论，任何天然药如果不能按中医药理论指导使用，就不能说是中药，能按中医理论指导使用的才是中药。

朱胤龙等专家所编著的《实用临床中药学》一书，详细介绍了中药的来源、产地、采集时节、道地药材、加工炮制、商品种类、性味归经、功效主治、临床应用、现代药理、药化研究等，贴近临床实际，是一部难得的和有使用价值的中医临床、科研、教学、养生的参考书籍。病者希冀健康，医者思修仁术，众人期盼长寿，获者各有所裨益也。

刘华为

2010年9月9日于西安陕西省中医医院

前　言

随着社会的进步和科技的发展，我国中医药事业也迎来了又一个万紫千红的春天。中医中药具有悠久的历史，在防病治病中得到广泛的应用，取得了举世瞩目的成就，受到了人们普遍的欢迎，是我国医疗卫生事业中不可或缺的重要组成部分。传承、创新和保持可持续发展，是新时代中医药临床、科研工作的战略重点。

为传承和发掘中医药伟大宝库的医学宝藏，弘扬祖国医学，促进中医药学术发展，为人类卫生健康事业做出贡献，我们根据中医中药理论，结合地道药材、加工炮制研究、临床组方用药研究等文献，从临床实际出发，阐述中药单味、配伍、组方应用古今变化，编成《实用临床中药学》，其中尤其是收录了陕西省中医药研究院，陕西省中医医院自建院以来，60余位著名中医药专家在多年临床实践中总结的针对某种病证的特效方剂和在科研工作中的研究成果所形成的新方，希望对中医药临床、科研、教学工作，普及中医药知识，提高人民群众应用中医药防病治病的能力，指导养生保健，能够有所裨益。

本书在编辑过程中，受到陕西省中医药研究院、陕西省中医医院各位领导、各位专家的大力支持和帮助，"国医大师"陕西中医学院张学文教授，陕西省中医医院副院长、陕西名中医刘华为教授亲笔给本书撰写了序言，谨此一并表示衷心的感谢！同时对本书在编辑过程中付出辛勤劳动的田菲、田萌医生表示深深的谢意。

由于我们水平有限，书中不妥之处在所难免，敬请同仁及广大读者批评指正。

编著者
2009 年 10 月 15 日

编写说明

《实用临床中药学》由陕西省中医药研究院、陕西省中医医院多位中医临床和药学专家共同参与编著而成。全书分为七个部分，二十七章，其中总论七章，各论二十章，从临床角度较全面地阐述了中药理论和临床应用。

总论部分主要介绍中药学的发展概况、中药的产地与道地药材、中药的采集贮藏、中药的性能、中药的炮制和制剂、中药的用法、中药化学成分及药理作用等。各论部分收载临床常用中药500味，按主要功效分为二十章，每章首先介绍该章药物的定义，再阐述了临床应用的中医指导理论，有共性的性味、归经，适应证及临床应用、使用注意等内容。

每味药以《中华人民共和国药典》2005年版一部为基准，各省市现行《中药材标准》或本草学沿用已久的名称为正名，介绍药物的来源、动物的中文名、拉丁学名、药用部位、药物形态、加工炮制方法、市场供应商品、性味、归经、功效和临床适应证。对药物炮制后功效有变化者，则在功效中加以说明。部分药物还介绍了食疗药膳应用的方法、功效，使内容更为丰富。临床应用部分重点介绍了药物单味应用、配伍应用和组方应用，以展示中药单味应用时的简、便、廉特色，配伍应用时相互作用、功效主治变化的特点，组方应用时按辨证论治，理法方药，君臣佐使的组方法则。而组方应用中所列方剂，除历代经典名著中的得效名方外，还特别收载了陕西省中医药研究院、陕西省中医医院建院以来著名中医临床专家、陕西名老中医、中医优秀人才毕生临床经验总结和长期临床研究形成的方剂，以便学者了解中药临床应用古今经验和现代研究成果。所录经验方，均为笔者临床承师所学所用有效方剂，治病救人，不敢私藏，奉献于世，以飨读者。用法用量为成人一日内服剂量，其中毒性药物严格按《中华人民共和国药典》2005年版一部该药项下用量为标准限定，以保证用药安全有效。对单味应用中的古方，保留了原方的旨意，其用量换算可参考总论中剂量与用法内容。对现代常用中成药附于该药项下；对中药现代研究中的有效成分、药理作用也做了简单阐述，以供临床应用时参考。

本书供中医临床医生、中药学工作者、中医药科研人员在临床医疗、科研、教学工作中参考使用，亦可供爱好中医药者学习收藏，爱好养生保健者获取知识。

编著者

2009 年 10 月 15 日

目 录

总 论

第一章　中药的起源与发展概况 ……… （1）
第二章　中药的产地与道地药材 ……… （3）
第三章　中药的采集和贮存 …………… （5）
　一、采收的时节和方法 ………………… （5）
　二、贮存管理 …………………………… （5）
第四章　中药的性能 …………………… （7）
　一、四气五味 …………………………… （7）
　二、升降浮沉 …………………………… （8）
　三、归经 ………………………………… （8）
　四、中药的毒性与中毒的预防解救 …… （9）
第五章　中药的炮制和制剂 …………… （11）
　一、炮制的目的和意义 ………………… （11）
　二、炮制方法 …………………………… （12）
　三、常用制剂 …………………………… （21）
第六章　中药的用法 …………………… （24）
　一、中药的配伍 ………………………… （24）
　二、用药禁忌 …………………………… （24）
　三、中药的剂量与用法 ………………… （25）
第七章　中药化学成分及药理作用简介
　　　　　　　　　　　　　　　　 （28）
　一、生物碱 ……………………………… （28）
　二、苷类 ………………………………… （28）
　三、挥发油 ……………………………… （29）
　四、有机酸 ……………………………… （30）
　五、鞣质 ………………………………… （30）
　六、氨基酸 ……………………………… （30）
　七、蛋白质和酶 ………………………… （30）
　八、糖类 ………………………………… （30）
　九、油脂和蜡 …………………………… （31）
　十、树脂 ………………………………… （31）
　十一、无机成分 ………………………… （31）
　十二、植物色素类 ……………………… （31）

各 论

第一章　解表药 ………………………… （32）

　一、发散风寒药 ………………………… （32）
　　麻黄 …………………………………… （32）
　　桂枝 …………………………………… （34）
　　紫苏 …………………………………… （35）
　　生姜 …………………………………… （36）
　　香薷 …………………………………… （38）
　　荆芥 …………………………………… （39）
　　防风 …………………………………… （40）
　　羌活 …………………………………… （41）
　　白芷 …………………………………… （42）
　　细辛 …………………………………… （43）
　　藁本 …………………………………… （45）
　　苍耳子 ………………………………… （45）
　　辛夷 …………………………………… （46）
　　葱白 …………………………………… （47）
　　胡荽 …………………………………… （48）
　　柽柳 …………………………………… （49）
　二、发散风热药 ………………………… （49）
　　薄荷 …………………………………… （50）
　　牛蒡子 ………………………………… （51）
　　蝉蜕 …………………………………… （52）
　　桑叶 …………………………………… （53）
　　菊花 …………………………………… （54）
　　蔓荆子 ………………………………… （55）
　　柴胡 …………………………………… （56）
　　升麻 …………………………………… （59）
　　葛根 …………………………………… （60）
　　淡豆豉 ………………………………… （62）
　　浮萍 …………………………………… （63）
　　木贼 …………………………………… （64）
第二章　清热药 ………………………… （65）
　一、清热泻火药 ………………………… （65）
　　石膏 …………………………………… （65）
　　寒水石 ………………………………… （67）
　　知母 …………………………………… （68）
　　芦根 …………………………………… （69）
　　天花粉 ………………………………… （70）
　　竹叶 …………………………………… （71）
　　淡竹叶 ………………………………… （71）

鸭跖草	(72)
栀子	(73)
夏枯草	(74)
决明子	(75)
谷精草	(76)
密蒙花	(77)
青葙子	(78)

二、清热燥湿药 (78)

黄芩	(79)
黄连	(80)
黄柏	(82)
龙胆草	(84)
秦皮	(85)
苦参	(86)
白鲜皮	(88)
椿皮	(89)

三、清热解毒药 (89)

金银花	(90)
连翘	(92)
蒲公英	(93)
紫花地丁	(94)
野菊花	(95)
穿心莲	(96)
大青叶	(97)
板蓝根	(98)
青黛	(99)
贯众	(100)
鱼腥草	(101)
金荞麦	(102)
红藤	(103)
败酱草	(104)
射干	(105)
山豆根	(106)
马勃	(107)
白头翁	(108)
马齿苋	(109)
鸦胆子	(110)
地锦草	(111)
蚤休	(112)
拳参	(113)
半边莲	(114)
白花蛇舌草	(114)
山慈菇	(115)
土茯苓	(116)
熊胆	(117)
漏芦	(118)
白蔹	(119)
四季青	(119)
绿豆	(120)

四、清热凉血药 (121)

生地黄	(121)
玄参	(124)
牡丹皮	(125)
赤芍	(126)
紫草	(127)
水牛角	(128)

五、清虚热药 (129)

青蒿	(129)
白薇	(131)
地骨皮	(131)
银柴胡	(132)
胡黄连	(133)

第三章 泻下药 (135)

一、攻下药 (135)

大黄	(135)
芒硝	(139)
番泻叶	(139)
芦荟	(140)

二、润下药 (141)

火麻仁	(141)
郁李仁	(143)

三、峻下逐水药 (144)

甘遂	(144)
京大戟	(145)
芫花	(146)
商陆	(146)
牵牛子	(147)
巴豆	(149)
千金子	(150)
狼毒	(151)

第四章 祛风湿药 (153)

一、祛风湿止痹痛药 (153)

独活	(153)
威灵仙	(154)
川乌	(156)
蕲蛇	(157)
乌梢蛇	(158)
雷公藤	(159)
木瓜	(160)
蚕砂	(161)

伸筋草	(162)
寻骨风	(163)
松节	(164)
海风藤	(164)
老鹳草	(165)
路路通	(166)
松香	(166)

二、祛风湿清热药 (167)
秦艽	(167)
防己	(169)
桑枝	(169)
豨莶草	(170)
臭梧桐	(171)
海桐皮	(172)
络石藤	(173)
穿山龙	(174)
丝瓜络	(174)

三、祛风湿强筋骨药 (175)
五加皮	(175)
桑寄生	(176)
狗脊	(177)
千年健	(178)
追地风	(179)

第五章 芳香化湿药 (180)
藿香	(180)
佩兰	(181)
苍术	(182)
厚朴	(183)
砂仁	(184)
白豆蔻	(186)
草豆蔻	(186)
草果	(187)

第六章 利水渗湿药 (189)
一、利水消肿药 (189)
茯苓	(189)
薏苡仁	(191)
猪苓	(192)
泽泻	(193)
冬瓜皮	(194)
玉米须	(195)
香加皮	(196)
泽漆	(196)
蝼蛄	(197)
赤小豆	(198)

二、利尿通淋药 (199)

车前子	(199)
滑石	(200)
木通	(202)
通草	(203)
瞿麦	(203)
萹蓄	(204)
地肤子	(205)
海金沙	(206)
石韦	(207)
冬葵子	(208)
灯心草	(209)
萆薢	(210)

三、利湿退黄药 (211)
茵陈蒿	(211)
金钱草	(212)
虎杖	(213)
地耳草	(214)
垂盆草	(215)

第七章 温里药 (216)
附子	(216)
干姜	(219)
肉桂	(220)
吴茱萸	(221)
小茴香	(224)
高良姜	(225)
花椒	(226)
丁香	(227)
荜茇	(228)
荜澄茄	(229)
胡椒	(230)

第八章 理气药 (232)
橘皮	(232)
青皮	(234)
枳实	(235)
木香	(237)
沉香	(238)
檀香	(239)
香附	(240)
川楝子	(241)
乌药	(242)
荔枝核	(244)
佛手	(244)
香橼	(245)
玫瑰花	(246)
绿萼梅	(247)

薤白 …………………………… (247)	血余炭 …………………………… (287)
大腹皮 ………………………… (248)	藕节 ……………………………… (288)
柿蒂 …………………………… (249)	刺猬皮 …………………………… (289)
刀豆 …………………………… (250)	鸡冠花 …………………………… (289)
甘松 …………………………… (251)	四、温经止血药 ……………………… (290)
九香虫 ………………………… (251)	炮姜 ……………………………… (290)
第九章　消食药 …………………… (253)	艾叶 ……………………………… (291)
山楂 …………………………… (253)	灶心土 …………………………… (293)
神曲 …………………………… (254)	**第十二章　活血化瘀药** …………… (295)
麦芽 …………………………… (255)	一、活血止痛药 ……………………… (295)
谷芽 …………………………… (256)	川芎 ……………………………… (295)
莱菔子 ………………………… (257)	延胡索 …………………………… (297)
鸡内金 ………………………… (258)	郁金 ……………………………… (298)
鸡矢藤 ………………………… (259)	姜黄 ……………………………… (299)
第十章　驱虫药 …………………… (261)	乳香 ……………………………… (300)
使君子 ………………………… (261)	没药 ……………………………… (302)
苦楝皮 ………………………… (262)	五灵脂 …………………………… (302)
槟榔 …………………………… (263)	二、活血调经药 ……………………… (304)
南瓜子 ………………………… (264)	丹参 ……………………………… (304)
鹤草芽 ………………………… (265)	红花 ……………………………… (306)
雷丸 …………………………… (266)	桃仁 ……………………………… (307)
鹤虱 …………………………… (266)	益母草 …………………………… (309)
榧子 …………………………… (267)	泽兰 ……………………………… (310)
芜荑 …………………………… (268)	牛膝 ……………………………… (311)
第十一章　止血药 ………………… (269)	鸡血藤 …………………………… (313)
一、凉血止血药 ……………………… (269)	王不留行 ………………………… (314)
大蓟 …………………………… (269)	月季花 …………………………… (315)
小蓟 …………………………… (270)	凌霄花 …………………………… (316)
地榆 …………………………… (271)	三、活血疗伤药 ……………………… (317)
槐花 …………………………… (272)	䗪虫 ……………………………… (317)
侧柏叶 ………………………… (274)	自然铜 …………………………… (318)
白茅根 ………………………… (275)	苏木 ……………………………… (319)
苎麻根 ………………………… (276)	骨碎补 …………………………… (319)
羊蹄根 ………………………… (277)	马钱子 …………………………… (321)
二、化瘀止血药 ……………………… (278)	血竭 ……………………………… (321)
三七 …………………………… (278)	儿茶 ……………………………… (322)
茜草 …………………………… (280)	刘寄奴 …………………………… (323)
蒲黄 …………………………… (281)	四、破血消癥药 ……………………… (324)
花蕊石 ………………………… (282)	莪术 ……………………………… (324)
降香 …………………………… (283)	三棱 ……………………………… (325)
三、收敛止血药 ……………………… (283)	水蛭 ……………………………… (326)
白及 …………………………… (283)	虻虫 ……………………………… (327)
仙鹤草 ………………………… (284)	斑蝥 ……………………………… (328)
紫珠 …………………………… (285)	穿山甲 …………………………… (329)
棕榈炭 ………………………… (286)	**第十三章　化痰、止咳、平喘药** …… (331)

一、化痰药 …………………… (331)
　　半夏 ………………………… (331)
　　天南星 ……………………… (333)
　　禹白附 ……………………… (335)
　　白芥子 ……………………… (336)
　　皂荚 ………………………… (337)
　　旋覆花 ……………………… (339)
　　白前 ………………………… (340)
　　前胡 ………………………… (341)
　　桔梗 ………………………… (342)
　　川贝母 ……………………… (343)
　　浙贝母 ……………………… (345)
　　瓜蒌 ………………………… (346)
　　竹茹 ………………………… (348)
　　竹沥 ………………………… (349)
　　天竺黄 ……………………… (350)
　　海藻 ………………………… (350)
　　昆布 ………………………… (351)
　　黄药子 ……………………… (352)
　　海蛤壳 ……………………… (353)
　　海浮石 ……………………… (354)
　　瓦楞子 ……………………… (355)
　　礞石 ………………………… (356)
　　胖大海 ……………………… (357)
　　木蝴蝶 ……………………… (358)
二、止咳平喘药 ………………… (358)
　　苦杏仁 ……………………… (358)
　　苏子 ………………………… (360)
　　百部 ………………………… (361)
　　紫菀 ………………………… (363)
　　款冬花 ……………………… (364)
　　马兜铃 ……………………… (365)
　　枇杷叶 ……………………… (365)
　　桑白皮 ……………………… (366)
　　葶苈子 ……………………… (368)
　　白果 ………………………… (369)
　　矮地茶 ……………………… (370)
　　洋金花 ……………………… (371)

第十四章　安神药 ……………… (373)
一、重镇安神药 ………………… (373)
　　朱砂 ………………………… (373)
　　磁石 ………………………… (374)
　　龙骨 ………………………… (375)
　　琥珀 ………………………… (377)
二、养心安神药 ………………… (378)
　　酸枣仁 ……………………… (378)
　　柏子仁 ……………………… (379)
　　远志 ………………………… (380)
　　合欢皮 ……………………… (381)
　　夜交藤 ……………………… (382)
　　灵芝 ………………………… (383)

第十五章　平肝息风药 ………… (384)
一、平肝潜阳药 ………………… (384)
　　石决明 ……………………… (384)
　　珍珠母 ……………………… (386)
　　牡蛎 ………………………… (386)
　　紫贝齿 ……………………… (388)
　　代赭石 ……………………… (388)
　　刺蒺藜 ……………………… (390)
　　罗布麻 ……………………… (391)
二、镇肝息风止痉药 …………… (391)
　　羚羊角 ……………………… (391)
　　牛黄 ………………………… (393)
　　钩藤 ………………………… (394)
　　天麻 ………………………… (395)
　　地龙 ………………………… (396)
　　全蝎 ………………………… (398)
　　蜈蚣 ………………………… (400)
　　僵蚕 ………………………… (401)

第十六章　开窍药 ……………… (403)
　　麝香 ………………………… (403)
　　冰片 ………………………… (404)
　　苏合香 ……………………… (406)
　　石菖蒲 ……………………… (406)
　　蟾酥 ………………………… (407)
　　樟脑 ………………………… (409)

第十七章　补益药 ……………… (411)
一、补气药 ……………………… (411)
　　人参 ………………………… (411)
　　西洋参 ……………………… (414)
　　党参 ………………………… (415)
　　太子参 ……………………… (417)
　　黄芪 ………………………… (418)
　　白术 ………………………… (422)
　　山药 ………………………… (424)
　　白扁豆 ……………………… (425)
　　甘草 ………………………… (426)
　　大枣 ………………………… (429)
　　饴糖 ………………………… (429)
　　蜂蜜 ………………………… (430)

二、补阳药 （431）
- 鹿茸 （431）
- 巴戟天 （434）
- 淫羊藿 （434）
- 仙茅 （436）
- 补骨脂 （437）
- 益智仁 （438）
- 海狗肾 （439）
- 海马 （440）
- 肉苁蓉 （441）
- 锁阳 （442）
- 菟丝子 （443）
- 沙苑子 （444）
- 杜仲 （445）
- 续断 （446）
- 韭菜子 （448）
- 阳起石 （449）
- 葫芦巴 （449）
- 核桃仁 （450）
- 蛤蚧 （450）
- 冬虫夏草 （451）
- 紫河车 （452）

三、补血药 （453）
- 当归 （454）
- 熟地黄 （456）
- 白芍 （458）
- 何首乌 （460）
- 阿胶 （461）
- 龙眼肉 （463）

四、补阴药 （463）
- 北沙参 （464）
- 南沙参 （465）
- 百合 （466）
- 麦冬 （467）
- 天冬 （468）
- 石斛 （469）
- 玉竹 （471）
- 黄精 （472）
- 枸杞子 （473）
- 墨旱莲 （474）
- 女贞子 （475）
- 桑椹 （476）
- 黑芝麻 （477）
- 龟甲 （478）
- 鳖甲 （479）

第十八章 收敛药 （482）
一、固表止汗药 （482）
- 麻黄根 （482）
- 浮小麦 （483）
- 糯稻须根 （484）

二、敛肺涩肠药 （485）
- 五味子 （485）
- 乌梅 （486）
- 五倍子 （487）
- 罂粟壳 （489）
- 诃子 （490）
- 石榴皮 （491）
- 肉豆蔻 （493）
- 赤石脂 （494）
- 禹余粮 （495）

三、固精、缩尿、止带药 （495）
- 山茱萸 （496）
- 覆盆子 （496）
- 桑螵蛸 （497）
- 海螵蛸 （498）
- 金樱子 （500）
- 芡实 （500）
- 莲子 （501）

第十九章 涌吐药 （504）
- 常山 （504）
- 瓜蒂 （505）
- 胆矾 （506）

第二十章 外用解毒杀虫止痒及其他药 （508）
- 雄黄 （508）
- 硫磺 （509）
- 白矾 （510）
- 蛇床子 （512）
- 大风子 （513）
- 土荆皮 （514）
- 蜂房 （514）
- 大蒜 （516）
- 木鳖子 （517）
- 升药 （518）
- 轻粉 （518）
- 砒石 （519）
- 铅丹 （520）
- 炉甘石 （521）
- 硼砂 （522）

索引 （523）

总 论

中药主要来源于自然界的植物、动物和矿物，在我国辽阔的大地上，有着丰富的自然资源。在几千年来人类文明的进程中，我们的祖先通过长期的生活和生产实践，逐步发现、认识和掌握了这些动物、植物和矿物质对人体的影响，把它们作为预防和治疗疾病的物质。

据有关文献统计，我国目前记载和使用的中药大约有12000余种，其中大约80%为植物，因此历代都把我国传统的药物称为"本草"，它充分地反映了我国的历史、文化和自然资源等方面的特点，由于"中药"的采集、贮藏、加工炮制和临床应用是在中医理论的指导下，运用植物学、动物学、矿物学和现代医学等学科基础理论来进行的，加之近代西方医学的传入，为区别于"西药"，我国遂以"中药"的称谓代替了"本草"。

第一章 中药的起源与发展概况

在茹毛饮血，刀耕火种的原始社会，人们在采食植物、生产劳动、渔猎等活动时无意中发现和了解了植物对人体的影响。从用动植物充饥时出现补益、疗疾作用和中毒、死亡现象，到为了生存和同疾病作斗争而有选择地食用动植物，有目的地对某些植物等进行尝试性辨别和观察其对人体影响和对疾病的疗效，形成了原始的医药学知识。"神农尝百草……一日而遇七十毒"，就是其实践活动的真实写照。

随着社会的发展和人类居住、生产活动范围的扩大及食谱增加，冶炼术的出现，人们又认识到某些动物和矿物对人体疾病的治疗作用，从火的发明到自然的谷果发酵现象中，人们又发明了发酵酿造技术，对"药"的认识和应用范围知识与时俱进，积累了丰富的经验。药物的来源也从自然采集发展到人工栽培和驯化养殖。手工制造等阶级，其经验和理论由传带讲授逐渐发展到文字记载，使之代代相传。

迄今发现最早的有关中药的记载是长沙马王堆汉墓出土的《五十二病方》，其记载处方约300个，药物240余种。战国时代的《山海经》中记载药物有100余种。西汉时期，《汉书》记载有名医公乘阳庆传弟子《药论》之书，用"本草"指药物学专著。

我国现存最早的药学专著《神农本草经》，记载药物365种，记述了中药四气五味、有毒无毒、配伍法度、服用方法等基础理论和临床应用剂型，并依据有毒无毒、养生保健、疗疾的不同，把药物分为上、中、下三品，是汉以前药学知识和用药经验的总结，为后世"本草"学的发展奠定了基础。东汉名医华佗运用"麻沸散"在外科手术中进行麻醉，以"神膏"敷贴手术创面来促进伤口愈合。可见当时"中药"的临床应用已有相当高的水平。

南北朝时期，本草学进一步发展，雷敩所著的《炮炙论》为中药学新的分支学科建立了雏形。书中记载了300余种中药的炮制方法，阐述了药物炮制后可增加疗效、改变性味、降低毒副作用的理论。是中药加工炮制经验和理论的总结。梁代陶弘景在总结前人用药的经验基础上，编著《神农本草经集注》七卷，收载药物730种。按药物的自然属性分类，详尽地论述了其产地、采集、炮制、真伪鉴别方法等，较全面地总结了魏晋以来的药学成就。

唐代，随着社会政治、经济、文化的发展，对外文化交流也出现繁荣局面。公元659年（唐显庆四年），由国家组织李勣、苏敬等人主持编写了《新修本草》，即《唐本草》。收载中药及进口药物844种，书中对药物配以图文说明，总结了唐以前的药学成就，是世界上最早颁布的"国家药典"，对以后的药学发展有着重要影响。唐开元年间（公元713—714年），陈藏器著《本草拾遗》，把药物的功用概括为10类，提出了中药临床"十剂"分类。唐代伟大的医药学家孙思邈著《千金要方》《千金翼方》，甄权著《药性论》，对使用动物器官、酵母菌发酵制药及功用都有了记载。孟诜著《食疗本草》，李珣著《海药本草》，分别对药食两用药及外来药进行专门研究，是唐代药学发展的又一个方面。

宋代药学发展的标志和重要著作是唐慎微的《经史证类备用本草》，其收载药物1746种，丰富了中药学的内容。宋熙宁七年，开封创建熟药所，制售丸、散、膏、丹等制剂。陈师文等人于1151年完成了《太平惠民和剂局方》，是世界上第一部关于制药标准药典，其中规定了药物入剂的炮制方法、配伍标准、制作工艺等等。宋代寇宗奭著《本草衍义》，对药材的鉴别描述较为细致。

金朝张元素（洁古）著《珍珠囊》。虽只载药百种，但对"归经""引经"理论研究较深，对指导临床用药、发展中药理论做出了贡献。元代忽思慧著有《饮膳正要》，是中医食疗的总结和发展，书中记载了用蒸馏法制酒。吴瑞著《日用本草》，分米、壳、菜、果、禽、兽、鱼、虫八门，阐述了540余种有药食功用中药的食疗作用。元代王好古的《汤液本草》分为三卷，结合临床，简而实用。

明代，我国伟大的医药学家李时珍（公元1518—1593年）在总结前人本草学的基础上，亲自到各地采集、观察、绘制中药标本图谱，收集了大量的民间用药和外来药，经过20多年的努力，终于完成了划时代的药学巨著——《本草纲目》。全书收载药物1892种，新增加374钟，附方11000余个，新增8161个。修订了过去本草著作中的错误，把药物按其自然属性分为16纲，60类，绘图1160幅，开创了世界植物分类及形态学研究的先河。17世纪传至国外，先后被译成拉丁、俄、英、德、日、法等文字出版，对以后的植物学、药物学、动物学等自然科学的发展有着巨大而深远的影响。明代尚有陈家谟所著《本草蒙筌》一书，着重对药物的产地、采集、鉴别、贮藏、加工炮制等进行阐述，尤其在加工炮制中提出"凡药制造，贵在适中，不及则功效难求，太过则气味反失。"成为后人对中药加工炮制时遵循的原则。

我国中医药学从西周前至清代，在2000多年的历史长河中，汇集的大量的文献资料和医药学巨著，据有关统计，仅有正式文字记载的"本草"专著，现存的就有400余种。可谓史料浩瀚，汗牛充栋，是一个"伟大的宝库"。

第二章　中药的产地与道地药材

中药品种和质量有着极其复杂的地域性，其产量和质量都与生长地的自然环境、生态系统有密切的关系。

我国幅员辽阔，地域自南向北跨有热带、亚热带、温带和寒温带，地理条件各异，气温差异很大，孕育了极其丰富的动植物资源和蕴含着大量的矿产资源，为道地药材的发展和临床使用提供了有利的自然条件。

"道地药材"是我国劳动人民几千年来在中药材的采集、种植、加工炮制和防病治病等活动中总结出来的对其品种、质量真伪优劣的判断标准，不仅是对中药材物种、产地的认同，也是对中药材在采集、种植、加工炮制、制剂、临床应用过程中科学方法的认同，是在长期的实践中积累的宝贵经验。

我国现有最早的药学专著《神农本草经》就以"土地所出，真伪新陈，并各有法"来区别道地药材产地的论述，并记载有冠以巴、蜀、秦、吴、东阿、代州等国名、地名的药材，如巴豆、巴戟天、蜀椒、蜀漆、秦椒、秦皮、吴茱萸、阿胶、代赭石等。

梁代陶弘景在《神农本草经集注》中记载有"黄连蜀郡黄肥坚者善，当归出陇西无枯者善"的产地质量标准，并论述了"诸药所生，皆得有境界……自江东以来，小小杂药，多出近道，气力性理，不及本邦"，强调了使用非道地药材的不良后果和对临床疗效的影响。

唐代，我国医药学有较大发展，对道地药材认识进一步提高。《新修本草》中有"窃以动植形生，因方舛性，春秋节变，感气殊动。离其本土，则质同而效异"的论述，同时对中药材的道地标准进行修订。孙思邈著《千金翼方》，其中亦强调"用药必依土地"，并对道地药材产地进行文献管理。

宋代，道地药材从理论上得到进一步发展。唐慎微《证类本草》中记载道地药材如"齐州半夏，银州柴胡"等共144处，约250种药材。寇宗奭在《本草衍义》中提出："凡用药必须择州土所宜者，则药力具，用之有据。"李杲总结临床经验提出："凡诸草木昆虫，产之有地，失其地则性味少异，若不折究厥理，治病徒费其功。"强调道地药材对临床疗效的重要性。

明代，伟大的医药学家李时珍用毕生精力编著了《本草纲目》一书，除记载了一些外来中药如曼陀罗、番木鳖、番红花、阿芙蓉外，对道地药材有进一步深刻的阐述，他提出："性从地变，质与物迁……沧卤提盐，阿井能胶……将行药势，独不择夫小哉？"，并提出"生产有南北，节气有早迟，根苗异采收，制选异法度。"从临床经验中也总结出道地药材的应用如薄荷"今人用药，多以苏州为胜"，麦冬"浙中来者甚良"等等。明代编纂的《本草品汇精要》一书，收载植物药916种，有道地药材论述的占268种，其中包括川药32种，广药27种，怀药8种，其他194种，进一步扩大了道地药材的内容。

清代名医徐大椿所著《药性变迁论》，从临床疗效角度进一步总结了道地药材的重要性，他指出："当时初用之始，必有所产之地，此乃本生之土，故气厚而力全。以后移种地方，则地气移而力薄矣。"赵学敏在《本草纲目拾遗》中则对浙贝、於术、抚芎、西洋参、银柴胡等道地药材进行详尽的阐述。

随着时代的变迁，自然环境的改变，社会需求的增加，和临床疾病谱的变化，对道地药材的认识也随之进步。在近代，尤其是新中国成立之后，我国中医药事业得到迅猛的发展。

由于中医中药在防病治病中的重要作用，社会需求量逐年增加，使野生资源被大量滥伐滥采，资源有枯竭之势，如野生甘草、大黄等。

由于社会的进步和科学技术的发展，人工栽培中药材的面积、产量也逐年增加。在现代检测手段和研究方法不断完善的情况下，道地药材范围、地域有了新的扩展和增加。尤其是我国药品管理法的颁布、药品生产"GAP"标准的制定，为药材质量提供了保障。如杜仲、黄柏生产种植。

由于生产力的不断发展，原有的传统道地药材生产地种植规模进一步扩大，形成了对全国有影响道地药材生产基地，如辽宁的北五味，陕西汉中的天麻，商洛的丹参，四川省的黄连等。

由于疾病谱的时代特征，使不同年代使用药材品种也发生了变化。如上海甲肝流行时的板蓝根，一夜之间将全国库存基本售空；心脑血管病发病率的上升，使丹参、川芎、赤芍、红花、水蛭等药材需求量增加，价格攀升；新型流感"非典"病的出现，使金银花、贯众等药材价格长期居高不下等。

但即便如此，我们还应从历史沿革、地理环境、气候、土壤、气温及其药用部位、有效成分、有效部位、微量元素等方面做道地药材的研究工作，以继续扩大种植面积，确保药材质量，满足人民群众日益增长的需求。

根据我国传统的以地域所划分的道地药材，主要有以下常用品种：

产于四川盆地的道地药材——川药：川芎、川贝母、附子、川乌、黄连、石菖蒲、川牛膝、常山、麦冬、川楝子、川楝皮、青皮、陈皮、橘红、补骨脂、使君子、巴豆、川椒、厚朴、黄柏、硼砂。

产于广东、广西壮族自治区南部及海南岛的道地药材——广药：防己、巴戟天、山豆根、何首乌、夜交藤、高良姜、阳春砂、益智仁、槟榔、鸦胆子、广藿香、金钱草、广金钱草、青蒿、鸡血藤、肉桂、桂枝、珍珠、珍珠层粉、蛤蚧、穿山甲。

产于滇南和滇北的道地药材——云药：三七、云木香、重楼、诃子、云苓、儿茶。

产于贵州的道地药材——贵药：天麻、天冬、黄精、白及、五倍子、朱砂。

产于河南境内的道地药材——怀药：地黄、怀牛膝、山药、天南星、白附子、菊花、千金子。

产于浙江的道地药材——浙药：浙贝母、白术、延胡索、郁金、姜黄、莪术、玄参、乌药、玉竹、乌梅。

产于山海关以北，大约东经120°~135°，北纬40°~55°之间的东北三省和内蒙古自治区的一部分出产的道地药材——关药：人参、细辛、防风、刺五加、藁本、五味子、牛蒡子。

产于河北、山东、山西和内蒙古自治区中部地区的道地药材——北药：黄芪、党参、远志、甘遂、黄芩、白头翁、香附、北沙参、柴胡、银柴胡、紫草、白芷、板蓝根、大青叶、青黛、知母、蔓荆子、山楂、连翘、苦杏仁、桃仁、酸枣仁、薏苡仁、小茴香、银杏、阿胶、全蝎、五灵脂、代赭石。

产于西安以西广大地区所产的道地药材——西药：大黄、甘草、当归、羌活、麻黄、麻黄根、秦艽、茵陈、枸杞子、地骨皮、虫草、猪苓。

产于湘、鄂、苏、皖、闽、赣、台等省区的道地药材——南药：半夏、射干、吴茱萸、莲子、女贞子、艾叶、龟板、石燕、石膏、南沙参、明党参、太子参、苍术、桑皮、桑螵蛸、木瓜、薄荷、紫苏、牡丹皮、僵蚕、蚕沙、泽泻、枳实、枳壳、白花蛇舌草、建曲、神曲等。

第三章 中药的采集和贮存

一、采收的时节和方法

植物在生长过程的各个阶段，其不同部位如根、茎、叶、花、果实、种子等，所含的有效成分的含量也不相同，药物功效也有很大差异。所以，中药植物药的采集，应在有效成分含量最多的时候进行，才能得到道地药材，才能保证临床用药安全有效。一般应遵循以下原则：

全草类在植物充分生长、枝叶茂盛或开花的时期近地面割下，如大蓟、小蓟、益母草、荆芥、薄荷等。有些药物可以连根拔起，如车前草、细辛、紫花地丁等。

叶类在植物生长茂盛，花即将开放或正在开放时采摘，如枇杷叶、大青叶、紫苏叶等。但如冬桑叶，要在深秋经霜后采收。

花类和花粉，一般采收未开放的花蕾，或刚开放的花朵，以免香气散失或花瓣脱落，如金银花、玫瑰花、辛夷、槐花；而红花则在花冠由黄变红时采集。由于花朵次第开放，所以要分次摘取。而花粉如蒲黄、松花粉则要在花盛开时采收。

果实和种子类应在果实成熟时采集。如果同一果序的果实成熟期相近，可以割取整个果序，悬挂在干燥通风处，以待果实全部成熟，然后进行脱粒；若同一果序的果实不在同一时期成熟，则应分别摘取。有的果实成熟后很快脱落（如茴香），或成熟后即裂开而致种子散失（如豆蔻、牵牛子）。这种果实最好在开始成熟时进行采收。多汁的浆果容易损坏，应在清晨或傍晚采收，如女贞子、枸杞子等。有些要采收未成熟果实或者果皮，如枳实，青皮等。

根和根茎类应在秋季植物地上部分开始枯萎，或早春植物开始生长抽苗以前采收，如苍术、桔梗、天麻等。有些药物如半夏，则要在夏天采收。

树皮在春夏季植物生长旺盛，浆液丰富时剥取，较易剥离，如厚朴、黄柏、杜仲等。根皮类则在秋后采集为宜，如苦楝根皮、桑白皮等。

二、贮存管理

药物采集后，一般应在现场除去泥土、杂质和非药用部分，根据不同品种和要求进行加工炮制，经充分干燥（晒干、阴干、晾干、风干或干燥设备内恒温干燥）后包装入库。药物的含水量应保持在7%~13%以内。陈嘉谟在《本草蒙鉴》中指出："凡药贮藏，宜常提防，倘阴干、暴干、烘干，未尽去湿。则蛀蚀霉垢朽烂不免为殃……见雨久着火频烘，遇晴明向日旋曝。粗糙悬架上，细腻贮坛中。"

（1）仓贮条件：仓贮库应是正式仓库，具有防水、防潮、防火、防尘、防虫、防鼠、防盗条件，满足温度、湿度要求；既要有密闭性，又要有良好的通风性能。

（2）仓贮养护：药物入库贮藏后，要进行日常养护，一般采用如清洁、干燥、防潮、除湿、通风、制冷、遮光、晾晒等方法进行。仓贮的温度一般要求为15~20℃。

（3）贮藏中药物变质的防治：药物在贮藏过程中容易发生虫蛀、发霉、泛油、变色、变味、风化、溶化、挥发（气味失散）等变质现象，对药物的质量会产生严重影响，因此，要早发现、早防治，确保用药安全有效。

例如，对药材出现虫蛀可用稀酸酯药物杀灭，亦可用硫磺熏杀等方法；对出现霉变、泛油、虫蛀、变色、变味、挥发等可用低温贮藏等方法防治，亦可用环氧乙烷熏等；对霉变、变味、虫蛀等变质现象，也可用干燥方法防治。

以上方法可根据具体情况选择应用，不拘泥于一法。

第四章　中药的性能

中药的性能，主要有性、味、归经、升降浮沉、有毒无毒等等，也叫药物的偏性。中药治疗疾病的本质，也就是用药物的偏性，纠正人体脏腑阴阳的偏盛偏衰，恢复五脏六腑的正常生理机能。《素问·阴阳应象大论》说："积阳为天，积阴为地。阴静阳燥，阳生阴长，阳杀阴藏。阳化气，阴成形。阳为气，阴为味。味归形，形归气，气归精，精归化，精食气，形食味，化生精，气生形。味伤形，气伤精，精化为气，气伤于味。阴味出下窍，阳气出上窍。清阳发腠理，浊阴走五脏；清阳实四肢，浊阴归六腑。味厚者为阴，薄者为阴中之阳；气厚者为阳，薄者为阳中之阴。味厚则泄，薄则通；气薄则发泄，厚则发热。辛甘发散为阳，酸苦涌泄为阴；咸味涌泄为阴，淡味渗泄为阳。六者或收或散，或缓或急，或润或燥，或软或坚，以所利而行之，调其气使之平也。"

李杲说："夫药有温、凉、寒、热之气，辛、甘、淡、酸、苦、咸之味。升、降、浮、沉之相互，厚、薄、阴、阳之不同。一物之内，气味兼有；一药之中，理性兼有。或气一而味殊，或味同而气异。气象天，温热者天之阳，凉寒者天之阴；天有阴、阳，风、寒、暑、湿、燥、火，三阴、三阳上奉之也。味象地，辛、甘、淡者地之阳，酸、苦、咸者地之阴；地有阴、阳，金、木、水、火、土，生、长、化、收、藏下应之也。气味薄者，轻清成象，本乎天者亲上也。气味厚者，重浊成形，本乎地者亲下也。"

一、四气五味

四气，是指寒、热、温、凉四种药性。其中温热与寒凉属于两类不同药性的药物，而温与热，寒与凉则属有共性的药物。从温热药性来分，温性药要次于热性药的温热作用，从寒凉药性来分，凉性药则要稍逊于寒性药的寒凉作用。另外，还有平性药物，多指药性不明显、作用缓和的药物，仍有微寒、微温之分，但没有超出"四性"的范畴。

五味，是指辛、甘、酸、苦、咸五种药物滋味。是药物性能和作用之一。五味有其各自的阴阳属性，如辛、甘属阳，酸、苦、咸属阴。另外有淡、涩味的药物，但多附属于甘味之中，故仍以五味相称。历代总结五味有以下作用：

辛：有发散、行气、行血、润养作用。

甘：有补益、和中、缓急作用。

酸：酸有收敛、固涩作用。

涩：与酸味药的作用相似。

苦：有泄和燥的作用。泄有通泄的，如大黄，适用于热结便秘；有降泄的，如杏仁，适用于肺气上逆的喘咳；有清泄的，如栀子，适用于热盛心烦等证。燥则用于湿证。湿证有寒湿、湿热的不同，温性的苦味药如苍术，适用于寒湿；寒性的苦味药如黄连，则适用于湿热。此外，苦还有坚阴的作用，如黄柏、知母用于肾阴虚亏而相火亢盛的痿证。

咸：有软坚散结、泻下作用，用以治疗瘰疬、痰核、痞块及热结便秘等证。

淡：有渗湿、利尿作用，用以治疗水肿、小便不利等证。

由于每一种药物都具有性和味，因此两者必须综合起来看。例如两种药物都是寒性，但是味不相同，一是苦寒，一是辛寒，两者的作用就有差异。反过来说，假如两种药物都是甘味，但性不相同，一是甘寒，一是甘温，其作用也不一样。所以，不能把性与味孤立起来看。性与味显示了药物的部分性能，也显示出有些药物的共性。只有认识和掌握每一药物的全部性能，以及性味相同药物之间同中有异的特性，才能全面而准确地了解和使用药物。

四气五味是前人从长期临床实践中总结出来的，是对药物各种治疗作用的高度概括。也是临床用药的原则和作用选择。如寒证用温热药；热证用寒凉药；又有寒证，又有热证的寒热互杂证，则可将热性药与寒性药配伍应用。从性与味的结合看，如解表药，有辛温，有辛凉，前者用于外感风寒证，后者用于外感风热证。再如燥湿药，有苦温，有苦寒，苦温用于寒湿，苦寒用于湿热。

二、升降浮沉

升降浮沉是药物作用的趋向。升是上升趋向，降是下降趋向，浮是升浮发散趋向，沉是沉降泄利趋向。升降沉浮与药味本身的阴阳属性、性味有关。大多升浮药都是辛、甘之味和温热之性，沉降药物都是酸、苦、咸味和寒凉之性。另外，药物的升降浮沉还受加工炮制的影响，如大黄酒制后有上升头面的作用。一般升浮的药物具有升阳益气、祛风解表、催吐、清利头目、芳香开窍等作用，趋向向上向外；沉降的药物具有清热、泻下、利尿、重镇安神、平肝潜阳、消积导滞、降气止呕、止咳平喘、收敛止血等作用，趋向于向下向内。临床上常根据病证的病因病势的趋向选择应用。

李杲说："药有升降浮沉化，生长收藏成，以配四时。春升夏浮，秋收冬藏，土居中化。是以味薄者升而生，气薄者降而收，气厚者浮而长，味厚者沉而藏，气味平者化而成。但言补之以辛、甘、温、热及气味之薄者，即助春夏之升浮，便是泻秋冬收藏之药也。在人之身，肝心是矣。但言补之以酸、苦、咸、寒及气味之厚者，即助秋冬之降沉，便是泻春夏生长之药也。在人之身，肺肾是矣。淡味之药，渗即为升，泄即为降，佐使诸药者也。用药者循此则生，逆此则死；纵令不死，亦危困矣。"

三、归经

归经，是指药物对特定的脏腑、经络有选择性作用，而对其他脏腑、经络作用较小或无作用。也就是说，药物能治疗哪经病，药物即归哪个经。所以，归经是"以脏腑、经络理论为基础，以所治病证为依据"，从长期的临床治疗效果观察总结出来的。临床时可根据药物归经，选择适宜治疗该脏腑、经络疾病的药物，以期收到好的疗效。如《本草纲目》记载引经药：少阴经：手少阴心经——黄连、细辛；足少阴肾经——独活、桂、知母、细辛；太阴经：手太阴肺经——桔梗、升麻、葱白、白芷；足太阴脾经——升麻、苍术、葛根、白芍；厥阴经：手厥阴心包经——柴胡、牡丹皮；足厥阴肝经——青皮、吴茱萸、川芎、柴胡；太阳经：手太阳小肠经——藁本、黄柏；足太阳膀胱经——羌活；阳明经：手阳明大肠经——白芷、升麻、石膏；足阳明胃经——白芷、升麻、石膏、葛根；少阳经：手少阳三焦经——连翘、柴胡；上焦：地骨皮；中焦：青皮；下焦：附子；足少阳胆经——柴胡、青皮。又如《汤液本草》记载有李东垣随证治病药："头痛须用川芎，如不愈，各加引经药：太阳——羌活（原为川芎）；阳明——白芷；少阳——柴胡；太阴——苍术；少阴——细辛；厥阴——吴茱萸。如顶巅痛，须用藁本，去川芎……"

另外，《汤液本草》还记载有李东垣药物归经"向导图"，内容大略如下：

手太阴肺经：南星　款冬花　升麻　桔梗　檀香　山药　粳米　白茯苓　五味子　天门冬　阿胶　麦门冬　桑白皮　杏仁　葱白　麻黄　丁香　益智　白豆蔻　知母　缩砂（檀香　豆蔻为使）　栀子　黄芩　石膏

足太阴脾经：代赭石　赤茯苓　麻仁　甘草　半夏　益智　黄芪　苍术　白术　胶饴　草豆蔻　茱萸　缩砂（人参　益智为使）　防风　当归

手阳明大肠经：升麻　白芷　麻仁　秦艽　薤白　白石脂　缩砂（白石脂为使）　肉豆蔻　石膏

足阳明胃经：半夏　苍术　升麻　白芷　葱白　知母　白术　神曲　葛根　乌药　丁香　草豆蔻　缩砂　防风　石膏

手少阳三焦经：川芎　柴胡　青皮　白术　熟地黄　黄芪　地骨皮　石膏　细辛　附子

足少阳胆经：半夏　龙胆草　柴胡

手厥阴心包经：沙参　白术　柴胡　熟地黄　牡丹皮　败酱

足厥阴肝经：青皮　羌活　吴茱萸　白术　山茱萸　代赭石　紫石英　当归　甘草　龙胆草　蔓荆子　阿胶　瞿麦　桃仁

手太阳小肠经：白术　生地黄　赤茯苓　羌活　赤石脂　缩砂（赤石脂为使）

足太阳膀胱经：泽泻　桂枝　黄柏　羌活　麻黄　蔓荆子　滑石　茵陈　白茯苓　猪苓

手少阴心经：麻黄　桂心　当归　生地黄　黄连　代赭石　紫石英　栀子　独活　赤茯苓

足少阴肾经：知母　黄柏　地骨皮　阿胶　猪肤　牡丹皮　玄参　败酱　牡蛎　乌药　山茱萸　天门冬　猪苓　泽泻　白茯苓　檀香　甘草　五味子　茱萸　益智　丁香　独活（或用桂）　桔梗（或用硝）　豉　缩砂（黄药　藁本为使）　附子　沉香　黄芪

四、中药的毒性与中毒的预防解救

"毒性"的含义有广义和狭义之分。广义上"毒"指药物之偏性。《素问》说："大毒治病，十去其六；常毒治病，十去其七；小毒治病，十去其八；无毒治病，十去其九。"《神农本草经》就是根据药物毒性的有无来分类，分为上中下三品。后世大体上把能攻疾愈病的药物称为有毒，把可以久服补虚的药物视作无毒。这是广义上的"毒"。狭义的"毒"是指具有一定毒副作用的药物，用之不当易发生中毒。许多本草书籍的药物性味之下所标注的"大毒""小毒"，就是狭义上的"毒"。认识到药物有无毒性及毒性的强弱，在临床治疗时可以采用"以毒攻毒"方法，如应用毒药来解疮毒、除毒疠、杀虫等等。同时，认识药物的毒性，可以帮助我们理解其作用之峻利或和缓，能根据病证虚实、病位的深浅来选用药物和确定用量；还可通过炮制、配伍、制剂等方法来减轻或消除其毒副作用，确保用药安全有效。

1. 除上述之外，临床常见的导致药物产生毒副作用的因素还有以下几点

（1）违反配伍禁忌和用药禁忌。如未能按中药配伍的"七情"关系组方，甚则应用"十八反、十九畏、相恶、相反"药配伍；也有同时或先后配伍两种毒药所致，称之为相使中毒或相加中毒；或对妊娠患者使用妊娠禁用药物；或未按饮食禁忌"忌口"都会发生毒副作用。

（2）超剂量用药。如未严格按毒性药品的安全限量给药，凭个人经验超剂量使用，以致产生毒副作用；或未因人、因病酌情用药，如对老年体弱病人、小儿患者及病势轻浅者，用药量过大，使升发沉降太过，以致损耗正气，产生毒副作用。

（3）应炮制的药物未如法炮制或未炮制。如朱砂未用水飞法炮制；"雄黄见火毒如砒"；生用

肉豆蔻令人呕等。

（4）辨证论治不准。临床上未辨证论治或辨证论治错误。如前人所说"桂枝下咽，阳盛则毙"。热证用热药，寒证用寒药使病情加重，产生毒副作用。

2. 如何防止中毒

（1）炮炙：有毒药物经过一定炮制后，可以降低或消除药物的毒性和副作用，如大戟、甘遂醋炙后，可使毒性大大降低，乌头生用有毒，经水火共制以后，可减低毒性，巴豆、千金子峻泻，可以去油制霜，半夏用生姜、白矾制后，可除去刺激咽喉的麻辣毒性，麻黄蜜炙可减少挥发油的含量，使发汗作用减弱。另外，马钱子经砂烫或油炸后，番木鳖碱含量降低，毒性减弱等等。

（2）配伍：即两种药物配伍以减少或消除另一味药的毒副作用。如使用配伍中的相畏、相杀原则，"相畏"指一种药物能抑制另一种药物的毒性，如半夏畏生姜，即生姜能抑制半夏的毒性，"相杀"指一种药物能消除另一种药物的毒性，如绿豆杀巴豆，即绿豆能消除巴豆的毒性。此外如《本草疏证》论羊踯躅说：此等毒药，必须以安胃和气血药同用。也属配伍问题。

3. 中药中毒后解救

中药中毒的治疗原则，是根据有毒药物的特点，进入途径，中毒原理和个体特异性等决定的。祖国医学以及民间都有很多解救中药中毒的宝贵经验。

（1）巴豆中毒：《本草纲目》卷四记载黄连、菖蒲、甘草、葛根、白药子、黑豆、藿香、芦荟、冰水、寒水石等可解之。民间常以绿豆汤、豆汁、芭蕉叶汁、小野鸡尾草汁、花生油或冷米汤等解救。

（2）狼毒中毒：《千金方》记载有杏仁、麻仁、白蔹、盐水等；《证治准绳》记载有山豆根、赤小豆、黑蛤粉、生姜汁等外敷；民间以醋、姜汁、绿豆甘草汤等含漱可解毒。

（3）信石（砒霜）中毒：《本草纲目》记载米醋、白芷、郁金、胡椒粉、白扁豆、七叶一枝花、黑铅、大青叶、茅苣汁、绿豆汁、豆粉、大豆汁、地浆、井泉水、鸭血、羊血、雄鸡血、胡麻油等可解。《本草图经》记载："误中，解之用冷水研绿豆浆饮之。"民间以杨梅树皮适量煎汤；南瓜子7粒，田螺7个，捣汁内服。小蓟根，积雪草，防己煎汤服之。西药可用二巯丙醇或二巯丁二酸钠解毒。

（4）乌头类中毒：《本草纲目》记载防风、远志、甘草、人参、黄芪、乌韭、绿豆、黑豆、大枣肉、井华水等可解。民间用生姜、甘草、金银花合煎；金银花、绿豆、水牛角合煎；甘草、生姜、远志、黄芪、黑豆、牛乳等合煎；慈竹叶、石葱、苦参、生萝卜等药物煎汤服之，可解救。

（5）杏仁中毒：篮子汁、杏树皮等，内服杏树皮或杏树根皮煎剂。《药性要钞》："治食苦杏仁中毒，下利烦苦，方以梅之汁解之。又方以蓝青汁服之。"民间常以生萝卜或白菜捣烂取汁，频频饮之。

（6）半夏中毒：《本草纲目》记载生姜、防风、干姜等。洗胃后服浓茶、蛋清、醋加姜汁等可解。用绿豆、金银花、连翘、生姜、甘草合煎，服之可解救。民间验方：醋50~100克，加姜汁少许，内服或冷漱；或用生姜90克捣汁，加冷开水漱口。或用鲜姜汁10ml，灌服。以后，每3小时，灌服生姜汁5ml。

（7）马钱子中毒：可用甘草、肉桂等，用蝉衣、天南星、天麻、全虫、僵蚕、朱砂（冲）合煎服；惊厥严重时，用蜈蚣、全虫研末服；或用姜虫、天麻、全虫、钩藤、天南星、甘草合煎服。民间疗法：初期中毒，可用香油一盏和白砂糖适量，混匀灌服。

第五章　中药的炮制和制剂

药材炮制是指把药材经净制、切制或炮制等操作，制成一定规格的饮片，以适应医疗要求及调剂和制剂的需要，保证用药安全有效。它是我国的一项传统制药技术，又称炮炙、修事或修治。中药炮制的任务是遵循中医中药理论，在继承中药传统炮制技术和理论的基础上，应用现代科学技术对其进行研究、整理、逐步搞清炮制原理，改进炮制工艺，制定质量标准，提高饮片质量，提高中医临床医疗效果。

一、炮制的目的和意义

中药绝大部分是植物、矿物、动物等原生药材，一般不宜直接用于调配，必须通过一定的加工处理。特别是一些有刺激性和有毒的药物，若不经加工炮制，在临床应用时就可能产生副作用和中毒现象。中草药的特点往往是一药多效，故又必须经过适当的处理，才能达到预期的医疗目的。

中药的炮制目的是多方面的，往往一种炮制方法，或者一种药物，同时具有几方面的目的。这些目的既有主次之分，又有密切的联系。例如生地甘寒主润，具有清热凉血，养阴之功，制成熟地后，甘微温，主补，具有滋阴补血之效。这样就使药物的性味改变，疗效提高，作用范围也相应扩大。根据前人经验及现代观点，中药炮制的目的大致可归纳为以下几点：

(1) 使药材清洁，保证质量，用量准确，疗效可靠。

(2) 降低或清除药物的毒性或副作用：有的药物虽有较好的疗效，但因毒性或副作用太大，临床应用不安全，就要通过炮制降低其毒性或副作用，使服后不致产生不良反应。如大戟、甘遂醋制后，可使毒性大大降低。乌头，经炮制后，可减低毒性。何首乌，酒蒸后，可除去致泻的副作用等。

(3) 转变药物的性能：各种不同的药材各有其寒、热、温、凉的性能。性味偏盛的药物，在临床应用上会带来副作用。如大寒伤阴；过酸损齿伤筋；过苦伤胃耗液；过甘生湿助满；过辛损津耗气；过咸易助痰湿等。为了适应患者病情和体质等不同需要，则须经过炮制以改变其性能。

(4) 增强药物的疗效：中药除了通过配伍来提高其疗效外，还可通过炮制、制剂等手段来提高其疗效。如蜜炙款冬花可增强其润肺止咳的作用。羊脂油炙淫羊藿可增强治疗阳痿的效能。延胡索醋制后，能增强其止痛功能。半夏用生姜白矾制后，可除去刺激咽喉的麻辣毒性，又能增强止呕作用。

(5) 便于粉碎，使有效成分易于溶出：如矿物、化石、贝壳及质地坚硬和种子类药物，必须煅、淬、炒、轧、捣等。否则，质坚难碎，有效成分难以煎出，不便于调剂制剂。

(6) 利于贮藏，防治霉变，保存药效：药材经过加热处理，可使其干燥，又可破坏一部分无效成分，有利于贮藏，防治虫蚀，霉烂变质，防止有效成分分解失效。

(7) 改变或增强药物作用的部位和趋向：中医对疾病的病位通常以经络脏腑来归纳，对药物作用趋向以升降浮沉来表示。经炮制可引药入经，改变作用趋向。如柴胡、香附等经醋制后有助于引药入肝，更有效地治疗肝经疾病，又如小茴香、橘核等经过盐制后，有助于引药入肾，能更好地发挥治疗肾经疾病的作用。

（8）矫味：动物类或其他具有特殊的腥臭味药物，往往气味恶劣，不便于服用。经酒、蜜、醋、土、麸炒制或漂后，都可除去腥臭气味，使病人乐于服用。

（9）制造新药，扩大用药范围，如谷芽、豆卷、神曲等的制备。

二、炮制方法

1. 净制

净制也称为修制，修制的范围较广，包括除去杂质，切削等基本操作技术。一般可分为以下几项：

（1）挑选：挑选是除去药材非药用部分，挑选大小，以便分类归当，为进一步炮制提供条件。如：桑螵蛸之去梗，金银花之去叶、梗，牡丹皮之去心，穿山甲之分开大、中、小三类，乳香、没药拣去杂质。大黄、半夏大小分开以便分别浸漂。柴胡的药用部位为根，是自古以来已经肯定的，由于柴胡的产量不足，近年来有的地区开始使用全草入药。经过研究证明柴胡的根与茎叶的成分不一致，根含皂苷（有镇静、镇痛、解热、抗炎作用），而茎叶不含皂苷；根含挥发油量少，茎叶含挥发油量约为根的3倍，所以炮制柴胡时必须除去地上部分。

（2）颠簸：就是用簸箕扬颠，以除去药物中的泥土，灰渣等杂质，以达到药物纯净的目的。如青葙子、竹叶等。

（3）筛：本法用以区分药物的大小和清除杂质，按各种不同的要求，选用不同孔径的竹筛、铜筛和马尾罗等工具。

常用药筛的规格如下：

1）菊花筛：孔眼内径为16～20mm（5～6）分，如筛桑叶、泽泻等。

2）元胡筛：孔眼内径为10mm（3），如筛元胡、川芎等。

3）中眼筛：孔眼内径为5mm（1分5厘），如筛竹叶、浙贝母等。

4）紧眼筛：孔眼内径为3mm（1分），如筛香附、牵牛子等。

5）小紧眼筛：孔眼内径为2mm（6厘），如筛莱菔子等。

6）萝（一号）孔眼内径为1mm。

7）萝（二号）孔眼内径为0.5mm。

目前，不少地区已改用电动筛萝进行筛选，如：振荡式筛药机。操作时只要将待筛选的药物放入筛子内，开动机器，即可进行操作。不同体积的药物，可更换不同孔径的筛子。

（4）去皮壳：去皮壳的操作很早就有记载。汉代《金匮玉函经》中就指出大黄"皆去黑皮"。明代《医学入门》说："……如不去皮，耗人元气。"后世医药著作记载"去皮免损气"。目前认为去皮壳的目的有：

1）便于切片：有些药物如厚朴粗皮（栓皮）坚韧，容易伤刀，刮去栓皮，便于切片和煎出有效成分。

2）使用量准确：有些药物如肉桂，外皮常有粗糙的木栓层，有时还附着不洁物，栓皮含挥发油甚微，如不除去，调剂时仍作药物数量称取，就会影响用量准确。

3）分开用药部位：有些药物皮与肉或仁在临床上作用不同，如花椒，温中散寒、除湿止痛、杀虫；椒目，则多用于治水胀腹满、痰饮喘逆。为了使疗效确切，须将壳与种子分开。

去皮壳药物，大体有三类：

①树皮类的肉桂、杜仲、黄柏、厚朴等。②根和根茎类的知母、明党参、北沙参等。③果实种子类的使君子、杏仁、桃仁、银杏、草果、益智仁、鸦胆子、木鳖子、大枫子、榧子、石莲子等。

根茎类药物多趁鲜时在产地进行，如桔梗、知母等如不趁鲜时去皮，干燥后就难以刮除。有些药物为了保存方便，常在临用时去皮壳，如使君子、白果等。

去皮壳的方法因药物而异。肉桂等皮类药物用刀刮去栓皮、苔藓等杂质。鸦胆子、木鳖子、榧子等药物砸破皮壳，去壳取仁。杏仁、桃仁等用焊法烫至适宜时，脱去皮。

（5）去毛：有些药物的表面或内部，常生着很多茸毛，能刺激咽喉引起咳嗽或其他有害的作用，故需要除去。

其操作方法为：

1）刷：用刷子刷去药物表面的绒毛、尘土等。

2）燎：有些质硬而有茸毛的药材，也可在火上燎烧，再用刷子刷净。如鹿茸等。

3）刮：用金属或角质工具，除去药物表面非药用部分。如豹骨之去筋肉等。

由于去毛操作非常费工，故除了改进工具外，还应对这些操作进行改革。如马钱子传统的炮制方法要刮去皮毛，后经实验证明，马钱子皮毛与仁的生物碱成分基本相同，仅是量上有些差异而已。皮毛的含量为仁的1/2，故而不主张去皮毛，以省人力。经有些单位临床应用，认为这些改革是可行的。

（6）去芦："芦"又称"芦头"一般指根头、根茎、残茎、叶基等部位。历代医家认为"芦头"非药用部位，用"能吐人"，故应去掉。《雷公炮制论》甘草条下写道："凡使，须去头尾尖处，其头尾吐人。"《修事指南》谓"……去头芦者免吐……"习惯上认为需要去芦的药物有人参、党参、桔梗、续断、防风、牛膝、草乌、白薇、玄参、茜草等。

前人将人参与参芦分别入药，把参芦作为轻微的催吐剂，用于虚弱病人的催吐，如元代吴绥说："人弱，以参芦可代瓜蒂也"。但经动物实验结果证实，以大量人参、党参芦头灌胃，并无致吐作用，所以也有人认为人参可不必去芦头。

（7）去心：去心操作很早就有记载。《伤寒论》中已有麦冬、天冬去心的记载。《本草经集注》中说："巴豆打破剥皮，刮去心，不尔令人闷。"《修事指南》归纳为"去心者免烦"。目前认为：

1）心和肉作用不同：如莲肉补脾胃，莲心清心火，故要分开入药。

2）心不入药：如丹皮的木质心不入药用，故需要除去，以保证用量准确。

需要去心的药物较多，有的在产地趁新鲜时去心，如地骨皮、牡丹皮、五加皮、白鲜皮等。

去心的操作方法如下：

①巴戟天：将巴戟天洗净润软，捶破或压破，抽去心，晒干。②莲子：用清水浸润至软，掰开，取出莲子心，分别晒干。③麦冬：用两倍量温水（约70℃）浸泡半小时后，取出，闷润24小时，待柔软后，用铁夹子抽去心（中桩），晒干。由于操作费工，心又很细，不去不影响疗效，故现已不去心。④远志：去心方法同巴戟天。

（8）去核：去核是药物加工中一项传统操作。《雷公炮制论》中记载："使山茱萸，须去内核，核能滑精。"《修事指南》归纳为"去核免滑。"目前认为：

1）核与肉作用不同：如诃子肉为酸涩收敛药，能敛肺涩肠、下气。治久咳失音、久泻久痢、脱肛等。而诃子核治风赤涩痛、咳嗽及痢疾等，故要分开。

2）核不入药：如山茱萸的核分量很重，无治疗作用，且古人认为核能滑精，故需要除去。

其操作方法如下：

①乌梅：质地柔软的，可以砸破，剥取果肉，去核；质地坚硬的，可用温水洗净润软后，再用

上法取肉去核。②山楂：砸破去核或筛除脱落的核。③诃子：砸破去核或水洗润软轧开去核。④山茱萸：多在产地加工，如仍有未去核的，可烘软或润软后剥去核。

（9）去皮类：汉代《金匮玉函经》中有桂要削去"外皮"，其目的是用内部"黑润有味者"，说明外皮味差，质量低。书中还提到附子、大黄、苦杏仁、巴豆也需去皮。《金匮要略》中有猪苓去皮。南北朝《本草经集注》中增加了厚朴、杜仲、秦皮、木兰、茯苓。宋代《和剂局方》又增加了黄柏，明代《医学入门》增入桑白皮、柏子仁、火麻仁、益智仁、草果之类，并提出皮能"耗人元气"，"令人心痞"，又说明皮可能有副作用。直到现代的《集成》中又有海桐皮、椿白皮、苦楝皮、合欢皮亦沿用去外皮。

（10）去头尾足翅：这些操作很早就有记载。汉代《金匮玉函经》中就指出虻虫"熬去翅足"。晋代《肘后备急方》中斑蝥项下说："……炙去头足……"习惯认为大多数昆虫类、动物类的头尾足翅有毒或不作药用，应除去。如斑蝥、青娘子、红娘子去头足翅等。

（11）揉搓：某些质地松泡而呈丝条状的药物，须揉搓成团，便于调剂和煎煮。如竹茹等，须搓成一定剂量的小团，纤维性的药物，经过捶打柔软后搓成定量小卷，如大腹皮等，桑叶、荷叶等须揉搓成小碎块。

（12）捣：用石、铁或铜制的臼和捣杵以及机械，以去壳或砸碎药物。如白果去壳，诃子去核等。

（13）碾（研）：某些药物由于质地坚硬或体小而软，不便切片，为了解决制剂问题，充分发挥药效，需要碾碎，以便有效成分容易煎出。采用碾法处理的药物大约有以下几类：

1）矿物类：如石膏、代赭石、龙骨、磁石、花蕊石、金精石、银精石等。

2）介甲类：如龟板、鳖甲、牡蛎、瓦楞子、穿山甲等。

3）果实、种子类：如苏子、芥子、莱菔子、酸枣仁、牵牛子、白豆蔻、小茴香、肉豆蔻、桃仁、杏仁、砂仁、郁李仁、益智仁、草果、橘核、石莲子、冬瓜子、葫芦巴、补骨脂等。

（14）拌衣：将药物表面湿润使辅料黏附于表面，而起到一定的协同治疗作用。

（15）制绒：将药材的纤维捣成绒状，使其易于点燃，如艾叶。

2. 切制

将净选后的药物切成各种类型的"片子"，称为饮片。广义地讲，凡属供调配处方之药物均称饮片。

古代是将药物"咀"（砸碎）或擘破为瓣，以供煎煮汤剂之用。从《伤寒论》中"附子破八片"及《备急千金要方》"凡麦冬、生姜入汤皆切"的记载可见其梗概。由于当时技术条件及工具的限制，还不可能生产出现代的饮片，仅仅是药块而已。《本草纲目》中亦有很多药物要求切片的记载。

"饮片"一词，宋时即有记载。清代吴仪洛《本草从新》明确提出"药肆中俱切为饮片"，从此更多的中医书籍均有引用，并沿用至今。

切制饮片的目的是：

1）提高煎药质量：由于饮片与溶媒的接触面积大，有效成分易于溶出，并避免了药物细粉在煎煮过程中糊化，显示出饮片"细而不粉"的特点。

2）利于炮制：临床处方用药多用炮制品，而炮制药物又往往加入各种辅料，饮片有利于辅料的接触或吸收，并使受热均匀，提高炮制效果。

3）便于制剂：饮片较薄，在制备液体剂型中，增大浸出效果；制备固体剂型时，能提高出粉率，使组方中药物比例相对稳定。

4）利于贮存和调配：原生药杂质多，污染较重，含水量也较高。切制为饮片后洁净度提高，含水量下降，便于保管贮存。原药材一般体形粗大，而临床用药一般偏小，切成饮片后也便于调配。

（1）切制前的水处理。

1）淋法：即用清水浇淋药物。被处理的药物一般不直接放入水中，而将药物整齐地直立堆好，用多量清水自上而下浇淋（通常）2~4次，以茎和根部浸软为止。

本法适于全草类药物。但新鲜的全草类药物因含有较多水分，质地柔软，不需浇淋即可直接切片，如鲜藿香、鲜益母草、鲜鱼腥草等。凡干燥后的全草类药物，均需淋润后切片。但由于茎和叶的性质不同，浇淋时要分别处理。对质地较柔软的药材如荆芥、香薷等，用清水浇淋1~2次，以能切制即可；对质地较硬的如青蒿、老鹳草等，还需将其茎部放入水浸泡（叶片不泡），以能切制为度。

2）淘洗法：将药物投入清水中，除去药物表面附着的泥土，或其他不洁物。绝大多数药物都需经过本法处理，洗后就直接切片，如陈皮、桑白皮、五加皮等。

3）泡法：是将药物加清水或其他液体浸泡，目的是使药材柔润，便于切片，并兼有降低毒性、改变药性的作用。泡时应根据药材的大小粗细、季节之寒暖等不同情况适当掌握，以保证药材质量。

根据各地经验，全草类药物一般泡1/2~2小时，皮类药物泡1~3小时，根及茎类药物泡1~4小时。有些药物质地轻松，在泡洗时常常漂浮于水面，容易造成浸泡不均匀，故在泡时应在药物上面适当压以重物，使其不漂浮，如枳实、青皮等。

此外，"烂"也属泡的范围，烂所需时间较长，以便除去非药用部分，如龟板、鳖甲等，多用烂法处理。

4）漂洗：药物在宽水或长流水中停留长时间，并经常换水的方法，叫做"漂"。目的是漂去盐质，如昆布、海藻等。漂去血液腥臭，如紫河车。或用米泔水漂去油分、腥气，如苍术。或加明矾以缩水，使肉紧结而不腐烂，如半夏。

操作方法：将药物放入装有多量水的大缸内（或用底部有出水小孔的木桶中，其上连续注入清水，水流不息），每天换水1~3次，根据药物性质及季节不同，漂时时间和换水次数不一，如冬季可隔一天换水一次。

漂药最好在春秋两季进行，此时气温适宜。夏季气温高，药物易于腐烂，如必须在夏季浸漂时，可酌加明矾（2%~6%）于水内防腐。冬季气温低，水易冻或渗透缓慢，以致处理时间太长，影响质量。

5）浸润法：（闷）润法是洗、泡、浸等水制中最基本、最重要、最稳妥的方法，99%的药材，若要加工成饮片，都要采取润法，故润法是将药材软化的重要手段之一。不论淋润、细润、泡润、浸润、晾晒、盖润、伏润、露润、潮润、复润、双润等，都离不开润。润法易于操作，适应范围广，可使水分或液体辅料徐徐入内，达到药透水尽，药物有效成分损失最小，切出饮片完整，鲜艳美观，能保证药材质量。但在夏季，须注意发酵或变质。对部分含油脂、糖分重的药物，为了保持药效，多采用吸湿回润法处理。即于湿润地面上铺放蒲（竹）席，将经过净选的药物摊放于上，约经12~24小时即柔软，便可切制，稍摊晾即可干燥，如牛膝、玄参等。

药材经过水处理后，含水量是否合适，软化程度是否合乎切制要求，一般称作"看水性"（或称作"看水头"）。"看水性"的方法：

①弯曲法：长条药物，一般要求润到药物握于手中，大拇指向外推，其余四指向内擘，可以略

为弯曲,而不是一弯就断折为合格,如芍药、木香、山药、花粉等。②指掐法:团块状药物,润至以手指甲能掐入体表为合格,如白术、苍术等。③穿刺法:粗大块状药材,润至以铁钎能刺穿而无硬心为合格。④手捏法:根与根茎类药物,粗细相差较大者,润至手捏的一端感到柔软为合格,如羌活、独活等。部分块根、果实、菌类药物,如延胡索、枳实等,润至用手捏无吱吱的响声或无坚硬的感觉为合格。

(2) 切制方法及饮片类型。

1) 切制工具和方法:本法为修制中最常用之法,绝大多数药材都须经过切制,除手工操作外,目前部分地区已用机械操作。

①机器切制:当前全国各地生产的切药机种类较多,功率不等。基本特点是:生产能力大,速度快,节省劳动力,能减轻劳动强度。②手工切制:将被切药物整齐地放于刀桥或菜墩上,药量的多少以能握住为准。用大刀切制时,若药物太短,手不能握住,则应以竹板压送。推送速度慢则片薄,反之则片厚。特别坚硬的药物,如槟榔,以蟹爪钳夹紧推送,切段(节)以手握推送。③其他切制:对于木质及动物骨、角类药物,用上述工具切片较困难,应根据不同情况,选用适宜工具,以利操作。

镑片:镑片所用的工具是镑刀。镑刀是在一个木质的柄上,平行安装锋利的刀片。使用时,两手握紧镑刀的两端,向前推动,即可将药物切削成极薄的饮片。此法适用于动物角类药,如羚羊角等。但被切药物仍需先用清水浸3~5天,以利操作。

锉:某些药物临床用量偏小,而且并非常用药,不宜事先制备,临用以钢锉将药物锉为细末,便于煎熬。如像牙屑、马宝、狗宝等。

刨片:利用刨刀将某些树干类药物刨成极薄片,以便熬煎,如檀香、松节、苏木等。

劈:利用斧类厚刃刀具,将角质药物劈为片块,以利于煎熬,如鹿角、牛角等。

切制饮片应注意以下几点:

工具的选择:依据药物质地软硬,选好刀具。不论机器切片或手工切片,刀刃必须锋利,否则切出的饮片不平整,容易破碎,影响煎熬和其他制剂。

片型考虑:饮片的大小、厚薄,主要考虑药材的有效成分是否容易煎出,调配是否方便。一些质地坚硬的药材切薄片比切厚片好操作。大小、厚薄是否恰当直接影响炮制效果。如阿胶切丁炒珠,大了则不易炒透心,小则受热熔融黏结;姜块炒成炮姜,大了则不易全部发泡,太小则易于灰化。

切制前的必要处理:某些药物为了调整药性,在切制前的水处理过程中药用辅料拌润。如泽泻用盐水润;黄连、大黄以酒润,不但能增强疗效,而且可以避免变色。

2) 饮片的类型:饮片的规格较多,常见的如下:

薄片:每片厚1~2mm,大部分果类和原型及根茎类药材,如半夏、槟榔等切成薄片。

厚片:每片厚2~4mm,最厚片可厚约1cm,含有粉性的、质地疏松易破碎的药材,如泽泻、羌活、升麻、大黄、山药、白术等切成厚片。

直片:也称顺片,厚度介于薄片于厚片之间,每10片厚1.5~1.8cm。切制时,首先将药材切成长50cm的段,也有的按原来长度切制。切制直片,主要是使饮片外形美观,组织明晰,便于与相似的饮片鉴别。如草乌、白术等,多加工成直切片。

斜片:斜片于直片性质一样,主要也是使饮片外形美观肥大,因此,短小的药材,常切成斜片。斜片有两种性状:一是较薄而大的,称为竹叶片,如玄参、黄芪等。二是较厚的小片,称瓜子片,其形状似瓜类种子,如人参等。斜片的切法,是将药材倾斜的放置在刀床上。大斜片的倾斜度稍大。

蝴蝶片：取块根之类药材，按形状顺切成1mm厚，形似蝴蝶而得名。如川芎、白术、苍术、当归、天麻、白及等。

圆片：也称顶头片、横片。一般木质、根茎类药材多横切成圆片，片厚根据药材质地软硬而定。切制时，将药材整理成把子，用"把活"压切，如白芍、甘草等。这种切制效率高，质量好，适宜于大量生产，机器切多是切此种片型。

腰子片：取枳壳挖去瓤核，抢水洗或浸片刻，闷润上枳壳架，晾成七成干，取出横切成0.9~1mm。如天南星、浙贝母等。

盘香片：取卷筒厚朴后肉桂等，刮去外面粗皮，稍润，钜1cm长顶头状，形似盘香而得名。

燕窝片：取天门冬、麦门冬，用少量白矾水洗净，收起身，逢中顺切三分之二深，去掉木心，将天门冬中间向外翻起，晾干即得。因似燕窝型而得名。

鹦哥眼片：枳实、胡黄连横切1cm厚，因其药外圈带灰黑色，中心有金黄色圆圈一道，形似鹦哥眼而得名。

指甲片：取厚朴或黄柏等，刮去粗皮，洗净杂质，润透，顺切2cm宽，长短按原药而定，再将药材竖起，用大片斜切成2cm长，形似指甲而得名。

段：历代称为"度"，分长短两种：长的约3cm，称为节寸，多为草本植物，如白茅根、侧柏叶、车前草、夏枯草等。短节又称米节或咀，长10~15mm，易于浸出的药材，如益母草、紫苏、藿香、荆芥、麻黄、竹叶等。

块：药物需要反复炮制加工和含淀粉量多的，恐其影响形体，或薄切易糊化，厚切又不易煎出有效成分，即切成小块、立方块或长方块。如何首乌、苁蓉、附子、神曲等，常切成6~10mm厚的块。粉葛根、茯苓等，常切成10mm厚的立方块。凡不易切成其他性状的药材常切成块。

丝：很多药材，如叶类、皮类不能切片，只能切成丝，使之成形而不破碎，并有利于煎熬，如陈皮、枇杷叶、桑白皮等。

上述主要是反映手工切制饮片的规格和要求。当大量生产时，采用机器加工饮片，片型为顶头片。

3）饮片的干燥：药物切成饮片后，应及时进行干燥，干燥时一般温度不超过80℃，若含挥发性物质的饮片一般温度不超过40~50℃。

常用的干燥方法：

1）晒干：主要是利用日光进行晒晾，晒时应经常翻动，有助水分的散发。对含挥发性成分的药物，如荆芥、薄荷、佩兰、藿香等；黏液质较重的药物，如黄精、熟地、天门冬等，均不宜曝晒，一般宜采用阴干的方法。即将饮片置于空气流通的阴凉干燥处，使水分缓慢蒸发，直至干燥为度。

2）人工干燥：主要是利用煤炭的火力进行烘烤以除去水分。人工干燥常采用的方法如下：

直火烘烤干燥。

火炕烘烤干燥。

排管式干燥设备：利用蒸汽热能烘干。

隧道式干燥设备：利用热风干燥。

履带式半自动烘干机。

3）微波干燥：利用微波加热器干燥。微波频率大于300米赫和波长短于1米的高频交流电。其加热形式主要是感应加热和介质加热。它具有加热时间短，加热均匀，较易自行控制，劳动强度小，并有灭菌效果等优点。

另外，目前还有采用电热、红外线、远红外线等方法干燥药物，使干燥能力与干燥效果都有了很大的提高。

3. 炮炙

中药炮炙的方法比较复杂，除另有特殊要求以外，常用的炮炙方法和要求如下：

（1）炒：炒制分清炒和加辅料炒。操作时火力应均匀，不断翻动。掌握加热温度，炒制时间及程度要求。

1）清炒：取净药材置热锅中，用文火炒至规定程度时，取出放凉。需炒焦者，一般用中火炒至表面焦黄色，断面色加深为度，取出放凉。炒焦后易燃药材，可喷淋清水少许，再炒干或晒干。炒的目的在于缓和药性，增强疗效，便于粉碎和贮藏等。

微炒：炒去水分，至要表面微干，但无显著变化，如谷芽。

炒爆：炒至药材爆烈为度，种子类药材，如王不留行等。

炒黄：炒至药材表面微带黑色，有特殊香气发出为度，如牛蒡子、牵牛子等。

炒焦：将药材炒至表面焦褐色，而内部深黄色为度，如蒲黄等。

炒炭：炒至药材全部为焦黑色，但中间仍呈黄褐色为度，如地榆等。

煅炭：取净药材，置煅锅内，密封，焖煅至红透，放凉取出。

注意事项：炒黄、炒焦、炒炭时均需掌握好火候，温度不宜太高，以防炒黄的药物焦化，炒焦的药物炭化，炒炭的药物完全炭化成灰（未存性）。

2）麸炒：利用麸皮在锅内加热时产生的浓烟熏黄药物的方法，称之为麸炒。麸炒时，将制好的麸皮适量撒入烧红的铁锅内，见麸皮冒出白烟至青烟时，立即放入药材，不断均匀拌炒至呈嫩金黄色，立即倒出堆积，稍焖一下，待色泽转深，变为金黄色，筛去炒焦的麸皮及细末即成，如山药、枳壳等。

除另有规定外，每净药材 100kg，用麸皮 10kg。

3）土炒：用灶心土、陈壁土、赤石脂等拌炒药材，称为土炒。先将粉碎后的细土，置锅内烧热，然后入药拌炒，至染黄为度，如土炒白术等。

4）米炒：将大米均匀布于锅内，加热至白烟升起，立即倒入药物共炒至米焦药黄为度的方法，称米炒。熏炒药物后，能降低其燥劣之性，增强其补中益气之功。

（2）烫：烫法常用的辅料为洁净的河沙、蛤粉或滑石粉。取河沙（蛤粉、滑石粉）置锅内，一般用武火炒热后，加入净药材，不断翻动，烫至泡酥或规定的程度时，取出，筛去河沙（蛤粉、滑石粉），放凉，如炒马钱子、穿山甲、阿胶等。

烫后药材如需醋淬时，应趁热投入醋中淬酥。

（3）煨：利用面粉或纸浆包裹药物表面，烧干后，埋在适当的热灰中，或置弱火中烘烤的方法，称之为"煨"。一般煨至外裹物质干焦开裂就可取出。主要是利用面粉和纸浆吸收某种药物的一部分挥发油，以减低药物的刺激性，而缓和其副作用，如广木香、肉豆蔻等。

（4）煅：利用高温处理药材的方法，称为"煅"。煅的火力最强。根据煅的方法不同，温度可在 300~700℃以上。煅的方法是将药料直接或间接置于炭火中煅透，以除去刺激性物质，使药料体质酥松，易于粉碎及达到增强疗效或改变药性的目的。

煅制药物，一般都是矿物类和贝壳类，如代赭石、磁石、瓦楞子等。此类药物经过火制后，可使药材的结构松脆，便于粉碎，利于制剂和调剂，易于煎出药味和胃肠吸收。经过煅后，部分物质起化学变化，生成氧化物，同时将有机杂质燃尽，使药物成分较纯。

有些药物煅后加淬。"淬"是将煅后的药物，立即倾入醋或其他液体辅料中。如代赭石、磁石等。

煅的方法很多，由于药物质地或要求不同，可分为明煅和煅淬两种。

1）明煅：取净药材，砸成小块，置无烟的炉火上或置适宜的容器内，煅至酥脆或红透时，取出，放凉，碾碎。

含有结晶水的盐类药物，不需要煅红，但须使结晶水蒸发尽，或全部形成蜂窝状的块状固体。

2）煅淬：将净药材煅至红透时，立即投入规定的液体辅料中淬酥（如不酥，可反复煅淬至酥），取出，干燥，打碎或研粉。

（5）烘（焙）：烘是将药材置于近火处，使所含水分慢慢蒸发，以便于粉碎和贮藏，一般药材的烘干，可利用烘房或烘箱进行，便于控制温度。

焙或称"烘焙"，是将药物摊开于铁丝网或竹丝筛上，在文火上焙，不需经常翻动，而长时间干燥的方法。

烘、焙的处理方法基本相同，目的一致，将药材是从表及里的完全干燥，易于粉碎和保存，且有矫味作用。

（6）蒸：取净药材，照该品种炮制项下的规定，加入液体辅料拌匀（清蒸除外），置适宜的容器内，加热蒸透或至规定的程度时，取出，干燥，如桑螵蛸、熟地等。

（7）煮：取净药材加水或液体辅料共煮，辅料用量参照该品种炮制项下的规定，煮至液体完全被吸尽，或切开内无白心时，取出，干燥，如醋煮延胡索、莪术等。

有毒药材煮制后的剩余汁液，除另有规定外，一般应弃去。

（8）炖：取净药材，照该品种项下的规定，加入液体辅料，置适宜的容器内，密闭，隔水加热，或用蒸汽加热炖透，或炖至辅料完全被吸尽时，放凉，取出，干燥，如酒炖地黄、大黄等。

（9）㷮：将药物置沸水浸煮短暂时间，取出分离种皮的方法称为㷮，如㷮苦杏仁、桃仁等。

（10）酒制：包括酒炙、酒炖、酒蒸等。酒制时，除另有规定外，一般用黄酒。

酒炙：取净药材，加酒拌匀，闷透，置锅内，用文火炒至规定的程度时，取出，放凉。除另有规定外，每净药材 100kg，用黄酒 10kg。

酒炖：取净药材，加酒拌匀，照上述炖法制备。

酒蒸：取净药材，加酒拌匀，照上述蒸法制备。

酒炖或酒蒸，除另有规定外，每净药材 100kg，种子类用黄酒 20kg。根及根茎类用黄酒 30kg 醋。

（11）醋制：包括醋炙、醋煮、醋蒸等。醋制时，应用米醋或其他发酵醋。

醋炙：取净药材，加醋拌匀，闷透，置锅内，炒至规定的程度时，取出，放凉。

醋煮：取净药材，加醋，照上述煮法制备。

醋蒸：取净药材，加醋拌匀，照上述蒸法制备。

醋炙、醋煮或醋蒸，除另有规定外，每净药材 100kg，用醋 20kg，必要时可加适量水稀释。

（12）盐制：包括盐炙、盐蒸等。盐制时，应先将食盐加适量水溶解后，滤过备用。

盐炙：取净药材，加盐水拌匀，闷透，置锅内（个别药物则先将净药材放锅内，边拌炒边加盐水），以文火加热，炒至规定的程度时，取出放凉，如车前子、泽泻等。

盐蒸：取净药材，加盐水拌匀，照上述蒸法制备。

盐炙或盐蒸，除另有规定外，每净药材 100kg 用食盐 20kg。

（13）姜汁炙：姜汁炙时，应先将生姜洗净，捣烂，加水适量，压榨取汁，姜渣再加水适量重复压榨一次，合并汁液，即为"姜汁"。如用干姜，捣碎后加水煎煮2次，合并，取汁。

取净药材，加姜汁拌匀，置锅内，取文火炒至姜汁被吸尽，或至规定的程度，取出晾干，如竹茹。

除另有规定外，每药材100kg，用生姜10kg或干姜3kg。

（14）蜜炙：将净选或切制后的药材，加入定量炼蜜拌炒的方法称为蜜炙。蜜炙的目的是为了增强润肺止咳、补脾益气、缓和药性、矫味和消除副作用的目的。

蜜炙常用的操作方法：

1）先拌蜜后炒：先取定量的炼蜜，加适量开水稀释，与药物拌匀，放置闷润，使蜜逐渐渗入到药物组织内部，然后置锅内，用文火炒至颜色加深，且不黏手时，取出摊晾散热，冷后马上收贮。

2）先炒药后加蜜：先将药物置锅内，用文火加热翻炒至表面显微黄色时，随即加入定量炼蜜，不断翻动，使蜜与药物混匀，微炒至不黏手为度，取出，摊晾散热，凉后马上收贮。

除另有规定外，每净药材100kg用炼蜜25kg。

注意事项：蜜炒制时要求用文火，火力均匀，防止焦化。拌蜜时力求拌和均匀。蜜炙药物须凉后密闭贮存，以免吸潮发黏或发酵变质。

（15）油炙：将净选或切制后的药材，与定量的食用油加热处理的一种炮制方法。

中药炮制传统采用麻油、羊脂油两种：

麻油：为黄色或橙黄色澄明液体，气微弱，味淡。冷至0℃无固体析出，至-5℃则凝结成黄软膏样物。油中主要成分为油酸（50%）、亚油酸（38%）、软脂酸（8%）、硬脂酸（5%）、肉豆蔻酸等脂肪酸的甘油酯。此外尚含芝麻素、芝麻酚及芝麻林素等。

羊脂油：为白色，富滑腻感的均匀硬块，气微弱而特异，味淡。本品含硬脂酸及软脂酸等饱和脂肪的甘油酯70%～80%，油酸等不饱和脂肪酸的甘油酯20%～30%。

中药油制传统都认为可以起到如下作用：

增强疗效：如淫羊藿，经羊脂制后，能够增强其温肾壮阳的作用。

利于粉碎：如豹骨等，经油制后使其质地酥松，易于粉碎。

油炙的操作方法：

1）油炒：取羊脂置锅内加热使熔化，去渣后备用。将净药材与适量的羊脂油拌和均匀，置炒药锅内，用文火加热共炒至油全部吸收，表面见油亮，取出，摊晾凉。

2）油炸：取植物油，倒入锅内加热，至沸腾时，倾入药物，用文火炸至一定程度取出，沥尽油，轧碎。

3）油脂涂酥烘烤：将动物骨类锯成短节，放炉火上烤热，用酥油涂布，加热烘烤，待酥油渗入骨内后，再涂再烤，如此反复操作，直至骨质酥脆，凉后碾碎。

（16）制霜（去油成霜）：除另有规定外，取净药材碾碎如泥状，经微加热，用麻纸包裹，反复压榨除去部分油脂，制成符合一定要求的松散粉末。

（17）干馏：药物置容器内用火烤灼（不加水）使产生液汁的方法称为干馏法。其目的是为了制备适合临床需要的新药。

干馏法温度较高，一般在120～450℃之间。但由于药物品种不同，各种物质裂解程度也不完全一样，如蛋黄油在280℃左右，竹沥油在350～400℃为宜，豆类一般在400～450℃制成。制备时，宜用砂浴加热，在干馏器上装有收集冷凝的液状物或在容器周围加热，在下口收集液状药物。由于药物在加热过程中产生了一系列复杂的质的变化，生成了新的化合物。如含蛋白质类动、植物药

（鸡蛋黄、大豆、黑豆）干馏所得的化合物主要是以含氮的碱性物质为主要的活性成分（为海尔满和吡啶类、卟啉类的衍生物）。它们都有抗过敏、抗真菌的作用。还有从含有蛋白的动、植物的干馏油中分离出镇痉的成分。

（18）发酵法：药物在一定的温度和湿度条件下，利用微生物的繁殖，使其表面生出黄白色霉衣（菌丝）的方法，称为发酵法。一般以温度30～37℃，相对湿度70%～80%为宜。经验认为发酵后气味芳香，无霉气，曲块表面布满黄白色霉衣，内部生有斑点为佳。如先显黄衣后变黑，则影响质量，如六神曲、淡豆豉等。

（19）发芽法：将成熟的果实及种子，在一定的温度和湿度条件下，促使萌发幼芽的方法称为发芽法，亦称"蘖法"。如麦芽、大豆黄卷等。

（20）提净：某些矿物药经过溶解、滤过、重结晶处理，除去杂质的方法称为提净法，如芒硝、硇砂等。

（21）水飞：本法主要用于不溶性的矿物、贝壳类药材，其目的主要是分离药物中的杂质，防止药物在研碎过程中粉末飞扬而损失，制成纯净的微细粉末，使之便于内服，易于吸收。外用时减少刺激等。

操作方法：取拣净药材粉碎后，放乳钵或碾槽内，加水少许，调成糊状，共研至乳钵底部没有粗糙的响声时，再倒入盆中，加多量水搅拌，掠去浮游物，再倾取中层混悬液，将下层的粗品再研。如此反复进行至倾取全部混悬液为止，然后静置使其沉淀，倾去上层清水，取下层沉淀细粉块（底部带泥沙的粗品不要）晒干即可，如朱砂、炉甘石等。

（22）复制：一种药物加入不同辅料，按规定操作程度反复炮制的方法称为复制法。其目的是为了降低或消除药物的毒性，增强疗效或改变药性等，如天南星、半夏等。

（23）法制：加工、操作方法都比较复杂，无法分别列入上述范围者，称为法制，如制法半夏等。

三、常用制剂

药物在使用时，可根据不同的药性和治疗需要，加工成一定形式的制剂。常用的剂型除用鲜药捣汁内服或外敷以及煎煮汤剂外，还有可以预先制备的剂型，使药物便于服用、保存和运输。常用的制剂有以下剂型：

1. 汤剂

将药物加水煎煮滤取药液，再加水煮一两次，然后将各次所得的滤液混合，使浓度均匀，分2～3次服。汤剂可以内服，也可外用熏洗。缺点是不易保存，一般当天煎煮，当天使用。如果将药液浓缩，添加适当防腐剂，也可制成合剂，或加糖制成糖浆剂，则可保存较长时间。

汤剂主要用水做溶剂，也有根据药性和治疗需要加添酒、醋等同煎的，能促使生药有效成分溶出。汤剂易于吸收，奏效较快，而且处方用药比较灵活，可以随症加减，不像其他制剂那样不可更易，因而能够较周密地适应病情变化。

煎煮时的用水量、火候等按药物性质、体积而定。一般芳香性药物煎煮时间宜短，以免芳香成分挥发散失过多，如薄荷、荆芥等；而矿物药、贝壳之类则应久熬，才能充分溶出有效成分，发挥应有效能。体积大的用水稍多，反之则用水少些，一般以在容器中淹没药物并略有余为合适。

2. 散剂

将药物加工研磨过筛，使其呈细粉末状。一般可将处方内药物混合研末，特殊药物如富于油脂或黏性的以及需要精密称量剂量的，应分别研磨，然后混合供内服或外用。内服散剂一般用开水调服或加酒服，其吸收比丸汤剂缓。外用散剂可以撒布患处或油脂调成软膏用，或直接吹在喉部、鼻腔。散剂因为制法简单，并且可以预先制备，使用方便。

3. 丸剂

将研细的药粉与液体辅料（如水、酒、药汁）或其他黏合剂（如蜜、面糊）混匀，制成的圆形颗粒。丸剂可以预先制备，服用和保存都较方便，加工工序比散剂等复杂。常用的丸剂有以下几种：

（1）水泛丸：将药末同液体辅料在特制的竹匾或机械内，经过起模和成丸、干燥等工序制成。

（2）药汁泛丸：把处方中多纤维的及黏性强的，因而也不易研末和泛丸的药物煎取浓汁，再以浓厚的药汁作为辅料泛丸。药汁泛丸缩小了服量，比水泛丸容易吞服。

（3）蜜丸：用蜂蜜为黏合剂，经炼蜜、合药、成丸等工序制成，大多用于慢性病或衰弱患者。制作蜜丸的关键在于炼蜜，炼蜜是为了除去其中水分和杂质，并关系到丸药质量；必须火候适度，方能软硬适中。

（4）糊丸：用米糊或面糊做黏合剂制成。先用米粉或面粉加水、加热制糊，然后混合药末，制成丸。

4. 膏剂

分内服膏剂和外用膏剂。

（1）内服膏剂：是将药材煮取浓汁，去渣，浓缩至一定稠度，然后加入适量蜂蜜或糖。再浓缩成稠厚膏状。服用时用开水稀释。膏剂可以预先制备，服用方便、便于保存（必要时可添加防腐剂），其吸收较丸、散剂快。适用于慢性病及需长时间服药者。

（2）外用膏剂：有膏药和软膏。膏药是用植物油（通常用芝麻油）熬药、去渣，加入黄丹或铅粉使其与油化合而成；摊于纸或布上备用。软膏有用药末调油类制得，也有用油熬药去渣，溶入黄蜡制成的。膏剂常用于疮疡疥癣等，也有用于风湿痛以及其他内部疾患的。

5. 酒剂

通常以白酒作为溶剂浸泡药物，使有效成分溶入酒中，也称药酒。药酒制法简单，久贮不坏。可内服和外用。药酒内服比较适合于风湿痛，跌打损伤等；强壮滋补药也可以采用这一剂型，但不会饮酒或不宜饮酒的患者不能用。药酒的制备主要有冷浸和热浸法，应当先粉碎或切细生药，使其与酒的接触面大，有效成分容易浸出。还有先用水煎服药汁浓缩，然后按比例加入白酒的，含酒量足以防腐，但比酒浸含酒量少，是其优点，但含有挥发性成分的芳香药不宜用煎煮方法。

6. 片剂

将药物和黏合剂等制成颗粒，然后再压制成片。药物可先磨粉，或一部分煎煮浓缩作为黏合剂与药粉混合。含挥发性成分药物可用蒸馏法制取挥发油，然后与药粉混合制颗粒、压片。有些药物有效成分已经清楚，有条件的地方应该进行精提然后制片。

7. 冲剂

把药物制成颗粒状，用时冲入开水，迅速溶解成为药液，携带、贮藏、服用都很方便。一般采用浸渍或煎煮，将滤液浓缩成浸膏，在加入适量可溶性淀粉或糖，拌和制成颗粒，是全溶性冲剂。若部分药物不宜煎煮，则另制粉末，然后与溶液混合制成半溶性冲剂。

8. 注射剂

中药注射剂可供皮下、肌肉、静脉及穴位注射。使用方便，用量小，奏效快，特别适用于急救和服药有困难的患者。其制备方法目前尚无统一标准。各地用土法生产也制出了不少合乎要求的成品。注射剂制备工艺比其他剂型复杂；一般都要将生药经过提取和精制，然后用适当溶剂溶解或稀释，配成所需浓度，用增溶剂以增加药物溶解度，并要调整至一定的 pH 值，使注射液稳定，加快组织对药物吸收，减少局部刺激。而静脉用注射液，还应加用生理盐水或葡萄糖等等渗调节剂，配成等渗溶液。

注射液配制成后经过滤、灌装、灭菌等工序，制成成品。成品的质量检查也很重要，包括药液的澄明度，以及灭菌检查，毒性试验，刺激性试验等；动物性药材制成的注射液还须进行异性蛋白检查，以保证质量和用药安全。

第六章　中药的用法

中药的用法有配伍、配伍禁忌、剂量和服用方法等，临床应根据具体病证、不同药性、辩证分析的结果合理运用，以充分发挥药效，减少毒副作用，确保用药安全有效。

一、中药的配伍

中药配伍应用，由历代医家在临床实践中总结出其配伍关系，称为药物的"七情"，是中药配伍应用的原则，也是临床用药的形式。

单行，是指用单味治病。如独参汤，用一味人参大补元气，治疗虚脱证。又如清金散，用一味黄芩治疗肺热咳血证。

相须，是指药性功效相似的药物配伍应用，可增强功效。如石膏配知母，能增强清热泻火的功效；大黄与芒硝配伍，能增强攻下泻火的功效，减少大黄的副作用。相须配伍是中药临床配伍应用的主要原则。

相使，是指药性功效有共性的药物配伍应用，能发挥协同作用，提高疗效。如补气利水的黄芪与健脾利水的茯苓配伍，能增强益气健脾利水的功效；黄连与黄柏、黄芩配伍能增强其清热泻火解毒的功效。临床时对复杂的病情应尽量选用。

相畏，是指一种药物能消除或减轻另一种药物的毒性或副作用。如生姜能清除和减轻生半夏、生南星的毒副作用，叫生半夏、生南星畏生姜。

相杀，是指一种药物的毒副作用能被另一种药物消除。生半夏、生南星的毒副作用能被生姜消除，叫生姜杀生半夏、生南星。

实际上相畏、相杀是药物配伍时相互拮抗作用，是一种配伍关系的两种提法，临床应用毒性或峻猛药时要充分运用。

相恶，是指一种药物能降低、消除另一种药物的功效。如莱菔子能减低人参的补气作用，所以说人参恶莱菔子。对相恶药物，临床应用时应引起注意，避免配伍。

相反，是指两种药物配伍应用，就会产生毒副作用。如前人总结的"十八反""十九畏"配伍禁忌，在临床应用时，原则上不得同用。

二、用药禁忌

用药禁忌主要有以下内容：

1. 配伍禁忌

中药的配伍禁忌历代认识和说法不一，《神农本草经》称之为"相恶""相反"，记载有相恶药物之十种，相反药物十八种。宋、金、元时代各书记载有十八反、十九畏的内容并编成歌诀最后由《本草纲目》总结沿用至今。

【十八反歌诀】

本草明言十八反，半蒌贝蔹及攻乌。
藻戟遂芫俱战草，诸参辛芍叛藜芦。

【内容】半夏、瓜蒌、贝母、白蔹、白及反乌头（包括川乌、草乌、附子）；海带、海藻、红大戟、甘遂、芫花反甘草；人参、党参、丹参、南沙参、北沙参、玄参、苦参、白芍、赤芍、细辛反藜芦。

【十九畏歌诀】

硫磺原是火中精，朴硝一见便相争。

水银莫与砒霜见，狼毒最怕密陀僧。

巴豆性烈最为上，偏与牵牛不顺情。

丁香莫与郁金见，牙硝难合荆三棱。

川乌草乌不顺犀，人参最怕五灵脂。

官桂善能调冷气，若逢石脂便相欺。

大凡修和看顺逆，炮爁炙煿莫相宜。

【内容】硫磺畏朴硝，水银畏砒霜，狼毒畏密陀僧，巴豆畏牵牛，丁香畏郁金，川乌、草乌畏犀角，牙硝畏三棱，官桂畏石脂，人参畏五灵脂。

《神农本草经》说："勿用相恶、相反者。若有毒，宜制。可用相畏、相杀者，不尔，勿合用也。"但宋代后有将相畏列为配伍禁忌，所以十九畏概念与"七情"中的相畏概念含义不同。

现代对"十八反""十九畏"认识各不相同：一是以古典医药学说为据，证明有些药物可以同用。如海藻玉壶汤中甘草配海藻，十香返魂丹中丁香配郁金等等；一是以现代药理毒理试验结果为证，认为有些药配伍确实会产生毒性，如细辛配藜芦，甘草配甘遂等等，相互配伍毒性增加。有些药物相互配伍则未见明显毒性，如贝母配伍乌头，半夏配乌头。由于现代中药研究在这方面尚未深入，因此，在临床实际应用中仍应持谨慎态度，无根据或用药经验时，应避免把将此类药配伍应用。

2. 妊娠禁忌

根据药物对胎元的损害程度和导致堕胎流产的副作用，临床上常分为禁用和慎用两类。

禁用药物大都毒性较强，或药性峻猛，如巴豆、牵牛子、斑蝥、红娘子、青娘子、大戟、商陆、三棱、莪术、水蛭、虻虫、甘遂、芒硝、轻粉、红大戟、苏木、附子、急性子、禹白附、路路通、麝香等。

慎用药物大都能通经化瘀，破滞行气，属大辛大热沉降滑利之品，如大黄、枳实、半夏、冰片、龟板、桃仁、红花、鳖甲、滑石、代赭石、郁李仁、干姜、肉桂等。

凡禁用药物，临床上禁止使用；慎用药物，可根据"有故无殒"的原则，酌情使用，但一般没有非用不可情况，应尽量避免使用，以免发生事故。

3. 服药禁忌

俗称"忌口"，由于疾病原因，在服药期间不可同时服食某些食物。一般应忌食生冷、油腻和刺激性的食物，不易消化的食品，不宜饮茶。如寒证忌生冷、黏腻、油腻食品；热证忌辛辣、油腻食品；疮疡、皮肤病忌辛辣，牛、羊肉、鱼虾等食品。还有文献记载，服人参忌食萝卜；服地黄、何首乌忌葱、蒜、萝卜；服薄荷忌鳖肉；服茯苓忌醋；服蜜忌食葱等。这些都应在服药时作为禁忌。

三、中药的剂量与用法

1. 剂量

剂量即为每日用药量，是指一味药成人一日用量（也指干燥生药用于每剂汤剂中的一日内服量)。对毒性药品来说,应严格按安全限量使用;而一般药物,作为方剂中的主药或单味应用时,用量可较大些;而在复方配伍或作为辅助药时,用量可较主药用量略小些,故亦称为相对剂量。

我国中医药学源远流长,医籍浩瀚。但因历代衡度不一,加之年代革移,使后学者对医方剂量多生疑虑。现根据有关文献记载分述如下,仅供参考:

宋代《证类本草》记载:"古唯有铢两,而无分名,今则以十黍为一铢,六铢为一分,四分为一两,十六两为一斤。"

明代,李时珍《本草纲目》记载:"古之一升即今二合半也。量之所起为圭,四圭为一撮,十撮为勺,十勺为合,十合为升,十升为斗,五斗曰斛,二斛曰石。"

历代还有一些估计性的剂量如:

方寸匕:即用1寸见方的刀匕取药,约等于现代剂量的1～2g。

钱匕:即用汉代五铢钱量取药末以不散落为一钱匕,约等于现代剂量2～3g;半钱匕合1～1.5g;钱五匕等于0.5～0.8g。

刀圭:一刀圭约等于现代剂量的0.1～0.2g。

一铢:约等于现代剂量的1.25g。

一字:用唐代"开元通宝"钱取药时约占一字大小的药物,约合现代剂量1.5～2.0g。

一盅:约合现代剂量50ml左右。

一合:约等于现代剂量100g或100ml左右。

一撮:约合现代剂量2.0～5.0g。

一尺:约合现代剂量30.0～50.0g。

一盏:约合现代剂量150～300ml。

一枚:多用于根茎类药材,可选一枚较大为准。

一束:多用于茎、藤蔓、全草类药材,以手握一拳为量。

一把:多用于茎、叶、藤蔓类药材,以手握一拳为量。

一片:多用于切片药材,如生姜一片,约合现代剂量1～3g。

清代至近代则采用16进位旧制计量(1斤=16两=160钱)。大多剂量较易换算。

一斤:等于现代公制计量500g。

一两:等于现代公制计量30g。

一钱:等于现代公制计量3.0g。

一分:等于现代公制计量0.3g。

一厘:等于现代公制计量0.03g。

总之,古之衡量度较为复杂,历代说法、换算不一,这些还需要在具体考证方剂时根据时代背景、地域情况、药物、方剂的具体用法、服用量、所治病证灵活掌握,不可囿于古方剂量或生搬硬套今之重量,以免失治误用。

2. 用法

中药的用法,是指汤剂的制作方法及注意事项以及其他药物的服用方法。

(1)汤剂的制作器皿选用:一般选用砂锅、陶罐、搪瓷器皿为宜,不得使铝、铁、铜质器皿,以免产生化学络合物,影响药效和产生毒性。

(2)汤剂的溶媒:汤剂的制作若无特殊要求(如用酒煎、醋煎)时,应选用洁净的河水、泉水、井水或自来水均可,加水量视药物质地和多少而定,一般以超过药面1.5cm为宜。加水后应将药物浸泡半小时后再行煎煮。对一些毒性药品有时宜用开水煎(如附子、川乌、草乌等),以消除毒性，以提高疗效和保证用药安全。

（3）汤剂煎煮的火候：一般煎煮中药汤剂，在沸腾前用武火（大火）煎煮；沸腾后改用文火（小火）煎煮。

（4）汤剂煎煮的时间：汤剂的煎煮时间应视具体方剂而定。从药剂沸腾后计算时间，一般解表发散药煎煮5~10分钟；补益药可适当煎煮30~40分钟；其他药剂煎煮15~25分钟即可。

对矿物类、贝壳、动物化石、动物甲壳、角类药物宜先煎30分钟后再与其他药物共同煎煮。有些毒性药也宜先煎。如附子、川乌、草乌等药物。

对含挥发油芳香性药物和受热有效成分易被破坏的药物、受热后药效易损失的药物，宜在药剂将煎煮好时后下入煎，一般入药剂中煎煮5分钟即可，不宜久煎。如薄荷、砂仁、大黄、钩藤等。

（5）汤剂煎煮的其他方法：对粉末状或细小种子类和花序带有细茸毛刺的药物，如车前子、青黛、琥珀、旋覆花等应用纱布包裹后入煎，否则有棘喉或使煎剂易溢沸之虑。

对动物胶类不宜煎煮的药物，应另器溶化或兑入煎好的药汁中趁热烊化（溶化）后与药汁同服。如阿胶、鹿角胶、龟板胶、芒硝等。

3. 中药的服用方法

（1）对汤剂处方中的液态药物如竹沥、姜汁等，也需同煎煮好的药汁混合服用，不需煎煮。

（2）对汤剂处方中的贵重药物制成药粉或散剂，只需用煎煮好的药汁冲服即可，如三七粉、灵芝粉等。

（3）一般汤剂都宜温服；发散解表药宜热服；止呕止吐药或解毒药宜小剂量频服。但用从治法治疗时，则用热性药冷服或凉性药热服的方法。对中药的丸、散剂未标明特殊服用法的，都用温开水送服。

4. 服药时间

服药时间应根据病情的轻重和药剂的性质而定。一般滋补药饭前服；泻下药宜空腹服用；健脾益肾药或对胃肠有刺激性的药品宜饭后服用；安眠药宜睡前服。一般药则宜饭后服。无论饭前饭后服药，都需将饭、药之间相隔1~2小时，以使药物充分吸收，发挥疗效。

一剂中药汤剂，病情缓轻者，每日服2次，早晚分服；病情较重者，可一日服3次，分早、中、晚服；病情危重者，可每隔1~3小时服一次，昼夜服用，使药力持续，以挫顿病势。而对于发汗药、泻下药在服用时则应得汗，得下即止，不必尽剂，以免损耗正气。

第七章 中药化学成分及药理作用简介

中药的化学成分较为复杂，种类较多，由于大多为植物故以介绍植物性中药为主。

一、生物碱

生物碱是广泛存在于植物中的一类含氮的有机化合物，有类似碱的性质。大多数生物碱具有苦味，为无色的结晶固体，少数生物碱具有颜色（如小檗碱为黄色），或为油状液体（烟碱）。

含生物碱的药物，常见的有槟榔、常山、黄连、乌头、延胡索、曼陀罗、钩藤、番木鳖、麻黄、长春花、喜树等。

生物碱大多有较强烈的药理作用，如槟榔碱能驱绦虫，常山碱能抗疟，小檗碱能抗菌消炎，乌头碱有镇痛及局部麻醉作用，延胡索乙素（四氢巴马丁）能镇惊、镇痛，阿托品能解除平滑肌痉挛，抑制腺体分泌，东莨菪碱对大脑皮质有显著的抑制作用，钩藤碱能降低血压，士的宁有兴奋脊髓作用，麻黄碱能平喘，长春新碱、喜树碱有抗肿瘤作用等。

二、苷类

是一类由糖和非糖部分组成的化合物。苷类分子中的非糖部分成为苷元。苷类大多数是无色、无臭、味苦的中性晶体。

苷元可以是多种多样的化合物，如醇、酚、醛、酮、蒽醌、黄酮类、甾醇类、三萜类等。由于苷元的结构不同，又分为如下种类。

1. 黄酮苷

黄酮苷的苷元为黄酮类化合物，广泛存在于植物界。含黄酮类化合物及其苷的中药很多，如槐花、陈皮、黄芩、葛根、满山红、光豆根等。黄酮类药物如芦丁、橙皮苷具有维生素 P 样的作用，黄芩素有降压、解热、利尿、抑菌等作用，葛根黄酮能增加冠状动脉和脑动脉血流量，杜鹃素、槲皮素有祛痰作用，紫檀素有抗癌作用。

2. 蒽醌苷

蒽醌苷的苷元为蒽醌类。蒽醌类及其苷大多数是黄色或橙红色晶体。含此类成分的中药主要有大黄、虎杖、何首乌、决明子、茜草等。蒽醌苷类成分主要具有泻下作用，此外如大黄酸、大黄素尚有广谱抗菌作用及抗肿瘤、利尿作用，大黄素、大黄素苷还有镇咳作用。

3. 皂苷

它是广泛存在于植物中的一类苷，其水溶液振摇时能产生持久性蜂窝状泡沫，与肥皂相似，故名皂苷（又称皂素）。皂苷多为白色粉末，味苦而辛辣。含皂苷的中药有桔梗、皂荚、远志、桑寄生、柴胡、雪胆、甘草、人参、穿山龙等。皂苷内服对消化道黏膜有一定的刺激性，能反射性地引起呼吸道、消化道黏液腺分泌，故含皂苷类的中药多有祛痰止咳作用，但服用大量时则可引起呕吐。多数含皂苷的药物内服时又能增加肠黏膜的吸收能力和增加食欲。实验研究证明：皂苷类如远志皂苷尚有镇静作用，桑寄生中的皂苷有祛风湿作用，柴胡皂苷有解热、镇静、镇痛、止咳等作用,雪胆皂苷有抗菌消炎作用,甘草酸有显著的肾上腺皮质激素样作用,人参皂苷的强壮作用等等。皂苷的水溶液有溶血作用。

4. 强心苷

强心苷是一类对心脏具有显著作用的甾体苷类。小量有强心作用,可用于心力衰竭及心律失常等心脏疾患;大量或长时间应用有不良反应。强心苷类多溶于甲醇、乙醇等有机溶剂,在一般有机溶剂中溶解度不大;在水中的溶解度因不同的强心苷而异。中药中的强心苷常与结构、性质类似的皂苷等共存,后者能影响强心苷在许多溶剂中的溶解。常见含强心苷的中药有夹竹桃、罗布麻、柽柳、万年青、蟾酥等。

5. 香豆精苷

香豆精苷的苷元为香豆精类。苷元大多有香气、能挥发,但有些香豆精苷没有香气,不能挥发。香豆精类及其苷均能溶于水、乙醇、氢氧化钠溶液。常见含此类成分的中药有白芷、秦皮、前胡、补骨脂、矮地茶、茵陈等。此类成分如白芷素有显著扩张冠状动脉作用,七叶内酯及其苷有抗菌痢作用,前胡、补骨脂的香豆精类有一定抗肿瘤作用,矮地茶素有止咳作用,蒿属香豆精有利胆、平喘作用。

6. 其他苷类

(1) 氰苷:氰苷水解(酶解)后生成的苷元性不稳定、容易分解产生微量的氢氰酸。氢氰酸是能溶于水的剧毒气体,小量有镇咳作用,对呼吸中枢有抑制作用,用量过大则使呼吸中枢麻痹而中毒致死。含氰苷的中药有苦杏仁、桃仁、枇杷仁、亚麻仁等。

(2) 酚苷:酚苷是苷元分子上的酚基与糖结合而成的苷类。含酚苷的中药主要有垂柳皮、牡丹皮、虎杖等。酚苷或其苷元亦具有一定的医疗作用,如水杨苷有解热、抗风湿作用,丹皮酚有抗菌、止痛、解痉、降压作用,黄芪三酚苷外用有止血收敛作用。

(3) 含硫苷:含硫苷的苷元为含巯基,但水解产物并不含巯基,而多为具挥发性、有特殊气味的异硫氰酸的酯类。天然的含硫苷植物不多,只有十字花科的一些植物如芥、白芥、播娘蒿的种子中含有。外用可做发泡引赤剂,内服可增进消化液的分泌,并有祛痰作用。

(4) 生物碱苷:苷元生物碱。如中药龙葵、贝母等均含有。已知其中甾苷生物碱有抗霉菌和一定抗癌作用。

此外,尚有木脂素苷、吲哚苷、环臭蚁醛苷、树脂苷、苦味苷等等,其中有的也可见于某些中药,并具有一定医疗价值。

三、挥发油

挥发油是一些具有芳香气或其他特殊气味的油状物,在常温下能挥发,并可以随水蒸气蒸馏,所以叫挥发油,或称香精油、精油。

含挥发油中药,常见的有丁香、满山红、薄荷、樟脑、鱼腥草、芸香草、当归、柴胡、土荆芥、佩兰、茵陈、桉叶、砂仁等等。

中药的挥发油有较广泛的药用价值,如丁香油及丁香酚有局部麻醉、镇痛、消毒防腐作用,满山红挥发油及杜鹃酮有止咳、祛痰作用,薄荷油及其薄荷醇作用于局部有止痛、消炎作用,樟脑有强心作用,樟脑油及其桉叶素有抑菌作用,鱼腥草油及其十酰乙醛有抗菌消炎作用,芸香油及其胡椒酮有平喘、止咳、祛痰作用,当归油有镇痛作用,柴胡油有退热作用,土荆芥油有驱蛔虫、钩虫的作用,佩兰有抗流感病毒作用,茵陈油能抗霉菌,桉叶油能抗菌消炎,砂仁油能驱风健胃等等。

四、有机酸

有机酸游离存在不多，一般可与钾、钠、钙等结合成有机酸盐，有的则与生物碱结合成盐。

大多数有机酸无明显药理作用，但某些有机酸却有一定药用价值，如柠檬酸有抗凝血作用，苯甲酸能祛痰、防腐。水杨酸能解热止痛，异绿原酸、原儿茶酸能抗菌，齐墩果酸有强心利尿保肝作用，抗坏血酸有止血、降血脂等作用，丁二酸能止咳、平喘，斑蝥素有抗肝癌等作用。

五、鞣质

又叫单宁或鞣酸。是一类酚类化合物。常为无定形粉末，有涩味及收敛性，能溶于水、乙醇及乙酸乙酯，能与蛋白质、黏液、生物碱盐、重金属盐结合生成沉淀，露置空气中特别是碱性溶液中易于氧化变成红棕色沉淀，与高锰酸钾产生蓝色或蓝绿色。

鞣质常作为收敛止血、止泻、治烫伤、抗菌消炎之用。也可作生物碱、重金属中毒的解毒剂。由于缩合鞣质对肝脏等的毒性很小，故其药用价值较可水解的鞣质大。

六、氨基酸

氨基酸是广泛存在于动植物中的一种含氮有机物质，它的分子中同时含有氨基和羧基，故称氨基酸。氨基酸为无色结晶，大部分溶于水，难溶于有机溶剂。含氨基酸的中药有使君子、南瓜子、棉花根、地龙、蜈蚣等。

有些氨基酸具有一定药理作用，如使君子氨基酸有驱蛔虫作用，南瓜子氨基酸能驱除绦虫、抑制血吸虫。天门冬素有止咳、平喘作用。

七、蛋白质和酶

蛋白质是各种α-氨基酸结合组成的一类高分子化合物。含蛋白质或酶的中药有刀豆、蓖麻、天花粉、雷丸、麦芽等。

蛋白质或酶，如刀豆素、蓖麻毒蛋白有抗癌作用，天花粉蛋白质可做中期妊娠引产，雷丸蛋白分解可破坏绦虫、蛔虫虫体，淀粉酶能帮助淀粉类食物的消化。

八、糖类

糖类常分为单糖、低聚糖、多糖三类。单糖如葡萄糖、果糖、鼠李糖，低聚糖如蔗糖、麦芽糖、水苏糖。均易溶于水、味甜。单糖又可溶于乙醇，低聚糖则不溶。多糖主要有淀粉、菊糖、树胶、果胶、黏液质及纤维素、木质素等。淀粉不溶于冷水和有机溶剂，加水煮糊时则糊化成黏液状溶液；菊糖可溶于水，不溶于有机溶液；树胶、果胶、黏液质都是植物中的黏性成分，在水中呈粘稠润滑的液体；纤维素、木质素都不溶于水及有机溶剂。

糖类是植物药中最常见的成分，约占植物干重量的50%～80%。其中单糖、低聚糖一般无特殊作用；而多糖，如蘑菇、茯苓、猪苓、竹叶中的多糖均能抑制肿瘤，海带的多糖类昆布素曾用于动脉粥样硬化症等。

九、油脂和蜡

油脂是脂肪酸的甘油酯所组成的混合物。习惯上分为油（脂肪油）和脂肪。常温下为液体的称为油，植物油脂多属此类；常温下为固体或半固体油的称脂肪，动物油脂多属此类。植物的木栓质、角质（表皮层）也属于脂肪类物质。蜡与油脂相似，常温下是固体（存在于植物体表）。木栓质、角质基本上无药用价值。

脂肪油多有特殊臭味，常呈黄色，无挥发性，易受酯酶水解，易溶于挥发油、乙醚、氯仿等。此外，还易氧化败坏。

含油脂的植物药很多，主要在一些植物的种子中，含量多在50%左右，如火麻仁、芝麻、杏仁、桃仁、南瓜子、蓖麻仁、巴豆、薏苡仁、大枫子、鸦胆子。

含油脂的中药一般可用作润肠通便药，如火麻仁、芝麻、杏仁等，蓖麻仁、巴豆油则为刺激性泻药。有的脂肪油还有特殊的疗效，如薏苡仁油能抗癌，大枫子油可治麻风病，鸦胆子油能腐蚀赘疣等。此外，油脂和蜡尚可用于软膏、膏药、栓剂原料。

十、树脂

树脂是一类化学组成较为复杂的混合物。是植物的代谢产物，多与树胶、挥发油、有机酸等共存。若树脂中混有多量树胶，称胶树脂类；若二者均混有，称油胶树脂类；若混有多量芳香酸、挥发油，称香树脂类；与糖结合为苷形式存在的，称糖树脂；常为无定形固体，质脆，受热时先软化而后变为液体。不溶于水而溶于乙醇等有机溶剂。

一般中药树脂含量较低，无药用价值，但如上述一些主要含树脂的中药仍有医疗作用。如阿魏油胶树脂有抗凝血和泻下等作用，没药作用于局部有防腐消炎、止痛作用，苏合香脂有减慢心率、增进冠状动脉血流量、减低心肌耗氧量等作用，安息香有抗菌、祛痰作用，牵牛子脂有泻下作用，松香等可作硬膏的基质。

十一、无机成分

中药的无机成分主要为钾、钙、镁、碘的盐类，它们或与有机物质结合存在，或成为特殊形状的结晶，如大黄中的草酸钙结晶等。大多数无机盐能溶于水而不溶于有机溶剂。

中药的无机盐有一定的药理作用。如夏枯草的钾盐有一定降压，利尿作用，马齿苋所含氯化钾等钾盐有兴奋子宫的作用，附子的磷脂酸钙与其强心作用有关。

十二、植物色素类

植物色素的范围很广，如黄酮类、花青类、蒽醌、萜类色素、叶绿素等。但通常所说的色素主要是指萜类色素、叶绿素。萜类色素主要包括四萜类色素如胡萝卜素，和二萜类色素如藏红花酸等。叶绿素是分布很广的色素，几乎所有绿色植物均含大量的叶绿素。叶绿素和萜类色素一样，难溶于水，能溶于乙醇、乙醚等有机溶剂，外用有一定的抗菌消炎作用和促进肉芽生长的作用。

各 论

第一章 解表药

【定义】以发散表邪、解除肌表病证为主要功效的药物叫解表药。

【中医指导理论】《内经》说："其在皮者，汗而发之。因其轻而扬之。"

【性味归经】肺主皮毛，辛味主发散，故本类药物大都归肺、膀胱经，具有辛味。

【适应证】解表药临床主要用于六淫之邪侵袭肌表所致恶寒发热、头痛、身痛、无汗或有汗、脉浮等证，部分药物还有利水消肿、止咳平喘、解毒透疹、温经散寒、通络止痛、疗疮的作用，用于水肿、咳喘、疹透不畅或风湿痹痛、疮疡肿痛等疾病。

【配伍应用】临床应用解表药时，应根据季节、气候、自然环境和机体受邪的轻重、性质的不同、患者体内正气的强弱，选择使用发散风寒药或发散风热药，适当配伍补气、养阴、助阳等扶助正气的药物，以扶正祛邪。对温病初起见有表证者，还应配伍清热解毒药。

【注意事项】使用解表药时应视患者体质的虚实。用量不宜过大，避免发汗太过，耗气伤津，发生虚脱。对阳虚自汗，阴虚盗汗，疮疡，淋病，失血，热证伤津患者应慎重使用。

解表药多含挥发性成分，在临床作为汤剂使用时不宜久煎，以冷水浸30分钟，煎煮10~15分钟为宜，以免久煎使有效成分逸散而影响疗效。服用时一般以温服为宜。

依据药物性能的不同，解表药在临床应用时分为发散风寒药（辛温解表）和发散风热药（辛凉解表药）两类。

一、发散风寒药

发散风寒药味多辛温，以解除风寒之邪侵袭肌表、肺卫所致的风寒表证为主要作用，适用于恶寒、发热、无汗、头疼身痛、肢体酸痛、苔薄白、脉浮紧等症，对喘咳、水肿、疮疡、风湿痹痛有风寒表证者亦可应用。

麻 黄

【来源】本品为麻黄科植物草麻黄 Ephedra sinica Stapf、中麻黄 Ephedra intermedia Schrenk et C. A. Mey. 或木贼麻黄 Ephedra equisetina Bge. 的干燥草质茎。主产于河北、山西、内蒙古、甘肃等地。秋季采割绿色草质茎，晒干。

【商品】麻黄、蜜炙麻黄、麻黄绒、蜜炙麻黄绒。

【性状】草麻黄　呈细长圆柱形，少分枝，直径1~2mm。表面淡绿色至黄绿色，有细纵脊线，触之有粗糙感。节明显，节上有膜质鳞叶，长3~4mm；体轻，质脆，易折断，断面略呈纤维性，周边绿黄色，髓部红棕色，近圆形。气微香，味涩、微苦。

中麻黄　多分枝，直径1.5~3mm，有粗糙感。节上膜质鳞叶长2~3mm。断面髓部呈三角状圆形。

木贼麻黄　分枝较多，直径1~1.5mm，无粗糙感。裂片2，上部为短三角形，灰白色，基部棕红色或棕黑色。

【性味归经】 辛、微苦，温，归肺、膀胱经。

【功能与主治】 发汗散寒，宣肺平喘，利水消肿。用于风寒感冒，胸闷喘咳，风水浮肿；蜜炙麻黄性温偏润，辛散发汗作用缓和，宣肺平喘力胜，多用于表证较轻，而肺气壅闭，咳嗽气喘较重的患者；麻黄绒作用缓和，适用于老人、幼儿及体虚之人；蜜炙麻黄绒作用更为缓和，适用于表证已解而咳喘未愈的老人、幼儿及体虚者。

【临床应用】

单味应用：

（1）黄疸病，黄醇酒汤主之：麻黄一大把去节，绵裹，以美酒五升煮取半升，去滓，顿服。又治伤寒表热发疸，宜汗之则愈，冬月用酒，春宜用水煮之良。（《经史证类备用本草》）

（2）产后腹痛及血下不尽：麻黄去节，杵末，酒服方寸匕，一日二三服，血下尽即止。（《经史证类备用本草》）

（3）天行热病初起一二日：麻黄一大两去节，以水四升煮，去沫，取二升，去滓，着米一匙及豉，为稀粥，先以汤浴后，乃食粥，厚覆取汗，即愈。（《本草纲目》）

（4）尸咽痛痹，语声不出：麻黄以青布裹，烧烟筒中，熏之。（《本草纲目》）

（5）痘疮倒黡：郑州麻黄去节半两，以蜜一匙同炒良久，以水半升煎数沸，去沫，再煎去三分之一，去滓，乘热服之，避风，其疮复出也。一法：用无灰酒煎，其效更速。仙源县笔工李用之子，病斑疮风寒倒黡已困，用此一服便出，如神。（《本草纲目》）

（6）顽癣：麻黄15克（成人量），清水1小碗，武火煎沸后5分钟，温服，每天服2次，连续服至痒止停药。素有鼻衄及高血压者忌用。能疏风解表，发汗止痒。（《一味妙方治百病》）

配伍应用：

（1）麻黄与桂枝配伍，发汗解表，宣肺平喘，主要用于外感风寒，无汗而喘。

（2）麻黄与杏仁配伍，解表宣肺，止咳平喘，主要用于风寒束表，肺气壅闭的咳喘证。

（3）麻黄、半夏、五味子配伍，温肺化痰，敛肺止咳，用于顽咳久喘，久治不愈。

（4）麻黄、苍术、石膏配伍，散寒祛风，除湿清热，用于外寒里热之痹症。

组方应用：

（1）《伤寒论》麻黄汤：麻黄9g，桂枝6g，杏仁6g，甘草3g。功用：发汗解表，宣肺平喘。主治外感风寒表实证。恶汗发热，头疼身痛，无汗而喘，舌苔薄白，脉浮紧。

（2）《金匮要略》麻黄加术汤：即麻黄汤原方加白术12g。功用：发汗解表，散汗祛湿。主治风寒湿痹，身体烦疼，无汗等。

（3）《金匮要略》麻杏苡甘汤：麻黄6g，杏仁6g，甘草3g，薏苡仁12g。功用：解表祛湿。主治风湿一身尽疼，发热，日晡所剧者。

（4）《伤寒论》大青龙汤：麻黄12g，桂枝6g，甘草6g，杏仁6g，石膏18g，生姜9g，大枣3g。功用：发汗解表，清热除烦。主治，外感风寒，不汗出而烦躁，身疼痛，脉浮紧。

（5）《太平惠民和剂局方》三拗汤：麻黄、杏仁、甘草各15g。功用：宣肺解表。主治感冒风邪，鼻塞声重，语音不出，咳嗽胸闷。

（6）《太平惠民和剂局方》华盖散：麻黄、桑白皮、紫苏子、杏仁、陈皮各9g，甘草6g。功用：宣肺解表，祛痰止咳。主治：肺感风寒，咳嗽上气，痰气不利，脉浮者。

（7）《伤寒论》小青龙汤：麻黄 9g，芍药 9g，细辛 6g，干姜 6g，甘草 6g，桂枝 9g，半夏 9g，五味子 6g。功用：解表散寒，温肺化饮。主治外寒内饮证。恶寒发热，无汗，胸痞喘咳，痰多而稀，不得平卧，或身体疼重，头面四肢浮肿，舌苔白滑，脉浮者。

（8）《伤寒论》麻黄杏仁甘草石膏汤：麻黄 9g，杏仁 9g，甘草 6g，石膏 18g。功用：辛凉宣肺，清热平喘。主治表邪未解，肺热咳喘证。身热不解，咳逆气急鼻煽，口渴，有汗或无汗，舌苔薄白或黄，脉浮而数者。

（9）《伤寒论》麻黄附子细辛汤：麻黄 6g，附子 9g，细辛 3g。功用：助阳解表。主治少阴病始得之，反发热，脉沉者。

（10）《摄生众妙方》定喘汤：白果 9g，麻黄 9g，苏子 6g，甘草 3g，款冬花 9g，杏仁 9g，桑白皮 6g，黄芩 6g，半夏 9g。功用：宣肺降气，清热化痰。主治哮喘。咳嗽痰多气急，痰稠色黄，微恶风寒，舌苔黄腻，脉滑数。

【制剂】小青龙合剂 组成：麻黄，桂枝，白芍，干姜，细辛，炙甘草，法半夏，五味子。功能与主治：解表化饮，止咳平喘。用于风寒水饮，恶寒发热，无汗，喘咳痰稀。用法与用量：口服。一次 10～20ml，一日 3 次。用时摇匀。

【化学成分】含左旋麻黄碱、右旋伪麻黄碱、左旋甲基麻黄碱、右旋甲基麻黄碱、苄甲胺等生物碱类，黄酮类及鞣质，挥发油类，麻黄多糖 A、B、C、D 和 E，有机酚酸类，及丁香树脂醇、β-谷甾醇和蜡质等。

【药理作用】麻黄碱能松弛支气管平滑肌，有平喘、中枢兴奋作用；对骨骼肌有抗疲劳、轻微兴奋血管作用，升压作用。伪麻黄碱有明显的利尿作用。挥发油对流感病毒有抑制作用，并能兴奋汗腺，有发汗作用。

【用法与用量】2～9g。发汗解表宜生用，止咳平喘多炙用。

【注意事项】本品发汗力强，表虚自汗、阴虚盗汗、虚喘者应当慎用。

桂　枝

【来源】本品为樟科植物肉桂 Cinnamomum cassia Presl 的干燥嫩枝。主产于广东、广西壮族自治区及云南。春、夏二季采收，除去叶，晒干，或切片晒干。

【商品】桂枝、蜜炙桂枝。

【性状】呈长圆柱形，多分枝，长 30～75cm。表面红棕色至棕色，有纵棱线、小疙瘩状的叶痕、枝痕及芽痕，皮孔点状。质硬而脆，易折断。断面皮部红棕色，木部黄白色至浅黄棕色，髓部略呈方形。有特异香气，味甜、微辛，皮部味较浓。

【性味归经】辛、甘，温，归心、肺、膀胱经。

【功能与主治】发汗解肌，温通经脉，助阳化气。用于风寒感冒，脘腹冷痛，血寒经闭，关节痹痛，痰饮，水肿，心悸等。蜜炙桂枝辛通作用减弱，长于温中补虚，散寒止痛。

【临床应用】

单味应用：

遗尿：桂枝研成细末备用。用时取适量药末，用食醋调成饼状，临睡前先用温水熨脐 10 分钟，然后将药饼贴于脐部，用纱布盖上固定，次日早晨取下，每晚 1 次。能温经通脉，助阳化气。（《一味妙方治百病》）

配伍应用：

（1）桂枝与白芍配伍，调和营卫，疏解肌表，主要用于体弱表虚，发热恶风表证。

(2) 桂枝与薤白配伍,温经通阳,调和营卫,主要用于胸阳不振的胸痛、心悸。

(3) 桂枝与炙甘草配伍,调和营卫,助阳复脉,主要用于心动悸,脉结代等症。

(4) 桂枝与茯苓配伍,温经助阳,温化水湿,主要用于心脾阳虚,水湿内停所致的心悸气短,小便不利,小腹胀满,浮肿等症。

组方应用:

(1)《伤寒论》桂枝汤:桂枝9g,芍药9g,甘草6g,生姜9g,大枣3g。功用:解肌发表,调和营卫。主治外感风寒表虚证。头痛发热,汗出恶风,鼻鸣干呕吐,苔白不渴,脉浮缓或浮弱者。

(2)《伤寒论》桂枝加桂汤:桂枝15g,芍药9g,生姜9g,甘草6g,大枣3g。功用:温通心阳,平冲降逆。主治太阳病误用温针或因发汗过多而发奔豚,气从少腹上冲心胸,起卧不安,时有发作者。

(3)《伤寒论》桂枝加芍药汤:桂枝9g,芍药18g,甘草6g,大枣3g,生姜9g。功用:调和气血,缓急止痛。主治太阳病误下,邪陷太阴,腹满时痛者。

(4)《伤寒论》桂枝人参汤:桂枝12g,甘草9g,白术9g,人参9g,干姜9g。功用:温里解表,益气健脾。主治太阳病,外证未除而数下之,遂协热下利,利下不止,心下痞鞭,表里不解。

(5)《金匮要略》桂枝茯苓丸:桂枝、茯苓、丹皮、桃仁、芍药各6g。功用:活血化瘀,缓消包块。主治瘀阻胞宫证。腹痛拒按,或漏下不止,血色紫黑晦黯,或妊娠胎动不安等。

【制剂】 小建中合剂 组成:桂枝,白芍,炙甘草,生姜,大枣。功能与主治:温中补虚,缓急止痛。用于脾胃虚寒,脘腹疼痛,喜温喜按,嘈杂吞酸,食少;胃及十二指肠溃疡见上述证候者。用法与用量:口服。一次20~30ml,一日3次。用时摇匀。

【化学成分】 含桂皮醛等挥发油类、长链脂肪酸等脂溶性成分,反式桂皮酸、香豆精、β-谷甾醇、原儿茶酸等水溶性成分,以及钾、镁、钠、锰、钙、磷、铁、铝、锑、硅、钡、钛、锶及微量铜、铬、锆、铅、铍等元素。

【药理作用】 桂皮醛对因温热刺激引起的发热有解热、抗惊厥、利尿作用;有扩张血管,增强血液循环的作用;有镇静、镇痛作用,镇痛可增强巴比妥类药物的催眠作用;桂枝油对葡萄球菌、痢疾杆菌、霍乱弧菌、肠炎杆菌及炭疽杆菌均有抑制作用。

【用法与用量】 3~9g。

【注意事项】 本品辛温助阳,容易伤阴动血。外感热病、阴虚火旺、血热妄行等证,均应忌用。孕妇及月经过多者慎用。

紫 苏

【来源】 本品为唇形科植物紫苏 Perilla frutescens (L.) Britt. 的干燥茎、叶,其叶称为紫苏叶,其梗称为紫苏梗。我国南北均产。夏秋季采收,阴干,生用。

【商品】 紫苏梗、紫苏叶。

【性状】 茎呈方柱形,四棱钝圆。表面紫棕色或暗紫色,四面有纵沟及细纵纹。体轻,质硬,断面裂片状,木部黄白色,呈射线状,髓部白色,疏松或脱落。叶呈卵圆形,长4~11cm,宽2.5~9cm。先端长尖或急尖,基部圆形或宽楔形,边缘具圆锯齿。两面紫色或上表面绿色,下表面紫色,有多数凹点状腺鳞。叶柄长2~7cm,紫色或紫绿色。质脆。气清香,味微辛。

【性味归经】 辛,温,归肺、脾经。

【功能与主治】 发汗解表,行气宽中,和胃止痛。用于风寒感冒,咳嗽呕恶,胸膈痞闷,胃脘疼痛等。紫苏叶偏于发汗解表,和胃止呃;紫苏梗偏于理气宽中,用于止痛、安胎。

【临床应用】

单味应用：

（1）霍乱胀满，未得吐下：生苏捣汁，饮之。干苏煮饮亦妙。（《本草述钩元》）

（2）乳痈肿痛：煎汤服，并捣敷。（《本草易读》）

（3）损伤血出：以叶蘸所出血揉烂，敷之，愈后无瘢，甚妙。（《本草易读》）

（4）伤寒气喘：水煎服。（《本草易读》）

配伍应用：

（1）紫苏与桔梗配伍，开胸顺气，化痰利咽，主要用于风寒感冒所致的咽痛，咳嗽气喘。

（2）紫苏与藿香配伍，行气宽中，化湿止呕，主要用于外感暑湿，内伤饮食所致的胸闷呕恶。

（3）紫苏与黄连配伍，行气宽中，清热止呕，主要用于脾胃气滞，暑热犯胃所致呕吐。

（4）紫苏与砂仁配伍，和胃止呕，行气安胎，主要用于妊娠呕吐。

（5）紫苏与生姜配伍，行气宽中，解鱼蟹毒，主要用于食鱼蟹所引起的腹痛，吐泻。

组方应用：

（1）经验方　紫苏10g，半夏10g，厚朴10g，木蝴蝶10g，桔梗10g，金银花30g，连翘12g，蝉蜕10g，射干10g，玄参10g。功效主治：清热解毒，利咽。用于急、慢性咽炎，咽干咽痛，声嘶呕恶。用法：每日一剂，水煎400ml，分两次温服。

（2）经验方　苏梗10g，香附10g，陈皮10g，黄连10g，黄芩10g，大黄6g，砂仁5g，枳壳10g，大腹皮10g，干姜10g，神曲10g。功效主治：理气和胃，健脾燥湿。用于慢性胃炎。用法：每日一剂，水煎400ml分两次温服。

【化学成分】 含花色素苷、黄酮及黄酮苷等16种黄酮类化合物，α-亚麻酸、紫苏醛、左旋柠檬烯、1,6,10-十二碳三烯等挥发油类，β-胡萝卜素，以及人体8种必需氨基酸等。

【药理作用】 紫苏叶煎剂有缓和解热作用；有促进消化液分泌，增进胃肠蠕动的作用；能减少支气管分泌物，缓解支气管痉挛；本品水煎剂有抑制大肠杆菌、痢疾杆菌、葡萄球菌的作用。

【用法与用量】 3~9g。

生　　姜

【来源】 本品为姜科植物姜 Zingibei officinale Rosc. 的新鲜根茎。我国各地均产。秋、冬二季采挖，除去须根及泥沙。

【商品】 生姜、生姜皮、煨姜。

【性状】 呈不规则块状，略扁，具指状分枝，长4~18cm，厚1~3cm。表面黄褐色或灰棕色，有环节，分枝顶端有茎痕或芽。质脆，易折断，断面浅黄色，内皮层环文明显，维管束散在。气香特异，味辛辣。

【性味归经】 辛，微温，归肺、脾、胃经。

【功能与主治】 解表散寒，温中止呕，化痰止咳。用于风寒感冒，胃寒呕吐，寒痰咳嗽。生姜皮长于利水消肿；煨姜长于温中散寒。

【临床应用】

单味应用：

（1）去燥粪：生姜削如小指，长二寸，盐涂之，内下部中，立通。（《经史证类备用本草》）

（2）产后秽污下不尽，腹满：生姜二斤，以水煮取汁，服，即出。（《经史证类备用本草》）

（3）小儿咳嗽：用生姜四两煎汤，沐浴。（《经史证类备用本草》）

(4) 呕吐，百药不瘥：生姜一两，切如绿豆大，以醋浆七合，于银器中煎取四合，空腹和滓旋呷之。（《经史证类备用本草》）

(5) 反胃，羸弱不欲动：母姜二斤烂捣，绞取汁，作拨粥服。作时如葛粉粥法。（《经史证类备用本草》）

(6) 暴逆气：嚼三两皂子大，下咽定，屡服屡定。（《经史证类备用本草》）

(7) 初得寒热痰嗽：烧一块，啥含啃之终日间，嗽自愈。（《经史证类备用本草》）

(8) 疟疾寒热，脾胃聚痰，发为寒热：生姜四两，捣自然汁一酒杯，露一夜，于发日五更面北饮，即止。未止再服。（《本草纲目》）

(9) 发背初起：生姜一块，炭火炙一层刮一层，为末，以猪胆汁调涂。（《本草纲目》）

(10) 舌上生苔：姜片，时时搽之。（《本草易读》）

(11) 白癜风：生姜一块，切去一片，在患处揩擦，姜汁擦干，再切去一片，连续擦至局部皮肤知热为度，每日三四次，至皮色正常为止。（《一味中药祛顽疾》）

(12) 预防晕车：五分硬币大小的新鲜生姜片，贴在内关穴（男左女右），固定。（《一味中药祛顽疾》）

配伍应用：

(1) 生姜与半夏配伍，燥湿化痰止呕，主要用于胃寒所致的呕吐，腹痛腹泻。

(2) 生姜与大枣配伍，调和营卫，缓和药性，主要用于风寒表证。

组方应用：

《伤寒论》生姜泻心汤：生姜12g，甘草9g，人参9g，干姜3g，黄芩9g，半夏9g 黄连3g，大枣4枚。功用：和胃消痞，宣散水气。主治水热互结痞证。心下痞鞕，腹中雷鸣下利等。

【制剂】代温灸膏　组成：生姜，辣椒，肉桂，肉桂油。功能与主治：温通经脉，散寒镇痛。用于风寒阻络所致的痹病，症见腰背、四肢关节冷痛；伤寒脾胃所致的脘腹冷痛、虚寒泄泻；慢性风湿性关节炎、慢性胃肠炎见上述证候者。用法与用量：外用。根据病证，按穴位贴一张。

【化学成分】含挥发油，姜辣素及树脂、淀粉等。

【药理作用】生姜挥发油能使血液循环增加，血压上升，促进发汗。姜辣素能刺激胃液分泌，增加食欲。还有拮抗催眠剂的功效，对于延髓的呼吸及血管运动中枢均有兴奋作用。还能起到抗病原微生物、抗氧化作用。

【用法与用量】3～9g。

【注意事项】本品伤阴助火，故阴虚内热者忌服。

附药：生姜皮　生姜汁

生姜皮　本品为生姜根茎切下的外表皮。性味辛，凉。功能和脾行水消肿，主要用于水肿，小便不利。用量3～9g。

单味应用：

拔白换黑：刮老生姜皮一大升，于久用油腻锅内，不须洗刷，固济勿令通气，令精细人守之，文武火煎之，不得火急，自旦至夕即成矣，研为末，拔白后，先以小物点麻子大入孔中，或先点细下，然后拔之，以指捻入，三日后当生黑者，神效。（《本草纲目》）

生姜汁　本品为用生姜捣汁入药。功效与生姜相同，但偏于开痰止呕，便于临床急用。常用量3滴～10滴。

单味应用：

(1) 狐臭：用生姜汁涂腋下，绝根本。（《经史证类备用本草》）

（2）久患咳噫：生姜汁半合，蜜一匙煎，温呷三服，愈。（《本草纲目》）

（3）满口烂疮：生姜自然汁，频频漱吐。亦可为末，擦之，神效。（《本草纲目》）

（4）两耳冻疮：生姜自然汁熬膏，涂。（《本草纲目》）

（5）反胃虚人：取汁，作粥食。（《本草易读》）

香　　薷

【来源】本品为唇形科植物石香薷 Mosla chinensis Maxim. 或江香薷 Molsa chinensis 'Jiangxiang-ru' 的干燥地上部分。前者习称"青香薷"，后者习称"江香薷"。主产于江西、安徽及河南等地。夏季茎叶茂盛、花盛时择晴天采割，除去杂质，阴干。

【商品】香薷。

【性状】青香薷　长 30~50cm，基部紫红色，上部黄绿色或淡黄色，全体密被白色茸毛。茎方柱形，基部类圆形，节明显；质脆，易折断。叶对生，呈长卵形或披针形，暗绿色或黄绿色。穗状花序，苞片圆卵形或圆倒卵形，脱落或残存；花萼宿存，钟状，淡紫红色或灰绿色。小坚果4，直径 0.7~1.1mm，近圆球形，具网纹。气清香而浓，味微辛而凉。

江香薷　长 55~66cm。表面黄绿色，质较柔软。边缘有 5~9 疏浅锯齿。果实直径 0.9~1.4mm，表面具疏网纹。

【性味归经】辛，微温，归肺、胃经。

【功能与主治】发汗解表，和中利湿。用于暑湿感冒，恶寒发热，头痛无汗，腹痛吐泻，小便不利。

【临床应用】

单味应用：

（1）水病洪肿，气胀，不消食：干香薷五十斤焙，用湿者亦得，细剉，内釜中水浸之，出香薷上数寸，煮使气尽，去滓，澄清之，渐微火煎令可丸，服五丸如梧子大，日三，稍加之，以小便利为度。（《经史证类备用本草》）

（2）口臭：香薷一把，以水一斗煮取三升，稍稍含之。（《经史证类备用本草》）

（3）主心烦，去热：取煎汤作羹，煮粥及生食并得。（《经史证类备用本草》）

（4）四时伤寒不正之气：用水香薷为末，热酒调服一二钱，取汗。（《本草纲目》）

（5）小儿发迟：陈香薷二两，水一盏煎汁三分，入猪脂半两和匀，日日涂之。（《本草纲目》）

配伍应用：

香薷与佩兰配伍，化湿解表，清暑止呕，主要用于夏季外感暑湿所致的头痛，恶心，腹痛腹泻等证。

组方应用：

（1）《太平惠民和剂局方》香薷散：香薷 9g，白扁豆、厚朴各 6g。功用：祛暑解表，化湿和中。主治恶汗发热，腹痛吐泻，头重身痛，无汗，胸闷，舌苔白腻，脉浮。

（2）《温病条辨》新加香薷饮：香薷 6g，金银花 9g，鲜扁豆花 9g，厚朴 6g，连翘 9g。功用：祛暑解表，清热化湿。主治暑温。发热头痛，恶寒无汗，口渴面赤，胸闷不舒，舌苔白腻，脉浮而数者。

【制剂】六合定中丸　组成：香薷，广藿香，紫苏叶，木香，檀香，厚朴，枳壳，陈皮，桔梗，甘草，茯苓，木瓜，白扁豆，山楂，六神曲，麦芽，稻芽。功能与主治：祛暑除湿，和中消食。用于夏伤暑湿，宿食停滞，寒热头痛，胸闷恶心，吐泻腹痛。用法与用量：口服。一次 3~6g，一日

2～3次。

【化学成分】含挥发油。

【药理作用】挥发油有清热祛痰作用，能刺激消化腺分泌及胃肠蠕动，还能促进肾血管扩张充血，增大滤过压，起到利尿作用。亦有抗病毒和抑菌作用。

【用法与用量】3～9g。

【注意事项】本品发汗力强，表虚有汗或阳暑证者忌用。

荆　芥

【来源】本品为唇形科植物荆芥 Schizonepeta tenuifolia Briq. 的干燥地上部分。主产于江苏、浙江及江西等地。夏、秋二季花开到顶、穗绿时采割，除去杂质，晒干。

【商品】荆芥、荆芥炭、荆芥穗、芥穗炭。

【性状】茎呈方柱形，上部有分枝，长50～80cm，直径0.2～0.4cm；表面淡黄绿色或淡紫红色；体轻，质脆，断面类白色。叶对生，多已脱落。穗状轮伞花序顶生，长2～9cm，直径约0.7cm。花冠多脱落，宿萼钟状，先端5齿裂，淡棕色或黄绿色；小坚果棕黑色。气芳香，味微涩而辛凉。

【性味归经】辛，微温，归肺、肝经。

【功能与主治】解表散风，透疹。用于感冒，头痛，麻疹，风疹，疮疡初起。荆芥炭、芥穗炭的止血作用强，多用于治便血，崩漏等。

【临床应用】

单味应用：

（1）风搔遍身：浓煎汤，淋渫，或坐汤中。（《经史证类备用本草》）

（2）头项风强：八月后取荆芥穗，作枕及铺床下，立春日去之。（《本草纲目》）

（3）产后鼻衄：荆芥焙，研末，童子小便二钱。（《本草纲目》）

（4）痔漏肿痛：荆芥煮汤，日日洗之。（《本草纲目》）

（6）大便下血：用荆芥炒，为末，每米饮服二钱，妇人用酒下。亦可拌面作馄饨食之。（《本草纲目》）

（7）阴㿉肿痛：荆芥穗瓦焙，为散，酒服二钱，即消。（《本草纲目》）

（8）小儿脐肿：荆芥煎汤，洗净，以煨葱刮薄出火毒，贴之，即消。（《本草纲目》）

（9）疔肿诸毒：荆芥一握切，以水五升煮取二升，分二服，冷饮。（《本草纲目》）

（10）脚桠湿烂：荆芥叶捣，敷之。（《本草纲目》）

（11）头目诸疾，一切眼疾血劳，风气头痛，头旋目眩：荆芥穗为末，每酒服三钱。（《本草纲目》）

（12）华佗愈风散：荆芥三钱微焙，为末，豆淋酒调服，或童便服。诸家云神效。（《本草从新》）

配伍应用：

（1）荆芥与防风配伍，发散风寒，祛风胜湿，用于外感风寒所致的头痛，身痛，恶寒等证。

（2）芥穗炭与当归配伍，活血止血，祛瘀生新。用于月经延期，淋沥不断，崩漏等症。

组方应用：

《外科正宗》消风散：荆芥、防风、牛蒡子、蝉蜕、苍术、苦参、石膏、知母、当归、胡麻仁、生地各6g，木通、甘草各3g。功用：疏风养血，清热除湿。主治风疹、湿疹。皮肤疹出色红，或遍身云片斑点，瘙痒，抓破后渗出津水，苔白或黄，脉浮数。

【制剂】

（1）感冒清热颗粒　组成：荆芥穗，薄荷，防风，柴胡，紫苏叶，葛根，桔梗，苦杏仁，白芷，苦地丁，芦根。功能与主治：疏风散寒，解表清热。用于风寒感冒，头痛发热，恶寒身痛，鼻流清涕，咳嗽咽干。用法与用量：开水冲服。一次1袋，一日2次。（西安阿房宫药业有限公司生产）

（2）齿痛消炎灵颗粒　组成：石膏，荆芥，防风，青皮，牡丹皮，地黄，青黛，细辛，白芷，甘草。功能与主治：疏风清热，凉血止痛。用于脾胃积热、风热上攻所致的头痛身热、口干口臭、便秘燥结、牙龈肿痛；急性齿根尖周炎、智齿冠周炎、急性牙龈炎、急性牙髓炎见上述证候者。用法与用量：开水冲服。一次一袋，一日3次，首次加倍。

【化学成分】 含胡薄荷酮、薄荷酮、$4\alpha,5$-二甲基-3-异丙基八氢萘酮及$4,5$-二乙基-$3,5$-辛二烯、异松油烯、马鞭烯酮等挥发油类，单萜及单萜苷类，黄酮类，酚酸类，长链脂肪酸类，以及β-谷甾醇、β-胡萝卜苷、熊果酸、齐墩果酸及内酯类等成分。

【药理作用】 荆芥水煎剂可增强皮肤血液循环，有微弱的解热作用，并有解痉作用；对金黄色葡萄球菌、白喉杆菌、伤寒杆菌、痢疾杆菌、绿脓杆菌及人型结核杆菌均有抑制作用。亦有发汗、抗氧化作用。

【用法与用量】 $4.5\sim9g$。

防　　风

【来源】 本品为伞形科植物防风 Saposhnikovia divaricata (Turcz.) Schischk. 的干燥根。主产于东北、河北、四川、云南等地。春、秋二季采挖未抽茎植株的根，除去须根及泥沙，晒干。

【商品】 防风。

【性状】 呈长圆锥形或长圆柱形，下部渐细，长15~30cm，直径0.5~2cm。表面灰棕色，粗糙，有纵皱纹、多数横长皮孔样突起及点状的细根痕。根头部环纹密集且明显。体轻，质松，易折断，断面不平坦，皮部浅棕色，有裂隙，木部浅黄色。气特异，味微甘。

【性味归经】 辛、甘，温，归膀胱、肝、脾经。

【功能与主治】 解表祛风，胜湿，止痉。用于感冒头痛，风湿痹痛，风疹瘙痒，破伤风。

【临床应用】

单味应用：

（1）自汗不止：防风去芦，为末，每服二钱，浮麦煎汤服。《朱氏集验方》：防风用麸炒，猪皮煎汤下。（《本草纲目》）

（2）解乌头毒、附子、天雄毒：并用防风煎汁，饮之。（《本草纲目》）

配伍应用：

（1）防风与羌活配伍，解表散寒，祛风胜湿，主要用于风寒湿痹，关节疼痛，四肢挛急。

（2）防风与当归配伍，祛风散寒，胜湿止痛，主要用于风寒所致关节疼痛，肌肤麻木。

（3）防风与白蒺藜配伍，解表胜湿，祛风止痒，主要用于风热发疹，皮肤瘙痒等证。

（4）防风与天南星配伍，祛风解痉，主要用于破伤风，牙关紧闭，抽搐痉挛或中风所致的口眼㖞斜。

组方应用：

（1）《宣明论方》防风通圣散：防风、川芎、当归、芍药、大黄、薄荷叶、麻黄、连翘、芒硝各 6g，石膏、黄芩、桔梗各 12g，滑石 20g，甘草 10g，荆芥、白术、栀子各 3g。功用：疏风解表，清热通便。主治风热壅盛，表里俱实证。憎寒壮热无汗，头目昏眩，目赤睛痛，口苦舌干，咽喉不利，涕唾稠黏，大便秘结，小便赤涩，舌苔黄腻，脉数有力。并治疮疡肿毒，肠风痔漏，鼻赤瘾疹等证。

（2）经验方：防风 12g，荆芥 10g，苍术 10g，葛根 10g，薏苡仁 10g，丹皮 10g，玄参 10g，川木通 10g，乌梢蛇 10g，苍耳草 10g。功用：祛风胜湿，凉血止痒。主治风疹，湿疹，皮肤瘙痒证。

【制剂】防风通圣丸　组成：防风，荆芥穗，薄荷，麻黄，大黄，芒硝，栀子，滑石，桔梗，石膏，川芎，当归，白芍，黄芩，连翘，甘草，白术。功能与主治：解表通里，清热解毒。用于外寒内热，表里俱实，恶寒壮热，头痛咽干，小便短赤，大便秘结，瘰疬初起，风疹湿疮。用法与用量：口服。一次 6g，一日 2 次。

【化学成分】含戊醛、O-蒎烯、己醛、戊醇、没药烯、花侧柏烯、β-桉叶醇、2-甲基-3-丁烯-2-醇等挥发油类，升麻素、甘露醇、二氢呋喃色原酮、二氢吡喃色原酮及苷类，香豆素类，多糖类，有机酸类，聚乙炔类，甘油酯类等成分。

【药理作用】防风煎剂对多种痢疾杆菌及枯草杆菌有抗菌作用；对某些皮肤癣菌也有抑制作用。防风煎剂还有中等度解热、镇痛、镇静、抗惊厥作用。

【用法与用量】4.5~9g。

【注意事项】阴虚火旺，血虚发痉者慎用。

羌　活

【来源】本品为伞形科植物羌活 Notopterygium incisum Ting ex H. T. Chang 或宽叶羌活 Notopterygium forbesii Boiss. 的干燥根茎及根。主产于四川、甘肃及云南等地。春、秋二季采挖，除去须根及泥沙，晒干。

【商品】羌活。

【性状】羌活　为圆柱状的根茎，长 4~13cm，直径 0.6~2.5cm，顶端具茎痕。表面棕褐色至黑褐色，外皮脱落处呈黄色。节间缩短，呈紧密隆起的环状，形似蚕，习称"蚕羌"；节间延长，形如竹节状，习称"竹节羌"。体轻，质脆，易折断，断面不平整，有多数裂隙，皮部黄棕色至暗棕色，油润，有棕色油点，木部黄白色，射线明显，髓部黄色至黄棕色。气香，味微苦而辛。

宽叶羌活　根茎类圆柱形，顶端具茎及叶鞘残基，根类圆锥形，有纵皱纹及皮孔；表面棕褐色，近根茎处有较密的环纹，长 8~15cm，直径 1~3cm，习称"条羌"。有的根茎粗大，不规则结节状，顶部具数个茎基，根较细，习称"大头羌"。质松脆，易折断，断面略平坦，皮部浅棕色，木部黄白色。气味较淡。

【性味归经】辛、苦，温。归膀胱、肾经。

【功能与主治】散风寒，通鼻窍。用于风寒头痛，鼻塞，鼻渊，鼻流浊涕。

【临床应用】

单味应用：

产后腹痛，产后诸药不效：酒煎二两，服。(《本草易读》)

配伍应用：

（1）羌活与独活配伍，祛散风寒，除湿通痹，通络止痛，主要用于风寒湿邪所致的肢节疼痛，肩背酸痛。

（2）羌活与川芎配伍，祛风散寒，除湿止痛，主要用于风寒头痛。

（3）羌活、细辛、白芷配伍，祛风散寒止痛，主要用于偏正头痛，眉棱骨痛。

组方应用：

（1）《此事难知》九味羌活汤：羌活、防风、苍术、细辛各2g，川芎、白芷、生地黄、黄芩、甘草各3g。功用：发汗祛湿，兼清里热。主治外感风寒湿邪，兼有里热证。恶汗发热，解表无汗，头痛项强，肢体疼痛，口苦微渴，舌苔白或微黄，脉浮。

（2）《内外伤辨惑论》羌活胜湿汤：羌活、独活6g，藁本、防风、甘草、川芎各3g，蔓荆子2g。功用：祛风胜湿止痛。主治风湿在表，肩背痛不可回顾，头痛身重，或腰脊疼痛，难以转侧，苔白脉浮。

（3）经验方：羌活10g，胆南星10g，龙胆草10g，白芷10g，赤芍10g，延胡索10g，川芎10g，白芥子10g，威灵仙10g，狗脊10g，葛根15g，鹿衔草10g。功效主治：活血化瘀，通络止痛。用于颈椎病。用法：每日一剂，水煎400ml，分两次温服。

（4）经验方：淮山药30g，葛根30g，熟地30g，枸杞子15g，莲子肉15g，党参15g，黄芪30g，当归10g，鸡血藤30g，母鸭1只。功效主治：补肾健骨，益气健脾。用于颈椎病。用法：每日一剂，水煎400ml，分两次温服。

【制剂】九味羌活口服液 组成：羌活，防风，苍术，细辛，川芎，白芷，黄芩，甘草，地黄。功能与主治：疏风解表，散寒除湿。用于外感风寒挟湿所致的感冒，症见恶寒、发热、无汗、头重而痛、肢体酸痛。用法与用量：口服。一次20ml，一日2~3次。

【化学成分】含有挥发油，香豆素，糖类，有机酸，甾醇，氨基酸类等。其中含挥发油约2%~3%，主要为庚烷、己醛、a-桉叶醇、大拢牛儿烯D-4-醇、β-防风烯酮、颉草萜烯醇、布藜醇、a-甜没药醇、十六烷醇等50余种成分。非挥发性成分有异欧芹素乙、佛手柑内酯、佛手柑亭、佛手酚、羌活醇、脱水羌活酚、乙基羌活醇、羌活酚缩醛、环氧脱水羌活酚、花椒毒酚、紫花前胡苷、去甲映喃羽叶云香素、8-甲氧基异欧前胡内酯、佛手酚葡萄苷、异欧前胡素、蛇床素、乙基羌活酚、欧前胡素酚、异前胡内酯、佛手素、紫花前胡苷元等。糖类主要含有鼠李糖、果糖、葡萄糖和蔗糖等营养成分。有机酸主要有：油酸、亚油酸、阿魏酸、茴香酸对羟基苯乙酯、苯乙基阿魏酸脂、十四烷酸、对羟基间甲氧基苯甲酸、十六烷酸、油酸等。氨基酸类主要有：赖氨酸、精氨酸、苯丙氨酸、γ-氨基丁酸、天门冬氨酸、亮氨酸等20种。

【药理作用】羌活注射液有解热镇痛作用，并对皮肤真菌、布氏杆菌有抑制作用。羌活水溶部分有抗实验性心律失常作用。挥发油亦有抗炎、镇痛、解热、抗休克作用，还可以增加心肌营养性血流量和对抗垂体后叶素引起的心肌缺血。

【用法与用量】3~9g。

【注意事项】本品用量过多，易致呕吐，故脾胃虚弱者不宜服用。血虚痹痛，阴虚头痛者慎用。

白　芷

【来源】本品为伞形科植物白芷 Angelica dahurica (Fisch. ex Hoffm.) Benth. et Hook. f. 或杭白芷 Angelica dahurica (Fisch. ex Hoffm.) Benth. et Hook. f. var. formosana (Boiss.) Shen et Yuan 的干燥根。主产于四川、浙江、河南、河北、安徽等地。夏、秋尖叶黄时采挖，除去须根及泥沙，晒干或低温干燥。

【商品】白芷。

【性状】呈长圆锥形，长10~25cm，直径1.5~2.5cm。表面灰棕色或黄棕色，根头部钝四棱形或近圆形，具纵皱纹。顶端有凹陷的茎痕。质坚实，断面白色或灰白色，粉性，形成层环棕色，近方形或近圆形，皮部散有多数棕色油点。气芳香，味辛、微苦。

【性味归经】 辛，温，归胃、大肠、肺经。

【功能与主治】 祛风除湿，通窍止痛，消肿排脓。用于感冒头痛，眉棱骨痛，鼻塞，鼻渊，牙痛，白带，疮疡肿痛。

【临床应用】

单味应用：

(1) 丹瘾疹：白芷及根叶煮汁，洗之，效。(《经史证类备用本草》)

(2) 小儿身热：白芷煮汤，浴之。取汗避风。(《本草纲目》)

(3) 口齿气臭：用香白芷七钱，为末，食后井水服一钱。(《本草纲目》)

(4) 妇人白带：白芷四两，以石灰半斤淹三宿，去灰，切片，炒，研末，酒服二钱，日二服。(《本草纲目》)

(5) 大便风秘：香白芷炒，为末，每服二钱，米饮入蜜少许，连进二服。(《本草纲目》)

(6) 鼻衄不止：就以所出血调白芷末，涂山根，立止。(《本草纲目》)

(7) 肠风下血：香白芷末，每服二钱，米饮下，神效。(《本草纲目》)

(8) 肿毒热痛：醋调白芷末，敷之。(《本草纲目》)

(9) 解砒石毒：白芷末，井水服二钱。(《本草纲目》)

配伍应用：

(1) 白芷与川芎配伍，祛风止痛，主要用于阳明经头痛，眉棱骨痛，刺痛。

(2) 白芷与辛夷配伍，祛风解表，宣通鼻窍，主要用于外感风寒所致的头痛，鼻塞。

组方应用：

经验方：白芷10g，石膏30g，黄连10g，升麻10g，细辛3g。功效主治：祛风解表，消肿止痛。用于风火牙痛。用法：每日一剂，水煎400ml，分两次温服。

【制剂】 清眩丸　组成：川芎，白芷，薄荷，荆芥穗，石膏。功能与主治：散风清热。用于风热头晕目眩，偏正头痛，鼻塞牙痛。用法与用量：口服。一次1~2丸，一日2次。

【化学成分】 全草含挥发油。根含有氧化前胡素、欧前胡素、异欧前胡素、脱水比克白芷素、比克白芷素、佛手柑内酯、伞形花内酯、白芷素、白芷醚、珊瑚菜素等香豆素类，以及Ca、Cu、Fe、Zn、Mn、Ni、Co、Cr、Mo等人体必需的微量元素，其中Fe、Ca、P的含量较高，其对人体有害的Pb、Cd含量极低，常用量使用，不会引起中毒，副作用也较小。

【药理作用】 白芷有解热、镇痛、抗炎作用。白芷素小量能兴奋延脑呼吸中枢、升高血压，并能引起流涎呕吐；大量能引起强烈间歇性惊厥，继而全身麻痹；白芷水煎剂对大肠杆菌、痢疾杆菌、伤寒杆菌、绿脓杆菌、变形杆菌有一定抑制作用；白芷还能对抗蛇毒所致的中枢神经系统抑制。

【用法与用量】 3~9g。外用适量。

【注意事项】 阴虚血热者忌服。

细　辛

【来源】 本品为马兜铃科植物北细辛 Asarum heterotropoides Fr. Schmidt var. mandshuricum (Maxim.) Kitag.、汉城细辛 Asarum sieboldii Miq. Var. seoulense Nakai 或华细辛 Asarum sieboldii Miq. 的根及根茎。前两种习称"辽细辛"。主产于辽宁、吉林、黑龙江；后一种主产于陕西等地。夏季果熟期或初秋采挖，除净地上部分和泥沙，阴干。

【商品】 细辛。

【性状】 北细辛　常卷曲成团。根茎横生呈不规则圆柱状，具短分枝，长1～10cm，直径0.2～0.4cm；表面灰棕色，粗糙，有环形的节，分枝顶端有碗状的茎痕。根细长，密生节上，长10～20cm，直径0.1cm；表面灰黄色，平滑或具纵皱纹；质脆，易折断，断面平坦，黄白色或白色。气辛香，味辛辣、麻舌。

汉城细辛　根茎直径0.1～0.5cm，节间长0.1～1cm。

华细辛　根茎长5～20cm，直径0.1～0.2cm，节间长0.2～1cm。气味较弱。

【性味归经】 辛，温，归心、肺、肾经。

【功能与主治】 祛风散寒，通窍止痛，温肺化饮。用于风寒感冒，头痛，牙痛，鼻塞鼻渊，风湿痹痛，痰饮咳喘。

【临床应用】

单味应用：

(1) 口臭及蜃齿肿痛：细辛煮取浓汁，热含冷吐，瘥。(《经史证类备用本草》)

(2) 口疮糜烂：细辛4.5g，研为细末，分作五包，每用一包，以米醋调如糊状，敷于脐眼，外贴膏药，每日一换，连用四至五天。(《一味中药祛顽疾》)

(3) 阳痿：细辛每次5～10g，以沸水冲泡15分钟后频频饮服，15天为一疗程。(《一味中药祛顽疾》)

(4) 阳痿：细辛5g为一天量，泡茶一杯口服，连泡3次服用。能祛风散寒，通窍化饮。(《一味妙方治百病》)

配伍应用：

(1) 细辛与麻黄配伍，发散风寒，祛风止痛，多用于阳虚外感风寒所致的恶寒发热，脉沉者。

(2) 细辛与五味子配伍，温肺化饮，止咳平喘，主要用于外感风寒所致的肺寒咳喘，痰液清稀。

(3) 细辛与白芷配伍，祛风止痛，散寒解表，主要用于外感风寒或风湿所致的头痛，身痛，牙痛等证。

组方应用：

经验方：细辛6g，羌活10g，防风10g，白芷10g，附片9g，葛根10g，川芎9g，甘草3g。功效主治：发散风寒，祛风止痛。用于外感风寒头痛，牙痛，一身尽痛。用法：每日一剂，水煎400ml，分两次温服。

【制剂】 辛芩颗粒　组成：细辛，黄芩，荆芥，防风，白芷，苍耳子，黄芪，白术，桂枝，石菖蒲。功能与主治：益气固表，祛风通窍。用于肺气不足、风邪外袭所致的鼻痒、喷嚏、流清涕、易感冒；过敏性鼻炎见上述证候者。用法与用量：开水冲服。一次1袋，一日3次。20日为一疗程。

【化学成分】 含挥发油2%～3%，油的主要成分为甲基丁香油酚、黄樟醚、β-蒎烯、优葛缕酮、酚性物质、细辛酮等，含有卡枯醇、左旋细辛脂素、左旋芝麻脂素等含量较高的非挥发性成分，另外，还有去甲乌药碱、氨基酸、糖、黄酮及皂类等成分。

【药理作用】 细辛挥发油、水及醇提取物分别具有解热、抗炎、镇静、镇痛、抗惊厥、祛痰、平喘及局麻作用；大剂量挥发油可使中枢神经系统先兴奋后抑制；所含消旋去甲乌药碱有强心、扩张血管、松弛平滑肌、升高血糖等广泛作用。

【用法与用量】 1～3g。外用适量。

【注意事项】 阴虚阳亢头痛，肺燥伤阴干咳忌用。反藜芦。

藁 本

【来源】 本品为伞形科植物藁本 Ligusticum sinense Oliv. 或辽藁本 Ligusticum jeholense Nakai et Kitag. 的干燥根茎及根。主产于湖南、四川、辽宁及河北等地。秋季茎叶枯萎或次春出苗时采挖，除去泥沙，晒干或烘干。

【商品】 藁本。

【性状】 藁本　根茎呈不规则结节状圆柱形，稍扭曲，有分枝，长 3~10cm，直径 1~2cm。表面棕褐色或暗棕色，粗糙，有纵皱纹，上侧残留数个凹陷的圆形茎基，下侧有多数点状突起的根痕及残根。体轻，质较硬，易折断，断面黄色或黄白色，纤维状。气浓香，味辛、苦、微麻。

辽藁本　较小，根茎呈不规则的团块状或柱状，有多数细长弯曲的根。

【性味归经】 辛、温，归膀胱经。

【功能与主治】 祛风，散寒，除湿，止痛。用于风寒感冒，巅顶疼痛，风湿肢节痹痛。

【临床应用】

单味应用：

小儿疥癣：藁本煎汤，浴之，并以浣衣。(《本草纲目》)

配伍应用：

藁本与羌活配伍，发散风寒，祛湿止痛，主要用于风寒或风湿所致的偏头痛，巅顶痛，脑后痛，刺痛等证。

组方应用：

经验方：藁本 10g，羌活 10g，白芷 10g，蔓荆子 10g，川芎 10g，细辛 3g，甘草 3g。功效主治：祛风止痛，活血通络。用于偏正头痛。用法：每日一剂，水煎 400ml，分两次温服。

【化学成分】 含有挥发油。

【药理作用】 藁本中性油有镇静、镇痛、解热及抗炎作用，并能抑制肠和子宫平滑肌。醇提取物有降压作用，对常见致病性皮肤癣菌有抗菌作用。

【用法与用量】 3~9g。

【注意事项】 血虚头痛者忌用。

苍 耳 子

【来源】 本品为菊科植物苍耳子 Xanthium sibiricum Patr. 的干燥成熟带总苞的果实。分布全国，各地都有野生。秋季果实成熟时采收，干燥，除去梗、叶等杂质。

【商品】 苍耳子、炒苍耳子。

【性状】 呈纺锤形或卵圆形，长 1~1.5cm，直径 0.4~0.7cm。表面黄棕色或黄绿色，全体有钩刺，顶端有 2 枚较粗的刺，分离或相连。质硬而韧，横切面中央有纵隔膜，2 室，各有 1 枚瘦果。瘦果略呈纺锤形，一面平坦，顶端具 1 突起的花柱基，果皮薄，灰黑色，具纵纹。气微，味微苦。

【性味归经】 辛、苦，温；有毒。归肺经。

【功能与主治】 散风除湿，通鼻窍。用于风寒头痛，鼻渊流涕，风疹瘙痒，湿痹拘挛。炒苍耳子偏于通鼻窍，祛风湿，止痛。常用于鼻渊头痛，风湿痹痛。

【临床应用】

单味应用：

(1) 妇人积乳：苍耳 7 个，针扎着豆油灯上烧焦，为末，水冲服，发汗，神效。(《本草易

读》)

(2) 慢性鼻炎：苍耳子 30~40 个，轻轻捶破，放入小铝杯中，加入麻油 30ml，用文火煎开，去苍耳子，待油凉后，装入干燥清洁的玻璃瓶内备用。使用时用消毒小棉签蘸沾油少许，涂于鼻腔内，每日 2~3 次，2 周为一疗程。（《一味中药祛顽疾》）

(3) 寻常疣，扁平疣：取苍耳子 10g，置于 75% 酒精 500ml 内，密闭浸泡 7 天，滤渣取液备用，或此药仍浸泡药液内，用棉球蘸药液涂抹患处，每天数次，寻常疣 10 天即可，扁平疣 7 天即可，停药 15~20 天后，其疣会自行脱落。能散风祛湿。（《一味妙方治百病》）

配伍应用：

(1) 苍耳子与辛夷配伍，宣肺通窍，疏风解表，主要用于外感风寒所致的头痛，鼻塞，常流浊涕。

(2) 苍耳子与苦参配伍，祛风燥湿，止痒，用于湿疹瘙痒，疥疮等证。

组方应用：

(1) 经验方：苍耳子 10g，防风 10g，白芷 10g，藁本 10g，川芎 10g。功效主治：祛风解表，通络止痛。用于风寒头痛。用法：每日一剂，水煎 400ml，分两次温服。

(2) 《三因方》苍耳子散：苍耳子 10g，薄荷 10g，辛夷 10g，白芷 10g。功用：疏散风热，宣肺通窍。主治风热上攻的鼻渊证。

【制剂】通窍鼻炎片　组成：苍耳子，防风，黄芪，白芷，辛夷，白术，薄荷。功能与主治：散风固表，宣通鼻窍。用于风热蕴肺、表虚不固所致的鼻塞时轻时重、鼻流清涕或浊涕、前额头痛；慢性鼻炎、过敏性鼻炎、鼻窦炎见上述证候者。用法与用量：口服。一次 5~7 片，一日 3 次。

【化学成分】含挥发油，脂肪油，倍半萜内酯类（苍耳亭、苍耳素、黄质宁等），含有 β-谷甾醇、胡萝卜苷、丁二酸、阿魏酸、3-甲氧基-4-羟基桂皮醛、咖啡酸、5-O-咖啡酰奎宁酸甲酯、苍子凝集素、毒蛋白等。还含有糖类、氨基酸类及有机酸、维生素 C 等。

【药理作用】苷类物质有明显的降血糖作用；煎剂有镇咳作用；对金黄色葡萄球菌、乙型链球菌、肺炎双球菌有一定的抑制作用，并有抗真菌、抗病毒、免疫调节、抗氧化及抗过敏的作用；对心脏有抑制作用，使心率减慢，收缩力减弱；本品有一定毒性，成人服用量超过 100g 可致中毒，可引起头晕、嗜睡、昏迷、全身强直性痉挛等症状，并出现黄疸、肝肿大、肝功障碍、尿中出现蛋白、红细胞、管型。重则呼吸、肾功能、循环衰竭而死亡。

【用法与用量】3~9g。

【注意事项】血虚头痛不宜服用。过量服用易致中毒。

附药：苍耳草

本品为菊科植物苍耳的茎叶。性味苦、辛，微寒；有小毒。功能祛风，清热，解毒。主要用治风湿痹痛、四肢拘急等症。又可用于麻风、疔毒、皮肤瘙痒诸证。本品有毒，内服不宜过量，且不能持续服用。用量 6~15g，外用适量。本品散气耗血，不宜于虚人。

辛　夷

【来源】本品为木兰科植物望春花 Magnolia biondii Pamp.、玉兰 Magnolia denudata Desr. 或武当玉兰 Magnolia sprengeri Pamp. 的干燥花蕾。主产于河南、湖北、浙江、安徽等地。冬末春初花未开放时采收，除去枝梗，阴干。

【商品】辛夷。

【性状】望春花　呈长卵形，似毛笔头，长 1.2~2.5cm，直径 0.8~1.5cm。基部具有短梗，梗上有类白色点状皮孔。苞片2~3层，每层2片，苞片外表面密被灰白色或灰绿色茸毛，内表面类棕色，无毛。花被片9，类棕色，外轮花被片3，呈萼片状，轮状排列。雄蕊和雌蕊多数，螺旋状排列。体轻，质脆。气芳香，味辛凉而稍苦。

玉兰　长1.5~3cm，直径1~1.5cm。基部枝梗较粗壮，皮孔浅棕色。苞片外表面密被灰白色或灰绿色茸毛。花被片9，内外轮同型。

武当玉兰　长2~4cm，直径1~2cm。皮孔红棕色。苞片外表面密被淡黄色或淡黄绿色茸毛，有的最外层苞片茸毛已脱落而呈黑褐色。花被片10~12（15），内外轮无显著差异。

【性味归经】辛，温，归肺、胃经。

【功能与主治】散风寒，通鼻窍。用于风寒头痛，鼻塞，鼻渊，鼻流浊涕等。

【临床应用】

配伍应用：

（1）辛夷与防风配伍，疏散风寒，宣通鼻窍，用于鼻渊，头痛，鼻塞，流清涕等证。

（2）辛夷与白芷配伍，疏散风寒，通络止痛，用于外感风寒，头痛，鼻塞。

（3）辛夷与薄荷配伍，疏散风热，清利头目，主要用于外感风热所致的鼻塞，不闻香臭，常流浊涕。

（4）辛夷、苍耳子、白芷配伍，温散风寒，宣通鼻窍，主要用于鼻渊、鼻塞、流涕不止、前额头痛。

组方应用：

《济生方》辛夷散：辛夷，白芷，升麻，藁本，防风，川芎，细辛，木通，甘草。功用：散风寒，通鼻窍。主治头风头痛，鼻渊鼻塞，流浊涕。

【制剂】鼻炎片　组成：苍耳子，辛夷，防风，连翘，野菊花，五味子，桔梗，白芷，知母，荆芥，甘草，黄柏，麻黄，细辛。功能与主治：祛风宣肺，清热解毒。用于急、慢性鼻炎风热蕴肺证，症见鼻塞、流涕、发热、头痛。用法与用量：口服。一次3~4片或2片，一日3次。

【化学成分】含挥发油，油中主要含有丁香酚、α-蒎烯、莰烯、β-蒎烯、柠檬烯、1,8-桉叶素、芳樟醇、α-松油醇、桂皮醛、枸橼醛等，含有木兰碱、E-对羟基桂皮酸乙酯、望春花黄酮醇苷等生物碱类。

【药理作用】辛夷有收敛作用而保护鼻黏膜，并且能促进黏膜分泌物的吸收，减轻炎症及抗过敏；辛夷浸剂或煎剂均有浸润麻醉作用，辛夷水或醇提取物有降压作用；水煎剂能兴奋子宫平滑肌，亢奋肠运动；对多种致病菌有抑制作用；挥发油有镇静、镇痛作用。

【用法与用量】3~9g。外用适量。

【注意事项】阴虚火旺者忌用。

葱　白

【来源】本品为百合科植物葱 Allium fistulosum L. 的近根部鳞茎。我国各地均有种植，随时可采，鲜用。

【商品】葱白。

【性状】鳞茎呈圆柱形，先端稍肥大，下有须根，鳞叶成层，白色，上具白色纵纹。味辛性温。

【性味归经】辛，温，归肺、胃经。

【功能与主治】发汗解表，散寒通阳。用于外感风寒轻症，寒凝气滞腹痛等症。

【临床应用】

单味应用：

(1) 腹皮麻痹不仁者：多煮葱白食之，即自愈。(《本草纲目》)

(2) 便毒初起：葱白炒热，布包，熨数次，乃用敷药，即消。(《本草纲目》)

(3) 时疾头痛发热：葱白二十枚，和米煮粥，醋少许，热食取汗。(《本草易读》)

(4) 急性乳腺炎（淤乳期）：先用葱白200g煎汤熏洗乳房20分钟，后再用葱白250g捣烂如泥敷患处，每天2次。能发表，通阳，解毒。(《一味妙方治百病》)

配伍应用：

葱白与淡豆豉配伍，通阳散寒，解郁除烦，主要用于外感风寒的轻证，伴心烦，纳呆等。

组方应用：

《外台秘要》葱白七味饮：葱白9g，葛根9g，新豉6g，生姜6g，生麦冬9g，干地黄9g。功用：养血解表。主治病后阴血亏虚，调摄不慎，感受外邪。或失血之后，感冒风寒，头痛身热，微寒无汗。

【化学成分】含有挥发油类、二萜类、脂肪酸类、黄酮类、烷烃类和含硫类化合物，以及维生素B、C、E等。其中油中成分为蒜素、二烯丙基硫醚等。

【药理作用】对白喉杆菌、结核杆菌、痢疾杆菌、葡萄球菌、链球菌有抑制作用，对皮肤真菌也有抑制作用。此外还有发汗解表、利尿、健胃、祛痰作用。

【用法用量】3～9g。外用适量。

胡 荽

【来源】本品为伞形科植物芫荽 Coriandrum sativum L. 的全草。我国各地均有种植。八月果实成熟时采集。鲜用或晒干切段生用。

【商品】胡荽。

【性状】干燥的全草，叶多卷缩脱落，呈草黄色；茎亦枯萎，粗约1mm；根须卷曲，具浓烈的特殊香味。

【性味归经】辛，温，归肺、胃经。

【功能与主治】发表透疹，开胃消食。用于麻疹不透。

【临床应用】

单味应用：

(1) 齿疼：胡荽子五升，应是胡荽子也，以水五升煮取一升，含之。(《经史证类备用本草》)

(2) 小儿疮痘，欲令速出：宜用胡荽二三两，切，以酒二大盏煎令沸，沃胡荽，便以物合定，不令泄气，候冷去滓，微微从项已下喷，一身令遍，除面不喷。(《经史证类备用本草》)

(3) 孩子赤丹不止：以汁敷之，瘥。谭氏方同。(《经史证类备用本草》)

(4) 热气结滞，经年数发者：胡荽半斤，五月五日采，阴干，水七升煮取一升半，去滓，分服。未瘥更服。春夏叶、秋冬根茎并可同用。(《本草纲目》)

(5) 面子黑子：蒝荽煎汤，日日洗之。(《本草纲目》)

(6) 产后无乳：干胡荽煎汤，饮之，效。(《本草纲目》)

配伍应用：

胡荽与葛根配伍，解表透疹。生津解肌，用于风寒外束，发热口渴，疹出不畅等证。

组方应用：

《圣济总录》葵根饮：葵根一大握（30g），胡荽二两（60g），滑石一两（30g）。主治小肠积热,小便不通。

【化学成分】 含挥发油类,苹果酸钾,维生素 C 等。其中挥发油主要成分为牻牛儿醇、对聚伞花素、d-香芹酮、香橙烯、α-丁香烯、芳萜烯、β-杜松烯、α-杜松醇、4-乙烯辛醇、黄酮苷、D-甘露醇、β-谷甾醇等。

【药理作用】 干燥成熟的果实为弱的芳香剂,一般可与其他药合用做矫味剂。也能增进胃肠腺体分泌,还能促进胆汁分泌。所含挥发油具有抗真菌作用。

【用法用量】 3~6g。外用适量。

【注意事项】 因热毒壅盛疹出不透者忌用。

柽　柳

【来源】 本品为柽柳科植物柽柳 Tamarix chinensis Lour. 的干燥细嫩枝叶。全国各地均有分布。夏季花未开时采收,阴干。本品又名观音柳、西河柳、赤柽柳。

【商品】 柽柳。

【性状】 本品茎枝呈细圆柱形,直径 0.5~1.5mm。表面灰绿色,有多数互生的鳞片小叶。质脆,易折断。稍粗的枝表面红褐色,叶片常脱落而残留突起的叶基,断面黄白色,中心有髓。气微,味淡。

【性味归经】 甘、辛,平,归心、肺、胃经。

【功能与主治】 散风,解表,透疹。用于麻疹不透,风湿痹痛。

【临床应用】

单味应用:

(1) 腹中痞积:观音柳煎汤,露一夜,五更空心饮数次,痞自消。(《本草纲目》)

(2) 酒多致病:长寿仙人柳晒干,为末,每服一钱,温酒调下。(《本草纲目》)

配伍应用:

柽柳与苦参配伍,解表祛风,透疹止痒,用于风疹所致的皮肤瘙痒。

组方应用:

《先醒斋医学广笔记》竹叶柳蒡汤:淡竹叶 10g,柽柳 6g,牛蒡子 6g,蝉衣 6g,荆芥穗 5g,玄参 10g,麦冬 8g,薄荷叶 6g,葛根 6g,知母 6g,甘草 3g。功用:解表透疹。主治痧疹透发不出,烦闷躁乱,咳嗽,咽喉肿痛。

【化学成分】 含挥发油,黄酮类、有机酸、萜类等。其中黄酮类有山柰酚-4′-甲醚、槲皮素-3′,4′-二甲醚、山柰酚-7,4′-二甲醚、槲皮素、没食子酸、异鼠李素等。萜类成分有白桦脂醇、白桦脂酸、羽扇豆醇、24-亚甲基环阿尔廷醇、杨梅二醇、异杨梅二醇、异油桐醇酸、2α-羟基齐墩果酸和植醇等。

【药理作用】 其煎剂有明显止咳作用;对肺炎球菌、甲型链球菌、白色葡萄球菌及流感杆菌有抑制作用;并有一定的解热作用。

【用法用量】 3~9g。外用适量。

【注意事项】 麻疹已透者不宜用,用量过大令人心烦。

二、发散风热药

本类药物大多性味辛凉,发汗解表作用比较和缓,辛以发散,凉可祛热,故以发散风热为主要作用。主要适用于外感风热所致的发热、微恶风寒、咽干口渴、头痛目赤、舌苔薄黄、脉浮数等症。某些药物还可用于治疗风热所致的目赤多泪、咽喉肿痛、麻疹不透以及风热咳嗽等证。

薄 荷

【来源】本品为唇形科植物薄荷 Mentha haplocalyx Briq. 的干燥地上部分。我国南北均产，尤以江苏产者为佳。夏、秋二季茎叶茂盛或花开至三轮时，选晴天分次采割，晒干或阴干。

【商品】薄荷。

【性状】茎呈方柱形，有对生分枝，长 15～40cm，直径 0.2～0.4cm；表面紫棕色或淡绿色，棱角处具有茸毛；质脆，断面白色，髓部中空。叶对生，有短柄；叶片呈宽披针形、长椭圆形或卵形，长 2～7cm，宽 1～3cm；上表面深绿色，下表面灰绿色，稀被茸毛，有凹点状腺鳞。轮伞花序腋生，花萼钟状，花冠淡紫色。揉搓有特殊清凉香气，味辛凉。

【性味归经】辛，凉，归肺、肝经。

【功能与主治】宣散风热，清头目，透疹。用于风热感冒，风温初起，头痛，目赤，喉痛，口疮，风疹，麻疹，胸胁胀闷。

【临床应用】

单味应用：

（1）风螫：捣，贴之，瘥。（《经史证类备用本草》）

（2）水入耳：以汁点，立效。（《经史证类备用本草》）

（3）清上化痰，利咽膈，治风热：以薄荷末，炼蜜丸芡子大，每噙一丸。白砂糖和之亦可。（《本草纲目》）

（4）眼弦赤烂：薄荷以生姜汁浸一宿，晒干，为末，每用一钱，沸汤泡，洗之。（《本草纲目》）

（5）衄血不止：薄荷汁滴之。或以干者水煮，绵裹塞鼻。（《本草纲目》）

（6）火毒生疮，炙火久，火气入内，两股生疮，汁水淋漓者：用薄荷煎汁，频涂，立愈。（《本草纲目》）

（7）一切唇疮：为细末，香油合敷。（《本草易读》）

配伍应用：

（1）薄荷与蝉蜕配伍，解表透疹，疏风利咽，主要用于风热壅盛所致的疹发不畅，咽喉肿痛。

（2）薄荷与柴胡配伍，疏肝理气，解郁，用于肝气郁结所致的胸闷，两胁胀痛。

（3）薄荷与滑石配伍，清暑利湿，清利头目，用于外感暑湿所致的头痛，神昏，恶心，小便短赤。

组方应用：

《普济方》薄荷汤：薄荷 10g，牛蒡子 10g，菊花 10g，甘草 6g。功用：清热明目。主治风热攻目，昏涩疼痛。

【制剂】银翘解毒丸　组成：金银花，连翘，薄荷，荆芥，淡豆豉，牛蒡子，桔梗，淡竹叶，甘草。功能与主治：疏风解表，清热解毒。用于风热感冒，症见发热头痛、咳嗽口干、咽喉疼痛。用法与用量：用芦根汤或温开水送服。一次 1 丸，一日 2～3 次。

【化学成分】含挥发油，油中主成分为薄荷醇、薄荷酮、乙酸薄荷酯、莰烯、柠檬烯、异薄荷酮、蒎烯、薄荷烯酮、树脂及少量鞣质、迷迭番酸等。

【药理作用】薄荷油内服能使皮肤毛细血管扩张，促进汗腺分泌，而起到发汗解热作用；薄荷油能抑制胃肠平滑肌收缩，能对乙酰胆碱而呈现解痉的作用；薄荷油还能促进呼吸道腺体分泌而对呼吸道炎症有治疗作用；对单纯性疱疹病毒、森林病毒、流行性腮腺炎病毒有抑制作用，对金黄色葡萄球菌、白色葡萄球菌、甲型链球菌、乙型链球菌、卡他球菌、肠炎球菌、炭疽杆菌、白喉杆菌、伤寒杆菌、绿脓杆菌、大肠杆菌等有抑菌作用；薄荷油外用，能发射性地造成深部组织血管的变化而起到的消炎、止痛、止痒作用。还具有抗着床、抗早孕、利胆作用。

【用法用量】3～6g。入煎剂宜后下。

【注意事项】体虚多汗者不宜使用。

牛 蒡 子

【来源】本品为菊科植物牛蒡 Arctium lappa L. 的干燥成熟果实。主产于河北、浙江等地。秋季果实成熟时采收果序，晒干，打下果实，除去杂质，再晒干。

【商品】牛蒡子、炒牛蒡子。

【性状】呈长倒卵形，略扁，微弯曲，长 5～7mm，宽 2～3mm。表面灰褐色，带紫黑色斑点，有数条纵棱，通常中间 1～2 条明显。顶端钝圆，稍宽，顶面有圆环，中间具点状花柱残迹；果皮较硬，子叶 2，淡黄白色，富油性。气微，味苦后微辛而稍麻舌。

【性味归经】辛、苦，寒，归肺、胃经。

【功能与主治】疏散风热，宣肺透疹，解毒利咽。用于风热感冒，咳嗽痰多，麻疹，风疹，咽喉肿痛，痄腮丹毒，痈肿疮毒。炒牛蒡子，宣散作用增强，长于解毒透疹，利咽散结，化痰止咳。用于麻疹不透，咽喉肿痛，风热咳喘。炒后还可杀酶保苷，利于有效成分煎出。

【临床应用】

单味应用：

（1）风热闭塞咽喉，遍身浮肿：以盘蚧蜃螟，一合，半生半熟，杵为末，热酒调下一钱匕，立瘥。（《经史证类备用本草》）

（2）风水身肿欲裂：鼠粘子二两炒，研为末，每温水服二钱，日散服。（《本草纲目》）

（3）风龋牙痛：鼠粘子炒，煎水，含嗽吐之。（《本草纲目》）

配伍应用：

（1）牛蒡子与蝉蜕配伍，疏散风热，利咽解毒，用于风热壅滞所致的咽喉肿痛，声音嘶哑。

（2）牛蒡子与野菊花配伍，清热解毒，散坚消肿，用于热毒所致的疮肿，痄腮等。

组方应用：

（1）《证治准绳》牛蒡汤：牛蒡子10g，大黄8g，薄荷10g，防风10g，荆芥穗10g，甘草3g。功用：疏散风热，解毒利咽。主治用于风热壅滞，咽喉肿痛。

（2）经验方：牛蒡子根60g，半枝莲60g，白花蛇舌草30g，赤小豆30g，当归10g，大黄10g，蒲公英15g，山慈菇10g。功效主治：清热解毒，抗癌。用于直肠癌。用法：每日一剂，水煎600ml，分三次温服。

【化学成分】含牛蒡子苷，牛蒡苷元，罗汉松酯素，油脂类（棕榈酸、硬脂酸、油酸、亚油酸、亚麻酸等），维生素 A、B_1、蛋白质、粗纤维、菊糖等。

【药理作用】牛蒡子的水煎剂对肺炎双球菌、金黄色葡萄球菌有抑制作用，有显著降颅内压的作用，还发现牛蒡子有抗肿瘤作用。

【用法用量】6～12g。

【注意事项】气虚便溏者慎用。

蝉 蜕

【来源】 本品为蝉科昆虫黑蚱 Cryptotympana pustulata Fabricius 的若虫羽化时脱落的皮壳。主产于山东、河北、河南、江苏、浙江等省。夏、秋二季收集，除去泥沙，晒干。

【商品】 蝉蜕。

【性状】 略呈椭圆形而弯曲，长约 3.5cm，宽约 2cm。表面黄棕色，半透明且有光泽。头部有丝状触角一对，多已断落。额部先端突出，口吻发达，上唇宽短，下唇伸长成管状。胸部背面呈十字形裂开，裂口向内卷曲，脊背两旁具小翅 2 对；腹面有足 3 对，被黄棕色细毛。腹部钝圆，共 9 节。体轻，中空，易碎。气微，味淡。

【性味归经】 甘，寒，归肺、肝经。

【功能与主治】 散风除热，利咽，透疹，退翳，解痉。用于风热感冒，咽痛，音哑，麻疹不透，风疹瘙痒，目赤翳障，惊风抽搐，破伤风。

【临床应用】

单味应用：

(1) 小儿天吊，头目仰视，痰塞内热：用金牛儿，即蝉蜕，以浆水煮一日，晒干，为末，每服一字，冷水调下。（《本草纲目》）

(2) 破伤风病发热：用蝉蜕炒，研，酒服一钱，神效。或用蝉蜕为末，葱涎调，涂破处，即时取去恶水，立效。名追风散。（《本草纲目》）

(3) 头风眩晕：蝉壳一两微炒，为末，非时酒下一钱。白汤亦可。（《本草纲目》）

(4) 疔疮毒肿，不破则毒入腹：用蝉蜕炒，为末，蜜水调服一钱，外以津和，涂之。（《本草纲目》）

配伍应用：

(1) 蝉蜕与薄荷配伍，疏散风热，开音利咽，用于外感风热所致的发热，咽痛。

(2) 蝉蜕与葛根配伍，发散风热，解表透疹，用于麻疹初起，疹出不畅。

(3) 蝉蜕与白蒺藜配伍，疏风解表，消风止痒，用于风热所致的风疹，皮肤瘙痒等证。

(4) 蝉蜕与钩藤配伍，祛风解痉，镇惊安神，主要用于肝经风热所致的惊厥抽搐，破伤风，小儿夜啼惊哭等。

(5) 蝉蜕、白僵蚕、虎杖配伍，清解热邪，用于外感发热。

组方应用：

《证治准绳》蝉花散：蝉蜕，羌活，菊花，谷精草，白蒺藜，防风，密蒙花，草决明，黄芩，蔓荆子，栀子，荆芥，川芎，甘草。功用：疏散风热，退翳明目。主治用于风热上攻，目赤肿痛，眼生翳膜。

【制剂】 金果含片　组成：地黄，玄参，西青果，蝉蜕，胖大海，麦冬，南沙参，太子参，陈皮。功能与主治：养阴生津，清热利咽。用于肺热阴伤所致的咽部红肿、咽痛、口干咽燥；急、慢性咽炎见上述证候者。用法与用量：含服。1 小时 2～4 片，一日 10～20 片。

【化学成分】 含大量甲壳质和蛋白质，氨基酸、有机酸及钙、铁、锰、锌等。

【药理作用】 蝉蜕有抗惊厥的作用，能使实验性破伤风家兔的平均存活期延长；能抑制小白鼠的自由活动，与环己巴比妥钠有协同作用。同时能引起家兔活动减少、安静、横纹肌紧张度降低，翻正反射迟钝等全身反应；蝉蜕还有解热作用。

【用法用量】 3～6g。

【注意事项】 孕妇应当慎用。

桑 叶

【来源】 本品为桑科植物桑 Morus alba L. 的干燥叶。我国各地均产。初霜后采收，除去杂质，晒干。

【商品】 桑叶、炙桑叶。

【性状】 本品多皱缩、破碎。完整者有柄，叶片展平后呈卵形或宽卵形，长 8~15cm，宽 7~13cm。先端渐尖，基部截形、圆形或心形，边缘有锯齿或钝锯齿。上表面黄绿色或浅黄棕色，有的有小疣状突起；下表面颜色稍浅，叶脉突出。质脆。气微，味淡、微苦涩。

【性味归经】 甘、苦，寒，归肺、肝经。

【功能与主治】 疏散风热，清肺润燥，清肝明目。用于风热感冒，肺热燥咳，头晕头痛，目赤昏花。桑叶蜜炙后其性偏润，多用于肺燥咳嗽。

【临床应用】

单味应用：

（1）风眼下泪：腊月不落桑叶煎汤，日日温洗。或入芒硝。（《本草纲目》）

（2）小儿渴疾：桑叶不拘多少，逐片染生蜜，绵系蒂上绷阴干，细切，煎汁，日饮代茶。（《本草纲目》）

（3）霍乱转筋，入腹烦闷：桑叶一握，煎饮，一二服立定。（《本草纲目》）

（4）痈口不敛：经霜黄桑叶为末，敷之。（《本草纲目》）

（5）汤火伤疮：经霜桑叶烧存性，为末，油和，敷之，三日愈。（《本草纲目》）

（6）手足麻木，不知痛痒：霜降后桑叶煎汤，频洗。（《本草纲目》）

配伍应用：

（1）桑叶与菊花配伍，疏散风热，清肝明目，用于外感风热，发热头痛，咳嗽咽痛及肝经风热所致的目赤涩痛，多泪等证。

（2）桑叶与贝母配伍，疏散风热，润肺止咳，用于燥热伤肺所致的咽干口燥，咳吐黄痰。

组方应用：

（1）《温病条辨》桑菊饮：桑叶 7.5g，菊花 3g，杏仁 6g，连翘 5g，薄荷 2.5g，桔梗 6g，甘草 2.5g，苇根 6g。功用：疏风清热，宣肺止咳。主治风温初起。但咳，身热不甚，口微渴，脉浮数。

（2）《温病条辨》桑杏汤：桑叶 3g，杏仁 5g，沙参 6g，象贝 3g，香豉 3g，栀皮 3g，梨皮 3g。功用：清宣温燥。主治外感温燥证。头痛，身热不甚，口渴咽干鼻燥，干咳无痰，或痰少而黏，舌红，苔薄白而干，脉浮数而右脉大者。

（3）《医门法律》清燥救肺汤：桑叶 9g，石膏 8g，甘草 3g，人参 2g，胡麻仁 3g，真阿胶 3g，麦门冬 4g，杏仁 2g，枇杷叶 3g。功用：清燥润肺。主治温燥伤肺证。头痛身热，干咳无痰，气逆而喘，咽喉干燥，口渴鼻燥，胸膈满闷，舌干少苔，脉虚大而数。

【制剂】 宝咳宁颗粒　组成：紫苏叶，桑叶，前胡，浙贝母，麻黄，桔梗，天南星，陈皮，苦杏仁，黄芩，青黛，天花粉，枳壳，山楂，甘草，人工牛黄。功能与主治：清热解毒，止咳化痰。用于小儿外感风寒、内热停食引起的头痛身烧、咳嗽痰盛、气促作喘、咽喉肿痛、烦躁不安。用法与用量：开水冲服。一次 2.5g，一日 2 次；周岁以内小儿酌减。

【化学成分】 含黄酮类，挥发油，酚类，有机酸，氨基酸，糖类，生物碱等。其中黄酮类成分有：芸香苷、槲皮素、异槲皮苷、槲皮素 -3- 葡糖苷、微量 β- 谷甾醇、菜油甾醇、β- 谷甾醇 -

D-葡糖苷、蛇麻脂醇、内消旋肌醇、昆虫变态激素（牛膝甾酮和蜕皮甾酮）、溶血素、绿原酸等。挥发油成分有乙酸、丙酸、丁酸、异丁酸、戊酸、异戊酸、己酸、异己酸、水杨酸甲酯、愈创木酚、邻苯甲酚、间苯甲酚、丁香油酚等。含草酸、延胡索酸、酒石酸、柠檬酸、琥珀酸、棕榈酸等有机酸，含腺嘌呤、胆碱、胡芦巴等生物碱，以及铜、锌、硼、锰等元素。

【药理作用】鲜桑叶煎剂体外实验对金黄色葡萄球菌、乙型溶血性链球菌等多种致病菌有抑制作用；对多种原因引起的动物高血糖症均有降糖作用；脱皮激素还能降低血脂水平。

【用法用量】5~9g。

菊 花

【来源】本品为菊科植物菊 Chrysanthemum morifolium Ramat. 的干燥头状花序。主产于浙江、安徽、河南和四川等省。9~11月花盛开时分批采收，阴干或焙干，或熏、蒸后晒干。药材按产地和加工方法不同，分为"亳菊""滁菊""贡菊""杭菊"。

【商品】亳菊、滁菊、贡菊、杭菊。

【性状】亳菊　呈倒圆锥形或圆筒形，有时稍压扁呈扇形，直径为1.5~3cm，离散。总苞碟状；总苞片3~4层，卵形或椭圆形，草质，黄绿色或褐绿色。花托半球形，无托片或托毛。舌状花数层，雌性，位于外围，类白色，纵向折缩，散生金黄色腺点；管状花束多，两性，位于中央，为舌状花隐藏，黄色，顶端5齿裂。瘦果不发育，无冠毛。体轻，质柔润，干时松脆。气清香，味甘、微苦。

滁菊　呈不规则球形或扁球形，直径1.5~2.5cm。舌状花类白色，不规则扭曲，内卷，边缘皱缩，有时可见淡褐色腺点；管状花大多隐藏。

贡菊　呈扁球形或不规则球形，直径1.5~2.5cm。舌状花白色或类白色，斜生，上部反折，边缘稍内卷而皱缩，通常无腺点；管状花少，外露。

杭菊　呈碟形或扁球形，直径2.5~4cm，常数个相连成片。舌状花类白色或黄色，平展或微折叠，彼此粘连，通常无腺点；管状花多数，外露。

【性味归经】甘、苦，微寒，归肺、肝经。

【功能与主治】散风清热，平肝明目。用于风热感冒，头痛眩晕，目赤肿痛，眼目昏花。

【临床应用】

单味应用：

(1) 头风头旋：用九月九日菊花暴干，取家糯米一斗蒸熟，用五两菊花末搜拌入常酝法，多用细面曲，候酒熟即压之去滓，每暖一小盏服。(《经史证类备用本草》)

(2) 酒醉不醒：九月九日真菊花末，饮方寸匕。(《经史证类备用本草》)

(3) 女人阴肿：以梗捣烂，先熏后洗。(《本草易读》)

(4) 偏头痛：杭菊花20g，用开水1000ml泡，1天3次饮用，或代茶常年饮用。2个月为一疗程。能清肝火，散风热。(《一味妙方治百病》)

配伍应用：

(1) 菊花与夏枯草配伍，清肝除热，明目消肿，用于肝经风热所致的目赤肿痛。

(2) 菊花与枸杞子配伍，祛风清热，益肝明目，用于肝肾阴虚所致的目赤干涩，视物昏花等证。

组方应用：

《银海精微》菊花茶调散：菊花10g，川芎10g，荆芥10g，细辛3g，甘草3g，防风10g，白芷

10g，薄荷 10g，羌活 10g，僵蚕 10g，蝉蜕 10g。功用：疏风止痛，清利头目。主治风热上扰头目。偏正头痛，或巅顶痛，头晕目眩。

【制剂】芎菊上清丸　组成：川芎，菊花，黄芩，栀子，蔓荆子，黄连，薄荷，连翘，荆芥穗，羌活，藁本，桔梗，防风，甘草，白芷。功能与主治：清热解表，散风止痛。用于外感风邪引起的恶风身热、偏正头痛、鼻流清涕、牙疼喉痛。用法与用量：口服。一次 6g，一日 2 次。

【化学成分】含腺嘌呤、胆碱、水苏碱等生物碱，密蒙花苷，菊苷，大波斯菊苷，刺槐素，微量维生素 A、维生素 B_1，氨基酸，少量挥发油，油中主含菊花酮、龙脑、龙脑乙酸酯等。

【药理作用】对中枢神经有镇静作用；有解热作用；菊花浸膏给小白鼠腹腔注射，可使毛细管抵抗力增强；菊花的水煎剂或水浸剂对金黄色葡萄球菌、痢疾杆菌、变形杆菌、伤寒杆菌、霍乱弧菌、乙型溶血型链球菌、大肠杆菌、绿脓杆菌等多种致病菌均有抑制作用；菊花制剂有扩张冠状动脉，增加冠脉血流量，提高心肌耗氧量的作用，并具有降压作用，还能抑制毛细血管通透性而有抗炎作用。

【用法用量】5～9g。

蔓 荆 子

【来源】本品为马鞭草科植物单叶蔓荆 Vitex trifolia L. var. simplicifolia Cham. 或蔓荆 Vitex trifolia L. 的干燥成熟果实。主产于山东、江西及福建等地。秋季果实成熟时采收，除去杂质，晒干。

【商品】蔓荆子、炒蔓荆子。

【性状】呈球形，直径 4～6mm。表面灰黑色或黑褐色，被灰白色粉霜状茸毛，有纵向浅沟 4 条，顶端微凹，基部有灰白色宿萼及短果柄。萼长为果实的 1/3～2/3。体轻，质坚韧，不易破碎，横切面可见 4 室，每室有种子 1 枚。气特异而芳香，味淡、微辛。

【性味归经】辛、苦，微寒，归膀胱、肝、胃经。

【功能与主治】疏散风热，清利头目。用于风热感冒头痛，齿龈肿痛，目赤多泪，目暗不明，头晕目眩。炒蔓荆子长于升清阳之气，祛风止痛。多用于耳目失聪，风湿痹痛，偏正头痛。

【临床应用】

单味应用：

（1）头风作痛：蔓荆子一升，为末，绢袋盛，浸一斗酒中七日，温饮，日三次。（《本草纲目》）

（2）乳痈初起：蔓荆子炒，为末，酒服方寸匕，渣敷之。（《本草纲目》）

配伍应用：

（1）蔓荆子与菊花配伍，疏散风热，清肝明目，用于目赤肿痛，目昏多泪。

（2）蔓荆子与川芎配伍，疏散风热，祛风止痛，常用于外感风热所致的头昏，头痛，偏头痛。

组方应用：

《脾胃论》益气聪明汤：黄芪 30g，人参 10g，葛根 10g，蔓荆子 10g，白芍 10g，黄柏 10g，升麻 10g，炙甘草 6g。功用：升阳益气，健脾补肾。主治中气不足，清阳不升所致的目生内障，视物昏花，耳鸣耳聋。

【化学成分】含挥发油（莰烯和蒎烯），黄酮类成分蔓荆子黄素（即紫花牡荆素）、木樨草素等，二萜类成分蔓荆呋喃、牡荆内酯等，含蔓荆子碱、脂肪烃、卫矛醇、香草酸、苦味酸盐、高氯酸盐、收敛酸盐、苦酮酸盐，含油酸、棕榈酸、硬脂酸、亚油酸肉豆蔻酸、γ-生育酚、β-谷甾酸、石蜡，含脂肪、粗蛋白，含 γ-氨基丁酸、天冬氨酸、苏氨酸等 17 种氨基酸。

【药理作用】 本品有镇静止痛作用，同时能镇静体温中枢，有退热作用。其蒸馏提取物具有增进外周和内脏微循环的作用。还具有抗菌、抗病毒作用。

【用法用量】 3~9g。

柴 胡

【来源】 本品为伞形科植物柴胡 Bupleurum chinense DC. 或狭叶柴胡 Bupleurum scorzonerifolium Willd. 的干燥根。前者主产于辽宁、甘肃、河北、河南等地；后者主产于湖北、江苏、四川等地。把这两者分别习称"北柴胡"及"南柴胡"。春、秋二季采挖，除去茎叶及泥沙，干燥。

【商品】 柴胡、醋柴胡、鳖血柴胡。

【性状】 北柴胡　呈圆柱形或长圆锥形，长6~15cm，直径0.3~0.8cm。根头膨大，顶端残留3~15个茎基或短纤维状叶基，下部分枝。表面黑褐色或浅棕色，具纵皱纹、支根痕及皮孔。质硬而韧，不易折断，断面显纤维性，皮部浅棕色，木部黄白色。气微香，味微苦。

南柴胡　根较细，圆锥形，顶端有多数细毛状枯叶纤维，下部多不分枝或稍分枝。表面红棕色或黑棕色。质稍软，易折断，断面略平坦，不显纤维性。具败油气。

【性味归经】 苦，微寒，归肝、胆经。

【功能与主治】 和解表里，疏肝，升阳。用于感冒发热，寒热往来，胸胁胀痛，月经不调；子宫脱垂，脱肛。醋柴胡疏肝止痛作用增强，多用于肝郁气滞的胁肋胀痛，腹痛及月经不调等症。鳖血柴胡清肝退热的功效增强，可用于热入血室，骨蒸劳热。

【临床应用】

单味应用：

扁平疣：柴胡注射液2ml 1支，以医用脱脂棉薄片湿敷于扁平疣表面，每日2~3次，每次敷20~30分钟，每日用药1支，连续用7~9天。(《一味中药祛顽疾》)

配伍应用：

(1) 柴胡与白芍配伍，疏肝解郁，消胀止痛，常用于肝气郁结，两胁疼痛或头痛，月经不调，痛经等证。

(2) 柴胡与黄芩配伍，疏肝解郁，和解少阳，多用于邪在少阳，往来寒热，胸胁苦满，口苦咽干，目眩等证。

(3) 柴胡与升麻配伍，升举阳气，调畅气机，多用于气虚下陷所致的气短，倦怠，脱肛，子宫脱垂，胃下垂等证。

(4) 柴胡、郁金、白芍配伍，疏肝解郁，行气止痛，主要用于肝郁血虚血瘀所致的两胁作痛、头昏目眩、口燥咽干、女子月经不调、男子婚久不孕。

(5) 柴胡、黄芩、青蒿配伍，疏散退热，用于外感高热。

(6) 柴胡、白芍、茵陈配伍，降酶保肝，用于慢性肝病病程久远、肝郁血亏。

组方应用：

(1)《伤寒六书》柴葛解肌汤：柴胡6g，干葛9g，甘草3g，黄芩6g，羌活3g，白芷3g，芍药6g，桔梗3g。功用：解肌清热。主治感冒风寒，郁而化热证。恶寒渐轻，身热增盛，无汗头痛，目疼鼻干，心烦不眠，舌苔薄黄，脉浮微洪者。

(2)《医学心悟》柴葛解肌汤：柴胡6g，葛根6g，甘草3g，芍药6g，黄芩6g，知母5g，生地9g，牡丹皮6g，贝母6g。功用：解肌清热。主治外感风热。不恶寒而口渴，舌苔黄，脉浮数者。

(3)《太平惠民和剂局方》败毒散：人参、紫苏叶、葛根、半夏、前胡、茯苓、木香、枳壳、桔梗、陈皮、炙甘草各4g。功用：益气解表，理气化痰。主治虚人外感风寒，内有痰饮证。恶寒发热，无汗，头痛，鼻塞，咳嗽痰白，胸膈满闷，倦怠无力，气短懒言，舌苔白，脉弱。

（4）《伤寒论》小柴胡汤：柴胡24g，黄芩9g，人参9g，甘草6g，半夏9g，生姜9g，大枣4枚。功用：和解少阳。主治：①伤寒少阳证。往来寒热，胸胁苦满，默默不欲饮食，心烦喜呕，口苦，咽干，目眩，舌苔薄白，脉弦者。②妇人热入血室。经水适断，寒热发作有时；以及疟疾、黄疸等病而见少阳证者。

（5）《金匮要略》大柴胡汤：柴胡12g，黄芩9g，芍药9g，半夏9g，生姜15g，枳实9g，大枣4枚，大黄6g。功用：和解少阳，内泻热结。主治少阳阳明合病。往来寒热，胸胁苦满，呕不止，郁郁微烦，心下痞硬，或心下满痛，大便不解或下利，舌苔黄，脉弦数有力者。

（6）《中西医结合治疗急腹症》复方大柴胡汤：柴胡9g，黄芩9g，枳壳6g，川楝子9g，延胡索9g，白芍9g，生大黄9g，木香6g，蒲公英15g，生甘草6g。功用：和解少阳，理气泄热。主治溃疡病急性穿孔缓解后，腹腔感染。上腹及右下腹压痛，肠鸣，便燥，身热，苔黄，脉数。

（7）《景岳全书》柴胡疏肝散：陈皮、柴胡各6g，川芎、香附、枳壳、芍药各5g，甘草3g。功用：疏肝解郁，行气止痛。主治肝气郁滞证。胁肋疼痛，或寒热往来，嗳气太息，脘腹胀满，脉弦。

（8）《医学发明》复原活血汤：柴胡、瓜蒌根、当归各9g，红花、甘草、穿山甲各6g，大黄12g，桃仁9g。功用：活血祛瘀，疏肝通络。主治跌打损伤。瘀血留于胁下，痛不可忍。

（9）《景岳全书》柴平汤柴胡：人参、半夏、黄芩、甘草、陈皮、厚朴、苍术各6g。功用：和解少阳，祛湿和胃。主治湿疟，一身尽痛，手足沉重，寒多热少，脉濡。

（10）经验方：柴胡15g，黄芩15g，黄连10g，当归15g，白芍30g，广木香10g，乌梅炭10g，甘草10g。功效主治：疏肝理气，清热燥湿。用于慢性溃疡性结肠炎属于肝脾不和，气滞湿郁者。用法：每日一剂，水煎400ml，分两次温服。

（11）经验方：柴胡15g，白芍12g，枳实10g，大黄8g，黄芩10g，半夏10g，生姜10g，大枣3枚，金钱草30g，滑石15g，鸡内金15g，郁金15g。功效主治：疏肝利胆，清热解毒。用于胆囊炎。用法：每日一剂，水煎400ml，分两次温服。

（12）经验方：柴胡18g，大黄10g，金铃子10g，郁金10g，白芍15g，鸡内金15g，金钱草30g，茵陈30g，木香6g，龙胆草10g，火硝3g。功效主治：疏肝理气，利胆化石。用于胆石症。用法：每日一剂，水煎400ml，分两次温服。

（13）经验方：柴胡15g，黄芩15g，白芍20g，枳实15g，半夏15g，生姜10g，郁金15g，陈皮15g，当归15g，丹参15g，三棱15g，莪术15g，山甲珠10g，片姜黄15g，生麦芽30g，瓦楞子30g，鳖甲30g。功效主治：疏肝理气，化瘀消癥。用于早期肝硬化。用法：每日一剂，水煎400ml，分两次温服。

（14）经验方：柴胡15g，青皮12g，穿山甲10g，当归10g，夏枯草10g，皂刺10g，僵蚕10g，海藻10g，海浮石10g，浙贝母10g，半夏10g。功效主治：疏肝理气，软坚散结。用于甲状腺瘤。用法：每日一剂，水煎400ml，分两次温服。

（15）经验方：柴胡15g，金银花30g，连翘15g，瞿麦15g，萹蓄15g，凤尾草15g，白花蛇舌草15g，黄柏10g，黄芩10g，土茯苓15g，甘草6g。功效主治：清热解毒，利尿通淋。用于热淋。用法：每日一剂，水煎400ml，分两次温服。

（16）经验方：柴胡15g，郁金15g，当归15g，白芍15g，丹参15g，青皮15g，昆布10g，牡蛎15g，茯苓15g，香附15g，甘草10g。功效主治：疏肝解郁，软坚散结。用于乳腺增生。用法：每日一剂，水煎400ml，分两次温服。

（17）经验方：柴胡15g，川芎10g，赤芍10g，桔梗10g，枳壳12g，瓜蒌10g，半夏10g，生牡蛎30g，青皮10g，延胡索10g，当归30g，黄芪15g。功效主治：活血止痛，软坚散结。用于乳腺增生。用法：每日一剂，水煎400ml，分两次温服。

（18）支军宏主任医师方　疏肝利胆汤：柴胡10g，白芍30g，枳壳15g，制香附10g，荜澄茄15g，郁金15g，金钱草30g，生山楂15g，甘草6g。功效主治：疏肝利胆。用于慢性胆囊炎、结石性胆囊炎等。用法：每日一剂，水煎400ml，分两次温服。

（19）甄棣主任医师方　安坤汤：柴胡15g，牡丹皮10g，栀子10g，当归10g，白芍15g，白术10g，茯苓10g，香附10g，益母草10g，女贞子10g，墨旱莲15g。功效主治：疏肝理气，调经止血。用于月经过多，放环出血及更年期月经过多，高血压等证。用法：每日一剂，水煎400ml，分两次温服。

（20）陈捷主任医师方　疏肝解郁汤：柴胡15g，白芍15g，枳壳15g，川芎15g，香附12g，郁金15g，土贝母15g，鹿角霜15g，元胡15g，索罗子15g，仙茅15g，仙灵脾15g。功效主治：疏肝解郁，理气止痛，调理冲任。用于肝气郁结，冲任不调所致之乳腺增生症。用法：每日一剂，水煎400ml，分两次温服。

（21）韩祖成主任医师方　失眠汤：柴胡10g，郁金10g，栀子10g，黄连10g，莲子心6g，石菖蒲15g，远志10g，合欢皮20g，茯神20g，夜交藤15g，白芍15g，白术15g，炒枣仁30g，柏子仁30g，当归10g，珍珠母15g，甘松10g，琥珀粉（冲服）3g。功效主治：疏肝解郁，清心安神。用于肝郁化热，心神不宁之失眠。用法：上药中珍珠母先煎30分钟，再与其余药共煎30分钟，煎两次，混匀后，早晚分服，服前将琥珀方分1.5g冲入其中。

（22）魏琳主任医师方　解郁乳安汤：柴胡15g，赤芍30g，白术15g，茯苓15g，当归10g，郁金15g，全瓜蒌30g，鹿角霜30g，蜈蚣2条，生牡蛎30g，白花蛇舌草30g，穿山甲10g，川楝子15g，瓦楞子30g，甘草10g，山慈菇10g。功效主治：疏肝解郁，理气止痛，调理冲任。用于肝气郁结，冲任不调所致的乳腺增生症、乳痛证、乳腺纤维瘤、男性乳房发育、乳腺癌等。用法：每日一剂，水煎400ml，分两次温服。

（23）张瑞霞主任医师方　加减柴芍六君子汤：柴胡10g，炒白芍12g，党参15g，炒白术15g，茯苓10g，陈皮10g，姜半夏12g，炙甘草6g，生姜3片，大枣3枚。功效主治：疏肝理气，健脾和胃。用于肝郁脾虚，肝胃不和。症见肝区隐痛，不思饮食或大便溏泻，面色萎黄，倦怠乏力，舌质淡、苔薄白边有齿印；肝区疼痛明显者，加香附、郁金；大便稀，加苍术、薏苡仁；湿热重者，加佩兰、藿香；血瘀加丹参、当归；黄疸加茵陈、金钱草；肝脾肿大加炙鳖甲、荔枝核；腹水加桂枝、大腹皮、白茅根；血虚加黄芪、当归；阴虚加太子参；妇女月经不调加益母草；男子阳痿加刺猬皮。用法：每日一剂，水煎400ml，分两次温服。

【制剂】小柴胡颗粒　组成：柴胡，黄芩，半夏，党参，生姜，甘草，大枣。功能与主治：解表散热，疏肝和胃。用于外感病，邪犯少阳证，症见寒热往来、胸胁苦满、食欲不振、心烦喜呕、口苦咽干。用法与用量：开水冲服。一次1~2袋，一日3次。

【化学成分】含黄酮类，香豆素类，木脂素类，多糖，有机酸等。其中黄酮类为黄酮醇类（山柰酚、槲皮素、异槲皮苷、异鼠李素及其苷元等），有90多种皂苷类成分，如柴胡皂苷a、柴胡皂苷c、柴胡皂苷d及苷元等，木脂素类大多数为油状物质，香豆素类有脱肠草素、莨菪亭、蒿属香豆素、白柠檬素、白蜡素亭、七叶亭等。多糖主要由L-阿拉伯糖、核糖、D-木糖、L-鼠李糖、D-葡萄糖、D-半乳糖等组成，南柴胡多糖成分与北柴胡相近，但无鼠李糖而有甘露糖。北柴胡、三岛柴胡、大叶柴胡、金黄柴胡的地上部分含有α-菠菜甾醇,柴胡中有机酸为油酸、亚麻酸、棕榈酸、硬脂酸等。

【药理作用】柴胡具有镇静、安定、镇痛、解热、镇咳等广泛的中枢抑制作用;柴胡及柴胡皂苷有抗炎作用;柴胡皂苷又有降低血浆胆固醇作用;柴胡有较好的抗脂肪肝、抗肝损伤、利胆、降转氨酶的作用;其煎剂对结核杆菌有抑制作用;柴胡挥发油还有抗感冒病毒作用,还有增强机体免疫的作用。

【用法用量】3~9g。

【注意事项】肝阳上亢,肝风内动,阴虚火旺及气机上逆者忌用或慎用。

同属植物尚有多种都可入药。如银州柴胡,兴安柴胡,竹叶柴胡等。但大叶柴胡的干燥根茎,表面密生环节,有毒,不可当柴胡用。

升 麻

【来源】本品为毛茛科植物大三叶升麻 Cimicifuga heracleifolia Kom.、兴安升麻 Cimicifuga dahurica (Turcz.) Maxim. 或升麻 Cimicifuga foetida L. 的干燥根茎。主产于辽宁、黑龙江、湖南及山西等地。秋季采挖,除去泥沙,晒至须根干时,燎去或除去须根,晒干。

【商品】升麻、蜜升麻、升麻炭。

【性状】为不规则的长形块状,多分枝,呈结节状,长10~20cm,直径2~4cm。表面黑褐色或棕褐色,粗糙不平,有坚硬的细须根残留,上面有数个圆形空洞的茎基痕;下面凹凸不平,具须根痕。体轻,质坚硬,不易折断,断面不平坦,有裂隙,纤维性,黄绿色或淡黄白色。气微,味微苦而涩。

【性味归经】辛、微甘,微寒,归肺、脾、胃、大肠经。

【功能与主治】发表透疹,清热解毒,升举阳气。用于风热头痛,齿痛,口疮,咽喉肿痛,麻疹不透,阳毒发斑;脱肛,子宫脱垂。蜜升麻辛散作用减弱,升阳作用缓和而持久,并减少了对胃的刺激性。常用于中气虚弱的短气乏力、倦怠,以及气虚下陷的久泻脱肛,气虚不能摄血的崩漏等病症。升麻炭缓和了散风作用,多用于治疗肠风下血。

【临床应用】

单味应用:

(1) 小儿斑疮,心燥,眠卧不安:用川升麻一味不计多少,细剉,水一盏煎,去滓取汁以绵蘸汁,洗拭疮盘上。(《经史证类备用本草》)

(2) 比岁有病天行发斑疮,头面及身,须臾周匝,状如火烧疮,皆戴白浆,随决随生,不治,数日必死,治瘥后,瘢黯弥岁方减,此恶毒之气所为:以水煮升麻,绵蘸洗之。苦酒煮弥佳,但燥痛难忍也。(《经史证类备用本草》)

(3) 产后恶血不尽,或经月半岁:升麻三两,清酒五升煮三升半,分温再服,当吐下恶物,极良。(《经史证类备用本草》)

(4) 喉痹:升麻剉,含之。喉塞亦然。(《经史证类备用本草》)

(5) 时行并疮:升麻五两,以水、蜜二味同煎三沸,半服,半敷疮。(《经史证类备用本草》)

(6) 小儿尿血:蜀升麻五分,水五合煎取一合,去滓,一岁儿一日服尽。(《经史证类备用本草》)

(7) 卒肿毒起:升麻磨醋,频涂之。(《本草从新》)

(8) 胃火牙痛:煎,漱咽之。(《本草易读》)

(9) 热痱瘙痒：内服，外洗。(《本草易读》)

(10) 解莨菪毒：水煎，多服。(《本草易读》)

(11) 咽喉疼痛：升麻8g，水煎后含漱，每日3~4次。(《一味中药祛顽疾》)

(12) 子宫脱垂：升麻4g（研为细末），鸡蛋1个。将鸡蛋顶端钻一个黄豆大小的圆孔，把药末放入鸡蛋内搅匀，取白纸一小块蘸水将蛋孔盖严，放蒸笼内蒸熟，去壳内服。每日1次，10日为一疗程，休息2日，再服第二疗程。(《一味中药祛顽疾》)

配伍应用：

(1) 升麻与葛根配伍，发表透疹，清热解毒，主要用于风热感冒所致的头痛，咽痛，斑疹透发不畅。

(2) 升麻与黄连配伍，清热解毒，疗疮消肿，主要用于胃热所致的口腔溃疡、牙痛、牙龈炎，湿热泻利等证。

组方应用：

(1)《阎氏小儿方论》升麻葛根汤：升麻10g，葛根10g，芍药6g，甘草3g。功用：解肌透疹。主治麻疹初起。疹出不透，身热头痛，咳嗽，目赤流泪，口渴，舌红，脉数。

(2)《兰室秘藏》清胃汤：当归10g，黄连10g，生地18g，丹皮10g，升麻10g。功用：清热解毒，消肿止痛。主治胃火牙痛，口舌生疮。

(3) 成新艳主任医师方 升麻解毒汤：升麻10g，葛根15g，黄芩10g，蒲公英15g，鱼腥草15g，桔梗6g，白芷15g，苍耳子10g，辛夷（包煎）15g，赤芍10g，生石膏30g，败酱草20g，芦根20g，皂角刺6g，甘草6g。功效主治：清胃泻火，解毒通窍。用于胃热炽盛引起的急、慢性鼻窦炎，症见鼻涕黄浊量多，鼻塞甚，头痛，口渴，多饮，口臭，小便短赤，大便干燥，舌红苔黄，脉数。用法：每日一剂，水煎400ml，分两次温服。

【化学成分】主要成分有三萜及其苷类，苯丙素类（阿魏酸、异阿魏酸等咖啡酸衍生物），色酮类（升麻素、升麻素糖苷），及其他升麻素、升麻素糖苷等化合物，还含有核糖、蔗糖和谷甾醇等。

【药理作用】升麻对结核杆菌、金黄色葡萄球菌、白色葡萄球菌合卡他球菌有中度抗菌作用；北升麻提取物具有解热、抗炎、镇痛、抗惊厥作用；升麻还有抑制心脏、减慢心率和降低血压作用。其生药与炭药均能缩短凝血时间。

【用法用量】3~9g。

【注意事项】麻疹已透，以及阴虚火旺，肝阳上亢，上盛下虚者，均当忌用。

葛　　根

【来源】本品为豆科植物野葛 Pueraria lobata (Willd.) Ohwi 的干燥根。习称野葛。我国南北各地均产。秋、冬二季采挖，趁鲜切成厚片或小块，干燥。

【商品】葛根、煨葛根。

【性状】呈纵切的长方形厚片或小方块，长5~35cm，厚0.5~1cm。外皮淡棕色，有纵皱纹，粗糙。切面黄白色，纹理不明显。质韧，纤维性强。气微，味微甜。

【性味归经】甘、辛，凉，归脾、胃经。

【功能与主治】解肌退热，生津，透疹，升阳止泻。用于外感发热头痛、项背强痛，口渴，消渴，麻疹不透，热痢，泄泻；煨葛根的发散作用减弱，止泻作用增强。多用于湿热泻痢、脾虚泄泻。

【临床应用】

单味应用：

(1) 妊娠热病：葛根汁一升，分三服。(《本草纲目》)

(2) 屁癖不染：生葛捣汁一小盏，服，去热毒气也。(《本草纲目》)

(3) 小儿热渴久不止：葛根半两，水煎服。(《本草纲目》)

(4) 干呕不息：葛根捣汁，服一升，瘥。(《本草纲目》)

(5) 小儿呕吐，壮热食痫：葛粉二钱，水二合调匀，倾入锡锣中，重汤烫熟，以糜饮和食。(《本草纲目》)

(6) 心热，呕血不止：生葛捣汁半升，顿服，立瘥。(《本草纲目》)

(7) 衄血不止：生葛捣汁，服，三服即止。(《本草纲目》)

(8) 脊腰疼痛：生葛根嚼之咽汁，取效乃止。(《本草纲目》)

(9) 服药过剂苦烦：生葛汁饮之。干者煎汁服。(《本草纲目》)

(10) 酒醉不醒：生葛汁饮二升，便愈。(《本草纲目》)

(11) 伤寒头痛，发热脉洪：水煎，汗之。(《本草易读》)

配伍应用：

(1) 葛根与麻黄配伍，发散风寒，生津解肌，主要用于外感风寒所致的发热头痛，项背强痛。

(2) 葛根与柴胡配伍，发散风热，清热解肌，用于外感风热所致的发热头痛，项强背痛。

(3) 葛根与珍珠母配伍，解肌生津，镇肝潜阳，主要治疗高血压病所见的头晕、头痛、耳鸣、肢体麻木等证。

(4) 葛根与天花粉配伍，清热生津，止渴，用于热病口渴，消渴证。

(5) 葛根、白蒺藜、地龙配伍，清肝散邪，通络止痛，用于头痛。

(6) 葛根、豨莶草、夏枯草配伍，调理肝肾，清泻肝火，用于肝肾阴虚，肝阳上亢所致的高血压证。

组方应用：

(1) 《伤寒论》葛根黄芩黄连汤：葛根15g，甘草6g，黄芩9g，黄连9g。功用：解表清里。主治湿热下利。身热下利，胸脘烦热，口中作渴，喘而汗出，舌红苔黄，脉数或促。

(2) 《伤寒论》葛根汤：葛根10g，麻黄10g，甘草3g，芍药10g，桂枝10g，生姜3片，大枣3枚。功用：发散风寒，调和营卫。主治用于太阳病，项背强脊脊，无汗恶风者。

(3) 魏承朴主任医师方　降压明目散（汤）：葛根15g，当归12g，白芍15g，柴胡10g，炒白术12g，茯苓皮30g，车前子（包煎）30g，丹参30g，赤芍20g，石决明15g，全虫3g，水蛭3g，川芎12g，炒酸枣仁15g，羚羊角粉（冲服）3g。功效主治：疏肝敛阴，降压明目。用于各型青光眼及其术后。用法：每日一剂，水煎400ml，分两次温服。

【制剂】葛根芩连丸　组成：葛根，黄芩，黄连，炙甘草。功能与主治：解肌透表，清热解毒，利湿止泻。用于湿热蕴结所致的腹痛、便黄而黏、肛门灼热；及风热感冒所致的发热恶风、头痛身痛。用法与用量：口服。一次3g；小儿一次1g，一日3次；或遵医嘱。

【化学成分】含黄豆苷、黄豆苷元及葛根素、大豆黄酮、花生酸、谷甾醇、黄豆苷元4′,6″-二乙酰基等异黄酮类，染料木素，水杨酸，没食子酸，淀粉，少量生物碱等。

【药理作用】葛根能扩张脑血管及心血管，并有较强的解热作用，略有降低血糖作用，又能缓解肌肉痉挛。葛根总黄酮能降低心肌耗氧量。

【用法用量】9~15g。

附药：葛花

本品为野葛的未开放的花蕾。性味甘，平。功能善解酒毒，醒脾和胃。主要用于饮酒过度，头痛头昏、烦渴、呕吐、胸膈饱胀等症。常用法用量 3~15g。

单味应用：

消酒：葛花煎服，饮酒不醉。（《本草易读》）

淡豆豉

【来源】本品为豆科植物大豆 Glycine max（L.）Merr. 的成熟种子的发酵加工品。我国各地均产。

【商品】淡豆豉。

【性状】呈椭圆形，略扁，长 0.6~1cm，直径 0.5~0.7cm。表面黑色，皱缩不平。质柔软，断面棕黑色。气香，味微甘。

【性味归经】苦、辛，凉，归肺、胃经。

【功能与主治】解表，除烦，宣发郁热。用于风热感冒、寒热头痛、烦躁胸闷，虚烦不眠。

【临床应用】

单味应用：

(1) 口舌生疮，胸膈疼痛：用焦豉细末含一宿，便瘥。（《经史证类备用本草》）

(2) 头风痛：以豉汤洗头，避风即瘥。（《经史证类备用本草》）

(3) 盗汗不止：以豉一升微炒香，清酒三升渍三日，取汁，冷暖任服。不瘥更作，三两剂即止。（《本草纲目》）

(4) 小儿胎毒：淡豉煎浓汁，与三五口，其毒自下。又能助脾气，消乳食。（《本草纲目》）

(5) 解蜀椒毒：豉汁饮之。（《本草纲目》）

(6) 服药过剂闷乱者：豉汁饮之。（《本草纲目》）

(7) 肿从脚起：豉汁饮之，以滓敷之。（《本草纲目》）

配伍应用：

淡豆豉与金银花配伍，清热除烦，解表调中，用于温病初起所致的发热恶寒，头痛，心烦喜呕。

组方应用：

(1)《肘后备急方》葱豉汤：淡豆豉，葱白（连须）。功用：发散风寒。主治外感风寒初期，恶寒发热，头痛无汗。

(2)《伤寒论》栀子豉汤：淡豆豉 10g，栀子 10g。功用：解表除烦，清热调中。主治外感热病，发热，心烦不寐，胸闷不舒，坐卧不安，舌红苔黄，脉数。

【化学成分】含异黄酮类，淀粉，脂肪，蛋白质。其中异黄酮类主要为大豆苷、染料木苷、6′-乙酰基大豆苷、染料木素、大豆素、6-甲氧基-大豆素等。

【药理作用】淡豆豉有发汗、健胃助消化的作用。

【用法用量】6~12g。

附药：大豆黄卷

又名清水豆卷，采用黑大豆浸水湿润发芽，晒干而成。性味甘、平，归胃经。功效解表祛暑，清热利湿。用于暑湿、湿温初起，湿热内蕴所致发热汗少，恶寒身重等证。用法用量 10~15g。

单味应用:

(1) 小儿噤口:初生豆芽研烂,绞汁和乳灌少许,良。(《本草纲目》)

(2) 头风筋挛,膝痛便结:炒,末,水下,日二。(《本草易读》)

浮 萍

【来源】本品为浮萍科植物紫萍 Spirodela polyrrhiza (L.) schleid. 的干燥全草。全国各地均有分布。6~9月采收,洗净,除去杂质,晒干。

【商品】浮萍。

【性状】本品为扁平叶状体,呈卵形或卵圆形,长径2~5mm。上表面淡绿色至灰绿色,边缘整齐或微卷曲。下表面紫绿色至紫棕色,着生数条须根。体轻,手捻易碎。气微,味淡。

【性味归经】辛,寒,归肺经。

【功能与主治】宣散风热,透疹,利尿。用于麻疹不透,风疹瘙痒,水肿尿少。

【临床应用】

单味应用:

(1) 少年面上起细疱:挼浮萍,罨之。亦可饮少许汁,良也。(《经史证类备用本草》)

(2) 发背初得,毒肿焮热赤烂:捣,和鸡子清,贴之,良。(《经史证类备用本草》)

(3) 中水毒,手足指冷即是,或至膝肘:以浮萍日干,服方寸匕,瘥。(《经史证类备用本草》)

(4) 小便不利,膀胱水气流滞:以浮萍日干,末,服方寸匕,日一二服,良。(《经史证类备用本草》)

(5) 消渴:以浮萍汁服之。(《经史证类备用本草》)

(6) 水气洪肿,小便不利:浮萍日干,为末,每服方寸匕,白汤下,日二服。(《本草纲目》)

(7) 鼻衄不止:浮萍末,吹之。(《本草纲目》)

(8) 大肠脱肛,水圣散:用紫浮萍为末,干贴之。(《本草纲目》)

(9) 风热丹毒:浮萍捣汁,遍涂之。(《本草纲目》)

(10) 汗斑癜风:端午日手紫背浮萍,晒干,每以四两煎水,浴,并以萍擦之。或入汉防己二钱,亦可。(《本草纲目》)

(11) 粉滓面䵟:沟渠小萍为末,日敷之。(《本草纲目》)

(12) 毒肿初起:水中萍子草捣,敷之。(《本草纲目》)

(13) 杨梅疮癣:水萍煎汁,浸洗半日,数日一作。(《本草纲目》)

(14) 烧烟去蚊:五月取浮萍,阴干,用之。(《本草纲目》)

配伍应用:

(1) 浮萍与荆芥配伍,发散风热,解表透疹,主要用于外感风热,发热无汗等证。

(2) 浮萍与生地配伍,利水泻热,凉血解毒,主要用于热入营血,水肿,小便不利,热淋,血淋等证。

组方应用:

(1)《本草图经》:浮萍草一两(30g),麻黄(去节、根)、桂心、附子(炮裂,去脐、皮)各半两(15g)。四物捣细筛。每服二钱(6g),以水一中盏(300ml),入生姜1片,煎至六分,不计时候,和滓热服。主治时行热病,发汗。

(2)《养生必用方》:牛蒡子、浮萍等份。以薄荷汤调下二钱(6g),日二服。主治皮肤风热,遍身生瘾疹。

【化学成分】 含芹菜素、木樨草素、芹菜素-7-O-葡萄糖苷、水犀草素-7-O-葡萄苷等黄酮类，有机酸类，以及豆甾醇、单棕榈酸甘油酯、胡萝卜苷和棕榈酸等。

【药理作用】 浮萍可使血管收缩，血压升高；有强心、利尿及微弱的解热作用。

【用法用量】 3~9g。外用适量。

【注意事项】 表虚而自汗者勿用。

木 贼

【来源】 本品为木贼科植物木贼 Equisetum hiemale L. 的干燥地上部分。主产于东北、华北、内蒙古及长江流域各省。夏、秋二季采割，除去杂质，晒干或阴干。

【商品】 木贼。

【性状】 呈长管状，不分枝，长40~60cm，直径0.2~0.7cm。表面灰绿色或黄绿色，有18~30条纵棱，棱上有多数细小光亮的疣状突起；节明显，节间长2.5~9cm，节上着生筒状鳞叶，叶鞘基部和鞘齿黑棕色，中部淡棕黄色。体轻，质脆，易折断，断面中空，周边有多数圆形的小空腔。气微，味甘淡、微涩，嚼之有沙粒感。

【性味归经】 甘、苦，平，归肺、肝经。

【功能与主治】 散风热，退目翳。用于风热目赤，迎风流泪，目生云翳。

【临床应用】

单味应用：

（1）木贼细剉，微微炒，捣为末，沸汤点二钱，食前服，治小肠膀胱气，缓缓服，必效。（《经史证类备用本草》）

（2）月水不断：木贼炒散钱，水一盏煎七分，温服，日一服。（《本草纲目》）

配伍应用：

（1）木贼与谷精草配伍，疏风清热，退翳明目，主要用于肝经风热，目赤肿痛，羞明多泪，目生翳膜。

（2）木贼与地榆配伍，清热解毒，收敛止血，用于肠风下血，痔疮出血。

（3）木贼与秦艽配伍，解肌消肿，止痹痛，用于跌打损伤，风湿痹痛。

组方应用：

（1）《证治准绳》神消散：木贼10g，蝉蜕10g，谷精草10g，黄芩10g，蛇蜕10g，炙甘草3g，苍术10g。功用：疏散风热，明目退翳。主治用于风热所致的目赤翳障。

（2）经验方：木贼50g，香附50g，鸦胆子25g。功效主治：清热利湿，消疣。用于扁平疣（刺猴）。用法：水煎外洗，待药液温度适宜时将患处浸入药液中，并不断淋洗，揉搓刺猴表面。每次30分钟，每日2~3次，一剂药可用2日，可连用多剂，直至刺猴脱落。

【化学成分】 含挥发油（2-甲氧基-3-（1-甲基乙基）-吡嗪、十五烷、9-辛基-十七烷等），酚酸类（咖啡酸、阿魏酸、延胡索酸、戊二酸甲酯、对羟基苯甲酸、木贼酸、香草酸等），黄酮类（山柰素、槲皮素、芹菜素、木樨草素，山柰素-3-双葡萄糖-7-葡萄糖苷及山柰素-3-葡萄糖苷-7-葡萄糖苷、山柰酚-3-β-D-（2-O-β-D-双葡萄糖）-7等），脂肪酸酸类，生物碱类（荆碱，烟碱），含较大量的硅酸盐、鞣质，少量皂苷，尚含藻沼泽苷、二甲砜、葡萄糖、果糖、氨基酸及锰、硫、钙、锌等无机元素。

【药理作用】 有降压、消炎、收敛及利尿等作用。

【用法用量】 3~9g。

第二章 清热药

【定义】以清解里热为主要作用的药物,称为清热药。

【中医指导理论】《内经》说:"热者寒之。"

【性味归经】本类药物性寒味苦,入心、肺、肝、肾、三焦、胃、大肠、小肠经。

【适应证】临床主要用于温热之邪所致的温热病及痈肿疮疡、斑疹、痢疾、黄疸及阴虚发热的里热证。

【应用】引起里热证的原因很多,且病位有深浅,病程有阶梯,患者体质禀赋有薄厚,发病脏腑有强弱,临床表现有气分、血分之分,虚热、实热之别,因而在临床治疗应用时除了选用针对性强的药物外,对兼有表证的配伍解表药,使表里双解;兼虚弱者的配伍补药,使津液足而热自退。对气分热和血分热兼见时,应同时用清气分热和清血分热药物,使气血两清。依据清热药的主要功效,临床大致分为清热泻火、清热燥湿、清热解毒、清热凉血、清虚热药五类。

【注意事项】本类药物大苦大寒,因此在临床应用时对孕妇、儿童应慎用;个别药物对脾胃虚寒所致便溏忌用;阴盛格阳,真寒假热者禁用。尚有配伍禁忌,应用时应予注意。

一、清热泻火药

温邪、火邪都属热邪,属六淫之一。温为热之渐,火为热之极,故常称为温热之邪或火热之邪。但火又可内生,如心火上炎,肝火亢胜等证,其外邪与内热相互影响。此类药物,既能清热又能泻火,常以清泄气分热邪为主,主要用于温热病邪侵入气分的高热、口渴、汗出、狂躁不安、神昏谵语、脉象洪大等实热证,又可用于心火、肝火、肺热、胃热、脏躁等里热证。热为阳邪,易伤津耗气,生风动血,对气阴虚者,可配伍补益气阴之品,对生风动血者,可配伍息风凉血止血之品。

石 膏

【来源】本品为硫酸盐类矿物硬石膏族石膏,主要有含水硫酸钙($CaSO_4 \cdot 2H_2O$)。分布极广,全国各省区皆有蕴藏,主产于湖北、甘肃及四川,以湖北应城产者最佳。采挖后,除去泥沙及杂石。

【商品】生石膏、煅石膏。

【性味归经】甘、辛,大寒,归肺、胃经。

【功能与主治】清热泻火,除烦止渴。用于外感热病,高热烦渴,肺热咳喘,胃火亢盛,头痛,牙痛。煅石膏收湿,生肌,敛疮,止血。外治溃疡不敛,湿疹瘙痒,水火烫伤,外伤出血等证。

【临床应用】

单味应用:

(1) 骨蒸亦曰内蒸,所以言内者,必外寒内热附骨也,其根在五脏六腑之中,或皮燥而无光,蒸盛之时,四肢渐细,足跌肿者:石膏十分,研如乳法,和水服方寸匕,日再,以体凉为度。(《经史证类备用本草》)

（2）葛氏疗小便卒大数，非淋，令人瘦：以石膏半斤捣碎，水一斗煮取五升，稍饮五合。（《经史证类备用本草》）

（3）治熟油汤火烧疮，痛不可忍：取石膏捣末，细研，用粉疮，愈。（《经史证类备用本草》）

（4）治乳不下：以石膏三两，水二升煮之三沸，三日饮令尽，妙。（《经史证类备用本草》）

（5）食积痰火，泻肺火胃火：白石膏火煅出火毒半斤，为末，醋糊丸梧子大，每服四五十丸，白汤下。（《本草纲目》）

（6）水泻腹鸣如雷，有火者：石膏火煅，仓米饭和丸梧子大，黄丹为衣，米饮下二十丸，不二服，效。（《本草纲目》）

（7）生石膏加10倍量水，待凉，每次服30ml，治壮热烦渴，小儿发热。

配伍应用：

（1）石膏与知母配伍，清热泻火，养阴生津，主要用于壮热，烦渴，脉洪大等实热亢盛，邪在气分之证。

（2）石膏与麻黄配伍，清热泻火，止咳平喘，主要用于肺热所致的咳嗽，气喘，发热等证。

（3）石膏与玄参配伍，清热凉血，解毒化斑，主要用于热毒实火所致的紫癜，血栓闭塞性脉管炎。

（4）石膏、知母、人参配伍，除燥热，复气阴，用于消渴。

组方应用：

（1）《伤寒论》白虎汤：石膏50g，知母18g，甘草6g，粳米9g。功用：清热生津。主治阳明气分热盛证。壮热面赤，烦渴引饮，汗出恶热，脉洪大有力。

（2）《伤寒论》白虎加人参汤：知母18g，石膏50g，甘草6g，粳米9g，人参10g。功用：清热、益气、生津。主治汗吐下后，里热炽盛，而见四大症（身大热、口大渴、汗大出、脉洪大）者。

（3）《金匮要略》白虎加桂枝汤：知母18g，甘草6g，石膏50g，粳米6g，桂枝5～9g。功用：清热、通络、和营卫。主治温疟，其脉如平，身无寒但热，骨节疼烦，时呕。以及风湿热痹，症见壮热，气粗烦躁，关节肿痛，口渴苔白，脉弦数。

（4）《类证活人书》白虎加苍术汤：知母18g，甘草6g，石膏50g，苍术、粳米各9g。功用：清热祛湿。主治湿温病。身热胸痞，汗多，舌红苔白腻等。以及风湿热痹，症见身大热，关节肿痛等。

（5）《伤寒论》竹叶石膏汤：竹叶6g，石膏50g，半夏9g，麦门冬20g，人参6g，甘草6g，粳米10g。功用：清热生津，益气和胃。主治伤寒、温病、暑病余热未清，气津两伤证。身热多汗，心胸烦闷，气逆欲呕，口干喜饮，或虚烦不寐，舌红苔少，脉虚数。

（6）《疫疹一得》清瘟败毒饮：生石膏大剂180～240g；中剂60～120g；小剂24～36g。生地大剂18～30g；中剂9～15g；小剂6～12g。水牛角大剂180～240g；中剂90～150g；小剂60～120g。真川连大剂12～18g；中剂6～12g；小剂3～4.5g。栀子、桔梗、黄芩、知母、赤芍、玄参、连翘、甘草、丹皮、鲜竹叶以上十味（原书无用量）。功用：清热解毒，凉血泻火。主治温疫热毒，气血两燔证。大热渴饮，头痛如劈，干呕狂躁，谵语神昏，或发斑，或吐血、衄血，四肢或抽搐，或厥逆，脉沉细而数，或沉数，或浮大而数，舌绛唇焦。

（7）《景岳全书》玉女煎：石膏15～30g，熟地9～30g，麦冬6g，知母、牛膝各5g。功用：清胃热，滋肾阴。主治胃热阴虚证。头痛，牙痛，齿松牙衄，烦热干渴，舌红苔黄而干。亦治消渴，消谷善饥等。

（8）范淑惠主任医师方　清热解毒Ⅱ号汤：石膏60g，知母25g，牡丹皮10g，生大黄9g。功效主治：气营两清，宣邪行瘀。用于热毒内蕴所致的高烧不退，肺炎，支气管炎，上呼吸道感染，急性细菌性痢疾，肠炎，斑疹，伤寒，泌尿系感染，出血热等证。用法：每日一剂，水煎400ml，分两次温服。

【制剂】

（1）减味紫雪口服液　组成：石膏，寒水石，滑石，磁石，玄参，木香，沉香，升麻，水牛角，羚羊角，人工麝香，芒硝，硝石，丁香，甘草。功能与主治：清热解毒，止痉开窍。用于热病，高热烦躁，神昏谵语，惊风抽搐，斑疹吐衄，尿赤便秘。用法与用量：口服。成人一次10ml，一日2次；周岁小儿一次2ml，五岁以内每增一岁，服用量递增0.5ml。（延安常泰药业有限责任公司生产）

（2）九一散　组成：石膏，红粉。功能与主治：提脓拔毒，去腐生肌。用于热毒壅盛所致的溃疡，症见疮面鲜红、脓腐将尽。用法与用量：外用。取本品适量均匀地撒于患处，对深部疮口及瘘管，可用含本品的纸捻条插入，疮口表面均用油膏或敷料盖贴。每日换药一次或遵医嘱。

【化学成分】　主要成分为含水硫酸钙（$CaSO_4 \cdot 2H_2O$）。

【药理作用】　石膏有解热作用；能缩短血凝时间，促进胆汁排泄，并有利尿作用。

【用法与用量】　15~60g。外用宜火煅研末。

【注意事项】　脾胃虚寒及阴虚内热者忌用。

寒　水　石

【来源】　本品为硫酸盐类矿物芒硝的天然晶体。主产于山西、河北等地，多发现于卤地积盐之下。全年可采，研细用。

【商品】　寒水石、酒制寒水石、炒制寒水石、奶制寒水石、煅制寒水石、酸牛奶制寒水石、盐炒寒水石、包兹制寒水石。

【性味归经】　辛、咸，寒，归心、胃、肾经。

【功能与主治】　清热降火，除烦止渴。用于治疗暑湿病和水烫伤。酒制寒水石主要用于治疗胃、肠、肾痞等病症；炒制寒水石主要用于治疗寒性疾病；奶制寒水石功效重在温补强身。煅制寒水石则多用于治疗消化不良、痞病、温病等。酸牛奶制寒水石主要用于治疗聚合症。包兹制寒水石多用于治疗消化不良，痞病、腹泻、肿痛等病症。

【临床应用】

单味应用：

（1）小儿丹毒：寒水石末一两，和水，涂之。（《本草纲目》）

（2）汤火伤灼：寒水石烧，研，敷之。（《本草纲目》）

配伍应用：

寒水石与石膏配伍，清热泻火，止渴除烦，主要用于邪在气分，壮热烦渴等证。

组方应用：

（1）《温病条辨》三石汤：生石膏30g，寒水石18g，滑石18g，杏仁0g，竹茹10g，金银花30g，金汁少许，白通草6g。主治暑温蔓延三焦，邪在气分者。

（2）《金匮要略》风引汤：大黄、干姜、龙骨各四两（120g），桂枝三两（90g），甘草、牡蛎各二两（60g），寒水石、滑石、赤石脂、白石脂、紫石英、石膏各六两（180g）。上十二味，杵，粗筛，以韦囊盛之，取三指撮（6~15g），并花水三升（600ml），煮三沸，温服一升（200ml）。功用：除热瘫痫。

（3）《普济方》：寒水石粉10g，朱砂3g，甘草3g，脑子10g。共研细末，干掺有窍处。主治牙齿内血出，并有窍眼，时时吐血。

【制剂】清咽丸　组成：桔梗，寒水石，薄荷，诃子，甘草，乌梅，青黛，硼砂，冰片。功能与主治：清热利咽，生津止渴。用于肺胃热盛所致的咽喉肿痛、声音嘶哑、口舌干燥、咽不下利。用法与用量：口服或含化。大蜜丸一次1丸，小蜜丸一次6g，一日2~3次。

【化学成分】从组成上分为两类，即硫酸钙类和碳酸钙类，及少量铁、铝、锌、镁等。寒水石是一种组成多变的矿物药。

【药理作用】有解热作用；能缩短血凝时间，促进胆汁排泄，并有利尿作用。

【用法与用量】10~15g。外用适量。

【注意事项】脾胃虚寒者忌服。

知　　母

【来源】本品为百合科植物知母 Anemarrhena asphodeloides Bge. 的干燥根茎。主产于河北、山西及东北等地。春、秋二季采挖，除去须根及泥沙，晒干，习称"毛知母"；或除去外皮，晒干。

【商品】知母、盐知母。

【性状】本品呈长条状，微弯曲，略扁，偶有分枝，长3~15cm，直径0.8~1.5cm，一端有浅黄色的茎叶残痕。表面黄棕色至棕色，上面有一凹沟，具紧密排列的环状节，节上密生黄棕色的残存叶基，由两侧向根茎上方生长；下面隆起而略皱缩，并凹陷或突起的点状根痕。质硬，易折断，断面黄白色。气微，味微甜、略苦，嚼之带黏性。

【性味归经】苦、甘，寒，归肺、胃、肾经。

【功能与主治】清热泻火，生津润燥。用于外感热病、高热烦渴，肺热燥咳，骨蒸潮热，内热消渴，肠燥便秘。盐知母可以引药下行，专于入肾，增强滋阴降火的作用，善清虚热。常用于肝肾阴亏，虚火上炎，骨蒸潮热，盗汗遗精。

【临床应用】

单味应用：

（1）紫癜风疾：醋磨知母，擦之，日三次。（《本草纲目》）

（2）嵌甲肿痛：知母烧存性，研，掺之。（《本草纲目》）

配伍应用：

（1）知母与黄柏配伍，清热泻火，滋阴润燥，主要用于阴虚火旺，肺肾阴亏所致的骨蒸潮热，盗汗，心烦等证。

（2）知母与川贝母配伍，清泻肺火，润肺止咳，主要用于肺热咳嗽或阴虚燥咳，痰稠等证。

组方应用：

（1）《医学衷中参西录》玉液汤：生黄芪15g，葛根5g，知母18g，花粉9g，生山药30g，鸡内金6g，五味子9g。主治消渴。

（2）经验方：知母18g，黄柏15g，肉桂3g，锁阳18g，枸杞子18g，巴戟天15g，苏木10g，当归15g，白芍15g，龟板30g，熟地30g，全蝎6g，蜈蚣3条，黄芪30g，骨碎补18g，甘草6g。功效主治：滋阴补肾，填精益髓。用于慢性骨髓炎。用法：每日一剂，水煎400ml，分两次温服。

【制剂】知柏地黄丸　组成：知母，黄柏，熟地黄，山茱萸，牡丹皮，山药，茯苓，泽泻。功能与主治：滋阴降火。用于阴虚火旺，潮热盗汗，口干咽痛，耳鸣遗精，小便短赤。用法与用量：

口服。水蜜丸一次6g,小蜜丸一次9g,大蜜丸一次1丸。一日2次。

【化学成分】 主含多种甾体皂苷（知母皂苷A-Ⅰ、A-Ⅱ,A—Ⅲ、A—Ⅳ、B-Ⅰ和BⅡ),尚含大量的还原糖、黏液质、鞣酸、脂肪油等,又含烟酸、烟酰胺。另含芒果苷、异芒果苷、生物碱等。

【药理作用】 知母有明显的解热、祛痰、利尿、降血糖作用,煎剂对溶血性金黄色葡萄球菌、痢疾杆菌、肺炎双球菌、大肠杆菌、绿脓杆菌、百日咳杆菌及常见致病性皮肤真菌均有较强的抑制作用。还具有抗癌作用。

【用量】 6~12g。

【注意事项】 脾虚便溏者不宜使用。

芦　　根

【来源】 本品为禾本科植物芦根 Phragmites communis Trin. 的新鲜或干燥根茎。我国各地均有分布。全年均可采挖,除去芽、须根及膜状叶,鲜用或晒干。

【商品】 鲜芦根、干芦根。

【性状】 鲜芦根　呈长圆形,有的略扁,长短不一,直径1~2cm。表面黄白色,有光泽,外皮疏松可剥离,节呈环状。体轻,质韧,不易折断。切断面黄白色,中空,壁厚1~2mm,有小孔排列成环。气微,味甘。

干芦根　呈略圆柱形。节处较硬,节间有纵皱纹。

【性味归经】 甘、寒,归肺、胃经。

【功能与主治】 清热生津,除烦,止呕,利尿。用于热病烦渴,胃热呕哕,肺热咳嗽,肺痈吐脓,热淋涩痛。

【临床应用】

单味应用:

(1) 干呕哕,若手足厥冷:芦根三斤,浓煮汁,饮之。(《经史证类备用本草》)

(2) 五噎,心膈气滞烦闷,吐逆不下食:芦根五两剉,以水三大盏煮三盏,去滓,不计时温服。(《经史证类备用本草》)

(3) 治呕哕不止厥逆者:芦根三斤。切,水煮浓汁,频饮。(《肘后备急方》)

配伍应用:

(1) 芦根与金银花配伍,清热解毒,消痈止咳,主要用于肺热咳嗽,肺痈等证。

(2) 芦根与麦冬配伍,清热解毒,养阴生津,主要用于热病伤津,烦热口渴等证。

组方应用:

(1)《千金方》苇茎汤:苇茎二两(60g),薏苡仁一两(30g),冬瓜仁八钱(24g),桃仁三钱(10g)。功用:清肺化痰,逐瘀排脓。主治肺痈。症见咳吐腥臭黄痰脓血,胸中隐隐作痛,咳时尤甚,口干咽燥,舌红,苔黄腻,脉滑数。

(2)《温病条辨》五汁饮:梨汁,荸荠汁,鲜芦根汁,麦冬汁,藕汁各等份。主治太阴温病,口渴甚,吐白沫黏滞不快者。

【化学成分】 含薏苡素、天门冬酰胺、蛋白质、脂肪。另含芦竹碱、N,N-二甲色胺、蟾蜍色胺、5-甲氧基-N-甲基色胺、咖啡酸、龙胆酸等。

【药理作用】 有解热、镇静、镇痛、降血压、降血糖作用;体外实验对β-溶血链球菌有抑制作用。

【用法与用量】 15~30g。鲜品用量加倍，或捣汁。

【注意事项】 脾胃虚寒者忌服。

天 花 粉

【来源】 本品为葫芦科植物瓜蒌 Trichosanthes kirilowii Maxim. 或双边瓜蒌 Trichosanthes rosthornii Harma 的干燥根。我国南北各地均产。秋、冬二季采挖，洗净，除去外皮，切段或纵剖成瓣，干燥。

【商品】 天花粉。

【性状】 呈不规则圆柱形、纺锤形或瓣状形，长8~16cm，直径1.5~5.5cm。表面黄白色或淡棕黄色，有纵皱纹、细根痕及略凹陷的横长皮孔。质坚实，断面白色或淡黄色，富粉性，横切面可见黄色木质部，略呈放射状排列，纵切面可见黄白色条纹状木质部。气微，味微苦。

【性味归经】 甘、微苦，微寒，归肺、胃经。

【功能与主治】 清热生津，消肿排脓。用于热病烦渴，肺热燥渴，内热消渴，疮疡肿毒。

【临床应用】

单味应用：

（1）治太阳伤寒：瓜蒌根二两，水五升煮取一升半，分二服，小便即瘥。（《经史证类备用本草》）

（2）治热游丹赤肿：瓜蒌末大二两，酽醋调，涂之。（《经史证类备用本草》）

（3）乳汁不下：瓜蒌根烧存性，研末，饮服方寸匕。或以五钱，酒水煎服。（《本草纲目》）

（4）痈肿初起：用瓜蒌根苦酒熬燥，捣筛，以苦酒和，涂纸上，贴之。（《本草纲目》）

（5）发黄烦渴：蜜煎，服之。（《本草易读》）

（6）一切烦渴：水煎服。（《本草易读》）

（7）小儿发黄：同蜜服之。（《本草易读》）

（8）小儿壮热，头痛：乳汁合末服。（《本草易读》）

配伍应用：

（1）天花粉与生地配伍，清热生津，止渴除烦，用于热邪伤津，口燥烦渴，消渴病口渴多饮等证。

（2）天花粉与麦冬配伍，清肺润燥，止渴化痰，用于热病烦渴，消渴病等证。

（3）天花粉与金银花配伍，清热解毒，消肿排脓，用于痈肿疮疡，热毒炽盛，红肿焮痛等证。

组方应用：

（1）经验方：天花粉30g，葛根10g，山药30g，生地15g，麦冬15g，生五味子15g，丹参10g，地骨皮10g。功效主治：清热养阴，生津止渴。用于老年性糖尿病。用法：每日一剂，水煎400ml分两次温服。

（2）《沈氏尊生书》滋燥饮：天花粉10g，天冬10g，麦门冬10g，生地15g，白芍15g，秦艽10g。主治肺燥咳嗽，口燥作渴。

【化学成分】 含蛋白质、淀粉、植物凝血素、多糖、皂苷等。

【药理作用】 天花粉蛋白为中期引产以及治疗恶性葡萄胎、绒癌的有效成分。它直接作用于胎盘滋养层细胞使之变性坏死，使绒毛膜促性腺激素下降到先兆流产的临界水平以下，导致胎儿死亡娩出。高剂量会引起肝、肾细胞变性、坏死。有一定的抗癌作用。对溶血性链球菌、肺炎双球菌、白喉杆菌有较强的抑制作用。近年发现天花粉蛋白对艾滋病病毒有抑制作用，能提高机体免疫力，延长艾滋病病人的生存时间。

【用法与用量】10~15g。

【注意事项】孕妇忌服。

竹　叶

【来源】本品为禾本科植物淡竹 Phyllostachys nigra (Lodd.) Munro. var. henonis (Mitf.) Stapf ex Rendle 的叶。其卷而未开放的幼叶，称竹叶卷心。主产于长江流域各省。随时可采，宜用鲜品。

【商品】竹叶。

【性状】本品呈狭披针形，长 7.5~16cm，宽 1~2cm，先端渐尖，基部钝形，叶柄长约 5mm，边缘之一侧较平滑，另一侧具小锯齿而粗糙；平行脉，次脉 6~8 对，小横脉甚显著；叶面深绿色，无毛，背面色较淡，基部具微毛；质薄而较脆。气弱，味淡。

【性味归经】甘、辛、淡，寒。归心、胃、小肠经。

【功能与主治】清热除烦，生津利尿。用于治疗热病烦渴，神昏谵语；小儿惊痫；心火上炎，口舌生疮，小便短赤。

【临床应用】

单味应用：

(1) 治霍乱利后，烦热燥渴，卧不安：浓煮竹叶汁，饮五、六合。(《圣济总录》)

(2) 治头疮乍发乍差，赤燃疼痛：竹叶一斤烧灰，捣罗为末，以鸡子白和匀，日三四次涂之。(《圣惠方》)

配伍应用：

(1) 竹叶与石膏配伍，清心除烦，生津止渴，用于热病烦热口渴。

(2) 竹叶与蝉蜕配伍，清心除烦，安神定惊，用于小儿风热惊痫。

组方应用：

(1)《先醒斋医学广笔记》竹叶柳蒡汤：西河柳6g，荆芥穗4g，干葛5g，蝉蜕3g，炒牛蒡4.5g，知母3g，薄荷叶3g，玄参6g，甘草3g，麦冬9g，淡竹叶1.5g。功用：透疹解表，清泄肺胃。主治痧疹透发不出，咳喘，烦闷燥乱，咽喉肿痛者。

(2)《金匮要略》竹叶汤：竹叶一把 (10g)，葛根三两 (90g)，防风一两 (30g)，桔梗、甘草各一两 (30g)，桂枝一两 (30g)，人参一两 (30g)，附子(炮)一枚 (10g)，大枣十五枚，生姜五两 (150g)。上十味，以水一斗 (2000ml)，煮取二升半 (500ml)，分温三服，温覆使汗出。颈项强，用大附子一枚，破之如豆大，煎药扬去沫。呕者，加半夏半升 (100g) 洗。主治产后中风发热，面正赤，喘而头痛。

【化学成分】含黄酮类，多糖，叶绿素，特种氨基酸（羟基赖氨酸），挥发性成分等。

【药理作用】具有解热、利尿及增高血糖作用。

【用法与用量】6~15g。鲜品 15~30g。

【注意事项】阴虚火旺潮热骨蒸者忌用。

淡　竹　叶

【来源】本品为禾本科植物淡竹叶 Lophatherum gracile Brongn. 的干燥茎叶。主产于长江流域至南部各省。夏季未抽花穗前采割，晒干。

【商品】淡竹叶。

【性状】本品长 25～75cm。茎呈圆柱形，有节，表面淡黄绿色，断面中空。叶鞘开裂。叶片披针形，长 5～20cm，宽 1～3.5cm；表面浅绿色或黄绿色。叶脉平行，具横行小脉，形成长方形的网格状，下表面尤为明显。体轻，质柔韧。气微，味淡。

【性味归经】甘、淡，寒，归心、胃、小肠经。

【功能与主治】清热除烦，利尿。用于热病烦渴，小便赤涩淋痛，口舌生疮。

【临床应用】

配伍应用：

（1）淡竹叶与荷梗配伍，清热祛暑，理气宽中，主要用于暑热烦渴，恶心呕吐。

（2）淡竹叶与灯心草配伍，清心泻热，利尿通淋，用于口舌生疮，小便灼热涩痛等证。

组方应用：

（1）《江西草药》：淡竹叶、白茅根各三钱（10g）。主治尿血。

（2）《江西草药》：淡竹叶四钱（12g），灯心草三钱（10g），海金沙二钱（6g）。主治热淋。

【化学成分】含三萜化合物（芦竹素、印白茅素、蒲公英赛醇和无羁萜）。含酚性成分、氨基酸、有机酸、糖类等。

【药理作用】对人工实验性发热的动物有退热作用；有利尿作用，虽作用较弱，但能增加尿中氯化物的排出；有升高血糖的作用。

【用法用量】6～9g。

鸭跖草

【来源】本品为鸭跖草科植物鸭跖草 Commelina communis L. 的干燥地上部分。全国各地均有分布。夏、秋二季采收，晒干。

【商品】鸭跖草。

【性状】本品长可达 60cm，黄绿色或黄白色，较光滑。茎有纵棱，直径约 0.2cm，多有分枝或须根，节稍膨大，节间长 3～9cm；质柔软，断面中心有髓。叶互生，呈卵状披针形或披针形，长 3～9cm，宽 1～2.5cm；先端尖，全缘基部下延成膜质叶鞘，抱茎，叶脉平行。花多脱落，总苞佛焰苞状，心形，两边不相连；花瓣皱缩，蓝色。气微，味淡。

【性味归经】甘、淡，寒，归肺、胃、小肠经。

【功能与主治】清热解毒，利水消肿。用于风热感冒，高热不退，咽喉肿痛，水肿尿少，热淋涩痛，痈肿疔毒。

【临床应用】

单味应用：

（1）下痢赤白：蓝姑草，即淡竹叶菜，煎汤，日服之。（《本草纲目》）

（2）喉痹肿痛：鸭跖草汁点之。（《本草纲目》）

（3）感冒：鸭跖草 30～60g（鲜品 60～120g），水煎 2 次，分服。（《一味中药祛顽疾》）

（4）急性扁桃体炎：鸭跖草鲜品 60g（干品 30g）浓煎去渣，加冰糖 30g，凉后服用，每天 3 次。吞咽困难者用鲜全草绞汁调米醋少许，频频咽下。能清热解毒，利水消肿。（《一味妙方治百病》）

（5）取鲜品 60g，煎服。并捣敷患处。治痈肿疮毒。

（6）取鲜品榨汁外涂。治麦粒肿。

（7）鲜鸭跖草，洗净，每天五至八两，煎汤代茶饮，5～7 天为一疗程。《全展选编·传染病》

配伍应用：

(1) 鸭跖草与射干配伍，清热解毒，利咽消肿，用于咽喉肿痛，痈肿疮毒，毒蛇咬伤等证。

(2) 鸭跖草与金银花配伍，疏散风热，清热解毒，用于邪在气分的实证发热等证。

组方应用：

《泉州本草》：鲜鸭跖草和雄黄捣烂，敷患处，一日一换。主治：手指蛇头疔。

【化学成分】含鸭跖黄酮苷，木栓酮、黑麦芽内酯、β-谷甾醇等化学成分。

【药理作用】煎剂在体外对金黄色葡萄球菌等有抑制作用；并有明显的解热作用。

【用法用量】10~30g；鲜品60~90g。外用适量。

栀 子

【来源】本品为茜草科植物栀子 Gardenia jasminoides Ellis 的干燥成熟果实。主产于我国长江以南各省。9~11月果实成熟呈红黄色时采收，除去果梗及杂质，蒸至上汽或置沸水中略烫，取出，干燥。

【商品】栀子、炒栀子、焦栀子、酒制栀子、姜制栀子。

【性状】呈长卵圆形或椭圆形，长1.5~3.5cm，直径1~1.5cm。表面红黄色或棕红色，具6条翅状纵棱，棱间常有1条明显的纵脉纹，并有分枝。顶端残存萼片，基部稍尖，有残留果梗。果皮薄而脆，略有光泽；内表面色较浅，有光泽，具2~3条隆起的假隔膜。种子多数，扁卵圆形，集结成团，深红色或红黄色，表面密具细小疣状突起。气微，味微酸而苦。

【性味归经】苦，寒，归心、肺、三焦经。

【功能与主治】泻火除烦，清热利尿，凉血解毒。用于热病心烦，黄疸尿赤，血淋涩痛，血热吐衄，目赤肿痛，火毒疮疡；外治扭挫伤痛。炒栀子缓和其寒性而免涌吐之弊；焦栀子增强了凉血止血之功，用于血热吐衄，尿血崩漏等；姜制栀子能和胃止逆，有除烦止呕之功。

【临床应用】

单味应用：

(1) 喑哑，紫癜风，黄疸，积热心躁，治下鲜血：栀子仁烧灰，水和一钱匕服之，量其大小少服之。(《经史证类备用本草》)

(2) 火疮未起：栀子仁灰，麻油和封，厚乃佳。已成疮，烧白糖灰粉之燥，即瘥。(《经史证类备用本草》)

(3) 火丹毒：捣，和水调，敷之。(《经史证类备用本草》)

(4) 热毒下血，或因食物发动：以三十枚擘，水三升煎取一升，去滓，服。(《经史证类备用本草》)

(5) 治热病新瘥方，早起及多食后发：以十枚，水三升煎取一升，去滓，温服。卧令微汗。若食不消，加大黄三两。(《经史证类备用本草》)

(6) 妇人临产痢：不限多少烧灰，细末，空心熟水调一匙头，甚者不过五服。(《经史证类备用本草》)

(7) 鼻中衄血：山栀子烧灰，吹之。屡用有效。(《本草纲目》)

(8) 妇人胎肿属湿热：栀子一合炒，研，每服二三钱，米饮下。丸服亦可。(《本草纲目》)

(9) 热水肿疾：山栀子炒，研，米饮服三钱。若上焦热者，连壳用。(《本草纲目》)

(10) 霍乱转筋，心腹胀满，未得吐下：栀子二七枚烧，研，熟酒服之，立愈。(《本草纲目》)

(11) 吃饭直出：栀子二十个，微炒去皮，水煎服。(《本草纲目》)

（12）风痰头痛不可忍：栀子末，和蜜浓敷舌，吐即止。（《本草纲目》）

（13）鼻上酒齄：栀子炒，研，黄蜡和丸弹子大，每服一丸，嚼细茶下，日二服。忌酒麸煎炙。（《本草纲目》）

（14）眉中练癣：栀子烧，研，和油敷之。（《本草纲目》）

（15）汤烫火烧：栀子末，和鸡子清，浓扫之。（《本草纲目》）

（16）四肢关节软组织损伤：山栀子10g（视面积大小加减剂量），加鸡蛋1个（只用蛋清），将山栀子捣碎，用蛋清调和，敷于患处。能凉血止血，消肿止痛。（《一味妙方治百病》）

配伍应用：

（1）栀子与牡丹皮配伍，清气分血分邪热，用于热病心烦，燥热不宁等证。

（2）栀子与黄柏配伍，清利湿热，用于肝胆湿热所致的发热，小便短赤等证。

组方应用：

《伤寒论》栀子柏皮汤：栀子9g，甘草3g，黄柏6g。功用：清热利湿。主：伤寒身热发黄。

【制剂】栀子金花丸　组成：栀子，黄芩，大黄，知母，黄连，黄柏，金银花，天花粉。功能与主治：清热泻火，凉血解毒。用于肺胃热盛，口舌生疮，牙龈肿痛，目赤肿痛，吐血衄血，大便秘结。用法与用量：口服。一次9g，一日1次。

【化学成分】含环烯醚萜类（栀子苷、栀子苷酸、京尼平1-β-D-龙胆双糖苷、鸡矢藤次苷甲酯等），挥发油类，微量西红花酸类，有机酸酯类，黄酮类（槲皮素、芦丁、绿原酸等）等。

【药理作用】栀子煎剂及醇提取液有利胆作用，能促进胆汁分泌，并可使血中胆红素降低及迅速排出。对溶血性链球菌和皮肤真菌有抑制作用。栀子水煎剂还能杀死钩端螺旋体，并能杀灭血吸虫的成虫。有解热、镇痛、镇静、降压及止血作用。

【用法用量】6~9g。外用生品适量，研末调敷。

【注意事项】脾虚便溏者不宜使用。

夏 枯 草

【来源】本品为唇形科植物夏枯草 Prunella vulgaris L. 的干燥果穗。我国各地均产，主产于江苏、浙江、安徽、河南等地。夏季果穗呈棕红色时采收，除去杂质，晒干。

【商品】夏枯草、夏枯球。

【性状】呈圆柱形，略扁，长1.5~8cm，直径0.8~1.5cm；淡棕色至棕红色。全穗由数轮至10数轮宿萼与苞片组成，呈扇形，先端尖尾状，脉纹明显，外表面有白毛。每一苞片内有花3朵，花冠多已脱落，宿萼二唇形，内有小坚果4枚，卵圆形，棕色，尖端有白色突起。体轻。气微，味淡。

【性味归经】辛、苦，寒，归肝、胆经。

【功能与主治】清火，明目，散结，消肿。用于目赤肿痛，目珠夜痛，头痛眩晕，瘰疬，乳痈肿痛；甲状腺肿大，淋巴结结核，乳腺增生，高血压。

【临床应用】

单味应用：

（1）赤白带下：夏枯草，花开时采，阴干，为末，每服二钱，米饮下，食前。（《本草纲目》）

（2）汗斑白点：夏枯草煎浓汁，日日洗之。（《本草纲目》）

（3）足跟痛：夏枯草50g，放入食醋1000ml内浸泡2~4小时，然后煮沸15分钟，先熏后洗患处20分钟，每日1~3次，每剂可用2天。（《一味中药祛顽疾》）

(4) 手脱皮：取夏枯草100g，水煎2次，泡洗双手，每天2次，每次30分钟，连续10~15分钟。能清肝火，解内热。(《一味妙方治百病》)

配伍应用：

(1) 夏枯草与昆布配伍，清热化痰，软坚散结，用于痰火郁结，瘰疬瘿瘤等证。

(2) 夏枯草与决明子配伍，清泄肝火，降压明目，用于目赤肿痛，羞明流泪等证。

(3) 夏枯草与黄芩配伍，清泄肝火，降血压，用于肝火上炎的高血压病。

(4) 夏枯草、龙胆草、益母草配伍，清肝泻火，行血通经，缓急解痉，用于肝郁化火上炎所致的头痛，失眠，口干口苦。

组方应用：

(1)《简要济众方》补肝汤：夏枯草半两（15g），香附子一两（30g），共为末。茶调下。主治肝虚目睛痛，冷泪不止，筋脉痛。

(2)《闽东本草》：夏枯草（鲜）三两（90g），冬蜜一两（30g）。开水冲服。主治羊痫风，高血压。

(3) 经验方：夏枯草15g，石决明15g，白芍15g，代赭石10g，菊花10g，黄芩10g，茺蔚子30g，蝉蜕10g。功效主治：清泄肝火，柔肝潜阳。用于肝阳上亢，肝火上炎所致的高血压病。用法：每日一剂，水煎400ml，分两次温服。

【制剂】草枯草膏　组成：夏枯草。功能与主治：清火，散结，消肿。用于火热内蕴所致的头痛、眩晕、瘰疬、瘿瘤、乳痈肿痛；甲状腺肿大、淋巴结核、乳腺增生病见上述证候者。用法与用量：口服。一次9g，一日2次。

【化学成分】含萜类（熊果酸、齐墩果酸等），甾醇类（豆甾醇、谷甾醇、菠菜甾醇等），黄酮苷类（芦丁、木樨草素等）及夏枯草总皂苷等。

【药理作用】有降压、利尿作用、抗心率失常作用；煎剂体外对痢疾杆菌、伤寒杆菌、霍乱弧菌、大肠杆菌、人型结核杆菌、葡萄球菌均有不同程度抑制作用，还能兴奋子宫及增强肠蠕动。

【用法用量】9~15g。

【注意事项】脾胃虚弱者慎用。

决 明 子

【来源】本品为豆科植物决明 Cassia obtusifolia L. 或小决明子 Cassia tora L. 的干燥成熟种子。主产于安徽、四川、广西壮族自治区、浙江、广东等省，南北各地均有栽培。秋季采收成熟果实，晒干，打下种子，除去杂质。

【商品】决明子、炒决明子。

【性状】略呈菱方形或短圆柱形，两端平行倾斜，长3~7mm，宽2~4mm。表面绿棕色或暗棕色，平滑有光泽。一端较平坦，另一端尖，背腹面各有1条突起的棱线。质坚硬，不易破碎。种皮薄，子叶2，黄色，呈"S"形折曲并重叠。气微，味微苦。

【性味归经】甘、苦、咸，微寒，归肝、大肠经。

【功能与主治】清热明目，润肠通便。用于目赤肿涩痛，羞明多泪，头痛眩晕，目暗不明，大便秘结。炒决明子有平肝养肾之功效。可用于青盲内障，头痛，头晕、青盲内障。

【临床应用】

单味应用：

(1) 积年失明不识人：决明子二升，杵散，食后以粥饮服方寸匕。(《经史证类备用本草》)

(2) 目赤肿痛：决明子炒，研，茶调，敷两太阳穴，干则易之，一夜即愈。头风热痛方同上。（《本草纲目》）

(3) 顽固性头痛：决明子30g，瘦猪肉250g，加盐水煎服，每日1剂。（《一味中药祛顽疾》）

(4) 降低血清胆甾醇：决明子50g，水煎，分2次服。（《一味中药祛顽疾》）

(5) 高血压、高血脂：炒决明子泡茶，每日10g以上，分上下午2次代茶饮。（《一味中药祛顽疾》）

(6) 男性乳房发育症：草决明（生用）25～50g，开水冲泡代茶饮。或研成粉末，每次25g，每天2次，开水冲服。能软坚散结。（《一味妙方治百病》）

配伍应用：

(1) 决明子与菊花配伍，清肝明目，疏散风热，主要用于肝经风热的目赤涩痛，羞明多泪等证。

(2) 决明子与火麻仁配伍，清热泻火，润肠通便，主要用于热结便秘。

组方应用：

(1)《河北中药手册》：决明子、菊花各三钱（10g），蔓荆子、木贼各二钱（6g），水煎服。主治急性结膜炎。

(2)《江西草药》：决明子三钱（10g），研末，鸡肝一具，捣烂，白酒少许，调和成饼，蒸煮服。主治小儿疳积。

【制剂】血脂宁丸　组成：决明子，山楂，荷叶，制何首乌。功能与主治：化浊降脂，润肠通便。用于痰浊阻滞型高脂血症，症见头昏胸闷，大便干燥。用法与用量：口服。一次2丸，一日2～3次。

【化学成分】含游离蒽醌类（大黄素、芦荟大黄素、大黄酸、大黄酚、大黄素甲醚、甲基钝叶决明素等），蛋白质，脂肪，黏液质等。

【药理作用】决明子水煎液及醇浸液对实验动物有降压和利尿作用。动物实验及临床应用均证明能抑制血清胆固醇升高和主动脉粥样硬化斑块的形成。决明子的水浸液对皮肤真菌有抑制作用，醇浸液对葡萄球菌、白喉杆菌、大肠杆菌、伤寒及副伤寒杆菌均有抑制作用。本品还能收缩子宫。

【用法用量】9～15g。

【注意事项】气虚便溏者不宜应用。

谷　精　草

【来源】本品为谷精草科植物谷精草 Eriocaulon buergerianum Koern. 的干燥带花茎的头状花序。主产于浙江、江苏、安徽、江西、湖南、广东、广西壮族自治区等省。秋季采收，将花序连同花茎拔出，晒干。

【商品】谷精草。

【性状】本品头状花序呈半球形，直径4～5mm。底部有苞片层层紧密排列，苞片淡黄绿色，有光泽；花序顶部灰白色。揉碎花序，可见多数黑色花药及细小黄绿色未成熟的果实。花茎纤细，长短不一，淡黄绿色，有数条扭曲的棱线。质柔软。气微，味淡。

【性味归经】辛、甘，平，归肝、肺经。

【功能与主治】疏散风热，明目，退翳。用于风热目赤，肿痛羞明，眼生翳膜，风热头痛。

【临床应用】

单味应用：

(1) 偏正头痛：谷精草一两，为末，用白面调，摊纸花子上，贴痛处，干又换。（《经史证类

备用本草》）

（2）鼻衄不止：谷精草为末，熟面汤服二钱。（《本草纲目》）

（3）小儿中暑，吐泻烦渴：谷精草烧存性，用器覆之，放冷，为末，每冷米饮服半钱。（《本草纲目》）

配伍应用：

（1）谷精草与龙胆草配伍，清泄肝火，明目退翳，用于风热目赤肿痛，羞明多泪及目生翳膜等证。

（2）谷精草与密蒙花配伍，清泄肝热，明目退翳，用于肝经风热所致目赤肿痛，羞明多泪，目生翳障。

组方应用：

《证治准绳》谷精龙胆散：谷精草15g，荆芥10g，龙胆草10g，赤芍10g，生地黄15g，红花10g，木通10g，甘草3g，茯苓10g，牛蒡子10g，灯心草6g。功用：清肝明目。主治肝经风热，目赤肿痛，羞明多泪，目生翳膜。

【化学成分】含谷精草素，槲皮万寿菊素，万寿菊素，槲皮素类等。

【药理作用】谷精草水浸剂体外实验对某些皮肤真菌有抑制作用，煎剂对绿脓杆菌、大肠杆菌、肺炎球菌有抑制作用。

【用法用量】4.5~9g。

【注意事项】阴虚血亏所致目疾者不宜应用。

密 蒙 花

【来源】本品为马钱科植物密蒙花 Buddleja of ficinalis Maxim. 的干燥花蕾及其花序。主产于湖北、四川、陕西、河南、广东、广西壮族自治区、云南等省。春季花未开放时采收，除去杂质、干燥。

【商品】密蒙花。

【性状】本品多为花蕾密聚的花序小分枝，呈不规则圆锥状，长1.5~3cm。表面灰黄色或棕黄色，密被茸毛。花蕾呈短棒状，上端略大；花萼钟状，花冠筒状，与萼等长或稍长。质柔软。气微香，味微苦、辛。

【性味归经】甘，微寒，归肝经。

【功能与主治】清热养肝，明目退翳。用于目赤肿痛，多泪羞明，眼生翳膜，肝虚目暗，视物昏花。

【临床应用】

单味应用：

密蒙花10g泡水，代茶饮。治小儿痘疮鱼毒，肝气攻眼。

配伍应用：

（1）密蒙花与菊花配伍，清肝明目退翳，用于肝热目赤肿痛，羞明多泪，翳障等证。

（2）密蒙花与枸杞子配伍，清热退翳，养肝明目，用于肝虚风热所致视物模糊，目昏干涩，内生翳障等证。

组方应用：

《太平惠民和剂局方》密蒙花散：密蒙花10g，菊花10g，木贼10g，石决明10g，白蒺藜10g，羌活8g。主治风气攻注，两眼昏暗，羞明多泪，隐涩难开及久患头痛，牵引两眼，昏涩隐痛，暴赤肿痛。

【制剂】拨云退翳丸　组成：密蒙花，菊花，木贼，蛇蜕，蝉蜕，荆芥穗，蔓荆子，薄荷，当归，川芎，黄连，地骨皮，花椒，楮实子，天花粉，甘草。功能与主治：散风清热，退翳明目。用于风热上扰所致的目翳外障、视物不清、隐痛流泪。用法与用量：口服。一次1丸，一日2次。

【化学成分】含刺槐素、密蒙花苷（又称醉鱼草苷、柳穿鱼苷或蒙花苷、刺槐苷），蒙花萜苷，对-甲氧基桂皮酰桃叶珊瑚苷等。

【药理作用】本品含刺槐素有维生素P样作用，能降低皮肤、小肠血管的通透性及脆性，并有一定的抗炎解痉作用。还具有利尿作用。

【用法用量】3~9g。

青葙子

【来源】本品为苋科植物青葙 Celosia argentea L. 的干燥成熟种子。产于我国中部及南部各省。秋季果实成熟时采割植株或摘取果穗，晒干，收集种子，除去杂质。

【商品】青葙子、炒青葙子。

【性状】呈扁圆形，少数呈圆肾形，直径1~1.5mm。表面黑色或红黑色，光亮，中间微隆起，侧边微凹处有种脐。种皮薄而脆。气微，无味。

【性味归经】苦，微寒，归肝经。

【功能与主治】清肝，明目，退翳。用于肝热目赤，眼生翳膜，肝阳上亢之眩晕。炒青葙子寒性缓和，多用于目生翳膜，视物昏暗。

【临床应用】

单味应用：

鼻衄，血出不止：以青葙子汁三合，灌鼻中。（《经史证类备用本草》）

配伍应用：

（1）青葙子与决明子配伍，清泄肝火，明目退翳，用于肝火上炎，目赤肿痛，视物昏花，眼生翳障等证。

（2）青葙子与夏枯草配伍，清肝明目，降低血压，用于肝阳上亢的高血压病。

组方应用：

《闽东本草》：青葙子10g，乌枣30g。开水冲炖，饭前服。主治夜盲症，目翳。

【化学成分】含青葙子油脂（棕榈酸、硬脂酸、油酸、亚油酸和亚麻酸等），β-谷甾醇，豆甾醇，齐墩果酸，氨基酸，脂肪，Fe、Mn、Cu、Zn等微量元素。

【药理作用】动物实验，本品有降低血压作用。青葙子油脂有扩散瞳孔作用。

【用法用量】9~15g。

【注意事项】青光眼患者忌用。

二、清热燥湿药

湿邪有重浊，黏滞的特性，湿邪侵入人体常影响脾胃运化而导致湿自内生；而脾胃虚弱，运化无力又能使湿邪内侵，是谓湿土之气，同类相招，相互影响。湿邪虽为阴邪，但其壅滞脏腑经络，常郁久化火。湿为长夏之气，故常见湿热互杂，侵入人体。本类药物味苦性寒，苦能燥湿，寒有清热的功效。主要用于湿热证及火热证。如湿热内蕴所致的气机不畅、身热不扬、胸膈痞满、小便短赤、舌黄苔腻；蕴结脾胃所致气机升降失常、痞满吐利；壅滞于大肠所致传导失司、泄泻、痢疾、痔漏肿痛；熏蒸肝胆所致黄疸尿赤、耳肿流脓；湿热下注所致带下色黄、热淋灼痛；流注关节所致关节红肿、热痛；浸淫肌肤而成的湿疹、湿疮。

本类药物易伤胃耗阴，一般用量不宜过大。脾胃虚寒、津伤阴亏者慎用。亦可适当配伍健脾养阴药使用。另外，清热燥湿药尚兼有泻火、解毒作用，多用于治疗热证、火证，可与清热解毒、泻火药相须相使应用。

黄 芩

【来源】本品为唇形科植物黄芩 Scutellaria baicalensis Georgi 的干燥根。主产于河北、山西、内蒙古、河南及陕西等地。春、秋二季采挖，除去须根及泥沙，晒后剥去粗皮，晒干。

【商品】黄芩、酒黄芩、黄芩炭。

【性状】呈圆锥形，扭曲，长 8~25cm，直径 1~3cm。表面棕黄色或深黄色，有稀疏的疣状细根痕，上部较粗糙，有扭曲的皱纹或不规则的网纹，下部有顺纹和细皱。质硬而脆，易折断，断面黄色，中心红棕色；老根中心呈枯朽状或中空，暗棕色或棕黑色。气微，味苦。

【性味归经】苦、寒，归肺、脾、大肠、小肠经。

【功能与主治】清热燥湿，泻火解毒，止血，安胎。用于湿温、暑温胸闷呕恶，湿热痞满，泻痢，黄疸，肺热咳嗽，高热烦渴，血热吐衄，痈肿疮毒，胎动不安。酒黄芩酒制入血分，并可借黄酒升腾之力，用于上焦肺热及四肢肌表至湿热；同时因酒性大热，可缓和苦寒之性，以免伤脾阳，导致腹泻。黄芩炭，以清热止血为主，用于崩漏下血，吐血衄血。

【临床应用】

单味应用：

(1) 治淋：黄芩四两，袋贮之，水五升煮三升，分三服。（《经史证类备用本草》）

(2) 火丹：杵黄芩末，水调，敷之。（《经史证类备用本草》）

(3) 肺中有火，清金丸：用片芩炒，为末，水丸梧子大，每服二三丸，白汤下。（《本草纲目》）

(4) 少阳头痛，亦治太阳头痛，不拘偏正。小清空膏：用片黄芩酒浸透，晒干，为末，每服一钱，茶酒任下。（《本草纲目》）

(5) 吐血衄血，或发或止，积热所致：黄芩一两，去中心黑朽者，为末，每服三钱，水一盏煎六分，和滓温服。（《本草纲目》）

(6) 吐衄下血：黄芩三两，水三升煎一升半，每温服一盏。亦治妇人崩漏下血。（《本草纲目》）

(7) 血淋热痛：黄芩一两，水煎，热服。（《本草纲目》）

(8) 身如火燎，燥渴昼盛：水煎，两服。（《本草纲目》）

(9) 预防猩红热：黄芩9g，水煎，连服3天，每日2~3次。（《一味中药祛顽疾》）

(10) 妊娠恶阻：黄芩30~45g，水煎成200~400ml，分次频服。能清热，止呕，安胎。（《一味妙方治百病》）

配伍应用：

(1) 黄芩与茵陈配伍，清热燥湿，清肝利胆，用于肝胆湿热的发黄等证。

(2) 黄芩与半夏配伍，清热燥湿，化痰止咳，用于肺热咳嗽，气促痰壅等证。

(3) 黄芩与生地配伍，清热解毒，凉血止血，用于内热亢盛，迫血妄行所致的吐血，咳血，衄血，便血，血崩等证。

(4) 黄芩与白术配伍，清热解毒，燥湿安胎，用于胎热不安。

(5) 黄芩与钩藤配伍，清热凉肝，降血压，用于高血压病的头昏脑胀，心烦不寐等证。

(6) 黄芩、黄柏、黄连配伍，泻火解毒，清热燥湿，主要用于一切实热火毒，三焦热盛之证。

组方应用：

(1)《东垣试效方》普济消毒饮：黄芩、黄连各15g，陈皮、甘草、玄参、柴胡、桔梗各6g，连翘、板蓝根、马勃、牛蒡子、薄荷各3g，僵蚕、升麻各2g。功用：清热解毒，疏风散邪。主治：大头瘟，恶寒发热，头面红肿焮痛，目不能开，咽喉不利，舌燥口渴，舌红苔白兼黄，脉浮数有力。腮腺炎等证。

(2)《伤寒论》黄芩汤：黄芩9g，芍药9g，甘草3g，大枣4枚。功用：清热止痢，和中止痛。主治热泻热痢。身热口苦，腹痛下利，舌红苔黄，脉数。

(3)《温病条辨》黄芩滑石汤：黄芩9g，滑石9g，茯苓皮9g，大腹皮6g，白蔻仁3g，通草3g，猪苓9g。功用：清热利湿。主治湿温邪在中焦，发热身痛，汗出解热，继而复热，渴不多饮，或竟不渴，舌苔淡黄而滑，脉缓。

【制剂】

(1) 功劳去火片　组成：黄芩，功劳木，黄柏，栀子。功能与主治：清热解毒。用于实热火毒所致的急性咽喉炎、急性胆囊炎、急性肠炎。用法与用量：口服。糖衣片一次5片，薄膜衣一次3片，一日3次。

(2) 芩连丸　组成：黄芩，连翘，黄连，黄柏，赤芍，甘草。功能与主治：清热解毒，消肿止痛。用于脏腑蕴热，头痛目赤，口鼻生疮，热痢腹痛，湿热带下，疮疖肿痛。用法与用量：口服。一次4片，一日2～3次。

【化学成分】含黄芩苷，黄芩素，汉黄芩素，新黄芩素，7-甲氧基黄芩素，7-甲氧基去甲基汉黄芩素，木蝴蝶素A及β-谷甾醇、豆甾醇、菜油甾醇等。

【药理作用】黄芩煎剂对甲型链球菌、肺炎球菌、脑炎双球菌、金黄色葡萄球菌、白喉杆菌、结核杆菌、霍乱弧菌和痢疾杆菌均有抑制作用。对流感病毒、钩端螺旋体及多种致病真菌亦有抑制作用。此外，还有解热、降压、降低毛细血管通透性、利尿、镇静、利胆、抑制肠管蠕动等功能。

【用法用量】3～9g。

【注意事项】脾胃虚寒者不宜使用。

黄　　连

【来源】本品为毛茛科植物黄连 Coptis chinensis Franch. 、三角叶黄连 Coptis deltoidea C. Y. Cheng et Hsiao 或云连 Coptis teeta Wall. 的干燥根茎。以上三种分别习称"味连"、"雅连""云连"。黄连多栽培，主产于四川、云南、湖北。秋季采挖，除去须根及泥沙，干燥，撞去残留须根。

【商品】黄连、酒黄连、姜黄连、萸黄连。

【性状】味连　多集聚成簇，常弯曲，形如鸡爪，单枝根茎长3～6cm，直径0.3～0.8cm。表面灰黄色或黄褐色，粗糙，有不规则结节状隆起、须根及须根残基，有的节间表面平滑如茎秆，习称"过桥"。质硬，断面不整齐，皮部橙红色或暗棕色，木部鲜黄色或橙黄色，呈发射状排列，髓部有的中空。气微，味极苦。

雅连　多为单枝，略呈圆柱形，微弯曲，长4～8cm，直径0.5～1cm。"过桥"较长。顶端有少许残茎。

云连　弯曲呈钩状,多为单枝,较细小。

【性味归经】 苦、寒,归心、脾、胃、肝、胆、大肠经。

【功能与主治】 清热燥湿,泻火解毒。用于湿热痞满。呕吐吞酸,泻痢,黄疸,高热神昏,心火亢盛,心烦不寐,血热吐衄,目赤,牙痛,消渴,痈肿疔疮;外治湿疹,湿疮,耳道流脓。酒黄连引药上行,缓和其寒性,长于清头目之火。姜黄连苦寒之性缓和,止呕作用增强。用于寒热互结,湿热中阻,痞满呕吐。吴萸制黄连制其苦寒之性,使黄连寒而不滞,易清气分湿热,散肝胆郁火为主。用于肝胃不和,呕吐吞酸。

【临床应用】

单味应用:

(1) 伤寒病,发豌豆疮,未成脓方:黄连四两,水三升煎取一升,去滓,分服。(《经史证类备用本草》)

(2) 骨节热积,渐黄瘦:黄连四分碎切,以童子小便五大合浸经宿,微煎三四沸,去滓,食上分两服,如人行四、五里再服。(《经史证类备用本草》)

(3) 小儿耳后月蚀疮:末黄连,敷之。(《经史证类备用本草》)

(4) 小儿鼻下两道赤者,名曰䘌,亦名赤鼻疳:鼻以米泔洗,敷黄连末,日三四度,佳。(《经史证类备用本草》)

(5) 心经实热,泻心汤:用黄连七钱,水一盏半煎一盏,食远温服。小儿减之。(《本草纲目》)

(6) 消骨蒸:黄连末,以冬瓜自然汁浸一夜,晒干又浸,如此七次,为末,以冬瓜正视和丸梧子大,每服三四十丸,大麦汤下。寻常渴,只一服见效。(《本草纲目》)

(7) 消渴尿多:用黄连末,蜜丸梧子大,每服三十丸,白汤下。或用黄连半斤,酒一升浸,重汤内煮一伏时,取晒,为末,水丸梧子大,每服五十丸,温水下。(《本草纲目》)

(8) 湿热水病:黄连末,蜜丸梧子大,每服二丸至四五丸,饮下,日三四服。(《本草纲目》)

(9) 下痢腹痛,赤白痢下,令人下部疼重,故名重下,日夜数十行,脐腹绞痛:以黄连一升,酒五升煮取一升半,分再服,当止绞痛也。(《本草纲目》)

(10) 小儿下痢赤白多时,体弱不堪:以宣连用水浓煎,和蜜,日服五六次。(《本草纲目》)

(11) 小儿赤眼:水调黄连末,贴足心,甚妙。(《本草纲目》)

(12) 牙痛恶热:黄连末,掺之,立止。(《本草纲目》)

(13) 口舌生疮:用黄连煎酒,时含呷之。(《本草纲目》)

(14) 小儿食土:取好黄土,煎黄连汁搜之,晒干予食。(《本草纲目》)

(15) 妊娠子烦,口干不得卧:黄连末,每服一钱,粥饮下。或酒蒸黄连,丸,亦妙。(《本草纲目》)

(16) 治浸淫疮:黄连为末,水合敷。(《本草易读》)

(17) 湿疹:黄连粉与蓖麻油1:3调成混悬液,涂搽患部。(《一味中药祛顽疾》)

(18) 麦粒肿:黄连3g,捣碎,置于瓶内,加入乳汁,以浸没药物为度,浸泡1天,滤出其汁,点涂患处,每日3~4次。(《一味中药祛顽疾》)

配伍应用:

(1) 黄连与黄芩配伍,泻火解毒,止血安神,主要用于热毒血痢,高热烦躁,神昏谵语等证。

(2) 黄连与葛根配伍,清热燥湿,泻火解毒,用于热毒泻痢,恶寒发热等证。

(3) 黄连与连翘配伍,清热解毒,消肿散痈,主要用于火毒疮痈,败血症。

（4）黄连与生地配伍，清热解毒，养阴生津，主要用于阴津不足，心烦失眠等证。

（5）黄连与吴茱萸配伍，清泻肝火，降逆止呕，主要用于肝郁化火，呕吐吞酸等证。

（6）黄连与干姜配伍，清热燥湿，温中散寒，主要用于寒热互杂的腹痛泄泻。

（7）黄连与枯矾配伍，清热燥湿解毒，主要用于耳内疔肿，中耳炎等证。

组方应用：

（1）《外台秘要》黄连解毒汤：黄连9g，黄芩6g，黄柏6g，栀子9g。功用：泻火解毒。主治三焦火毒热盛证。大热烦躁，口燥咽干，错语不眠；或热病吐血，衄血；或热甚发斑，身热下利，湿热黄疸；外科痈疡疔毒，小便黄赤，舌红苔黄，脉数有力。

（2）《丹溪心法》左金丸：黄连9g，吴茱萸1.5g。功用：清泻肝火，降逆止呕。主治肝火犯胃证。症见胁肋疼痛，嘈杂吞酸，呕吐口苦，舌红苔黄，脉弦数。

（3）《太平惠民和剂局方》戊己丸：黄连、吴茱萸、白芍各10g。功用：疏肝理脾，清热和胃。主治肝脾不和引起的胃疼吞酸，腹痛泄泻。

（4）《太平惠民和剂局方》香连丸：黄连二十两（600g），木香四两八钱八分（147g）。功用：清热燥湿，行气化滞。主治湿热痢疾，脓血相兼，腹痛，里急后重等症。用法：共为细末，水泛为丸，每日3次，每次6~9g。

（5）《霍乱论》连朴丸：制厚朴6g，川连、石菖蒲、制半夏各3g，香豉、焦栀各9g，芦根60g。功用：清热化湿，理气和中。主治湿热霍乱。上吐下泻，胸脘痞闷，心烦燥扰，小便短赤，舌苔黄腻，脉滑数等。

【制剂】

（1）一清颗粒　组成：黄连，黄芩，大黄。功能与主治：清热泻火解毒，化瘀凉血止血。用于火毒血热所致的身热烦躁、目赤口疮、咽喉牙龈肿痛、大便秘结、吐血、咯血、衄血、痔血；咽炎、扁桃体炎、牙龈炎见上述证候者。用法与用量：开水冲服。一次7.5g，一日3~4次。

（2）黄连上清丸　组成：黄连，栀子，连翘，蔓荆子，防风，荆芥穗，白芷，黄芩，菊花，薄荷，大黄，黄柏，桔梗，川芎，石膏，旋覆花，甘草。功能与主治：散风清热，泻火止痛。用于风热上攻、肺胃热盛所致的头晕目眩、暴发火眼、牙齿疼痛、口舌生疮、咽喉肿痛、耳痛耳鸣、大便秘结、小便短赤。用法与用量：口服。水丸或水蜜丸一次3~6g，大蜜丸一次1~2丸，一日2次。

【化学成分】含季铵型生物碱（盐酸小檗碱、黄连碱、甲基黄连碱、掌叶防己碱、药根碱、巴马汀等），尚含黄柏酮、黄柏内酯等。

【药理作用】黄连中的小檗碱有明显的抗菌作用，对痢疾杆菌、百日咳杆菌、伤寒杆菌、结核杆菌、金黄色葡萄球菌、溶血性链球菌、肺炎双球菌及白色念球菌有明显抑制作用；对钩端螺旋体、阿米巴原虫、滴虫、流感病毒及多种致病性皮肤真菌，也有抑制作用。并能增强白细胞的吞噬能力，又有降压、利胆、解热、镇静、镇痛、抗利尿、局部麻痹等作用。此外，还能兴奋子宫、膀胱、肠胃道平滑肌。小檗碱及其一些衍生物有抗癌作用。

【用法用量】2~5g。外用适量。

【注意事项】脾胃虚寒者忌用，阴虚津伤者慎用。

黄　柏

【来源】本品为芸香科植物黄皮树 Phellodendron chinense Schneid. 的干燥树皮。习称"川黄柏"。主产于四川、贵州、湖北、云南等地。剥取树皮后，除去粗皮，晒干。

【商品】黄柏、盐黄柏、酒黄柏、黄柏炭。

【性状】呈板片状或浅槽状，长宽不一，厚1~6mm。外表面黄褐色或棕褐色，平坦或具纵沟纹；内表面暗黄色或淡棕色，具细密的纵棱纹。体轻，质硬，断面纤维性，呈裂片状分层，深黄色。气微，味极苦，嚼之有黏性。

【性味归经】苦、寒，归肾、膀胱经。

【功能与主治】清热燥湿，泻火除蒸，解毒疗疮。用于湿热泻痢，黄疸，带下，热淋，脚气，骨蒸劳热，盗汗，遗精，疮疡肿毒，湿疹瘙痒。盐黄柏多用于阴虚发热，骨蒸劳热，盗汗，遗精足膝酸软等。酒黄柏用于热壅上焦诸症及热在血分。黄柏炭清热燥湿兼具涩性，多用于便血，崩漏下血。

【临床应用】

单味应用：

(1) 脏毒痔漏下血不止，檗皮丸：用川黄檗皮刮净一斤，分作四分，三分用酒、醋、童尿各浸七日，洗晒焙，一分生炒黑色，为末，炼蜜丸梧子大，每空心温酒下五十丸。久服除根。(《本草纲目》)

(2) 小儿热泻：黄檗削皮，焙，为末，用米汤和，丸栗米大，每服一二十丸，米汤下。(《本草纲目》)

(3) 消渴尿多能食：黄檗一斤，水一升煮三五沸，渴即饮之，恣饮，数日即止。(《本草纲目》)

(4) 卒喉痹痛：黄檗片含之。又以一斤，酒一斗煮二沸，恣饮，便愈。(《本草纲目》)

(5) 咽喉卒肿，食饮不通：苦酒和黄檗末，敷之，冷即易。(《本草纲目》)

(6) 口舌生疮：用黄檗含之，良。(《本草纲目》)

(7) 小儿囟肿，生下即肿者：黄檗末，水调，贴足心。(《本草纲目》)

(8) 伤寒遗毒，手足肿痛欲断：黄檗五斤，水三升煮，渍之。(《本草纲目》)

(9) 痈疽乳发初起者：黄檗末，和鸡子白涂之，干即易。(《本草纲目》)

(10) 小儿脐疮不合者：黄檗末涂之。(《本草纲目》)

(11) 火毒生疮，凡人冬月向火，火气入内，两股生疮，其汁淋漓：用黄檗末掺之，立愈。一妇病此，人无识者，有用此而愈。(《本草纲目》)

(12) 冻疮裂痛：乳汁调黄檗末，涂之。(《本草纲目》)

(13) 敛疮生肌：黄檗末，面糊调，涂，效。(《本草纲目》)

(14) 男子阴疮：煎洗之，蜜涂之。(《本草纲目》)

(15) 臁疮热疮：蜜炙，末，搽之。(《本草易读》)

(16) 耳部湿疹：黄柏粉1份，香油1.2份，调成糊状，每日涂药1次。(《一味中药祛顽疾》)

(17) 神经性皮炎：黄柏50g，放入食用醋精200ml中，浸泡6~7天，纱布过滤，滤液分装在5ml瓶中放置备用。用时将患处用温水洗净，用竹签蘸药液点搽患处。涂药的患处可呈现灰白色，这是该药高浓度的醋精脱水作用，使其患部萎缩，加之角质剥落溶解的协同作用，使患处苔藓样鳞屑脱落。能清热燥湿，解毒疗疮。(《一味妙方治百病》)

配伍应用：

(1) 黄柏与知母配伍，清退虚热，抑制相火，主要用于阴虚发热，骨蒸盗汗，遗精等证。

(2) 黄柏与苍术配伍，清热解毒，燥湿止痒，主要用于湿疹瘙痒，疮疡肿毒，足膝肿痛等证。

(3) 黄柏与白头翁配伍，清热燥湿，泻火解毒，主要用于热痢，湿痢等证。

(4) 黄柏与白果配伍，清热解毒，燥湿止带，主要用于妇女白带、黄带过多。

组方应用：

(1)《丹溪心法》二妙散：黄柏、苍术各15g。功用：清热燥湿。主治湿热下注证。筋骨疼痛，或两足痿软，或足膝红肿疼痛，或湿热带下，下部湿疮等，小便短赤，舌苔黄腻者。

(2)《医学正传》三妙丸：黄柏 12g，苍术 18g，川牛膝 6g。功用：清热燥湿。主治湿热下注，两脚麻木，或如火烙之热。

(3)《成方便读》四妙丸：黄柏、苍术、牛膝、薏苡仁各 12g。功用：清热利湿，舒筋壮骨。主治湿热痿证。

【制剂】

(1) 乙肝解毒胶囊　组成：黄柏，草河车，黄芩，大黄，胡黄连，土茯苓，黑矾，贯众。功能与主治：清热解毒，疏肝利胆。用于乙型肝炎，辩证属于肝胆湿热内蕴者。临床表现为：肝区热痛，全身乏力，口苦咽干，头晕耳鸣或面红耳赤，心烦易怒，大便干结，小便少而黄，舌苔黄腻，脉滑数或弦数。用法与用量：口服。成人一次4粒，一日3次；小儿酌减或遵医嘱。（西安阿房宫药业有限公司生产）

(2) 九圣散　组成：黄柏，苍术，紫苏叶，苦杏仁，薄荷，乳香，没药，轻粉，红粉。功能与主治：解毒消肿，燥湿止痒。用于湿毒瘀阻肌肤所致的湿疮，臁疮，黄水疮，症见皮肤湿烂、溃疡、渗出脓水。用法与用量：外用，用花椒油或食用植物油调敷或撒布患处。

【化学成分】含生物碱（小檗碱、药根碱、木兰花碱、黄柏碱、掌叶防己碱等），尚含黄柏酮、黄柏内酯、7-脱氢豆甾醇、β-谷甾醇、黏质等。

【药理作用】黄柏及小檗碱有明显的抗菌作用，对痢疾杆菌、百日咳杆菌、伤寒杆菌、结核杆菌、金黄色葡萄球菌、溶血性链球菌、肺炎双球菌及白色念珠菌等多种致病细菌均有抑制作用；对某些皮肤真菌，对钩端螺旋体、乙肝表面抗原也有抑制作用；对血小板有保护作用；外用可促使皮下渗血的吸收；另外还有利胆、利尿、降压、解热等作用。

【用法用量】3~12g。外用适量。

【注意事项】脾胃虚弱者忌用。

龙 胆 草

【来源】本品为龙胆科植物条叶龙胆 Gentiana manshurica Kitag.、龙胆 Gentiana scabra Bge.、三花龙胆 Gentiana triflora pall. 或坚龙胆 Gentiana rigescens Franch. 的干燥根及根茎。前三种习称"龙胆"，后一种习称"坚龙胆"。全国各地均有分布，以东北产量最大，故习称"关龙胆"。春、秋二季采挖，洗净，干燥。

【商品】龙胆草、酒龙胆。

【性状】龙胆　根茎呈不规则的块状，长 1~3cm，直径 0.3~1cm；表面暗灰棕色或深棕色，上端有茎痕或残留茎基，周围和下端着生多数细长的根。根圆柱形，略扭曲，长 10~20cm，直径 0.2~0.5cm；表面淡黄色或黄棕色，上部多有显著的横皱纹，下部较细。质脆，易折断，断面略平坦，皮部黄白色或淡黄棕色，木部色较浅，呈点状环列。气微，味甚苦。

坚龙胆　表面无横皱纹，外皮膜质，易脱落，木部黄白色，易与皮部分离。

【性味归经】苦、寒，归肝、胆经。

【功能与主治】清热燥湿，泻肝胆火。用于湿热黄疸，阴肿阴痒，带下，湿疹瘙痒，目赤，耳聋，胁痛，口苦，惊风抽搐。酒龙胆，药力升提，引药上行。用于肝胆实火所致的头胀头痛，耳鸣耳聋以及风热目赤肿痛等。

【临床应用】

单味应用：

(1) 卒尿血：水煎，服。（《本草易读》）

（2）蛔攻心刺痛，吐水：水煎，服。（《本草易读》）

（3）咽热痛：水煎，服。（《本草易读》）

配伍应用：

（1）龙胆草与茵陈配伍，清热燥湿，疏肝利胆，主要用于黄疸证。

（2）龙胆草与钩藤配伍，清热泻火，清肝息风，主要用于肝经热盛所致的高热惊厥，手足抽搐等证。

（3）龙胆草与柴胡配伍，清热燥湿，疏肝理气，主要用于肝郁化热所致的口苦咽干，耳聋耳鸣等证。

（4）龙胆草与苦参配伍，清热燥湿，杀虫止痒，主要用于妇女阴肿、阴痒、白带、湿疹等证。

组方应用：

（1）《医方集解》龙胆泻肝汤：龙胆草6g，黄芩9g，栀子9g，泽泻9g，木通6g，当归3g，生地黄6g，柴胡6g，生甘草6g，车前子6g。功用：清肝胆实火，泻下焦湿热。主治：①肝胆实火上炎证。症见头痛目赤，胁痛，口苦，耳聋，耳肿等，舌红苔黄，脉弦数有力。②肝胆湿热下注证。症见阴肿，阴痒，阴汗，小便淋浊，或妇女带下黄臭等，舌红苔黄腻，脉弦数有力。

（2）《小儿药证直决》泻青丸：当归、龙胆草、川芎、山栀子仁、川大黄、羌活、防风各3g。功用：清肝泻火。主治肝经郁火。目赤肿痛，烦躁易怒，不能安卧，尿赤便秘，脉洪实，以及小儿急惊，热盛抽搐等。

（3）《丹溪心法》当归龙荟丸：当归一两（30g），龙胆草五钱（15g），栀子、黄连、黄柏、黄芩各一两（30g），芦荟、大黄各五钱（15g），木香一钱五分（5g），麝香五分（1.5g）。功用：清泻肝胆实火。主治肝胆实火。头晕目眩，神志不宁，谵语发狂，或大便秘结，小便赤涩。

（4）张争昌主任医师方 清热解毒汤：龙胆草15g，山栀子15g，当归15g，柴胡12g，滑石30g，车前草12g，泽泻9g，生地20g，黄芩12g，天花粉20g，金银花30g，蒲公英30g，板蓝根30g，丹参30g，牡丹皮15g。功效主治：清热解毒，利湿降火。用于亨特型面瘫。用法：每日一剂，水煎400ml，分两次温服。

【制剂】龙胆泻肝丸 组成：龙胆，柴胡，黄芩，栀子，泽泻，木通，车前子，当归，地黄，炙甘草。功能与主治：清肝胆，利湿热。用于肝胆湿热，头晕目赤，耳鸣耳聋，耳肿疼痛，胁痛口苦，尿赤涩痛，湿热带下。用法与用量：口服。一次3~6g，一日2次。

【化学成分】含生物碱（龙胆苦素、龙胆苦苷、龙胆碱、龙胆素等），黄酮类，酚类，植物甾醇，三萜成分，环烯醚萜苷，脂肪酸等。

【药理作用】龙胆煎剂对绿脓杆菌、变形杆菌、伤寒杆菌、金黄色葡萄球菌、某些皮肤真菌及钩端螺旋体等，均有一定的抑制作用，并有抗炎作用。龙胆碱有镇静，松弛肌肉的作用。龙胆草少量口服，可反射性增强胃液分泌，并能增加游离酸，有助消化、增进食欲作用。

【用法用量】3~6g。外用适量。

【注意事项】脾胃虚弱者不宜使用。阴虚津伤者慎用。

秦　皮

【来源】本品为木樨科植物苦枥白蜡树 Fraxinus rhynchophylla Hance、白蜡树 Fraxinus chinensis Roxb.、尖叶白蜡树 Fraxinus szaboana Lingelsh. 或宿柱白蜡树 Fraxinus stylosa Lingelsh. 的干燥皮或干皮。产于吉林、辽宁及河南等地。春、秋二季剥取，晒干。

【商品】秦皮。

【性状】 枝皮　呈卷筒状或槽状，长 10~60cm，厚 1.5~3mm。外表面灰白色、灰棕色至黑棕色或相间呈斑状，平坦或稍粗糙，并有灰白色圆点状皮孔及细斜皱纹，有的具分枝痕。内表面黄白色或棕色，平滑。质硬而脆，断面纤维性，黄白色。气微，味苦。

干皮　为长条状块片，厚 3~6mm。外表面灰棕色，具龟裂状沟纹及红棕色圆形或横长的皮孔。质坚硬，断面纤维性较强。

【性味归经】 苦、涩，寒，归肝、胆、大肠经。

【功能与主治】 清热燥湿，收涩，明目。用于热痢，泄泻，赤白带下，目赤肿痛，目生翳膜。

【临床应用】

单味应用：

（1）赤眼生翳：秦皮一两，水一升半煮七合，澄清，日日温洗。一方加滑石、黄连等份。（《本草纲目》）

（2）《全展选编·皮肤病》秦皮一至二两（30~60g），半面盆水煎，煎液洗患处，每日或隔两三日洗一次，每次煎水可洗三次。主治：牛皮癣。

配伍应用：

（1）秦皮与黄连配伍，清热解毒，燥湿止痢，主要用于热毒血痢，里急后重等证。

（2）秦皮与菊花配伍，清肝泻火，明目退翳，主要用于肝郁化火，目赤肿痛，目生翳障。

组方应用：

（1）《河北中药手册》：秦皮四钱（12g），生地榆、椿皮各三钱（10g）。主治慢性细菌性痢疾。

（2）《河北中药手册》：秦皮三钱（10g），大黄二钱（6g）。主治麦粒肿，大便干燥。

（3）《本草汇言》：秦皮三两（90g），丹皮二两（60g），当归身一两（30g）。俱酒洗，炒研为末，炼蜜为丸如梧桐子大。主治妇人赤白带下及血崩不止。

【化学成分】 含秦皮甲素（又名七叶苷、七叶灵、马栗树皮苷等）、秦皮乙素（又名七叶素、七叶亭、马栗树皮素等）、秦皮苷（又名白蜡素苷、白蜡树苷）、秦皮素（又名秦皮亭、白蜡素、白蜡树内酯）等香豆素类，尚含酚类、皂苷、鞣质等。

【药理作用】 煎剂对金黄色葡萄球菌、痢疾杆菌、大肠杆菌等有抑制作用。所含马栗树皮苷、马栗树皮素有消炎作用，对人工关节炎有抑制作用。有镇静、抗惊作用。马栗树皮苷有镇痛、利尿及促进尿酸排泄的作用；并有止咳、祛痰的功效。

【用法用量】 6~12g。外用适量，煎洗患处。

【注意事项】 脾胃虚弱者忌用。

苦　参

【来源】 本品为豆科植物苦参 Sophora flavescens Ait. 的干燥根。我国各地均产。春、秋二季采挖，除去根头及小支根，洗净，干燥，或趁鲜切片，干燥。

【商品】 苦参。

【性状】 呈长圆柱形，下部常有分枝，长 10~30cm，直径 1~6.5cm。表面灰棕色或棕黄色，具纵皱纹及横长皮孔，外皮薄，易剥落，剥落处显黄色，光滑。质硬，不易折断，断面纤维性；切片厚 3~6mm；切面黄白色，具放射状纹理及裂隙，有的具异型维管束呈同心性环列或不规则散在。气微，味极苦。

【性味归经】 苦、寒，归心、肝、胃、大肠、膀胱经。

【功能与主治】 清热燥湿，杀虫，利尿。用于热痢，便血，黄疸尿闭，赤白带下，阴肿阴痒，湿疹，湿疣，皮肤瘙痒，疥癣麻风；外治滴虫性阴道炎。

【临床应用】

单味应用：

（1）伤寒四日，已呕吐，更宜吐：以苦参末，酒下二钱，得吐瘥。（《经史证类备用本草》）

（2）天行病四五日，结胸满痛，壮热，身体热：苦参一两剉，以醋二升煮取一升二合，尽饮之，当吐，即愈。天行毒病，非苦参醋药不解，及温覆取汗愈。（《经史证类备用本草》）

（3）小儿身热：苦参汤浴儿，良。（《经史证类备用本草》）

（4）时疾热病，狂言心燥：苦参不限多少，炒黄色，为末，每服二钱，水一盏煎至八分，温服，连煎三服。有汗无汗皆瘥。（《经史证类备用本草》）

（5）毒热，足肿疼欲脱：酒煮苦参以渍之。（《经史证类备用本草》）

（6）肺热生疮，遍身皆是：用苦参末，粟米饮丸梧子大，每服五十丸，空心米饮下。（《本草纲目》）

（7）下部漏疮：苦参煎汤，日日洗之。（《本草纲目》）

（8）瘰疬结核：苦参四两，牛膝汁丸绿豆大，每暖水下二十丸。（《本草纲目》）

（9）汤火伤灼：苦参末，油调，敷之。（《本草纲目》）

（10）神经性皮炎：苦参200g，加入陈醋500ml内浸泡5天备用。用时，先将患处用温水洗净，再用消毒棉棍蘸药搽患处，每日早晚各1次。（《一味中药祛顽疾》）

（11）慢性结肠炎：苦参30g，加水500ml，文火煎至80～100ml，每晚临睡前保留灌肠。根据直肠镜检查病变部位的深浅而定灌肠时的深浅，如部位较高时，灌完后把臀部抬高一些，以便药液充分流入。灌完睡觉，防止药液流出，第2天排便。灌肠期间忌食生冷、辛辣、油腻食物。7天为一疗程，休2天再做第二疗程。（《一味中药祛顽疾》）

配伍应用：

（1）苦参与马齿苋配伍，清热燥湿止痢，主要用于赤白痢疾，肠风下血，里急后重等证。

（2）苦参与蛇床子配伍，清热燥湿，杀虫止痒，主要用于妇女白带及阴道滴虫病。

（3）苦参与黄柏配伍，清热燥湿，杀虫止痒、利尿，主要用于皮肤瘙痒，脓疱疮，湿热蕴结，小便不利等证。

组方应用：

（1）《外科大成》苦参地黄丸：苦参一斤（500g），地黄四两（120g）。加蜜为丸。主治痔漏出血，肠风下血，酒毒下血。

（2）《积德堂经验方》：苦参二两（60g），牡蛎一两五钱（45g）。为末，以雄猪肚一个，水三碗煮烂，捣泥和丸，梧子大。主治赤白带下。

（3）经验方：苦参30g，花椒15g，黄柏15g，蒲公英10g，甘松10g，枯矾10g，蛇床子10g，地肤子10g，白鲜皮10g。水煎，泡脚，每日一剂。功用主治：清热燥湿，敛疮止痒。用于脚气糜烂，红肿热痒。

【制剂】消银片 组成：地黄，牡丹皮，赤芍，当归，苦参，金银花，玄参，牛蒡子，蝉蜕，白鲜皮，防风，大青叶，红花。功能与主治：清热凉血，养血润肤，祛风止痒。用于血热风燥型白疕和血虚风燥型白疕，症见皮疹为点滴状。基底鲜红色、表面覆有银白色鳞屑，或皮疹表面覆有较厚的银白色鳞屑、较干燥、基底淡红色、瘙痒较甚。用法与用量：口服。一次5～7片，一日3次。一个月为一疗程。

【化学成分】含生物碱，黄酮类，二烷基色原酮，醌类和三萜皂苷等。其中生物碱大多数是喹诺里西啶类，极少数为双哌啶类，尚含羟基苦参碱、N-甲基金雀花碱、安那吉碱、巴普叶碱和去氢苦参碱（苦参烯碱）等。

【药理作用】苦参碱等均有抗心率失常作用。苦参有增加冠脉流量，保护心肌缺血及降血脂作用，醇提取物对阴道滴虫、阿米巴原虫有杀灭作用。煎剂对结核杆菌、痢疾杆菌、金黄色葡萄球菌、大肠杆菌均有抑制作用，对多种皮肤真菌也有抑制作用。并有利尿、抗炎、抗过敏、镇痛及平喘、祛痰作用。

【用法用量】4.5~9g。外用适量，煎汤洗患处。

【注意事项】脾胃虚弱及阴虚津伤者忌用或慎用。反藜芦。

白 鲜 皮

【来源】本品为芸香科植物白鲜 Dictamnus dasycarpus Turcz. 的干燥根皮。产于辽宁、河北、四川、江苏等地。春、秋二季采挖根部，除去泥沙及粗皮，剥取根皮，干燥。

【商品】白鲜皮。

【性状】呈卷筒状，长5~15cm，直径1~2cm，厚0.2~0.5cm。外表面灰白色或淡灰黄色，具细纵皱纹及细根痕；内表面类白色，有细纵纹。质脆，折断时有粉尘飞扬，断面不平坦，略呈层片状，剥去外层，迎光可见闪烁的小亮点。有羊膻气，味微苦。

【性味归经】苦、寒，归脾、胃、膀胱经。

【功能与主治】清热燥湿，祛风解毒。用于湿热疮毒，黄水淋漓，湿疹，风疹，疥癣疮癞，风湿热痹，黄疸尿赤。

【临床应用】

单味应用：

产后中风人虚，不可服他药者，一物白鲜皮汤：用新汲水三升煮取一升，温服。（《本草纲目》）

配伍应用：

（1）白鲜皮与苦参配伍，清热燥湿，祛风解毒，主要用于湿热疮疹，湿烂多脓，黄水浸淫，皮肤瘙痒等证。

（2）白鲜皮与苍术配伍，清热燥湿，祛风通痹，主要用于湿热痹痛，肢体关节肿痛等证。

组方应用：

（1）《圣济总录》白鲜皮散：白鲜皮、防风、人参、知母、沙参各一两（30g），黄芩三分（1g）。主治肺藏风热，毒气攻皮肤瘙痒，胸膈不利，时发烦躁。

（2）经验方：白鲜皮30g，苍术30g，苦参30g，新鲜鸡蛋10只。以上药物共为细末备用，鸡蛋煮熟，取出蛋黄置铁锅内熘至油取出。将油与备用药末调成糊状即可。功效主治：清热燥湿，杀菌消癣。外用治疗手足癣。

（3）经验方：白鲜皮50g，仙鹤草30g，血见愁30g，丹参30g，茜草30g，牡丹皮30g，地榆炭30g，生地炭30g，女贞子30g，金银花30g，三七15g，紫草15g，羚羊角10g（锉细末）。功效主治：清热凉血，化瘀消癜。用于血小板减少性紫癜。用法：每日一剂，水煎400ml，分两次温服。

【化学成分】含生物碱类（白鲜碱、异白鲜碱、白鲜皮碱、菌芋碱、γ-崖椒碱、前菌芋碱等），柠檬苦素类，香豆素，黄酮类，甾体类，倍半萜和倍半萜苷类及多糖等。

【药理作用】水浸剂对多种致病真菌如同心性毛癣菌，许兰氏黄癣菌均有不同程度的抑制作用。有解热、抗菌作用。

【用法用量】4.5~9g。外用适量，煎汤洗或研粉敷。
【注意事项】虚寒患者慎用。

椿 皮

【来源】本品为苦木科植物臭椿 Ailanthus altissiam (Mill.) Swingle 的干燥根皮或干皮。主产于山东、辽宁、河南、安徽等地。全年均可剥取，晒干，或刮去粗皮晒干。

【商品】椿皮。

【性状】根皮 呈不整齐的片状或卷片状，大小不一，厚0.3~1cm。外表面灰黄色或黄褐色，粗糙，有多数纵向皮孔样突起及不规则纵、横裂纹，除去粗皮者显黄白色；内表面淡黄色，较平坦。质硬而脆，断面外层颗粒性，内层纤维性。气微，味苦。

干皮 呈不规则板片状，大小不一，厚0.5~2cm。外表面灰黑色，极粗糙，有深裂。

【性味归经】苦、涩，寒，归大肠、胃、肝经。

【功能与主治】清热燥湿，收涩止带，止泻，止血。用于赤白带下，湿热泻痢，久泻久痢，便血，崩漏。

【临床应用】
单味应用：
(1) 淋浊，白带：椿根皮二两。酌加水煎服。（《福建民间草药》）
(2) 胃及十二指肠溃疡：香椿树根皮六钱。水煎服。（《单方验方新医疗法选编》）
配伍应用：
(1) 椿皮与黄柏配伍，清热燥湿，收敛止带，主要用于湿热下注，妇女赤白带下等证。
(2) 椿皮与鸡冠花配伍，清热燥湿，收敛止血，主要用于崩漏、便血等证。
(3) 椿皮与苦参配伍，清热燥湿，杀虫止痒，主要用于疥癣溃烂，皮肤瘙痒等证。
组方应用：
(1)《丹溪心法》：椿根皮四两（120g），滑石二两（60g）。上为末，粥丸桐子大，空心白汤下一百丸。主治治湿气下痢，大便血，白带，去脾胃陈积之疾。
(2)《脾胃论》诃黎勒丸：诃子五钱（15g），椿根白皮一两（30g），母丁香三十个。上为细末，醋面糊丸如梧桐子大。主治休息痢，昼夜无度，腥臭不可近，脐腹撮痛，诸药无效。

【制剂】白带丸 组成：椿皮，黄柏，白芍，当归，香附。功能与主治：清热，除湿，止带。用于湿热下注所致的妇女带下病，症见带下量多、色黄、有味。用法与用量：口服。一次6g，一日2次。

【化学成分】含苦味素、苦木苦素、鞣质等。
【药理作用】可降低血液凝固性，促进体内尿酸排泄，还具有抗菌作用。
【用法用量】6~9g。
【注意事项】脾胃虚寒者慎用。

三、清热解毒药

本类药物能清热泻火，更善于清解热毒、火毒。这里所称的毒，除虫蛇之毒外，主要指火热之邪郁结而形成的毒。临床主要用于痈肿疔疮、丹毒、瘟毒、发斑、痄腮、咽喉肿痛、热毒下痢、虫蛇咬伤、癌肿、水火烫伤以及温热之邪侵入气分或营血而出现的各种热毒证候。同时应根据各种证候的不同表现和兼证，选择针对性强的药物和配伍治疗兼证的药物。如热毒在气分的，应配伍清气分热药；热毒在营血的，配伍清热凉血药；热毒炽盛者，配伍清热泻火药；挟有湿邪的可配伍利湿、燥湿、化湿药，治疮疡；若有虚者，可配伍补气养血药。

金银花

【来源】本品为忍冬科植物忍冬 Lonicera japonica Thunb. 的干燥花蕾。我国南北各地均产。夏初花含苞待放时采收，干燥。

【商品】金银花、银花炭。

【性状】呈棒状，上粗下细，略弯曲，长2~3cm，上部直径约3mm，下部直径约1.5mm。表面黄白色或绿白色，密被短柔毛。花萼绿色，先端5裂，裂片有毛，长约2mm。开放者花冠筒状，先端二唇形；雄蕊5个，附于筒壁，黄色；雌蕊1个，子房无毛。气清香，味淡、微苦。

【性味归经】甘，寒，归肺、心、胃经。

【功能与主治】清热解毒，凉散风热。用于痈肿疔疮，喉痹，丹毒，热毒血痢，风热感冒，温病发热。银花炭解毒止痢。

【临床应用】

单味应用：

（1）一切肿毒，不问已溃未溃，或初起发热：用金银花，俗名甜藤，采花连茎叶自然汁半碗，煎八分，服之，以渣敷上。败毒托里，散气和血，其功独胜。（《本草纲目》）

（2）脚气作痛，筋骨引痛：鹭鸶藤，即金银花，为末，每服二钱，热酒调下。（《本草纲目》）或为末，糖调，常服，能稀痘。（《本草从新》）

（3）中野菌毒：急采鸳鸯藤，啖之。即令忍冬草也。（《本草纲目》）

配伍应用：

（1）金银花与连翘配伍，清热解毒，疏散风热，主要用于温热病，热陷心包所致的高热，烦躁，神昏；外感风热，发热恶寒或热毒壅盛所致咽喉肿痛等证。

（2）金银花与玄参配伍，清热解毒，凉血消痈，主要用于热入营血，热盛发斑咽喉肿痛等证。

（3）金银花与野菊花配伍，清热解毒，消肿排脓，主要用于疮痈疔疖，红肿焮痛等证。

（4）金银花与石膏配伍，清热泻火解毒，用于热入气分所致的壮热烦渴，脉洪大者。

（5）金银花、连翘、蒲公英配伍，清热解毒，消肿散结，主要用于风热毒邪所致的咽喉肿痛、目赤肿痛或体内热毒蕴结所致的痈肿疔疮初期局部红肿热痛或发热恶寒，各种疔毒。

组方应用：

（1）《温病条辨》银翘散：连翘15g，金银花15g，苦桔梗6g，薄荷6g，竹叶4g，生甘草5g，荆芥穗4g，淡豆豉5g，牛蒡子6g。功用：辛凉透表，清热解毒。主治温病初起。发热无汗，或有汗不畅，微恶风寒，头痛口渴，咳嗽咽痛，舌尖红，苔薄白或微黄，脉浮数。

（2）《校注妇人良方》仙方活命饮：白芷、贝母、防风、赤芍药、当归尾、甘草节、穿山甲、天花粉、乳香、没药各6g，金银花25g，陈皮9g。功用：清热解毒，消肿溃坚，活血止痛。主治痈疡肿毒初起。红肿焮痛，或身热凛寒，苔薄白或黄，脉数有力。

（3）《医宗金鉴》五味消毒饮：金银花20g，野菊花、蒲公英、紫花地丁、紫背天葵子各15g。功用：清热解毒，消散疔疮。主治疔疮初起，发热恶寒，疮形如粟，坚硬根深，状如铁钉，以及痈疡疖肿，红肿热痛，舌红苔黄，脉数。

（4）《验方新编》四妙勇安汤：金银花、玄参90g，当归30g，甘草15g。功用：清热解毒，活血止痛。主治脱疽。热毒炽盛，患肢黯红微肿灼热，溃烂腐臭，疼痛剧烈，或见发热口渴，舌红脉数。

（5）经验方：金银花30，防风18g，白芷10g，当归15g，白芍15g，陈皮15g，乳香10g，没药10g，皂角刺10g，黄芪30g，天花粉15g，大黄15g，槐花15g，甘草10g。功效主治：清热解毒，活血止血。用于结肠炎肠风下血（放射性直肠炎）。用法：每日一剂，水煎400ml，分两次温服。

（6）经验方：金银花60g，当归15g，玄参15g，百部15g，地骨皮15g，车前子10g，蒲公英30g，甘草6g。功效主治：清热解毒，消积散结。用于结核性腹膜炎。用法：每日一剂，水煎400ml，分两次温服。

（7）经验方：金银花30g，大青叶30g，生地18g，南沙参15g，党参30g，连翘15g，杏仁10g，川芎10g，丹参10g，炙甘草6g，芦根15g，麦冬10g，玄参15g，黄芪30g，桂枝6g，五味子10g。功效主治：清热解毒，益气养阴，活血通络。用于病毒性心肌炎。用法：每日一剂，水煎400ml，分两次温服。

（8）经验方：金银花30g，连翘15g，大青叶30g，紫草10g，石膏30g。功用主治：清热解毒，凉血消斑。用于温病初起，邪在气分，壮热，口渴，头痛，甚则热盛发斑。用法：每日一剂，水煎400ml，分两次温服。

（9）经验方：金银花30g，紫草18g，炒白芍10g，生地15g，玄参15g，丹皮10g，知母10g，川木通10g，生薏苡仁30g，砂仁6g（后下），荷梗10g，牛黄0.5g（冲服）。功效主治：清热凉血，健脾除湿。用于红细胞增多症。用法：每日一剂，水煎400ml，分两次温服。

（10）边全禄主任医师方　骨痨汤：穿山甲18g，皂刺60g，当归尾30g，桔梗30g，金银花60g，赤芍20g，乳香20g，没药20g，天花粉30g，浙贝母30g，白芷30g，陈皮30g，党参30g，茯苓20g，白僵蚕18g，全蝎15g，大黄15g，车前子15g，螃蟹20g，蜈蚣（去头尾）15条，山药30g，牛蒡子30g，山栀30g，三七15g，黄芪60g，连翘30g，海马15g，血力花15g，斑蝥6g。此方加10倍量水煎煮至1000ml，每日1～3次，每次10ml。口服。主治骨痨（骨结核）。

（11）沈璐主任医师方　瘿痛消：金银花30g，连翘30g，地丁30g，野菊花30g，黄芩12g，玄参12g，元胡12g，生地12g，丹参30g，丹皮12g。功效主治：清热解毒，活血止痛。用于亚急性甲状腺炎。用法：每日一剂，水煎400ml，分两次温服。

（12）朱生全主任医师方　消癜汤：金银花10～15g，连翘10～15g，紫草8～10g，生地8～10g，水牛角6～10g，丹参10g，当归6g，川牛膝6g，蝉蜕6～10g，地肤子6～10g，白茅根15～30g，甘草4～6g。功效主治：清热解毒，凉血化瘀，祛风止痒。用于小儿过敏性紫癜，证属风热伤络及血热妄行。用法：每日一剂，水煎400ml，分两次温服。

（13）范淑惠主任医师　清热解毒汤：金银花20g，连翘20g，大青叶20g，紫草20g，甘草6g。功效主治：清热解毒，清营透疹。用于温热病发热，热瘀互结所致的高烧不退，肺炎发热，感冒，急性化脓性扁桃腺炎，斑疹伤寒，泌尿系感染，出血热等证。用法：每日一剂，水煎400ml，分两次温服。

（14）经验方　抗核汤：金银花30g，连翘12g，夏枯草10g，皂角刺10g，牡蛎（先煎）30g，昆布10g，蒲公英10g，桔梗10g，百部10g，地骨皮10g，蜈蚣3条，元胡15g；痛甚加乳香、没药各10g。功效主治：清热解毒，软坚散结，止痛。用于腋下淋巴结核、淋巴结肿大疼痛。用法：每日一剂，水煎400ml，分两次温服。

（15）经验方　消炎汤：金银花30g，连翘15g，蒲公英30g，生地15g，当归15g，生甘草12g，天花粉9g，桔梗9g，白矾3g。功效主治：清热解毒，消肿止痛。用于痈疖初起，红肿热痛。用法：

每日一剂,水煎400ml,分两次温服。

【制剂】

(1) 维C银翘片　组成:金银花,连翘,淡豆豉,淡竹叶,牛蒡子,芦根,桔梗,甘草,马来酸鲁本那敏,对乙酰氨基酚,维生素C,薄荷素油。功能疏风解表,清热解毒。用于外感风热所致的流行性感冒,症见发热,头痛,咳嗽,口干,咽喉疼痛。用法与用量:口服。一次2片,一日3次。(西安阿房宫药业有限公司生产)

(2) 双黄连口服液　组成:金银花,黄芩,连翘。功能与主治:疏风解表,清热解毒。用于外感风热所致的感冒,症见发热、咳嗽、咽痛。用法与用量:口服。一次20ml,一次3次;小儿酌减或遵医嘱。

【化学成分】含绿原酸、异绿原酸、木樨草素、忍冬苷、肌醇、皂苷、挥发油(主要为双花醇、芳樟醇)等。

【药理作用】本品有广谱抗菌作用,对金黄色葡萄球菌、痢疾杆菌等致病菌有较强的抑制作用,对钩端螺旋体、流感病毒及致病霉菌等多种病原微生物亦有抑制作用;有明显抗炎及解热作用;其水及酒浸液对肉瘤180及艾氏腹水瘤有明显的细胞毒作用。本品有一定降低胆固醇作用。

【用法用量】6~15g。

附药:忍冬藤

本品为忍冬的茎叶,又名银花藤。秋冬割取带叶的嫩枝,晒干,生用。性味功效与金银花相似,故可做金银花的代用品。其解毒作用不及金银花,但本品又有通经络的作用,可消除经络的风热而止痛。用量15~30g。

连　　翘

【来源】本品为木樨科植物连翘 Forsythia suspensa (Thunb.) Vahl 的干燥果实。主产于我国东北、华北、长江流域至云南。野生、家种均有。秋季果实初熟尚带绿色时采收,除去杂质,蒸熟,晒干,习称"青翘";果实熟透时采收,晒干,除去杂质,习称"老翘"。

【商品】连翘。

【性状】呈长卵形至卵形,稍扁,长1.5~2.5cm,直径0.5~1.3cm。表面有不规则的纵皱纹及多数突起的小斑点,两面各有一条明显的纵沟。顶端锐尖,基部有小果柄或已脱落。青翘多不开裂,表面绿褐色,突起的灰白色小斑点较少;质硬;种子多数,黄绿色,细长,一侧有翅。老翘开裂,表面黄棕色或红棕色,内表面多为浅黄棕色,平滑,具一纵隔,质脆,种子棕色,多已脱落。气微香,味苦。

【性味归经】苦,微寒,归肺、心、小肠经。

【功能与主治】清热解毒,消肿散结。用于痈疽,乳痈,丹毒,风热感冒,温病初起,温热入营,高热烦渴,神昏发斑,热淋尿闭。

【临床应用】

单味应用:

(1) 痈疽肿毒:连翘草及根各一升,水一斗六升煮汁三升,服,取汗。(《本草纲目》)

(2) 痔疮肿疼:煎,熏洗之。(《本草易读》)

(3) 视网膜出血:连翘18~21g,文火水煎,分3次食前服。(《一味中药祛顽疾》)

(4) 呃逆:连心60g炒焦,煎水服。或服药末,每次10g,每日3次。(《一味中药祛顽疾》)

配伍应用：

（1）连翘与白茅根配伍，清心除烦，泻火利，用于心火下移所致的小便短赤，涩痛等证。

（2）连翘与野菊花配伍，清热解毒，消痈散结，用于疮痈疖肿，红肿焮痛等证。

（3）连翘与夏枯草配伍，清热解毒，消肿散结，用于瘰疬痰核，痰热互结等证。

组方应用：

（1）《太平惠民和剂局方》凉膈散：川大黄、朴硝、甘草、山栀仁、薄荷、黄芩、连翘各18g。功用：泻火通便，清上泻下。主治上中二焦火热证。烦躁口渴，面赤唇焦，胸膈烦热，口舌生疮，或咽痛吐衄，便秘溲赤，或大便不畅，舌红苔黄，脉滑数。

（2）《温病条辨》清宫汤：玄参10g，莲子心10g，竹叶6g，连翘10g，麦冬10g，水牛角10g。主治温病发汗，汗出过多，耗伤心液，以致邪陷心包，神昏谵语。

（3）经验方 连翘汤：连翘12g，蒲公英12g，沙参12g，牡蛎12g，射干10g，泽兰9g，海藻10g，赤芍10g，当归10g，白及10g，天花粉10g，昆布10g，夏枯草10g，核桃2个。功效主治：清热解毒，软坚散结。用于甲状腺肿、增生。用法：每日一剂，水煎400ml，分两次温服。

【制剂】牛黄至宝丸 组成：连翘，栀子，大黄，芒硝，石膏，青蒿，陈皮，木香，广藿香，人工牛黄，冰片，雄黄。功能与主治：清热解毒，泻火通便。用于胃肠积热所致的头痛眩晕、目赤耳鸣、口燥咽干、大便燥结。用法与用量：口服。一次1~2丸，一日2次。

【化学成分】含苯乙醇苷类（连翘酯苷A、连翘酯苷B、连翘酯苷C、连翘苷），木脂体及其苷类，五环三萜类（白桦脂酸、齐墩果酸、熊果酸），挥发油，生物碱和甾醇类等。

【药理作用】连翘有广谱抗菌作用，对金黄色葡萄球菌、贺氏痢疾杆菌有很强的抑制作用，对其他致病菌、流感病毒、真菌都有一定抑制作用。因连翘中含有丰富的维生素P，可降低血管通透性及脆性，防止溶血。此外，还有止呕、解热、强心、利尿及降血压作用。

【用法用量】6~15g。

【注意事项】脾胃虚寒及气虚脓清者不宜使用。

蒲 公 英

【来源】本品为菊科植物蒲公英 Taraxacum mongolicum Hand. Mazz.、碱地蒲公英 Taraxacum sinicum Kitag. 或同属数种植物的干燥全草。我国各地均有分布。春至秋季花初开时采挖，除去杂质，洗净，晒干。

【商品】蒲公英。

【性状】呈皱缩卷曲的团块。根呈圆锥形，多弯曲，长3~7cm；表面棕褐色，抽皱；根头部有棕褐色或黄白色的茸毛，有的已脱落。叶基生，多皱缩破碎，完整叶片呈倒披针形，绿褐色或暗灰色，边缘浅裂或羽状分裂，下表面主脉明显。花茎1至数条，每条顶生头状花序，总苞片多层，内面一层较长，花冠黄褐色或淡黄白色。有的可见多数具白色冠毛的长椭圆形瘦果。气微，味微苦。

【性味归经】苦、甘，寒，归肝、胃经。

【功能与主治】清热解毒，消肿散结，利尿通淋。用于疔疮肿毒，乳痈，目赤，咽痛，肺痈，肠痈，湿热黄疸，热淋涩痛。

【临床应用】

单味应用：

（1）产后不自乳儿，畜积乳汁结作痈：取蒲公草捣，敷肿上，日三四度易之。（《经史证类备用本草》）

（2）疔疮疗毒：蒲公英捣烂，覆之，即黄花地丁也。别更捣汁，和就煎服，取汗。(《本草纲目》)

（3）多年恶疮：蒲公英捣烂，贴。(《本草纲目》)

（4）消化性溃疡：蒲公英研为粉末，每天20g，用开水浸泡30分钟后代茶饮，1个月为一疗程。能清热解毒，消肿。(《一味妙方治百病》)

（5）痔疮：蒲公英全草，干品或鲜品均可。根据临床表现的轻重，鲜品用100～200g，干品用50～100g，水煎服，每天1剂。止血则炒至微黄用。对内痔嵌顿、血栓外痔及炎性外痔，则配合水煎熏洗。能止血，消肿，止痛。(《一味妙方治百病》)

配伍应用：

（1）蒲公英与紫花地丁配伍，清热解毒，消痈散结，常用于疔毒及乳痈。

（2）蒲公英与芦根配伍，清热解毒，养阴消痈，主要用于肺痈。

（3）蒲公英与大黄配伍，清热解毒，攻积化滞，主要用于肠痈。

组方应用：

经验方：蒲公英30，地丁30g，银花30g，野菊花30g，紫背天葵30g，重楼30g，当归10g，赤芍15g，丹参15g，鸡血藤30g，川牛膝30g，黄芪60g，川木通10g。功效主治：清热解毒，活血通络。用于血栓闭塞性脉管炎。用法：每日一剂，水煎400ml，分两次温服。

【制剂】二丁颗粒　组成：蒲公英，紫花地丁，半边莲，板蓝根。功能与主治：清热解毒。用于火热毒盛所致的热疖痈毒、咽喉肿痛、风热火眼。用法与主治：开水冲服。一次1袋，一日3次。

【化学成分】含五环三萜成分（蒲公英甾醇、伪蒲公英甾醇、伪蒲公英甾醇乙酸酯、蒲公英赛醇、β-香树脂醇、蒲公英羽扇豆醇等），黄酮类（木樨草素、槲皮素、木樨草素-7-β-D-葡萄糖苷等），香豆精类｛6,7-二羟基香豆精（七叶素和东莨菪素），倍半萜内酯类（蒲公英内酯、蒲公英酸等）｝，植物甾醇类（β-谷甾醇、β-香树脂醇等），色素类，挥发油等。

【药理作用】蒲公英对金黄色葡萄球菌、溶血性链球菌有较强的抑制作用；对肺炎双球菌、脑膜炎球菌、白喉杆菌、绿脓杆菌、变形杆菌、痢疾杆菌、伤寒杆菌及卡他球菌等有一定的抑制作用；此外，尚有利胆、保肝、利尿、健胃及轻泻作用。煎剂还有激发机体免疫功能的作用。

【用法用量】9～15g。外用鲜品适量捣敷或煎汤熏洗患处。

【注意事项】用量过大，可致缓泻。

紫花地丁

【来源】本品为堇菜科植物紫花地丁 Viola yedoensis Makino 的干燥全草。产于我国长江下游至南部各省。春、秋二季采收，除去杂质，晒干。

【商品】紫花地丁。

【性状】多皱缩成团。主根长圆锥形，直径1～3mm；淡黄色，有细纵皱纹。叶基生，灰绿色，叶片呈披针形或卵状披针形；先端钝，基部截形或稍心形，边缘具钝锯齿，两面有毛；叶柄细。花茎纤细；花瓣5，紫堇色或淡棕色；花距细管状。蒴果椭圆形或3裂，种子多数，淡棕色。气微，味微苦而稍黏。

【性味归经】苦、辛，寒，归心、肝经。

【功能与主治】清热解毒，凉血消肿。用于疔疮肿毒，痈疽发背，丹毒，毒蛇咬伤。

【临床应用】

单味应用：

(1) 黄疸内热：地丁末，酒服三钱。(《本草纲目》)

(2) 痈疽发背，无名诸肿，贴之如神：紫花地丁草，三伏时收，以白面和成，盐、醋浸一夜，贴之。昔有一尼发背，梦得此方，数日而痊。(《本草纲目》)

(3) 一切恶疮：紫花地丁根日干，以罐盛，烧烟对疮熏之，出黄水，取尽愈。(《本草纲目》)

(4) 喉痹肿痛：箭头草叶，入酱少许研膏，点入取吐。(《本草纲目》)

(5) 疔疮肿毒：取汁内服，杵烂外敷。(《本草易读》)

配伍应用：

(1) 紫花地丁与蚤休配伍，清热解毒，消肿散痈，主要用于火毒疔疮，丹毒红肿焮痛之证。

(2) 紫花地丁与雄黄配伍，清解蛇毒，主要用于毒蛇毒虫咬伤。

组方应用：

(1)《中草药手册》：紫花地丁一两（30g），红藤一两（30g），蚂蚁草二两（60g），黄芩三钱（10g）。主治肠炎，痢疾。

(2)《中草药手册》：紫花地丁、紫参、车前草各五钱（15g），海金沙一两（30g）。主治前列腺炎。

【化学成分】含有机酸，黄酮及其苷类，酚性成分，糖类，氨基酸，多肽及蛋白质，皂苷，植物甾醇，鞣质及 Cu、Fe、Mn、Zn、Ca、P、S 等元素。

【药理作用】对结核杆菌、痢疾杆菌、金黄色葡萄球菌、肺炎球菌、皮肤真菌及钩端螺旋体有抑制作用。此外，尚有解热、消肿、消炎等作用。

【用法用量】15～30g。外用鲜品适量，捣烂敷患处。

【注意事项】体质虚寒者忌服。

野 菊 花

【来源】本品为菊科植物野菊 Chrysanthemum indicum L. 的干燥头状花序。我国各地均有分布。秋、冬二季花初开放时采摘，晒干，或蒸后晒干。

【商品】野菊花。

【性状】呈类球形，直径 0.3～1cm，棕黄色。总苞由 4～5 层苞片组成，外层苞片卵形或条形，外表面中部灰绿色或浅棕色，通常被白毛，边缘膜质；内层苞片长椭圆形，膜质，外表面无毛。总苞基部有的残留总花梗。舌状花 1 轮，黄色至棕黄色，皱缩卷曲；管状花多数，深黄色。体轻。气芳香，味苦。

【性味归经】苦、辛，微寒，归肝、心经。

【功能与主治】清热解毒。用于疔疮痈肿，目赤肿痛，头痛眩晕。

【临床应用】

单味应用：

(1) 痈疽疔肿，一切无名肿毒：用野菊花连茎捣烂，酒煎，热服取汗，以渣敷之，即愈。(《本草纲目》)

(2) 预防感冒：野菊花用沸水浸泡 1 小时，煎 30 分钟，口服，成人每次 6g，儿童酌减。(《一味中药祛顽疾》)

(3) 中心性视网膜脉络膜炎：菊花 30g，猪心 1 只，将菊花塞入猪心内，加入水适量，不用佐

料，文火慢煲，熟透为宜，去渣，吃肉喝汤。(《一味中药祛顽疾》)

(4) 流行性腮腺炎：野菊花15g，煎汤代茶饮，每日一剂，连服一周。(《一味中药祛顽疾》)

配伍应用：

(1) 野菊花与金银花配伍，清热解毒利咽，主要用于外感风热，咽喉肿痛。

(2) 野菊花与夏枯草配伍，清热解毒，清肝明目，主要用于风火赤眼，肿痛。

(3) 野菊花与决明子配伍，清肝泄热，降血压，主要用于肝热所致的高血压病。

组方应用：

(1) 经验方：野菊花10g，金银花10g，桑叶10g。沸水沏，熏眼后服用。功效主治：清热解毒，明目消肿。用于风火目赤肿痛。用法：每次一剂，沸水沏适量，趁热熏眼，凉后饮尽药汁。每日可用2~3剂。

(2)《江西草药》：野菊花一两(30g)，一点红五钱(15g)，金银花一两(30g)，积雪草五钱(15g)，犁头草五钱(15g)，白茅根五钱(15g)。主治大、小叶性肺炎，支气管炎，阑尾炎及一般急性炎症。

(3)《江西草药》：野菊花、苦楝皮、苦参根各适量。水煎外洗。主治头癣、湿疹、天疱疮。

【制剂】复方瓜子金颗粒　组成：瓜子金，大青叶，野菊花，海金沙，白花蛇舌草，紫花地丁。功能与主治：清热利咽，散结止痛，祛痰止咳。用于风热袭肺或痰热壅肺所致的咽部红肿、咽痛、发热、咳嗽；急性咽炎、慢性咽炎急性发作及上呼吸道感染见上述证候者。用法与用量：开水冲服。

【化学成分】含刺槐素-7-鼠李糖葡萄糖苷、野菊花内酯、矢车菊苷、苦味素、α-侧柏酮。又含挥发油（d_1-樟脑、廿四烷等），另含维生素A类物质及维生素B_1。

【药理作用】对金黄色葡萄球菌、白喉杆菌及痢疾杆菌有抑制作用。有明显的降压、抗病毒作用。

【用法用量】9~15g。外用适量。

穿心莲

【来源】本品为爵床科植物穿心莲 Andrographis paniculata (Burm. f.) Nees 的干燥地上部分。华南、华东、西南地区均有栽培。秋初茎叶茂盛时采割，晒干。

【商品】穿心莲。

【性状】茎呈方柱形，多分枝，长50~70cm，节稍膨大；质脆，易折断。单叶对生，叶柄短或近无柄；叶片皱缩、易碎，完整者展开后呈披针形或卵状披针形，长3~12cm，宽2~5cm，先端渐尖，基部楔形下延，全缘或波状；上表面绿色，下表面灰绿色，两面光滑。气微，味极苦。

【性味归经】苦、寒，归心、肺、大肠、膀胱经。

【功能与主治】清热解毒，凉血，消肿。用于感冒发热，咽喉肿痛，口舌生疮，顿咳劳嗽，泄泻痢疾，热淋涩痛，痈肿疮疡，毒蛇咬伤。

【临床应用】

单味应用：

鲜品捣烂外敷，治疗痈肿疮毒，虫蛇咬伤。

配伍应用：

(1) 穿心莲与金银花配伍，清热解毒，疏散风热，主要用于外感风热，温病初起，发热头痛。

(2) 穿心莲与野菊花配伍，清热解毒，燥湿消肿，多用于痈肿疮疡，虫蛇咬伤。

(3) 穿心莲与马齿苋配伍，清热解毒燥湿，主要用于湿热下痢。

(4) 穿心莲与车前草配伍，清热解毒，燥湿利尿，主要用于下焦湿热，小便淋沥涩痛。

组方应用：

《江西草药》：穿心莲五钱（15g），六月雪二两（60g），大青根一两半（45g），黄栀子根一两（30g），虎刺一两（30g），阴行草一两（30g）。主治胆囊炎。

【制剂】妇科千金片　组成：千斤拔，金樱根，穿心莲，功劳木，单面针，当归，鸡血藤，党参。功能与主治：清热除湿，益气化瘀。用于湿热瘀阻所致的带下病、腹痛，症见带下量多、色黄质稠、臭秽，小腹疼痛，腰骶酸痛，神疲乏力；慢性盆腔炎、子宫内膜炎、慢性宫颈炎见上述证候者。用法与用量：口服。一次6片，一日3次。

【化学成分】含内酯类，黄酮类，$β$-谷甾醇-D葡萄糖苷等。内酯类成分主要有穿心莲内酯、新穿心莲内酯、脱氢基穿心莲内酯、高穿心莲内酯，14-脱氧-n氧（代）穿心莲内酯，14-脱氧-11、12-二脱氧穿心莲内酯，穿心莲内酯苷，14-去氧穿心莲内酯苷等。

【药理作用】穿心莲煎剂对金黄色葡萄球菌、绿脓杆菌、变形杆菌、肺炎双球菌、溶血性链球菌、痢疾杆菌、伤寒杆菌均有不同程度的抑制作用；有增强人体白细胞对细菌的吞噬能力；有解热、抗炎、利胆、抗蛇毒作用；并有终止妊娠的作用等。

【用法用量】6～9g。外用适量。

【注意事项】煎剂易致呕吐。脾胃虚寒者不宜用。

大 青 叶

【来源】本品为十字花科植物菘蓝 Isatis indigotica Fort. 的干燥叶。主产于江苏、安徽、河北、河南、浙江等地。夏、秋二季分2～3次采收，除去杂质，晒干。

【商品】大青叶。

【性状】本品多皱缩卷曲，有的破碎。完整叶片展平后呈长椭圆形至长圆状倒披针形，长5～20cm，宽2～6cm；上表面暗灰绿色，有的可见色深稍突起的小点；先端钝，全缘或微波状，基部狭窄下延至叶柄呈翼状；叶柄长4～10cm，淡棕黄色。质脆。气微，味微酸、苦、涩。

【性味归经】苦，寒，归心、胃经。

【功能与主治】清热解毒，凉血消斑。用于温邪入营，高热神昏，发斑出疹，黄疸，热痢，痄腮，喉痹，丹毒，痈肿。

【临床应用】

单味应用：

(1) 流行性感冒：大青叶煎剂每次10ml（相当于生药30g），日服3次，连用3～5日。(《一味中药祛顽疾》)

(2) 流行性腮腺炎：新鲜大青叶约60g，捣成糊状，均匀地涂布于患侧耳下肿胀处，上面覆盖纱布，并用胶布固定，每日换药1～2次。(《一味中药祛顽疾》)

配伍应用：

(1) 大青叶与水牛角配伍，清热解毒，凉血消斑，主要用于外感风热，或温病热毒入于血分所致的神昏，壮热，烦躁，发斑。

(2) 大青叶与金银花配伍，清热解毒，辛凉解表，主要用于外感风热，或温病初起所致的发热，头痛，口渴。

(3) 大青叶与玄参配伍，清热解毒，利咽消肿，主要用于热毒入营所致的丹毒，口疮，咽喉肿痛等证。

组方应用：

《延年方》大青汤：大青叶三两（90g），栀子二七枚，犀角一两（30g），淡豆豉五合（500g）。主治时行壮热头痛，发疮如豌豆遍身。

【制剂】清瘟败毒丸　组成：大青叶，连翘，玄参，天花粉，桔梗，牛蒡子，羌活，防风，葛根，柴胡，黄芩，白芷，川芎，赤芍，甘草，淡竹叶。功能与主治：清瘟解毒。用于外感时疫，憎寒壮热，头痛无汗，口渴咽干，痄腮，大头瘟。用法与用量：口服。一次2丸，一日2次；小儿酌减。

【化学成分】含吲哚类生物碱（靛蓝、靛玉红），有机酸类（水杨酸、邻氨基苯甲酸、丁香酸、苯甲酸、棕榈酸等），苷类化合物（芸苔葡萄糖硫苷、新芸苔葡萄糖硫苷腺苷、胞苷、尿苷、鸟苷等），落叶松脂素，异牡荆素，黄嘌呤，次黄嘌呤，β-谷甾醇，γ-谷甾醇，氨基酸类（色氨酸等），挥发性成分以及锌、铁、钙、镁、锰、铜、钾、钠等无机元素。

【药理作用】对金黄色葡萄球菌、溶血性链球菌均有一定抑制作用；对乙肝表面抗原有抑制作用，对流感病毒亚甲型有抑制作用；本品还有解热、抗炎等作用。

【用法用量】9~15g。外用适量。

【注意事项】脾胃虚寒者忌用。

板 蓝 根

【来源】本品为十字花科植物菘蓝 Isatis indigotica Fort. 的干燥根。主产于华东、华北以及陕西、贵州等地。秋季采挖，除去泥沙，晒干。

【商品】板蓝根。

【性状】呈圆柱形，稍扭曲，长10~20cm，直径0.5~1cm。表面淡灰黄色或淡棕黄色，有纵皱纹、横长皮孔样突起及支根痕。根头略膨大，可见暗绿色或暗棕色轮状排列地叶柄残基和密集的疣状突起。体实，质略软，断面皮部黄白色，木部黄色。气微，味微甜后苦涩。

【性味归经】苦、寒，归心、胃经。

【功能与主治】清热解毒，凉血利咽。用于温毒发斑，舌绛紫黯，痄腮，喉痹，烂喉，丹痧，大头瘟疫，丹毒，痈肿。

【临床应用】

单味应用：

（1）流行性腮腺炎：板蓝根30g，加水500ml，煎成400ml，共煎2次，总量约700ml，分为2天服，每日3~4次，连续服2剂。（《一味中药祛顽疾》）

（2）鹅口疮：板蓝根9g，水煎汁，反复涂擦患处，每日5~6次，可佐以内服。（《一味中药祛顽疾》）

（3）单纯性疱疹性口炎：板蓝根30g，煎制成60ml，1岁每服10ml，2岁每服15ml，3岁每服20ml，每日3次。每次服药前先用过氧化氢（双氧水）涂抹局部。（《一味中药祛顽疾》）

（4）口腔黏膜溃疡：取板蓝根鲜品30~60g，或干品10~30g，煎汁。将药汁的1/3涂患处，每天7~8次，剩下的2/3药液内服。能清热解毒，凉血。（《一味妙方治百病》）

配伍应用：

（1）板蓝根与山豆根配伍，清热解毒，利咽消肿，主要用于温病热毒蕴结所致的咽喉肿痛。

（2）板蓝根与玄参配伍，清热解毒，凉血利咽喉，主要用于温邪犯上，咽喉肿痛，声音嘶哑。

组方应用：

（1）《辽宁常用中草药手册》：板蓝根一两（30g），茵陈四钱（12g），郁金二钱（6g），薏苡仁三钱（10g）。主治肝硬化。

（2）《全展选编·爱国卫生》：板蓝根、山慈菇各一两（30g），连翘六钱（18g），甘草六钱（18g），青黛一钱（3g）。山药用水浸泡半小时，放入大砂锅内，放清水800～1000ml，煎成500ml，分10份，饮。预防流行性腮腺炎。

（3）霍润林主任医师方　清肝明目汤：板蓝根30g，木贼草15g，蝉衣15g，青葙子15g，紫草15g，赤芍12g，柴胡12g，生地20g，白术15g，玄参15g，防风9g，黄芪15g，白蒺藜15g，甘草6g。功效主治：清热泻火，明目退翳。用于肝火上炎引起的目赤肿痛，眼生星翳，畏光流泪（各种角膜炎、角膜溃烂）。用法：每日一剂，水煎400ml，分两次温服。

（4）经验方　流腮饮：板蓝根15g，金银花8g，马勃15g，蒲公英10g，柴胡8g，升麻4g，陈皮8g，大青叶10g，夏枯草8g，半夏8g，黄芩8g，甘草4g。功效主治：清热解毒，消肿散结。用于流行性腮腺炎。用法：每日一剂，水煎400ml，分两次温服。

（5）经验方　出血热预防合剂：板蓝根30g，大青叶15g，白茅根30g，生贯众15g，生甘草10g。功效主治：清热解毒。用于出血热预防。用法：每日一剂，水煎400ml，分两次温服。

【制剂】利咽解毒颗粒　组成：板蓝根，金银花，连翘，薄荷，牛蒡子，山楂，桔梗，大青叶，僵蚕，玄参，黄芩，地黄，天花粉，大黄，浙贝母，麦冬。功能与主治：清肺利咽，解毒退热。用于外感风热所致的咽痛、咽干、喉核红肿、两腮肿痛、发热恶寒；急性扁桃体炎、急性咽炎、腮腺炎见上述证候者。用法与用量：开水冲服。一次1袋，一日3～4次。

【化学成分】含有机酸类（吡啶三羧酸、顺丁烯二酸、棕榈酸等），生物碱类（吲哚类生物碱、喹唑类生物碱、依靛蓝双酮），蛋白质，糖，树胶，氨基酸及K，Ca，Mg，Zn，Fe，Cu，Mn，Pb，Hg，Ce，Co，Ni，Cd和As等微量元素。主要化学成分还有靛蓝、靛玉红、β-谷甾醇、尿苷、青黛酮等。

【药理作用】对感冒病毒有抑制作用，对多种病毒感染疗效良好；对枯草杆菌、大肠杆菌、伤寒杆菌、副伤寒杆菌、志贺氏痢疾杆菌、肠炎杆菌等均有抑制作用；可增强免疫功能；对由ADP诱导的血小板聚集有一定的抑制作用。

【用法用量】9～15g。

【注意事项】脾胃虚寒者忌用。

青　黛

【来源】本品为爵床科植物马蓝 Baphicacanthus cusia (Nees) Bremek.、蓼科植物蓼蓝 Polygonum tinctorium Ait. 或十字花科植物菘蓝 Isatis indigotica Fort. 的叶或茎叶经加工制得的干燥粉末或团块。秋季采收以上植物的落叶，加水浸泡，至叶腐烂，叶落脱皮时，捞去落叶，加适量石灰乳，充分搅拌至浸液由乌绿色转为深红色时，捞取液面泡沫，晒干而成。

【商品】青黛。

【性状】本品为深蓝色的粉末，体轻，易飞扬；或呈不规则多孔性团块，用手搓捻即成细末。微有草腥气，味淡。

【性味归经】咸，寒，归肝经。

【功能与主治】清热解毒，凉血，定惊。用于温毒发斑，血热吐衄，胸痛咳血，口疮，痄腮，喉痹，小儿惊痫。

【临床应用】

单味应用：

(1) 内热吐血：青黛二钱，新汲水下。(《本草纲目》)

(2) 小儿惊痫：青黛量大小，水研，服之。(《本草纲目》)

(3) 伤寒赤斑：青黛二钱，水研，服。(《本草纲目》)

(4) 豌豆疮毒未成脓者：波斯青黛一枣许，水研，服。(《本草纲目》)

(5) 小儿疳痢，小儿杂病变成疳，不问强弱男女，烦热毛焦，鼻口干燥，皮肤枯槁，四肢瘫痪，腹中时时下痢青黄赤白色，目赤面黄，谷道开张：为末，服之，良效。(《本草易读》)

(6) 流行性腮腺炎：青黛粉30g，加食醋适量，调成糊状，涂于塑料布上面，敷贴患处，每天2次。药物以临用时调配为宜，敷药面要大于肿胀局部范围，否则影响疗效。能清热解毒，凉血。(《一味妙方治百病》)

配伍应用：

青黛与玄参配伍，清热解毒，凉血消痈，主要用于热毒痈疮。

组方应用：

(1)《丹溪心法》咳血方：青黛6g，瓜蒌仁9g，海粉9g，诃子6g。功用：清肝宁肺，凉血止血。主治肝火犯肺之咳血证。咳嗽痰稠带血，咯吐不爽，心烦易怒，胸胁作痛，咽干口苦，颊赤便秘，舌红苔黄，脉弦数。

(2)《重订通俗伤寒论》青黛石膏汤：青黛10g，鲜生地（捣汁）30g，生石膏50g，升麻10g，黄芩10g，焦栀子10g，葱头一寸。主治热郁阳明，热极而发紫黑斑，脉洪数者，亦治血热妄行吐血、咯血、衄血等证。

【制剂】 黛蛤散 组成：青黛，蛤壳。功能与主治：清肝利肺，降逆除烦。用于肝火犯肺所致的头晕耳鸣、咳嗽吐衄、痰多黄稠、咽膈不利、口渴心烦。用法与用量：口服。一次6g，一日1次，随处方入煎剂。

【化学成分】 含靛玉红、靛蓝、β-谷甾醇、羽扇豆酮、羽扇豆醇、白桦脂醇、木脂素，氨基酸及无机成分（$CaCO_3$、SiO_2、H_2O）等。

【药理作用】 青黛的有效成分靛玉红，可以起到抗癌作用，对动物移植性肿瘤有中等强度的抑制作用。青黛煎剂对金黄色葡萄球菌、炭疽杆菌、志贺氏痢疾杆菌、霍乱弧菌等有抗菌作用。靛蓝有一定保肝作用。

【用法用量】 1.5~3g。宜入丸散用。外用适量。

【注意事项】 胃寒者慎用。

贯　众

【来源】 本品为鳞毛蕨科植物粗茎鳞毛蕨 Dryopteris crassirhizoma Nakai 的干燥根茎及叶柄残基。主产于辽宁、吉林、黑龙江等地。秋季采挖，削去叶柄，须根，除去泥沙，晒干。

【商品】 贯众、贯众炭。

【性状】 呈长倒卵形，略弯曲，上端钝圆或截形，下端较尖，有的纵剖为两半，长7~20cm，直径4~8cm。表面黄棕色至黑褐色，密被排列整齐的叶柄残基及鳞片，并有弯曲的须根。叶柄残基呈扁圆形，长3~5cm，直径0.5~1.0cm；表面有纵棱线，质硬而脆，断面平坦，棕色，有黄白色维管束5~13个，环列；每个叶柄残基的外侧常有3条须根，鳞片条状披针形，全缘，常脱落。质坚硬，断面略平坦，深绿色至棕色，有黄白色维管束5~13个，环列，其外散有较多的叶迹维管束。气特异,味初淡而微涩,后渐苦、辛。

【性味归经】苦,微寒;有小毒,归肝、胃经。

【功能与主治】清热解毒,驱虫。用于虫积腹痛,疮疡。贯众炭能收涩止血,用于崩漏下血。

【临床应用】

单味应用:

(1) 鼻衄不止:贯众根末,水服一钱。(《本草纲目》)

(2) 漆疮作痒:油调贯众末,涂之。(《本草纲目》)

(3) 浸水缸中,日饮其水。能辟时疫。(《本草从新》)

(4) 秃疮:烧末,油合,敷。(《本草易读》)

(5) 急性睾丸炎:贯众60g去毛,洗净,加水约700ml,煎至500nl,每日早晚各服250nl,或分次当茶饮服。(《一味中药祛顽疾》)

配伍应用:

(1) 贯众与板蓝根配伍,清热解毒,主要用于流行性感冒、腮腺炎、病毒性肺炎等证。

(2) 贯众与榧子配伍,清热解毒,杀虫止痒,主要用于绦虫、蛲虫等虫症。

【制剂】抗感颗粒 组成:金银花,赤芍,绵马贯众。功能与主治:清热解毒。用于外感风热引起的感冒,症见发热、头痛、鼻塞、喷嚏、咽痛、全身乏力、酸痛。用法与用量:开水冲服。一次10g,一日3次;小儿酌减或遵医嘱。

【化学成分】含异槲皮苷,紫云英苷,冷蕨苷,贯众素,贯众苷,杜鹃素,绵马酚,绵马次酸,茶烯,铁线蕨酮,胡萝卜苷,东北贯众素,白绵马素(三叉蕨素),糖等。

【药理作用】贯众对乙脑病毒、流感病毒、腮腺炎病毒等有抑制作用;有较强的驱虫作用,对绦虫有强烈毒性,可使绦虫麻痹而排出。对离体子宫有较强的收缩作用。

【用法用量】4.5~9g。

【注意事项】本品有毒,用量不宜过大。脾胃虚寒者慎用。

鱼 腥 草

【来源】本品为三白草科植物蕺菜 Houttuynia cordata Thunb. 的新鲜全草或干燥的地上部分。分布于长江以南流域各省。鲜品全年均可采割;干品夏季茎叶茂盛花穗多时采割,除去杂质,晒干。

【商品】鱼腥草。

【性状】鲜鱼腥草 茎呈圆柱形,长20~45cm,直径0.25~0.45cm;上部绿色或紫红色,下部白色,节明显,下部节上生有须根,无毛或被疏毛。叶互生,叶片心形,长3~10cm,宽3~11cm;先端渐尖,全缘;上表面绿色,密生腺点,下表面常紫红色;叶柄细长,基部与托叶合生成鞘状。穗状花序顶生。具鱼腥气,味涩。

干鱼腥草 茎呈扁圆柱形,扭曲,表面棕黄色,具纵棱数条;质脆,易折断。叶片卷折皱缩,展平后呈心形,上表面暗黄绿色至暗棕色,下表面灰绿色或灰棕色。穗状花序黄棕色。

【性味归经】辛、微寒,归肺经。

【功能与主治】清热解毒,消痈排脓,利尿通淋。用于肺痈吐脓,痰热咳喘,热痢,热淋,痈肿疮毒。

【临床应用】

单味应用:

(1) 悲疮热肿:取汁盖之,至疮上开孔以歇热毒,冷即易之,瘥。(《经史证类备用本草》)

（2）疔毒疮作痛：鱼腥草捣烂，敷之。痛一二时，不可去草，痛后一二日即愈。徽人所传方也。（《本草纲目》）

（3）断截疟疾：紫蕺一握，捣烂，绢包，周身摩擦，得睡，有汗即愈。临发前一时作之。（《本草纲目》）

（4）单纯性疱疹：鱼腥草500g，加水1500ml，得蒸馏液750ml，局部外敷。部分病例于外敷同时，再用上述溶液内服，每次10～20ml，每日3次。（《一味中药祛顽疾》）

（5）痔疮：鲜鱼腥草全草100g，切碎，捣烂，放入痰盂内，冲入滚开水至半痰盂，趁热熏洗肛门，以能忍受为度。（《一味中药祛顽疾》）

（6）阴囊湿疹：先将1000ml的水烧沸，然后取鲜鱼腥草100g（或干品15g）放入沸水煎3～5分钟，待其稍凉后，再用纱布蘸药液烫洗患处，注意不要烫伤皮肤，每日早晚各洗1次。（《一味中药祛顽疾》）

（7）菌痢：鱼腥草全草，鲜品50～150g，或干品25～75g，每天1剂，水煎服。如用鲜品，可先嚼服药叶20～40g，则效果更佳。能清热解毒，消痈止痛。（《一味妙方治百病》）

（8）痔痢：取鱼腥草100g，用水煎后，倒入痰盂内，让患者坐置于上，先用蒸汽熏，待水蒸气少而水接近体温时，再用纱布蘸药液洗患处。每天2～3次。能清热解毒，消肿止痛。（《一味妙方治百病》）

配伍应用：

（1）鱼腥草与桔梗配伍，清肺化痰，解毒散痈，主要用于肺痈，肺热咳嗽。

（2）鱼腥草与贝母配伍，清肺化痰，止咳平喘，常用于急、慢性支气管炎。

（3）鱼腥草与白茅根配伍，清热解毒，利尿通淋，主要用于尿路感染。

（4）鱼腥草、黄芩、野荞麦根配伍，清泻肺热，用于咳嗽，痰多，痰质黏，痰色白或黄。

组方应用：

（1）经验方：鱼腥草30g，黄芩10g，桔梗10g，浙贝母10g，枇杷叶10g，枳壳10g。功效主治：清肺化痰，止咳平喘。用于急、慢性支气管炎，属肺热者。用法：每日一剂，水煎400ml，分两次温服。

（2）《江西本草》：鱼腥草、厚朴，连翘各三钱（10g），研末，桑枝一两（30g），煎水冲服药末。主治：病毒性肺炎，支气管炎，感冒。

【制剂】复方鱼腥草片 组成：鱼腥草，板蓝根，金银花，黄芩，连翘。功能与主治：清热解毒。用于外感风热所致的急喉痹、急乳蛾，症见咽部红肿、咽痛；急性咽炎、急性扁桃体炎见上述证候者。用法与用量：口服。一次4～6片，一日3次。

【化学成分】全草含挥发油，油中含抗菌成分鱼腥草素（癸酰乙醛）、甲基正壬基酮、月桂烯、月桂醛、癸醛、癸酸。尚含氯化钾、硫酸钾等。

【药理作用】鱼腥草素对金黄色葡萄球菌、肺炎双球菌、甲型链球菌、流感杆菌、卡他球菌、伤寒杆菌以及结核杆菌等多种革兰氏阳性及阴性细菌，均有不同程度的抑制作用；能增强白细胞吞噬能力，提高机体免疫力；并有抗炎作用。此外，还有镇痛、利尿、止血、镇咳作用。

【用法用量】15～25g。外用适量。

【注意事项】本品含挥发油，不宜久煎。

金 荞 麦

【来源】本品为蓼科植物金荞麦 Fagopyrum dibotrys (D. Don) Hara 的干燥根茎。产于陕西、江苏、江西、浙江等地。冬季采挖，除去茎及须根，洗净，晒干。

【商品】 金荞麦。

【性状】 呈不规则团块状或圆柱状，常有瘤状分枝，顶端有的有茎残基，长3~15cm，直径1~4cm。表面棕褐色，有横向环节及纵皱纹，密布点状皮孔，并有凹陷的圆形根痕及残存须根。质坚硬，不易折断，断面淡黄白色或淡棕红色，有放射状纹理，中央髓部色较深。气微，味微涩。

【性味归经】 微辛、涩，凉，归肺经。

【功能与主治】 清热解毒，排脓祛瘀。多用于肺脓疡，肺炎，麻疹，急慢性支气管炎，扁桃体周围脓肿。

【临床应用】

单味应用：

金荞麦30g，隔水燉汁服。治疗肺痈。

配伍应用：

(1) 金荞麦与杏仁配伍，清热解毒，止咳平喘，主要用于肺热咳喘。

(2) 金荞麦与牛蒡子配伍，清热解毒，利咽消肿，主要用于外感风热，咽喉肿痛。

(3) 金荞麦与苍术配伍，活血通络，祛风湿止痹痛，主要用于风湿痹痛，关节屈伸不利。

组方应用：

经验方：金荞麦30g，麻黄10g，杏仁10g，石膏30g，甘草6g。功效主治：清肺化痰，止咳平喘。用于外感风热，肺热气促咳喘。用法：每日一剂，水煎400ml，分两次温服。

【制剂】 急支糖浆　组成：鱼腥草，金荞麦，四季青，麻黄，紫菀，前胡，枳壳，甘草。清热化痰，宣肺止咳。用于外感风热所致的咳嗽，症见发热、恶寒、胸膈满闷、咳嗽咽痛；急性支气管炎、慢性支气管炎急性发作见上述证候者。用法与用量：口服。一次20~30ml，一日3~4次；儿童一岁以内一次5ml，一岁至三岁一次7ml，三岁至七岁一次10ml，七岁以上一次15ml，一日3~4次。

【化学成分】 含双聚原矢车菊苷元、海柯皂苷元、β-谷甾醇、槲皮素、对-香豆酸、阿魏酸等。尚含蛋白质，氨基酸，维生素，微量元素及黄酮类等。

【药理作用】 有祛痰、解热、抗炎、抗肿瘤等作用。对金黄色葡萄球菌的凝固酶、溶血素及绿脓杆菌内毒素有对抗作用。

【用法用量】 15~45g，用水或黄酒隔水密闭炖服。

红　　藤

【来源】 本品为木通科植物大血藤 Sargentodoxa cuneata (Oliv.) Rehd. et Wils. 的干燥藤茎。主产于江西、湖北、湖南、江苏等地区。秋、冬二季采收，除去侧枝，截段，干燥。

【商品】 红藤（大血藤）。

【性状】 呈圆柱形，略弯曲，长30~60cm，直径1~3cm。表面灰棕色，粗糙，外皮常呈鳞片状剥落，剥落处显暗红棕色，有的可见膨大的节及略凹陷的枝痕或叶痕。质硬，断面皮部红棕色，有数处向内嵌入木部，木部黄白色，有多数细孔状导管，射线呈放射状排列。气微，味微涩。

【性味归经】 苦，平，归大肠、肝经。

【功能与主治】 清热解毒，活血，祛风。用于肠痈腹痛，经闭痛经，风湿痹痛，跌扑肿痛。

【临床应用】

单味应用：

(1) 风湿筋骨疼痛，经闭腰痛：大血藤六钱至一两。（《湖南农村常用中草药手册》）

(2) 肠胃炎腹痛：大血藤三至五钱。（《浙江民间常用草药》）

配伍应用：

(1) 红藤与连翘配伍，清热解毒，消痈散结，主要用于肠痈腹痛。

(2) 红藤与当归配伍，活血化瘀，通经止痛，主要用于妇女痛经，跌打损伤及风湿关节疼痛。

组方应用：

《临床经验汇编》红藤煎：红藤30g，紫花地丁10g，乳香10g，没药10g，连翘12g，大黄10g，延胡索10g，牡丹皮10g，金银花30g，甘草6g。功用：清热解毒，消痈排脓。主治肠痈腹痛。

【化学成分】含毛柳苷、香荚兰酸、大黄酚、大黄素、大黄素甲醚、胡萝卜苷、β-谷甾醇和硬脂酸、红藤苷、二氢刨质酸等。

【药理作用】红藤煎剂对金黄色葡萄球菌及乙型链球菌均有较强的抑制作用；对大肠杆菌、白色葡萄球菌、卡他球菌、甲型链球菌及绿脓杆菌，亦有一定的抑制作用。本品水溶提取物能抑制血小板聚集，增加冠脉流量，抑制血栓形成，提高血浆cAMP水平，提高实验动物耐缺氧能力，扩张冠状动脉，缩小心肌梗死范围。

【用法用量】9~15g。

【注意事项】孕妇不宜多服。

败 酱 草

【来源】本品为败酱科植物黄花败酱 Patrinia scabiosaefolia Fisch ex Link.、白花败酱 Patrinia villosa Juss. 的带根全草。产于长江流域中下游各省。秋季采收，洗净，阴干，切段，生用。

【商品】败酱草。

【性状】黄花败酱 干草长50~100cm，茎圆柱形，有节，节处膨大，向一侧弯曲，节上有细根，黄绿色或黄棕色，有纵向纹理，茎叶无毛，叶对生，叶片羽状全裂，边有锯齿，顶端及腋生小黄花，叶易脱落，气特异臭，如陈败酱，味苦带辛。

白花败酱 干草长50~100cm，茎圆柱形，有节，外表黄绿色，有纵向纹理，茎披粗毛，质脆易折断，断面中空，白色，叶多皱缩，密被细茸毛，灰绿色，顶头腋生小白花，有陈腐豆酱气，味苦。

【性味归经】辛、苦，微寒，归胃、大肠、肝经。

【功能与主治】清热解毒，消痈排脓，祛瘀止痛。用于肠痈，肠粘连，产后瘀血腹痛，痈肿疔疮，目赤肿痛。

【临床应用】

单味应用：

(1) 蠼螋尿绕腰者：煎败酱汁，涂之，瘥。（《经史证类备用本草》）

(2) 产后腹痛如锥刺者：败酱草五两，水四升煮二升，每服二合，日三服，良。（《本草纲目》）

(3) 肛门病（包括内痔出血、内痔嵌顿、血栓外痔、炎性外痔、痔瘘术后炎肿、肛窦炎、肛乳头炎、肛周脓肿等）：取败酱草全草，鲜者为佳，晒干备用也可。鲜品40~80g，干品减半，每天1剂，水煎服。并配合水煎熏洗，用量不限，每天2~3次，每次15~30分钟。病情缓解后则改用开水浸泡，代茶频饮。治疗期间禁忌辛辣煎炒、醇酒肥腻等刺激性食品，并应注意适当休息。能清热解毒，消肿排脓，祛痰止痛。（《一味妙方治百病》）

(4) 败酱草五两，水四升，煮二升，每服二合，日三服。主治产后腹痛如锥刺，血滞经痛或子宫内膜炎属血滞有热者。（《卫生易简方》）

配伍应用:

(1) 败酱草与薏苡仁配伍,清热解毒,消痈排脓,主要用于肠痈脓已成者。

(2) 败酱草与鱼腥草配伍,清热解毒,消痈排脓,主要用于肺痈高烧,咳吐脓血。

(3) 败酱草、蒲公英、半枝莲配伍,活血化瘀,消痈,清热解毒,散结利尿,用于肾衰竭浊邪不降之证。

组方应用:

(1)《金匮要略》薏苡附子败酱散:薏苡仁30g,附子6g,败酱草15g。主治肠痈腹痛。

(2)《外台秘要》:败酱草、当归各六分(1.8g),续断、芍药各八分(2.4g),川芎、竹茹各四分(1.2g),生地十二分(3.6g)。空心服。主治产后恶露七八日不止。

【制剂】热炎宁颗粒 组成:蒲公英,虎杖,北败酱,半枝莲。功能与主治:清热解毒。用于外感风热、内郁化火所致的风热感冒,发热,咽喉肿痛,口苦咽干,咳嗽痰黄,尿黄便结;化脓性扁桃体炎、急性咽炎、急性支气管炎、单纯性肺炎见上述证候者。用法与用量:开水冲服。一次1~2袋,一日2~4次;或遵医嘱。

【化学成分】黄花败酱含有香豆素、环烯醚萜、皂苷、甾醇及其苷、齐墩果酸、东莨菪素、β-谷甾醇和β-胡萝卜苷、2α-羟基齐墩果酸、2α-羟基乌苏酸、齐墩果-3-O-β-D-吡喃木糖苷和3,4-二羟基苯甲酸等成分。

白花败酱含有挥发油、莫罗忍冬苷、番木鳖苷、白花败酱苷等。

【药理作用】黄花败酱对金黄色葡萄球菌、痢疾杆菌、伤寒杆菌、绿脓杆菌、大肠杆菌有抑制作用;并有抗病毒作用;能促进肝细胞再生,防止肝细胞变性。其乙醇浸膏或挥发油均有明显镇静作用。本品大量应用会引起暂时性白细胞减少和头昏、恶心。

【用法用量】6~15g。外用适量。

【注意事项】脾胃虚弱,食少泄泻者忌服。

射 干

【来源】本品为鸢尾科植物射干 Belamcanda chinensis (L.) DC. 的干燥根茎。主产于湖北、河南、江苏、安徽等地。春初刚发芽或秋末茎叶枯萎时采挖,除去须根及泥沙,干燥。

【商品】射干、蜜炙射干。

【性状】呈不规则结节状,长3~10cm,直径1~2cm。表面黄褐色、棕褐色或黑褐色,皱缩,有较密的环纹。上面有数个圆盘状凹陷的茎痕,偶有茎基残存;下面有残留细根及根痕。质硬,断面黄色,颗粒性。气微,味苦、微辛。

【性味归经】苦,寒,归肺经。

【功能与主治】清热解毒,消痰,利咽。用于热毒痰火郁结,咽喉肿痛,痰涎壅盛,咳嗽气喘。蜜炙射干,消痰利咽的功效增强。

【临床应用】

单味应用:

(1) 喉痹:射干,细锉。每服五钱匕,水一盏半,煎至八分,去滓,入蜜少许,旋旋服。(《圣济总录》)

(2) 腮腺炎:射干鲜根三至五钱。酌加水煎,饭后服,日服两次。(《福建民间草药》)

配伍应用:

射干与麻黄配伍,清热解毒,祛痰利咽,主要用于外感风热,热痰壅盛,咽喉肿痛。

组方应用：

《金匮要略》射干麻黄汤：射干9g，麻黄9g，生姜9g，细辛3g，紫菀6g，款冬花6g，大枣3枚，半夏9g，五味子3g。功用：宣肺祛痰，下气止咳。主治咳而上气，喉中有水鸡声者。

【化学成分】含黄酮类，醌类，酚类，二环三萜类，甾类化合物等。其中黄酮类成分有鸢尾苷及其苷元鸢尾黄素、野鸢尾苷及其苷元野鸢尾黄素、次野鸢尾黄素、去甲基次野鸢尾黄素、染料木素等。

【药理作用】射干对常见致病性真菌有较强的抑制作用，对外感及咽喉疾患中的某些病毒（腺病毒、ECHO11）也有抑制作用；有抗炎作用；并有解热及止痛作用。

【用法用量】3~9g。

【注意事项】孕妇忌用或慎用。

山 豆 根

【来源】本品为豆科植物越南槐 Sophora tonkinensis Gagnep. 的干燥根及根茎。主产于广西壮族自治区、广东、江西、贵州等省。秋季采挖，除去杂质，洗净，干燥。

【商品】山豆根。

【性状】根茎呈不规则结节状，顶端常残存茎基，其下着生根数条。根呈长圆柱形，常有分枝，长短不等，直径0.7~1.5cm。表面棕色至棕褐色，有不规则的纵皱纹及横长皮孔样突起。质坚硬，难折断，断面皮部浅棕色，木部淡黄色。有豆腥气，味极苦。

【性味归经】甘，寒，归肺、心、胃经。

【功能与主治】清热解毒，凉散风热。用于痈肿疔疮，喉痹，丹毒，热毒血痢，风热感冒，温热发病。

【临床应用】

单味应用：

(1) 赤白下痢：山豆根末，蜜丸梧子大，每服二十丸，空腹白汤下，三服自止。（《本草纲目》）

(2) 水蛊，腹大有声而皮色黑者：山豆根末，酒服二钱。（《本草纲目》）

(3) 卒患肿痛：山豆根，水研半盏，服，入口即定。（《本草纲目》）

(4) 头风热痛：山豆根末，油调，涂两太阳。（《本草纲目》）

(5) 头上白屑：山豆根末，浸油，日涂之。（《本草纲目》）

(6) 牙龈肿痛：山豆根一片，含于痛所。（《本草纲目》）

(7) 喉中发痈：山豆根磨醋，噙之，追涎即愈。势重不能言者，频以鸡翎扫入喉中，引涎出，就能言语。（《本草纲目》）

(8) 麸豆诸疮烦热甚者：水研山豆根汁，服少许。（《本草纲目》）

(9) 疥癣虫疮：山豆根末，腊猪脂调，涂。（《本草纲目》）

配伍应用：

(1) 山豆根与射干配伍，清热解毒利咽，主要用于热毒蕴结，咽喉肿痛。

(2) 山豆根与半枝莲配伍，清热解毒抗癌，主要用于肺癌、喉癌、膀胱癌。

组方应用：

(1)《仁斋直指方》山豆根丸：山豆根一两（30g），北大黄、川升麻、朴硝（生）各半两（15g）。为末，炼蜜丸，如皂子大。每一粒以薄绵包，少痛便含咽液。主治积热咽喉鼻塞肿痛。

（2）《万病回春》清凉散：山豆根 10g，连翘 10g，桔梗 10g，牛蒡子 10g，黄芩 10g，黄连 8g，栀子 10g，薄荷 10g，防风 10g，贝母 10g，甘草 6g。主治热毒壅结，咽喉肿痛。

【制剂】桂林西瓜霜　组成：西瓜霜，硼砂，黄柏，黄连，山豆根，射干，浙贝母，青黛，冰片，无患子果，大黄，黄芩，甘草，薄荷脑。功能与主治：清热解毒，消肿止痛。用于风热上攻、肺胃热盛所致的乳蛾、喉痹、口糜，症见咽喉肿痛、喉核肿大、口舌生疮、牙龈肿痛或出血；急慢性咽炎，扁桃体炎，口腔炎，口腔溃疡，牙龈炎见上述证候者及轻度烫伤者。用法与用量：外用，喷、吹或敷于患处，一次适量，一日数次；重症者兼服，一次 1~2g，一日 3 次。

【化学成分】含生物碱，多糖，黄酮，咖啡酸等。其中生物碱以苦参碱、氧化苦参碱为主，尚含微量的臭豆碱、甲基金雀花碱。

【药理作用】山豆根有抗癌作用，对肉瘤-180、吉田肉瘤，腹水肝癌等实验性肿瘤均呈抑制作用；山豆根美蓝（亚甲蓝）试管法对白血病细胞有抑制作用；对实验性溃疡有明显的修复作用；对金黄色葡萄球菌，絮状表皮癣菌及白色念珠菌均有抑制作用，还有升高白细胞、抗心律失常作用。

【用法用量】6~15g。

【注意事项】本品过量服用易引起呕吐、腹泻、胸闷、心悸等副作用，故用量不宜过大。脾胃虚寒者慎用。

附药：北豆根

本品为防己科植物蝙蝠葛的干燥根茎。具有清热解毒，祛风止痛之功。用于咽喉肿痛，肠炎痢疾，风湿痹痛。近年还发现北豆根有降压、镇咳、祛痰及抗癌作用。

马　勃

【来源】本品为灰包科真菌脱皮马勃 Lasiosphaera fenzlii Reich.、大马勃 Calvatia gigantea (Batsch ex Pers.) Lloyd 或紫色马勃 Calvatia lilacina (Mont. et Berk.) Lloyd 的干燥子实体。主产于内蒙古、甘肃、吉林、辽宁等省。夏、秋二季子实体成熟时及时采收，除去泥沙，干燥。

【商品】马勃。

【性状】脱皮马勃　呈扁球形或类球形，无不孕基部，直径 15~20cm。包被灰棕色至黄褐色，纸质，常破碎呈块片状，或已全部脱落。孢体灰褐色或浅褐色，紧密，有弹性，用手撕之，内有灰褐色棉絮状的丝状物。触之则孢子呈尘土样飞扬，手捻有细腻感。臭似尘土，无味。

大马勃　不孕基部小或无。残留的包被由黄棕色的膜状外包被和较厚的灰黄色的内包被所组成，光滑，质硬而脆，成块脱落。孢体浅青褐色，手捻有润滑感。

紫色马勃　呈陀螺形，或已压扁呈扁圆形，直径 5~12cm，不孕基部发达。包被薄，两层，紫褐色、粗皱，有圆形凹陷，外翻，上部常裂成小块或已部分脱落。孢体紫色。

【性味归经】辛，平，归肺经。

【功能与主治】清肺利咽，止血。用于风热郁肺咽痛，咳嗽，音哑；外治鼻衄，创伤出血。

【临床应用】

单味应用：

（1）久嗽不止：马勃为末，蜜丸梧子大，每服二十丸，白汤下，即愈。（《本草纲目》）

（2）积热吐血：马勃为末，砂糖丸如弹子大，每服半丸，冷水化下。（《本草纲目》）

（3）臁疮不敛：葱盐汤洗净，拭干，以马屁勃末敷之，即愈。（《本草纲目》

配伍应用：

（1）马勃与射干配伍，清热利咽，消肿止痛。用于咽喉肿痛，吞咽困难者。

(2) 马勃与玄参配伍，清泄肺热，止咳利咽，用于肺热咳嗽，咽痛声哑。

组方应用：

《温病条辨》银翘马勃散方：连翘一两（30g），牛蒡子六钱（18g），金银花五钱（15g），射干三钱（10g），马勃二钱（6g）。上杵为散，每服六钱（18g），辛凉解表，清热利湿，用于湿温喉阻咽病。

【制剂】金嗓散结丸　组成：马勃，莪术，金银花，桃仁，玄参，三棱，红花，丹参，板蓝根，麦冬，浙贝母，泽泻，鸡内金，蝉蜕，木蝴蝶，蒲公英。功能与主治：清热解毒，活血化瘀，利湿化痰。用于热毒蕴结、气滞血瘀所致的声音嘶哑、声带充血、肿胀；慢性喉炎、声带小结、声带息肉见上述证候者。用法与用量：口服。水蜜丸一次60～120粒，大蜜丸一次1～2丸。一日2次。

【化学成分】含多种氨基酸，特别是赖氨酸、蛋氨酸的含量很高，还含有马勃素、尿素、麦角甾醇、类脂质、无机盐和 Cu、Zn、Fe、Ca、Mg 等微量元素。

【药理作用】有止血作用，对口腔及鼻出血有明显的止血效果。煎剂对金黄色葡萄球菌、绿脓杆菌、变形杆菌及肺炎双球菌有抑制作用，对少数致病真菌也有抑制作用。

【用法用量】1.5～6g。外用适量。

白 头 翁

【来源】本品为毛茛科植物白头翁 Pulsatilla chinensis（Bge.）Regel 的干燥根。分布于我国东北、内蒙古及华北等地。春、秋二季采挖，除去泥沙，干燥。

【商品】白头翁。

【性状】呈类圆柱形或圆锥形，稍扭曲，长6～20cm，直径0.5～2cm。表面黄棕色或棕褐色，具不规则纵皱纹或纵沟，皮部易脱落，露出黄色的木部，有的有网状裂纹或裂隙，近根头处常有朽状凹洞。根头部稍膨大，有白色绒毛，有的可见鞘状叶柄残基。质硬而脆，断面皮部黄白色或淡黄棕色，木部淡黄色。气微，味微苦涩。

【性味归经】苦，寒，归胃、大肠经。

【功能与主治】清热解毒，凉血止痢。用于热毒血痢，阴痒带下，阿米巴痢。

【临床应用】

单味应用：

(1) 外痔肿痛：白头翁草，一名野丈人，以根捣，涂之，逐血止痛。（《本草纲目》）

(2) 小儿秃疮：白头翁根捣，敷。一宿作疮，半月愈。（《本草纲目》）

(3) 流行性腮腺炎：鲜白头翁20g，先煎数沸后，再将鸡蛋3个打入药中，勿搅动，以免蛋散，待鸡蛋熟后，捞出鸡蛋，吃蛋喝汤，使患者微微汗出。（《一味中药祛顽疾》）

(4) 牙痛：白头翁25g，水煎，去渣，频频含服。（《一味中药祛顽疾》）

配伍应用：

白头翁与黄连配伍，清热燥湿，凉血止痢，主要用于热毒血痢。

组方应用：

(1)《伤寒论》白头翁汤：白头翁15g，黄柏12g，黄连6g，秦皮12g。功用：清热解毒，凉血止痢。主治热毒痢疾。腹痛，里急后重，肛门灼热，下痢脓血，赤多白少，渴欲饮水，舌红苔黄，脉弦数。

(2)《金匮要略》白头翁加甘草阿胶汤：白头翁15g，甘草、阿胶6g，秦皮、黄连、黄柏各9g。功用：清热解毒，燥湿凉血止痢，养血滋阴。主治产后热痢。

(3) 经验方 肠痈汤：白头翁30g，苦参10g，黄柏10g，牡蛎15g，土茯苓15g，生地榆15g，炒槐米15g。功效主治：清热解毒，燥湿消痈。用于湿热内蕴型肠痈。用法：每日一剂，水煎灌肠，每次200ml。

【化学成分】 含三萜及其苷（羽扇豆烷型和齐墩果烷型）。主要化学成分为白头翁素（银莲花素）、白头翁灵、白头翁因、豆甾醇、β-谷甾醇等。

【药理作用】 白头翁对金黄色葡萄球菌、绿脓杆菌、痢疾杆菌、枯草杆菌、伤寒杆菌、沙门氏杆菌等，均有明显的抗菌作用。白头翁煎剂及所含皂苷有明显的抗阿米巴原虫作用。对流感病毒也有轻度抑制作用。此外，本品还有镇静、镇痛、杀灭阴道滴虫作用，其全草具有强心作用。

【用法用量】 9～15g。

【注意事项】 虚寒泻痢者忌服。

马 齿 苋

【来源】 本品为马齿苋科植物马齿苋 Portulaca oleracea L. 的干燥地上部分。我国南北各地均产。夏、秋二季采收，除去残根及杂质，洗净，略蒸或烫后晒干。

【商品】 马齿苋。

【性状】 本品多皱缩卷曲，常结成团。茎圆柱形，长可达30cm，直径0.1～0.2cm，表面黄褐色，有明显纵沟纹。叶对生或互生，呈倒卵形，绿褐色，先端钝平或微缺，全缘。花小，花瓣5，黄色。蒴果圆锥形，长约5mm，内含多数细小种子。气微，味微酸。

【性味归经】 酸，寒，归肝、大肠经。

【功能与主治】 清热解毒，凉血止血。用于热毒血痢疾，痈肿疔疮，湿疹，丹毒，蛇虫咬伤，便血，痔血，崩漏下血。

【临床应用】

单味应用：

(1) 延年益寿，明目，患湿癣，白秃：取马齿膏涂之。若烧灰敷之，亦良。作膏主三十六种风，可取马齿一硕，水可二硕，蜡三两，煎之成膏。亦治痔痢，一切风。又可细切煮粥，止痢，治腹痛。(《经史证类备用本草》)

(2) 反花疮：用一斤烧作灰，细研，猪脂调，敷之。(《经史证类备用本草》)

(3) 治疬：马齿菜阴干，烧灰，腊月猪脂和，以暖泔渍洗疮，拭干，敷之，日三。(《经史证类备用本草》)

(4) 诸腋臭：马齿苋杵，以蜜和作团，纸裹之，以泥涂纸上，厚半寸，日干，以火烧熟破，取更以少许蜜和，仍令热，先以生布措之，以药夹腋下，令极痛，久忍，然后以手巾勒两臂，即瘥。(《经史证类备用本草》)

(5) 小儿脐疮久不瘥者：烧菜，末，敷之。(《经史证类备用本草》)

(6) 豌豆疮：马齿草烧灰，敷疮上，根须叟逐药出。若不出，更敷，良。(《经史证类备用本草》)

(7) 脚气，头面浮肿，心腹胀满，小便涩少：马齿草，和少粳米、酱汁煮，食之。(《经史证类备用本草》)

(8) 小儿火丹，热如火，绕腰即损：杵马齿菜，敷之，日二。(《经史证类备用本草》)

(9) 产后虚汗：马齿苋研汁三合，服。如无，以干者煮汁。(《本草纲目》)

(10) 痔疮初起：马齿苋不拘鲜干，煮熟，急食之，以汤熏洗。一月内外，其孔闭，即愈矣。

(《本草纲目》)

(11) 小便热淋：马齿苋汁，服之。(《本草纲目》)

(12) 阴肿痛极：马齿苋捣，敷之，良。(《本草纲目》)

(13) 腹中白虫：马齿苋，水煮一碗，和盐、醋空腹食之，少顷白虫尽出也。(《本草纲目》)

(14) 紧唇面疱：马齿苋煎汤，日洗之。(《本草纲目》)

(15) 风赤肿痛：马齿苋一把，嚼汁渍之，即日肿消。(《本草纲目》)

(16) 小儿白秃：马齿苋煎膏，涂之。或烧灰，猪脂和，涂。(《本草纲目》)

(17) 身面瘢痕：马齿苋汤，日洗二次。(《本草纲目》)

(18) 肛门肿痛：捣，煎，熏洗。(《本草易读》)

(19) 赤白带下：马齿苋取汁，鸡子白二枚，先温令热，乃下苋汁，微温，顿饮之。不止，再作。(《本草易读》)

(20) 肛门病，病症包括内痔出血、内痔嵌顿、血栓外痔、炎性外痔、痔瘘后炎肿、肛窦炎、肛乳头炎、早期肛裂、肛周脓肿及热毒便秘等：取马齿苋全草，鲜者为佳，晒干备用也可。鲜品100g，干品减半，每天1剂水煎服。除内痔出血及热毒便秘外，余均配合水煎熏洗，每天2~3次，每次20~30分钟。病情缓解后改用开水浸泡，代茶频饮。治疗期间禁忌辛辣刺激性食品，并注意休息。能清热解毒，凉血止血。(《一味妙方治百病》)

(21) 凉血止血，用于便血、痔出血、崩漏下血：口服：煎汤，9~15g（鲜品60~120g）；或捣汁，饮。外用：捣敷，烧灰研末调敷，或煎水洗。(《一味中药祛顽疾》)

(22) 淋病：马齿苋150g（鲜品加倍），每天1剂，水煎，早晚分服。连服10天为1疗程，可服1~3个疗程。能清热利湿，凉血解毒。(《一味妙方治百病》)

配伍应用：

(1) 马齿苋与黄芩配伍，清热解毒，止血止痢，主要用于热痢血痢，便下脓血。

(2) 马齿苋与白果配伍，清热燥湿，止带，主要用于妇女赤白带下。

组方应用：

《圣济总录》马齿散敷方：马齿苋（阴干）一两（30g），木香、丹砂（研细）、盐各一分(0.3g)。上四味，除丹砂、盐外，锉碎拌令匀，于熨斗内，炭火烧过，取出细研，即入丹砂、盐外，再研匀，旋取敷疮上，日三两度。主治甲疽。

【化学成分】含机酸类，黄酮类（槲皮素、山柰酚、杨梅素、芹菜素、木樨草素及橙皮苷等），萜类（3-乙酰油桐酸、α-香树酯醇、丁基迷帕醇、环木菠萝烯醇等），香豆素类（6,7-二羟基香豆素、东莨菪亭、佛手柑内酯、异茴香内酯等），生物碱类（去甲肾上腺素、多巴胺以及少量的多巴）、腺苷（等），甾体类（胡萝卜苷、β-谷甾醇等），蛋白质、多糖、氨基酸以及铁、锌、锶、钛、铝、钼、镁、钙、钾等。

【药理作用】马齿苋有增强肠蠕动和利尿的作用；其注射液对子宫平滑肌有明显的兴奋作用；煎剂在体外对各型痢疾杆菌、伤寒杆菌、金黄色葡萄球菌有抑制作用；对一些致病性真菌也有抑制作用。

【用法用量】9~15g，鲜品30~60g。外用适量捣敷患处。

【注意事项】脾胃虚寒，肠滑作泄者忌服。

鸦 胆 子

【来源】本品为苦木科植物鸦胆子 Brucea javanica (L.) Merr. 的干燥成熟果实。主产于广西壮族自治区、广东等省。秋季果实成熟时采收，除去杂质，晒干。

【商品】鸦胆子。

【性状】呈卵形，长 6～10mm，直径 4～7mm。表面黑色或棕色，有隆起的网状皱纹，网眼多呈不规则的多角形，两侧有明显的棱线。果壳质硬而脆，种子卵形，长 5～6mm，直径 3～5mm，表面类白色或黄白色，具网纹；种皮薄，子叶乳白色，富油性。气微，味极苦。

【性味归经】苦，寒；有小毒。归大肠、肝经。

【功能与主治】清热解毒，截疟，止痢，腐蚀赘疣。用于痢疾，疟疾；外治赘疣，鸡眼。

【临床应用】

单味应用：

（1）面部赘疣：鸦胆子捣成细末，加少量水调成糊状，涂于赘疣上，每日早晚各一次。结痂后即停止涂药。（《一味中药祛顽疾》）

（2）阴道炎：鸦胆子 25g，加水 2500ml，文火煎至 500ml，过滤后装瓶高压消毒备用。临证时，将药液加温后做阴道冲洗，每日冲洗 1 次，7 天为一疗程。（《一味中药祛顽疾》）

（3）疟疾，热毒血痢：鸦胆子用龙眼肉包裹服，清热解毒，凉血止痢。治疟疾 10～15 粒，治痢 10～30 粒。《幼幼集成》

（4）鸦胆子取仁，捣泥涂敷患处，治疗鸡眼、寻常疣。

配伍应用：

鸦胆子与龙眼肉配伍，清热解毒，凉血止痢，主要用于疟疾，热毒血痢。

组方应用：

经验方：鸦胆子 30g，赤石脂 60g，乌梅 60g，诃子肉 10g，食盐 10g，陈米饭适量。功效主治：清热解毒，止痢。用于阿米巴痢疾。用法：以上药物，共为细末，陈米饭和丸如黄豆大，每日 3 次，每次 10 丸。

【制剂】鸦胆子油口服乳液　组成：鸦胆子油，豆磷脂。功能与主治：抗癌药。用于肺癌，肺癌脑转移，消化道肿瘤及肝癌的辅助治疗剂。用法与用量：口服。一次 20ml，一日 2～3 次，30 天为一个疗程。（延安常泰药业有限责任公司生产）

【化学成分】含生物碱（鸦胆子碱、鸦胆宁等），鸦胆子油（三油酸甘油酯、饱和或不饱和脂肪酸），三萜醇类（蒲公英赛醇、甘遂二烯醇、羽扇醇、环阿屯醇、β-香树精和α-香树精等），苦木素类等。主要化学成分为大黄素、大黄酚苷、大黄酚、没食子酸、β-谷甾醇、4乙氧甲酰喹诺-2-酮、香草酸、槲皮素-3-O-β-D—半乳吡喃糖苷、木樨草素-7-O-β-D-葡萄吡喃糖苷、胡萝卜苷等。

【药理作用】鸦胆子可驱杀鞭虫、蛔虫、绦虫及阴道滴虫，并对流感病毒有抑制作用；可使赘疣细胞的细胞核固缩，细胞坏死、脱落；对阿米巴原虫、疟原虫也有杀灭或抑制作用。

【用法用量】0.5～2g，用龙眼肉包裹或装入胶囊吞服。外用适量。

【注意事项】本品常用久服可损伤胃肠道及肝肾。对胃肠出血及肝肾病患者应忌用或慎用。

地 锦 草

【来源】本品为大戟科植物地锦 Euphorbia humifusa Willd. 或斑地锦 Euphprbia maculata L. 的干燥全草。全国各地均有分布。夏、秋二季采收，除去杂质，晒干。

【商品】地锦草。

【性状】常皱缩卷曲，根细小。茎细，呈叉状分枝，表面带紫红色，光滑无毛或疏生白色细柔毛；质脆，易折断，断面黄白色，中孔。单叶对生，叶片呈长椭圆形，长 5～10mm，宽 4～6mm；

绿色或带紫红色，通常无毛或疏生细柔毛，边缘具小锯齿或呈微波状。杯状聚伞花序腋生，细小。蒴果三棱状球形，表面光滑。种子细小，卵形，褐色。气微，味微涩。

【性味归经】 辛，平，归肝、胃、大肠经。

【功能与主治】 清热解毒，凉血止血。用于痢疾，泄泻，咯血，尿血，便血，崩漏，疮疖痈肿。

【临床应用】

单味应用：

(1) 鲜品捣烂外敷，治疗热毒疮肿，毒蛇咬伤。

(2) 金创出血不止：地锦草研烂涂之。（《世医得效方》）

配伍应用：

(1) 地锦草与马齿苋配伍，清热解毒，利湿止痢，主要用于热毒血痢，便下脓血。

(2) 地锦草与地榆配伍，止血活血，用于血痢便血，痔疮出血。

(3) 地锦草与小蓟配伍，清热解毒，利尿通淋，主要用于血淋，尿血。

(4) 地锦草与茜草炭配伍，活血止血，主要用于妇人崩漏下血。

(5) 地锦草与茵陈配伍，清热解毒，利湿退黄，主要用于湿热黄疸，小便不利。

组方应用：

《单方验方调查资料选编》：地锦草一两（30g），铁苋菜一两（30g），凤尾草一两（30g）。主治细菌性痢疾。

【化学成分】 含黄酮，三萜，香豆素，甾醇，鞣质及酚酸类等。主要化学成分为 β-谷甾醇、没食子酸、鞣花酸、短叶苏木酚、槲皮素、山奈酚、芹菜素-7-O-葡萄糖苷、木樨草素-7-O-葡萄糖苷、槲皮素-3-O-阿拉伯糖苷等。

【药理作用】 地锦草粉末局部使用，对动物实验性股动脉切开出血有止血作用。对金黄色葡萄球菌、白色葡萄球菌、溶血性链球菌、卡他球菌、白喉杆菌、大肠杆菌、伤寒杆菌、副伤寒杆菌、痢疾杆菌、绿脓杆菌、肠炎杆菌等均有明显抑制作用；还能抑制钩端螺旋体及流感病毒。

【用法用量】 9~20g，鲜品30~60g。外用适量。

蚤 休

【来源】 本品为百合科植物云南重楼 Paris polyphylla Smith var. yunnanensis (Franch.) Hand.-Mazz. 或七叶一枝花 Paris polyphylla Smith var. chinensis (Franch.) Hara 的干燥根茎。主产于长江流域及南方各省。秋季采挖，除去须根，洗净，晒干。

【商品】 蚤休。

【性状】 呈结节状扁圆柱形，略弯曲，长5~12cm，直径1.0~4.5cm。表面黄棕色或灰棕色，外皮脱落处呈白色；密具层状突起的粗环纹，一面结节明显，结节上具椭圆形凹陷茎痕，另一面有疏生的须根或疣状须根痕。顶端具鳞叶及茎的蚕基。质坚实，断面平坦，白色至浅棕色，粉性或角质。气微，味微苦、麻。

【性味归经】 苦，微寒；有小毒，归肝经。

【功能与主治】 清热解毒，消肿止痛，凉肝定惊。用于疔疮痈肿，咽喉肿痛，毒蛇咬伤，跌扑伤痛，惊风抽搐。

【临床应用】

单味应用：

小儿胎风，手足搐搦：用蚤休即草河车为末，每服半钱，冷水下。（《本草纲目》）

配伍应用：

（1）与半边莲配伍，清热解毒，消肿止痛，用于痈肿疮毒，毒蛇咬伤。

（2）与土茯苓配伍，清热解毒，除湿利尿，用于火毒痈疖，尿赤涩痛。

（3）与黄连配伍，清热泻火消肿，主要用于疮痈热毒，疔毒内攻。

（4）与钩藤配伍，清热解毒，息风定惊，主要用于肝热生风所致的痉痫或热病神昏抽搐等证。

组方应用：

《外科全生集》夺命丹：金银花30g，黄连10g，蚤休10g，赤芍10g，甘草3g，细辛3g，蝉蜕10g，僵蚕10g，防风10g，泽兰10g，羌活10g，独活10g，青皮10g。功效：清热解毒，消肿止痛。主治痈肿疔毒。流注走窜，红肿焮痛。

【化学成分】含皂苷，酚性成分，氨基酸等。

【药理作用】蚤休有镇静、镇痛、镇咳、平喘的作用；对组织胺所致豚鼠支气管痉挛有明显保护作用；对痢疾杆菌、伤寒杆菌、副伤寒杆菌、肠炎杆菌、大肠杆菌、副大肠杆菌、绿脓杆菌、金黄色葡萄球菌、溶血性链球菌、脑膜炎双球菌有抑制作用；此外，蚤休对亚洲甲型流感病毒有较强的抑制作用。

【用法用量】3～9g。外用适量，研末调敷。

【注意事项】阴证外疡及孕妇慎用。

拳 参

【来源】本品为蓼科植物拳参 Polygonum bistorta L. 的干燥根茎。主产于东北、华北及山东、江苏、湖北等地。春初发芽时或秋季茎叶将枯萎时采挖，除去泥沙，晒干，去须根。

【商品】拳参。

【性状】呈扁长条形或扁圆柱形，弯曲，有的对卷弯曲，两端略尖，或一端渐细，长6～13cm，直径1～2.5cm。表面紫褐色或紫黑色，粗糙，一面隆起，一面稍平坦或略具凹槽，全体密具粗环纹，有残留须根及根痕。质硬，断面浅棕红色或棕红色，维管束呈黄白色点状，排列成环。气微，味苦、涩。

【性味归经】苦、涩，微寒，归肺、肝、大肠经。

【功能与主治】清热解毒，消肿，止血。用于赤痢，热泻，肺热咳嗽，痈肿，瘰疬，口舌生疮，吐血，衄血，痔疮出血，毒蛇咬伤。

【临床应用】

单味应用：

拳参12g，水煎服。治疗湿热泄痢，里急后重；热毒疮疡，口舌生疮。

配伍应用：

拳参与黄柏配伍，清热解毒，燥湿止泻，主要用于湿热赤痢。

组方应用：

经验方：拳参10g，苍术6g，厚朴6g，马齿苋10g，黄芩6g，甘草3g。功效主治：清热解毒，燥湿止痢。用于秋季湿热泻痢。用法：每日一剂，水煎400ml，分两次温服。

【制剂】感冒退热颗粒 组成：大青叶，板蓝根，连翘，拳参。功能与主治：清热解毒，疏风解表。用于上呼吸道感染、急性扁桃体炎、咽喉炎属外感风热、热毒壅盛证，症见发热、咽喉肿痛。用法与用量：开水冲服。一次1～2袋，一日3次。

【化学成分】含鞣质，淀粉，糖类，果胶，树脂及 Ca、Mg、Fe、Zn、K、Na、Mn、Cu、Cr、

Ni、Co 等微量元素。尚含没食子酸、鞣花酸、绿原酸、儿茶素、葡萄糖和 β-谷甾醇等。

【药理作用】 拳参外用有一定的止血作用；体外实验对金黄色葡萄球菌、溶血性链球菌、脑膜炎双球菌、痢疾杆菌、伤寒杆菌、副伤寒杆菌、大肠杆菌、枯草杆菌有抑制作用。

【用法用量】 4.5~9g。外用适量。

半 边 莲

【来源】 本品为桔梗科植物半边莲 Lobelia chinensis Lour. 的干燥全草。主产于湖北、湖南、江苏、广东等地。夏季采收，除去泥沙，洗净，晒干。

【商品】 半边莲。

【性状】 本品常缠结成团。根茎直径 1~2mm；表面淡棕黄色，平滑或有细纵纹。根细小，黄色，侧生纤细须根。茎细长，有分枝，灰绿色，节明显，有的可见附生的细根。叶互生，绿褐色，呈狭披针形，边缘有疏而浅的齿。花梗细长，花小，单生于叶腋，花冠基部筒状，浅紫红色，花冠筒内有白色茸毛。气微特异，味微甘而辛。

【性味归经】 辛，平，归心、小肠、肺经。

【功能与主治】 利尿消肿，清热解毒。用于大腹水肿，面足浮肿，痈肿疔疮，蛇虫咬伤；晚期血吸虫病腹水。

【临床应用】

单味应用：

（1）鲜半边莲60g，水煎内服、外敷，治疗毒蛇咬伤，蜂蝎螫伤。

（2）鲜半边莲适量，捣烂敷患处。治疗乳腺炎。（《福建中草药》）

（3）半边莲叶捣烂加酒敷患处。治疗无名肿毒。（《岭南草药志》）

配伍应用：

半边莲与半枝莲配伍，清热解毒，利水消肿，抗癌，主要用于肺癌、肝癌、肾癌、膀胱癌等癌症。

组方应用：

经验方：半边莲30g，当归10g，赤芍10g，川芎10g，桃仁15g，红花15g，丹参10g，地鳖虫10g，鳖甲15g，三棱10g，莪术10g，郁金10g，白花蛇舌草30g。功效主治：活血化瘀，软坚散结。用于早期肝硬化。用法：每日一剂，水煎400ml，分两次温服。

【化学成分】 含哌啶类生物碱，吡咯烷类生物碱，香叶木素，柠檬油素，芹菜素，白杨黄酮，木樨草素，橙皮苷，木樨草素7-O-β-D-葡萄糖苷，芹菜素-7-O-β-D-葡萄糖苷，蒙花苷，香叶木苷，5,7-二甲氧基-8-羟基香豆素，棕榈酸，正三十二烷酸，硬脂酸，β-谷甾醇，胡萝卜苷等。

【药理作用】 半边莲有利尿、降压、利胆、催吐、轻泻等作用；对毒蛇咬伤有很好的治疗作用；对金黄色葡萄球菌、伤寒杆菌、副伤寒杆菌、福氏痢疾杆菌、大肠杆菌、绿脓杆菌均有抑制作用。

【用法用量】 9~15g。

【注意事项】 体虚水肿者慎用。

白花蛇舌草

【来源】 本品为茜草科植物白花蛇舌草 Oldenlandia diffusa（Willd.）Roxb. 的全草。主产于我国长江以南各省。夏秋季采收，洗净，晒干。

【商品】白花蛇舌草。

【性状】全草纤细，有多数分枝，光滑无毛、灰绿色。单叶对生，无柄，线形、全缘，上部有小齿，托叶2片，细小，先端有小齿，花细小，1~2杂着生于叶腋，无梗或具短梗。蒴果扁球形，两侧各有一条纵沟。味微苦，性甘。

【性味归经】微苦、甘，寒，归胃、大肠、小肠经。

【功能与主治】清热解毒、利湿。用于肠痈，疔肿疮疡，咽喉肿痛，蛇虫咬伤，湿热黄疸，热淋，肾炎浮肿等。

【临床应用】

单味应用：

（1）痢疾、尿道炎：白花蛇舌草一两，水煎服。（《福建中草药》）

（2）黄疸：白花蛇舌草一至二两。取汁和蜂蜜服。

（3）毒蛇咬伤：鲜白花蛇舌草一至二两，捣烂绞汁或水煎服，渣敷伤口。（《福建中草药》）

配伍应用：

（1）白花蛇舌草与金银花配伍，清热解毒，疗疮消痈，主要用于痈肿疮毒。

（2）白花蛇舌草与红藤配伍，清热解毒，活血止痛，用于肠痈腹痛。

（3）白花蛇舌草与半枝莲配伍，清热解毒，消肿散结，利尿通淋。主要用于毒蛇咬伤，热淋小便涩痛，癌肿。

组方应用：

经验方：白花蛇舌草30g，夏枯草15g，甘草10g，白芍10g，板蓝根30g，白茅根30g。功效主治：清热解毒。用于慢性乙型肝炎。用法：每日一剂，水煎400ml，分两次温服。

【制剂】癃清片　组成：泽泻，车前子，败酱草，金银花，牡丹皮，白花蛇舌草，赤芍，仙鹤草，黄连，黄柏。功能与主治：清热解毒，凉血通淋。用于下焦湿热所致的热淋，症见尿频、尿急、尿痛、腰痛、小腹坠胀。用法与用量：口服。一次6片，一日2次；重症：一次8片，一日3次。

【化学成分】含黄酮类，蒽醌类，香豆素类，少量类固醇，强心苷等，另含Fe、Mn、Mg、Al、Si、Ca、Ti等无机元素。主要化学成分为白花蛇舌草素、十一烷、土当归、β-谷甾醇-D-葡萄糖苷、熊果酸、齐墩果酸、硬脂酸、棕榈酸、油酸、亚麻酸豆甾醇等。

【药理作用】白花蛇舌草有抗癌作用；给小白鼠腹腔注射白花蛇舌草液可以出现镇痛，镇静，催眠作用。可使网状细胞、白细胞的吞噬能力增强而达到消炎抗菌的目的。并有抑制生精能力和保肝利胆的作用。

【用法用量】15~60g。外用适量。

【注意事项】阴疽及脾胃虚寒者忌用。

山 慈 菇

【来源】本品为兰科植物杜鹃兰 Cremastra appendiculata (D. Don) Makino、独蒜兰 Pleione bulbocodioides (Franch.) Rllfe 或云南独蒜兰 Pleione yunnanensis Rolfe 的干燥假鳞茎。前者习称"毛慈菇"，后二者习称"冰球子"。夏、秋二季采挖，除去地上部分及泥沙，分开大小置沸水锅中蒸煮至透心，干燥。

【商品】山慈菇。

【性状】毛慈菇　呈不规则扁球形或圆锥形，顶端渐突起，基部有须根痕。长1.8~3cm，膨大部直径1~2cm。表面黄棕色或棕褐色，有纵皱纹或纵沟，中部有2~3条微突起的环节，节上有鳞片叶干枯腐烂后留下的丝状纤维。质坚硬，难折断，断面灰白色或黄白色，略呈角质。气微，味淡，带黏性。

冰球子　呈圆锥形，瓶颈状或不规则团块，直径1~2cm，高1.5~2.5cm。顶端渐尖，尖端断头处呈盘状，基部膨大且圆平，中央凹入，有1~2条环节，多偏向一侧。剥去外皮折表面黄白色，带表皮者浅棕色，光滑，有不规则皱纹。断面浅黄色，角质半透明。

【性味归经】甘、微辛，凉，归肝、脾经。

【功能与主治】清热解毒，化痰散结。用于痈肿疔毒，瘰疬痰核，淋巴结结核，蛇虫咬伤。

【临床应用】

单味应用：

(1) 粉滓面䵟：山慈菇根，夜涂旦洗。（《本草纲目》）

(2) 牙龈肿痛：红灯笼枝根煎汤，漱吐。（《本草纲目》）

配伍应用：

(1) 山慈菇与雄黄配伍，清热解毒，消痈散结，用于痈疽发背，疔疮恶肿，瘰疬痰核。

(2) 山慈菇与夏枯草配伍，解毒散结消肿，用于甲状腺瘤。

(3) 山慈菇与穿山甲配伍，消癥化痞，软坚散结，用于肝硬化，癌肿。

组方应用：

《片玉心书》紫金锭：山慈菇三两（90g），红大戟一两半（45g），千金子霜一两（30g），五倍子三两（90g），麝香三钱（10g），雄黄一两（30g），朱砂一两（30g）。功用：化痰开窍，辟秽解毒，消肿止痛。主治：①中暑。脘腹胀闷疼痛，恶心呕吐，泄泻，及小儿痰厥。②外敷疔疮疖肿，虫咬损伤，无名肿毒，以及痄腮、丹毒、喉风等。

【化学成分】含菲类、联苄类，少量苷类、木脂素类及黄烷类，尚含葡萄糖、甘露糖及葡萄糖配甘露聚糖等成分。

【药理作用】本品有很好的抗菌、抗肿瘤、止咳平喘、止痛作用。

【用法用量】3~9g。外用适量。

【注意事项】身体虚弱者慎用。

土　茯　苓

【来源】本品为百合科植物光叶菝葜 Smilax glabra Roxb. 的干燥根茎。长江流域南部各省均有分布。夏、秋二季采挖，除去须根，洗净，干燥；或趁鲜切成薄片，干燥。

【商品】土茯苓。

【性状】略呈圆柱形，稍扁或呈不规则条块，有结节状隆起，具短分枝，长5~22cm，直径2~5cm。表面黄棕色或灰褐色，凹凸不平，有坚硬的须根残基，分枝顶端有圆形芽痕，有的外皮现不规则裂纹，并有残留的鳞叶。质坚硬。切片呈长圆形或不规则形；切面类白色至淡红棕色，粉性，可见点状维管束及多数小亮点；质略韧，折断时有粉尘飞扬，以水湿润后有黏滑感。气微，味微甘、涩。

【性味归经】甘、淡，平，归肝、胃经。

【功能与主治】除湿，解毒，通利关节。用于湿热淋浊，带下，痈肿，瘰疬，疥癣，梅毒及汞中毒所致的肢体拘挛，筋骨疼痛。

【临床应用】

单味应用：

(1) 小儿杨梅疮起于口内，延及遍身：以土萆薢末，乳汁调服，月余自愈。（《本草纲目》）

(2) 妇人红崩白带：土茯苓水煨，引用红糖治红崩，白砂糖治白带。(《滇南本草》)

(3) 大毒疮红肿：土茯苓为细末，好醋调，敷。(《滇南本草》)

(4) 梅毒：土茯苓500g，水煎去渣，加入白糖30g，浓缩煎液，每日两次，每次1~2汤匙。

配伍应用：

(1) 土茯苓与萆薢配伍，解毒利湿，用于湿热引起的淋浊，带下，疮毒。

(2) 土茯苓与苍术配伍，解毒除湿，杀虫止痒，用于湿热疮毒，阴痒带下。

组方应用：

经验方：土茯苓60g，青蒿10g，地榆10g，白茅根10g，甘草6g，贯众10g，鱼腥草10g。功效主治：清热解毒。用于钩端螺旋体病。用法：每日一剂，水煎400ml，分两次温服。

【化学成分】含甾体皂苷，生物碱，挥发油，己糖，鞣质，植物甾醇及亚油酸、油酸，鞣质，树脂等。

【药理作用】土茯苓有抗菌、利尿、解汞中毒的作用；并能明显拮抗棉酚毒性，而对棉酚的抑制精子活性作用则无显著影响。

【用法用量】15~60g。

熊　　胆

【来源】本品为脊索动物门哺乳纲熊科动物黑熊 Selenarctos thibetanus Cuvier 或棕熊 Ursus arctos Linnaeus 的干燥胆囊。黑熊胆主产于东北及华北地区；棕熊胆主产于东北、华北地区，陕西、四川、云南、青海、新疆、甘肃等省亦有分布。夏秋季猎取为宜，迅速取出胆囊，干燥。

【商品】东胆、金胆、菜胆、墨胆。

【性状】黑熊胆　习称东胆，多呈囊状（烟袋荷包状）长10~15cm。胆嘴被束起。胆仁胆膏沉积干固于底部，下端呈钝圆形或半圆形。中段胆皮空虚皱褶。胆皮，黑褐色有光泽。囊内胆仁多呈稠膏状（俗称油胆）。颜色多乌黑色或菜青色，少有黄色。

棕熊胆　习称金胆、菜胆、墨胆。金胆，多呈刀形或不规则的扁圆状，长10~15cm，厚0.2~1cm，薄者对光照视呈半透明。胆皮乌黑色或褐色，表面光滑或代有加工压扁时使用器具的印痕。胆仁多呈块状黄色，质松脆易压碎，碎断粒显玻璃样光泽。菜胆，胆仁菜青色，其余与金胆相同。墨胆，胆仁乌黑色，其余与金胆相同。

【性味归经】苦，寒，归肝、胆、心经。

【功能与主治】清热解毒，明目，止痉。用于目赤翳膜，热病惊痫，小儿惊风，恶疮痈肿等证。

【临床应用】

单味应用：

(1) 小儿鼻蚀：熊胆半分，汤化，抹之。(《本草纲目》)

(2) 十年痔疮：熊胆涂之，神效，一切方不及也。(《本草纲目》)

(3) 蛔虫心痛：熊胆一大豆，和水服之，大效。(《本草纲目》)

(4) 肝热目赤肿痛，内生翳障，内服或滴眼。

配伍应用：

(1) 熊胆与竹沥配伍，清肝息风，止痉，主要用于小儿痰热惊痫。

(2) 熊胆与冰片配伍，清热解毒，散痈消肿，主要用于疮痈，痔疮肿痛。

【制剂】梅花点舌丸　组成：牛黄，珍珠，麝香，蟾酥，熊胆粉，雄黄，朱砂，硼砂，葶苈子，乳香，没药，血竭，沉香，冰片。功能与主治：清热解毒，消肿止痛。用于火毒内盛所致的疔疮痈肿初起、咽喉牙龈肿痛、口舌生疮、用法与用量：口服，一次3丸，一日1~2次；外用，用醋化开，敷于患处。

【化学成分】含胆汁酸类（胆酸、鹅去氧胆酸、熊去氧胆酸、去氧胆酸、牛磺熊去氧胆酸、牛磺鹅去氧胆酸等），胆固醇类，胆色素类（胆红素、胆黄素、胆黄褐素、胆绿素等），氨基酸类，微量元素，蛋白质，肽类，脂肪，磷脂及无机盐等。

【药理作用】胆汁酸盐有利胆作用，可促进胆汁分泌，对胆总管、括约肌有松弛作用。本品还有溶解胆结石作用及一定的解毒、抑菌、抗炎、抗过敏、镇咳、祛痰、平喘、助消化、降压作用。

【用量】内服，1~2.5g，多作丸、散，不入汤剂。外用适量。

漏 芦

【来源】本品为菊科植物祁洲漏芦 Rhaponticum uniflorum（L.）DC. 的干燥根。主产于东北、华北及西北地区。春、秋二季采挖，除去须根及泥沙，晒干。

【商品】漏芦。

【性状】呈圆锥形或扁片块状，多扭曲，长短不一，直径1~2.5cm。表面暗棕色、灰褐色或黑褐色，粗糙，具纵沟及菱形的网状裂隙。外层易剥落，根头部膨大，有残茎及鳞片状叶基，顶端有灰白色绒毛。体轻，质脆，易折断，断面不整齐，灰黄色，有裂隙，中心有的呈星状裂隙，灰黑色或棕黑色。气特异，味微苦。

【性味归经】苦，寒，归胃经。

【功能与主治】清热解毒，消痈，下乳，舒筋通脉。用于乳痈肿痛，痈疽发背，瘰疬疮毒，乳汁不通，湿痹拘挛。

【临床作用】

单味应用：

（1）小儿无辜疳，肚胀或时泄痢，冷热不调，以漏芦一两，杵为散，每服以猪肝一两，散子一钱匕，盐少许，以水煮熟，空心顿服。（《经史证类备用本草》）

（2）蛔虫：漏芦杵，以饼臛和方寸匕，服之。（《经史证类备用本草》）

（3）白秃头疮：烧灰，猪油合，敷。（《本草易读》）

配伍应用：

（1）漏芦与连翘配伍，清热解毒，消痈散结，用于痈肿疮毒。

（2）漏芦与蒲公英配伍，清热解毒，消痈散结，治疗乳痈肿痛。

（3）漏芦与王不留行配伍，通经下乳，用于乳汁不下，乳房胀痛。

组方应用：

（1）《太平惠民和剂局方》漏芦散：漏芦两个半，瓜蒌十个（急火烧焦存性），蛇蜕十条（炙）。上细为散，每服二钱（6g），温酒调服，不拘时，良久吃热羹汤助之。主治乳妇气脉壅塞，乳汁不行，及经络凝滞，乳内胀痛，留蓄邪毒，或作痈肿。

（2）《新疆中草药手册》：板蓝根一钱（3g），漏芦一钱半（4.5g），牛蒡子四分（1.2g），甘草五分（1.5g）。主治流行性腮腺炎。

【化学成分】含蜕皮甾酮类、黄酮类、三萜皂苷、挥发油和有机酸等。尚含蛋白质、脂类、纤维素、胡萝卜烯、维生素C、氨基酸、无机元素、糖类、噻吩等。

【药理作用】漏芦的体内外实验均显示有显著的抗氧化作用，可抑制动脉粥样硬化。有兴奋中枢神经、强心的作用。

【用法用量】5~9g。
【注意事项】孕妇忌服。

白 蔹

【来源】本品为葡萄科植物白蔹 Ampelopsis japonica（Thunb.）Makino 的干燥块根。主产于华北、华东及中南地区。春、秋二季采挖，除去泥沙及细根，切成纵瓣或斜片，晒干。

【商品】白蔹。

【性状】本品纵瓣呈长圆形或近纺锤形，长4~10cm，直径1~2cm。切面周边常向内卷曲，中部有1突起的棱线；外皮红棕色或红褐色，有纵皱纹、细横纹及横长皮孔，易层层脱落，脱落处呈淡红棕色。斜片呈卵圆形，长2.5~5cm，宽2~3cm。切面类白色或浅红棕色，可见放射状纹理，周边较厚，微翘起或略弯曲。体轻，质硬脆，易折断，折断时，有粉尘飞出。气微，味甘。

【性味归经】苦，微寒，归心、胃经。

【功能与主治】清热解毒，消痈散结。用于痈疽发背，疔疮，瘰疬，水火烫伤。

【临床应用】

单味应用：

(1) 疔疮：以水调白蔹末，敷疮上。（《经史证类备用本草》）

(2) 汤火灼烂：用白蔹末，敷之。（《经史证类备用本草》）

(3) 发背：白蔹末，敷，并良。（《经史证类备用本草》）

配伍应用：

(1) 白蔹与金银花配伍。清热解毒，消痈散结。用于疮痈肿毒。

(2) 白蔹与地榆配伍，清热解毒，生肌止痛，各等份，为末外敷。用于水火烫伤。

组方应用：

(1)《普济方》白蔹散：白蔹、乌头（炮）、黄芩各等份，捣末筛，和鸡子白敷上。主治痈肿。

(2)《圣济总录》白蔹汤：白蔹三两（90g），阿胶二两（60g）炙令燥。上二味，粗捣筛，每服二钱（6g）匕，酒水共一盏，入生地黄汁而合，同煎至七分，去滓，食后温服。如无地黄汁，入生地黄一分，同煎亦得。主治吐血、咯血不止。

【化学成分】含没食子酸、原儿茶酸、龙胆酸、白藜芦醇、大黄素、羽扇豆醇、β-谷甾醇、胡萝卜苷等。

【药理作用】白蔹的水浸剂对同心性毛癣菌，奥杜盎氏小胞癣菌、腹股沟和红色表皮癣菌等皮肤真菌，有不同程度的抑制作用。5%煎剂在体外对金黄色葡萄球菌亦有抑制作用。

【用法用量】4.5~9g。外用适量，煎汤洗或研成极细粉敷患处。

【注意事项】反乌头。

四 季 青

【来源】本品为冬青科植物冬青 Ilex chinensis Sims 的叶。主产于江苏、浙江、广西壮族自治区、广东和西南各省。全年可采，采收后立即晒干，防发热变色。

【商品】四季青。

【性状】呈长椭圆形或披针形，似茶叶，长5~8cm，宽2~9cm。叶片先端短渐尖，基部楔形，边缘有疏生的浅锯齿，中脉在叶面隆起，侧脉每边8~9条。叶面革质，上表面绿色有光泽，下表面淡绿色，两面光而无毛。气微，味苦涩。

【性味归经】苦、涩,寒,归肺、心经。

【功能与主治】清热凉血、解毒。用于热毒疮疡,水火烫伤,下肢溃疡、湿疹,外伤出血等。

【临床应用】

单味应用:

(1) 烧灰,面膏涂之,治皲瘃殊效,兼灭瘢疵。(《本草图经》)

(2) 干叶研细粉,麻油调敷。治水火烫伤,下肢溃疡。

(3) 鲜叶捣敷患处,治热毒疔疖初起,外伤出血。

【化学成分】含酚酸类(原儿茶酸、原儿醛、咖啡酸、紫丁香苷等),三萜及三萜皂苷(长梗冬青苷、冬青苷A及冬青苷B甲酯苷、地榆皂苷I等),黄酮类(山柰素-3-O-β-D-半乳糖苷、山柰素-3-O-葡萄糖苷、山柰酚、洋芹素、槲皮素),挥发油,鞣质,尚含豆甾醇、β-谷甾醇、胡萝卜苷和葡萄糖等。

【药理作用】对绿脓杆菌、大肠杆菌、伤寒杆菌、福氏痢疾杆菌、产碱杆菌、金黄色葡萄球菌等均有抑制作用;对实验性烫伤,有抗感染、防止渗出等作用;还具有降压、抗炎等作用。

【用法用量】15~30g。外用适量。

绿 豆

【来源】本品为豆科植物绿豆 Phaseolus radiatus L. 的种子。全国各地均有分布。夏秋种子成熟时采收,除去杂质,晒干。

【商品】绿豆。

【性状】呈短矩圆形,长0.4~0.6cm,表面黄绿色或暗绿色有光泽,种脐位于一侧上端,长约为种子的1/3,呈白色纵向线形。种皮薄而韧,剥离后露出淡黄色或黄白色的种仁,子叶二枚,肥厚,质坚硬。

【性味归经】甘,寒,归心,胃经。

【功能与主治】清热消暑、解毒。用于暑热烦渴,热疖,疮痈肿毒,并解巴豆、附子毒。

【临床应用】

单味应用:

(1) 消渴饮水:绿豆煮汁,并作粥食。(《本草纲目》)

(2) 解烧酒毒:绿豆粉荡皮,多食之即解。(《本草纲目》)

(3) 解酒毒:绿豆粉三合,水调服。(《本草纲目》)

配伍应用:

绿豆与甘草配伍,清热解毒利尿,用于食物中毒或附子、巴豆、砒霜等药物中毒。

组方应用:

经验方:绿豆50g,葛根10g,天花粉10g,西洋参10g,黄连10g,麦冬10g,芦根10g,山萸肉10g,石斛10g。功效主治:清热泻火,生津止渴。用于糖尿病,烦渴引饮,咽干口燥。用法:每日一剂,水煎400ml,分两次温服。

【制剂】清宁丸 组成:大黄,绿豆,车前草,白术,黑豆,半夏,香附,桑叶,桃枝,牛乳,厚朴,麦芽,陈皮,侧柏叶。功能与主治:清热泻火,消肿通便。用于火毒内蕴所致的咽喉肿痛、口舌生疮、头晕耳鸣、目赤牙痛、腹中胀满、大便秘结。用法与用量:口服。大蜜丸一次1丸;水蜜丸一次6g,一日1~2次。

【化学成分】含鞣质(单宁),香豆素,生物碱,植物甾醇,皂苷,黄酮类,蛋白质,脂肪,氨基酸，膳食纤维，胡萝卜素，视黄醇，硫胺素，核黄素，烟酸，维生素 E，及钾、钠、钙、镁、铁、锰、锌、铜、磷、硒等元素。

【药理作用】 能防治实验性高脂血症，能降低胆固醇，具有抗过敏、抗菌、抗肿瘤作用。
【用法用量】 15～30g。外用适量。
【注意事项】 脾胃虚寒、肠滑泄泻者忌用。

附药：绿豆衣

本品为绿豆的种皮。将绿豆用清水浸泡后取皮晒干即成。性味甘，寒。归心、胃经。功同绿豆。常用于肝肾阴虚或阴虚内热的目翳、消渴。

四、清热凉血药

清热凉血药，大多苦咸性寒，归心、肝、肾经。具有清解营分、血分热邪的作用，主要用于营分、血分实热证。如热入营分、身热夜甚、发疹发斑；热入血分、迫血妄行、吐血、衄血、尿血、便血、舌绛、狂躁、神昏谵语等。

生 地 黄

【来源】 本品为玄参科植物地黄 Rehmannia glutinosa Libosch. 的新鲜或干燥块根。主产于我国河南、河北、内蒙古及东北。秋季采挖，除去芦头、须根及泥沙，鲜用；或将地黄缓缓烘焙至约八成干。前者习称"鲜地黄"，后者习称"生地黄"。

【商品】 鲜地黄、生地黄、生地黄炭。

【性状】 鲜地黄　呈纺锤形或条状，长 8～24cm，直径 2～9cm。外皮薄，表面浅红黄色，具弯曲的纵皱纹、芽痕、横长皮孔样突起及不规则疤痕。肉质，易断，断面皮部淡黄白色，可见橘红色油点，木部黄白色，导管呈放射状排列。气微，味微甜、微苦。

生地黄　多呈不规则的团块状或长圆形，中间膨大，两端稍细，有的细小，长条状，稍扁而扭曲，长 6～12cm，直径 2～6cm。表面棕黑色或棕灰色，极皱缩，具不规则的横曲纹。体重，质较软而韧，不易折断，断面棕黑色或乌黑色，有光泽，具黏性。气微，味微甜。

【性味归经】

鲜地黄　甘、苦，寒。归心、肝、肾经。

生地黄　甘，寒。归心、肝、肾经。

【功能与主治】 鲜地黄清热生津，凉血，止血。用于热病伤阴，舌绛烦渴，发斑发疹，吐血，衄血，咽喉肿痛。生地黄清热凉血，养阴，生津。用于热病舌绛烦渴，阴虚内热，骨蒸劳热，内热消渴，吐血，衄血，发斑发疹。生地黄炭入血分凉血止血。用于吐血，衄血，尿血，崩漏。

【临床应用】

单味应用：

（1）张文仲治骨蒸方：生地黄一升，捣取汁，三度捣绞汁尽，分再服。若利减尖。以身体凉为度。（《经史证类备用本草》）

（2）牙齿根欲动脱：生地黄细锉，绵裹着齿上咂之，渍齿根，日三四，并咽之，十日大佳。（《经史证类备用》）

（3）劳瘦骨蒸，日晚寒热，咳嗽唾血：生地黄汁二合，煮白粥，临熟入地黄汁，搅令匀，空心食之。（《经史证类备用本草》）

(4) 功能性子宫出血：生地黄60g，黄酒500ml，为1天剂量。生地黄60g放入砂锅中，先加黄酒375ml，再加冷水125ml，用文火煮开，水开后任其挥发，煎至药液剩100ml，倒入杯中，将剩下的125ml黄酒加冷水250ml，倒入锅内，用上述同样方法煎至100ml，二次药液混合，早晚2次口服。如病程长，此法在下次月经期第4~7天开始用药。能养阴清热，凉血止血。（《一味妙方治百病》）

(5) 捣汁和面，作饽食，能利出虫。忌用盐。（《本草从新》）

(6) 热喝昏沉：地黄汁一盏，服之。（《本草从新》）

(7) 疔肿乳痈：生地捣，敷，热另易之。（《本草易读》）

(8) 血热牙痛：切生地，咬之。（《本草易读》）

配伍应用：

(1) 生地与水牛角配伍，清热凉血，养阴生津，用于温热病热入营血，身热口干，舌绛，甚则热盛发斑等证。

(2) 生地与青蒿配伍，清热凉血，养阴生津，用于热病伤津，阴虚内热等证。

(3) 生地与侧柏叶配伍，清热养阴，凉血止血，用于血热妄行的吐血、尿血、衄血、便血、崩漏下血等证。

(4) 生地与麦冬配伍，清热养阴生津，用于热病伤津，舌红咽干，消渴证的口渴多饮或热盛伤阴，肠燥便秘等证。

(5) 生地、赤芍、牡丹皮配伍，清热凉血，活血散瘀，主要用于热入血分所致的发热烦躁甚或昏狂谵妄、斑疹紫黑、或吐血、衄血。

(6) 生地黄、女贞子、当归配伍，滋阴养血，用于肝肾阴虚型慢性肾衰竭。

(7) 生地黄、桃仁、红花配伍，益阴养血，通络逐瘀，用于顽痹。

组方应用：

(1)《小儿药证直诀》导赤散：生地黄、木通、生甘草各6g。功用：清心利水养阴。主治心经火盛证。心胸烦热，口渴面赤，意欲冷饮，以及口舌生疮；或心热移于小肠，症见小溲赤涩刺痛，舌红，脉数。

(2)《伤寒论》炙甘草汤：甘草12g，生姜9g，桂枝9g，人参6g，生地黄50g，阿胶6g，麦门冬10g，麻仁10g，大枣10枚。功用：滋阴养血，益气温阳，复脉止悸。主治：①阴血不足。阳气虚弱证。脉结代，心动悸，虚羸少气，舌光少苔，或质干而瘦小者。②虚劳肺痿，咳嗽，涎唾多，形瘦短气，虚烦不眠，自汗盗汗，咽干舌燥，大便舌燥，大便干燥，大便干结，脉虚数。

(3)《温病条辨》加减复脉汤：炙甘草18g，干地黄18g，生白芍18g，麦冬15g，阿胶9g，麻仁9g。功用：滋阴养血，生津润燥。主治温热病后期，阴液亏虚，身热面赤，口干舌燥，脉虚大，手足心热甚于手足背者。

(4)《续名医类案》一贯煎：北沙参、麦冬、当归身各9g，生地黄18~30g，枸杞子9~18g，川楝子4.5g。功用：滋阴疏肝。主治肝肾阴虚，肝气不舒证。胸脘胁痛，吞酸吐苦，咽干口燥，舌红少津，脉细弱或虚弦。亦治疝气瘕聚。

(5)《温病条辨》益胃汤：沙参9g，麦冬15g，冰糖3g，细生地15g，玉竹4.5g。功用：养阴益胃。主治阳明温病，胃阴损伤证。不能食，口干咽燥，舌红少苔，脉细数者。

(6)《摄生秘剖》天王补心丹：酸枣仁、柏子仁、当归身、天门冬、麦门冬各9g，生地黄12g，人参、丹参、玄参、白茯苓、五味子、远志、桔梗各5g。功用：滋阴养血，补心安神。主治阴虚血少，神志不安证。心悸失眠，虚烦神疲，梦遗健忘，手足心热，口舌生疮，舌红少苔，脉细二数。

（7）《济生方》小蓟饮子：生地黄30g，小蓟15g，滑石15g，木通6g，蒲黄9g，藕节9g，淡竹叶9g，当归6g，山栀子9g，炙甘草6g。功用：凉血止血，利水通淋。主治血淋，尿血。尿中带血，小便频数，赤涩热痛，舌红，脉数等。

（8）《重楼玉钥》养阴清肺汤：大生地12g，麦冬9g，生甘草3g，玄参9g，贝母5g，丹皮5g，薄荷3g，炒白芍5g。功用：养阴清肺，解毒利咽。主治白喉。喉间起白如腐，不易拭去，咽喉肿痛，初起或发热或不发热，鼻干唇燥，或咳或不咳，呼吸有声，似喘非喘，脉数无力或细数。

（9）《洪氏集验方》琼玉膏：人参二十四两（720g），生地十六斤（8000g），白茯苓四十八两（1440g），白蜜十斤（5000g）。功用：滋阴润肺，益气补脾。主治肺痨。干咳少痰，咽燥咯血，肌肉消瘦，气短乏力，舌红少苔，脉细数。

（10）经验方：生地30g，熟地30g，丹皮15g，三七粉10g，茜草炭10g，荆芥炭10g。功效主治：清热养阴，凉血止血。用于吐血。用法：每日一剂，水煎400ml，分两次温服。

（11）经验方：生地30g，黄精30g，菟丝子18g，黄连10g，天冬10g，麦冬10g，玄参15g，大腹皮15g，茯苓10g，知母10g，五味子10g，山萸肉10g，党参18g，黄芪30g，生石膏30g。功效主治：益气养阴，清热生津。用于消渴（糖尿病）。用法：每日一剂，水煎400ml，分两次温服。

（12）经验方：生地30g，熟地30g，枸杞子15g，杜仲30g，五味子10g，淮山药30g，山萸肉15g，高丽参15g，茯苓30g，蒲公英15g，地丁15g，半枝莲15g，白花蛇舌草30g，青黛10g，当归10g，雄黄0.3g，菟丝子15g，女贞子15g，甘草6g。功效主治：益肾健脾，清热解毒。用于慢性粒细胞性白血病。用法：每日一剂，水煎400ml，分两次温服。

（13）经验方：生地15g，熟地15g，黄芪15g，当归15g，侧柏叶15g，旱莲草10g，女贞子10g，黑芝麻15g，首乌15g。功效主治：滋阴补肾，补血生发。用于脱发。用法：每日一剂，水煎400ml，分两次温服。

（14）经验方：生地15g，熟地15g，旱莲草15g，女贞子10g，何首乌10g，黄柏10g，大蓟15g，小蓟15g，赤芍10g，丹皮10g，桃仁10g，当归10g，红花10g，鳖甲15g，生甘草3g，益母草10g。功效主治：滋阴清热，凉血活血。用于阴虚血热夹瘀型慢性肾炎。用法：每日一剂，水煎400ml，分两次温服。

（15）经验方：生地15g，山萸肉10g，泽泻10g，山药10g，丹皮10g，茯苓10g，玄参10g，牛膝10g，赤芍10g，白芍10g，炒茜草10g。功效主治：清热解毒，凉血活血。用于牙周炎，齿衄。用法：每日一剂，水煎400ml，分两次温服。

（16）经验方：生地30g，赤芍15g，丹皮15g，怀牛膝15g，黄柏15g，蒲公英30g，紫花地丁15g，天花粉15g，当归15g，连翘15g，黄芩15g，甘草10g。功效主治：清热解毒。用于红斑狼疮。用法：每日一剂，水煎400ml，分两次温服。

（17）经验方：消风汤：生地15g，赤芍10g，金银花10g，连翘10g，荆芥6g，防风6g，羌活6g，独活6g，白芷10g，甘草6g。功效主治：疏风解表，凉血消疹。用于风疹，荨麻疹。用法：每日一剂，水煎400ml，分两次温服。

【制剂】当归养血丸　组成：生地黄，当归，白芍，炙黄芪，阿胶，牡丹皮，香附，茯苓，杜仲，白术。功能与主治：益气养血调经。用于气血两虚所致的月经不调，症见月经提前、经血量少或量多、经期延长、肢体乏力。用法与用量：口服。一次9g，一日3次。

【化学成分】含地黄素，甘露醇，β-谷甾醇，少量豆甾醇，环烯醚萜苷类如梓醇、地黄苷A和地黄苷D、二氢梓醇，乙酰梓醇，地黄多糖，维生素A类物质等。

【药理作用】生地黄有一定的强心、利尿、升高血压、降低血糖等作用。生地黄的提取物能促进血液的凝固。地黄煎剂有保护肝脏，防止肝糖原减少的作用。并有一定的抗辐射损伤作用。对多种真菌的生长有抑制作用。

【用法用量】鲜地黄 12~30g。生地黄 9~15g。

【注意事项】脾虚湿滞腹满便溏者，不宜使用。

玄 参

【来源】本品为玄参科植物玄参 Scrophularia ningpoensis Hemsl. 的干燥根。长于我国长江流域及陕西、福建等省。冬季茎叶枯萎时采挖，除去根茎、幼芽、须根及泥沙，晒或烘至半干，堆放 3~6 天，反复数次至干燥。

【商品】玄参。

【性状】呈类圆柱形，中间略粗或上粗下细，有的微弯曲，长 6~20cm，直径 1~3cm。表面灰黄色或灰褐色，有不规则的纵沟、横长皮孔样突起及稀疏的横裂纹和须根痕。质坚实，不易折断，断面黑色，微有光泽。气特异似焦糖，味甘、微苦。

【性味归经】甘、苦、咸，微寒，归肺、胃、肾经。

【功能与主治】凉血滋阴，泻火解毒。用于热病伤阴，舌绛烦渴，温毒发斑，津伤便秘，骨蒸劳嗽，目赤，咽痛，瘰疬，白喉，痈肿疮毒。

【临床应用】

单味应用：

(1) 瘰疬经年久不瘥：生玄参捣碎，敷上，日二易之。（《经史证类备用本草》）

(2) 诸毒鼠瘘：玄参渍酒，日日饮之。（《本草纲目》）

(3) 鼻中生疮：玄参末，涂之。或以水浸软，塞之。（《本草纲目》）

(4) 风热头痛：玄参60g，煎浓汁500ml，温饮。能清疏风热，泻火解毒，凉血滋阴。（《一味妙方治百病》）

配伍应用：

(1) 玄参与板蓝根配伍，清热解毒，消肿利咽，用于温热病所致的烦热口渴，咽喉肿痛等证。

(2) 玄参与生地配伍，清热养阴，泻火解毒，用于温热病热入营分，耗损阴液所致的口渴烦热，神昏谵语等证。

(3) 玄参与贝母配伍，清热解毒，养阴润燥，用于阴虚肺燥，咳嗽痰少，咯血等证。

(4) 玄参与牡蛎配伍，清热化痰，软坚散结，用于痰火郁结所致的瘰疬、痰核、瘿瘤等证。

组方应用：

(1)《温病条辨》增液承气汤：玄参30g，麦冬25g，细生地25g，大黄9g，芒硝4.5g。功用：滋阴增液，泄热通便。主治热结阴亏证。燥屎不行，下之不通，脘腹胀满，口干唇燥，舌红苔黄，脉细数。

(2)《温病条辨》增液汤：玄参30g，麦冬24g，细生地24g。功用：增液润燥。主治阳明温病，津亏便秘。大便秘结，口渴，舌干红，脉细数或沉而无力者。

【制剂】

(1) 咽炎胶囊　组成：玄参，百部（制），天冬，牡丹皮，麦冬，款冬花（制），木蝴蝶，地黄，板蓝根，青果，蝉蜕，薄荷油。功能与主治：养阴润肺，清热解毒，清利咽喉，镇咳止痒。用于慢性咽炎引起的咽干，咽痒，刺激性咳嗽等症。用法与用量：口服。一次4粒，一日3次。（西安阿房宫药业有限公司生产）

(2) 玄麦甘橘颗粒 组成：玄参，麦冬，甘草，桔梗。功能与主治：清热滋阴，祛痰利咽。用于阴虚火旺，虚火上浮，口鼻干燥，咽喉肿痛。用法与用量：开水冲服。一次10g，一日3~4次。

【化学成分】含生物碱，糖类，甾醇，氨基酸（L-天门冬素等），脂肪酸（油酸、亚油酸、硬脂酸等）、微量挥发油、胡萝卜素等。

【药理作用】玄参的水浸剂、醇浸剂和煎剂均有降血压作用，又有轻微降血糖作用。小剂量浸剂有轻微强心作用，剂量加大则呈中毒现象。并有扩张血管的作用。对多种皮肤真菌有抑制作用；对绿脓杆菌也有抑制作用；在体外有中和白喉毒素的作用。

【用法用量】9~15g。

【注意事项】中焦虚寒、大便溏泻者忌服用。反藜芦。

牡 丹 皮

【来源】本品为毛茛科植物牡丹 Paeonia suffruticosa Andr. 的干燥根皮。产于安徽、山东等地。秋季采挖根部，除去细根和泥沙，剥取根皮，晒干。

【商品】牡丹皮、牡丹皮炭。

【性状】呈筒状或半筒状，有纵剖开的裂缝，略向内卷曲或张开，长5~20cm，直径0.5~1.3cm，厚0.1~0.4cm。外表面灰褐色或黄褐色，有多数横长皮孔样突起及细根痕，栓皮脱落处粉红色；内表面淡灰灰黄色或浅棕色，有明显的细纵纹，常见发亮的结晶。质硬而脆，易折断，断面较平坦，淡粉红色，粉性。气芳香，味微苦而涩。

【性味归经】苦、辛，微寒，归心、肝、肾经。

【功能与主治】清热凉血，活血化瘀。用于温毒发斑，吐血衄血，夜热早凉，无汗骨蒸，经闭痛经，痈肿疮毒，跌扑伤痛。炒炭后清热凉血作用减弱，具有止血凉血作用，常用于血热出血。

【临床应用】

单味应用：

过敏性鼻炎：10%牡丹皮煎剂，每晚服50ml，10日为一疗程。（《一味中药祛顽疾》）

配伍应用：

(1) 牡丹皮与水牛角配伍，清热凉血，活血散瘀，用于热入营血，斑疹隐隐，吐血衄血等证。

(2) 牡丹皮与青蒿配伍，凉血解毒，清退虚热，用于热入营分，阴虚内热，夜热早凉，骨蒸无汗等证。

(3) 牡丹皮与桂枝配伍，活血散瘀，温经通脉，用于血瘀的痛经，闭经，癥瘕积聚等证。

(4) 牡丹皮与赤芍配伍，活血祛瘀，消肿止痛，用于跌打损伤，瘀血作痛等证。

(5) 牡丹皮与大黄配伍，清热解毒，凉血活血，用于热毒蕴结的肠痈腹痛等证。

(6) 牡丹皮与紫草配伍，清热凉血，活血止血，用于消化道出血、紫癜等证。

组方应用：

(1)《金匮要略》大黄牡丹汤：大黄四两（120g），牡丹皮一两（30g），桃仁五十个，瓜子半升，芒硝三合。上五味，以水六升（1200ml），煮取一升（200ml），去滓，内芒硝，煮沸，顿服之。有脓当下，无脓当下血。主治肠痈，少腹肿痞，按之即痛如淋，小便自调，时时发热，汗自出，复恶寒，其脉迟紧者。

(2)《圣济总录》牡丹汤：牡丹皮12g，山栀子仁10g，黄芩（去黑心）10g，大黄（锉、炒）10g，木香10g，麻黄（去根、节）6g。主治伤寒热毒发疮如豌豆。

【制剂】双丹口服液 组成：牡丹皮，丹参。功能与主治：活血化瘀，通脉止痛。用于瘀血痹阻所致的胸痹，症见胸闷、心痛。用法与用量：口服。一次20ml，一日2次。

【化学成分】含牡丹酚、牡丹酚苷、牡丹酚原苷，牡丹酚苷，阿拉伯糖、芍药苷，挥发油及植物甾醇等。

【药理作用】牡丹皮有抗炎、镇静、降温、解热、镇痛、解痉等作用；其水煎剂有明显的降压作用，对痢疾杆菌、伤寒杆菌等多种致病菌及致病性皮肤真菌均有抑制作用。丹皮酚可使动物子宫内膜充血，有通经作用，还有抗溃疡及抑制胃液分泌的作用。

【用法用量】6~12g。

【注意事项】虚寒证及月经过多、孕妇忌用。

赤　芍

【来源】本品为毛茛科植物芍药 Paeonia lactiflora Pall. 或川赤芍 Paeonia veitchii Lynch 的干燥根。全国大部分地区均产。春、秋二季采挖，除去根茎、须根及泥沙，晒干。

【商品】赤芍、炒赤芍、酒赤芍。

【性状】呈圆柱形，稍弯曲，长5~40cm，直径0.5~3cm。表面棕褐色，粗糙，有纵沟及皱纹，并有须根痕及横长的皮孔样突起，有的外皮易脱落。质硬而脆，易折断，断面粉白色或粉红色，皮部窄，木部放射状纹理明显，有的有裂隙。气微香，味微苦、酸涩。

【性味归经】苦、微寒，归肝经。

【功能与主治】清热凉血，散瘀止痛。用于温毒发斑，吐血衄血，目赤肿痛，肝郁胁痛，经闭痛经，跌扑损伤，痈肿疮疡。炒赤芍活血止痛，可用于淤滞疼痛。酒赤芍活血散瘀作用增强。多用于闭经或痛经。跌打损伤。

【临床应用】

单味应用：

（1）赤白带久：炒，末，酒下。（《本草易读》）

（2）痘疮肿痛：为末，酒下。（《本草易读》）

配伍应用：

（1）赤芍与生地配伍，清热解毒，凉血散瘀，用于温热病热入营血所致的身热，斑疹或血热妄行的吐血，衄血等证。

（2）赤芍与丹参配伍，活血祛瘀，凉血止痛，用于跌打损伤，血瘀闭经等证。

3. 赤芍与金银花配伍，清热解毒，凉血止痛，用于疮痈疔疖，红肿热痛等证。

组方应用：

经验方：赤芍15g，鸡血藤15g，防风10g，黄柏10g，连翘10g，紫花地丁15g，苦参15g，平地木15g，金钱草15g，北沙参15g，夏枯草15g，蟾蜍皮6g。功效主治：活血化瘀，清热解毒。用于结节性多动脉炎。用法：每日一剂，水煎400ml，分两次温服。

【化学成分】含单萜及单萜苷类（芍药苷、羟基芍药苷、苯甲酰芍药苷、苯甲酰羟基芍药苷、羟基苯甲酰芍药苷、芍药新苷、8（Z）-（1S,5R）-β蒎烯-10-羟基-β-巢菜糖苷、芍药内酯苷及芍药内酯A、B、C等），尚含其他苷类（氧化芍药苷、芍药花苷、芍药苷元、没食子酰芍药苷等），环烯醚萜类，三萜类，酚及其苷类，甾醇及其苷类，鞣质，酸类，酯类，黄酮类，挥发油，糖，氨基酸，蛋白质，脂肪油，树脂，黏液质，生物碱，色素及微量元素等。

【药理作用】赤芍能松弛胃肠平滑肌，扩张冠状动脉，提高耐缺氧能力，有抗血小板凝集，抗血栓形成，解痉等作用。对痢疾杆菌、伤寒杆菌、葡萄球菌等有抑制作用。芍药苷具有镇静、抗炎、镇痛、解热及抗惊厥、抗溃疡和降压作用。

【用法用量】6~12g。

【注意事项】寒凝血滞者慎用。反藜芦。

紫　　草

【来源】本品为紫草科植物新疆紫草 Arnebia euchroma（Royle）Johnst. 或内蒙古紫草 Arnebia guttata Bunge 的干燥根。主产于辽宁、湖南、湖北、新疆等地。春、秋二季采挖，除去泥沙，干燥。

【商品】紫草。

【性状】新疆紫草（软紫草）　呈不规则的长圆柱形，多扭曲，长 7~20cm，直径 1~2.5cm。表面紫红色或紫褐色，皮部疏松，呈条形片状，常 10 余层重叠，易剥落。顶端有的可见分歧的茎残基。体轻，质松软，易折断，断面不整齐，木部较小，黄白色或黄色。气特异，味微苦、涩。

内蒙古紫草　呈圆锥形或圆柱形，扭曲，长 6~20cm，直径 0.5~4cm。根头部略粗大，顶端有残茎 1 个或多个，被短硬毛。表面紫红色或暗紫色，皮部略薄，常数层相叠，易剥离。质硬而脆，易折断，断面较整齐，皮部紫红色，木部较小，黄白色。气特异，味涩。

【性味归经】甘、咸，寒，归心、肝经。

【功能与主治】凉血，活血，解毒透疹。用于血热毒盛，斑疹紫黑，麻疹不透，疮疡，湿疹，水火烫伤。

【临床应用】

单味应用：

（1）恶虫咬人：用紫草油涂之。（《经史证类备用本草》）

（2）卒小便淋沥痛：用紫草一两，捣罗为散，每于食前以井花水调下二钱匕。（《经史证类备用本草》）

（3）婴童疹痘三四日，隐隐将出未出，色赤便闭者：紫草二两锉，以百沸汤一盏泡，封勿泄气，待温时服半合，则疮虽出亦轻。大便利者勿用。煎服亦可。（《本草纲目》）

（4）小儿白秃：紫草煎汁，涂之。（《本草纲目》）

（5）玫瑰糠疹：紫草 15~30g（小儿 6~15g），煎服，每日 1 次，10 天为一疗程。体质虚寒者宜减量。（《一味中药祛顽疾》）

配伍应用：

（1）紫草与赤芍配伍，凉血活血，解毒透疹，主要用于热毒炽盛，斑疹暗紫或透发不畅。

（2）紫草与浮萍配伍，气血两清，透疹利湿，用于小儿麻疹或是斑疹透发不畅。

组方应用：

（1）《证治准绳》：紫草、连翘、车前子各等份。水煎服。主治血淋。

（2）《仁斋直指方》紫草膏：紫草茸、黄连、黄柏、漏芦各半两（15g），赤小豆、绿豆粉各一合（100g）。上药捣细，入麻油为膏，日三敷。主治热疮。

（3）《新疆中草药手册》：紫草五钱（15g），蝉蜕二钱（6g），当归四钱（12g），竹叶三钱（10g），西河柳三钱（10g），牛蒡子三钱（10g），黄柏三钱（10g），知母三钱（10g），苦参三钱（10g）。主治过敏性紫癜。

【制剂】消糜栓　组成：人参茎叶皂苷，紫草，黄柏，苦参，枯矾，冰片，儿茶。功能与主治：清热解毒，燥湿杀虫，去腐生肌。用于湿热下注所致的带下病，症见带下量多、色黄、质稠、腥臭、阴部瘙痒；滴虫性阴道炎、霉菌性阴道炎、非特异性阴道炎、宫颈糜烂见上述证候者。用法与用量：阴道给药。一次1粒，一日1次。

【化学成分】含萘醌色素类，脂肪酸，多糖等。萘醌类成分有：紫草素、乙酰紫草素、β，β′-二甲基丙烯酰紫草素、异丁酰紫草素、β-羟基异戊酰紫草素、异戊酰紫草素、异戊酸紫草素酯、去氧紫草素、当归酸紫草素酯、脱水紫草素等。脂肪酸成分主要为软脂酸、油酸和亚油酸等。

【药理作用】紫草有强心、解热、降压作用；对金黄色葡萄球菌、大肠杆菌、流感病毒等病原微生物有抑制作用；有避孕作用；紫草还有抗炎作用；对绒毛腺上皮癌及恶性葡萄胎有一定治疗作用。

【用法用量】5~9g。外用适量。

【注意事项】凡脾虚便溏者慎服。

水 牛 角

【来源】本品为牛科动物水牛 Bubalus bubalis Linnaeus 的角。主产华南、华东地区。取角后，水煮，除去角塞，干燥。

【商品】水牛角。

【性状】呈稍扁平而弯曲的锥形，长短不一。表面棕黑色或灰黑色，一侧有数条横向的沟槽，另一侧有密集的横向凹陷条纹。上部渐尖，有纵纹，基部略呈三角形，中空。角质，坚硬。气微腥，味淡。

【性味归经】苦，寒，归心、肝经。

【功能与主治】清热解毒，凉血，定惊。用于温病高热，神昏谵语，发斑发疹，吐血衄血，惊风，癫狂。

【临床应用】

单味应用：

（1）治石淋，破血：牛角烧灰，酒服方寸匕，日五服。（《圣济总录》）

（2）治血上逆心，烦闷刺痛：水牛角，烧灰，酒服方寸匕。（《子母秘录》）

（3）蜂螫人：牛角烧灰，苦酒和，涂之。（《补缺肘后方》）

配伍应用：

（1）水牛角与地黄配伍，清热解毒，凉血消斑，用于热入营血，神昏谵语，热盛发斑，血热妄行的吐血，衄血等证。

（2）水牛角与石膏配伍，清心安神，泻火解毒，用于温热病热盛所致的神昏谵语，舌绛口渴，壮热不退等证。

（3）水牛角与羚羊角配伍，清热解毒，息风止痉，用于温热病的高热烦躁，惊厥抽搐等证。

（4）水牛角与玄参配伍，清热解毒，凉血消斑，用于温热病的热毒炽盛，斑疹紫暗，丹毒，痈疮肿痛等证。

组方应用：

（1）《温病条辨》清营汤：水牛角30g，生地黄15g，元参9g，竹叶心3g，麦冬9g，丹参6g，黄连5g，银花9g，连翘6g。功用：清营解毒，透热养阴。主治热入营分证。身热夜甚，神烦少寐，时有谵语，目常喜开或喜闭，口渴或不渴，斑疹隐隐，脉数，舌绛而干。

（2）《备急千金要方》犀角地黄汤：水牛角30g，生地黄24g，芍药12g，牡丹皮9g。功用：清热解毒，凉血散瘀。主治：热入血分证。身热谵语，斑色紫黑，舌绛起刺，脉细数，或喜忘如狂，漱水不欲咽，大便色黑易解等。

（3）《温热经纬》深犀丹：水牛角1800g，石菖蒲、黄芩各18g，真怀生地、银花各50g，金汁、连翘各30g，板蓝根20g，香豉20g，元参20g，花粉、紫草各12g。各生晒研细，以水牛角、地黄汁、金汁和捣为丸，每重3g。功用：清热开窍，凉血解毒。主治温热暑疫，邪入营血证。症见高热昏谵，斑疹色紫，口咽糜烂，目赤烦躁，舌紫绛等。

（4）《太平惠民和剂局方》至宝丹：水牛角、朱砂、雄黄、生玳瑁屑、琥珀各一两（30g），麝香、龙脑各一分（0.3g），金箔、银箔各五十片，牛黄半两（15g），安息香一两半（45g）。功用：清热开窍，化浊解毒。主治痰热内闭心包证。神昏谵语，身热烦躁，痰盛气粗，舌红苔黄垢腻，脉滑数，以及中风、中暑、小儿惊厥属于痰热内闭者。

（5）经验方：水牛角粉30g，板蓝根30g，青黛10g，蚤休30g，白花蛇舌草30g，丹皮15g，生地30g，赤芍20g，白鲜皮30g，苦参10g，土茯苓30g，土鳖虫6g，白僵蚕15g。功效主治：清热燥湿，凉血解毒。用于银屑病。用法：每日一剂，水煎400ml，分两次温服。

（6）经验方：水牛角30g，鲜生地30g，丹皮9g，赤芍12g，大青叶9g，黄连9g，紫花地丁30g，野菊花30g，金银花30g，生石膏30g，半枝莲30g。功效主治：清热解毒。用于败血症。用法：每日一剂，水煎400ml，分两次温服。

【制剂】牛黄降压丸　组成：水牛角浓缩粉，羚羊角，珍珠，人工牛黄，冰片，白芍，党参，黄芪，决明子，川芎，黄芩，甘松，薄荷，郁金。功能与主治：清心化痰，平肝安神。用于心肝火旺、痰热壅盛所致的头晕目眩、头痛失眠、烦躁不安；高血压病见上述证候者。用法与用量：口服。小蜜丸一次20～40丸，一日1次；大蜜丸一次1～2丸，一日1次。

【化学成分】含胆甾醇，氨基酸（丙氨酸、精氨酸、天门冬氨酸、亮氨酸等），肽类，蛋白质，及钙、镁、铁、锌、铜、锰、钴等元素。

【药理作用】水牛角对离体蛙心有加强收缩力的作用；对大鼠有明显的镇静作用；有镇惊、抗炎、抗感染、缩短出血、降低毛细血管通透性，兴奋垂体肾上腺系统等作用。

【用法用量】15～30g，入汤剂宜先煎3小时以上；丸散宜锉细粉。

【注意事项】脾胃虚寒者慎用。

五、清虚热药

本类药物以清虚热、退骨蒸为主要功效，主要用于肝肾阴虚所致的虚热证，如骨蒸潮热、午后发热，五心烦热、颧热盗汗、虚烦不眠或温病后期热邪未尽、伤阴动液、口燥咽干、夜热早凉、热退无汗、舌红或绛、脉细数等症。临床多与清热养阴药配伍应用。

青　蒿

【来源】本品为菊科植物黄花蒿 Artemisia annua L. 的干燥地上部分。全国各地均有分布。秋季花盛开时采割，除去老茎，阴干。

【商品】青蒿。

【性状】本品茎呈圆柱形，上部多分枝，长30～80cm，直径0.2～0.6cm。表面黄绿色或棕黄色，具纵棱线；质略硬，易折断，断面中部有髓。叶互生，暗绿色或棕绿色，卷缩易碎，完整者展平后为三回羽状深裂，裂片及小裂片矩圆形或长椭圆形，两面被短毛。气香特异，味微苦。

【性味归经】苦、辛，寒，归肝、胆经。

【功能与主治】清热解毒，除蒸，截疟。用于暑邪发热，阴虚发热，夜热早凉，骨蒸劳热，疟疾寒热，湿热黄疸等证。

【临床应用】

单味应用：

(1) 蜂螫人：嚼青蒿，敷疮上，即瘥。(《经史证类备用本草》)

(2) 丈夫妇人劳瘦：青蒿细锉，水三斗、童子小便五升同煎三升半，去滓，入器中煎成膏，丸如梧桐子大，空心，临卧以温酒吞下二十丸。(《经史证类备用本草》)

(3) 疟疾寒热：用青蒿一握，水二升捣汁，服之。(《本草纲目》)

(4) 鼻中衄血：青蒿捣汁，服之，并塞鼻中，极验。(《本草纲目》)

(5) 酒痔便血：青蒿用叶不用茎，用茎不用叶，为末，粪前冷水，粪后水酒调服。(《本草纲目》)

(6) 牙齿肿痛：青蒿一握，煎水漱之。(《本草纲目》)

(7) 积热眼涩：三月三日或五月五日，采青蒿花或子，阴干，为末，每用井华水空心服二钱。久服明目，可夜看书。名青金散。(《本草纲目》)

(8) 能除骨髓之热：用童便浸，捣汁，熬膏。(《本草从新》)

配伍应用：

(1) 青蒿与鳖甲配伍，清虚热、退伏邪，用于温热病邪入营血，夜热早凉，热退无汗或阴虚发热，骨蒸痨瘵，日晡潮热，五心烦热等证。

(2) 青蒿与黄芩配伍，清热解暑，用于外感暑湿所致的发热，恶心，胃脘烦闷等证。

(3) 青蒿、大腹皮、神曲炭配伍，清解疏滞、健脾养胃，用于小儿外感发热后余邪不清。

组方应用：

(1)《重订通俗伤寒论》蒿芩清胆汤：青蒿脑 4.5～6g，淡竹茹 9g，仙半夏 4.5g，赤茯苓 9g，青子芩 4.5g，生枳壳 4.5g，陈皮 4.5g，碧玉散（滑石、甘草、青黛）9g。功用：清胆利湿，和胃化痰。主治少阳湿热证。寒热如疟，寒轻热重，口苦膈闷，吐酸苦水，或呕黄涎而黏，甚则干呕呃逆，胸胁胀疼，小便黄少，舌红苔白腻，间现杂色，脉数而右滑左弦者。

(2)《温病条辨》青蒿鳖甲汤：青蒿 6g，鳖甲 15g，细生地 12g，知母 6g，丹皮 9g。功用：养阴透热。主治温病后期，邪伏阴分证。夜热早凉，热退无汗，舌红苔少，脉细数。

【制剂】消食退热糖浆　组成：柴胡，黄芩，知母，青蒿，槟榔，厚朴，水牛角浓缩粉，牡丹皮，荆芥穗，大黄。功能与主治：清热解毒，消食通便。用于小儿外感时邪、内兼食滞所致的感冒，症见高热不退、脘腹胀满、大便不畅；上呼吸道感染、急性胃肠炎见上述证候者。用法与用量：口服。一岁以内一次 5ml，一岁至三岁一次 10ml，四岁至六岁一次 15ml，七岁至十岁一次 20ml，十岁以上一次 25ml，一日 2～3 次。

【化学成分】含挥发性成分，包括蒿酮、异蒿酮、桉油精、左旋樟脑、丁香烯、蒎烯、龙脑、石竹烯氧化物、倍半萜醇等成分，其中樟脑、龙脑、丁香烯、蒿酮、异蒿酮等。另含非挥发性成分：青蒿素、青蒿甲素、乙素、丙素及青蒿酸、香豆素、黄酮、豆甾醇等，其中青蒿素、青蒿甲素、乙素、丙素均为倍半萜内酯。

【药理作用】青蒿可抑制疟原虫发育，而直接杀灭疟原虫。有降压、抑制皮肤真菌的作用。挥发油有镇咳、祛痰、平喘作用，黄花蒿水煎剂氯仿提取物对大白鼠有明显利胆作用。青蒿素对小鼠血吸虫成虫有明显的杀灭作用。

【用法用量】6～12g。

【注意事项】脾虚久泻者忌服。

白　薇

【来源】本品为萝藦科植物白薇 Cynanchum atratum Bge. 或蔓生白薇 Cynanchum versicolor Bge. 的干燥根及根茎。我国南北各省均有分布。春、秋二季采挖，洗净，干燥。

【商品】白薇、蜜炙白薇。

【性状】根茎较粗短，有结节，多弯曲。上面有圆形的茎痕，下面及两侧簇生多数细长的根，根长 10～25cm，直径 0.1～0.2cm。表面棕黄色。质脆，易折断，断面皮部黄白色，木部黄色。气微，味微苦。

【性味归经】苦、咸，寒，归胃、肝、肾经。

【功能与主治】清热凉血，利尿通淋，解毒疗疮。用于温邪伤营发热，阴虚发热，骨蒸劳热，产后血虚发热，热淋，血淋，痈疽肿毒。蜜炙白薇性偏润，以退虚热为主，常用于阴虚内热，产后虚热。

【临床应用】

单味应用：

（1）治金疮出血不止：白薇末贴之。（《儒门事亲》）

（2）治火眼：白薇一两，水煎服。（《湖南药物志》）

（3）清热凉血，解毒疗伤。用于疮痈肿痛、咽喉肿痛，毒蛇咬伤。内服外敷均可。

配伍应用：

（1）白薇与青蒿配伍，清退虚热，用于热入营血，身热不退等证。

（2）白薇与地骨皮配伍，清热凉血，养阴退热，用于阴虚发热，骨蒸潮热，盗汗等证。

（3）白薇与当归配伍，清热凉血，补血活血，用于妇女产后血虚发热，昏厥等证。

（4）白薇与贝母配伍，清热化痰，用于外感风热或温热病所致的肺热咳嗽。

组方应用：

（1）《金匮要略》竹皮大丸：生竹茹二分（0.6g），石膏二分（0.6g），桂枝一分（0.3g），甘草七分（2.1g），白薇一分（0.3g）。上五味末之，枣肉和丸弹子大。以饮服一丸，日三夜二服。主治妇人入中虚，烦乱呕逆。

（2）《全生指迷方》白薇汤：白薇一两（30g），当归一两（30g），人参半两（15g）。上为散，每服五钱（15g），水二盏（300～600ml），煎至一盏（150～300ml），去滓，温服。主治郁冒血厥，居常无苦，忽然如死，身不动，默默不知人，目闭不能开，口噤不能语，又或似有知，而恶闻人声，或但如眩冒，移时乃寤。

【化学成分】含有 C_{21} 甾体皂苷，白薇素，挥发油，强心苷，脂肪酸类，二酸类（丁二酸、申二酸、壬二酸）及微量元素等。

【药理作用】白薇有加强心肌收缩，解热利尿作用。

【用法用量】4.5～9g。

【注意事项】脾胃虚寒者慎用。

地 骨 皮

【来源】本品为茄科植物枸杞 Lycium chinense Mill. 或宁夏枸杞 Lycium barbarum L. 的干燥根皮。我国南北各地均有分布。春初或秋后采挖根部，洗净，剥取根皮，晒干。

【商品】地骨皮。

【性状】 呈筒状或槽状，长 3~10cm，宽 0.5~1.5cm，厚 0.1~0.3cm。外表面灰黄色至棕黄色，粗糙，有不规则纵裂纹，易成鳞片状剥落。内表面黄白色至灰黄色，较平坦，有细纵纹。体轻，质脆，易折断，断面不平坦，外层黄棕色，内层灰白色。气微，味微甘而后苦。

【性味归经】 甘，寒，归肺、肝、肾经。

【功能与主治】 凉血除蒸，清肺降火。用于阴虚潮热，骨蒸盗汗，肺热咳嗽，咯血，衄血，内热消渴。

【临床应用】

单味应用：

(1) 虚劳客热：用枸杞根末，调服。用、有痼疾人不得吃。（《经史证类备用本草》）

(2) 妇人阴肿或生疮：地骨皮煎水，频洗，神效。（《本草从新》）

(3) 原发性高血压：地骨皮60g，加水3碗，煎至1碗，煎好后加入少量白糖或加猪肉煎煮，隔日一剂。第二天复查，服5剂为一疗程。必要时加服第二、第三疗程。（《一味中药祛顽疾》）

(4) 疟疾：鲜地骨皮30g，茶叶3g，水煎后于发作前2~3小时顿服。（《一味中药祛顽疾》）

配伍应用：

(1) 地骨皮与知母配伍，清热除蒸，用于阴虚发热，骨蒸潮热，盗汗等证。

(2) 地骨皮与茅根炭配伍，清热凉血，用于血热妄行的吐血，衄血，尿血等证。

(3) 地骨皮与桑白皮配伍，清泻肺热，用于肺热咳嗽等证。

(4) 地骨皮与生地配伍，清退虚热，养阴润燥，用于肝肾阴虚所致的汗出骨蒸，口渴烦热，消渴病，高血压见上述证候者。

组方应用：

《卫生宝鉴》秦艽鳖甲汤：地骨皮、柴胡、鳖甲各9g，秦艽、知母、当归各5g。功用：滋阴养血，清热除蒸。主治风劳病。骨蒸盗汗，肌肉消瘦，唇红颊赤，午后潮热，咳嗽困倦，脉微数。

【化学成分】 含有机酸及其酯类（亚油酸、亚麻酸、蜂花酸、肉桂酸、棕榈酸、硬脂酸、油酸、(s)-9-羟基-10E,12Z-十八碳二烯酸、香草酸、紫丁香酸葡萄糖苷及地骨皮苷甲），肽类，苷类（东莨菪苷、蒙花苷、紫丁香酸葡萄糖苷及地骨皮苷甲等），蒽醌类（大黄素甲醚、大黄素等），尚含β-谷甾醇、东莨菪素、芹菜素、牛磺酸、N-顺咖啡酰酪胺、N-二氢咖啡酰酪胺、N-反-咖啡酰酪胺等成分。

【药理作用】 地骨皮水、醇提取物，对发热家兔有解热作用；本品煎剂有降血压、降血糖、降血清胆固醇及兴奋子宫作用；对伤寒杆菌、甲型副伤寒杆菌、福氏痢疾杆菌有较强的抑制作用。

【用法用量】 9~15g。

【注意事项】 外感风寒，脾虚便溏者慎用。

银 柴 胡

【来源】 本品为石竹科植物银柴胡 Stellaria dichotoma L. var. lanceolata Bge. 的干燥根。主产于我国西北部及内蒙古等地。春、夏间植株萌发或秋后茎叶枯萎时采挖；栽培品于种植后第三年9月中旬或第四年4月中旬采挖，除去残茎、须根及泥沙，晒干。

【商品】 银柴胡。

【性状】 呈类圆柱形，偶有分枝，长15~40cm，直径0.5~2.5cm。表面浅棕黄色至浅棕色，有扭曲的纵皱纹及支根痕，多具孔穴状或盘状凹陷，习称"砂眼"，从砂眼处折断可见棕色裂隙中有细砂散出。根头部略膨大，有密集的呈疣状突起的芽苞、茎或根茎的残基，习称"珍珠盘"。质硬而脆，易折断，断面不平坦，较疏松，有裂隙，皮部甚薄，木部有黄、白色相间的放射状纹理。气微，味甘。

【性味归经】 甘，微寒，归肝、胃经。

【功能与主治】 清虚热，除疳热。用于阴虚发热，骨蒸劳热，小儿疳热。

【临床应用】

配伍应用：

（1）银柴胡与地骨皮配伍，退虚热，清肝热，用于阴虚发热，骨蒸劳热，盗汗等证。

（2）银柴胡与党参配伍，清泄疳热，用于小儿疳积低热，日渐消瘦等证。

组方应用：

（1）《证治准绳》清骨散：银柴胡5g，胡黄连、秦艽、鳖甲、地骨皮、青蒿、知母各3g，甘草2g。功用：清虚热，退骨蒸。主治虚劳发热。骨蒸潮热，或低热日久不退，形体消瘦，唇红颧赤，困倦盗汗，或口渴心烦，舌红少苔，脉细数等。

（2）经验方：银柴胡（醋炒）10g，秦艽10g，白芍10g，丹皮10g，地骨皮10g，知母10g，黄芩（酒制）10g，龙骨10g，牡蛎10g，甘草3g，青蒿10g。功效主治：养阴退热。用于产后发热。用法：每日一剂，水煎400ml，分两次温服。

【化学成分】 含皂苷类，挥发油。主要化学成分有：5－羟甲基糠醛、5－羟甲基－2－甲酰基吡咯、香草醛、香草酸、二氢阿魏酸、3,4－二甲氧基苯丙烯酸、7－烯豆甾醇－3－棕榈酸酯、5,7－二羟基二氢黄酮等。

【药理作用】 银柴胡有解热、降低胆固醇的作用。

【用法用量】 3~9g。

【注意事项】 外感风寒者慎用。

胡 黄 连

【来源】 本品为玄参科植物胡黄连 Picrorhiza scrophulariiflora Pennell 的干燥根茎。主产云南、西藏。秋季采挖，除去须根及泥沙，晒干。

【商品】 胡黄连。

【性状】 呈圆柱形，略弯曲，偶有分枝，长3~12cm，直径0.3~1cm。表面灰棕色至暗棕色，粗糙，有较密的环状节，具稍隆起的芽痕或根痕，上端密被暗棕色鳞片状的叶柄残基。体轻，质硬而脆，易折断，断面略平坦，淡棕色至暗棕色，木部有4~10个类白色点状维管束排列成环。气微，味极苦。

【性味归经】 苦，寒，归肝、胃、大肠经。

【功能与主治】 清湿热，除骨蒸，消疳热。用于湿热泻痢，黄疸，痔疾，骨蒸潮热，小儿疳热。

【临床应用】

单味应用：

（1）五心烦热：胡黄连末，米饮服一钱。（《本草纲目》）

（2）热痢腹痛：胡黄连末，饭丸梧子大，每米汤下三十丸。（《本草纲目》）

（3）婴儿赤目：茶调胡黄连末，涂手足心，即愈。（《本草纲目》）

（4）痔疮疼肿不可忍者：胡黄连末，鹅胆汁调，搽之。（《本草纲目》）

（5）解吃烟毒：合茶服之，神效。（《本草从新》）

配伍应用：

（1）胡黄连与银柴胡配伍，退虚热，清湿热，用于阴虚所致的骨蒸潮热，五心烦热等证。

（2）胡黄连与白术配伍，清热消疳，健脾益气，用于小儿疳积所致的消化不良，腹胀，羸瘦，低热不退等证。

组方应用：

（1）《普济方》胡黄连散：生地黄、胡黄连各等份。上为末，用猪胆汁为丸如梧桐子大。每服五十丸，临卧煎茅花汤送下。主治吐血，衄血。

（2）《苏沈良方》三物散：胡黄连、乌梅肉、灶心土等份。为末。腊茶清调下，食前、空腹温服。主治痢血。

【制剂】万应胶囊 组成：胡黄连，黄连，儿茶，冰片，香墨，熊胆粉，麝香，人工牛黄，牛胆汁。功能与主治：清热，解毒，镇惊。用于邪毒内蕴所致的口舌生疮、牙龈咽喉肿痛、小儿高热、烦躁易怒。用法与用量：口服。一次规格①1~2粒；规格②2~4粒；一日2次，三岁以内小儿酌减。

【化学成分】含环烯醚萜苷类（胡黄连苦苷、胡黄连醇、胡黄连甾醇），葫芦素类，酚苷类，少量的芳香酸（香荚兰酸、桂皮酸、阿魏酸、香荚兰乙酮等），D-甘露醇，树脂，鞣酸以及三棕榈酸甘油酯及类倍半萜等成分。

【药理作用】根的提取物有利胆、抗菌、抗炎、抗哮喘作用。

【用法用量】1.5~9g。

【注意事项】脾胃虚寒者慎用。

第三章 泻下药

【定义】 凡能通利大便，引起腹泻或促使排便的药物，称泻下药。根据泻下药的作用特点及应用范围，又分为攻下药、润下药、峻下逐水药。

【中医指导理论】 六腑以通为用。

【性味归经】 本类药物大多苦寒，归脾、胃、大肠等经。

【适应证】 临床主要用于大便不通，胃肠积滞，实热内结或寒积，水饮停蓄等里实证。

【配伍应用】 临床应用时兼表证者可配伍解表药，使表里双解或先解表后清里；里实兼正虚时，与补益药配伍应用以攻补兼施。

【注意事项】 使用强烈的攻下药和峻下逐水药，易伤正气，对年老体虚，脾胃虚弱者应慎用；对月经过多及孕妇胎前产后应忌用。另外，使用时应中病即止，切勿过量服用。在使用有毒性的攻下药或峻下逐水药时，更应严格控制剂量和使用时间，避免中毒事件发生。

一、攻下药

本类药物大多性寒味苦，归胃、大肠等经，临床常用于宿食停滞、大便燥结、实热积滞所致的里实证。用时多辅以行气药，以加强泻下及消胀除满作用。如用来治疗寒积便秘，则需与温里药配伍应用。

此类药物又具有清热泻火作用，临床又用于高热发狂、神昏谵语及火热上炎引起的头痛目赤、咽喉肿痛、牙龈肿痛以及火热炽盛所致的吐血、衄血、咯血等上部出血，无论有无燥屎、积滞均可使用，意在清除实热，导热下行，起到釜底抽薪作用。对痢疾初起，下痢后重或饮食积滞，泻而不畅之证，可适当配伍本类药品，攻逐积滞，消除病因。

与驱虫药配伍，本类药物可促进虫体排出。

根据祖国医学"六腑以通为用"和"不通则痛"理论指导和现代药理研究，临床常以本类药物配伍清热解毒药、活血化瘀药等，用于治疗急性阑尾炎、肠梗阻、急性胰腺炎、胆囊炎、胆石症、胆道蛔虫症等急腹症。

大　黄

【来源】 本品为蓼科植物掌叶大黄 Rheum palmatum L.、唐古特大黄 Rheum tanguticum Maxim. ex Balf 或药用大黄 Rheum officinale Baill. 的干燥根及根茎。掌叶大黄和唐古特大黄主产于青海、甘肃等地，药用大黄主产于四川。秋末茎叶枯萎或次春发芽前采挖，除去细根，刮去外皮，切瓣或段，绳穿成串干燥或直接干燥。

【商品】 酒大黄、熟大黄、大黄炭、醋大黄。

【性状】 呈类圆柱形、圆锥形、卵圆形或不规则块状，长 3~17cm，直径 3~10cm。除尽外皮者表面黄棕色至红棕色，有的可见类白色网状纹理及星点（异性维管束）散在，残留的外皮棕褐色，多具绳孔及粗皱纹。质坚实，有的中心稍松软，断面淡红棕色或黄棕色，显颗粒性；根茎髓部宽广，有星点环列或散在；根木部发达，具放射状纹理，形成层环明显，无星点。气清香，味苦而微涩，嚼之粘牙，有沙粒感。

【性味归经】 苦，寒，归脾、胃、大肠、肝、心包经。

【功能与主治】 泻热通肠，凉血解毒，逐瘀通经。用于实热便秘，积滞腹痛，泻痢不爽，湿热黄疸，血热吐衄，目赤，咽肿，肠痈腹痛，痈肿疔疮，瘀血经闭，跌扑损伤，外治水火烫伤；上消化道出血。酒大黄善清上焦血分热毒。用于目赤咽肿，齿龈肿痛。熟大黄泻下力缓，服后腹痛的副作用减轻，活血祛瘀的作用增强。用于火毒疮疡。大黄炭泻下作用极微，有凉血化瘀止血作用。用于血热瘀滞的出血。醋大黄泻下力缓，以消积化瘀为主。用于食积痞满，产后血停滞，癥瘕痃癖。

【临床应用】

单味应用：

（1）热病狂语及诸黄：川大黄五两锉，炒微赤，捣为散，用腊月雪水五升煎如膏，每服不计时候，冷水调下半匙。（《经史证类备用本草》）

（2）妇人血癖痛：大黄三两捣筛，以酒二升煮十沸，顿服。（《经史证类备用本草》）

（3）卒外肾偏肿疼痛：大黄末，和醋涂之，干即易之。（《经史证类备用本草》）

（4）骨节热，积渐黄瘦：大黄四分，以童子小便五大合煎取四合，去滓，空腹分为两服，如人行四五里再服。（《经史证类备用本草》）

（5）小儿脑热，常闭目：大黄一分粗锉，以水三合浸一宿，一岁儿每日予半合，服余者涂顶上，干即更涂。（《经史证类备用本草》）

（6）赤白浊淋：好大黄末，每服六分，以鸡子一个破顶入药，搅匀蒸熟，空心食之，不过三服愈。（《本草纲目》）

（7）热痢里急：大黄一两，浸酒半日，煎服，取利。（《本草纲目》）

（8）妇人嫁痛，小户肿痛也：大黄一两，酒一升煮一沸，顿服。（《本草纲目》）

（9）湿热眩晕不可当者：酒炒大黄，为末，茶清服二钱，急则治其标也。（《本草纲目》）

（10）风热牙痛，紫金散，治风热积壅，一切牙痛，去口气，大有奇效：好大黄瓶内烧存性，为末，早晚揩牙，漱去。（《本草纲目》）

（11）冻疮破烂：大黄末，水调，涂之。（《本草纲目》）

（12）汤火伤灼：庄浪大黄生研，蜜调，涂之。不惟止痛，又且灭瘢。此乃金山寺神人所传方。（《本草纲目》）

（13）火丹赤肿遍身者：大黄磨水，频刷之。（《本草纲目》）

（14）痈肿作痛：大黄末，醋调，涂之。燥即易，不过数易即退，甚验，神方也。（《本草纲目》）

（15）胃火牙痛：大黄为末，口含凉水，以纸捻蘸大黄末，随左右吹鼻，立止。（《本草易读》）

（16）生军散：大黄为末，醋合敷。治一切肿毒，痈疖初起。（《本草易读》）

（17）咳嗽：大黄6g，泡水代茶饮，每日二次。（《一味中药祛顽疾》）

（18）慢性便秘：取生大黄粉3~6g，每晚睡前用温开水送服，2~4周为一疗程。其中药量以每日无困难排便为准。（《一味中药祛顽疾》）

（19）高脂血症：生大黄研成粉剂，每次服3g，每天3次，连续服2个月为1疗程。治疗期间停用其他降血脂药物。服药有效后，可继续每早晚以沸水泡生大黄饮服，以资巩固。能降血脂。（《一味妙方治百病》）

（20）小儿急性扁桃体炎：取生大黄20g，用炉火把泥瓦块烧热，将生大黄放置瓦上焙干，研细末装瓶备用。每次取药末1/3或1/4，用食醋或茶水调成糊状，摊于白布或绸带上，贴敷脚心

(男左女右），包扎 8 小时便可，每次 1 次，连续 3～4 次。能清热解毒，凉血逐瘀。（《一味妙方治百病》）

（21）小儿便秘（由乳食积滞引起）：将大黄烘干后，研成粉末备用。取大黄粉 10g，用适量的酒调成糊状，涂于脐部，用纱布覆盖固定，再用热水袋热敷 10 分钟，每天 1 次。能泻热通便。（《一味妙方治百病》）

（22）小儿麻疹期急性尿潴：取生大黄 5～15g（根据年龄大小适当选用剂量），用沸水 100～200ml 浸泡 20 分钟，顿服，每天 1～2 次。如本方无效，可急行导尿。能泻热通肠，凉血解毒。（《一味妙方治百病》）

（23）鼻衄：掌叶大黄（北大黄）60g，研成粉，每次服 3g，每天 4 次。5 天为 1 疗程。儿童药量酌减。鼻衄时用消毒棉球蘸少量大黄粉鼻腔局部用药，6 小时 1 次。对出现恶心呕吐者。嘱用粳米粥汤送服，或装胶囊吞服。年幼患者可用纯蜂蜜调服。服药后出现排便次数增多，每天 2～3 次，不影响日常生活及治疗，不必处理。能泻热止血。（《一味妙方治百病》）

（24）急性扁桃体炎（乳蛾）：生大黄每天 9g（病情较重者可用 12g），用沸水约 150ml 沏泡，待不烫时顿服，间隔 2 小时左右泡服第 2 汁。留院观察患者可再隔 2 小时左右泡服第 3 汁。不用其他药物。能泻热解毒，凉血通肠。（《一味妙方治百病》）

（25）手癣（鹅掌风）：大黄 100g，放入米醋 100ml 中，浸泡 10 天，用该浸液泡患手，每次 20 分钟（儿童 10～15 分钟），每天 2 次。1 周为 1 个疗程。能散瘀、灭癣。（《一味妙方治百病》）

配伍应用：

（1）大黄与芒硝配伍，攻积导滞，清热泻火，用于胃肠积滞，热结便秘，高热不退，神昏谵语等证。

（2）大黄与黄连配伍，清热导滞，燥湿解毒，用于湿热下痢，腹痛，泻而不爽；亦可用于血热妄行的吐血，衄血或火邪上炎所致的目赤肿痛，牙龈肿痛，咽痛等证。

（3）大黄与附子配伍，攻积导滞，温中散寒，用于治疗脾肾阳虚，寒积便秘等证。

（4）大黄与白芷配伍，清热解毒，泻火祛瘀，用于热毒疮疡，背疽初起，大便燥结，脉实等证。

（5）大黄与当归配伍，活血化瘀，清泻伏热，用于跌打损伤，血瘀作胀，红肿热痛等证。

（6）大黄与茵陈配伍，清热解毒，利胆退黄，用于湿热黄疸，胆囊炎，病毒性肝炎等证。

（7）大黄与川木通配伍，泻下攻积，清泄湿热，用于热淋，小便灼热涩痛等证。

（8）大黄、黄芩、黄连配伍，清热泻火，解毒凉血，主要用于心胃火炽，破血妄行之吐衄，便秘；湿热黄疸，胸中烦热痞满，舌苔黄腻，脉数。

（9）大黄、桃仁、土鳖虫配伍，破血下瘀，用于产妇瘀滞腹痛，或瘀血阻滞所致的月经不调。

（10）大黄、牡蛎、昆布配伍，通便泻毒，用于慢性肾功能不全氮质血症。

组方应用：

（1）《伤寒论》大承气汤：大黄 12g，厚朴 24g，枳实 12g，芒硝 6g。功用：峻下热结。主治：①阳明腑实证。大便不通，频转矢气，脘腹痞满，腹痛拒按，按之则鞕，日晡潮热，神昏谵语，舌苔黄燥起刺或焦黑燥裂，脉沉实。②热结旁流。下利清水，色纯青，其气臭秽，脐腹疼痛，按之坚鞕有块，口舌干燥，脉滑数。③里热实证之热厥，痉病或发狂。

（2）《伤寒论》小承气汤：大黄 12g，厚朴 6g，枳实 9g。功用：轻下热结。主治阳明腑实证。大便不通，谵语潮热，脘腹痞满，舌苔老黄，脉滑而疾；痢疾初起，腹中胀痛，里急后重者，亦可用之。

(3)《金匮要略》大黄牡丹汤：大黄12g，牡丹9g，桃仁12g，瓜子30g，芒硝9g。功用：泻热破瘀，散结消肿。主治肠痈初起。右下腹疼痛拒按，或右足屈而不伸，伸则痛甚，甚则局部肿痞，或时时发热，自汗恶寒，舌苔薄腻而黄，脉滑数。

(4)《急腹症手册》阑尾化瘀汤：大黄、丹皮、桃仁、玄胡、木香各9g，金银花、川楝子各15g。功用：化滞通结，清热解毒。主治急性阑尾炎瘀滞型。发热不高，脘腹胀闷，嗳气纳减，恶心反胃，腹痛，绕脐作痛，或痛有定处，拒按或有肿块；大便秘结，小便黄，苔白腻，脉弦紧或涩或细。

(5)《急腹症手册》阑尾清化汤：大黄、丹皮各15g，桃仁、川楝子、甘草各9g，赤芍12g，金银花、蒲公英各30g。功用：清热解毒，行气活血。主治急性阑尾炎蕴热期。发热，午后较甚，口干渴，腹痛重，食欲不佳，便秘，尿黄赤。

(6)《急腹症手册》阑尾清解汤：大黄24g，丹皮15g，冬瓜仁、蒲公英各30g，金银花60g，川楝子、木香、甘草各9g。功用：清热解毒，消肿通结。主治急性阑尾炎热度期。发热恶寒或不恶寒，口干渴，面红目赤，唇干舌燥，呕恶不能食，腹胀痛拒按，大便秘结，小便短赤或尿痛，舌红绛，苔黄腻或黄燥，脉洪大滑数或弦数。

(7)《金匮要略》大黄附子汤：大黄9g，附子9g，细辛3g。功用：温里散寒，通便止痛。主治寒积腹痛。便秘腹痛，胁下偏痛，发热，手足不温，舌苔白腻，脉弦紧。

(8)《备急千金要方》温脾汤：大黄15g，当归、干姜各9g，附子、人参、芒硝、甘草各6g。功用：攻下寒积，温补脾阳。主治寒积腹痛。便秘腹痛，脐下绞结，绕脐不止，手足欠温，苔白不渴，脉沉弦而迟。

(9)《金匮要略》三物备急丸：大黄、干姜、巴豆各3g。功用：攻逐寒积。主治寒积腹痛。卒然心腹胀痛，痛如锥刺，气急口噤，大便不通。

(10)《伤寒六书》黄龙汤：大黄9g，芒硝6g，枳实9g，厚朴9g，甘草3g，人参6g，当归9g。功用：攻下热结，益气养血。主治阳明腑实，气血不足证。自利清水，色纯青，或大便秘结，脘腹胀满，腹痛拒按，身热口渴，神倦少气，谵语甚或循衣撮空，神昏肢厥，舌苔焦黄或焦黑，脉虚。

(11)《金匮要略》下瘀血汤：大黄9g，桃仁9g，土鳖虫9g。功用：破血下瘀。主治产妇腹痛，因肝血内结，著于脐下者；亦治血瘀而致经水不利之证。

(12)经验方：生大黄9g（后下），玄明粉9g（冲服），枳实15g，生山楂15g，红藤30g，败酱草30g，金银花30g。功效主治：清热解毒，攻积导滞。急性胰腺炎。用法：每日一剂，水煎400ml，分两次温服。

【制剂】一捻金　组成：大黄，牵牛子，槟榔，人参，朱砂。功能与主治：消食导滞，祛痰通便。用于脾胃不和、痰食阻滞所致的积滞，症见停食停乳、腹胀便秘、痰盛喘咳。用法与用量：口服。一岁以内一次0.3g，一岁至三岁一次0.6g，四岁至六岁一次1g，一日1~2次；或遵医嘱。

【化学成分】含蒽醌如大黄酚、大黄素、大黄素甲醚、芦荟大黄素，又含大黄鞣质、脂肪酸、草酸钙、葡萄糖、果糖和淀粉。

【药理作用】大黄可增强肠蠕动抑制肠内水分吸收，促进排便；对多种革兰氏阳性和阴性细菌有抑制作用，其中对葡萄球菌、链球菌、白喉杆菌、伤寒杆菌和副伤寒杆菌最为敏感。此外，大黄还有健胃、利胆、止血、保肝、降压、消炎、活血化瘀降低血清胆固醇等作用，还能降低毛细血管通透性并改善脆性，促进瘀血吸收。

【用法用量】3~30g。外用适量。

【注意事项】脾胃虚弱者，妇女月经期慎用；孕妇忌用。

芒　硝

【来源】 本品为硫酸盐类矿物芒硝族芒硝，经加工精制而成的结晶体。主含含水硫酸钠（$Na_2SO_4 \cdot 10H_2O$）主产于河北、河南、山东、江苏、安徽等省的碱土地区。

【商品】 芒硝、朴硝。

【性状】 本品为棱柱形、长方形或不规则块状及粒状。无色透明或类白色半透明。质脆，易碎，断面呈玻璃样光泽。气微，味咸。

【性味归经】 咸、苦，寒，归胃、大肠经。

【功能与主治】 泻热通便，润燥软坚，清火消肿。用于实热便秘，大便燥结，积滞腹痛，肠痈肿痛；外治乳痈，痔疮肿痛。

【临床应用】

单味应用：

（1）呆滞：用芒硝煎汤，淋渍之。（《经史证类备用本草》）

（2）一切疹：以水煮芒硝，涂之。（《经史证类备用本草》）

（3）伤寒发豌豆疮，未成脓：研芒硝，用猪胆相和，涂疮上，立效。（《经史证类备用本草》）

（4）小儿赤游，行于体上，下至心即死：以芒硝内汤中，取浓汁以拭丹上。（《经史证类备用本草》）

（5）大便秘结（凡5天以上不大便，下腹部硬满疼痛拒按，燥屎内结者）：取食醋适量，加热煮沸后即加入芒硝90g调匀，此为1次量，敷于神阙穴，外用塑料纸一层覆盖即可。能润燥软坚，泻热通便。（《一味妙方治百病》）

（6）取芒硝适量，温水溶化，热敷患处。治疗乳痈。

配伍应用：

芒硝与大黄配伍，清热泻下，润燥软坚，用于实热积滞，大便燥结，腹胀腹痛等证。

组方应用：

《伤寒论》调胃承气汤：大黄12g，甘草6g，芒硝10g。功用：缓下热结。主治阳明腑实证。大便不通，恶热口渴，舌苔正黄，脉滑数；以及胃肠积热引起的发斑，口齿咽痛等证。

【化学成分】 含水硫酸钠（$Na_2SO_4 \cdot 10H_2O$）。

【药理作用】 芒硝可增强肠蠕动，促进排便，利用高渗压吸水作用可产生消肿止痛作用。

【用法用量】 6~12g。一般不入煎，待汤剂煎好后溶入汤剂中服用。外用适量。

【注意事项】 孕妇忌用。

番　泻　叶

【来源】 本品为豆科植物狭叶番泻叶 Cassia angustifolia Vahl 或尖叶番泻叶 Cassia acutifolia Delilia 的干燥小叶。前者主产于印度、埃及和苏丹，后者主产于埃及，我国广东及云南亦有栽培。通常于9月采收，晒干，生用。

【商品】 番泻叶。

【性状】 狭叶番泻　呈长卵形或卵状披针形，长1.5~5cm，宽0.4~2cm，全缘，叶端急尖，叶基稍不对称。上表面黄绿色，下表面浅黄绿色，无毛或近无毛，叶脉稍隆起。革质。气微弱而特异，味微苦，稍有黏性。

尖叶番泻　呈披针形或长卵形，略卷曲，叶端短尖或微突，叶基不对称，两面均有细短毛茸。

【性味归经】 甘、苦，寒，归大肠经。

【功能与主治】 泻热行滞，通便，利水。用于热结积滞，便秘腹痛，水肿胀满。

【临床应用】

单味应用：

(1) 产褥期便秘：番泻叶7.5g，浸泡在150ml开水中，3~5分钟后饮用，叶渣不服。如便秘时间过久，隔10分钟后再将叶渣同样泡饮1次，即效。(《一味中药祛顽疾》)

(2) 老年性便秘：番泻叶3g，用沸水250ml冲泡当茶饮并留渣，6小时后未解大便者，药渣再次用沸水150ml冲饮。24小时内未解大便者，可再用1剂，48小时未解大便者为无较。(《一味妙方治百病》)

(3) 秘尿系结石：番泻叶50g（小儿减量），水煎30分钟，取液顿服，每天1剂，煎服2次。身体差者，可隔1~2天再服1剂，在应用本方治疗时停用其他药，多服盐稀粥。如果结石已排出而泻未止或水泻过度者，可服六君子汤治疗。如有头晕者可服十全大补丸。能行滞，通便，利水，排石。(《一味妙方治百病》)

配伍应用：

番泻叶与枳实配伍，清热导滞，用于热结便秘。

组方应用：

《现代实用中药学》：番泻叶一钱（3g），生大黄六分（1.8g），橘皮一钱（3g），黄连五分（1.5g），丁香六分（1.8g）。沸开水温浸两小时，去渣滤过，一日三次分服。主治胃弱消化不良，便秘，腹膨胀。

【制剂】 荷丹片　组成：荷叶，丹参，山楂，番泻叶，补骨脂。功能与主治：化痰降浊，活血化瘀。用于高脂血症属痰浊挟瘀证候者。用法与用量：口服。糖衣片一次5片，薄膜衣片一次2片，一日3次。饭前服用。8周为一疗程，或遵医嘱。

【化学成分】 尖叶番泻叶含蒽醌及其衍生物类（二蒽酮类衍生物：番泻苷A、B，番泻苷C、D及番泻苷G、番泻苷Ⅱ、芦荟大黄素-8-葡萄糖苷、大黄酸-1-葡萄糖苷、大黄酸-8-葡萄糖苷、芦荟大黄素、大黄酸等），多糖（由L-鼠李糖-阿拉伯糖、半乳糖及半乳糖醛酸等连接而成），挥发油（单萜、倍半萜、有机酸及酯、苯丙素类等），植物甾醇及其苷。狭叶番泻果实中含番泻苷A及大黄酸、大黄酚的苷等。

【药理作用】 番泻叶中含蒽醌衍化物，可引起腹泻且泻时伴有腹痛。番泻叶对葡萄球菌、大肠杆菌、伤寒杆菌等多种细菌有抑制作用。对胃、十二指肠出血有防治作用。

【用法用量】 2~6g。宜后下。

【注意事项】 妇女月经期及孕妇忌用。服用剂量过大，有恶心、呕吐、腹痛等副作用。

芦　荟

【来源】 本品为百合科植物库拉索芦荟 Aloe barbadensis Miller、好望角芦荟 Aloe ferox Miller 或其他同属近缘植物叶的汁液浓缩干燥物。库拉索芦荟习称"老芦荟"，好望角芦荟习称"新芦荟"。主产于非洲，我国广东、广西壮族自治区、福建等地亦有栽培。全年可采，割取植物的叶片，收集流出的液汁，置锅内熬成稠膏，倾入容器，冷却凝固后即得。

【商品】 老芦荟、新芦荟。

【性状】 库拉索芦荟　呈不规则块状，常破裂为多角形，大小不一。表面呈暗红褐色或深褐色，无光泽。体轻，质硬，不易破碎，断面粗糙或显麻纹。富吸湿性。有特殊臭气，味极苦。

好望角芦荟　表面呈暗褐色，略呈绿色，有光泽。体轻，质松，易碎，断面玻璃样而有层纹。

【性味归经】苦，寒，归肝、胃、大肠经。

【功能与主治】清肝热，通便。用于便秘，小儿疳积，惊风；外治湿癣。

【临床应用】

配伍应用：

（1）芦荟与龙胆草配伍，清肝火，泻下导滞，用于肝经实热所致的头晕头痛，烦躁易怒，大便秘结等证。

（2）芦荟与使君子配伍，清热泻下，健脾杀虫，用于虫积腹痛或小儿疳积所致的面色萎黄，羸弱消瘦等证。

组方应用：

（1）《卫生简易方》：芦荟、使君子各等份为末，米汤调服。主治小儿疳疾。

（2）《本草切药》：芦荟、胆南星、天竹黄、雄黄各一钱（3g），共为末，甘草汤和丸，如弹子大。每遇此证，用灯心草汤化服一丸。主治小儿急惊风。

【制剂】当归龙荟丸　组成：当归，龙胆，芦荟，青黛，栀子，黄连，黄芩，黄柏，大黄，木香，麝香。功能与主治：泻火通便。用于肝胆火旺，心烦不宁，头晕目眩，耳鸣耳聋，胁肋疼痛，脘腹胀痛，大便秘结。用法与用量：口服。一次6g，一日2次。

【化学成分】含糖类，蛋白质，氨基酸，矿物质，蒽醌类，有机酸等。库拉索芦荟叶的新鲜汁液含芦荟大黄素苷、芦荟大黄素葡萄糖苷、对－香豆酸、少量α－葡萄糖、戊醛糖、蛋白质及草酸钙。好望角芦荟叶的新鲜汁液含芦荟大黄素苷及异芦荟大黄素苷。

【药理作用】芦荟蒽醌衍生物具有刺激性泻下作用，伴有显著腹痛和盆腔充血，严重时可引起肾炎。水浸剂对多种皮肤真菌和人型结核杆菌有抑制作用。芦荟提取物有抑制肉瘤－180和艾氏腹水癌的生长，并对离体蟾蜍心脏有抑制作用。芦荟多糖具有抗炎作用。

【用法用量】2～5g。外用适量。

【注意事项】脾胃寒者及孕妇忌用。

二、润下药

润下药大多为植物种子和种仁，富含脂肪油。味甘质润，入脾、大肠等经，能润肠通便，具有滋润性缓泻作用。适用于年老津枯，产后血亏，热病伤津及亡血患者的肠燥津枯便秘。

本类药物在临床使用时，应根据病情选择适当的药物进行配伍应用。热盛伤津者配伍清热养阴药；血虚配补血药；气滞者，配行气药调畅气机。

火 麻 仁

【来源】本品为桑科植物大麻 Cannabis sativa L. 的干燥成熟果实。全国各地均有栽培。秋季果实成熟时采收，除去杂质，晒干。

【商品】火麻仁、炒火麻仁。

【性状】呈卵圆形，长4～5.5mm，直径2.5～4mm。表面灰绿色或灰黄色，有微细的白色或棕色网纹，两边有棱，顶端略尖，基部有1圆形果梗痕。果皮薄而脆，易破碎。种皮绿色，子叶2，乳白色，富油性。气微，味淡。

【性味归经】甘，平，归脾、胃、大肠经。

【功能与主治】 润肠通便。用于血虚津亏，肠燥便秘。炒火麻仁，经炒制后提高了煎出效果。润肠通便力增强。

【临床应用】

单味应用：

（1）大麻仁酒，治骨髓风毒疼痛，不可运动：用大麻仁水浸，取沉者一大升晒干，于银器中旋旋慢炒香熟，入木臼中捣至万杵，待细如白粉即止，平分为十帖。每用一帖，取家酿无灰酒一大碗，同麻粉用柳槌蘸入砂盆中擂之，滤去壳，煎至减半，空服温服一帖。轻者四五帖见效，甚者不出十帖，必失所苦，效不可言。（《本草纲目》）

（2）麻子仁粥，治风水腹大，腰脐重痛，不可转动：用冬麻子半斤研碎，水滤取制，入粳米二合煮稀粥，下葱椒盐豉，空心食。（《本草纲目》）

（3）老人风痹：麻子煮粥，如上法食之。（《本草纲目》）

（4）五淋涩痛：麻子煮粥，如上法食之。（《本草纲目》）

（5）大便不通：麻子煮粥，如上法食之。（《本草纲目》）

（6）产后瘀血不尽：麻子仁五升，酒一升渍一夜，明旦去滓，温服一升。不瘥，再服一升，不吐不下。不得与男子通一月，将养如初。（《本草纲目》）

（7）妊娠心痛烦闷：麻子仁一合研，水二盏煎六分，去滓，服。（《本草纲目》）

（8）呕逆不止：麻仁杵，熬，水研取汁，着少盐吃，立效。李谏议常用，极妙。（《本草纲目》）

（9）虚劳内热，下焦虚热，骨节烦疼，肌肉急，小便不利，大便数，少气，口燥热淋：用大麻仁五合研，水二升煮减半，分服，四五剂瘥。（《本草纲目》）

（10）补下治渴：麻子仁一升，水三升煮四五沸，去滓，冷服半升，日二。（《本草纲目》）

（11）消渴饮水，日至数斗，小便赤涩：用秋麻子仁一升，水三升煮三四沸，饮汁，不过五升瘥。（《本草纲目》）

（12）脚气腹痹：大麻仁一升研碎，酒三升渍三宿，温服，大良。（《本草纲目》）

（13）小儿痱疮：嚼麻子，敷之，日六七度。（《本草纲目》）

（14）小儿头疮：麻子五升研细，水绞汁，和蜜敷之。（《本草纲目》）

（15）白秃无发：麻子炒焦，研末，猪脂和，涂，发生为度。（《本草纲目》）

（16）发落不生：麻子汁煮粥，频食之。（《本草纲目》）

（17）赤游丹毒：大麻敷之，五日瘥。（《本草纲目》）

（18）痈疽出汁，生手足肩背，累累如赤豆状：剥净，以大麻子炒，研末，摩之。（《本草纲目》）

配伍应用：

（1）火麻仁与当归配伍，滋阴润燥，润肠通便，用于津枯血少的肠燥便秘。

（2）火麻仁与大黄配伍，清热润肠通便，用于热邪伤阴所致的大便秘结，习惯性便秘等证。

组方应用：

《伤寒论》麻子仁丸：麻子仁 30g，白芍 15g，枳实 15g，大黄 10g，厚朴 15g，杏仁 10g。口服。水蜜丸一次 6g，小蜜丸一次 9g，大蜜丸一次 1 丸，一日 1~2 次。主治肠燥便秘。

【化学成分】 含木脂素酰胺类，脂肪酸（含油酸、亚油酸、亚麻酸、棕榈酸、硬脂酸及棕榈酸甲酯），植物甾醇，烯类（大麻烯、二氢均二苯乙烯类），生物碱（葫芦巴碱、l（d）-异亮氨酸甜菜碱、白色毒蕈素等），含火麻仁油、麻仁球蛋白、维生素 B_1 及氨基酸等。

【药理作用】火麻仁有润滑肠道的作用，同时在肠中遇碱性肠液后产生脂肪酸，刺激肠壁，使蠕动增加；同时减小大肠吸收水分。对麻醉猫、正常大鼠均有明显的降压作用。

【用法用量】9～15g。

郁 李 仁

【来源】本品为蔷薇科植物欧李 Prunus humilis Bge.、郁李 Prunus japonica Thunb. 或长柄扁桃的干燥成熟种子。前两种习称"小李仁"，后一种习称"大李仁"。全国各地均有分布，主产于河北、辽宁、内蒙古等地。夏、秋二季采收成熟果实，除去果肉及核壳，取出种子，干燥。

【商品】郁李仁、炒郁李仁。

【性状】小李仁　呈卵形，长5～8mm，直径3～5mm。表面黄白色或浅棕色，一端尖，另一端钝圆。尖端一侧有线形种脐，圆端中央有深色合点，自合点处向上具多条纵向维管束脉纹。种皮薄，子叶2，乳白色，富油性。气微，味微苦。

大李仁　长6～10mm，直径5～7mm。表面黄棕色。

【性味归经】辛、苦、甘，平，归脾、大肠、小肠经。

【功能与主治】润燥滑肠，下气，利水消肿。用于津枯肠燥，食积气滞，腹胀便秘，水肿，脚气，小便不利。炒郁李仁，炒制后可起到杀酶保苷作用。适用于老人、体虚及产后便秘。

【临床应用】

单味应用：

（1）小儿多热：熟汤研郁李仁如杏酪，一日服二合。（《本草纲目》）

（2）肿满气急不得卧：用郁李仁一大合捣末，和面作饼，吃入口即大便通，泄气便愈。（《本草纲目》）

（3）皮肤血汗：郁李仁去皮研一钱，鹅梨捣汁调下。（《本草纲目》）

配伍应用：

（1）郁李仁与火麻仁配伍，润肠通便，利水消肿，用于肠燥便秘。

（2）郁李仁与赤小豆配伍，利水消肿，主要用于水肿腹满，脚气浮肿等证。

组方应用：

（1）《圣济总录》郁李仁汤：郁李仁（炒）、桑白皮（炙锉）、赤小豆（炒）各三两（90g），陈皮（汤浸去白，炒）二两（60g），紫苏一两半（45g），茅根（切）四两（120g）。主治水肿胸满气急。

（2）《鸡峰普济方》郁李仁散：郁李仁、牵牛子各一两（30g），槟榔、干地黄各三分（1g），桂枝、木香、青皮、延胡索各半两（15g）。主治血分、气分壅塞，腹胁胀闷，四肢浮肿，坐卧气促。

【化学成分】含脂肪油，挥发性，有机酸，粗蛋白质，植物甾醇，纤维素，皂苷黄酮苷（苦杏仁苷，3-鼠李糖-葡萄糖-山萘酚），淀粉等。

【药理作用】郁李仁具有润滑性缓泻作用，可促进小肠蠕动，亦有镇静和利尿作用。对实验动物有显著降压作用。

【用法用量】6～9g。

【注意事项】孕妇慎用。

三、峻下逐水药

峻下逐水药大多苦寒有毒，作用峻烈，有剧烈的泻下功效；兼能利尿，使体内潴留的水液随大小便排出。适用于水肿、胸腹积水、痰饮聚结、痰湿壅盛的喘满等证。

本类药物在临床应用时应"中病即止"，不可久服，孕妇忌服。对属邪实正虚者应用时要慎重，可采用先补后攻或攻补兼施方法施治。同时，应对药物的炮制、配伍、剂量、用法及禁忌严格掌握，确保用药安全有效。

甘 遂

【来源】本品为大戟科植物甘遂 Euphorbia kansui T. N. Liou ex T. P. Wang 的干燥块根。主产于陕西、山西、河南等地。春季开花前或秋末茎叶枯萎后采挖，剥去外皮，晒干。

【商品】甘遂、醋甘遂。

【性状】呈椭圆形、长圆柱形或连珠形，长 1～5cm，直径 0.5～2.5cm。表面类白色或黄白色，凹陷处有棕色外皮残留。质脆，易折断，断面粉性，白色，木部微显放射状纹理；长圆柱状者纤维性较强。气微，味微甘而辣。

【性味归经】苦，寒；有毒，归肺、肾、大肠经。

【功能与主治】泻水逐饮。用于水肿胀满，胸腹积水，痰饮积聚，气逆喘咳，二便不利。甘遂经醋制后峻泻作用减弱。

【临床应用】

单味应用：

(1) 腹满，大小便不利，气急：甘遂二分为散，分五服，熟水下。如觉心下烦，得微利，日一服。(《经史证类备用本草》)

(2) 痞证，发热盗汗，胸背疼痛：甘遂面包，浆水煮十沸，去面，以细糠火炒黄，为末，大人三钱，小儿一钱，冷蜜水卧时服。忌油腻鱼肉。(《本草纲目》)

(3) 甘遂末，水调，外敷。消肿散结。用于痈肿疮毒。

配伍应用：

(1) 甘遂与牵牛子配伍，泻水逐饮，用于身面浮肿，水肿腹满等证。

(2) 甘遂与朱砂配伍，祛痰逐饮，安神定志，用于风痰癫痫。

组方应用：

(1)《三因极一病证方论》控涎丹：甘遂、大戟、白芥子各等份。功用：祛痰逐饮。主治痰饮伏在胸膈上下，忽然胸背、颈项、股胯隐痛不可忍，筋骨牵引灼痛，走易不定，或手足冷痹，或令头痛不可忍，或神志昏倦多睡，或饮食无味，痰唾黏稠，夜间喉中痰鸣，多流涎唾等。

(2)《圣济总录》二气汤：牵牛子半两（15g）生用，甘遂一钱（3g）炒微黄。上二味粗捣筛，分作二服。每服，水一盏（150～300ml），煎至五分。主治水肿腹满。

【制剂】控涎丸　组成：甘遂，红大戟，白芥子。功能与主治：涤痰逐饮。用于痰涎水饮停于胸膈，胸胁隐痛，咳喘痰甚，痰不易出，瘰疬，痰核。用法与用量：用温开水或枣汤、米汤送服。一次 1～3g，一日 1～2 次。

【化学成分】含三萜及二萜类化合物，如 γ-大戟醇（即大戟甾醇、大戟二烯醇、α-大戟脑）、α，β-大戟甾醇、甘遂醇（又名 20-表大戟二烯醇、大戟酮，又名大戟苷）。二萜类（甘遂萜脂

A、B、C、D、E，甘遂大戟萜酯 A、B、C、D），尚含 β-谷甾醇、棕榈酸、柠檬酸、草酸、异东莨菪素、维生素 B_1、棕榈酸癸脂、右旋葡萄糖、蔗糖、淀粉、鞣质、树脂等。

【药理作用】甘遂醇浸膏对小鼠有明显泻下作用，能刺激肠黏膜，引起炎性充血和蠕动增加，造成峻泻；本品毒副作用大，可引起呼吸困难、轻度痉挛或抽搐、血压下降等。

【用法用量】0.5~1.5g，炮制后多入丸散剂。外用适量。

【注意事项】正虚体弱者及孕妇忌用。反甘草。

京 大 戟

【来源】本品为大戟科植物大戟 Euphorbia pekinensis Rupr. 的干燥根。主产于江苏、四川、江西、广西壮族自治区等地。秋、冬二季采挖，洗净，晒干。

【商品】京大戟、醋京大戟。

【性状】呈不整齐的长圆锥形，略弯曲，常有分枝，长 10~20cm，直径 1.5~4cm。表面灰棕色或棕褐色，粗糙，有纵皱纹、横向皮孔样突起及支根痕。顶端略膨大，有多数茎基及芽痕。质坚硬，不易折断，断面类白色或淡黄色，纤维性。气微，味微苦涩。

【性味归经】苦，寒；有毒，归肺、脾、肾经。

【功能与主治】泻水逐饮。用于水肿胀满，胸腹积水，痰饮积聚，气逆咳喘，二便不利。

【临床应用】

单味应用：

（1）牙齿摇痛：大戟咬于痛处，良。（《本草纲目》）

（2）扁桃体炎：大戟五分至一钱，含服。（《中草药新医疗法处方集》）

配伍应用：

大戟与甘遂配伍，泻水逐饮，用于大腹水肿，胸胁积水。

组方应用：

（1）《圣济总录》大戟散：大戟（去皮，细切，微炒）二两（60g），干姜半两（15g）。上二味捣罗为散，每服三钱（10g）匕，用生姜汤调下，良久，糯米饮投之，以大小便利为度。主治通身肿满喘急，小便涩。

（2）《本草汇言》：大戟一两（30g），茵陈二两（60g）。水浸空心服。主治黄疸小水不通。

（3）《方脉正宗》：大戟五钱（15g），柴胡、姜半夏各三钱（10g），广皮一钱（3g），生姜三片。主治温疟寒热腹胀。

【化学成分】含大戟苷，大戟醇，生物碱，鞣质，黄酮，树胶等。根中含二萜、三萜等。主要化学成分有：正十八烷醇、3-甲氧基-4-羟基反式苯丙烯酸正十八醇酯、β-谷甾醇、正三十烷酸、2,2′-二甲氧基-3,3′-二羟基-5,5′-氧-6,6′-联苯二甲酸酐等。

【药理作用】本品乙醚和热水提取物能够刺激肠管，引起肠蠕动增加，产生泻下作用；对妊娠离体子宫有兴奋作用；能扩张毛细血管，对抗肾上腺素有升压作用。

【用法用量】1.5~3g。外用适量。

【注意事项】正虚体弱者及孕妇忌用。反甘草。

附药：红大戟

为茜草科植物红大戟的根。又称广大戟、红芽大戟。性味苦寒。功用与京大戟略同。京大戟善泻下逐水，红大戟善消肿散结。用量1.5~5g。外用适量。正虚体弱者及孕妇忌用。反甘草。

芫 花

【来源】本品为瑞香科植物芫花 Daphne genkwa Sieb. et Zucc. 的干燥花蕾。主产于安徽、江苏、浙江、四川、山东等。春季花未开放时采收,除去杂质,干燥。

【商品】芫花、醋芫花。

【性状】本品常3~7朵簇生于短花轴上,基部有苞片1~2片,多脱落为单朵。单朵呈棒槌状,多弯曲,长1~1.7cm,直径约1.5mm;花被筒表面淡紫色或灰绿色,密被短柔毛,先端4裂,裂片淡紫色或黄棕色。质柔。气微,味甘、微辛。

【性味归经】苦、辛,温;有毒,归肺、脾、肾经。

【功能与主治】泻水逐饮,解毒杀虫。用于水肿胀满,胸腹积水,痰饮积聚,气逆喘咳,二便不利;外治疥癣秃疮,冻疮。醋芫花毒性降低,缓和其泻下作用和致腹痛症状。

【临床应用】

单味应用:

(1) 牙痛难忍,诸药不效:芫花末,擦之。令热痛定,以温水漱之。(《本草纲目》)

(2) 白秃头疮:芫花末,猪脂和,敷之。(《本草纲目》)

(3) 痈肿初起:芫花末,和胶涂之。(《本草纲目》)

配伍应用:

(1) 芫花与甘遂配伍,泻水逐饮,祛痰止咳,用于寒湿型慢性气管炎,见湿痰壅滞,咳嗽气喘,不得平卧等症。

(2) 芫花与雄黄配伍,杀虫疗疮。取两药各等份,共为细末,猪脂调膏,外涂患处。用于头疮,白秃,顽癣。

组方应用:

《伤寒论》十枣汤:芫花、甘遂、大戟各等份,各别捣为散。以水一升半,先煮大枣肥者十枚,取八合去滓,纳药末。强人服一钱匕(2g),羸人服半钱(1g),温服之,平旦服,若下后病不除者,明日更服,加半钱,得快下利后,糜粥自养。功用:攻逐水饮。主治:①悬饮。咳喘胸胁引痛,心下痞鞕,干呕短气,头痛目眩,或胸背掣痛不得息,舌苔滑,脉沉弦。②水肿。一身悉肿,尤以身半以下为重,腹胀喘满,二便不利。

【化学成分】含黄酮类,豆素类,二萜原酸酯类,绿原酸类等。主要化学成分有:二十八碳烷、三十二碳烷、β-谷甾醇、4,7-二甲氧基-5-羟基黄酮、金色酰胺醇酯、芫花黄素、木樨草素、芹菜素、羟基芫花素等。

【药理作用】芫花素能刺激肠黏膜引起剧烈的水泻和腹痛。煎剂口服有利尿作用。醋制芫花的醇水提取物,对肺炎杆菌、溶血性链球菌、流行性感冒杆菌有抑制作用,水浸液对黄癣菌、大芽孢菌、铁锈色小芽孢菌、星状皮癣菌等皮肤真菌有抑制作用;芫花素还能引起狗的子宫收缩;芫花还有镇静、镇咳、祛痰作用。

【用法用量】1.5~3g。醋芫花研末吞服,一次0.6~0.9g,一日一次。

【注意事项】正虚体弱者及孕妇忌用。反甘草。

商 陆

【来源】本品为商陆科植物商陆 Phytolacca acinosa Roxb. 或垂序商陆 Phytolacca americana L. 的干燥根。我国大部分地区均产。秋季至次春采挖,除去须根及泥沙,切成块或片,晒干或阴干。

【商品】商陆、醋商陆、黑豆汁商陆。

【性状】本品为横切或纵切的不规则块片，厚薄不等。外皮灰黄色或灰棕色。横切片弯曲不平，边缘皱缩，直径2~8cm；切面浅黄棕色或黄白色，木部隆起，形成数个突起的同心性环轮。纵切片弯曲或卷曲，长5~8cm，宽1~2cm，木部呈平行条状突起。质硬。气微，味稍甜，久嚼麻舌。

【性味归经】苦，寒；有毒，归肺、脾、肾、大肠经。

【功能与主治】逐水消肿，通利二便，解毒散结。用于水肿胀满，二便不通；外治痈肿疮毒。醋商陆减缓其峻烈之功及毒性。黑豆汁炮制减其毒性，使祛邪而不伤正。

【临床应用】

单味应用：

（1）水气：商陆根白者去皮，切如大豆许一大盏，以水三升煮取一升，已上烂，即取粟米一大盏成粥，仍空心服，若一日两度服即恐利多，每日服一顿即微利，不得杂食。（《经史证类备用本草》）

（2）水气浮肿：白菖六两取汁半合，和酒半升，看大小相度与服，当利下水，瘥。（《经史证类备用本草》）

（3）一切热毒肿：商陆根，和盐少许敷之，日再易。（《经史证类备用本草》）

（4）疮肿毒：切商陆根，汁，热布裹熨之，冷即易。（《经史证类备用本草》）

（5）石痈坚如石，不作脓者：生商陆根捣，擦之，燥即易，取软为度。（《经史证类备用本草》）

（6）湿气脚软：商陆根切小豆大，煮熟，更以绿豆同煮为饭，每日食之，以瘥为度，最效。（《本草纲目》）

（7）耳卒热肿：生商陆削尖纳入，日再易。（《本草纲目》）

配伍应用：

（1）商路与赤小豆配伍，泻下利水，用于水肿胀满，小便不利。

（2）商路与食盐配伍，消肿散结，捣烂外敷，治痈肿。

组方应用：

《济生方》疏凿饮子：泽泻12g，赤小豆15g，商陆6g，羌活9g，大腹皮12g，椒目6g，木通6g，秦艽9g，槟榔9g，茯苓皮15g。功用：泻下逐水，疏风发表。主治阳水实证。遍身水肿，气喘，口渴，二便不利。

【化学成分】含商陆碱，三萜皂类，商陆酸，美商陆苷E和美商陆酸，商陆苷A、B、C、D、E、F、H、K、L、O、P、q、J、M、I、N，2-羟基商陆酸，硝酸钾等。

【药理作用】商陆小剂量可兴奋血管运动中枢，使肾区血流量增加而利尿。大剂量能够产生中毒症状。商陆还有祛痰、泻下、利水作用。生物碱部分有镇咳及平喘作用。对痢疾杆菌、肺炎双球菌、流感杆菌有不同程度的抑制作用。

【用法用量】3~9g。外用适量。

【注意事项】孕妇忌用。

牵 牛 子

【来源】本品为旋花科植物裂叶牵牛 Pharbitis nil（L.）Choisy 或圆叶牵牛 Pharbitis purpurea（L.）Voigt 的干燥成熟种子。我国大部分地区均产。秋末果实成熟、果壳未开裂时采割植株，晒干，打下种子，除去杂质。

【商品】牵牛子、炒牵牛子。

【性状】本品似橘瓣状，长4～8mm，宽3～5mm。表面灰黑色或淡黄白色，背面有一条浅纵沟，腹面棱线的下端有一点状种脐，微凹。质硬，横切面可见淡黄色或黄绿色皱缩折叠的子叶，微显油性。气微，味辛、苦、有麻感。

【性味归经】苦、寒；有毒，归肺、肾、大肠经。

【功能与主治】泻水通便，消痰涤饮，杀虫攻积。用于水肿胀满，二便不通，痰饮积聚，气逆咳喘，虫积腹痛，蛔虫、绦虫病。

【临床应用】

单味应用：

（1）风毒脚气，若胫已满，捻之没指者：取牵牛子捣，蜜丸如小豆大，每服五丸，生姜汤下。取令小便利亦可止。（《经史证类备用本草》）

（2）风气所致，脏腑积滞：用牵牛子，以童子小便浸一宿后，长流水上洗半日，却用生绢袋盛，挂于当风处，令好干，每日盐汤下三十粒。能搜风，亦善消虚肿，久服令人体清爽。（《经史证类备用本草》）

（3）大便涩不通：牵牛子半生半熟，捣为散，每服二钱，煎姜汤调下。如未通，再服，改以热茶调下。量虚实，无时候，加减服。（《经史证类备用本草》）

（4）伤寒结胸，心腹硬痛：用牵牛子末一钱，白糖化汤调下。（《本草纲目》）

（5）水肿尿涩：牵牛末，每服方寸匕，以小便为度。（《本草纲目》）

（6）小儿肿病，大小便不利：黑牵牛、白牵牛各二两，炒，取头末，井华水和丸绿豆大，每服二十丸，萝卜子煎汤下。（《本草纲目》）

（7）小儿腹胀，水气流肿，膀胱实热，小便赤涩：牵牛生研一钱，青皮汤空心下。一加木香减半，丸服。（《本草纲目》）

（8）面上风刺：黑牵牛酒浸三宿，为末，先以姜汁擦面，后用药涂之。（《本草纲目》）

（9）面上粉刺䵟如米粉：黑牵牛末，对入面脂药中，日日洗之。（《本草纲目》）

（10）面上雀斑：黑牵牛末，鸡子清调，夜敷旦洗。（《本草纲目》）

（11）小儿夜啼：黑牵牛末一钱，水调，敷脐上，即止。（《本草纲目》）

（12）水肿卒胀：黑丑、白丑各头末二钱，白面合饼烧食。阴虚者不用。（《本草易读》）

（13）腹水：黑白丑各30g炒至能咬碎为度，研为细末，另取黄豆水适量煎至水开时，加入黑白丑末搅拌均匀，熬至黄豆烂熟时取出，此为一剂量。每剂1次服或早晚服，连服4～5天为一疗程。必要时停药5～7天，再服第二疗程。（《一味中药祛顽疾》）

（14）蛲虫病：牵牛子10g（儿童减半），研为细粉，加入面粉100g，烙成薄饼，空腹1次吃尽。半个月重复治疗1次。（《一味中药祛顽疾》）

配伍应用：

（1）牵牛子与芫花配伍，祛痰利尿，用于水饮停蓄，水肿腹胀。

（2）牵牛子与葶苈子配伍，逐饮化痰，用于痰饮停蓄，喘咳肿胀。

（3）牵牛子与槟榔配伍，通利大便，消积导滞，杀虫，用于大便不通，虫积腹痛。

组方应用：

（1）《儒门事亲》禹功散：黑牵牛12g，茴香3g。功用：逐水通便，行气消肿。主治阳水。遍身水肿，腹胀喘满，大便秘结，小便不利，脉沉有力。

（2）《儒门事亲》导水丸：黑牵牛12g，滑石12g，大黄6g，黄芩6g。功用：泻热逐水。主治水肿。遍身浮肿，二便不利，口渴，溲赤，苔黄，脉数。或湿热腰痛，痰湿流注身痛。

【制剂】 槟榔四消丸　组成：槟榔，大黄，牵牛子，猪牙皂，香附，五灵脂。功能与主治：消食导滞，行气泻水。用于食积痰饮，消化不良，脘腹胀满，嗳气吞酸，大便秘结。用法与用量：口服。一次1丸，一日2次。

【化学成分】 含牵牛子苷、牵牛子酸，没食子酸，麦角醇，野麦碱、喷尼棒麦碱，大黄素甲醚、大黄素、大黄酚、咖啡酸乙酯、咖啡酸、α-乙基-D-吡喃半乳糖苷、β-胡萝卜苷、β-谷甾醇。含脂肪油，油中成分主要为棕榈酸、硬脂酸、油酸、亚油酸、亚麻酸等成分。尚含氨基酸，Fe、Mn、Cu、Zn、Ca等无机元素。

【药理作用】 牵牛子可刺激肠道，增进蠕动，导致强烈的泻下；在体外实验，其对猪蛔虫有一定的驱虫效果。本品有毒，大量使用可引起呕吐、腹痛、腹泻及黏液血便，此外，还刺激肾脏，引起血尿，严重者可损及神经系统，产生语言障碍、昏迷等。

【用法用量】 3~6g。

【注意事项】 孕妇忌用。畏巴豆、巴豆霜。

巴　豆

【来源】 本品为大戟科植物巴豆 Croton tiglium L. 的干燥成熟果实。主产于四川、广西壮族自治区、云南、贵州等省。秋季果实成熟时采收，堆置2~3天，摊开，干燥。

【商品】 巴豆、巴豆霜。

【性状】 呈卵圆形，一般具三棱，长1.8~2.2cm，直径1.4~2cm。表面灰黄色或稍深，粗糙，有纵线6条，顶端平截，基部有果梗痕。破开果壳，可见3室，每室含种子1粒。种子呈略扁的椭圆形，长1.2~1.5cm，直径0.7~0.9cm，表面棕色或灰棕色，一端有小点状的种脐及种阜的疤痕，另端有微凹的合点，其间有隆起的种脊；外种皮薄而脆，内种皮呈白色薄膜；种仁黄白色，油质。气微，味辛辣。

【性味归经】 辛、热；有大毒，归胃、大肠经。

【功能与主治】 外用蚀疮。用于恶疮疥癣，疣痣。巴豆霜毒性降低，泻下作用缓和。多用于寒积便秘，乳食停滞，腹水，二便不通，喉风，喉痹。

【临床应用】

单味应用：

(1) 寒癖，宿食不消，大便闭塞：巴豆仁一升，清酒五升煮三日三夜，研熟，合酒微火煎令可丸如豌豆大，每服一丸，水下。欲吐者，二丸。（《本草纲目》）

(2) 气痢赤白：巴豆一两去皮心熬，研，以熟猪肝丸，绿豆大，空心米饮下三四丸，量人用。此乃郑獬侍御所传方也。（《本草纲目》）

(3) 泻血不止：巴豆一个去皮，以鸡子开一孔纳入，纸封，煨熟，去豆食之，其病即止。虚人分作二服，决效。（《本草纲目》）

(4) 夏月水泻不止：巴豆一粒，针头烧存性，化蜡和作一丸，倒流水下。（《本草纲目》）

(5) 干霍乱病，心腹胀痛，不吐不利，欲死：巴豆一枚去皮心，热水研服，得吐利即定也。（《本草纲目》）

(6) 中风口㖞：巴豆七枚去皮，研，左㖞涂右手心，右㖞涂左手心，仍以暖水一盏安药上，须臾即正，洗去。（《本草纲目》）

(7) 耳卒聋闭：巴豆一粒蜡裹，针刺孔通气，塞之取效。（《本草纲目》）

（8）荷钱癣疮：巴豆仁三个，连油杵泥，以生绢包擦，日一二次，三日痊好。（《本草纲目》）

（9）痈疽恶肉，乌金膏，解一切疮毒及腐化瘀肉，最能推陈致新：巴豆仁炒焦，研膏，点痛处则解毒，涂瘀肉上则自化。加乳香少许亦可。若毒深不能收敛者，宜作捻纴之，不致成疮。（《本草纲目》）

（10）小儿痰喘：巴豆一粒杵烂，绵裹塞鼻，男左女右，痰即自下。（《本草纲目》）

配伍应用：

（1）巴豆与干姜配伍，泻下冷积，开通闭塞，用于寒邪食积，腹痛胀满，大便不通，甚则气急暴厥。

（2）巴豆与杏仁配伍，逐水退肿，用于水肿腹满。

组方应用：

《伤寒论》白散：桔梗三分（1g），巴豆一分（0.3g）去心皮，熬黑，研如脂，贝母三分（1g）。三味为散，以白饮和服，强人半钱（1.5g）匕，羸者减之。病在膈上必吐，在膈下必利。不利，进热粥一杯，利过不止，进冷粥一杯。主治寒实结胸，无热症者。

【制剂】保赤散　组成：六神曲，巴豆霜，天南星，朱砂。功能与主治：消食导滞，化痰镇惊。用于小儿冷积，停乳停食，大便秘结，腹部胀满，痰多。用法与用量：口服。小儿六个月至一岁一次 0.09g，二岁至四岁一次 0.18g。

【化学成分】含脂肪油、蛋白质、巴豆树脂、巴豆苷、巴豆毒素及类似蓖麻碱的生物碱等。

【药理作用】巴豆油外用，对皮肤有强烈刺激作用。内服有峻泻作用，短时间内可有多次大量水泻，伴有剧烈腹痛和里急后重。巴豆的水浸液为杀灭钉螺的特效药。对鱼虾、母螺及蚯蚓等均有毒杀作用。巴豆煎剂对金黄色葡萄球菌、白喉杆菌、流感杆菌、绿脓杆菌均有不同程度的抑制作用。给动物皮下注射巴豆油，能降低因感染流行性乙型脑炎病毒而产生死亡率，并能延长生存时间，提高痛阈 50%～70%。巴豆油、巴豆树脂和巴豆醇脂类有弱的致癌活性。

【用法用量】外用适量。研末涂患处，或捣烂以纱布包擦患处。

【注意事项】孕妇禁用；畏牵牛子。

千　金　子

【来源】本品为大戟科植物续随子 Euphorbia lathyris L. 的干燥成熟种子。主产于河北、浙江、四川等地。夏、秋二季果实成熟时采收，除去杂质，干燥。

【商品】千金子、千金子霜。

【性状】本品呈椭圆形或倒卵形，长约 5mm，直径约 4mm。表面灰棕色或灰褐色，具有不规则网状皱纹，网孔凹陷处灰黑色，形成细斑点。一侧有纵沟状种脊，顶端为突起的合点，下端为线形种脊，基部有类白色突起的种阜或具脱落后的疤痕。种皮薄脆，种仁白色或黄白色，富油质。气微，味辛。

【性味归经】辛，温；有毒。归肝、肾、大肠经。

【功能与主治】逐水消肿，破血消癥。用于水肿，痰饮，积滞胀满，二便不通，血瘀经闭；外治顽癣，疣赘。千金子霜，毒性降低，泻下作用缓和。用于水肿胀满，积聚癥块，诸疮肿毒。

【临床应用】

单味应用：

（1）水气：用联步一两去壳，研以纸裹，用物压出油，重研末，分作七服。每治一人，只可一服，丈夫生饼子酒下，妇人荆芥汤下。凡五更服之，至晚自止。后以厚朴汤补之，频吃益善。仍不

用吃盐、醋，一百日瘥。联步，续随子是也。（《经史证类备用本草》）

（2）黑子疣赘：续随子熟时涂之，自落。（《本草纲目》）

（3）外用于顽癣、疣赘及毒蛇咬伤。

配伍应用：

（1）千金子与大黄配伍，逐水消肿，攻积导滞，用于水肿胀满，二便不利。

（2）千金子与轻粉配伍，破血消癥，用于癥瘕积聚，瘀血经闭。

组方应用：

（1）《摘元方》：续随子二两（60g），大黄一两（30g）。为末，酒、水丸绿豆大，每服以白汤送下五十丸，以去陈莝。主治阳水肿胀。

（2）《圣济总录》续随子丸：续随子三十枚（去皮），腻粉二钱（6g），青黛（炒）一钱（3g）匕。上三味，先研续随子令烂，次下二味，合研匀细，以烧糯米软饭为丸，如鸡头大。每服先烧大枣一枚，剥去皮核，烂嚼，取药一丸，椎破并枣同用，冷腊茶清下。服后便卧并不搜搅，至中夜后，取下积聚恶物为效。主治积聚癥块及涎积。

【化学成分】含金色酰胺醇酯，蔓荆子黄酮，青蒿亭，胡萝卜苷，对羟基苯甲酸，秦皮乙素，脂肪油，七叶亭，大戟树胶等。

【药理作用】千金子其种子中的脂肪油，新鲜时无色，无味；但可很快变恶臭而有强辛辣味，对胃肠有刺激，可产生峻泻，作用强度是蓖麻油的3倍。其植物鲜草对急性淋巴细胞性及粒细胞型、慢性粒细胞型、急性单核细胞型白血病白细胞均有抑制作用。

【用法用量】1～2g；去壳，去油用。外用适量。千金子霜0.5～1g；多入丸散服。

【注意事项】孕妇及便溏者忌用。

狼　　毒

【来源】本品为瑞香科植物瑞香狼毒 Stellera chamaejasme L. 或大戟科植物狼毒大戟 Euphorbia fischeriana Steud.、月腺大戟 Euphorbia ebracteolata Hayata 的根。瑞香狼毒主产于东北、华北、西北、西南等地；狼毒大戟主产于东北及河北、内蒙古、山西等地；月腺大戟全国各地均产。春、秋采挖，去茎叶、泥沙，晒干。

【商品】狼毒。

【性状】瑞香狼毒　本品呈圆锥形至长圆柱形，稍扭曲，长7～30cm，直径2～7cm；根头部留有地上茎残基；外表棕色至棕褐色，有纵皱及横生的细长皮孔，有时残留细根。栓皮剥落后，露出柔软的纤维。体轻，质韧，不易折断，断面中心木质部黄白色，外圈韧皮部白色，呈纤维状。气微，味微甘、微苦而辣。

狼毒大戟　本品直径4～7cm，厚0.5～3cm，偶有厚达7cm者。表面黄棕色或淡棕色。栓皮成重叠的薄片状，易剥落。切面不平坦，有暗棕色与黄白色相间的明显同心环，偶有环纹不显著者。质轻，易折断，断面粉性，水湿之有黏性，撕开时可见黏丝。气微，味甘，并有刺激性辣味。

月腺大戟　本品与狼毒大戟相似，唯切面的同心环纹颜色较浅，不如狼毒大戟根的明显，以水湿不显黏性。

【性味归经】苦辛，平；有毒，归心、肺经。

【功能与主治】逐水祛痰，破积杀虫。用于水肿腹胀，痰、食、虫积，心腹疼痛，慢性气管炎，咳嗽，气喘，淋巴结、皮肤、骨、附睾等结核，疥癣，痔瘘等。

【临床应用】

单味应用：

(1) 治外伤出血：绵大戟研末，撒于伤口。(《云南中草药选》)

(2) 治干癣积年生痂，搔之黄水出，每逢阴雨即痒：狼毒，醋磨涂之。(《圣惠方》)

(3) 治淋巴结核未溃或已溃者：狼毒切片，用水煮烂，除渣取药液，加热浓缩成膏，洗净伤口，外敷。(内蒙古《中草药新医疗法资料选编》)

组方应用：

(1) 《补缺肘后方》：狼毒二两 (60g)，旋覆花一两 (30g)，附子二两 (60g) 炮。捣筛，蜜和丸如梧子大。服二丸，稍加至三丸。主治卒心腹癥坚，两胁下有气结者。

(2) 《补缺肘后方》：狼毒四两 (120g)，防风二两 (60g)，附子三两 (90g) 烧。蜜丸如桐子大，服三丸，日夜三度。主治阴疝，阴丸卒缩入腹，急痛欲死。

(3) 内蒙古《中草药新医疗法资料选编》：狼毒一斤 (500g)，蛇蜕八分 (2.5g)，花椒一两 (30g)，松香五钱 (15g)。将狼毒煎制成膏，其他药研成细末，撒入并搅拌均匀。外敷。主治淋巴结结核已溃者，拔脓毒。

(4) 内蒙古《中草药新医疗法资料选编》：狼毒、核桃、白矾各等量。烧存性，共研细末。每日一次，每次一钱三分 (4g)，开水送服。主治睾丸结核。

【化学成分】 含黄酮类，甾醇，酸性成分，氨基酸，三萜类，蒽苷，狼毒苷，树脂化合物。尚含鞣质类、香豆素类、木脂素类及甾醇类等。月腺戟和狼毒大戟均含二萜和间苯三酚类成分。

【药理作用】 煎剂可提高小鼠痛阈。还能增强小肠蠕动，对便秘有一定疗效。还有一定的抗肿瘤作用。

【用法用量】 内服：煎汤，0.9~2.4g；或入丸、散。外用：磨汁涂或研末调敷。

【注意事项】 畏密陀僧；本品有毒，内服宜慎；体弱及孕妇忌服。

第四章　祛风湿药

【定义】 以祛除风寒湿邪，解除痹痛为主要功效的药物称祛风湿药。

【中医指导理论】《素问·痹论》："风寒湿三气杂至，合而为痹也。"《金匮要略》："病历节不可屈伸、疼痛，乌头汤主之。"

【性味归经】 祛风湿药大多辛、苦、温，归肺、脾、肝、肾、膀胱等经。

【适应证】 本类药物除具有祛风，祛湿，散寒的功效外，还兼有活血通络，舒筋止痛，强筋健骨的作用。临床主要适用于风寒湿邪所致的肢体关节疼痛，屈伸不利，麻木不仁或关节肿大，筋脉拘挛，痛连腰背等证。

【配伍应用】 祛风湿药在临床应用时，应根据痹证的类型，病邪所犯部位，病程的长短等具体情况选择适当的祛风湿药进行配伍应用。如风邪偏重，疼痛游走不定的行痹，选用祛风湿为主的祛风湿药，配伍活血通络止痛药，是谓"治风先活血，血行风自灭"若见湿邪偏盛，肢体关节重着疼痛，或肿胀麻木的着痹，则选用辛苦温燥的祛风湿药，配伍健胃淡渗之品；若见寒邪较盛肢体关节疼痛剧烈，痛有定位，遇寒痛增"痛痹"，应选用辛温的祛风湿药，佐以温经通阳之药；对素体阳盛，内有蕴热，邪从热化，关节红肿热痛的热痹，则应选用寒凉的祛风湿药，适当配伍清热解毒药。风邪初期，病邪在表，则配祛风胜湿解表药；病邪入里，客于肌肉，经络，筋骨，关节，当与活血通络药配伍应用；久病体质，抗病能力弱，宜配伍补养气血药物，肝肾虚损，腰膝疼痛，肢体乏力者，应选用强筋骨祛风湿药，配伍补养肝肾之药，达到扶正祛邪的目的。

【注意事项】 本类药物中的辛温性燥之品，易耗损阴血，故阴虚血亏患者应慎用。

一、祛风湿止痹痛药

本类药物味多辛温，以祛风湿，止痹痛，舒筋通络为主要功效，多入肝，脾，肾经。适用于风寒湿邪所致的肢体或关节疼痛。临床使用时可结合具体病情，风湿痹痛属寒者，可配伍散寒药；属热者，配伍清热药，病邪阻滞经络者可配伍活血通络药。

独　　活

【来源】 本品为伞形科植物重赤毛当归 Angelica pubescens Maxim. f. biserrata Shan et Yuan 的干燥根。主产于四川、湖北、安徽等地。春初苗刚发芽或秋末茎叶枯萎时采挖，除去须根及泥沙，烘至半干，堆置 2~3 天，发软后再烘至全干。

【商品】 独活。

【性状】 本品根略呈圆柱形，下部 2~3 分枝或更多，长 10~30cm。根头部膨大，圆锥状，多横皱纹，直径 1.5~3cm，顶端油茎、叶的残基或凹陷。表面灰褐色或棕褐色，具纵皱纹，有横长皮孔样突起及稍突起的细根痕。质较硬，受潮则变软，断面皮部灰白色，有多数散在的棕色油室，木部灰黄色至黄棕色，形成层环棕色。有特异香气，味苦、辛、微麻舌。

【性味归经】 辛、苦，微温，归肾、膀胱经。

【功能与主治】 祛风除湿，通痹止痛。用于风寒湿痹，腰膝疼痛，少阴伏风头痛。

【临床应用】

单味应用：

风赤疹，颊肿：独活酒煮，热含之。(《经史证类备用本草》)

配伍应用：

(1) 独活与羌活配伍，祛风胜湿，通络止痛，用于外感风寒挟湿所致的恶寒发热，头痛身痛，关节酸痛等证。

(2) 独活与桑寄生配伍，祛风胜湿，止痹痛，用于风寒湿痹，腰膝酸重疼痛，身半以下的湿痹尤宜。

(3) 独活与石膏配伍，祛风止痛，发散郁火，用于风火牙痛等证。

组方应用：

《备急千金要方》独活寄生汤：独活9g，桑寄生、杜仲、牛膝、细辛、秦艽、茯苓、桂心、防风、芎䓖、人参、当归、芍药、干地黄各6g。功用：祛风湿，止痹痛，益肝肾，补气血。主治痹证日久，肝肾两虚，气血不足证。腰膝疼痛，肢节屈伸不利，或麻木不仁，畏寒喜温，心悸气短，舌淡苔白，脉细弱。

【制剂】

(1) 大风丸　组成：独活，木耳（酒炙），当归（酒炙），白芍，牛膝，木瓜，桔梗，杜仲（炒炭），苍术（米泔水炙）。功能与主治：舒筋活血，补虚祛风。用于腰腿疼痛，四肢麻木，筋骨酸重。用法与用量：淡黄酒或温开水送服。一次9g，一日2次。（延安常泰药业有限责任公司生产）

(2) 狗皮膏　组成：独活，生川乌，生草乌，羌活，青风藤，香加皮，防风，铁丝威灵仙，苍术，蛇床子，麻黄，高良姜，小茴香，官桂，当归，赤芍，木瓜，苏木，大黄，油松节，续断，川芎，白芷，乳香，没药，冰片，樟脑，丁香，肉桂。功能与主治：祛风散寒，活血止痛。用于风寒湿邪、气血瘀滞所致的痹病，症见四肢麻木、腰腿疼痛、筋脉拘挛，或跌打损伤、闪腰岔气、局部肿痛；或寒湿瘀滞所致的脘腹冷痛、行经腹痛、寒湿带下、积聚痞块。用法与用量：外用。用生姜擦净患处皮肤，将膏药加温软化，贴于患处或穴位。

【化学成分】 含香豆素类（香豆素、呋喃香豆素、吡喃香豆素、香豆素苷、双香豆素），补骨脂素，异欧前胡素，佛手柑内酯，当归内酯，挥发油类，植物甾醇，有机酸，糖类等。

【药理作用】 本品有抗关节炎、镇痛、镇静及催眠作用，并能直接扩张血管，降低血压，同时有兴奋呼吸中枢的作用和抗菌作用。对雌激素或氯化钡所致在体或离体子宫痉挛有解痉作用。

【用法用量】 3~9g。

【注意事项】 孕妇慎用。

威 灵 仙

【来源】 本品为毛茛科植物威灵仙 Clematis chinensis Osbeck、棉团铁线莲 Clematis hexapetala Pall. 或东北铁线莲 Clematis manshurica Rupr. 的干燥根及根茎。前一种主产于江苏、安徽、浙江等地，应用较广。后两种部分地区应用。秋季采挖，除去泥沙，晒干。

【商品】 威灵仙、酒威灵仙。

【性状】 威灵仙　根茎呈柱状，长1.5~10cm，直径0.3~1.5cm；表面淡棕黄色；顶端残留茎基；质较坚韧，断面纤维性；下侧着生多数细根。根呈细长圆柱形，稍弯曲，长7~15cm，直径0.1~0.3cm；表面黑褐色，有细纵纹，有的皮部脱落，露出黄白色木部；质硬脆，易折断，断面皮部较广，木部淡黄色，略呈方形，皮部与木部间常有裂隙。气微，味淡。

棉团铁线莲　根茎呈短柱状，长1~4cm，直径0.5~1cm。根长4~20cm，直径0.1~0.2cm；表面棕褐色至棕黑色；断面木部近圆形。味辛辣。

东北铁线莲　根茎呈柱状，长1~11cm，直径0.5~1cm。根较密集，长5~23cm，直径0.1~0.4cm；表面棕黑色；断面木部近圆形。味辛辣。

【性味归经】辛、咸，温，归膀胱经。

【功能与主治】祛风除湿，通络止痛。用于风湿痹痛，肢体麻木，筋脉拘挛，屈伸不利，骨鲠咽喉。酒威灵仙，祛风除痹，通络止痛的功能增强，用于风湿痹痛，肢体麻木，筋脉拘挛，屈伸不利。

【临床应用】

单味应用：

（1）肾脏风壅积，腰膝沉重：威灵仙末，蜜和，丸桐子大，初服温酒下八十丸，平时微利恶物如清浓胶，即是风毒积滞也。如未利，夜再服一百丸。取下后，吃粥药补之。一月仍常服温补药。孙兆放杖丸同。（《经史证类备用本草》）

（2）腰脚诸痛：用威灵仙末，空心温酒服一钱，逐日以微利为度。（《本草纲目》）

（3）用威灵仙一斤，洗，干，好酒浸七日，为末，面糊丸梧子大，以浸药酒每服二十丸。（《本草纲目》）

（4）痔疮肿痛：威灵仙三两，水一斗煎汤，先熏后洗，冷再温之。（《本草纲目》）

（5）噎塞膈气：醋、蜜煎服，吐痰为度。（《本草易读》）

（6）关节炎：威灵仙500g，切碎，和入白酒1500ml，放入锅内隔水炖30分钟后取出，过滤后备用。每次服10~20ml，日服3~4次。（《一味中药祛顽疾》）

（7）骨鲠：威灵仙30g，加水2碗煎成1碗，在0.5~1小时内慢慢咽完，1天内可咽服1~2剂。亦可将威灵仙16g，和入米醋适量，煎取药液，缓缓咽服。（《一味中药祛顽疾》）

（8）小儿鞘膜积液：威灵仙15~25g，加清水1000ml，用文火将水煎去大半，倒出药汁，待药温降至37℃左右泡洗患处，每天2~4次，每剂药可连用2天。能祛风除湿，通络止痛。（《一味妙方治百病》）

配伍应用：

（1）威灵仙与秦艽配伍，祛风除湿，通络止痛，用于风湿痹痛，肢体麻木，静脉拘挛，关节屈伸不利等证。

（2）威灵仙与鸡血藤配伍，活血化瘀，通络止痛，用于跌打损伤，瘀血疼痛等证。

（3）威灵仙、透骨草、伸筋草配伍，疏风除湿，温经通络，用于痹证。

组方应用：

（1）《本草纲目》：威灵仙一两二钱（36g），砂仁一两（30g），砂糖一盏（150~300g）。主治诸骨鲠咽。

（2）《圣济总录》灵仙散：威灵仙（去土）、鸡冠花各二两（60g）。上二味，锉劈，以米醋二升（400ml）煮干，更炒过，捣为末，以生鸡子清和作小饼子，炙干，再为细末。每服二钱（6g）匕，空心陈米饮调下，午复更一服。主治肠风病甚不瘥。

（3）《普济方》：威灵仙（炒）五两（150g），生川乌、五灵脂各四两（120g）。为末，醋糊丸梧子大，每服十七丸，用盐汤下。主治手足麻痹，时发疼痛，或打扑伤损，痛不可忍，或瘫痪等症。

【制剂】祛风止痛片　组成：老鹳草，槲寄生，续断，威灵仙，独活，制草乌，红花。功能与主治：祛风寒，补肝肾，壮筋骨。用于风寒湿邪闭阻、肝肾亏虚所致的痹病，症见关节肿胀、腰膝疼痛、四肢麻木。用法与用量：口服，一次6片，一日2次。

【化学成分】含生物碱类（原白头翁素、白头翁素、青藤碱），黄酮类，酚类，内酯，氨基酸及有机酸类等。

【药理作用】本品具有镇痛、抗利尿作用。骨鲠使用本品可使局部肌肉松弛，促使骨刺脱落。能使动物离体肠管兴奋性加强，由节律性收缩变为蠕动。其煎剂有明显的抗菌，对革兰氏阳性及阴性菌、霉菌均有较强抑制作用。有降血糖作用和对离体蟾蜍心脏有先抑制后兴奋作用。

【用法用量】6～9g。治疗骨哽可用至30～50g。

川　　乌

【来源】本品为毛茛科植物乌头 Aconitum carmichaeli Debx. 的干燥母根。主产于四川、云南、陕西、湖南等地。6月下旬至8月上旬采挖，除去子根、须根及泥沙，晒干。

【商品】川乌、制川乌。

【性状】本品呈不规则的圆锥形，稍弯曲，顶端常有残茎，中部多向一侧膨大，长2～7.5cm，直径1.2～2.5cm。表面棕褐色或灰棕色，皱缩，有小瘤状侧根及子根脱离后的痕迹。质坚实，断面类白色或浅灰黄色，形成层环纹呈多角形。气微，味辛辣、麻舌。

【性味归经】辛、苦，热；有大毒，归心、肝、肾、脾经。

【功能与主治】祛风除湿，温经止痛。用于风寒湿痹，关节疼痛，心腹冷痛，寒疝作痛，麻醉止痛。制川乌功能主治与川乌相同，但其毒性大大降低。

【临床应用】

单味应用：

（1）治风，腰脚冷痹疼痛：用川乌头三分，去皮脐，生捣烂，醅醋调，涂于故帛上敷之，须臾痛止。(《经史证类备用本草》)

（2）治久疥癣方：用川乌头七枚，生用捣碎，以水三大盏煎至一大盏，去滓，温洗之。(《经史证类备用本草》)

（3）头风头痛：腊月乌头一升，炒令黄，末之，绢袋盛，酒三升浸，温服。(《经史证类备用本草》)

（4）蝎蜇：乌头末少许，头醋调，敷之。(《经史证类备用本草》)

配伍应用：

（1）川乌与麻黄配伍，祛风除湿，散寒止痛，用于风寒湿邪所致的头痛身痛，关节疼痛，屈伸不利等证。

（2）川乌与三七配伍，活血化瘀，散寒止痛，用于跌打损伤，瘀血疼痛等证。

（3）川乌与蟾酥配伍，麻醉止痛，用于手术外敷的麻醉用药。

（4）川乌、草乌、杭白芍配伍，散寒除湿止痛，用于寒湿痹痛。

组方应用：

（1）《金匮要略》乌头汤：麻黄、芍药、黄芪各9g，甘草9g，川乌6g。功用：温经祛湿，散寒止痛。主治寒湿痹证。关节剧痛，不可屈伸，畏寒喜热，舌苔薄白，脉沉弦。

（2）《太平惠民和剂局方》小活络丹：川乌、草乌、天南星、地龙各6g，乳香、没药各5g。功用：祛风除湿，化痰通络，活血止痛。主治风寒湿痹。肢体筋脉疼痛，麻木拘挛，关节屈伸不利，疼痛游走不定。亦治中风，手足不仁，日久不愈，经络中湿痰瘀血，而见腰腿沉重，或腿臂间作痛。

（3）《张氏医通》冷哮丸：麻黄、川乌、细辛、蜀椒、白矾、牙皂、半夏曲、陈胆星、杏仁、甘草各3g，紫菀茸、款冬花各6g。功用：温肺散寒，涤痰化饮。主治背受寒邪，遇冷发喘嗽，胸膈痞满，倚息不得卧。

（4）经验方：川乌10g，草乌10g，黄芪30g，桂枝10g，白芍10g，炙甘草6g，秦艽10g，苍术10g，生麻黄6g，马钱子0.6g。功效主治：温经散寒，祛风湿，止痹痛。用于寒痹。症见关节疼痛，屈伸不利，痛点不移，得温痛减，遇冷加重，舌黯苔白，脉弦紧。用法：每日一剂，水煎400ml，分两次温服。

【制剂】少林风湿跌打膏　组成：生川乌，生草乌，乌药，白及，白芷，白蔹，土鳖虫，木瓜，三棱，莪术，当归，赤芍，肉桂，大黄，连翘，血竭，乳香，没药，三七，儿茶，薄荷脑，冰片。功能与主治：散瘀活血，舒筋止痛，祛风散寒。用于跌打损伤、风湿痹痛，症见伤处瘀肿疼痛、腰肢酸麻。用法与用量：贴患处。

【化学成分】附子、川乌、草乌均含有乌头碱型生物碱（乌头碱、次乌头碱、中乌头碱），但其他化学成分各有所异。附子还含有氯化棍掌碱、去甲猪毛菜碱、去甲乌药碱，川乌中还含有塔垃乌头胺、川乌碱甲、川乌碱乙、卡乌碱、异乌头碱等，草乌中还含有北乌头碱、得姆啶等。

【药理作用】本品具有局部麻醉、镇痛、抗癣、降低血糖作用。对局部皮肤黏膜的感觉神经末梢先兴奋，继以麻醉以致知觉丧失。对动物甲醛性和蛋清性关节炎有明显的清炎、退肿作用。次乌头碱和乌头原碱对于因注射菌苗而引起发热的家兔有解热作用，但对正常体温无影响。乌头煎剂或总碱能引起麻醉猫的冠状动脉血流量增加，小剂量乌头碱使心跳减慢，大剂量则引起心律不齐，甚至心室颤动。

【用法用量】临床上多炮制后用。1.5~3g。宜先煎、久煎。

【注意事项】生品内服宜慎，炮制品孕妇慎用；反贝母类、半夏、白及、白薇、天花粉、瓜蒌类。

附药：草乌

草乌　本品为毛茛科植物北乌头的干燥块根。性味辛、苦，热。有大毒。归心、肝、肾、脾经。祛风除湿，温经止痛。用于风寒湿痹，关节疼痛，心腹冷痛，寒疝作痛，跌打损伤疼痛，有麻醉止痛的作用。用法用量及使用注意同川乌。

单味应用：

腰脚冷痛：草乌头三个，去皮脐，为末，醋调，贴，须臾痛止。（《本草从新》）

蕲　　蛇

【来源】本品为蝮科动物五步蛇 Agkistrodon acutus（Güenther）的干燥体。主产于湖北、江西、浙江等地。多在夏、秋二季捕捉，剖开蛇腹，除去内脏，洗净，用竹片撑开腹部，盘成圆盘状，干燥后拆除竹片。

【商品】蕲蛇、蕲蛇肉、酒蕲蛇。

【性状】本品卷呈圆盘状，盘径17~34cm，体长可达2m。头在中间稍向上，呈三角形而扁平，吻端向上，习称"翘鼻头"。上腭有管状毒牙，中空尖锐。背部两侧各有黑褐色与浅棕色组成的"V"形斑纹17~25个，其"V"形的两上端在背中线上相接，习称"方胜纹"，有的斑纹不相接，呈交错排列。腹部撑开或不撑开，灰白色，鳞片较大，有黑色类圆形斑点，习称"连珠斑"；腹内壁黄白色，脊椎骨的棘突较高，呈刀片状上突，前后椎体下突基本同形，多为弯刀状，向后倾斜，尖端明显超过椎体后隆面。尾部聚细，末端有三角形深灰色的角质鳞片1枚。气腥，味微咸。

【性味归经】 甘、咸，温；有毒，归肝经。

【功能与主治】 祛风，通络，止痉。用于风湿顽痹，麻木拘挛，中风口眼㖞斜，半身不遂，抽搐痉挛，破伤风，麻风疥癣。蕲蛇肉、酒蕲蛇活血祛风的功效较强。

【临床应用】

配伍应用：

（1）蕲蛇与防风配伍，通经活络，祛风止痉，用于风湿顽痹，静脉拘挛或中风口眼㖞斜，半身不遂等证。

（2）蕲蛇与乌梢蛇配伍，祛风通络，止痒，用于麻风疠毒，手足麻木，皮肤瘙痒等证或小儿急、慢惊风，破伤风。

【化学成分】 含蛋白质，脂肪，皂苷等。

【药理作用】 本品有收敛止血的作用；其提取物有镇静、镇痛作用，并能直接扩张血管而降血压，具有抗炎抗痛作用。

【用法用量】 3~9g；研末吞服，一次1~1.5g，一日2~3次。

附药：金钱白花蛇

金钱白花蛇　本品为眼镜蛇科动物银环蛇的幼蛇干燥体。夏、秋二季捕捉，剖开腹部，除去内脏，擦净血迹，用乙醇浸泡处理后，盘成圆形，用竹签固定，干燥。性甘、咸，温；有毒。归肝经。功效、应用与蕲蛇相似而力较强，但用量稍轻。用量3~4.5g，研末吞服，1~1.5g。

乌梢蛇

【来源】 本品为游蛇科动物乌梢蛇 Zaocys dhumnades (Cantor) 的干燥体。全国大部分地区均有分布。多在夏、秋二季捕捉，剖开腹部或先剥皮留头尾，除去内脏，盘成圆盘状，干燥。

【商品】 乌梢蛇、乌梢蛇肉、酒乌梢蛇。

【性状】 本品呈圆盘状，盘径约16cm。表面黑褐色或绿黑色，密被菱形鳞片；背鳞行数成双，背中央2~4行鳞片强烈起棱，形成两条纵贯全体的黑线。头盘在中间，扁圆形，眼大而向下凹陷，有光泽。上唇鳞8枚，第4、第5枚入眶，颊鳞1枚，眼前下鳞1枚，较小，眼后鳞2枚。脊部高耸成层脊状。腹部剖开边缘向内卷曲，脊肌肉厚，黄白色或淡棕色，可见排列整齐的肋骨。尾部渐细而长，尾下鳞双行。气腥，味淡。

【性味归经】 甘，平，归肝经。

【功能与主治】 祛风，通络，止痉。用于风湿顽痹，麻木拘挛，中风口眼㖞斜，半身不遂，抽搐痉挛，破伤风，麻风疥癣，瘰疬恶疮。乌梢蛇肉、酒乌梢蛇活血祛风的功效较强。

【临床应用】

单味应用：

治面上疮及皯，易容方：用乌蛇二两，烧灰，末，以腊月猪脂调，敷之。（《经史证类备用本草》）

配伍应用：

（1）乌梢蛇与天南星配伍，祛风止痉，通络止痛，用于风湿痹痛，手足屈伸不利等证。

（2）乌梢蛇与金钱白花蛇配伍，祛风通络，定惊止痉，用于破伤风，小儿急、慢惊风，痉挛抽搐等证。

（3）乌梢蛇、蜈蚣、土鳖虫，破血化瘀，散结止痛，息风止痉，用于血瘀证。

组方应用：

经验方：当归10g，白芍10g，川芎10g，陈皮10g，防风10g，桂枝10g，松节10g，羌活10g，独活10g，秦艽10g，全虫10g，木贼10g，乌梢蛇10g。功效主治：活血养血，祛风除湿，止痛。用于行痹。全身关节酸痛，游走不定，以腕、肘、膝、踝等大关节为甚，舌淡苔白，脉浮数或缓。用法：每日一剂，水煎400ml，分两次温服。

【化学成分】含蛋白质，氨基酸，脂肪，果糖-1，6-二磷酸酯酶、蛇肌醛缩酶及胶原蛋白等。

【药理作用】本品提出物具有镇静、镇痛作用，并能直接扩张血管而引起血压降低。

【用法用量】9~12g。

附药：蛇蜕

蛇蜕 本品为游蛇科动物黑眉锦蛇、锦蛇或乌梢蛇等蜕下的干燥表皮膜。性咸、甘，平。归肝经。功效祛风，定惊，解毒，退翳。用于小儿惊风，抽搐痉挛，翳障，喉痹，疔肿，皮肤瘙痒。酒蛇蜕增强了祛风定惊，退翳疗效，并能减少腥气，利于服用。和粉碎，多入散剂。用于小儿惊风抽搐痉挛，角膜出翳，喉痹，疔肿，皮肤瘙痒。蛇蜕炭便于粉碎和制剂，具有解毒消肿的作用，以外用为主，亦有内服者。用于痈肿疔毒，瘰疬恶疮。用量2~3g；研末吞服，0.3~0.6g。

单味应用：

(1) 白驳：用烧末，醋调，敷上，佳。（《经史证类备用本草》）

(2) 恶疮十年不瘥似癞者：烧全者一条，为末，猪脂和，敷上。（《经史证类备用本草》）

(3) 小儿初生月蚀疮及恶疮：烧末，和猪脂，敷上。（《经史证类备用本草》）

(4) 蛇露疮：用蛇蜕烧末，和水调，敷上。（《经史证类备用本草》）

(5) 小儿头面身上生诸疮：烧末，和猪脂，敷上。（《经史证类备用本草》）

(6) 大小口疮：蛇蜕皮水浸软，拭口内，一两遍即愈。仍以药贴足心。（《本草纲目》）

(7) 小便不通：全蛇蜕一条，烧存性，研，温酒服之。（《本草纲目》）

(8) 肿毒无头：蛇蜕灰，猪脂和，涂。（《本草纲目》）

(9) 石痈无脓，坚硬如石：用蛇蜕皮贴之，经宿便愈。（《本草纲目》）

(10) 疔肿鱼脐：用蛇蜕鸡子大，水四升煮三四沸，服汁，立瘥。（《本草纲目》）

(11) 鱼脐疮出水，四畔浮浆：用蛇蜕烧存性，研，鸡子清和，敷。（《本草纲目》

雷公藤

【来源】本品为卫矛科植物雷公藤 Tripterygium wilfordii Hook. f. 的全株。主产于浙江、江苏、安徽、福建等地。叶夏季采，花、果实夏秋采，根秋季采。用根者连根拔起，去净泥土，把根与茎分开，放通风处晾干，切段用。花、果实收后，除去杂质，花摘除花柄及蒂。晾干，分类存放。防潮防霉。

【商品】雷公藤。

【性味归经】苦，寒。有大毒。归心、肝经。

【功能与主治】祛风除湿，活血通络，消肿止痛，杀虫解毒。用于风湿痹痛，疔疮肿毒，腰带疮，皮肤瘙痒等。

【临床应用】

单味应用：

(1) 风湿关节炎：雷公藤根、叶，捣烂外敷，半小时后即去，否则起泡。（《江西本草》）

(2) 皮肤瘙痒：雷公藤叶，捣烂，搽敷。（《湖南药物志》）

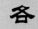

配伍应用：

《湖南药物志》：雷公藤花、乌药，研末调擦患处。主治腰带疮。

【化学成分】 含生物碱类（雷公藤碱、雷公藤次碱、雷公藤宁碱、雷公藤晋碱等），二萜类（公藤甲、雷公藤乙素、雷公藤内酯三醇、雷公藤内酯二醇、雷公藤内酯四醇等），三萜类（雷公藤内酯甲、雷公藤内酯乙、雷公藤三萜酸A、雷公藤三萜酸B、雷公藤酮、雷公藤红素等），倍半萜类及卫矛醇、卫矛碱、1,8-二羟基-4-羟甲基蒽醌、雷公藤总苷、多糖、挥发性成分等成分。

【药理作用】 本品的水浸液及乙醇浸液均有毒杀梨叶星毛虫及卷叶虫的能力。雷公藤碱、雷公藤定碱有抗肿瘤作用，对小鼠白血病 L_{1210}，P_{388} 有明显抗肿瘤活性，并对人鼻咽癌有抑制作用，其抗肿瘤作用与分子中具环氧基及不饱和内酯环有关，具有活血及抗炎作用。

【用法用量】 本品大毒，内服宜慎。外用适量，捣烂或研末外敷、调擦。外敷不可超过半小时。

【注意事项】 孕妇、体虚者忌用。

木 瓜

【来源】 本品为蔷薇科植物贴梗海棠 Chaenomeles speciosa (Sweet) Nakai 的干燥近成熟果实。习称"皱皮木瓜"，主产于安徽、四川、湖北等地。夏、秋二季果实绿黄时采收，置沸水中烫至外皮灰白色，对半纵剖，晒干。

【商品】 木瓜。

【性状】 本品长圆形，多纵剖成两半，长 4～9cm，宽 2～5cm，厚 1～2.5cm。外表面紫红色或红棕色，有不规则的深皱纹；剖面边缘向内卷曲，果肉红棕色，中心部分凹陷，棕黄色；种子扁长三角形，多脱落。质坚硬。气微清香，味酸。

【性味归经】 酸，温，归肝、脾经。

【功能与主治】 平肝舒筋，和胃化湿。用于湿痹拘挛，腰膝关节酸重疼痛，吐泻转筋，脚气水肿。

【临床应用】

单味应用：

（1）脚气肿急：用木瓜切片，囊盛，踏之。广德顾安中患脚气，筋急腿肿，因附舟以足阁一袋上，渐觉不痛，乃问舟子：袋中何物？曰：宣州木瓜也。及归，制木瓜袋用之，顿愈。（《本草纲目》）

（2）脚筋挛痛：用木瓜数枚，以酒、水各半煮烂，捣膏，乘热贴于痛处，以帛裹之，冷即换，日三五度。（《本草纲目》）

（3）霍乱转筋：木瓜一两，酒一升煎服。不饮酒者，煎汤服。仍煎汤浸青布裹其足。（《本草纲目》）

（4）发槁不泽：木瓜浸油梳头。（《本草纲目》）

（5）辟除壁虱：以木瓜切片，铺于席下。（《本草纲目》）

（6）脚气感染：取木瓜100g，加水4L，煎去大半，待药温降至约37℃时，泡洗患处，每天洗2～3次。每剂可连续用2天。能疏化湿热。（《一味妙方治百病》）

配伍应用：

（1）木瓜与秦艽配伍，舒筋活络，祛湿除痹，用于风湿痹痛，筋脉拘急等证。

（2）木瓜与吴茱萸配伍，除湿和胃，温中止痛，用于霍乱吐泻转筋或脚气肿痛，冲心烦闷等证。

组方应用：

(1)《三因方》木瓜汤：木瓜干一两（30g），吴茱萸半两（15g），茴香一分（0.3g），炙甘草一钱（3g）。上锉为散，每服四钱（12g），水一盏半（150~300ml），姜三片，紫苏十叶，煎七分，去滓，食前服。主治吐泻转筋。

(2)《御药院方》木瓜丸：牛膝二两（60g）温酒浸，切，焙，木瓜一枚去顶、穰，入艾叶一两（30g）蒸熟，巴戟天（去心）、茴香（炒）、木香各一两（30g），桂心半两（15g）去皮。上为细末，入熟木瓜病艾叶同杵千下，如硬，更下蜜，丸如梧子大，每服二十丸，空心盐下。主治腰痛，补益壮筋骨。

(3)《传家秘宝方》木瓜散：大腹皮一枚，紫苏一分（0.3g），干木瓜一分（0.3g），炙甘草一分（0.3g），木香一分（0.3g），羌活一分（0.3g）。细锉为饮子，分作三服。每服，用水一升（200ml）煎至三分，通口服之。主治脚气冲心，胸膈痞滞，烦闷。

(4)《普济方》木瓜散：木瓜、车前子、罂粟壳各等份。上为细末，每服二钱（6g），米饮调下。主治赤白痢。

(5)《孟诜方》木瓜一两片，桑叶七片，大枣三枚（碎之）。水煎服。主治脐下绞痛。

【制剂】木瓜丸 组成：木瓜，当归，川芎，白芷，威灵仙，狗脊，牛膝，鸡血藤，海风藤，人参，制川乌，制草乌。功能与主：祛风散寒，除湿通络。用于风寒湿闭阻所致的痹病，症见关节疼痛、肿胀、屈伸不利、局部畏恶风寒、肢体麻木、腰膝酸软。用法与用量：口服。一次30丸，一日2次。

【化学成分】含萜类，挥发油，机酸类、蛋白质、微量元素，木瓜蛋白酶，木瓜苷，维生素C及鞣质等。其中挥发油主要含苯甲酸甲酯、γ-癸内酯、正己醇、α-杜松醇、顺-11-十六烯酸、辛酸己酯等，涉及内酯类、酯类、酸类、醇类、酚醚类等，另外，尚含少量烃、醛、酮、杂环以及含氮化合物。

【药理作用】本品对动物实验性关节炎有明显消肿作用，似有缓和胃肠肌痉挛和四肢肌肉痉挛的作用。

【用法用量】6~9g。

【注意事项】胃酸过多者用。

蚕 砂

【来源】本品为蚕蛾科昆虫家蚕蛾 Bombyx mori Linnaeus 幼虫的粪便。育蚕地区皆产，以江苏、浙江产量最多。6~8月收集，以二眠到三眠时蚕的粪便为主，收集后晒干，簸净泥土，除去轻粒及桑叶碎屑。生用。

【商品】蚕沙。

【性状】本品颗粒状呈六棱形，长2~5mm，直径1.5~3mm。表面灰黑色或黑绿色，显粗糙，有6条明显的纵沟棱及横向浅沟纹。质略坚结，但手捻可碎。气微，味淡。

【性味归经】甘、辛，温，归肝、脾、胃经。

【功能与主治】祛风湿，和中化浊。用于风湿痹痛，吐泻转筋，风疹瘙痒等。

【临床应用】

单味应用：

(1) 风瘙瘾疹，作痒成疮：用蚕砂一升，水五斗煮取一斗二升，去滓，洗浴。避风。（《本草纲目》）

(2) 头风白屑作痒：蚕砂烧灰，淋汁，洗之。(《本草纲目》)

(3) 消渴饮水：晚蚕砂焙干，为末，每用冷水下二钱，不过数服。(《本草纲目》)

(4) 半身不遂：作二袋蒸熟，更互熨患处。(《本草易读》)

配伍应用：

(1) 蚕砂与秦艽配伍，祛风湿，舒筋活络，止痛，用于热痹，关节红肿热痛或风寒湿痹，关节疼痛，屈伸不利等证。

(2) 蚕砂与木瓜配伍，和胃化湿，用于湿浊内阻的吐泻转筋。

组方应用：

《霍乱论》蚕矢汤：蚕砂10g，木瓜10g，大豆黄卷10g，黄连10g，半夏10g，通草6g，黄芩10g，山栀10g，吴茱萸3g。主治霍乱吐利，转筋腹痛。

【化学成分】含β-谷甾醇、胆甾醇、麦角甾醇和廿四醇、蛇麻脂醇，β-谷甾醇-β-葡萄糖苷，游离氨基酸（亮氨酸、组氨酸等13种氨基酸），随着蚕儿长大，粪中亮氨酸与组氨酸含量亦渐增多。蚕砂又含多量胡萝卜素、维生素A、B、C及植物生长激素-杂茁长素。

【用法用量】5~15g。外用适量。

伸 筋 草

【来源】本品为石松科植物石松 Lycopodium japonicum Thunb. 的干燥全草。产于东北、华北、华中、西南各省。夏、秋二季茎叶茂盛时采收，除去杂质，晒干。

【商品】伸筋草。

【性状】本品匍匐茎呈细圆柱形，略弯曲，长可达2m，直径1~3mm，其下有黄白色细根；直立茎作二叉状分枝。叶密生茎上，螺旋状排列，皱缩弯曲，线形或针形，长3~5mm，黄绿色至淡黄棕色，无毛，先端芒状，全缘，易碎断。质柔软，断面皮部浅黄色，木部类白色。气微，味淡。

【性味归经】微苦、辛，温，归肝、脾、肾经。

【功能与主治】祛风除湿，舒筋活络。用于关节酸痛，屈伸不利。

【临床应用】

单味应用：

(1) 风痹筋骨不舒：宽筋藤，每用三钱至一两。煎服。(《岭南采药录》)

(2) 带状疱疹：石松焙干研粉，清油或麻油调成糊状，涂患处，一日数次。(《浙江民间常用草药》)

配伍应用：

(1) 伸筋草与络石藤配伍，祛风湿，通经络，用于风寒湿痹，关节屈伸不利等证。

(2) 伸筋草与红花配伍，祛风止痛，活血通络，用于跌打损伤，瘀血作痛等证。

组方应用：

(1)《浙江民间常用草药》：石松三钱（10g），虎杖根五钱（15g），大血藤三钱（10g）。主治关节酸痛。

(2)《中草药学》：凤尾伸筋草一两（30g），丝瓜络五钱（15g），爬山虎五钱（15g），大活血三钱（10g）。水、酒各半煎服。主治关节酸痛，手足麻痹。

(3)《中草药学》：凤尾伸筋草、南蛇藤根、松节、寻骨风各五钱（15g），威灵仙三钱（10g），茜草二钱（6g），杜蘅五分（1.5g）。主治小儿麻痹后遗症。

(4)《滇南本草》：过山龙五分（1.5g）研细末，糠瓢一钱五分（4.5g）火煅存性，槟榔一钱

(3g)。槟榔、糠瓢煨汤吃过山龙末,以泻为度。气实者用,虚者忌。主治:水肿。

(5) 经验方 骨刺外洗方:伸筋草30g,透骨草30g,花椒12g,生艾叶30g,骨碎补15g,红花15g,羌活15g,独活15g,威灵仙15g,川乌15g,草乌15g。功效主治:通筋活络,活血止痛。用于骨质增生。用法:纱布包蒸透热敷患处,一日2次,每剂使用5天。

【化学成分】含生物碱类(石松碱、棒石松碱、棒石松洛宁碱、法氏石松碱、石松灵碱等),挥发油(2-甲基-5-异丙基苯酚、葵酸、十八烷、二十烷、十六烷酸、十八烷二烯酸等),甾醇类、香荚兰酸、阿魏酸、石松宁等。

【药理作用】本品对痢疾杆菌有抑制作用。石松碱有明显的解热作用,具有抗炎,镇痛作用,对实验性矽肺有良好的疗效。

【用法用量】3~12g。

寻 骨 风

【来源】本品为马兜铃科植物绵毛马兜铃 Aristolochia mollissima Hance 的根或全草。主产于河南、江苏、江西等地。夏、秋季采收,除去泥沙,晒干,切段生用。

【商品】寻骨风。

【性状】本品干燥的根茎呈细圆柱形,长40~50cm,直径约2mm,外表淡棕红色至黄赭色,有纵皱纹,节处有须根或残留的圆点状根痕。断面纤维性,类白色、淡棕色,纤维层和导管群极为明显。

干燥全草的茎细长,外被白绵毛;叶通常皱折或破裂,淡绿色,两面均密被白绵毛。气微香,味微苦。以根茎红棕色者为佳。

【性味归经】辛、苦,平,归肝经。

【功能与主治】祛风湿,通络止痛。用于风湿痹痛,肢体麻木及跌打损伤疼痛等。

【临床应用】

单味应用:

(1) 风湿性关节炎:寻骨风60g,加水3大碗煎取1小碗,每日1次,顿服,连服15剂为一疗程。(《一味中药祛顽疾》)

(2) 三叉神经痛:寻骨风500g,浸于50°高粱白酒2500ml中,密封,1周后即可服用。用时,每日早、晚各服20ml,外用药棉蘸酒敷于下关穴,干则易之。(《一味中药祛顽疾》)

配伍应用:

寻骨风与羌活配伍,祛风盛湿,通络止痛,用于风湿痹痛,肢体麻木,筋骨疼痛或胃痛,牙痛等证。

组方应用:

(1)《江西民间草药》:寻骨风全草五钱(15g),五加根一两(30g),地榆五钱(15g)。酒水各半,煎浓汁服。主治风湿关节痛。

(2)《单方验方新医疗法选编》:寻骨风一两(30g),车前草一两(30g),苍耳草二钱(6g)。主治痈肿。

【化学成分】含生物碱,挥发油,内酯,糖类等。另含马兜铃酸A、D、马兜铃内酰胺、香草酸、尿囊素等。

【药理作用】本品生物碱对大白鼠甲醛性或蛋清性关节炎有明显消肿作用。煎剂对风湿性、类风湿性关节炎有较好的止痛、消肿、改善关节功能的作用。给患艾氏腹水型癌的小白鼠喂饲8天后,见腹水量及腹水总细胞数显著减少。

【用法用量】10~15g。

松 节

【来源】本品为松科大乔木油松 Pinus tabulaeformis Carr.、马尾松 Pinus massoniana Lamb. 的枝干的结节。全国大部分地区均产。全年可采。晒干，切片，生用。

【商品】松节。

【性状】本品呈不规则的块状或片状，大小粗细不等，一般长5~10cm，厚1~3cm。表面黄棕色至红棕色。横切面较粗糙，中心为淡棕色，边缘为深棕色而油润。质坚硬，不易折断，断面呈刺状。有松节油气，味微苦。

【性味归经】苦，温，归肝、肾经。

【功能与主治】祛除风湿，活络止痛。用于风湿痹痛，跌打损伤。

【临床应用】

单味应用：

（1）历节风痛，四肢如解脱，松节酒：用二十斤，酒五斗浸三七日，每服一合，日五六服。（《本草纲目》）

（2）反胃吐食：松节煎酒，细饮之。（《本草纲目》）

配伍应用：

松节与附子配伍，祛风湿，温经止痛，用于风寒湿邪内侵所致的四肢酸痛，萎弱无力等证。

组方应用：

（1）《圣惠方》槐白皮散：槐白皮、地骨皮各一两（30g），松节一两（30g）。上药，捣筛为散，每用五钱（15g），以浆一中盏（150~300ml），煎五、七沸，去滓，热含冷吐。主治齿风，疼痛不止。

（2）《全展选编·皮肤科》：松节、艾叶各适量，制成松艾酒精，涂擦患处。主治水田皮炎。

【化学成分】含纤维素，木质素，少量挥发油（松节油）和树脂。其中挥发油主要含α-和β-蒎烯、少量的樟烯、二戊烯等。

【药理作用】有一定镇痛抗炎作用。

【用法用量】5~15g。

海 风 藤

【来源】本品为胡椒植物风藤 Piper kadsura（Choisy）Ohwi 的干燥藤茎。主产于广东、福建、台湾等地。夏、秋二季采割，除去根、叶、晒干。

【商品】海风藤。

【性状】本品呈扁圆柱形，微弯曲，长15~60cm，直径0.3~2cm。表面灰褐色或褐色，粗糙，有纵向棱状纹理及明显的节，节间长3~12cm，节部膨大，上生不定根。体轻，质脆，易折断，断面不整齐，皮部窄，木部宽广，灰黄色，导管孔多数，射线灰白色，放射状排列，皮部与木部交界处常有裂隙，中心有灰褐色髓。气香，味微苦、辛。

【性味归经】辛、苦，微温，归肝经。

【功能与主治】祛风湿，通经络，止痹痛。用于风寒湿痹，肢节疼痛，筋脉拘挛，屈伸不利。

【临床应用】

配伍应用：

海风藤与络石藤配伍，祛风除湿，通经活络，用于风湿痹痛，四肢关节不利，经脉拘挛或跌打损伤疼痛。

组方应用：

（1）《四川中药志》：海风藤、大血藤、竹根七、山沉香、红牛膝、地乌龟各等量。泡酒服。主治跌打损伤。

（2）《全展选编·内科》：海风藤、追风藤各二两（60g）。用白酒一斤（500ml），浸泡一周。日服二次，每次10ml，早晚空腹服。服时不可加温，否则失效。心脏病人及孕妇忌服，感冒及月经期暂停服用。主治支气管哮喘，支气管炎。

【化学成分】含海风藤酮，玉兰脂B，异山蒟素C，挥发油，蜡酸，胡萝卜苷等。

【药理作用】本品能增加冠状动脉血流量，提高心肌对缺氧的耐受力，以及增加心肌局部缺血的侧支循环血流量，具有抑制肿瘤、镇痛作用。

【用法用量】6~12g。

老 鹳 草

【来源】本品为牻牛儿苗科植物牻牛儿苗 Erodium stephanianum Willd.、老鹳草 Geranium wilfordii Maxim. 或野老鹳草 Geranium carolinianum L. 的干燥地上部分。全国大部分地区均产。前者习称"长嘴老鹳草"，后两者习称"短嘴老鹳草"，夏、秋二季果实近成熟时采割，捆成把，晒干。

【商品】老鹳草。

【性状】长嘴老鹳草 茎长30~50cm，直径0.3~0.7cm，多分枝，节膨大。表面灰绿色或带紫色，有纵沟纹及稀疏茸毛。质脆，断面黄白色，有的中空。叶对生，具细长叶柄；叶片卷曲皱缩，质脆易碎，完整者为二回羽状深裂，裂片披针线形。果实长圆形，长0.5~1cm。宿存花柱长2.5~4cm，形似鹳喙，有的裂成5瓣，呈螺旋形卷曲。气微，味淡。

短嘴老鹳草 茎较细，略短。叶片圆形，3或5深裂，裂片较宽，边缘具缺刻。果实球形，长0.3~0.5cm。花柱长1~1.5cm，有的5裂向上卷曲呈伞形。野老鹳草叶片掌状5~7深裂，裂片条形，每裂片又3~5深裂。

【性味归经】辛、苦，平，归肝、肾、脾经。

【功能与主治】祛风湿，通经络，止泻痢。用于风湿痹痛，麻木拘挛，筋骨酸痛，泄泻痢疾。

【临床应用】

单味应用：

急慢性肠炎下痢：牻牛儿苗六钱。煎煮浓汤，一日三回分服。（《现代实用中药》）

配伍应用：

（1）老鹳草与鸡血藤配伍，祛风除湿，舒筋活络，用于风湿痹痛，四肢关节屈伸不利，麻木酸痛等证。

（2）老鹳草与黄连配伍，清热燥湿，解毒止痢，用于湿热泄利等证。

组方应用：

（1）《四川中药志》：老鹳草、筋骨草、舒筋草各等份，炖肉服。主治筋骨瘫痪。

（2）《滇南本草》：五叶草五钱（15g），川芎二钱（6g），大蓟二钱（6g），白芷二钱（6g）。水酒各一钟（150~300ml），合煎，临卧服，服后避风。主治妇人经行受寒，月经不调，经行发热，腹胀腰痛，不能受胎。

【制剂】老鹳草软膏 组成：老鹳草。功能与主治：除湿解毒，收敛生肌。用于湿毒蕴结所致的湿疹、痈、疔、疮、疖及小面积水、火烫伤。

【化学成分】含挥发油，鞣质等。主要化学成分有：没食子酸、左旋表儿茶精、右旋儿茶精、诃黎勒酸、6-没食子酰葡萄糖、并没食子酸和3,6-二没食子酰葡萄糖等。

【药理作用】本品煎剂对金黄色葡萄球菌、乙型链球菌、肺炎球菌、卡他球菌、福氏痢疾杆菌及流感病毒均有较显著的抑制作用。在一定剂量下能抑制肠蠕动，而有止泻作用。但大剂量能促进肠蠕动，可使泻下。具有抗炎、镇痛、抗病毒、抗氧化、镇咳、止泻及降糖作用。

【用量】9~15g。

路路通

【来源】本品为金缕梅科植物枫香树 Liquidambar formosana Hance 的干燥成熟果序。全国大部分地区均产。冬季果实成熟后采收，除去杂质，干燥。

【商品】路路通。

【性状】本品为聚花果，有多数小蒴果集合而成，呈球形，直径2~5cm。基部有总果梗。表面灰棕色或棕褐色，有多数尖刺及嘴状小钝刺，长0.5~1mm，常折断，小蒴果顶部开裂，呈蜂窝状小孔。体轻，质硬，不易破开。气微，味淡。

【性味归经】苦，平，归肝、肾经。

【功能与主治】祛风活络，利水通经。用于关节痹痛，麻木拘挛，水肿胀满，乳少经闭。

【临床应用】

单味应用：

(1) 脏毒：路路通一个。煅存性，研末酒煎服。（《古今良方》）

(2) 荨麻疹：枫球一斤。煎浓汁，每天三次，每次六钱，空心服。（《湖南药物志》）

(3) 耳内流黄水：路路通五钱。煎服。（《浙江民间草药》）

配伍应用：

(1) 路路通与伸筋草配伍，祛风除湿，通络止痛，用于风湿痹痛，肢体麻木，一身尽痛等证。

(2) 路路通与猪苓配伍，祛风通络，利水，用于水肿胀满，小便不利等证。

(3) 路路通与王不留行配伍，通经活络，利水下乳，用于乳汁不下，乳房胀痛等证。

(4) 路路通与苦参配伍，祛风通络，除湿止痒，用于皮肤瘙痒或风疹瘙痒等证。

组方应用：

(1)《四川中药志》：路路通，秦艽，桑枝，海风藤，橘络，薏苡仁。水煎服。主治风湿肢节痛。

(2)《德胜堂经验方》：枫木上球十个（烧存性），白砒五厘（0.15g）。共末，香油搽。主治癣。

【化学成分】含苏合香素（桂皮酸桂皮醇酯），左旋肉桂酸龙脑酯，环氧苏合香素，异环氧苏合香素，氧化丁香烯，白桦脂酮酸（路路通酸），24-乙基胆甾-5-烯醇。尚含β-谷甾醇、齐墩果酸、熊果酸、胡萝卜苷、没食子酸，正二十九烷、正三十烷酸等。

【药理作用】具有镇痛及抗炎作用。

【用法用量】5~9g。外用适量。

松 香

【来源】本品为松科植物马尾松 pinus massoniana Lamb. 或其同属植物树干中那个取得的油树脂，经蒸馏除去挥发油后的遗留物。多在夏季采收。主产于广东、广西壮族自治区、福建、湖南、江西、浙江、安徽等地。

【商品】松香。

【性状】本品为不规则半透明的块状，大小不等。表面黄色，常有一层黄白色的霜粉。常温时质坚而脆，易碎，断面光亮，似玻璃状。有松节油臭气，味苦。加热则软化，然后溶化，燃烧时产生棕色浓烟。以块整齐、半透明、油性大、气味浓厚者为佳。

【性味归经】苦，甘，温，入肝、脾经。

【功能与主治】祛风、燥湿，排脓，拔毒，生肌，止痛。主治痈疽，疔毒，痔瘘，恶疮，疥癣，白秃，金疮，扭伤，风湿痹痛，瘙痒。

【临床应用】

单味应用：

(1) 经验方：松香，煎煮4小时，取出研细粉。口服 $2\sim3g$。早晚各一次。主治银屑病。

(2) 淋巴结核溃烂：松香一两，研为细粉，有脓水者，干撒，干者用猪油调敷。(《青海省中医验方汇编》)

(3) 疥癣湿疮：松胶香研细，约酌少入轻粉，令匀，凡疥癣上，先用油涂了，擦末。(《刘涓子鬼遗方》)

组方应用：

(1)《怪证奇方》：松香八两 (240g)，铜青二钱 (6g)，蓖麻仁五钱 (15g)。同捣作膏，摊贴甚妙。主治一切肿毒。

(2)《刘涓子鬼遗方》：用炼过松脂五钱，大黄、莘荑各一两 (30g)，樟脑、槟榔各五钱 (15g)。共为极细末，用猪油一两 (30g)，和研为丸，加水银八钱 (24g) 再研，以水银散，不见点为度。每遇瘙痒疥癣，以药丸疮上磨之。主治瘙痒疥疮。

【化学成分】含松香酸酐及游离的松香酸约80%，尚含树脂烃、挥发油 (主要为 α- 及 β- 蒎烯及小量左旋莰烯、二戊烯等)。

【药理作用】对胃肠道平滑肌的痉挛有解痉作用。

【用法用量】外用：适量研末，撒或调敷。内服，$1\sim2g$ 或以方入丸、散。

二、祛风湿清热药

本类药物大多具辛苦寒性味，入肝、脾、肾经，以祛风胜湿，通络止痛，清热消肿为主要功效。适用于风湿热痹，关节红肿热痛等症。若配伍温经散寒药，也可用于风寒湿痹。

秦 艽

【来源】本品为龙胆科植物秦艽 Gentiana macrophylla Pall.、麻花秦艽 Gentiana straminea Maxim.、粗茎秦艽 Gentiana crassicaulis Duthie ex Burk. 或小秦艽 Gentiana dahurica Fisch. 的干燥根。前三种按性状不同分别习称"秦艽"和"麻花艽"，后一种习称"小秦艽"。主产于陕西、甘肃、内蒙古、四川等地。春、秋二季采挖，除去泥沙；秦艽及麻花秦艽晒软，堆置"发汗"至表面呈红黄色或灰黄色时，摊开晒干，或不经"发汗"直接晒干；小秦艽趁鲜时搓去黑皮，晒干。

【商品】秦艽、麻花艽、小秦艽。

【性状】秦艽 呈类圆柱形，上粗下细，扭曲不直，长 $10\sim30cm$，直径 $1\sim3cm$。表面黄棕色或灰黄色，有纵向或扭曲的纵皱纹，顶端有残存茎基及纤维状叶鞘。质硬而脆，易折断，断面略显油性,皮部黄色或棕黄色,木部黄色。气特异,味苦、微涩。

麻花艽 呈类圆锥形,多由数个小根纠聚而膨大,直径可达7cm。表面棕褐色,粗糙,有裂隙呈网状孔纹。质松脆,易折断,断面多呈枯朽状。

小秦艽 呈类圆锥形或类圆柱形,长8~15cm,直径0.2~1cm。表面棕黄色。主根通常1个,残存的茎基有纤维状叶鞘,下部多分枝。断面黄白色。

【性味归经】辛、苦,平,归胃、肝、胆经。

【功能与主治】祛风湿,清湿热,止痹痛。用于风湿痹痛,筋脉拘挛,骨节酸痛,日晡潮热,小儿疳积发热。

【临床应用】

单味应用:

(1) 疗黄,心烦热,口干,皮肉皆黄:以秦艽十二分,牛乳一大升同煮取七合,去滓,分温再服,瘥。此方出于许仁则。(《经史证类备用本草》)

(2) 伤寒心神热燥,口干烦渴:秦艽一两去苗,细锉,以牛乳一大盏煎至六分,去滓,不计时候,分温二服。(《经史证类备用本草》)

(3) 小便难,腹满闷,不急疗之杀人:用秦艽一两去苗,以水一大盏煎取七分,去滓,每于食后分二服。(《经史证类备用本草》)

(4) 凡黄有数种,伤酒发黄,误食鼠类亦作黄,因劳发黄,多痰涕,目有赤脉,益憔悴,或面赤恶心者是也:用秦艽一大两,锉作两帖,每帖用酒半升浸绞取汁,空腹服,或利便止。饮酒人易治,屡用得力。(《本草纲目》)

(5) 疮口不合,一切皆治:秦艽为末,掺之。(《本草纲目》)

(6) 发背初起:牛乳煎服,快利三次为度。(《本草易读》)

配伍应用:

(1) 秦艽与海桐皮配伍,祛风除湿,通络止痛,用于风湿痹痛,肢体烦热酸痛,经脉拘挛等证。

(2) 秦艽与知母配伍,祛风除湿,清退虚热,用于骨蒸潮热或小儿疳热,食减瘦弱等证。

组方应用:

(1)《素问·病机气宜保命集》大秦艽汤:秦艽9g,川芎、独活、当归、白芍、石膏、甘草各6g,羌活、防风、白芷、黄芩、白术、茯苓、生地、熟地各3g,细辛2g。功用:祛风清热,养血活血。主治风邪初中经络证。口眼歪斜,舌强不能言语,手足不能运动,风邪散见,不拘一经者。

(2) 经验方:秦艽10g,羌活10g,独活10g,当归15g,赤芍15g,川芎10g,地龙15g,黄柏15g,苍术10g,穿山甲10g,没药10g,五灵脂10g,桃仁10g,红花10g,青黛10g,木瓜15g,薏苡仁30g,萆薢15g,豨莶草15g,老鹳草15g,络石藤10g,乌梢蛇30g。功效主治:祛风胜湿,活血止痛。用于类风湿关节炎。用法:每日一剂,水煎400ml,分两次温服。

【制剂】骨刺消痛片 组成:制川乌,制草乌,秦艽,白芷,甘草,粉萆薢,穿山龙,薏苡仁,天南星,红花,当归,徐长卿。功能与主治:祛风止痛。用于风湿痹阻、瘀血阻络所致的痹病,症见关节疼痛、腰腿疼痛、屈伸不利;骨性关节炎、风湿性关节炎、风湿痛见上述证候者。用法与用量:口服。一次3片,一日1~2次;周岁以内小儿酌减。

【化学成分】含秦艽生物碱甲、乙、丙,挥发油,糖类,乌苏醇,2-(邻间-二羟苯甲酰)獐牙菜苦素,β-D-葡萄糖乙苷,N-正二十五烷-2-羧基苯甲酰胺等。

【药理作用】本品用于实验性关节炎,可使症状减轻,消肿加快,其药理作用是通过神经体液系统间接影响脑垂体，促使肾上腺皮质功能加强，皮质激素分泌增加所致。此外还有镇静、镇痛、解热、升高血糖、抗菌、利尿等作用。秦艽水浸剂对皮肤真菌有不同程度的抑制作用；乙醇浸液对炭疽杆菌、副伤寒杆菌、痢疾杆菌、葡萄球菌、肺炎双球菌等均有抑制作用。

【用法用量】3～9g。

防 己

【来源】本品为防己科植物粉防己 Stephania tetrandra S. Moore 的干燥根。主产于浙江、安徽、江西、湖北等地。秋季采挖，洗净，除去粗皮，晒至半干，切断，个大者再纵切，干燥。

【商品】防己。

【性状】本品呈不规则圆柱形、半圆柱形或块状，多弯曲，长5～10cm，直径1～5cm。表面淡灰黄色，在弯曲处常有深陷横沟而成结节状的瘤块样。体重，质坚实，断面平坦，灰白色，富粉性，有排列较稀疏的放射状纹理。气微，味苦。

【性味归经】苦，寒，归膀胱、肺经。

【功能与主治】利水消肿，祛风止痛。用于水肿脚气，小便不利，湿疹疮毒，风湿痹痛；高血压。

【临床应用】

单味应用：

（1）服雄黄中毒：防己汁解之。防己实焙干，为末，如茶法煎服。俗用治脱肛。（《经史证类备用本草》）

（2）肺痿喘嗽：汉防己末二钱，浆水一盏煎七分，细呷。（《本草纲目》）

配伍应用：

（1）防己与蚕砂配伍，祛风除湿，止痛，用于湿热所致的风湿痹痛，身痛，肢体关节酸痛。

（2）防己与葶苈子配伍，祛风除湿，利水，用于大腹水肿，小便不利等证。

组方应用：

（1）《温病条辨》宣痹汤：防己15g，杏仁15g，滑石15g，连翘9g，山栀9g，薏苡15g，半夏9g，晚蚕砂9g，赤小豆皮9g。功用：清热祛湿，通络止痛。主治温热蕴于经络，寒战热炽，骨节烦痛，面目萎黄，舌色灰滞等。

（2）《金匮要略》防己黄芪汤：防己12g，黄芪15g，甘草6g，白术9g。功用：益气祛风，健脾利水。主治风水或风湿。汗出恶风，身重，小便不利，舌淡苔白，脉浮。

【化学成分】含多种异喹啉生物碱（主要有汉防己甲素、汉防己乙素、粉防己碱、防己诺林碱、轮环藤酚碱、二甲基粉防己碱以及小檗胺等），挥发油，淀粉等。

【药理作用】本品有明显的镇痛、解热、消炎、抗过敏性休克及利尿、降压、肌肉松弛等多种作用。

【用法用量】4.5～9g。

【注意事项】本品苦寒，易伤胃气，胃纳差者慎用。

桑 枝

【来源】本品为桑科植物桑 Morus alba L. 的干燥嫩枝。全国大部分地区均产，主产于江苏、河南、山东等地。春末夏初采收，去叶，晒干，或趁鲜切片，晒干。

【商品】桑枝、酒桑枝、炒桑枝。

【性状】本品呈长圆柱形,少有分枝,长短不一,直径0.5~1.5cm。表面灰黄色或黄褐色,有多数黄褐色点状皮孔及细纵纹,并有灰白色略呈半圆形的叶痕和黄棕色的腋芽。质坚韧,不易折断,断面纤维性。切片厚0.2~0.5cm,皮部较薄,木部黄白色,射线放射状,髓部白色或黄白色。气微,味淡。

【性味归经】微苦,平,归肝经。

【功能与主治】祛风湿,利关节。用于肩臂、关节酸痛麻木。酒桑枝,祛除风湿、通络止痛的作用明显增强。炒桑枝,善达四肢经络,通利关节,用于肩臂麻木,水肿脚气等。

【临床应用】

单味应用:

(1) 服食变白,久服通血气,利五脏:鸡桑嫩枝阴干,为末,蜜和作丸,每日酒服六十丸。(《本草纲目》)

(2) 水气脚气:桑条二两炒香,以水一升煎二合,每日空心服之。亦无禁忌。(《本草纲目》)

(3) 风热臂痛:桑枝一小升切,炒,水三升煎二升,一日服尽。许叔微云:常病臂痛,诸药不效,服此数剂寻愈。观《本草切用》及《图经》言其不冷不热,可以常服;抱朴子言一切仙药,不得桑枝煎不服,可知矣。(《本草纲目》)

(4) 遍身风痒:水煎,洗之。(《本草易读》)

(5) 四肢拘挛:内服,外洗。(《本草易读》)

配伍应用:

(1) 桑枝与羌活配伍,祛风活络,通利关节,用于风湿所致的上肢痹痛,麻木不仁等证。

(2) 桑枝与独活配伍,祛风活络,通利关节,用于下肢的筋骨疼痛,麻木等证。

(3) 桑枝与桑寄生配伍,祛风除湿,强筋健骨,用于肝肾不足的肢节疼痛,四肢拘挛等证。

组方应用:

经验方:鲜桑枝15g,桑椹子10g,何首乌15g,生地15g,白蒺藜10g,补骨脂10g,益母草10g,玄参10g,山药10g,姜黄10g。功效主治:滋补肝肾,祛风消斑。用于白癜风。用法:每日一剂,水煎400ml,分两次温服。

【化学成分】含多糖类,有机酸,二氧化硅,黄酮类及少量氨基酸(氨基丁酸和L-天门冬氨酸)等。其中黄酮类成分主要有桑白皮素、桑黄酮、东莨菪内酯、伞形花内酯、胡萝卜苷、山奈酚、β-香树脂醇乙酸酯、熊果酸等。

【药理作用】本品有显著的降血压作用。其浸出液对家兔及绵羊皆有显著的养毛效果。

【用法用量】9~15g。

豨 莶 草

【来源】本品为菊科植物豨莶 Siegesbeckia orientalis L.、腺梗豨莶 Siegesbeckia pubescens Makino 或毛梗豨莶 S. glabrescens Makino 的干燥地上部分。我国大部分地区均产,以湖南、湖北、江苏等地产量较大。夏、秋二季花开前及花期均可采割,除去杂质,晒干。

【商品】豨莶草、酒豨莶草。

【性状】本品茎略呈方柱形,多分枝,长30~11cm,直径0.3~1cm;表面灰绿色、黄棕色或紫棕色,有纵沟及细纵纹,被灰色柔毛;节明显,略膨大;质脆,易折断,断面黄白色或带绿色,髓部宽广,类白色,中空。叶对生,叶片多皱缩、卷曲,展平后呈卵圆形,灰绿色,边缘有钝锯齿,两面皆有白色柔毛,主脉3出。有的可见黄色头状花序,总苞片匙形。气微,味微苦。

【性味归经】辛、苦，寒，归肝、肾经。

【功能与主治】祛风湿，利关节，解毒。用于风湿痹痛，筋骨无力，腰膝酸软，四肢麻痹，半身不遂，风疹湿疮。

【临床应用】

单味应用：

（1）风寒泄泻，火枕丸，治风气行于肠胃，泄泻：火枕草为末，醋糊丸梧子大，每三十丸，白汤下。（《本草纲目》）

（2）反胃吐食：火枕草焙，为末，蜜丸梧子大，每沸汤下五十丸。（《本草纲目》）

（3）夜盲症：豨莶适量，研为细末，装瓶备用。用时，每次取药粉3g，蒸猪肝15g，每日服1次。蒸猪肝时勿放油盐，待服时放少量酱油调味即可。用鸡肝疗效则更好。（《一味中药祛顽疾》）

配伍应用：

（1）豨莶草与威灵仙配伍，祛风湿，通经络，多用于风盛的行痹，四肢麻痹，筋骨走串疼痛等证。

（2）豨莶草与地龙配伍，祛风湿，通经络，用于内风所致的四肢不仁，半身不遂等证。

（3）豨莶草与蒲公英配伍，清热解毒，用于痈疮肿毒等证。

（4）豨莶草与栀子配伍，清热解毒，清利湿热，用于湿热黄疸。

组方应用：

（1）《张氏医通》豨莶丸：豨莶草（五月取赤茎者，阴干，以净叶蜜酒九蒸九晒）一斤（500g），当归、芍药、熟地各一两（30g），川乌（黑豆制净）六钱（18g），羌活、防风各一两（30g）。为末，蜜丸。每服二钱（6g），空心温酒下。主治疠风脚弱。

（2）《乾坤生意秘韫》：豨莶草、五爪龙草、小蓟、大蒜各等份。捣烂，入热酒一碗，绞汁服，得汗效。主治发背疔疮。

【制剂】痔康片 组成：豨莶草，金银花，槐花，地榆炭，黄芩，大黄。功能与主治：清热凉血，泻热通便。用于热毒风盛或湿热下注所致的便血、肛门肿痛、有下坠感；一、二期内痔见上述证候者。用法与用量：口服。一次3片，一日3次。7天为一疗程，或遵医嘱。

【化学成分】含豨莶草苦味苷，查尔酮类化合物（$3'$，$5'$，β-三羟基-3，4，$4'$，α-四甲氧基查儿酮），二萜类（奇任醇、豨莶精醇、豨莶酸、对映-16β，17-二羟基贝壳杉烷-19-羧酸），皂苷类，氨基酸等。腺梗豨莶含豨莶苦味质及生物碱。

【药理作用】本品水煎剂或醇浸剂与臭梧桐合用，有明显抗炎作用。其水浸液和30%乙醇浸出液有降压及扩张血管作用。并对鼠疟原虫有抑制作用，具有抗血栓形成作用。

【用法用量】3~12g。

臭 梧 桐

【来源】本品为马鞭草科植物海洲常山 Clerodendron trichotomum Thunb. 的嫩枝及叶。全国大部分地区均产。夏、秋二季采收。晒干。生用。

【商品】臭梧桐。

【性状】本品干燥小枝类圆形，或略带方形，棕褐色，具黄色点状皮孔，密被短绒毛。叶对生，多为椭圆形，上面灰绿色，背面黄绿色，具短柔毛，叶片多已皱缩、拣去，或破碎；叶柄密被短柔毛。花多苦味，黄棕色，有长梗，雄蕊突出花冠外；已结实者，花萼宿存，枯黄色，内有果实一枚，灰褐色，三棱状卵形，有皱缩纹理。枝叶质脆易折断，小枝断面黄白色，中央具白色的髓，髓中有淡黄色分隔。有特异臭气，味苦而涩。以花枝干燥，带有绿色的叶，无杂质者为佳。

【性味归经】辛、苦、甘，凉，归肝经。

【功能与主治】祛风湿，活络。用于风湿痹痛，肢体麻木，半身不遂及高血压等症。

【临床应用】

单味应用：

（1）外痔：用臭梧桐叶煎汤，洗，数次愈。（《本草纲目拾遗》）

（2）湿疹或痱子发痒：臭梧桐适量，煎汤洗浴。（《上海常用中草药》）

（3）风湿痛，骨节酸痛及高血压病：臭梧桐三钱至一两，煎服；研粉每服一钱，一日三次。也可与豨莶草配合应用。（《上海常用中草药》）

配伍应用：

（1）臭梧桐与豨莶草配伍，祛风湿，通经止痛，用于风湿痹痛，肢体麻木等证。

（2）臭梧桐与夏枯草配伍，清热凉肝，降血压，用于肝阳上亢的高血压病。

组方应用：

（1）《本草纲目拾遗》：臭梧桐叶七片，瓦松七枝，皮硝三钱（10g）。煎汤熏洗。主治一切内外痔。

（2）《本草纲目拾遗》：川椒五钱（15g），臭梧桐叶二两（60g）。先将桐叶炒黄，次入椒再炒，以火酒洒在锅内，拌和取起，卷在绸内，扎在痛处；吃热酒一碗，取被盖颈而睡，出汗。主治半边头痛。

【化学成分】含海州常山黄酮苷，臭梧桐素A、B，海州常山苦素A、B，内消旋肌醇，刺槐素-7-双葡萄糖醛酸苷，洋丁香酚苷，植物血凝素、生物碱及其他苦味质等。

【药理作用】本品水煎剂和水浸剂有明显降血压作用。此外，还有镇静和镇痛作用。

【用法用量】5~15g。外用适量。

海 桐 皮

【来源】本品为豆科植物刺桐 Erythrina variegata L. var. orientalis (L.) Merr. 的干燥树皮。主产于广西壮族自治区、云南、湖北等地。初夏剥取树皮，晒干，生用。

【商品】海桐皮。

【性状】本品呈半筒状或钉板状，长20~50cm，厚0.25~0.5cm。外表灰棕色或灰黑色，有稀疏纵裂纹及较密的黄色皮孔，边缘不整齐，略突起或平钝，皮上有大形钉刺，钉刺基部圆锥形，脱落后纵向延长。内表面黄棕色，平滑，有细纵纹。质硬而韧，易纵裂不易横断，断面黄白色，富有纤维性。气微香，味苦。

【性味归经】苦、辛，平，归肝经。

【功能与主治】祛风湿，通络止痛，杀虫止痒。用于风湿痹痛，四肢拘挛，腰膝酸痛；疥癣，湿疹瘙痒等。

【临床应用】

单味应用：

（1）风虫牙痛：海桐皮煎水，漱之。（《本草纲目》）

（2）中恶霍乱：海桐皮煮汁服之。（《圣济总录》）

（3）时行赤毒眼疾：海桐皮一两，切碎，盐水洗，微炒，用滚汤泡，待温洗服。（《本草汇言》）

配伍应用：

(1) 海桐皮与牛膝配伍，祛风除湿，通络止痛，用于风湿痹痛，四肢拘挛，腰膝酸痛等证。

(2) 海桐皮与土槿皮配伍，祛风除湿，杀虫止痒，用于疥癣淫痒。

组方应用：

(1)《脚气治法总要》海桐皮散：海桐皮一两（30g），羚羊角屑、薏苡仁各二两（60g），防风、羌活、筒桂（去皮）、赤茯苓（去皮）、熟地黄各一两（30g），槟榔一两（30g）。上为散。每服三钱（10g），水一盏（150~300ml），生姜五片；同煎至七分，去滓，温服。主治风湿两腿肿满疼重，百节拘挛痛。

(2)《圣惠方》：海桐皮一两（30g），防风二两（60g），黑豆一两（30g）炒熟，附子一两（30g）炮裂、去皮、脐。上药捣细，罗为散。每服，以温酒下二钱（6g），日三四服。主治伤折，避外风，止疼痛。

【化学成分】含刺桐文碱、水苏碱、甜菜碱、胆碱、下箴刺桐碱等生物碱，尚含黄酮类，氨基酸和有机酸（油酸、亚油酸）等。

【药理作用】本品水浸剂对多种皮肤真菌有抑制作用。所含生物碱能麻痹和松弛横纹肌。对中枢神经系统有镇静作用。能抑制心脏和心脏的传导系统，大剂量可引起心律紊乱及低血压。

【用法用量】5~15g。外用适量。

络石藤

【来源】本品为夹竹桃科植物络石藤 Trachelospermum jasminoides (Lindl.) Lem. 的干燥带叶藤茎。主产于江苏、湖北、山东等地。冬季至次春采割，除去杂质，晒干。

【商品】络石藤。

【性状】本品茎呈圆柱形，弯曲，多分枝，长短不一，直径1~5mm；表面红褐色，有点状皮孔及不定根；质硬，断面淡黄白色，常中空。叶对生，有短柄；展平后叶片呈椭圆形或卵状披针形，长1~8cm，宽0.7~3.5cm；全缘，略反卷，上表面暗绿色或棕绿色，下表面色较淡；革质。气微，味微苦。

【性味归经】苦，微寒，归心、肝、肾经。

【功能与主治】祛风通络，凉血消肿。用于风湿热痹，筋脉拘挛。腰膝酸痛，喉痹，痈肿，跌扑损伤。

【临床应用】

单味应用：

(1) 喉痹，咽喉塞，喘息不通，须臾欲绝，神验：以络石藤草二两，水一升煎取一大盏，去滓，细细吃，须臾即通。（《经史证类备用本草》）

(2) 筋骨痛：络石藤一至二两。浸酒服。（《湖南药物志》）

配伍应用：

(1) 络石藤与海风藤配伍，祛风除湿，通络止痛，用于风湿痹痛，筋脉拘挛等证。

(2) 络石藤与皂角刺配伍，凉血消痈，通络止痛，用于痈疽疮肿，焮热作痛等证。

组方应用：

(1)《江西本草》：络石藤、五加根皮各一两（30），牛膝根五钱（15g）。水煎服，白酒引。主治关节炎。

(2)《外科精要》止痛灵宝散：鬼系腰一两（30g）即络石藤，皂角刺一两（30g）锉，新瓦上炒黄，瓜蒌大者一个（杵，炒，用仁），甘草节五分（1.5g），没药、明乳香各三钱（10g）另研。上每服一两（30g），水酒各半煎。溃后慎之。主治肿疡毒气凝聚作痛。

【化学成分】含木脂素（牛蒡子苷元、牛蒡子苷、罗汉松脂素、罗汉松脂苷、络石藤苷元、络石藤苷、去甲基洛石藤苷元及其苷等8种），黄酮类（芹菜素、芹菜素-7-葡萄糖苷、芹菜素-7-龙肥二糖苷、芹菜素-7-新橙皮糖苷、木樨草素、木樨草素-7-龙胆二糖苷、木樨草素-4′-葡萄糖苷。尚含生物碱、穗罗汉松树脂酚苷，橡胶肌醇等。

【药理作用】本品有强心、促进血液循环作用。能抑制金黄色葡萄球菌、痢疾杆菌及伤寒杆菌的生长。其所含成分牛蒡苷可引起血管扩张，血压下降，使冷血及温血动物产生惊厥。

【用法用量】6～12g。鲜品外用适量，捣敷患处。

穿 山 龙

【来源】本品为薯蓣科植物穿山龙 Dioscorea nipponica Makino 的干燥根茎。产于东北、华北、华中，其次河南、甘肃、陕西、四川等地亦产。春、秋二季采挖，洗净，除去须根及外皮，晒干。

【商品】穿山龙。

【性状】本品根茎呈圆柱形，稍弯曲，长15～20cm，直径1.0～1.5cm。表面黄白色或棕黄色，有不规则纵沟、刺状残根及偏于一侧的突起的茎痕。质坚硬，断面平坦，白色或黄白色，散有淡棕色维管束小点。气微，味苦涩。

【性味归经】苦，微寒，归肝、肺经。

【功能与主治】祛风湿，止痛，舒筋活血，止咳平喘祛痰。用于风湿性关节炎，腰腿疼痛、麻木，大骨节病，跌扑损伤，闪腰岔气，慢性支气管炎，咳嗽气喘。

【临床应用】

单味应用：

（1）闪腰岔气，扭伤作痛：穿山龙五钱。水煎服。（《河北中药手册》）

（2）腰腿酸痛，筋骨麻木：鲜穿山龙根茎二两。水一壶，可煎用五六次，加红糖效力更佳。（《东北药植志》）

配伍应用：

（1）穿山龙与川芎配伍，祛风除湿，活血通络，用于风湿痹痛，四肢麻木，屈伸不利，筋骨疼痛或跌打损伤，瘀血作痛等证。

（2）穿山龙与黄芩配伍，清热解毒，去烦止渴，用于痰热咳嗽。

【化学成分】含薯蓣皂苷、细薯蓣皂苷、菝葜甾苷等多种甾体皂苷，25-D-螺甾-3，5-二烯及对羟基苄基酒石酸等。

【药理作用】本品具有镇咳、祛痰、平喘作用。能显著降低兔血胆固醇及血压，延缓心率，增强心收缩振幅、增加尿量，降低β/α脂蛋白比例，改善冠状动脉循环，认为对轻度动脉粥样硬化病人有效。

【用法用量】9～15g。

丝 瓜 络

【来源】本品为葫芦科植物丝瓜 Luffa cylindrica (L.) Roem. 的干燥成熟果实的维管束。我国各地区均有栽培。夏、秋二季果实成熟、果皮变黄、内部干枯时采摘，除去外皮及果肉，洗净，晒干，除去种子。

【商品】丝瓜络。

【性状】本品为丝状维管束交织而成，多呈长棱形或长圆筒形，略弯曲，长30~70cm，直径7~10cm。表面淡黄白色。体轻，质韧，有弹性，不能折断。横切面可见子房3室，呈空洞状。气微，味淡。

【性味归经】甘，平，归肺、胃、肝经。

【功能与主治】通络，活血，祛风。用于痹痛拘挛，胸胁胀痛，乳汁不通。

【临床应用】

单味应用：

老丝瓜连子。烧存性为末，糯米酒调下。主治：乳汁不通。

配伍应用：

（1）丝瓜络与地龙配伍。祛风除湿，通络止痛。用于风湿痹痛，筋脉拘挛等证。

（2）丝瓜络与桔梗配伍。活血通络，开胸理气。用于痰湿阻滞，胸胁疼痛。

（3）丝瓜络与漏芦配伍，活血通络，理气止痛。用于乳汁不通，乳房胀痛。

【化学成分】含木聚糖及纤维素、甘露聚糖、半乳聚糖及木质素等。

【药理作用】本品有强心利尿作用，对大鼠肝脏由四氯化碳引起的急慢性损伤有治疗作用。

【用法用量】4.5~9g。

三、祛风湿强筋骨药

本类药物大多辛苦甘温，具有祛风湿，补肝肾，强筋骨的功效。临床主要适用于风湿日久所见的肝肾虚损，腰膝酸软，筋骨不健，肾虚骨痿及中风后半身不遂等证。临床应用这类药物可起到扶正固本，标本兼顾之效。

五 加 皮

【来源】本品为五加科植物细柱五加 Acanthopanax gracilistylus W. W. Smith 的干燥根皮。主产于湖北、河南、安徽等地。夏、秋二季采挖根部，洗净，剥取根皮，晒干。

【商品】五加皮。

【性状】本品呈不规则卷筒状，长5~15cm，直径0.4~1.4cm，厚0.2cm。外表面灰褐色，有稍扭曲的纵皱纹及横长皮孔样斑痕；内表面淡黄色或灰黄色，有细纵纹。体轻，质脆，易折断，断面不整齐，灰白色。气微香，味微辣而苦。

【性味归经】辛、苦，温，归肝、肾经。

【功能与主治】祛风湿，补肝肾，强筋骨。用于风湿痹痛，筋骨痿软，小儿行迟，体虚乏力，水肿，脚气。

【临床应用】

单味应用：

老年人或久病体虚的风寒湿痹，腰腿疼痛：五加皮浸酒服。

配伍应用：

（1）五加皮与龟板配伍，补肝肾，强筋骨，用于小儿五迟或肝肾不足，筋骨不健的腰膝酸痛，步履迟缓等证。

（2）五加皮与杜仲配伍，温补肝肾，强筋健骨。用于肝肾虚弱，腰膝酸软，关节冷痛。

组方应用：

（1）《沈氏尊生书》五加皮散：五加皮，油松节，木瓜各等份。共为细末，每日两次，每次6g，温开水或米酒送服。主治下肢痹痛，筋骨拘挛。

（2）《瑞竹堂经验方》五加皮丸：五加皮四两（120g）酒浸，远志去心四两（120g）。上曝干，为末，春秋冬用浸药酒为糊，夏则用酒为糊，丸如梧桐子大。每服四五十丸，空心温酒送下。主治男子、妇人脚气，骨节皮肤肿湿疼痛，进饮食，行有力，不忘事。

（3）《外科大成》五加皮酒：五加皮八两（240g），当归五两（150g），牛膝四两（120g），无灰酒一斗（2000ml）。煮三炷香，日二服，以醺为度。主治鹤膝风。

（4）《太平惠民和剂局方》油煎散：五加皮、当归（去芦）、牡丹皮、赤芍各一两（30g）。上为末，每服一钱（3g），水一盏（150～300ml），将青铜钱一文，蘸油入药，煎七分，温服，日三服。主治妇人血风劳，形容憔悴，肢节困倦，喘满虚烦，吸吸少气，发热汗多，口干舌涩，不思饮食。

（5）《太平惠民和剂局方》五皮饮：五加皮、大腹皮、生姜皮、茯苓皮、地骨皮各等份。主治水肿，小便不利，脘腹胀满。

【制剂】

（1）五加双参片　组成：刺五加，当归，玄参，党参。功能与主治：益气补血。用于肿瘤患者放疗后出现的气血两虚证及白细胞减少者的辅助治疗。用法与用量：口服。一次5片，一日3次；小儿三岁以下，一次2片，三岁以上，一次3片。（西安阿房宫药业有限公司生产）

（2）刺五加颗粒　组成：刺五加浸膏。辅料为糊精、蔗糖。功能与主治：益气健脾，补肾安胎。用于脾肾阳虚，体虚乏力，食欲不振，腰膝酸痛，失眠多梦。用法与用量：开水冲服。一次10g，一日2～3次。（西安阿房宫药业有限公司生产）

【化学成分】含香苷，刺五加苷B_1，右旋芝麻素，16α-羟基-(-)-贝壳松-19-酸，左旋对映贝壳松烯酸，β-谷甾醇，β-谷甾醇葡萄糖苷，硬脂酸，棕榈酸，亚麻酸，维生素A、维生素B_1，挥发油等。

【药理作用】本品根皮煎剂100%浓度用平板纸片法，对金黄色葡萄球菌、绿脓杆菌有抑制作用，具有抗炎镇痛、抗应激作用，能提高大鼠的免疫功能。

【用法用量】4.5～9g。

桑 寄 生

【来源】本品为桑寄生科植物桑寄生 Taxillus chinensis (DC.) Danser 的干燥带叶茎枝。主产于广东、广西壮族自治区等地。冬季至次春采割，除去粗茎，切断，干燥，或蒸后干燥。

【商品】桑寄生。

【性状】本品茎枝呈圆柱形，长3～4cm，直径0.2～1cm；表面红褐色或灰褐色，具细纵纹，并有多数细小突起的棕色皮孔，嫩枝有的可见棕褐色茸毛；质坚硬，断面不整齐，皮部红棕色，木部色较浅。叶多卷曲，具短柄；叶片展平后呈卵形或椭圆形，长3～8cm，宽2～5cm；表面黄褐色，幼叶被细茸毛，先端钝圆，基部圆形或宽楔形，全缘；革质。气微，味涩。

【性味归经】苦、甘，平，归肝、肾经。

【功能与主治】补肝肾，强筋骨，祛风湿，安胎元。用于风湿痹痛，腰膝酸软，筋骨无力，崩漏经多，妊娠漏血，胎动不安；高血压。

【临床应用】

单味应用：

（1）膈气：生桑寄生捣汁一盏，服之。（《本草纲目》）

（2）下血后虚，下血止后，但觉丹田元气虚乏，腰膝沉重少力：桑寄生为末，每服一钱，非时白汤点服。（《本草纲目》）

配伍应用：

（1）桑寄生与杜仲配伍，祛风除湿，强筋壮骨，用于肝肾不足所致的风湿痹痛，腰膝酸痛，筋骨萎弱等证。

（2）桑寄生与钩藤配伍，补益肝肾，平肝降压，用于肝肾不足的高血压病。

（3）桑寄生与续断配伍，补益肝肾，养血安胎，用于肝肾虚损，冲任不固的胎动不安，胎漏，崩中等证。

组方应用：

（1）《圣惠方》：桑寄生一两半（45g），艾叶半两（15g），阿胶一两（30g）。主治妊娠胎动不安，心腹刺痛。

（2）《杨氏护命方》：桑寄生二两（60g），防风、川芎各二钱半（7.5g），炙甘草三钱（10g）。为末。每服二钱（6g），水一盏（150～300ml），煎八分，和滓服。主治毒痢脓血，六脉微小，并无寒热。

【制剂】 舒筋活络酒　组成：木瓜，桑寄生，玉竹，续断，川牛膝，当归，川芎，红花，独活，羌活，防风，白术，蚕砂，红曲，甘草。功能与主治：祛风除湿，活血通络，养阴生津。用于风湿阻络、血脉瘀阻兼有阴虚所致的痹病，症见关节疼痛、屈伸不利、四肢麻木。用法与用量：口服。一次20～30ml，一日2次。

【化学成分】 含黄酮类化合物如槲皮素、槲皮苷、萹蓄苷，及少量的右旋儿茶酚。

【药理作用】 本品具有降压、镇静、利尿作用。能舒张冠状血管，增加冠脉流量。对脊髓灰质炎病毒有抑制作用。在试管内能抑制伤寒杆菌及葡萄球菌的生长，对肠道病毒均有抑制作用。

【用法用量】 9～15g。

狗　　脊

【来源】 本品为蚌壳蕨科植物金毛狗脊 Cibotium barometz（L.）J. Sm. 的干燥根茎。产于云南、广西壮族自治区、浙江、福建等地。秋、冬二季采挖，除去泥沙，干燥；或去硬根、叶柄及金黄色绒毛，切厚片，干燥，为"生狗脊片"；蒸后晒至六七成干，切厚片，干燥，为"熟狗脊片"。

【商品】 狗脊、砂炒狗脊、蒸狗脊、酒蒸狗脊。

【性状】 本品呈不规则的长块状，长10～30cm，直径2～10cm。表面深棕色，残留金黄色绒毛；上面有数个红棕色的木质叶柄，下面残存黑色细根。质坚硬，不易折断。无臭，味淡、微涩。生狗脊片呈不规则长条形或圆形，长5～20cm，直径2～10cm，厚1.5～5mm；切面浅棕色，较平滑，近边缘1～4mm处有1条棕黄色隆起的木质部环纹或条纹，边缘不整齐，偶有金黄色绒毛残留；质脆，易折断，有粉性。熟狗脊片呈黑棕色，质坚硬。

【性味归经】 苦、甘，温，归肝、肾经。

【功能与主治】 补肝肾，强腰膝，祛风湿。用于腰膝酸软，下肢无力，风湿痹痛。砂炒狗脊，质变酥脆，便于粉碎和煎出有效成分，也利于除去残存绒毛。以补肝肾，强筋骨为主。用于肝肾不足或冲任虚寒的腰痛脚软、遗精、遗尿、妇女带下等。蒸狗脊或酒蒸狗脊，其补肝肾、强腰膝作用增强。

【临床应用】

单味应用：

病后足肿：但节食以养胃气，外用狗脊煎汤渍洗。（《本草纲目》）

配伍应用：

狗脊与杜仲配伍，补肝肾，强腰膝，用于风湿痹痛，腰脊酸痛，足膝痿弱等证。

组方应用：

(1)《普济方》四宝丹：金毛狗脊（盐泥固济，火煅红，去毛用肉，出火气，锉）、草薢、苏木节、川乌头（生用）。上药各等份，为细末，米醋糊为丸，如梧桐子大，每服二十丸，温酒或盐汤下。病在上，食后服；病在下，空心服。主治男女一切风疾。

(2)《贵州草药》：金毛狗脊根茎六钱（18g），香樟根、马鞭草各四钱（12g），杜仲、续断各五钱（15g），铁脚威灵仙三钱（10g），红牛膝二钱（6g）。主治风湿骨痛，腰膝无力等证。

【制剂】 壮骨关节丸　组成：狗脊，淫羊藿，独活，骨碎补，续断，补骨脂，桑寄生，鸡血藤，熟地黄，木香，乳香，没药。功能与主治：补益肝肾，养血活血，舒经活络，理气止痛。用于肝肾不足、血瘀气滞、脉络痹阻所致的骨性关节炎、腰肌劳损，症见关节肿胀、疼痛、麻木、活动受限。用法与用量：口服。浓缩丸一次10丸；水丸一次6g，一日2次。早晚饭后服用。

【化学成分】 含蕨素，金粉蕨素，金粉蕨素-2′-O-葡萄糖苷，金粉蕨素-2′-O-阿洛糖苷，欧蕨伊鲁苷，原儿茶酸，5-甲糠醛，β-谷甾醇，胡萝卜素，淀粉及鞣质等。

【药理作用】 本品的毛茸对外伤出血有明显的止血效果，其作用较明胶海绵迅速。还有增加心肌营养、血流量的作用。

【用法用量】 6~12g。

千 年 健

【来源】 本品为天南星科植物千年健 Homalomena occulta (Lour.) Schott 的干燥根茎。主产于云南、广西壮族自治区等地。春、秋二季采挖，洗净，除去外皮，晒干。

【商品】 千年健。

【性状】 本品呈圆柱形，稍弯曲，有的略扁，长15~40cm，直径0.8~1.5cm。表面黄棕色至红棕色，粗糙，可见多数扭曲的纵沟纹、圆形根痕及黄色针状纤维束。质硬而脆，断面红褐色，黄色针状纤维束多而明显，相对另一断面呈多数针眼状小孔及有少数黄色针状纤维束，可见深褐色具光泽的油点。气香，味辛、微苦。

【性味归经】 苦、辛，温，归肝、肾经。

【功能与主治】 祛风湿，健筋骨。用于风寒湿痹，腰膝冷痛，下肢拘挛麻木。

【临床应用】

单味应用：

止胃痛：酒磨，服。（《本草纲目拾遗》）

配伍应用：

千年健与追地风配伍，祛风除湿，强筋健骨，用于风湿痹痛，腰膝冷痛，下肢麻木，拘挛等证。

【制剂】 疏风定痛丸　组成：马钱子，麻黄，乳香，没药，千年健，自然铜，地枫皮，桂枝，牛膝，木瓜，甘草，杜仲，防风，羌活，独活。功能与主治：祛风散寒，活血止痛。用于风寒湿闭阻、瘀血阻络所致的痹病，症见关节疼痛、冷痛、刺痛或疼痛致甚，屈伸不利、局部恶寒、腰腿疼痛、四肢麻木及跌打损伤所致的局部肿痛。用法与用量：口服。一次1丸，一日2次。

【化学成分】含挥发油，主要为 α-蒎烯、β-蒎烯、柠檬烯、芳樟醇、α-松油醇、β-松油醇、橙花醇、香叶醇、香叶醛、丁香油酚、异龙脑、广藿香醇等。

【药理作用】本品有祛风除湿的作用。

【用法用量】4.5~9g。

追 地 风

【来源】本品为虎耳草科植物追地风 Schizophragma integrifolium (Franch.) Oliv 的干燥根皮。主产于广西壮族自治区、浙江、安徽、湖南、湖北、四川、广东等地。全年可采，挖取根部，剥取根皮，晒干。

【商品】追地风。

【性状】本品呈卷筒状或槽状，长5~15cm，直径1~4cm，厚0.2~0.3cm。外表面灰棕色至深棕色，有的可见灰白色地衣斑，粗皮易剥离或脱落，脱落处棕色或棕红色，具明显的细纵皱纹。质松脆，易折断，断面颗粒状。气微香，味微涩。

【性味归经】性凉，味淡，归肝、肾、脾经。

【功能与主治】祛风湿，健筋骨，活血止痛。用于四肢关节酸痛，风湿脚气。

【临床应用】

组方应用：

(1)《浙江天目山药植志》：钻地风根或藤一斤半（720g），八角枫、五加皮、丹参各半斤（240g），白牛膝六两（180g），麻黄五钱（15g）。切细，入黄酒十二斤（5760g），红糖、红枣各一斤（480g），装入小坛内密封，再隔水缓火炖四小时。每天早晚空腹饮四两左右。头汁服完后，可再加黄酒十斤，如上法烧炖、服用。

(2) 经验方：千年健10g，追地风10g，丝瓜络10g，桑寄生10g，杜仲10g，鸡血藤30g，秦艽10g，续断10g，伸筋草10g，透骨草10g，松节10g。功效主治：祛风湿，强筋骨。用于风湿痹痛，腰膝不适。用法：每日一剂，水煎400ml，分两次温服。

【化学成分】含挥发油。

【药理作用】本品有祛风除湿的作用。

【用法用量】9~15g。

第五章　芳香化湿药

【定义】 凡气味芳香，药性温燥，具有化湿、燥湿，醒脾健脾功效的药物，叫芳香化湿药。

【中医指导理论】 脾恶湿，"土爱暖而喜芳香。"湿浊内阻中焦，脾胃运化水谷功能受到阻碍而致病。

【性味归经】 本类药物大多辛温，归脾、胃经。

【适应证】 芳香之品能醒脾化湿，温燥之药可燥湿健脾。因此本类药物临床适用于湿浊内阻，脾被湿困，运化失司所致的脘腹痞满，呕吐吞酸，大便溏薄，食少体倦，口甘多涎，舌苔白腻等证。此外本类药物有化湿解暑之功，也可用于湿浊壅滞的湿温、暑湿等证。

【配伍应用】 临床应用时，可根据不同证候进行配伍。如脾胃虚弱，配补脾健胃药；气滞腹胀者，配行气药；寒湿中阻者，配温中散寒药；湿热中阻者，配清热燥湿药。

【注意事项】 本类药物辛温性燥，易耗气伤阴，因此阴虚血燥及气阴两虚者慎用。其有效成分多为挥发油，入煎剂时宜后下，不可久煎，以免降低疗效。

藿　香

【来源】 本品为唇形科植物广藿香 Pogostemon cablin (Blanco) Benth. 的干燥地上部分。主产于广东。枝叶茂盛时采割，日晒夜闷，反复至干。

【商品】 藿香。

【性状】 本品茎略呈方柱形，多分枝，枝条稍曲折，长 30~60cm，直径 0.2~0.7cm；表面被柔毛；质脆，易折断，断面中部有髓；老茎类圆柱形，直径 1~1.2cm，被灰褐色栓皮。叶对生，皱缩成团，展平后叶片呈卵形或椭圆形，长 4~9cm，宽 3~7cm；两面均被灰白色茸毛；先端短尖或钝圆，基部楔形或钝圆，边缘具大小不规则的钝齿；叶柄细，长 2~5cm，被柔毛。气香特异，味微苦。

【性味归经】 辛，微温，归脾、胃、肺经。

【功能与主治】 芳香化浊，开胃止呕，发表解暑。用于湿浊中阻，脘痞呕吐，暑湿倦怠，胸闷不舒，寒湿闭暑，腹痛吐泻，鼻渊头痛。

【临床应用】

单味应用：

香口去臭：藿香洗净，煎汤，时时噙漱。（《本草纲目》）

配伍应用：

（1）藿香与苍术配伍，芳香化湿，行气止呕，用于湿阻中焦，气机不畅，脘腹胀满，食欲不振，恶心呕吐等证。

（2）藿香与紫苏叶配伍，芳香化湿，解暑止呕，用于暑夏外感风寒，内伤饮食，恶寒发热，脘腹痞满，头疼呕恶，泄泻的暑湿或湿温等证。

（3）藿香与半夏配伍，芳香化湿，和中止呕，用于脾胃湿浊壅滞所致的呕吐。

（4）藿香、厚朴、半夏配伍，解表化湿，理气和中，用于外感风寒，内伤湿滞所致的恶寒发热，头痛，胸腹胀闷，恶心呕吐，食欲不振。

组方应用：

（1）《小儿药证直诀》泻黄散：藿香叶 5g，山栀子仁 3g，石膏 5g，甘草 9g，防风 12g。功用：泻脾胃伏火。主治脾胃伏火。口疮口臭，烦渴易饥，口燥唇干，舌红脉数，以及脾热弄舌等。

（2）《太平惠民和剂局方》藿香正气散：藿香 15g，大腹皮、白芷、紫苏、茯苓各 5g，半夏曲、白术、陈皮、厚朴、苦桔梗各 10g，甘草 12g。功用：解表化湿，理气和中。主治外感风寒，内伤湿滞证。霍乱吐泻，恶汗发热，头痛，脘腹疼痛，舌苔白腻，以及山岚瘴疟等。

（3）《感证辑要》藿朴夏苓汤：藿香 5g，半夏 4.5g，赤苓 9g，杏仁 9g，生苡仁 12g，白蔻仁 3g，通草 3g，猪苓 9g，淡豆豉 9g，泽泻 4.5g，厚朴 3g。功用：解表化湿。主治湿温初起，身热恶寒，肢体倦怠，胸闷口腻，舌苔薄白，脉濡缓。

【制剂】香苏正胃丸 组成：广藿香，香薷，厚朴，砂仁，山楂，麦芽，甘草，朱砂，紫苏叶，陈皮，枳壳，白扁豆，六神曲，茯苓，滑石。功能与主治：解表化湿，和中消食。用于小儿暑湿感冒，症见头痛发热、停食停乳、腹痛胀满、呕吐泄泻、小便不利。用法与用量：口服。一次 1 丸，一日 1～2 次；周岁以内小儿酌减。

【化学成分】含挥发油，油中主要成分为甲基胡椒酚，占 80% 以上，并含有茴香醚、茴香醛、d-柠檬烯，以及对-甲氧基桂皮醛、α-蒎烯、β-蒎烯、辛酮-3、辛醇-3、对-聚伞花素、辛烯-1-醇-3、芳樟醇、l-石竹烯、β-榄香烯、β-荜草烯、α-衣兰烯、β-金合欢烯、γ-毕澄茄烯、二氢白菖考烯等。

广藿香含挥发油约 1.5%，油中主成分为广藿香醇，占 52%～57%，其他成分有苯甲醛、丁香油酚、桂皮醛广藿香奠醇、广藿香吡啶、表愈创吡啶；另有多种倍半萜如石竹烯、β-榄香烯、别香橙烯、γ-广藿香烯、β-古芸烯、α-愈创木烯、瓦伦烯、α-古芸烯、γ-毕澄茄烯、δ-愈创木烯、α-广藿香烯、二氢白菖考烯等。

【药理作用】本品能促进胃液分泌，增强消化力，对胃肠有解痉作用。有防腐和抗菌作用。此外，尚有收敛止泻、扩张微血管而略有发汗等作用。

【用法用量】3～9g。

佩　兰

【来源】本品为菊科植物佩兰 Eupatorium fortunei Turcz. 的干燥地上部分。主产于江苏、河北、山东等地。夏、秋二季分两次采割，除去杂质，晒干。

【商品】佩兰。

【性状】本品茎呈圆柱形，长 30～100cm，直径 0.2～0.5cm；表面黄棕色或黄绿色，有的带紫色，有明显的节及纵棱线；质脆，断面髓部白色或中空。叶对生，有柄，叶片多皱缩、破碎，绿褐色；完整叶片 3 裂或不分裂，分裂者中间裂片较大，展平后呈披针形或长圆状披针形，基部狭窄，边缘有锯齿；不分裂者展平后呈卵圆形、卵状披针形或椭圆形。气芳香，味微苦。

【性味归经】辛，平，归脾、胃、肺经。

【功能与主治】芳香化湿，醒脾开胃，发表解暑。用于湿浊中阻，脘痞呕恶，口中甜腻，口臭，多涎，暑湿表症，头胀胸闷。

【临床应用】

配伍应用：

（1）佩兰与藿香配伍，芳香化湿，醒脾和中，用于湿浊内阻，脾胃运化失常所致的脘腹满闷，呕恶腐臭，口中甜腻，多涎等证。

(2) 佩兰与荷叶配伍，芳香化湿，清解暑热，用于外感暑湿的恶寒发热，头胀胸闷等证。

(3) 佩兰与滑石配伍，芳香化湿解暑，用于湿温初起，头重如裹，胸闷呕恶，恶寒发热，困倦乏力等证。

组方应用：

(1)《时病论》芳香化浊汤：藿香叶一钱（3g），佩兰叶一钱（3g），陈广皮一钱五分（4.5g），制半夏一钱五分（4.5g），大腹皮一钱（3g）酒洗，厚朴八分（2.4g）姜汁炒，加鲜荷叶三钱（10g）为引。煎汤服。主治五月霉湿，并治秽浊之气。

(2)《重订广温热论》五叶芦根汤：藿香叶一钱（3g），薄荷叶一钱（3g），佩兰叶一钱（3g），荷叶一钱（3g）。先用枇杷叶一两（30g），水芦根一两（30g），鲜冬瓜二两（60g），煎汤代水。主治温暑初起，身大热，背微恶寒，继则但热无寒，口大渴，汗大出，面垢齿燥。

【化学成分】含挥发油，三萜类化合物等。油中含聚伞花素（对异丙基甲苯）、乙酸橙花醇酯，叶含香豆精、邻香豆酸、麝香草氢醌等。

【药理作用】本品100%水煎剂，对白喉杆菌、金黄色葡萄球菌、八叠球菌、变形杆菌、伤寒杆菌等有抑制作用，其挥发油对流感病毒有抑制作用。

【用法用量】3~9g。

苍 术

【来源】本品为菊科植物茅苍术 Atractylodes lancea（Thunb.）DC. 或北苍术 Atractylodes chinensis（DC.）Koidz. 的干燥根茎。前者主产于江苏、湖北、河南等地，以产于江苏茅山一带者质量最好，故名茅苍术。后者主产于内蒙古、山西、辽宁等地。春、秋二季采挖，除去泥沙，晒干，撞去须根。

【商品】苍术、麸炒苍术、焦苍术。

【性状】茅苍术　呈不规则连珠状或结节状圆柱形，略弯曲，偶有分枝，长3~10cm，直径1~2cm。表面灰棕色，有皱纹、横曲纹及残留须根，顶端具茎痕或残留茎基。质坚实，断面黄白色或灰白色，散有多数橙黄色或棕红色油室，暴露稍久，可析出白色细针状结晶。气香特异，味微甘、辛、苦。

北苍术　呈疙瘩块状或结节状圆柱形，长4~9cm，直径1~4cm。表面黑棕色，除去外皮者黄棕色。质较疏松，断面散有黄棕色油室。香气较淡，味辛、苦。

【性味归经】辛、苦，温，归脾、胃、肝经。

【功能与主治】燥湿健脾，祛风散寒，明目。用于脘腹胀满，泄泻，水肿，脚气，风湿痹痛，风寒感冒，夜盲。麸炒苍术，健脾和胃作用增强，用于脾胃不和，痰饮停滞，脘腹痞满等；焦苍术，辛燥之性大减，以固肠止泻为主，用于脾虚泄泻，久痢或妇女淋带白浊。

【临床应用】

单味应用：

(1) 因湿气身痛者：苍术泔浸，切煎取浓汁，熬膏，白汤点服。（《本草从新》）

(2) 胁下饮囊，或作痛，或吐水：同麻油捣，合丸服。（《本草易读》）

(3) 青盲雀眼：为末，掺猪肝内煮熟，先熏后食。（《本草易读》）

(4) 好食生米：丸服。（《本草易读》）

(5) 添补精髓，通利耳目：泔浸六七日，逐日换水，枣肉丸，服五钱。（《本草易读》）

配伍应用：

(1) 苍术与厚朴配伍，燥湿醒脾，理气除湿，用于湿困，运化失司所致的脘腹胀满，呕恶泄泻，食欲不振，困倦乏力，舌苔白浊厚腻等证。

（2）苍术与黄柏配伍，清热燥湿，用于湿热下注所致的足膝红肿疼痛痿软或湿热带下及下部湿疮等证。

（3）苍术与羌活配伍，燥湿健脾，祛风除湿，用于风寒湿痹所致的头痛，身痛等证。

（4）苍术与艾叶配伍，芳香辟秽，解毒除瘟，制香点熏。预防流行性感冒，驱散蚊蝇。

（5）苍术、黄柏、生地配伍，清热燥湿，滋补肾阴，用于肾虚湿热的痿、痹病证。

组方应用：

（1）《太平惠民和剂局方》平胃散：苍术15g，厚朴、陈皮各9g，甘草6g。功用：燥湿运脾，行气和胃。主治湿滞脾胃证。脘腹胀满，不思饮食，呕吐恶心，嗳气吞酸，肢体沉重，怠惰嗜睡，常多自利，舌苔白腻而厚，脉缓。

（2）经验方：苍术20g，炒白芍20g，骨碎补15g，鸡血藤15g，川芎15g，桔梗10g，干姜10g，茯苓20g，厚朴10g，甘草10g。功效主治：活血通络，除湿健骨。用于颈椎病。用法：每日一剂，水煎400ml，分两次温服。

【制剂】二妙丸　组成：苍术，黄柏。功能与主治：燥湿清热。用于湿热下注，足膝红肿热痛，下肢丹毒，白带，阴囊湿痒。用法与用量：口服。一次6~9g，一日2次。

【化学应用】含挥发油，油中主含苍术醇（系β-桉油醇和茅术醇的混合结晶物）。尚含少量苍术酮、维生素A样物质、维生素B及菊糖。

【药理作用】本品有镇静作用，同时使脊髓反射亢进，大剂量则呈抑制作用。还有降血糖作用。

【用法用量】3~9g。

厚　朴

【来源】本品为木兰科植物厚朴 Magnolia officinalis Rehd. et Wils. 或凹叶厚朴 Magnolia officinalis Rehd. et Wils. var. biloba Rehd. et Wils. 的干燥干皮、根皮及枝皮。产于四川、湖北、安徽等地。4~6月剥取，根皮及枝皮直接阴干；干皮置沸水中微煮后，堆置阴湿处，"发汗"至内表面变紫褐色或棕褐色时，蒸软，取出，卷成筒状，干燥。

【商品】厚朴、姜厚朴。

【性状】干皮　呈卷筒状或双卷筒状，长30~35cm，厚0.2~0.7cm，习称"筒朴"；近根部的干皮一端展开如喇叭口，长13~25cm，厚0.3~0.8cm，习称"靴筒朴"。外表面灰棕色或灰褐色，粗糙，有时呈鳞片状，较易剥落，有明显椭圆形皮孔和纵皱纹，刮去粗皮者显黄棕色。内表面紫棕色或深紫褐色，较平滑，具细密纵纹，划之显油痕。质坚硬，不易折断，断面颗粒性，外层灰棕色，内层紫褐色或棕色，有油性，有的可见多数小亮星。气香，味辛辣、微苦。

根皮（根朴）　呈单筒状或不规则块片；有的弯曲似鸡肠，习称"鸡肠朴"。质硬，较易折断，断面纤维性。

枝皮　呈单筒状，长10~20cm，厚0.1~0.2cm。质脆，易折断，断面纤维性。

【性味归经】苦、辛，温，归脾、胃、肺、大肠经。

【功能与主治】燥湿消痰，下气除满。用于湿滞伤中，脘痞吐泻，食积气滞，腹胀便秘，痰饮喘咳。姜厚朴，对咽喉的刺激行减弱，增强了宽中和胃的功效。多用于湿阻气滞，脘腹胀满，呕吐泻痢疾，积滞便秘，痰饮喘咳，梅核气等。

【临床应用】

配伍应用：

（1）厚朴与陈皮配伍，行气燥湿，降逆平喘，用于湿阻中焦，胃肠气滞所致的脘腹胀满，饮食积滞,腹痛便秘,呕逆等证。

(2)厚朴与杏仁配伍,燥湿化痰,降逆平喘,用于外感风寒所致的咳喘或痰湿内阻所致的胸闷咳喘等证。

组方应用:

(1)《中西医结合治疗急腹症》复方大承气汤:厚朴、炒莱菔子各15~30g,枳壳、大黄、赤芍各15g,芒硝9~15g,桃仁9g。功用:通里攻下,行气活血。主治单纯性肠梗阻,属阳明腑实而气胀较明显者。

(2)《内外伤辨惑论》厚朴温中汤:厚朴、陈皮各9g,甘草、茯苓、草豆蔻仁、木香各5g,干姜2g。功用:行气温中,燥湿除满。主治寒湿气滞证。脘腹胀满或疼痛,不思饮食,舌苔白腻,脉沉弦。

(3)《金匮要略》厚朴三物汤:厚朴八两(240g),枳实五枚,大黄四两(120g)。以上三味,以水一斗二升(2400ml),先煮两味,取五升(1000ml),内大黄,煮取三升(600ml),温服一升(200ml)。以利为度。主治腹痛满痛大便闭者。

(4)《金匮要略》厚朴麻黄汤:厚朴五两(150g),麻黄四两(120g),石膏如鸡子大,杏仁半升(100g),半夏半升(100g),干姜二两(60g),细辛二两(60g),小麦一升(200g),五味子半升(100g)。上九味,以水一斗二升(2400ml),先煮小麦熟,去滓,内诸药,煮取三升(600ml),温服一升(200ml),日三服。主治外感风寒,恶寒发热,咳喘脉浮者。

【制剂】阿魏化痞膏 组成:香附,厚朴,三棱,莪术,当归,生草乌,生川乌,大蒜,使君子,白芷,穿山甲,木鳖子,蜣螂,胡黄连,大黄,蓖麻子,乳香,没药,芦荟,血竭,雄黄,肉桂,樟脑,阿魏。功能与主治:化痞消积。用于气滞血凝,痞块,脘腹疼痛,胸胁胀满。用法与用量:外用,加温软化,贴于脐上或患处。

【化学成分】含挥发油,油中主要含β-桉油醇、和厚朴酚、异和厚朴酚、四氢厚朴酚等。尚含少量的木兰箭毒碱、厚朴碱、皂苷及鞣质等。

【药理作用】本品煎剂对肺炎球菌,甲型、乙型链球菌,痢疾杆菌,伤寒杆菌,大肠杆菌和金黄色葡萄球菌,霍乱弧菌,副伤寒杆菌,白喉杆菌,溶血性链球菌,枯草杆菌均有抑制作用。对支气管有兴奋作用。厚朴箭毒碱能使运动神经末梢麻痹,引起全身骨骼肌松弛;有降压作用,降压时反射性地引起呼吸兴奋,心率增加。

【用法用量】3~9g。

附药:厚朴花

本品为木兰科植物厚朴或凹叶厚朴的干燥花蕾。春季花未开放时采摘,稍蒸后,晒干或低温干燥。性味苦,微温。归脾、胃经。用于湿阻气滞之脘腹胀满、疼痛等。用量3~6g。

砂 仁

【来源】本品为姜科植物阳春砂 Amomum villosum Lour.、绿壳砂 Amomum villosum Lour. var. xanthioides T. L. Wu et Senjen 或海南砂 Amomum longiligulare T. L. Wu 的干燥成熟果实。阳春砂主产我国广东、广西壮族自治区等地。海南砂主产于广东、海南岛及湛江地区。夏、秋间果实成熟时采收,晒干或低温干燥。

【商品】阳春砂、绿壳砂、海南砂。

【性状】阳春砂、绿壳砂 呈椭圆形或卵圆形,有不明显的三棱,长1.5~2cm,直径1~1.5cm。表面棕褐色,密生刺状突起,顶端有花被残基,基部常有果梗。果皮薄而软。种子集结成团，具三钝棱，中有白色隔膜，将种子团分成3瓣，每瓣有种子5~26粒。种子为不规则多面体，直径2~3mm；表面棕红色或暗褐色，有细皱纹，外被淡棕色膜质假种皮；质硬，胚乳灰白色。气芳香而浓烈，味辛凉、微苦。

海南砂　呈长椭圆形或卵圆形，有明显的三棱，长1.5~2cm，直径0.8~1.2cm。表面被片状、分枝的软刺，基部具果梗痕。果皮厚而硬。种子团较小，每瓣有种子3~24粒；种子直径1.5~2mm。气味稍淡。

【性味归经】辛，温，归脾、胃、肾经。

【功能与主治】化湿开胃，温脾止泻，理气安胎。用于湿浊中阻，脘痞不饥，脾胃虚寒，呕吐泄泻，妊娠恶阻，胎动不安。盐砂仁辛燥之性略减，温而不燥，并能引药下行，增强温中暖肾，理气安胎作用，可用于霍乱转筋，胎动不安。

【临床应用】

单味应用：

（1）牙痛：常嚼。（《本草易读》）

（2）大便血：末服。（《本草易读》）

（3）小儿脱肛：砂仁30g，去皮，研为细末，每用3g，以猪腰子一片剖开，入药末在内，用棉线捆住，用米泔水煮熟，服之，一般连用3~5次即愈。（《一味中药祛顽疾》）

（4）呃逆：砂仁2g，放入口腔内，慢慢细嚼，将嚼碎的药末随唾液咽下，每天3次。能温脾开胃，降逆止呃。（《一味妙方治百病》）

配伍应用：

（1）砂仁与陈皮配伍，健脾化湿，行气除胀，用于湿阻中焦，脾胃气滞所致的脘腹胀满，气滞食积等证。

（2）砂仁与党参配伍，健脾益气，和中化湿，用于脾胃虚弱，湿阻中焦所致的胸腹痞满，食欲不振，呕吐泄泻等证。

（3）砂仁与干姜配伍，健脾化湿，温中止泻，用于脾胃虚寒所致的腹痛泄泻等证。

（4）砂仁与白术配伍，健脾化湿，行气安胎，用于中气虚弱，气滞所致的妊娠恶阻，胎动不安等证。

组方应用：

（1）《活幼心书》缩砂饮：缩砂仁、乌药各二两（60g），沉香一两（30g），净香附四两（120g），炙甘草一两二钱（36g）。功用：和胃气，消宿食，理腹痛，快膈，调脾。

（2）《太平惠民和剂局方》六和汤：缩砂仁、半夏、杏仁、人参、甘草各5g，赤茯苓、藿香叶、白扁豆、木瓜各10g，香薷、厚朴各15g。功用：祛暑化湿，健脾和胃。主治湿伤脾胃，暑湿外袭。霍乱吐泻，倦怠嗜卧，胸膈痞满，舌苔白滑等。

【制剂】香砂枳术丸　组成：木香，砂仁，枳实，白术。功能与主治：健脾开胃，行气消痞。用于脾虚气滞，脘腹痞闷，食欲不振，大便溏软。用法与用量：口服。一次10g，一日2次。

【化学成分】含挥发油，油中主要成分为右旋樟脑、龙脑、乙酸龙脑酯、柠檬烯、橙花叔醇等。尚含皂苷。

【药理作用】本品所含挥发油，有芳香健胃作用，能促进胃液的分泌，并可排除消化道内的积气，故能行气消胀，增进肠道运动，抑制血小板聚集。

【用法用量】3~6g。入煎剂宜后下。

白豆蔻

【来源】本品为姜科植物白豆蔻 Amomun kravanh Pierre ex Gagnep. 的干燥成熟果实。主产于柬埔寨、老挝、越南、斯里兰卡等地。我国云南、广东、广西壮族自治区等地亦有栽培。秋季采收，晒干生用，用时捣碎。

【商品】豆蔻。

【性状】本品呈类球形，直径 1.2~1.8cm。表面黄白色至淡黄棕色，有 3 条较深的纵向槽纹，顶端有突起的柱基，基部有凹下的果柄痕，两端均具浅棕色绒毛。果皮体轻，质脆，易纵向裂开，内分 3 室，每室含种子约 10 粒；种子呈不规则多面体，背面略隆起，直径 3~4mm，表面暗棕色，有皱纹，并被有残留的假种皮。气芳香，味辛凉略似樟脑。

【性味归经】辛、温，归肺、脾、胃经。

【功能与主治】化湿消痞，行气温中，开胃消食。用于湿浊中阻，不思饮食，湿温初起，胸闷不饥，寒湿呕逆，胸腹胀痛，食积不消。

【临床应用】

单味应用：

（1）胃冷恶心，凡食即欲吐：用白豆蔻三枚，捣细，好酒一盏温服，并饮数服佳。（《本草纲目》）

（2）人忽恶心：多嚼白豆蔻子最佳。（《本草纲目》）

（3）妊娠呕吐：白豆蔻 10g，捣碎，用开水泡茶含服，服药时嘱患者缓缓举起左臂。能和胃化湿，止呕。（《一味妙方治百病》）

配伍应用：

（1）白豆蔻与厚朴配伍，芳香化湿，行气和中，用于湿阻中焦，脾胃气滞所致的脾胃不和，胸脘痞满，不思饮食等证。

（2）白豆蔻与薏苡仁配伍，芳香化湿，清利湿热，用于湿温初起，或暑温挟湿，胸闷不饥，身重神昏等证。

（3）白豆蔻与半夏配伍，芳香化湿，温中止呕，用于寒湿阻中，胸脘痞满，呕吐反胃等证。

组方应用：

（1）《世医得效方》：白豆蔻仁十四个，缩砂仁十四个，生甘草二钱（6g），炙甘草二钱（6g）。为末，常掺入儿口中。主治小儿吐乳胃寒者。

（2）《魏氏家藏方》太仓丸：白豆蔻仁、缩砂各二两（60g），陈米一升（200g），淘净，略蒸过，丁香半两（15g）不见火。上为细末，枣肉为丸，如小赤豆大。每服五七十丸至百丸，米饮下。主治气膈脾胃，全不进食。

【化学成分】含挥发油，主要成分为 1,4-桉叶素、α-樟脑、律草烯及其环氧化物等。

【药理作用】本品能促进胃液分泌，增进胃肠蠕动，制止肠内异常发酵，祛除胃肠积气，故有良好的芳香健胃作用，并能止呕。果壳水煎剂对志贺氏痢疾杆菌有抑制作用。还具有一定平喘作用。

【用法用量】3~6g。入煎剂宜后下。

草豆蔻

【来源】本品为姜科植物草豆蔻 Alpinia katsumadai Hayata 的干燥近成熟种子。主产于广西壮族自治区、广东等地。夏、秋二季采收，晒至九成干，或用水略烫，晒至半干，除去果皮，取出种子团，晒干。

【商品】草豆蔻。

【性状】本品为类球形的种子团，直径1.5~2.7。表面灰褐色，中间有黄白色的隔膜，将种子团分成3瓣，每瓣有种子多数，粘连紧密，种子团略光滑。种子为卵圆状多面体，长3~5mm，直径约3mm，外被淡棕色膜质假种皮，种脊为一条纵沟，一端有种脐；质硬，将种子沿种脊纵剖两瓣，纵断面观呈斜心形，种皮沿种脊向内伸入部分约占整个表面积的1/2；胚乳灰白色。气香，味辛、微苦。

【性味归经】辛，温，归脾、胃经。

【功能与主治】燥湿健脾，温胃止呕。用于寒湿内阻，脘腹满冷痛，嗳气呕逆，不思饮食。

【临床应用】

单味应用：

胃痛胀满：草果仁两个，酒煎，服之。(《本草纲目》)

配伍应用：

(1) 草豆蔻与砂仁配伍，健脾燥湿，温中行气，用于寒湿之邪阻滞脾胃所致的胸脘痞满，胀痛，不思饮食等证。

(2) 草豆蔻与高良姜配伍，健脾燥湿，温中止呕，用于寒湿之邪客于中焦，脘腹冷痛，气逆呕吐等证。

组方应用：

(1)《博济方》豆蔻汤：草豆蔻肉八两（240g），生姜（和皮切作片子）一片，甘草四两（120g）。上三味匀和入银器内，用水过药三指许多，慢火熬令水尽，取出，焙干，杵为末。每服一钱（6g），沸汤点服。夏月煎之，作冷汤服亦妙。主治脾胃虚弱，不思饮食，呕吐满闷、心腹痛。

(2)《圣济总录》豆蔻汤：草豆蔻（去皮）、半夏（汤洗去滑，切，焙）各半两（15g），陈皮三分（1g）。上三味，粗捣筛。每服三钱（10g）匕，水一盏，入生姜五片，煎至七分，去滓温服，不拘时候。主治冷痰呕逆，胸膈不利。

(3)《圣济总录》草豆蔻汤：草豆蔻一分（0.3g），黄连一两（30g）。上二味，粗捣筛。每服三钱（10g）匕，水一盏（150~300ml），乌豆五十粒，生姜三片，煎至七分，去滓温服，日三。主治霍乱心烦渴，吐利不下食。

(4)《肘后方》：豆蔻、细辛各等份，为末含之。主治香口辟臭。

【化学成分】含挥发油，油中含桉油精、a-蛇麻烯、反-麝子油醇等，并含豆蔻素、山姜素等。尚含皂苷、黄酮类等。

【药理作用】本品煎剂对金黄色葡萄球菌、痢疾杆菌、大肠杆菌有抑制作用。

【用法用量】3~6g。

草 果

【来源】本品为姜科植物草果 Amomum tsao-ko Crevost et Lemaire 的干燥成熟果实。主产于云南、广西壮族自治区、贵州等地。秋季果实成熟时采收，除去杂质，晒干或低温干燥。

【商品】草果、姜草果。

【性状】本品呈长椭圆形，具三钝棱，长2~4cm，直径1~2.5cm。表面灰棕色至红棕色，具纵沟及棱线，顶端有圆形突起的柱基，基部有果梗或果梗痕。果皮质坚韧，易纵向撕裂。剥去外皮，中间有黄棕色隔膜，将种子团分成3瓣，每瓣有种子多为8～11粒。种子呈圆锥状多面体，直径约5mm；表面红棕色，外被灰白色膜质的假种皮，种脊为一条纵沟，尖端有凹状的种脐；质硬，胚乳灰白色。有特异香气，味辛、微苦。

【性味归经】辛、温，归脾、胃经。

【功能与主治】燥湿温中，除痰截疟。用于寒湿内阻，脘腹胀痛，痞满呕吐，疟疾寒热。姜草果，缓和了燥烈之性，温胃止呕之力增强。多用于寒湿阻滞脾胃，脘腹胀满疼痛，呕吐。

【临床应用】

单味应用：

治疗脾痛胀满：草果仁两个。酒煎服之。(《仁斋直指方》)

配伍应用：

草果与厚朴配伍，温中燥湿，截疟消痰，用于寒湿之邪瘀滞中焦所致的胸闷腹胀，脘腹冷痛，呕吐泄泻等证；或瘴疟、寒湿疟见上述证候者。

组方应用：

(1)《传信适用方》草果饮：草果子、甘草、地榆、枳壳。上等份为粗末。每服二钱(6g)，用水一盏半(150～300ml)，煨姜一块，拍碎，同煎七分，去滓服，不拘时候。主治肠胃冷热不和，下痢赤白，及伏热泄泻，脏毒便血。

(2)《济生方》果附汤：草果仁、附子(炮，去皮脐)。上等份，细锉。每服半两(15g)，水二盏(300～600ml)，生姜七片，枣一枚，煎至七分，去滓温服，不拘时候。主治脾寒疟疾不愈，振寒少热，面青不食，或大便溏泄，小便反多。

【化学成分】含挥发油，油中含 α- 和 β- 蒎烯、1,8- 桉油素、对 - 聚伞花素等。尚含淀粉、油脂及多种微量元素。

【药理作用】本品有助消化作用。

【用法用量】3～6g。

第六章 利水渗湿药

【定义】凡以通利小便，渗除水湿为主要功效的药物，称利水渗湿药。

【中医指导理论】《素问·至真要大论》云："湿淫于内，治以苦热，佐以酸淡，以苦燥之，以淡泄之"。《平治荟萃》云："治湿不利小便，非其治也。"

【性味归经】本类药物大多甘、淡、苦寒，归肺、脾、肾、膀胱经。

【适应证】本类药以通利小便，增加尿量而排消体内积蓄的水湿。临床适用于水湿内停，湿邪或湿热之邪所致的水肿，小便不利，淋浊，黄疸，湿温，疱疹，泄泻，带下，湿痹，痰饮等证。

【配伍应用】临床应用时应根据不同病症适当配伍，如水湿泛溢者配健脾利湿药，水肿兼表证者配宣肺发汗药，水肿日久，肾阳衰微者配补肾温阳药，小便不利，淋浊见湿热者，配清热泻火药，见寒湿者，配温里药；气虚者配补气药，热邪伤灼脉络而致尿血者配凉血止血药；湿痹重者配祛风除湿药；泄泻、带下、痰饮者，配健脾药，湿温者配芳香化湿药，黄疸者配清热燥湿药。

【注意事项】利水渗湿药服后能使小便增加，又有滑利作用，故阴亏津少，遗尿遗精者慎用或忌用。

一、利水消肿药

本类药物以利水退肿为主要功效，主要用于水湿内停所致的水肿、小便不利等证。"水肿一证，常责之以肺脾肾。"因此对于水肿的虚证应随证配伍开宣肺气益气健脾，温阳补肾的药物，达到利水消肿的目的。

茯　苓

【来源】本品为多孔菌真菌茯苓 Poria cocos（Schw.）Wolf 的干燥菌核。主产于云南、湖北、四川等地。主产于云南、湖北、四川等地。多于 7~9 月采挖，挖出后除去泥沙，堆置"发汗"后，摊开晾至表面干燥，再"发汗"，反复数次至现皱纹、内部水分大部分散失后，阴干，称为"茯苓个"；或将鲜茯苓按不同部位切制，阴干，分别为"茯苓皮"及"茯苓块"。

【商品】茯苓、茯苓皮、茯神。

【性状】茯苓块　呈类球形、椭圆形、扁圆形或不规则团块，大小不一。外皮薄而粗糙，棕褐色至黑褐色，有明显的皱缩纹理。体重，质坚实，断面颗粒性，有的具裂隙，外层淡棕色，内部白色，少数淡红色，有的中间抱有松根。气微，味淡，嚼之粘牙。

茯苓皮　为削下的茯苓外皮，形状大小不一。外面棕褐色至黑褐色，内面白色或淡棕色。质较松软，略具弹性。

茯苓块　为去皮后切制的茯苓，呈块片状，大小不一。白色、淡红色或淡棕色。

【性味归经】甘、淡，平。归心、肺、脾、肾经。

【功能与主治】利水渗湿，健脾宁心。用于水肿尿少，痰饮眩悸，脾虚食少，便溏泄泻，心神不安，惊悸失眠。茯苓皮利水消肿稍强。茯神安神定志作用强。

【临床应用】

单味应用:

(1) 面䵟皰及产妇黑疱如雀卵色:用白茯苓末,蜜和,敷之。(《经史证类备用本草》)

(2) 姚氏疗䵟色:茯苓末,白蜜和,涂上,满七日即愈。(《经史证类备用本草》)

(3) 血虚心汗,别处无汗,独心孔有汗,思虑多则汗亦多,宜养心血:以艾汤调茯苓末,日服一钱。(《本草纲目》)

(4) 心虚梦泄或白浊:白茯苓末二钱,米汤调下,日二服。苏东坡方也。(《本草纲目》)

(5) 面䵟雀斑:白茯苓末,蜜和,夜夜敷之,二七日愈。(《本草纲目》)

配伍应用:

(1) 茯苓与猪苓配伍,健脾利水渗湿,用于水饮停滞,小便不利,水肿等证。

(2) 茯苓与党参配伍,益气健脾,利水渗湿,用于脾胃虚弱,水湿停滞所致的脘腹胀满,食少便溏等证。

(3) 茯苓与酸枣仁配伍,益气健脾,宁心安神,用于心悸失眠等证。

(4) 茯苓与白术配伍,益气健脾,利水除湿,用于脾胃虚弱,水湿停滞的痰饮证。

(5) 茯苓、猪苓、泽泻配伍,利水渗湿,用于肾炎、肝硬化见小便不利,小腹胀满,渴欲饮水等症。

组方应用:

(1)《华氏中藏经》五皮散:生姜皮、桑白皮、陈橘皮、大腹皮、茯苓皮各9g。功用:利水消肿,理气健脾。主治皮水。一身悉肿,肢体沉重,心腹胀满,上气喘急,小便不利,以及妊娠水肿等,苔白腻,脉缓。

(2)《金匮要略》苓桂术甘汤:茯苓12g,桂枝9g,白术9g,甘草6g。功用:温阳化饮,健脾利湿。主治痰饮。胸胁支满,目眩心悸,或短气而咳,舌苔白滑,脉弦滑。

(3)《指迷方》茯苓丸:茯苓6g,枳壳3g,半夏9g,风化朴硝3g。功用:燥湿行气,软坚化痰。主治痰停中脘证。两臂疼痛,手不得上举,或左右时复转移,或两手疲软,或四肢浮肿,舌苔白腻,脉沉细或弦滑等。

(4) 经验方:茯苓15g,半夏10g,橘皮10g,炙甘草3g,竹茹10g,枳实10g,胆南星10g,天麻10g,钩藤10g,全蝎6g,僵蚕10g,远志10g,石菖蒲10g,麦冬10g,当归10g,瓜蒌15g,白芍10g。功效主治:平肝潜阳,息风镇痫。用于癫痫病。用法:每日一剂,水煎400ml,分两次温服。

【制剂】 五苓散 组成:茯苓,泽泻,猪苓,肉桂,白术。功能与主治:温阳化气,利湿行水。用于阳不化气、水湿内停所致的水肿,症见小便不利、水肿腹胀、呕逆泄泻、渴不思饮。用法与用量:口服。一次6~9g,一日2次。

【化学成分】 含β-茯苓聚糖,占干重约93%,另含茯苓酸、麦角甾醇、蛋白质、脂肪、卵磷脂、胆碱、组氨酸等。尚含7,9-去氢茯苓酸、7,9-去氢土莫酸、多孔菌酸C及3,4-裂环-羊毛甾烷型等三萜类化合物。

【药理作用】 本品有利尿作用,能促进钠、氯、钾等电解质的排出。此外,还有镇静、抗菌、抗肿瘤和降低血糖作用。

【用法用量】 9~15g。

附药:茯苓皮 茯神

茯苓皮 本品为茯苓菌核的黑色外皮。性味同茯苓,长于利水消肿。多用于头面、四肢水肿,小便不利。用量10~30g。

茯神 为茯苓菌核生长中天然抱有松根者。性味同茯苓。长于宁心安神,多用于心悸不安、失眠健忘等证。常与酸枣仁、远志配伍。用量同茯苓。

薏 苡 仁

【来源】本品为禾本科植物薏苡仁 Coix lacryma - jobi L. var. mayuen (Roman.) Stapf 的干燥成熟种仁。我国大部分地区均产,主产于福建、河北、辽宁等地。秋季果实成熟时采割植株,晒干,打下果实,再晒干,除去外壳、黄褐色种皮及杂质,收集种仁。

【商品】薏苡仁、炒薏苡仁、麸炒薏苡仁。

【性状】本品呈宽卵形或长椭圆形,长 4~8mm,宽 3~6mm。表面乳白色,光滑,偶有残存的黄褐色种皮;一端钝圆,另端较宽而微凹,有一淡棕色点状种脐;背面圆凸,腹面有一条较宽而深的纵沟。质坚实,断面白色,粉性。气微,味微甜。

【性味归经】甘、淡,凉,归脾、胃、肺经。

【功能与主治】健脾渗湿,除痹止泻,清热排脓。用于水肿,脚气,小便不利,湿痹拘挛,脾虚泄泻,肺痈,肠痈;扁平疣。炒薏苡仁,炒后寒凉之性偏于缓和,长于健脾止泻,多用于脾虚泄泻,腹胀。麸炒薏苡仁与炒薏苡仁作用相同。

【临床应用】

单味应用:

(1) 薏苡仁饭,治冷气:用薏苡仁炊为饭食,气味欲如麦饭乃佳。或煮粥亦好。(《本草纲目》)

(2) 薏苡仁粥,治久风湿痹,补正气,利肠胃,消水肿,除胸中邪气,治筋脉拘挛:薏苡仁为末,同粳米煮粥,日日食之,良。(《本草纲目》)

(3) 沙石热淋,痛不可忍:用玉秫,即薏苡仁也,子、叶、根皆可用,水煎,热饮,夏月冷饮,以通为度。(《本草纲目》)

(4) 消渴饮水:薏苡仁煮粥饮,并煮粥食之。(《本草纲目》)

(5) 肺痿咳唾脓血:薏苡仁十两杵破,水三升煎一升,酒少许服之。(《本草纲目》)

(6) 肺痈咳唾,心胸甲错者:以淳苦酒煮薏苡仁令浓,微温顿服。肺有血,当吐出愈。(《本草纲目》)

(7) 肺痈咯血:薏苡仁三合捣烂,水二大盏煎一盏,入酒少许,分二服。(《本草纲目》)

(8) 喉卒咯血:吞薏苡仁两枚,良。(《本草纲目》)

(9) 扁平疣:新收的苡仁米60g,与大米混合煮饭或粥吃,每日1次,连续服用,以痊愈为止。(《一味中药祛顽疾》)

(10) 扁平疣:取生薏苡仁900g,粉碎后过80目筛备用。每次用温开水送服15g,每天早、晚各1次,1个月为1疗程。孕妇忌服。能清肺,消疣。(《一味妙方治百病》)

配伍应用:

(1) 薏苡仁与茯苓配伍,健脾利湿,利水消肿,用于脾胃虚弱,水湿运化失司所致的食少腹胀,水肿,小便不利,脚气浮肿或脾虚泄泻等证。

(2) 薏苡仁与滑石配伍,健脾利水,清热利湿,用于湿热内蕴所致的小便短赤、涩痛,湿淋,热淋等证。

(3) 薏苡仁与麻黄配伍,利湿除痹,舒筋缓急,用于风湿停滞经络肌表,一身尽痛,经脉拘挛,小便不利等证。

（4）薏苡仁与冬瓜仁配伍，利水渗湿，清热排脓，用于肺痈胸痛，咯吐浓痰等证。

（5）薏苡仁与败酱草配伍，清热解毒，利湿排脓，用于胃肠湿热，内蕴肠痈等证。

（6）薏苡仁与白术配伍，利水渗湿，健脾止泻，用于脾胃虚弱，湿邪偏盛的泄泻等证。

组方应用：

（1）经验方：薏苡仁30g，大青叶15g，板蓝根15g，败酱草15g，牡蛎粉30g，夏枯草10g，赤芍10g。功效主治：清热解毒，软坚消疣。用于扁平疣。用法：每日一剂，水煎400ml，分两次温服。

（2）《广济方》：薏苡仁一斤（500g），真桑寄生、当归身、川续断、苍术（米泔水浸炒）各四两（120g）。主治风湿痹气，肢体痿痹，腰脊酸疼。

（3）《千金方》：薏苡仁一升（200g），牡丹皮、桃仁各二两（60g），瓜瓣二升（400g）。上四味，以水六升（1200ml），煮取二升（400ml），分再服。主治肠痈。

【制剂】

（1）翁沥通片 组成：薏苡仁，浙贝母，川木通，栀子（炒），金银花，旋覆花，泽兰，大黄，铜绿，甘草，黄芪（蜜炙）。功能与主治：清热利湿，散结祛瘀。用于证属湿热蕴结、痰瘀交阻之前列腺增生症，症见尿频，尿急，或尿细，排尿困难等。用法与用量：饭后服。一次3片，一日2次。（西安阿房宫药业有限公司生产）

（2）前列舒丸 组成：熟地黄，薏苡仁，冬瓜子，山茱萸，山药，牡丹皮，苍术，桃仁，泽泻，茯苓，桂枝，附子，韭菜子，淫羊藿，甘草。功能与主治：扶正固本，益肾利尿。用于肾虚所致的淋证，症见尿频、尿急、排尿滴沥不尽；慢性前列腺炎及前列腺增生症见上述证候者。用法与用量：口服。水蜜丸一次6~12g，大蜜丸一次1~2丸，一日3次；或遵医嘱。

【药膳】薏苡灵芝粥配方：炒薏苡仁60g，党参15g，茯苓15g，灵芝10g，陈皮6g，大枣3枚。

制法：水煎至粥状，饮用。

功效：健脾利湿，开胃消食。

适应证：适用于脾虚泄泻，少气懒言。

【化学成分】含脂肪油、薏苡素、薏苡内酯，薏苡多糖A、B、C和氨基酸（亮氨酸、赖氨酸、精氨酸、酪氨酸等）、维生素B_1、粗蛋白等。

【药理作用】本品能阻止或降低横纹肌挛缩作用，对子宫呈兴奋作用。还能使血清钙、血糖量下降，并有解热、镇静、镇痛作用。煎剂对癌细胞有一定抑制作用。能使肺血管显著扩张。

【用法用量】10~30g。

猪 苓

【来源】本品为多孔菌科真菌猪苓 Polyporus umbellatus (Pers.) Fries 的干燥菌核。主产于陕西、河北、云南等地。春、秋二季采挖，除去泥沙，干燥。

【商品】猪苓。

【性状】本品呈条形、类圆形或扁块状，有的有分枝，长5~25cm，直径2~6cm。表面黑色、灰黑色或棕黑色，皱缩或有瘤状突起。体轻，质硬，断面类白色或黄白色，略呈颗粒状。气微，味淡。

【性味归经】甘、淡，平，归肾、膀胱经。

【功能与主治】利水渗湿。用于小便不利，水肿，泄泻，淋浊，带下。

【临床应用】

单味应用：

（1）妊娠患子淋：猪苓五两，一味末，以白汤三合服方寸匕，渐至二匕，日三夜二。尽剂不

瘥，宜转用之。(《经史证类备用本草》)

(2) 小儿大便不通：猪苓一两，以水少许煮鸡屎白一钱调服，立瘥。(《经史证类备用本草》)

(3) 妊娠从脚上至腹肿，小便不利，微渴引饮：猪苓五两末，以熟水服方寸匕，日三服。(《经史证类备用本草》)

(4) 通体遍身肿，小便不利：猪苓五两，捣筛，煎水三合调服方寸匕，加至二匕。(《经史证类备用本草》)

配伍应用：

(1) 猪苓与白术配伍，健脾利水，用于脾虚所致的水湿停滞，水肿，小便不利等证。

(2) 猪苓与茯苓、泽泻配伍，利水消肿。用于脚气水肿，小便不利。

组方应用：

(1)《伤寒论》猪苓汤：猪苓、茯苓、泽泻、阿胶、滑石各9g。功用：利水清热养阴。主治水热互结证。小便不利，发热，口渴欲饮，或心烦不寐，或兼有咳嗽，呕恶，下利等，舌红苔白或微黄，脉细数者。

(2)《圣济总录》猪苓丸：猪苓（去黑皮）半两（15g），肉豆蔻（去壳，炮）二枚，黄柏（去粗皮，炙）一分（0.3g）。上三味捣罗为末，米饮和丸，如绿豆大，每服十丸，食前熟水下。主治肠胃寒湿，濡泻无度，嗜卧不食。

【化学成分】含麦角甾醇，生物素，糖类，蛋白质等。菌核含麦角甾醇、麦角甾-4，6，8、22-四烯-3-酮、α-羟基-廿四碳酸生物素（维生素H）；另含猪苓聚糖Ⅰ（Gu-Ⅰ）和粗蛋白。

【药理作用】本品其水煎剂有较强利尿作用。其利尿机制主要是抑制肾小管对水及电解质，特别是钾、钠、氯的重吸收所致。本品还有一定的抗肿瘤、防治肝炎的作用。

【用法用量】6~12g。

泽　泻

【来源】本品为泽泻科植物泽泻 Alisma orientalis (Sam.) Juzep. 的干燥块茎。主产于福建、四川、江西等地。冬季茎叶开始枯萎时采挖，洗净，干燥，除去须根及粗皮。

【商品】泽泻、盐泽泻、麸炒泽泻。

【性状】本品呈类球形、椭圆形或卵圆形，长2~7cm，直径2~6cm。表面黄白色或淡黄棕色，有不规则的横向环状浅沟纹及多数细小突起的须根痕，底部有的有瘤状芽痕。质坚实，断面黄白色，粉性，有多数细孔。气微，味微苦。

【性味归经】甘、寒，归肾、膀胱经。

【功能与主治】利小便，清湿热。用于小便不利，水肿胀满，泄泻尿少，痰饮眩晕，热淋涩痛；高血脂。盐泽泻，泻热作用增强，小剂量于补方中，可泻肾降浊，并能防止补药之滋腻。麸炒泽泻，寒性缓和，长于渗湿和脾，降浊以升清。多用于脾虚泄泻，痰湿眩晕。

【临床应用】

配伍应用：

(1) 泽泻与茯苓配伍。利水渗湿。用于水湿内停，小便不利，水肿，泄泻，淋浊或肾阴虚所致的虚火亢盛，下焦湿热所致的小便淋沥涩痛等证。

(2) 泽泻与白术配伍。健脾利水，除湿消痰。用于水湿内停，痰湿壅盛所致的眩晕等证。

组方应用：

(1)《伤寒论》五苓散：猪苓9g，泽泻15g，白术9g，茯苓9g，桂枝6g。功用：利水渗湿，温阳化气。主治：①蓄水证。小便不利，头痛微热，烦渴欲饮，甚则水入即吐，舌苔白，脉浮。②水湿内停。水肿，泄泻，小便不利，以及霍乱等。③痰饮。脐下动悸，吐涎沫而头眩，或短气而咳者。

（2）《明医指掌》四苓散：白术、茯苓、猪苓、泽泻各9g。功用：渗湿利水。主治内伤饮食有湿，小便赤少，大便溏泄。

（3）李粉萍主任医师方　加减五苓散：泽泻20g，茯苓15g，猪苓10g，生白术15g，桂枝10g。功效主治：通阳化气，健脾利水。用于水湿内停。症见水肿、水湿停积于不同部位的病症；若口干欲饮，舌红苔黄者，加白茅根、连翘；胃寒乏力，口淡无味，脉沉细无力者，加制附片、黄芪；胁肋疼痛，口苦，舌苔厚腻者，加金钱草、蒲公英、郁金、枳壳；纳呆，脘胀，苔腐腻，脉滑者，加郁金、生山楂、炒麦芽；黄疸者，加茵陈、金钱草、连翘；有乏力，便溏等脾虚明显者，加黄芪、党参；水肿甚者加赤小豆、车前子、冬瓜皮；胸胁隐痛，咳唾气短者，加葶苈子、桑白皮。用法：每日一剂，水煎400ml，分两次温服。

【制剂】　血脂灵片　组成：泽泻，决明子，山楂，制何首乌。功能与主治：化浊降脂，润肠通便。用于痰浊阻滞型高脂血症，症见头昏胸闷、大便干燥。用法与用量：口服。一次4～5片，一日3次。

【化学成分】　含泽泻萜醇A、B、C，泽泻醇A单乙酸酯、泽泻醇B单乙酸酯、泽泻薁醇、泽泻醇C单乙酸酯、表泽泻醇、泽泻薁醇氧化物等，挥发油，生物碱，天门冬素，树脂等。尚含胆碱，糖及钾、钙、镁等元素。

【药理作用】　本品有显著的利尿作用，能增加尿量、尿素与氯化物的排泄，对肾炎患者利尿作用更为明显。有降压、降血糖作用，还有抗脂肪肝作用。对金黄色葡萄球菌、肺炎双球菌、结核杆菌有抑制作用。

【用法用量】　6～9g。

冬 瓜 皮

【来源】　本品为葫芦科植物冬瓜 Benincasa hispida (Thunb.) Cogn. 的干燥外层果皮。食用冬瓜时，洗净，削取外层果皮，晒干。

【商品】　冬瓜皮。

【性状】　本品为不规则的碎片，常向内卷曲，大小不一。外表面灰绿色或黄白色，被白霜，有的较光滑不被白霜；内表面较粗糙，有的可见筋脉状维管束。体轻，质脆。气微，味淡。

【性味归经】　甘，凉，归脾、小肠经。

【功能与主治】　利尿消肿。用于水肿胀满，小便不利，暑热口渴，小便短赤。

【临床应用】

单味应用：

(1) 损伤腰痛：冬瓜皮烧，研，酒服一钱。(《本草纲目》)

(2) 咳嗽：冬瓜皮五钱（经霜者），蜂蜜少许。水煎服。(《滇南本草》)

配伍应用：

冬瓜皮与白茅根配伍，清热利水消肿。用于水肿胀满，小便不利或感受暑热之邪，发热口渴，小便短赤等证。

组方应用：

《现代实用中药》：冬瓜皮六钱（18g），西瓜皮六钱（18g），白茅根六钱（18g），玉蜀黍蕊四钱（12g），赤豆三两（90g）。主治肾脏炎，小便不利，全身浮肿。

【化学成分】　含蜡质及树脂类，烟酸，胡萝卜素，葡萄糖，果糖，蔗糖，有机酸，另含维生素

B_1、B_2、C 等。

【用法用量】9~30g。

附药：冬瓜仁

本品为冬瓜的种子。又称白瓜子、冬瓜子。性味与冬瓜皮同。功能清肺化痰，利湿排脓。用于肺热咳嗽、肺痈、肠痈、带下、白浊等。炒冬瓜子寒性缓和，气香启脾，长于渗湿化浊。多用于时热带下，白浊等，多与黄柏、苍术、芡实等同用。治肺痈的苇茎汤、治肠痈的大黄牡丹皮汤中均用本品。用量 10~15g。

单味应用：

（1）男子白浊：瓜子仁炒，末，每米饮服五钱。（《本草纲目》）

（2）白带：瓜子仁炒，末，每饮服五钱。（《本草纲目》）

组方应用：

苇茎60g，薏苡仁30g，冬瓜子24g，桃仁9g。功用：清肺化热，逐瘀排脓。主治肺痈。身有微热，咳嗽痰多，甚则咳吐腥臭脓血，胸中隐隐作痛，舌红苔黄腻，脉滑数。

玉米须

【来源】本品为禾本科植物玉蜀黍 Zea mays L. 的花柱及柱头。全国各地均有栽培。秋季收获玉米时采集，晒干或烘干。

【商品】玉米须。

【性状】花柱呈细长丝状，长 15~25mm，直径 0.2~0.3mm。鲜时黄绿色，淡绿色至黄褐色，干后黄白色或浅棕色。质极轻。气微，味微甘。

【性味归经】甘，平，归膀胱、肝、胆经。

【功能与主治】利尿退肿，利胆退黄，降糖，止血。用于肾炎水肿、小便不利、血淋、胆结石、高血压等。

【临床应用】

单味应用：

（1）糖尿病：玉米须30g，水煎，每日1剂，早晚2次服，连用2个月为一疗程。（《一味中药祛顽疾》）

（2）慢性肾炎：干燥玉米须50g，加温水600ml，以文火煎煮20~30分钟，约得药液300~400ml，过滤后口服，每日1次或分次服。（《一味中药祛顽疾》）

（3）肾病综合征：干玉米须60g，水煎，分早晚服。同时服氯化钾1g，每日3次。（《一味中药祛顽疾》）

配伍应用：

（1）玉米须与冬瓜皮配伍，利水消肿，用于下焦湿热，小便短赤，淋沥涩痛等证。

（2）玉米须与半边莲配伍，清热解毒，利尿消肿，利胆退黄，用于肝硬化腹水。

（3）玉米须与茵陈蒿配伍，清热利水，利胆退黄，用于湿热内蕴所致的黄疸性肝炎，胆囊炎，胆石症等。

（4）玉米须与天花粉配伍，利尿消肿，降低血糖，用于消渴证。

组方应用：

（1）治肝炎黄疸：玉米须、金钱草、满天星、茵陈各10g。主治黄疸病。

（2）《四川中药志》：玉米须、西瓜皮、香蕉各等份。水煎服。主治原发性高血压病。

【化学成分】含脂肪油，挥发油，树胶，树脂，苦味糖苷，皂苷，生物碱及谷甾醇、苹果酸、柠檬酸等。

【药理作用】本品有较强的利尿作用，还能抑制蛋白质排泄。能促进胆汁分泌，降低其黏稠性及胆红质含量。有增加血中凝血酶原和加速血液凝固作用。

【用法用量】30~60g。

香加皮

【来源】本品为萝藦科植物杠柳 Periploca sepium Bge. 的干燥根皮。主产于山西、河南、河北、山东等地。春、秋二季采挖，剥取根皮，晒干。

【商品】香加皮。

【性状】本品呈卷筒状或槽状，少数呈不规则的块片状，长3~10cm，直径1~2cm，厚0.2~0.4cm。外表面淡黄色或淡黄棕色，栓皮松软常呈鳞片状，易剥落。内表面淡黄色或淡黄棕色，较平滑，有细纵纹。体轻，质脆，易折断，断面不整齐，黄白色。有特异香气，味苦。

【性味归经】辛、苦，温；有毒，归肝、肾、心经。

【功能与主治】祛风湿，强筋骨。用于风寒湿痹，腰膝酸软，心悸气短，下肢浮肿。

【临床应用】

单味应用：

治水肿：香加皮一钱五分至三钱，煎服。（《上海常用中草药》）

配伍应用：

（1）香加皮与大腹皮配伍，利尿消肿，用于水肿，小便不利等证。

（2）香加皮与穿山龙配伍，祛风除湿，止痛，用于风湿痹证所致的腰膝拘挛，筋骨疼痛痿软等证。

组方应用：

（1）《陕甘宁青中草药选》：香加皮、陈皮、生姜皮、茯苓皮、大腹皮各三钱（10g），每日三次。主治小肿、小便不利。

（2）《陕甘宁青中草药选》：香加皮、穿山龙、白鲜皮各五钱（15g）。用白酒泡24小时。每天服10ml。主治风湿性关节炎。

【化学成分】含香加皮苷A、B、C、D、E、F、G、H、K、杠柳毒苷、杠柳毒苷元等强心苷。尚含4-甲氧基水杨醛、β-谷甾醇、香树脂醇等。

【药理作用】本品具有强心利尿作用，此外，杠柳皮尚有杀虫作用。强心苷过量中毒引起心律失常，甚至死亡。还具有镇静作用。

【用法用量】3~6g。

【注意事项】本品有毒，服用不宜过量。

泽漆

【来源】本品为大戟科植物泽漆 Euphorbia helioscopia L. 的全草。我国大部分地区均产，以江苏、浙江产量最多。4~5月开花时采收，除去根及泥沙，晒干，生用。

【商品】泽漆。

【性味归经】辛、苦，微寒；有毒，归大肠、小肠、肺经。

【功能与主治】利水消肿，化痰止咳，散结。用于大腹水肿，四肢面目浮肿，痰饮喘咳，瘰疬，癣疮瘙痒等。

【临床应用】

单味应用：

(1) 湿重水气：泽漆十斤，夏月取嫩茎叶，入水一斗，研汁约二斗，于银锅内慢火熬如稀饧，入瓶内收，每日空心温酒调下一匙，以愈为度。(《本草纲目》)

(2) 水气蛊病：生鲜猫眼草晒干，为末，枣肉丸弹子大，每服二丸，白汤化下，日二服。觉腹中暖，小便利为度。(《本草纲目》)

(3) 牙齿疼痛：猫儿眼睛草一搦，研烂，汤泡取汁，含漱吐涎。(《本草纲目》)

(4) 癣疮有虫：猫儿眼睛草晒干，为末，香油调，搽之。(《本草纲目》)

(5) 流行性腮腺炎：泽漆30g（干品15g），加水300ml，浓煎至150ml，每次50ml，日服3次，以愈为度。对高烧病儿曾配合一般对症处理。流行期间对密切接触者可适用于预防，一般按上述剂量连服3天。(《一味中药祛顽疾》)

配伍应用：

(1) 泽漆与白术配伍，健脾除湿，利水消肿，用于水湿内停的水肿胀满，四肢及面目浮肿。

(2) 泽漆与鱼腥草配伍，清热化痰，止咳平喘，用于肺热咳嗽，气喘等证。

(3) 泽漆与半夏配伍，燥湿化痰，利水消肿，用于水湿困阳，痰涎壅盛，水气凌心所致的痰饮，咳嗽，气喘，脉沉等证。

(4) 泽漆与牡蛎配伍，利水消肿，化痰散结，用于瘰疬，痰核等证。

组方应用：

(1)《千金方》泽漆汤：泽漆根十两（300g），鲤鱼五斤（2500g），赤小豆二升（400g），生姜八两（240g），茯苓三两（90g），人参、麦冬、甘草各二两（60g）。主治水气通身洪肿，四肢无力，喘息不安，腹中响响胀满，眼不得视。

(2)《补缺肘后方》：葶苈二两（60g），大黄二两（60g），泽漆四两（120g）。捣筛，蜜丸，和捣千杵。服如梧子大二丸，日三服，稍加。

【化学成分】 含泽漆皂苷、槲皮素-3,5-二半乳糖苷、泽漆醇、β-二氢岩藻甾醇、丁酸、苹果酸、葡萄糖、果糖、麦芽糖等。

【药理作用】 本品对结核杆菌及金黄色葡萄球菌、绿脓杆菌、伤寒杆菌有抑制作用。对离体兔、豚鼠肠管有兴奋作用。

【用法用量】 5~10g。外用适量。

【注意事项】 有毒，不宜过量或长期使用。

蝼 蛄

【来源】 本品为蝼蛄科昆虫华北蝼蛄 Gryllotalpa unispina Saussure 和非洲蝼蛄 G. africana palisot et Besurois. 的虫体。全国各地均产。前者主产于华北；后者主产于江苏、广东、福建。夏秋间捕捉。用开水烫死，干燥，生用。

【商品】 蝼蛄。

【性味归经】 咸，寒，归膀胱、大肠、小肠经。

【功能与主治】 利水消肿。用于水肿喘满，小便不利及石淋等。

【临床应用】

单味应用：

(1) 十种水病，肿满喘促不得卧：以蝼蛄五枚干，为末，食前汤调半钱匕至一钱，小便通，

效。（《经史证类备用本草》）

（2）大腹水病：用蝼蛄炙熟，日食十个。（《本草纲目》）

（3）小便不通：用大蝼蛄两枚，取下体，以水一升渍饮。须臾即通。（《本草纲目》）

（4）小便不通：用土狗下截焙，研，调服半钱。生研亦可。（《本草纲目》）

（5）牙齿疼痛：土狗一个，旧糟裹定，湿纸包煨焦，去糟研末，敷之，立止。（《本草纲目》）

（6）紫唇裂痛：蝼蛄烧灰，敷之。（《本草纲目》）

配伍应用：

蝼蛄与甘遂配伍，利水消肿，用于头面四肢浮肿，大腹水肿，小便不利等实证水肿。

组方应用：

（1）经验方：蝼蛄5枚，蝉蜕10g，浮萍10g。功效主治：通关利水。用于尿闭。用法：虫药研末分三份，蝉蜕、浮萍水煎10分钟，去渣，药汁备用，早、中、晚，用备用药汁各冲服一份。

（2）《普济方》半边散：蝼蛄、大戟、甘遂、芫花、大黄各等份。功用：利水消肿，利尿通淋。主治大腹暴筋水肿，石淋涩痛。

【化学成分】 蝼蛄血淋巴中游离氨基酸有13种，其中丙氨酸、组氨酸、缬氨酸含量较高。睾丸中的游离氨基酸有丙氨酸、天冬氨酸、谷氨酸、甘氨酸、组氨酸、异亮氨酸、亮氨酸、脯氨酸、丝氨酸、酪氨酸、缬氨酸，其中以脯氨酸浓度为最高，天门冬氨酸、丝氨酸、酪氨酸为最低。尿中的氨基酸有胱氨酸、赖氨酸、精氨酸、天门冬氨酸、谷氨酸、甘氨酸等。

【用法用量】 5~9g。外用适量。

【注意事项】 气虚体弱者及孕妇忌服。

赤 小 豆

【来源】 本品为豆科植物赤小豆 Phaseolus calcaratus Roxb. 或赤豆 Phaseolus angularis Wight 的干燥成熟种子。主产于广东、广西壮族自治区、江西、浙江、湖南等地区。秋季果实成熟而未开裂时拔取全株，晒干，打下种子，除去杂质，再晒干。

【商品】 赤小豆。

【性状】 赤小豆 呈长圆形而稍扁，长5~8mm，直径3~5mm。表面紫红色，无光泽或微有光泽；一侧有线形突起的种脐，偏向一端，白色，约为全场的2/3，中间凹陷成纵沟；另侧有一条不明显的棱脊。质硬，不易破碎。气微，味微甘。

赤豆 呈短圆柱形，两端较平截或钝圆，直径4~6mm。表面暗棕红色，有光泽，种脐不突起。

【性味归经】 甘、酸，平，归心、小肠经。

【功效与主治】 利水消肿，解毒排脓。用于水肿胀满，脚气肢肿，黄疸尿赤，风湿热痹，痈肿疮毒，肠痈腹痛。

【临床应用】

单味应用：

（1）治热毒下血：赤小豆杵末，水调下方寸匕。（《梅师集验方》）

（2）舌上忽出血，如簪孔：小豆一升，杵碎，水三升，和搅取汁饮。（《肘后方》）

（3）妇人吹奶：赤小豆酒研，温服，以滓敷之。（《妇人良方补遗》）

（4）小儿重舌：赤小豆末，醋和涂舌上。（《千金方》）

（5）食六畜肉中毒：烧赤小豆一升，末，服三方寸匕。（《千金方》）

配伍应用：

（1）赤小豆与茯苓配伍，利水消肿，用于虚证水肿脚气，小便不利。

（2）赤小豆与金银花、连翘配伍，解毒排脓，用于痈肿疮毒。

（3）赤小豆与荆芥配伍，祛风解表，利水消肿，用于风疹瘙痒。

组方应用：

（1）《圣济总录》赤小豆汤：赤小豆半升（250g），桑根白皮（炙，锉）二两（60g），紫苏茎叶一握（锉，焙）（15g）。上三味除小豆外，捣罗为末。每服先以豆一合（100g），用水五盏（500ml）煮熟，去豆，取汁二盏半（250ml），入药末四钱匕（8~10g），生姜一分（一片），拍碎，煎至一盏半（150ml），空心温服，然后择取豆任意食，日再。主治脚气气急，大小便涩，通身肿，两脚气胀，变成水者。

（2）《伤寒论》麻黄连翘赤小豆汤：赤小豆一升（500g），麻黄二两（去节）（60g），连翘二两（60g），杏仁四十个（去皮、尖），大枣二十枚（擘），生梓白皮（切）一升（500g），生姜二两（切）（60g），甘草二两（炙）（60g）。上八味，以水一斗（5000ml），先煮麻黄再沸，去上沫，纳诸药，煮取三升（1500ml），去滓，分温三服，半日服尽。主治伤寒瘀热在里，身必黄。

（3）《圣惠方》赤小豆散：赤小豆一两（30g），丁香一分（0.3g），黍米一分（0.3g），瓜蒂半分（0.15g），熏陆香一钱（3g），青布五寸（烧灰），麝香一钱（细研）（3g）。上药捣细罗为散，都研令匀。每服不计时候，以清粥饮调下一钱（3g）；若用少许吹鼻中，当下黄水。主治急黄身如金色。

【药膳】赤小豆鲫鱼汤配方：赤小豆30g，鲫鱼250g，葱白1寸，生姜6g。

制法：水煮，吃鱼喝汤。

功效：通阳利水。

适应证：用于虚证水肿胀满，小便不利，脚气肿胀。

【化学成分】含蛋白质、脂肪、碳水化合物、维生素 B_1、B_2、钙、铁、三萜皂苷类。

【药理作用】本品20%煎剂对金黄色葡萄球菌、痢疾杆菌、伤寒杆菌等有抑制作用。

【用法用量】9~30g。外用取适量，研末患处敷。

二、利尿通淋药

本类药物性味寒凉，以利水通淋为主要功效。临床主要用于尿急尿频、短涩刺痛、小便灼热、尿血或兼有砂石、小便混浊等。使用时应根据具体的病症配伍清热泻火药外，还可配伍养阴药，凉血止血药、补脾益肾药，以期获得良好的效果。

车前子

【来源】本品为车前科植物车前 Plantago asiatica L. 或平车前 Plantago depressa Willd. 的干燥成熟种子。前者分布全国各地，后者分布北方各省。主产黑龙江、辽宁、河北等地。夏、秋二季种子成熟时采收果穗，晒干，搓出种子，除去杂质。

【商品】车前子、炒车前子、盐车前子。

【性状】本品呈椭圆形、不规则长圆形或三角状长圆形。略扁，长约2mm，宽约1mm。表面黄棕色至黑褐色，有细皱纹，一面有灰白色凹点状种脐。质硬。气微，味淡。

【性味归经】甘，微寒，归肝、肾、小肠经。

【功能与主治】 清热利尿,渗湿通淋,明目,祛痰。用于水肿胀满,热淋涩痛,暑湿泄泻,目赤肿痛,痰热咳嗽。炒车前子寒性稍减,长于渗湿止泻,祛痰止咳,多用于湿浊泄泻。盐车前子泻热利尿而不伤阴,引药下行,增强在肾经的作用。用于肾虚脚肿,眼目昏暗,虚劳梦遗。

【临床应用】

单味应用:

(1) 小便血淋作痛:车前子晒干,为末,每服二钱,车前叶煎汤下。(《本草纲目》)

(2) 石淋作痛:车前子二升,以绢袋盛,水八升煮取三升,服之,须臾石下。(《本草纲目》)

(3) 阴下痒痛:车前子煮汁,频洗。(《本草纲目》)

配伍应用:

(1) 车前子与木通配伍,清热、利水、通淋,用于热结膀胱所致的小便淋漓涩痛等证。

(2) 车前子与茯苓配伍,健脾、渗湿、通淋,用于胃肠湿盛所致的泄泻,小便不利等证。

(3) 车前子与菊花配伍,清肝明目,用于肝经风热,目赤肿痛,小便短赤等。

组方应用:

(1)《太平惠民和剂局方》八正散:车前子、瞿麦、萹蓄、滑石、山栀子仁、甘草、木通、大黄各9g。功用:清热泻火,利水通淋。主治湿热淋证。尿频尿急,溺时涩痛,淋沥不畅,尿色浑赤,甚则癃闭不通,小腹急满,口燥咽干,舌苔黄腻,脉滑数。

(2)《普济方》:车前子一两(30g),川黄柏五钱(15g),白芍药二钱(6g),甘草一钱(3g)。主治小便热秘不通。

(3)《圣惠方》:车前子、干地黄、麦冬等份。为末,蜜丸如梧桐子大,服之。主治久患内障。

【制剂】 八正合剂 组成:瞿麦,车前子,萹蓄,大黄,滑石,川木通,栀子,甘草,灯心草。功能与主治:清热,利尿,通淋。用于湿热下注,小便短赤,淋沥涩痛,口燥咽干。用法与用量:口服。一次15~20ml,一日3次,用时摇匀。

【化学成分】 含多量黏液质、桃叶珊瑚苷,并含车前子酸、琥珀酸、二氢黄酮苷、车前烯醇、胆碱、腺嘌呤、琥珀酸、树脂、脂肪油、维生素 A、B_1 等。

【药理作用】 本品有显著的利尿作用,还能促进呼吸道黏液分泌,故有祛痰作用。对各种杆菌和葡萄球菌均有抑制作用。

【用法用量】 9~15g。入煎剂宜包煎。

附药:车前草

本品为车前的全草。性味功用同车前子,且能清热解毒,止血。用于治疗热毒疮痈,湿热所致的腹泻、痢疾或血热出血等证。内服或用鲜草捣烂外敷。用量10~20g。鲜品加倍。外用适量。

单味应用:

(1) 小便不通:车前草一斤,水三升煎取一升半,分三服。一方入冬瓜汁,一方入桑叶汁。(《本草纲目》)

(2) 小便尿血:车前捣汁五合,空心服。(《本草纲目》)

滑 石

【来源】 本品为硅酸盐矿物滑石族滑石,主含含水硅酸镁 $[Mg_3(Si_4O_{10})(OH)_2]$。主产于山东、江西、山西、辽宁等地。采挖后,除去泥沙及杂石。

【商品】 滑石。

【性状】 本品多为块状集合体。呈不规则的块状。白色、黄白色或淡蓝灰色,有蜡样光泽。质软，细腻，手摸有滑润感，无吸湿性，置水中不崩散。气微，无味。

【性味归经】 甘、淡，寒，归膀胱、肺、胃经。

【功能与主治】 利尿通淋，清热解暑，祛湿敛疮。用于热淋，石淋，尿热涩痛，暑湿烦渴，湿热水泻；外治湿疹，湿疮，痱子。

【临床应用】

单味应用：

（1）妇人过忍小便致胞转：滑石末，葱汤调下二钱匕。（《经史证类备用本草》）

（2）膈上烦热多渴，通利九窍：滑石二两捣碎，以水三大盏煎三盏，去滓，下粳米二合煮粥，温食之，效。（《经史证类备用本草》）

（3）妊娠不得小便：滑石末，水和，泥脐下二寸。（《经史证类备用本草》）

（4）气壅，关格不通，小便淋结，脐下烦闷兼痛：以滑石八分研如面，以水五大合和搅，顿服。（《经史证类备用本草》）

（5）小便不通：滑石末一升，以车前汁和，涂脐四畔方四寸，热即易之。冬月水和亦得。（《经史证类备用本草》）

（6）风毒热疮，遍身出黄水：桂府滑石末敷之，次日愈。先以虎杖、豌豆、甘草等份煎汤，洗后乃搽。（《本草纲目》）

配伍应用：

（1）滑石与车前子配伍，清热利湿，利尿通淋，用于下焦湿热或热结膀胱所致的小便短赤、涩痛，妇女产后热淋等证。

（2）滑石与黄芩配伍，清利湿热，解暑，用于湿温，暑湿所致的汗出，身热不扬，肢体烦困，小便短赤等证。

组方应用：

（1）《伤寒直格》六一散：滑石18g，甘草3g。功用：清暑利湿。主治暑湿证。身热烦渴，小便不利，或泄泻。

（2）《伤寒直格》益元散：即六一散加辰砂，灯心汤调服。功用：清心解暑，兼能安神。主治暑湿证兼心悸怔忡，失眠多梦者。

（3）《伤寒直格》碧玉散：即六一散加青黛，令如浅碧色。功用：清解暑热。主治暑湿证兼有肝胆郁热者。

（4）《伤寒直格》鸡苏散：即六一散加薄荷。功用：疏风解暑。主治暑湿证兼微恶风寒，头痛头胀，咳嗽不爽者。

（5）《宣明论方》桂苓甘露饮：茯苓15g，甘草6g，白术12g，泽泻15g，官桂3g，石膏30g，寒水石30g，滑石30g，猪苓15g。功用：清暑解热，化气利湿。主治暑湿证。发热头痛，烦渴引饮，小便不利，及霍乱吐下。

（6）《续名医类案》甘露消毒丹：飞滑石15g，淡黄芩10g，绵茵陈11g，石菖蒲6g，川贝、木通各5g，藿香、连翘、白蔻仁、薄荷、射干各4g。功用：利湿化浊，清热解毒。主治湿温时疫。发热倦怠，胸闷腹胀，身目发黄，咽肿口渴，小便短赤，泄泻淋浊等，舌苔淡白或厚腻或干黄。并主水土不服。

【制剂】 六一散　组成：滑石粉，甘草。功能与主治：清暑利湿。用于感受暑湿所致的发热、身倦、口渴、泄泻、小便黄少；外用治痱子。用法与用量：调服或包煎服，一次6～9g，一日1～2次；外用，扑撒患处。

【化学成分】 含硅酸镁、氧化铝、氧化镍等。并含黏土、石灰、铁等。

【药理作用】 本品有吸附和收敛作用，能保护肠管，止泻而不引起鼓肠。滑石撒布创面能形成被膜，有保护创面、吸收分泌物，促进结痂的作用。本品还对伤寒杆菌、脑膜炎球菌和金黄色葡萄球菌有抑制作用。

【用法用量】 10～20g。外用适量。

【注意事项】 脾胃虚寒及孕妇忌用。

木 通

【来源】 本品为木通科植物木通 Akebia quinata (Thunb.) Decne.、三叶木通 Akebia trifoliata (Thunb.) Koidz.、白木通 Akebia trifoliata (Thunb.) Koidz. var. australis (Diels) Rehd. 的干燥藤茎。主产于湖南、贵州、四川等地。秋季采收，截取茎部，除去细枝，阴干。

【商品】 木通。

【性状】 本品圆柱形，稍扭曲，长 30～70cm，直径 0.5～1cm。表面灰棕色至灰褐色，外皮粗糙而有许多不规则的裂纹或纵沟纹，具突起的皮孔。节部膨大或不明显，具侧枝断痕。体轻，质坚实，不易折断，断面不整齐，皮部较厚，黄棕色，可见淡黄色颗粒状小点，木部黄白色，射线呈放射状排列，髓小火有时中空，黄白色或黄棕色。气微，味微苦而涩。

【性味归经】 苦，微寒。归心、小肠、膀胱经。

【功能与主治】 清心火，利小便，通经下乳。用于胸中烦热，喉痹咽痛，尿赤，五淋，水肿，周身挛痛，经闭乳少。

【临床应用】

配伍应用：

（1）木通与甘草配伍，清降心火，利水通淋，用于心火上炎，口舌生疮，小便短赤或湿热淋证。

（2）木通与王不留行配伍，通脉下乳，用于产后乳汁不通。

（3）木通与忍冬藤配伍，清热利湿，通经活络，用于湿热痹痛，肢体关节不利。

组方应用：

（1）《证治准绳》木通散：木通10g，猪苓10g，赤茯苓10g，桑白皮10g，紫苏6g，槟榔10g。主治湿足脚气，遍身浮肿，喘促，烦闷，小便不利。

（2）《圣济总录》木通汤：木通、钟乳各一两（30g），漏芦（去芦头）二钱（6g），瓜蒌根、甘草各一两（30g）。上五味，捣锉如麻豆大，每服三钱（6g）匕，水一盏半（150～300ml），黍米一撮（3g）同煎，候米熟去滓，温服，不拘时。主治妇女产后乳汁不下。

（3）《三因方》通草散：木通、细辛、附子（炮、去皮、脐）各等份。上为末，绵裹少许，纳鼻中。主治鼻痈，气息不通，不闻香臭，并有息肉。

【制剂】 分清五淋丸　组成：木通，车前子，黄芩，茯苓，猪苓，黄柏，大黄，萹蓄，瞿麦，知母，泽泻，栀子，甘草，滑石。功能与主治：清热泻火，利尿通淋。用于湿热下注所致的淋证，症见小便黄赤、尿频尿急、尿道灼热涩痛。用法与用量：口服。一次6g，一日2～3次。

【药膳】 通乳汤配方：川木通10g，王不留行10g，猪蹄1对，通草6g，沙参10g，麦冬10g，生姜10g，炒麦芽30g。

制法：水煮至猪蹄烂，喝汤。

功效：增液通乳。

适应证：乳汁不下或下之量少。

【化学成分】含白桦脂醇，齐墩果酸、常春藤皂苷元、木通皂苷 Sta、Stb、Stc、Std、Ste、Stf、Stg1、Stg2、Sth、Stj、Stk。尚含豆甾醇、β-谷甾醇、胡萝卜苷、肌醇、蔗糖钾盐。花中含有矢车菊素-3-木糖基-葡萄苷、矢车菊素-3-对香豆酰基-葡萄糖苷、矢车菊素-3-对香豆酰基-木糖基-葡萄糖苷等。

【药理作用】本品有利尿作用，对多种致病真菌有不同程度的抑制作用。对子宫平滑肌有一定的收缩作用。

【用法用量】3～6g。

通 草

【来源】本品为五加科植物通脱木 Tetrapanax papyriferus (Hook.) K. Koch 的干燥茎髓。主产于贵州、四川、云南等地。秋季割取茎，截成段，趁鲜取出髓部，理直，晒干。

【商品】通草。

【性状】本品呈圆柱形，长 20～40cm，直径 1～2.5cm。表面白色或淡黄色，有浅纵沟纹。体轻，质松软，稍有弹性，易折断，断面平坦，显银白色光泽，中部有直径 0.3～1.5cm 的空心或半透明的薄膜，纵剖面呈梯状排列，实心者少见。气微，味淡。

【性味归经】甘、淡，微寒，归肺、胃经。

【功能与主治】清热利尿，通气下乳。用于湿热尿赤，淋病涩痛，水肿尿少，乳汁不下。

【临床应用】

单味应用：

洗头风痛：新通草瓦上烧存性，研末，二钱热酒下。牙关紧者，挖口灌之。(《本草从新》)

配伍应用：

(1) 通草与滑石配伍，清利湿热，利尿通淋，用于湿热所致的小便不利，淋沥涩痛等证。

(2) 通草与穿山甲配伍，清热利湿，散结通乳，用于妇女产后无乳，乳少或下而不畅。

组方应用：

(1)《普济方》通草饮子：通草三两（90g），葵子一升（200ml），滑石四两（120g），石韦二两（60g）。主治热气淋涩，小便赤如红花汁者。

(2)《医宗金鉴》通乳汤：通草10g，猪蹄1对，穿山甲8g，川芎10g，甘草3g。主治气血不足，乳汁涩少。

【制剂】通乳颗粒　组成：黄芪，熟地黄，通草，瞿麦，天花粉，路路通，漏芦，党参，当归，川芎，白芍，王不留行，柴胡，穿山甲，鹿角霜。功能与主治：益气养血，通络下乳。用于产后气血亏损，乳少，无乳，乳汁不通。用法与用量：口服。一次30g或10g，一日3次。

【化学成分】含肌醇，多聚戊糖，葡萄糖、阿拉伯糖、乳糖、半乳糖醛酸及氨基酸，尚含钙、镁、铁等微量元素。

【药理作用】本品有利尿及促进乳汁分泌作用。

【用法用量】3～5g。

【注意事项】孕妇慎用。

瞿 麦

【来源】本品为石竹科植物瞿麦 Dianthus superbus L. 或石竹 Dianthus chinensis L. 的干燥地上部

分。全国大部分地区均有分布，主产于河北、河南、辽宁、江苏等地。夏、秋二季花果期采割，除去杂质，干燥。

【商品】瞿麦。

【性状】瞿麦　茎圆柱形，上部有分枝，长30～60cm；表面淡绿色或黄绿色，光滑无毛，节明显，略膨大，断面中空。叶对生，多皱缩，展平叶片呈条形至条状披针形。枝端具花及果实，花萼筒状，长2.7～3.7cm；苞片4～6，宽卵形，长约为萼筒的1/4；花瓣棕紫色或棕黄色，卷曲，先端深裂成丝状。蒴果长筒形，与宿萼等长。种子细小，多数。气微，味淡。

石竹　萼筒长1.4～1.8cm，苞片长约为萼筒的1/2；花瓣先端浅齿裂。

【性味归经】苦，寒，归心、小肠经。

【功能与主治】利尿通淋，破血通经。用于热淋，血淋，石淋，小便不通，淋沥涩痛，月经闭止。

【临床应用】

单味应用：

（1）小便石淋，宜破血：瞿麦子捣为末，酒服方寸匕，日三服，三日当下石。（《本草纲目》）

（2）鱼脐疔疮：瞿麦烧灰，和油敷之，甚佳。（《本草纲目》）

配伍应用：

（1）瞿麦与萹蓄配伍，清热泻火，利水通淋，主要用于湿热下注所致的小便不利，淋沥涩痛及小便不通，呕吐不止等证。

（2）瞿麦与桃仁配伍，清利湿热，活血通经，用于气血瘀滞所致闭经、月经不调等证。

组方应用：

《金匮要略》瓜蒌瞿麦丸：瓜蒌根二两（60g），茯苓、薯蓣各三两（90g），附子一枚（炮），瞿麦一两（30g）。上五味，末之，炼蜜为丸梧子大。饮服三丸，日三服，不知，增至七八丸，以小便利、腹中温为知。

【制剂】清淋颗粒　组成：瞿麦，萹蓄，木通，车前子，滑石，栀子，大黄，炙甘草。功能与主治：清热泻火，利水通淋。用于膀胱湿热所致的淋症、癃闭，症见尿频涩痛、淋沥不畅、小腹胀满、口干咽燥。用法与用量：开水冲服。一次1袋。一日2次，小儿酌减。

【化学成分】含异红草素等黄酮化合物，维生素A样物质，皂苷，糖类。尚含瞿麦皂苷A～D及皂苷元（丝石竹皂苷元），花色苷、水杨酸甲酯、丁香油酚等。

【药理作用】本品有显著的利尿作用，还有兴奋肠管，抑制心脏，降低血压，影响肾容积等作用。对大肠杆菌、伤寒杆菌、福氏痢疾杆菌、绿脓杆菌和金黄色葡萄球菌均有抑制作用。

【用法用量】9～15g。

【注意事项】孕妇慎用。

萹　蓄

【来源】本品为蓼科植物萹蓄 Polygonum aviculare L. 的干燥地上部分。全国各地均产。夏季叶茂盛时采收，除去根及杂质，晒干。

【商品】萹蓄。

【性状】本品茎呈圆柱形而略扁，有分枝，长15～40cm，直径0.2～0.3cm。表面灰绿色或棕红色，有细密微突起的纵纹；节部稍膨大，有浅棕色膜质的托叶鞘，节间长约3cm；质硬，易折断，断面髓部白色。叶互生，近无柄或具短柄，叶片多脱落或皱缩、破碎，完整者展平后呈披针形，全缘，两面均呈棕绿色或灰绿色。气微，味微苦。

【性味归经】苦，微寒。归膀胱经。

【功能与主治】利尿通淋，杀虫，止痒。用于膀胱热淋，小便短赤，淋沥涩痛，皮肤湿疹，阴痒带下。

【临床应用】

单味应用：

（1）痔发疼痛：捣萹竹汁，服一升，一两服立瘥。若未瘥，再服，效。（《经史证类备用本草》）

（2）恶疮连痂痒痛：捣萹竹，封，痂落即瘥。（《经史证类备用本草》）

（3）小儿蛲虫攻下部痒：取萹竹叶一握，切，以水一升煎取五合，去滓，空腹饮之，虫即下。用其汁煮粥亦佳。（《经史证类备用本草》）

（4）热淋涩痛：萹竹煎汤，频饮。（《本草纲目》）

（5）虫食下部，虫状如蜗牛，食下部作痒：取萹竹一把，水二升煮熟，五岁儿空腹服三五合。（《本草纲目》）

（6）牙痛：每天取萹蓄50～100g（鲜品不拘多少），水煎，分2次服。能清热化湿，解毒杀虫。（《一味妙方治百病》）

配伍应用：

（1）萹蓄与木通配伍，清利湿热，利水通淋，多用于湿热下注所致小便短赤，淋沥涩痛等证。

（2）萹蓄与苦参配伍，清热燥湿，杀虫止痒，多用于湿热所致湿疹，阴部瘙痒等证。现代煎汤外洗，治疗阴道滴虫病。

【制剂】清淋颗粒 组成：瞿麦，萹蓄，木通，车前子，滑石，栀子，大黄，炙甘草。功能与主治：清热泻火，利水通淋。用于膀胱湿热所致的淋症、癃闭，症见尿频涩痛、淋沥不畅、小腹胀满、口干咽燥。用法与用量：开水冲服。一次1袋。一日2次，小儿酌减。

【化学成分】含黄酮类（槲皮素、萹蓄苷、槲皮苷、牡荆素、异牡荆素、木樨草素、鼠李素-3-半乳精苷、金丝桃苷等），香豆精类（伞形花内酯、东莨菪素），酸性成分（阿魏酸、芥子酸、香草酸、丁香酸、草木樨酸、对香豆酸、对羟基苯甲酸、龙胆酸、咖啡酸、原儿茶酸、没食子酸、对羟基苯乙酸、绿原酸、水杨酸、并没食子酸、右旋儿茶精、草酸、硅酸），氨基酸（蛋氨酸、脯氨酸、丝氨酸、苏氨酸、酪氨酸、苯丙氨酸、胱氨酸、精氨酸、缬氨酸、甘氨酸、亮氨酸、赖氨酸、异亮氨酸、色氨酸等），糖类（葡萄糖、果糖、蔗糖、水溶性多糖）等。

【药理作用】本品有显著的利尿作用，能增加尿中钠的排出，还有驱虫（蛔虫、蛲虫）及缓下作用。此外，对葡萄球菌、福氏痢疾杆菌、绿脓杆菌以及须疮癣菌、羊毛状小芽孢菌、皮肤霉菌等均有抑制作用。

【用法用量】9～15g。外用适量，煎汤洗患处。

地 肤 子

【来源】本品为藜科植物地肤 Kochia scoparia (L.) Schrad. 的干燥成熟果实。全国大部分地区均有分布。秋季果实成熟时采收植株，晒干，打下果实，除去杂质。

【商品】地肤子。

【性状】本品呈扁球状五角星形，直径1～3mm。外被宿存花被，表面灰绿色或浅棕色，周围具膜质小翅5枚，背面中心有微突起的点状果梗痕及放射状脉纹5～10条；剥离花被，可见膜质果皮，半透明。种子扁卵形，长约1mm，黑涩。气微，味微苦。

【性味归经】 辛、苦，寒，归肾、膀胱经。

【功能与主治】 清热利湿，祛风止痒。用于小便涩痛，阴痒带下，风疹，湿疹，皮肤瘙痒。

【临床应用】

单味应用：

(1) 治积年久腰痛，有时发动：六月七月取地肤子干，末，酒服方寸匕，日五六服。（《经史证类备用本草》）

(2) 疗小便数多，或热痛酸楚，手足烦疼：地肤草三两，以水四升煮三升半，分三服。（《经史证类备用本草》）

(3) 胁下疼痛：地肤子为末，酒服方寸匕。（《本草纲目》）

(4) 煎汤，洗疮疥，良。（《本草从新》）

配伍应用：

(1) 地肤子与瞿麦配伍，清利湿热，利尿通淋，多用于下焦湿热所致的小便不利，淋沥涩痛等证。

(2) 地肤子与黄柏配伍，清热燥湿，止痒，多用于湿热所致的湿疮浸淫，脚气糜烂，全身皮肤瘙痒等证。

组方应用：

(1) 《医学衷中参西录》宣阳汤：野台参四钱（12g），威灵仙钱半（4.5g），寸麦冬六钱（18g）带心，地肤子一钱（3g）。主治阳虚气弱，小便不利。

(2) 《医学衷中参西录》：怀熟地一两（30g），生龟板五钱（15g）捣碎，生杭芍五钱（15g），地肤子一钱（3g）。主治阴虚血亏，小便不利。

【化学成分】 含三萜皂苷，脂肪油，维生素A类物质，生物碱，黄酮类等。果实含齐墩果酸、3-O-[β-D-吡喃木糖(1→3) β-D-吡喃葡萄糖醛酸]-齐墩果酸、3-O-[β-D-吡喃木糖(1→3) β-D-吡喃葡萄糖醛酸甲酯]-齐墩果酸、3-O-[β-D-吡喃木糖(1→3) β-D-吡喃葡萄糖醛酸]-齐墩果酸-28-O[β-D-吡喃葡萄糖]酯苷、正三十烷醇、饱和脂肪酸混合物。

【药理作用】 本品水煎剂（1:3）对多种皮肤真菌均有不同程度的抑制作用。

【用法用量】 9～15g。外用适量，煎汤熏洗。

海 金 沙

【来源】 本品为海金沙科植物海金沙 Lygodium japonicum (Thunb.) Sw. 的干燥成熟孢子。主产于广东、浙江等地。秋季孢子未脱落时采割藤叶，晒干，搓揉或打下孢子，除去藤叶。

【商品】 海金沙。

【性状】 本品呈粉末状，棕黄色或浅棕黄色。体轻，手捻有光滑感，置手中易由指缝滑落。气微，味淡。

【性味归经】 甘、咸，寒，归膀胱、小肠经。

【功能与主治】 清利湿热，通淋止痛。用于热淋，砂淋，石淋，血淋，膏淋，尿道涩痛。

【临床应用】

单味应用：

(1) 血淋痛涩，但利水道，清浊自分：海金沙末，新汲水或砂糖水服一钱。（《本草纲目》）

(2) 带状疱疹：鲜海金沙茎叶 30~60g，用凉开水洗净后捣烂，加适量烧酒调，敷患处，用袋包好，每日1次。(《一味中药祛顽疾》)

配伍应用：

(1) 海金沙与滑石配伍，清热利湿，利水通淋，多用于湿热所致石淋、膏淋、热淋、血淋及胆石症、肾结石等证。

(2) 海金沙与牵牛子配伍，清热利湿，逐水消肿，多用于湿热困脾，水湿内停所致周身肿满等证。

组方应用：

(1)《本草图经》：海金沙一两（30g），腊面茶半两（15g）。二为捣研令细。每服三钱（10g），生姜、甘草汤调下。主治小便不通，脐下满闷。

(2)《泉州本草》：海金沙为末，生甘草冲服。主治热淋急痛。

(3)《江西草药》：海金沙五钱（15g），阴行草一两（30g），车前草六钱（18g）。主治肝炎。

【化学成分】含高丝氨酸，咖啡酸，香豆酸，脂肪油。尚含海金沙素、棕榈酸、油酸、亚油酸、脂肪油等。

【药理作用】本品煎剂对金黄色葡萄球菌、绿脓杆菌、福氏痢疾杆菌、伤寒杆菌等，均有抑制作用。还具有利尿排石及利胆作用。

【用法用量】6~15g。入煎剂宜包煎。

附药：海金沙藤

本品为海金沙的全草。性味功效与海金沙同，而更长于清热解毒。亦用于淋证，水肿。但其清热解毒作用强，长于治疗黄疸，疮毒痈肿等证。用量15~30g。外用适量，煎汤外洗或捣敷。

石 韦

【来源】本品为水龙骨科植物庐山石韦 Pyrrosia sheareri (Bak.) Ching、石韦 Pyrrosia lingua (Thunb.) Farwell 或有柄石韦 Pyrrosia petiolosa (Christ) Ching 的干燥叶。主产于浙江、湖北、河北等地。全年均可采收，除去根茎及根，晒干或阴干。

【商品】石韦。

【性状】庐山石韦　叶片略皱缩，展平后呈披针形，长10~25cm，宽3~5cm。先端渐尖，基部耳状偏斜，全缘，边缘常向内卷曲；上表面黄绿色或灰绿色，散布有黑色圆形小凹点；下表面密生红棕色星状毛，有的侧脉间布满棕色圆点状的孢子囊群。叶柄具四棱，长10~20cm，直径1.5~3mm，略扭曲，有纵槽。叶片革质。气微，味微涩苦。

石韦　叶片披针形或长圆披针形，长8~12cm，宽1~3cm。基部楔形，对称。孢子囊群在侧脉间，排列紧密而整齐。叶柄长5~10cm，直径约1.5mm。

有柄石韦　叶片多卷曲呈筒状，展平后呈长圆形或卵状长圆形，长3~8cm，宽1~2.5cm。基部楔形，对称；下表面侧脉不明显，布满孢子囊群，叶柄长3~12cm，直径约1mm。

【性味归经】甘、苦，微寒，归肺、膀胱经。

【功能与主治】利尿通淋，清热止血。用于热淋，血淋，石淋，小便不通，淋沥涩痛，吐血，衄血，尿血，崩漏，肺热喘咳。

【临床应用】

单味应用：

(1) 崩中漏下：石韦为末，每服三钱，温酒服，甚效。(《本草纲目》)

（2）便前有血：石韦为末，茄子枝煎汤下二钱。（《本草纲目》）

配伍应用：

（1）石韦与白茅根配伍，清热利湿，利水通淋，主要用于湿热下注所致热淋、石淋、小便癃闭不通等证。

（2）石韦与蒲黄配伍，利湿通淋，凉血止血，多用于血淋、衄血、吐血、崩漏等证。

组方应用：

（1）《千金方》石韦散：石韦、当归、蒲黄、芍药各等份。上四味治下筛，酒服方寸匕，日三服。主治血淋。

（2）《圣济总录》石韦散：石韦（去毛）、槟榔（锉）等份。上二味，罗为细散，生姜汤调下二钱（6g）匕。主治咳嗽。

【制剂】排石颗粒　组成：连钱草，车前子，木通，徐长卿，石韦，忍冬藤，滑石，瞿麦，茼麻子，甘草。功能与主治：清热利水，通淋排石。用于下焦湿热所致的石淋，症见腰腹疼痛、排尿不畅或伴有血尿；泌尿系结石见上述证候者。用法与用量：开水冲服。一次1袋，一日3次；或遵医嘱。

【化学成分】含异芒果苷、异芒果苷、延胡索酸、绵马三萜、β-谷甾醇、咖啡酸、皂苷、蒽醌、黄酮、鞣质等。

【药理作用】本品煎剂对金黄色葡萄球菌、变形杆菌、大肠杆菌等均有不同程度的抑制作用。

【用法用量】6～12g。

冬 葵 子

【来源】本品为锦葵科植物冬葵 Malva verticillata L. 的干燥成熟种子。全国大部分地区均产。秋、冬季果实成熟时采收，除去杂质，晒干。

【商品】冬葵子。

【性状】本品果实由十余个下分果组成，呈扁平圆盘状，底部有宿存花萼。分果直径0.15～0.2cm，表面棕褐色，具环向细皱纹。搓去果皮，内含一粒种子，为肾形，黑褐色，直径约0.15cm。气微，破碎后微有香气。

【性味归经】甘，寒，归大肠、小肠、膀胱经。

【功能与主治】利水通淋，下乳，润肠。用于水肿，小便不利，乳汁不通，乳痈，便秘等。

【临床应用】

单味应用：

（1）便毒初起：冬葵子末，酒服二钱。（《本草纲目》）

（2）解蜀椒毒：冬葵子煮汁，饮之。（《本草纲目》）

配伍应用：

（1）冬葵子和茯苓配伍，健脾安胎，利湿通淋，多用于妇女妊娠有水气，头眩身重，小便不利，微恶寒等证。

（2）冬葵子与车前子配伍，清热利湿，利水通淋，多用于小便淋沥不通，周身水肿等证。

（3）冬葵子与砂仁配伍，清热利湿，通经下乳，用于乳汁不下，乳房气胀作痛。

（4）冬葵子与郁李仁配伍，利水通淋，润肠通便，多用于大便秘结，排之不畅等证。

组方应用：

（1）《姚僧坦集验方》：葵子一合（100g），朴硝八分（2.4g）。主治产后淋沥不通。

(2)《妇人良方》：葵菜子（炒香），缩砂仁等份。为末，热酒服二钱（6g）。主治乳妇气脉壅塞，乳汁不行及经络凝滞，乳房胀痛，留蓄作痈毒。

【化学成分】含脂肪油，蛋白质及锌、铁、锰、磷等微量元素。花含花青素类。

【用法用量】9～15g。

灯 心 草

【来源】本品为灯心草科植物灯心草 Juncus effusus L. 的干燥茎髓。全国各地均产，主产于江苏、四川、云南等地。夏末至秋季割取茎，晒干，取出茎髓，理直，扎成小把。

【商品】灯心草、灯心炭。

【性状】本品呈细圆柱形，长达90cm，直径0.1～0.3cm。表面白色或淡黄白色，有细纵纹。体轻，质软，略有弹性，易折断，断面白色，气微，无味。

【性味归经】甘、淡，微寒，归心、肺、小肠经。

【功能与主治】清心火，利小便。用于心烦失眠，尿少涩痛，口舌生疮。灯心炭，凉血止血，清热敛疮，外用治疗咽痹，阴疳。

【临床应用】

单味应用：

(1) 小儿夜啼：用灯心烧灰，涂乳上与吃。(《经史证类备用本草》)

(2) 夜不合眼难睡：灯草煎汤代茶饮，即得睡。(《本草纲目》)

(3) 湿热黄疸：灯草根四两，酒、水各半入瓶内煮半日，露一夜，温服。(《本草纲目》)

配伍应用：

(1) 灯心草与木通配伍，清热、利水通淋，多用于湿热所致小便不利，短赤涩痛。

(2) 灯心草与白茅根配伍，清心，利水通淋，多用于心经热盛，下移小肠所致口舌生疮，小便短赤、涩痛等证。

(3) 灯心草与朱砂配伍，清心除烦，镇惊安神，多用于心烦易怒，惊痫等证。

组方应用：

(1) 经验方：灯心草，滑石，石韦，车前子，竹叶，凤眼草，锁阳，淡苁蓉，熟地，大黄，丹参，穿山甲，升麻各10g。功效主治：清热化瘀，利尿通淋。用于癃闭证。用法：每日一剂，水煎400ml，分两次温服。

(2)《方脉正宗》：灯心草一两（30g），麦冬、甘草各五钱（15g）。主治五淋癃闭。

(3)《河南中草药手册》：鲜灯心草、车前草、凤尾草各一两（30g）。淘米水煎服。主治热淋。

【化学成分】含多种菲类衍生物（灯心草二酚、6-甲基灯心草二酚、灯心草酚、2,6-二羟基-1,7-二甲基-5-乙烯基-9,10-二氢菲、2,7-二羟基-1,8-二甲基-5-乙烯基-9,10-二氢菲、木樨草素等），挥发油（芳樟醇、2-十一烷酮、2-十三烷酮、4-对-芋烯-3-酮、1,2-二氢-1,5,8-三甲基萘、α-及β-紫罗兰酮、β-甜没药烯、β-苯乙醇、苯酚、对-甲基苯酚、丁香油酚、二氢弥猴桃内酯、α-香附酮、香草醛、癸酸、月桂酸、肉豆蔻酸、硬脂酸、油酸、亚油酸以及 C_{12} 至 C_{24} 的烃类等）。又含苯丙氨酸、正缬氨酸、蛋氨酸、色氨酸、β-丙氨酸等氨基酸，由两分子谷氨酸与一分子缬氨酸组成的三肽以及葡萄糖、半乳糖、阿拉伯聚糖、木聚糖、甲基戊聚糖等糖类。还含木樨草素、木樨草素-7-葡萄糖苷、β-谷甾醇、β-谷甾醇葡萄糖苷、纤维、多聚糖、脂肪油、蛋白质等。

【药理作用】灯心炭对实验动物能缩短出血时间和凝血时间。

【用法用量】 1~3g。

萆薢

【来源】 本品为薯蓣科植物绵萆薢 Dioscorea septemloba Thunb. 或福州薯蓣 Dioscorea futschauensis Uline ex R. Kunth 的干燥根茎。主产于浙江、湖北、广西壮族自治区等地。秋、冬二季采挖，除去须根，洗净，切片，晒干。

【商品】 萆薢。

【性状】 本品为不规则的斜切片，边缘不整齐，大小不一，厚2~5mm。外皮黄棕色至黄褐色，有稀疏的须根残基，呈圆锥状突起。质疏松，略呈海绵状，切面灰白色至浅灰棕色，黄棕色点状维管束散在。气微，味微苦。

【性味归经】 苦，平，归肾、胃经。

【功能与主治】 利湿去浊，祛风通痹。用于淋病白浊，白带过多，湿热疮毒，腰膝痹痛。

【临床应用】

单味应用：

(1) 小便频数：川萆薢一斤，为末，酒糊丸梧子大，每盐酒下七十丸。(《本草纲目》)

(2) 护命方，杨子建，凡小便频数，不计度数，便时茎中痛不可忍，与淋证涩而痛者不同。此证必先大腑不通，水液只就小肠，大腑愈加干竭，甚则浑身热，心躁。其本因贪酒色，积有热毒腐物瘀血乘虚流入于小肠，故便时作痛。不饮酒者，必平生过食辛热荤腻之物，又因色伤而然：宜用萆薢一两，水浸少时，同盐半两炒，去盐，为末，每服二三钱，水一盏煎八分，和渣服，使水道转入大肠，仍以葱汤频洗谷道，令气得通，则溺数及痛自减也。(《本草述钩元》)

配伍应用：

(1) 萆薢与石菖蒲配伍，化湿利尿，分清去浊，多用于小便频数，混浊不清，白如米泔水的膏淋、白浊等证。

(2) 萆薢与桂枝配伍，祛风利湿，温经活络，用于寒湿所致风湿痹痛、腰痛、四肢关节疼痛等证。

(3) 萆薢与桑枝配伍，清利湿热，舒筋活络，用于湿热所致风湿痹痛、腰痛、四肢关节疼痛等证。

组方应用：

(1)《丹溪心法》萆薢分清饮：益智、川萆薢、石菖蒲、乌药各9g。功用：温暖下元，化湿化浊。主治虚寒白浊。小便频数，白如米泔，凝如膏糊，舌淡苔白，脉沉。

(2)《济生方》萆薢丸：川萆薢（洗）为细末，酒和为丸如桐子大。每服七十丸，空心、食前，盐汤、盐酒任下。主治小便频数。

(3)《泉州本草》：萆薢二钱（6g），附子一钱五分（4.5g）。主治阴痿失溺。

【化学成分】 含薯蓣皂苷等多种甾体皂苷，尚含纤细薯蓣苷、薯蓣皂素毒苷A、山萆薢皂苷、约诺皂苷、托克皂苷元-1-葡萄糖苷等皂苷，总皂苷水解后生成薯蓣皂苷元等。另含鞣质、淀粉、蛋白质等。

【药理作用】 本品有抗真菌作用。

【用法用量】 9~15g。

【注意事项】 肾亏阴虚，遗精滑泄者慎用。

三、利湿退黄药

本类药物以清热利湿、退黄为主要功效。临床主要用于湿热黄疸证。具体应用时若见热盛者配以清热解毒药；湿盛者配以芳香化湿利浊药；治疗阴黄证，则与温里药配伍。

茵 陈 蒿

【来源】 本品为菊科植物滨蒿 Artemisia scoparia Waldst. et Kit. 或茵陈蒿 Artemisia capillaris Thunb. 的干燥地上部分。我国大部分地区均有分布，主产于陕西、山西、安徽等地。春季幼苗高 6～10cm 时采收或秋季花蕾长成时采割，除去杂质及老茎，晒干。春季采收的习称"绵茵陈"，秋季采割的称"茵陈蒿"。

【商品】 绵茵陈、茵陈蒿。

【性状】 绵茵陈　多卷曲成团状，灰白色或灰绿色，全体密被白色茸毛，绵软如绒。茎细小，长 1.5～2.5cm，直径 0.1～0.2cm，除去表面白色茸毛后可见明显纵纹；质脆，易折断。叶具柄；展平后叶片呈一至三回羽状分裂，叶片长 1～3cm，宽约 1cm；小裂片卵形或稍呈倒披针形、条形，先端锐尖。气清香，味微苦。

茵陈蒿　茎呈圆柱形，多分枝，长 30～100cm，直径 2～8mm；表面淡紫色或紫色，有纵条纹，被短柔毛；体轻，质脆，断面类白色。叶密集，或多脱落；下部叶二至三回羽状深裂，裂片条形或细条形，两面密被白色柔毛；茎生叶一至二回羽状全裂，基部抱茎，裂片细丝状。头状花序卵形，多数集成圆锥状，长 1.2～1.5mm，直径 1～1.2mm，有短梗；总苞片 3～4 层，卵形，苞片 3 裂；外层雌花 6～10 个，可多达 15 个，内层两性花 2～10 个。瘦果长圆形，黄棕色。气芳香，味微苦。

【性味归经】 苦、辛，微寒，归脾、胃、肝、胆经。

【功能与主治】 清湿热，退黄疸。用于黄疸尿少，湿疮瘙痒；传染性黄疸型肝炎。

【临床应用】

单味应用：

(1) 遍身风痒生疮疥：茵陈不计多少，煮浓汁，洗之，立瘥。(《经史证类备用本草》)

(2) 茵陈羹，除大热黄疸，伤寒头痛，风热瘴疟，利小便：以茵陈细切，煮羹，食之。生食亦宜。(《本草纲目》)

(3) 疬疡风病：茵陈蒿两握，水一斗五升煮取七升，先以皂荚汤洗，次以此汤洗之，冷更作。隔日一洗，不然恐痛也。(《本草纲目》)

(4) 口疮：茵陈 20g，加水 150ml，用文火煮沸 10 分钟，过滤取药液，代茶饮。3 天为 1 疗程。能清热利湿。(《一味妙方治百病》)

配伍应用：

(1) 茵陈蒿与山栀配伍，清肝利胆，利湿退黄，主要用于湿热黄疸之一身尽黄，小便不利，腹痛便秘者。

(2) 茵陈蒿与附子配伍，温阳利湿，退黄，主要用于寒湿之邪所致黄疸之黄色黯晦，肢体逆冷者。

(3) 茵陈蒿与丹参配伍，活血化瘀，清利肝胆，主要用于肝胆湿热所致肥胖症，脂肪肝。

组方应用：

(1)《伤寒论》茵陈蒿汤：茵陈 18g，栀子 9g，大黄 6g。功用：清热利湿退黄。主治湿热黄疸。一身面目俱黄，黄色鲜明，腹微满，口中渴，小便短赤，舌苔黄腻，脉沉数等。

（2）《卫生宝鉴》茵陈四逆汤：干姜6g，甘草6g，附子9g，茵陈18g。功用：温里助阳，利湿退黄。主治阴黄。黄色晦黯，皮肤冷，背恶寒，手足不温，身体沉重，神倦食少，脉紧细或沉细无力。

【制剂】护肝片　组成：柴胡，茵陈，板蓝根，五味子，猪胆粉，绿豆。功能与主治：疏肝理气，健脾消食。具有降低转氨酶作用。用于慢性肝炎及早期肝硬化。用法与用法用量：口服。一次4片，一日3次。

【化学成分】含挥发油，油中主要为β-蒎烯、茵陈二炔烃、茵陈炔酮等。全草尚含香豆素、黄酮、有机酸、呋喃类等。

【药理作用】本品有显著利胆作用，能增加胆汁中固体物、胆酸和胆红素的排泄量。并能解热和降压。本品煎剂对人型结核菌有完全抑制作用。其乙醇提取物对流感病毒有抑制作用。水煎剂对$ECHO_{11}$病毒有抑制作用。

【用法用量】6~15g。外用适量，煎汤熏洗。

【注意事项】蓄血发黄及血虚发黄者慎用。

金　钱　草

【来源】本品为报春花科植物过路黄 Lysimachia christinae Hance 的干燥全草。江南各省均有分布。夏、秋二季采收，除去杂质，晒干。

【商品】金钱草。

【性状】本品常缠结成团，无毛或被疏柔毛。茎扭曲，表面棕色或暗棕红色，有纵纹，下部茎节上有时具须根，断面实心。叶对生，多皱缩，展平后呈宽卵形或心形，长1~4cm，宽1~5cm，基部微凹，全缘；上表面灰绿色或棕褐色，下表面色较浅，主脉明显突起，用水浸后，对光透视可见黑色或褐色条纹；叶柄长1~4cm。有的带花，花黄色，单生叶腋，具长梗。蒴果球形。气微，味淡。

【性味归经】甘、咸，微寒，归肝、胆、肾、膀胱经。

【功能与主治】清利湿热，通淋，消肿。用于热淋，沙淋，尿涩作痛，黄疸尿赤，痈肿疔疮，毒蛇咬伤；肝胆结石，尿路结石。

【临床应用】

单味应用：

（1）治小儿疳积：连钱草三钱，加动物肝脏适量，炖汁服。（《上海常用中草药》）

（2）治疮疖、腮腺炎、皮肤撞伤青肿：鲜连钱草捣烂外敷。（《上海常用中草药》）

配伍应用：

（1）金钱草与鸡内金配伍，清热利湿，利胆排石，主要用于湿热内蕴所致胆石症、热淋、石淋等证。

（2）金钱草与茵陈蒿配伍，清热利湿，利胆退黄，用于湿热所致黄疸等证。

（3）金钱草与半枝莲配伍，清热利湿，解毒消肿，用于湿热之邪所致痈肿疮毒或毒蛇毒虫咬伤等证。

（4）金钱草、海金沙、鸡内金配伍，清热通淋，排石，用于肝胆和泌尿系结石。

组方应用：

（1）经验方：金钱草30g，海金沙30g，鸡内金30g，滑石30g，石韦30g，甘草3g，牛膝15g，车前子 10g，夏枯草 10g，茯苓 15g，泽泻 10g。功效主治：利尿通淋。用于泌尿系结石。用法：每日一剂，水煎 400ml，分两次温服。

（2）经验方　舒胆排石汤：金钱草 30g，郁金 25g，海金沙 20g，鸡内金 15g，火硝（兑服）2g，芦根 30g，滑石 15g，枳壳 12g，元胡 15g，甘草 3g。水煎服，每日一剂，分三次服。功效主治：清热利湿，利胆排石。用于胆石症。属湿热蕴结，气机不畅所致右上腹胀痛或牵连背痛，心烦欲呕，不思饮食者。用法：每日一剂，水煎 400ml，分两次温服。

【制剂】利胆排石片　组成：金钱草，茵陈，黄芩，木香，郁金，大黄，槟榔，枳实，芒硝，厚朴。功能与主治：清热利湿，利胆排石。用于湿热蕴毒、腑气不通所致的胁痛、胆胀，症见胁肋胀痛、发热、尿黄、大便不通；胆囊炎、胆石症见上述证候者。用法与用量：口服。排石：一次 6～10 片，一日 2 次；炎症：一次 4～6 片，一日 2 次。

【化学成分】含酚性成分，甾醇，黄酮类，氨基酸，鞣质，挥发油，胆碱，钾盐等。其中黄酮类成分有槲皮素、异槲皮苷即槲皮素 – 3 – O – 葡萄糖苷、山奈酚、三叶豆苷即山奈酚 – 3 – O – 半乳糖苷、3，2′，4′，6′，四羟基 – 4，3′ – 二甲氧基查尔酮、山奈酚 – 3 – O – 珍珠菜三糖苷、山奈酚 – 3 – O – 葡萄糖苷、鼠李柠檬素 – 3，4 – 二葡萄糖、山奈酚 – 3 – O – 芸香糖苷、山奈酚 – 3 – O – 鼠李糖苷 – 7 – O – 鼠李糖基（1→3）– 鼠李糖苷等。还含对 – 羟基苯甲酸、尿嘧啶、氯化钠、氯化钾、亚硝酸盐，环腺苷酸（cAMP），环鸟苷酸（cGMP）样物质，以及多糖和钙、镁、铁、锌、铜、锰、镉、镍、钴等微量元素。

【药理作用】本品有利尿、促进胆汁排泄、降压的作用。对金黄色葡萄球菌、伤寒杆菌、福氏痢疾杆菌、宋氏痢疾杆菌、绿脓杆菌均有抑制作用。

【用法用量】15～60g；鲜品可加倍。

虎　　杖

【来源】本品为蓼科植物虎杖 Polygonum cuspidatum Sieb. et. Zucc. 的干燥根茎及根。全国大部分地区均产。主产于江苏、江西、山东、四川等地。春、秋二季采挖，除去须根、洗净，趁鲜切短段或厚片，晒干。

【商品】虎杖。

【性状】本品多为圆柱形短段或不规则厚片，长 1～7cm，直径 0.5～2.5cm。外皮棕褐色，有纵皱纹及须根痕，切面皮部较薄，木部宽广，棕黄色，射线放射状，皮部与木部较易分离。根茎髓中有隔或呈空洞状。质坚硬。气微，味微苦，涩。

【性味归经】微苦，微寒，归肝、胆、肺经。

【功能与主治】祛风利湿，散瘀定痛，止咳化痰。用于关节痹痛，湿热黄疸，经闭，癥瘕，水火烫伤，跌扑损伤，痈肿疮毒，咳嗽痰多。

【临床应用】

单味应用：

（1）小便五淋：苦虎杖为末，每服二钱，用饭饮下。（《本草纲目》）

（2）时疫流毒攻手足，肿痛欲断：用虎杖根锉，煮汁，渍之。（《本草纲目》）

（3）关节炎：虎杖根 250g 洗净，切碎，加入白酒 750ml 内浸泡 15 天后备用。用时，成人每日 2 次，每次 1 小杯（约 15ml）。妇女行经期停服。（《一味中药祛顽疾》）

（4）颗粒性白细胞减少症：虎杖 15g，煎服，每日 1 剂。（《一味中药祛顽疾》）

（5）霉菌性阴道炎：虎杖 100g，加水 1500ml 煎至 1000ml，取滤液晾至温，坐浴 10～15 分钟，

每天1次，7天为一疗程。(《一味中药祛顽疾》)

（6）1至浅2度烧伤：生虎杖适量，研末，过120目筛，备用。烧伤疮面用生理盐水冲洗干净，剪开水疱，清除渗液及破坏的表皮，使整个疮面暴露，清洁，干虎杖粉均匀撒于疮面，以敷盖疮面为宜。若遇疮面无渗或伴有感染化脓者，可用蓖麻油将虎杖粉调成面糊状涂于疮面上，每天2次，敷药后的疮面不需包扎，暴露即可。疮面节痂后，局部制动为宜，以防节痂扒开出血，一般8~10天疮面愈合，涂香油（煎后）于结痂上，以利去痂。能清热利湿，散瘀定痛。(《一味妙方治百病》)

配伍应用：

（1）虎杖与金钱草配伍，清热解毒，利湿退黄，主要用于湿热所致黄疸、肝炎、胆囊炎、胆石症等证。

（2）虎杖与半枝莲配伍，清热解毒，消肿止痛，多用于疮痈肿毒，虫蛇咬伤等证。

（3）虎杖与黄芩配伍，清肺化痰，止咳平喘，用于热邪壅肺咳嗽气喘。

（4）虎杖与益母草配伍，活血化瘀，通经止痛，多用于气喘血瘀所致的闭经、痛经、月经不调等证。

（5）虎杖与乳香配伍，活血化瘀，消肿止痛，多用于跌打损伤，瘀血作痛等证。

组方应用：

（1）《滇南本草》：斑状根（虎杖）一两（30g），川牛膝五钱（15g），川茄皮五钱（15g），防风五钱（15g），桂枝五钱（15g），木瓜三钱（10g）。烧酒三斤（1500ml）泡服。主治筋骨痰火，手足麻木，战摇，痿软。

（2）《圣惠方》：虎杖三两（90g），凌霄花一两（30g），没药一两（30g）。上药捣细罗为散。不计时候，以热酒调下一钱。主治妇人月水不利，腹胁妨闷，背膊烦疼。

【制剂】

（1）乙肝清热解毒片 组成：虎杖，白花蛇舌草，北豆根，拳参，茵陈，白茅根，茜草，淫羊藿，甘草，土茯苓，蚕砂，野菊花，橘红。功能与主治：清肝利胆，利湿解毒。用于肝胆湿热引起的黄疸，发热口干苦或口黏臭，厌油，胃肠不适，舌质红，舌苔厚腻，脉弦滑数等；急慢性病毒性乙型肝炎初期或活动期；乙型肝炎病毒携带者，见上述证候者。用法与用量：口服。一次8片，一日3次。（西安阿房宫药业有限公司生产）

（2）胆宁片 组成：虎杖，大黄，青皮，白茅根，陈皮，郁金，山楂。功能与主治：疏肝利胆，清热通下。用于肝郁气滞、湿热未清所致的右上腹隐隐作痛、食入作胀、胃纳不香、嗳气、便秘；慢性胆囊炎见上述证候者。用法与用量：口服。一次5片，一日3次。饭后服用。

【化学成分】含芪类化合物，主要有白藜芦醇（是3，4′，5-三羟基芪）、虎杖苷（白藜芦醇3-O-β-D-葡萄糖苷）。含游离蒽醌及蒽醌苷，主要为大黄素、大黄素甲醚、大黄酚、蒽苷A大黄素甲醚（8-O-β-D-葡萄糖苷）、蒽苷B（大黄素8-O-β-D-葡萄糖苷）、迷人醇、6-羟基芦荟大黄素、大黄素-8-甲醚、6-羟基芦荟大黄素-8-甲醚等。还含有黄酮类、多糖，氨基酸，铜、铁、锰、锌、钾及钾盐等。

【药理作用】本品有泻下、祛痰止咳，止血，镇痛作用。25%煎液对金黄色葡萄球菌、绿脓杆菌、溶血性链球菌、伤寒杆菌、痢疾杆菌、大肠杆菌、变形杆菌均有抑制作用。对某些病毒亦有抑制作用。

【用法用量】9~15g。外用适量，制成煎液或油膏涂敷。

地 耳 草

【来源】本品为金丝桃科植物地耳草 Hypericum japonicum Thunb. 的全草。主产于广西壮族自治区、四川、广东、湖南等地。夏秋季采收。生用或鲜用。

【商品】地耳草。

【性味归经】苦，平，归肝、胆经。

【功能与主治】利湿退黄，清热解毒，活血消肿。用于湿热黄疸；肺痈，肠痈，湿疹；跌打损伤等。

【临床应用】

单味应用：

（1）治传染性肝炎：地耳草二至三两，水煎服，每天一剂。（《浙江民间常用草药》）

（2）治痧症吐泻：地耳草一钱，水煎服。（《湖南药物志》）

配伍应用：

（1）地耳草与茵陈蒿配伍。清热解毒，利胆退黄。多用湿热内蕴所致的黄疸。（甲型病毒性肝炎）

（2）地耳草与桔梗配伍，清热解毒，化痰排脓，多用于肺痈咳吐黄痰，脓血。

（3）地耳草与乳香配伍，活血祛瘀，消肿止痛，用于跌打损伤，瘀肿作痛等证。

（4）地耳草与蒲公英配伍，清热解毒，消痈止痛，多用于乳痈、肠痈、痈疮肿毒等证。

【化学成分】含黄酮类，内酯（香豆精），鞣质，蒽醌，氨基酸，酚类等。已鉴定的化学成分主要有槲皮苷、田基黄灵素、地耳草素等。

【药理作用】本品对牛型结核杆菌、肺炎双球菌、金黄色葡萄球菌、链球菌等有不同程度抑制作用。还具有抗癌、保肝抗疟作用。

【用法用量】15～30g。鲜品加倍。外用适量。

垂 盆 草

【来源】本品为景天科植物垂盆草 Sedum sarmentosum Bunge 的新鲜或干燥全草。全国各地均产。夏、秋二季采收，除去杂质。鲜用或干燥。

【商品】垂盆草。

【性状】本品茎纤细，长可达20cm以上，部分节上可见纤细的不定根。3叶轮生，叶片倒披针形至矩圆形，绿色，肉质，长1.5～2.8cm，宽0.3～0.7cm，先端近急尖，基部急狭，有距。气微，味微苦。

【性味归经】甘、淡，凉，归肝、胆、小肠经。

【功能与主治】清利湿热，解毒。用于湿热黄疸，小便不利，痈肿疮疡；急、慢性肝炎。

【临床应用】

配伍应用：

（1）垂盆草与金钱草配伍，清热解毒，利胆退黄，多用于湿热壅阻中焦的黄疸、纳呆、小便短赤等证。

（2）垂盆草与地耳草配伍，清热解毒，消痈止痛，用于痈肿疮疡红肿热痛，虫蛇咬伤，水火烫伤等证。

【化学成分】含黄酮类，生物碱，三萜类，糖类等。主要成分有 N-甲基异石榴皮碱、二氢-N-甲基异石榴皮碱、景天庚酮糖、葡萄糖、果糖、蔗糖等。

【药理作用】本品对白色、金黄色葡萄球菌有抑制作用，对大肠杆菌、伤寒杆菌、绿脓杆菌、链球菌、白色念珠菌、福氏痢疾杆菌等均有一定作用。还有保肝作用和降低血清谷丙转氨酶的作用。

【用法用量】干品15～30g。鲜品可加倍。

第七章 温里药

【定义】 具有温中祛寒功效,以治疗里寒证为主的药物,称温里药。

【中医指导理论】《内经》:"寒者热之。"《本经》:"疗寒以热药。"

【性味归经】 本类药物大多味辛,药性温热,归心、肺、脾胃、肝、肾经。

【适应证】 本类药物适用于里寒证。无论寒邪内侵或阴寒内生均可配伍应用。如治喉鸣咳喘,痰白清稀的肺寒痰饮证;能温肺化痰。治疗少腹冷痛,寒疝作痛,厥阴头痛,能温肝散寒止痛。治膀胱冷痛,呕吐泄泻的脾胃虚寒证,则能温中散寒止痛。治疗男子阳痿,女子宫寒,腰膝冷痛,夜尿频多,遗尿滑精等肾阳不足证,能温肾助阳。治心悸怔忡,畏寒肢冷,小便不利,甚则胃寒汗出,蜷卧,四肢厥冷,脉微欲绝的心肾阳虚或亡阳厥逆,能温肾助阳,回阳救逆。

【配伍应用】 临床应用本类药物时,应根据不同的证候进行适当配伍,如外寒内侵,表征未解者,配解表药;寒凝气滞者,配理气药;寒凝血瘀者,配活血化瘀药。寒湿中阻者,配芳香化湿或健脾利湿药;脾肾阳虚者,配温补脾肾药;气脱亡阳欲绝者,配大补元气药。

【注意事项】 温里药大多辛温热燥,易伤阴耗津,助火,凡见热证,阴津亏损,亡血亡汗者均应忌用或慎用。

附 子

【来源】 本品为毛茛科植物乌头 Aconitum carmichaeli Debx. 子根的加工品。主产于四川、湖北、湖南等地。6月下旬至8月上旬采挖,除去母根、须根及泥沙,习称"泥附子"。

【商品】 附子、盐附子、黑顺片、白附片、淡附片、炮附片。

【性状】 盐附子 呈圆锥形,长4~7cm,直径3~5cm。表面灰黑色,被盐霜,顶端有凹陷的芽痕,周围有瘤状突起的支根或支根痕。体重,横切面灰褐色,可见充满盐霜的小空隙及多角形形成层环纹,环纹内侧导管束排列不整齐。气微,味咸而麻,刺舌。

黑顺片 为纵切片,上宽下窄,长1.7~5cm,宽0.8~3cm,厚0.2~0.5cm。外皮黑褐色,切面暗黄色,油润具光泽,半透明状,并有纵向导管束。质硬而脆,断面角质样。气微,味淡。

白附片 无外皮,黄白色,半透明,厚约0.3cm。

【性味归经】 辛、甘,大热;有毒,归心、肾、脾经。

【功效与主治】 回阳救逆,补火助阳,逐风寒湿邪。用于亡阳虚脱,肢冷脉微,阳痿,宫冷,心腹冷痛,虚寒吐泻,阴寒水肿,阳虚外感,寒湿痹痛。盐附子防止药物腐烂,利于贮存。黑顺片、白附片毒性降低,可直接入药。炮附片以温肾暖脾为主,用于心腹冷痛,虚寒吐泻。淡附片长于回阳救逆,散寒止痛,用于亡阳虚脱,肢冷脉微,阳寒水肿,阳虚外感,寒湿痹痛。

【临床应用】

单味应用:

(1) 疗疮肿甚者:用附子末,醋和,涂之,干即再涂。《千金翼方》同。(《经史证类备用本草》)

(2) 偏风,半身不遂,冷癖症:附子一两生用,无灰酒一升,右㕮咀内于酒中,经一七日,隔日饮之,服一小合,瘥。(《经史证类备用本草》)

（3）大人久患口疮：生附子为末，醋、面调，男左女右贴脚心，日再换。（《经史证类备用本草》）

（4）元脏伤冷及开胃：附子炮过，去皮尖，捣罗为末，以水两盏入药二钱，盐、葱、枣、姜同煎取一盏，空心服。大去积冷，暖下元，肥肠益气，酒食无碍。（《经史证类备用本草》）

（5）脚气连腿肿满，久不瘥方：黑附子一良，去皮脐，生用，捣为散，生姜汁调如膏，涂敷肿上，药干再调涂之，肿消为度。（《经史证类备用本草》）

（6）阴盛膈阳伤寒，其人必燥热，而不欲饮水者是也，宜服霹雳散：附子一枚，烧为灰存性，为末，蜜水调下，为一服而愈。此逼散寒气，然后热气上行而汗出，乃愈。（《经史证类备用本草》）

（7）大风诸痹，痰澼胀满：大附子半两者二枚，炮过，酒渍之，春冬五日，夏秋三日，每服一合，以瘥为度。（《本草纲目》）

（8）气虚头痛，气虚上壅，偏正头痛，不可忍者：大附子一枚，去皮脐，研末，葱汁、面糊丸绿豆大，每服十丸，茶清下。（《本草纲目》）

（9）鼻渊脑泄：生附子末，葱涎和如泥，敷涌泉穴。（《本草纲目》）

（10）聤耳脓血：生附子末，葱涕和，灌耳中。（《本草纲目》）

（11）喉痹肿塞：附子去皮，炮过，以蜜涂之，炙之令蜜入，含之勿咽汁。已成者即脓出，未成者即消。（《本草纲目》）

（12）脾寒疟疾：临发时，以醋和附子，涂于背上。（《本草纲目》）

（13）大肠冷秘：附子一枚炮，去皮，取中心如枣大为末二钱，蜜水空心服之。（《本草纲目》）

（14）虚火背热，虚火上行，背内热如火炙者：附子末，津调，涂涌泉穴。（《本草纲目》）

（15）疔疮肿痛：醋和附子末，涂之，干再上。（《本草纲目》）

（16）手足冻裂：附子去皮，为末，以水、面调，涂之，良。（《本草纲目》）

配伍应用：

（1）附子与人参配伍，回阳固脱，用于阳气暴脱，大汗淋漓，喘息微弱，手足厥冷，脉微欲绝的脱证。亦可用于脾阳不振的脘腹冷痛，大便滑泄不禁者。

（2）附子与肉桂配伍，补火助阳，多用于肾阳虚损所致的命门火衰，畏寒肢冷，腰膝酸软，小便频数，阳痿不举等证。

（3）附子与白术配伍，补火助阳，化气消痰，主要用于脾肾阳虚所致水气内行，痰饮咳喘，小便不利，背寒身冷，四肢浮肿等证。

（4）附子与桂枝配伍，温通心阳，调和营卫。多用于心阳不足所致的心悸气短，心痛口绀，表虚自汗，除痹止痛。亦用于寒湿所致一身及四肢关节疼痛等证。

（5）附子与干姜配伍，回阳救逆，多用于心阳、肾阳衰微所致四肢逆厥，脉微欲绝，汗出不止的亡阳证。

（6）附子与麻黄配伍，温经通阳，解表散寒，多用于阳虚所致卫表不固，外感风寒，发热无汗，头痛身痛。

组方应用：

（1）《阎氏小儿方论》附子理中丸：人参、白术、干姜、甘草、黑附子各9g。功用：温阳祛寒，益气健脾。主治脾胃虚寒，风冷相乘，脘腹疼痛，霍乱吐利转筋等。

（2）《伤寒论》四逆汤：附子15g，干姜9g，甘草6g。功用：回阳救逆。主治少阴病。四肢厥逆，恶寒倦卧，呕吐不渴，腹痛下利，神衰欲寐，舌苔白滑，脉微；或太阳病误汗亡阳。

(3)《伤寒论》通脉四逆汤：甘草6g，附子20g，干姜12g。功用：回阳通脉。主治少阴病。下利清谷，里寒外热，手足厥逆，脉微欲绝，身反不恶寒，其人面色赤，或利止，脉不出等。

(4)《伤寒论》四逆人参汤：即四逆汤加人参6g。功用：回阳益气，救逆固脱。主治阴寒内盛四肢厥逆，恶寒倦卧，脉微而复自下利，利虽止而余证仍在者。

(5)《伤寒论》白通汤：葱白4段，干姜5g，附子15g。功用：通阳破阴。主治少阴病，下利脉微者。

(6)《伤寒六书》回阳救逆汤：熟附子9g，干姜5g，肉桂3g，人参6g，白术9g，茯苓9g，陈皮6g，甘草5g，五味子3g，半夏9g。功用：回阳救逆，益气生脉。主治寒邪直中三阴，真阳衰微证。恶寒，四肢厥冷，吐泻腹痛，口不渴，神衰欲寐，或身寒战栗，或指甲口唇青紫，或吐涎沫，舌淡苔白，脉沉微，甚或无脉等。

(7)《重订通俗伤寒论》回阳救逆汤：黑附块9g，紫瑶桂1.5g，别直参6g，原麦冬9g，川姜6g，姜半夏3g，湖广术5g，北五味1g，炒广皮3g，清炙草3g，真麝香0.1g。功用：回阳生脉。主治少阴病下利脉微，甚则利不止，肢厥无脉，干呕心烦。

(8)《济生方》加味肾气丸：附子9g，白茯苓、泽泻、山茱萸、山药、车前子、牡丹皮各6g，官桂3g，川牛膝6g，熟地黄6g。功用：温补肾阳，利水消肿。主治肾虚水肿，腰肿脚肿，小便不利。

(9)《济生方》十补丸：附子、五味子各9g，山茱萸、山药、牡丹皮各9g，鹿茸3g，熟地黄9g，肉桂3g，白茯苓、泽泻各6g。功用：补肾阳，益精血。主治肾阳虚损，精血不足证。面色黧黑，足冷足肿，耳鸣耳聋，肢体羸瘦，足膝软弱，小便不利，腰脊疼痛。

(10)《景岳全书》右归丸：熟地黄24g，山药12g，山茱萸9g，枸杞子9g，菟丝子12g，鹿角胶12g，杜仲12g，肉桂6g，当归9g，制附子6g。功用：温补肾阳，填精益髓。主治肾阳不足，命门火衰证。年老或久病气衰神疲，畏寒肢冷，腰膝软弱，阳痿遗精，或阳衰无子，或饮食减少，大便不实，或小便自遗，舌淡苔白，脉沉而迟。

(11)《景岳全书》右归饮：熟地9～30g，山药9g，枸杞子9g，山茱萸6g，甘草3g，肉桂3～6g，杜仲9g，制附子6～9g。功用：温补肾阳，填精补血。主治肾阳不足证。气怯神疲，腹痛腰酸，肢冷脉细，舌淡苔白，或阴盛格阳，真寒假热证。

(12)《伤寒论》真武汤：茯苓9g，芍药9g，白术6g，生姜9g，附子9g。功用：温阳利水。主治：①脾肾阳虚，水气内停证。小便不利，四肢沉重疼痛，腹痛下利，或肢体浮肿，苔白不渴，脉沉。②太阳病发汗太过，阳虚水泛。汗出不解，其人仍发热，心下悸，头眩，振振欲擗地。

(13)《伤寒论》附子汤：附子18g，茯苓9g，人参6g，白术12g，芍药9g。功用：温经助阳，祛寒除湿。主治阳虚寒湿内侵，身体骨节疼痛，恶寒肢冷，舌苔白，脉沉无力等。

(14)《重订严氏济生方》实脾散：厚朴、白术、木瓜、木香、草果仁、大腹子、附子、白茯苓、干姜各6g，甘草3g。功用：温阳健脾，行气利水。主治阳虚水肿。身半以下肿甚，手足不温，口中不渴，胸腹胀满，大便溏薄，舌苔白腻，脉沉弦而迟者。

(15)张梅兰主任医师方：制附子10～15g，麻黄10g，细辛9g。功效主治：温经散寒，通络止痛。用于带状疱疹。用法：每日一剂，水煎400ml，分两次温服。

【制剂】四逆汤口服液　组成：附子，干姜，炙甘草。功能与主治：温中祛寒，回阳救逆。用于阳虚欲脱，冷汗自出，四肢厥逆，下利清谷，脉微欲绝。用量与用法：口服。一次10～20ml，一日3次；或遵医嘱。

【化学成分】含乌头碱，中乌头碱，次乌头碱，异飞燕草碱，新乌宁碱，乌胺及尿嘧啶等。尚含脂溶性的尼奥灵、卡拉可林、北乌碱、附子灵，水溶性成分有新江油乌头碱、宋果灵盐酸盐、附子亭、粗茎乌头碱甲、展花乌头原碱等。

【药理作用】本品煎剂有明显的强心作用，熟附片强心作用较强；对甲醛性和蛋清性关节肿有明显的消炎作用；所含次乌头碱与乌头原碱有镇痛和镇静作用；有抗心肌缺血缺氧的作用；对垂体-肾上腺皮质系统有兴奋作用；有局部麻醉、促进血凝的作用。

【用法用量】3~15g。

【注意事项】孕妇禁用。反半夏、瓜蒌、天花粉、贝母、白蔹、白及同用。

干 姜

【来源】本品为姜科植物姜 Zingiber officinale Rosc. 的干燥根茎。主产于四川、广东、广西壮族自治区、湖北、贵州、福建等地。冬季采挖，除去须根及泥沙，晒干或低温干燥。趁鲜切片晒干或低温干燥称为"干姜片"。

【商品】干姜、干姜片、炮姜、姜炭。

【性状】干姜　呈扁平块状，具指状分枝，长3~7cm，厚1~2cm。表面灰黄色或浅灰棕色，粗糙，具纵皱纹及明显的环节。分枝处常有鳞叶残存，分枝顶端有茎痕或芽。质坚实，断面黄白色或灰白色，粉性或颗粒性，内皮层环纹明显，维管束及黄色油点散在。气香、特异、味辛辣。

干姜片　为不规则纵切片或斜切片，具指状分枝，长1~6cm，宽1~2cm，厚0.2~0.4cm。外皮灰黄色或浅黄棕色，粗糙，具纵皱纹及明显的环节，切面灰黄色或灰白色，略显粉性，可见较多的纵向纤维，有的呈毛状。质坚实，断面纤维性。气香、特异、味辛辣。

炮姜　本品呈不规则膨胀的块状，具指状分枝。表面棕黑色或棕褐色。质轻泡，断面边缘处显棕黑色，中心棕黄色，细颗粒性，维管束散在。气香、特异，味微辛、辣。

【性味归经】辛，热，归脾、胃、肾、心经。

【功效与主治】温中散寒，回阳通脉，燥湿消痰。用于脘腹冷痛，呕吐泄泻，肢冷脉微，痰饮喘咳；炮姜长于温中止痛、止泻。多用于中气虚寒的腹痛、腹泻和虚寒性出血；姜炭温经作用弱于炮姜，固涩止血作用强于炮姜。多用于各种虚寒性出血，且出血较急、量多者。

【临床应用】

单味应用：

（1）䶎鼻：以干姜末，蜜和，塞鼻中。（《经史证类备用本草》）

（2）身体重，小腹急，热必冲胸膈，头重不能举，眼中生翳，膝胫拘急：干姜四两，末，汤和温服，覆取汗得解。（《经史证类备用本草》）

（3）寒痢：切干姜如大豆，米饮服六七十枚，日三夜一服。痢青色者为寒痢，累服得效。（《经史证类备用本草》）

（4）疟：干姜炒令黑色，捣为末，临发时以温酒调三钱服，已发再服。（《经史证类备用本草》）

（5）鼻衄出血：干姜削令头尖，微煨，塞鼻中。（《经史证类备用本草》）

（6）咳嗽，冷气结胀：干姜为末，热酒调半钱服。兼治头旋眼眩，立效。（《经史证类备用本草》）

（7）脾胃虚冷不下食，积久羸弱成瘵者：用温州白干姜，浆水煮透，取出焙干，捣末，陈廪米煮粥饮丸梧子大，每服三五十丸，白汤下。其效如神。（《本草纲目》）

（8）脾胃虚弱，饮食减少，易伤难化，无力肌瘦：用干姜频研四两，以白饧切块，水浴过，入铁铫溶化，和丸梧子大，每空心米饮下三十丸。（《本草纲目》）

（9）中寒水泻：干姜炮，研末，粥饮服二钱，即效。（《本草纲目》）

（10）虚劳不眠：干姜为末，汤服三钱，取微汗出。（《本草纲目》）

（11）赤眼涩痛：白姜末，水调，贴足心，甚妙。（《本草纲目》）

（12）痈疽初起：干姜一两炒紫，研末，醋调，敷四围，留头，自愈。此乃东昌申一斋奇方也。（《本草纲目》）

（13）瘰疬不敛：干姜为末，姜汁打糊和作剂，以黄丹为衣，每日随疮大小入药在内，追脓尽，生肉口合为度日。如不合，以葱白汁调大黄末，擦之，即愈。（《本草纲目》）

配伍应用：

（1）干姜与党参配伍，健脾益气，温中散寒，主要用于脾胃虚寒，湿寒所致脘腹冷痛，泄泻等证。

（2）干姜与半夏配伍，温中止咳，燥湿化痰，主要用于脾胃虚寒所致胃寒呕吐火寒邪伏肺的咳嗽，气喘，咯痰清稀，背冷胃寒等证。

（3）干姜、人参、半夏配伍，温中补虚，降逆止呕，主要用于妊娠及脾胃虚寒之呕吐。

组方应用：

（1）《伤寒论》理中汤：人参、干姜、甘草、白术各9g。功用：温中散寒，补气健脾。主治脾胃虚寒证。脘腹疼痛，喜温欲按，自利不渴，畏寒肢冷，呕吐，不欲饮食，舌淡苔白，脉沉细；或阳虚失血；或小儿慢惊；或病后喜唾涎沫，或霍乱吐泻，以及胸痹等中焦虚寒所致者。

（2）《金匮要略》甘草干姜茯苓白术汤：甘草6g，白术6g，干姜12g，茯苓12g。功用：祛寒除湿。主治肾著病。身重腰下冷痛，腰重如带五千钱，饮食如故，口不渴，小便自利，舌淡苔白，脉沉迟或沉缓。

（3）《金匮要略》苓甘五味姜辛汤：茯苓12g，甘草9g，干姜9g，细辛5g，五味子5g。功用：温肺化饮。主治寒饮咳嗽。咳痰量多，清稀色白，胸膈不快，舌苔白滑，脉弦滑等。

【制剂】附子理中丸　组成：附子，党参，白术，干姜，甘草。功能与主治：温中健脾。用于脾胃虚寒，脘腹冷痛，呕吐泄泻，手足不温。用法与用量：口服。水蜜丸一次6g，大蜜丸一次1丸，一日2～3次。

【化学成分】含挥发油，主要成分是姜烯、水芹烯、莰烯、姜烯酮、姜辣素、姜酮、龙脑、姜醇、柠檬醛等。尚含树脂、淀粉，以及多种氨基酸。

【药理作用】本品的乙醇提取液能直接兴奋心脏，对血管运动中枢有兴奋作用；干姜有镇呕、镇静、镇痛、止咳等作用，还具有抗组胺抑制血小板凝集作用。

【用法用量】3～9g。

肉　桂

【来源】本品为樟科植物肉桂 Cinnamomum cassia Presl 的干燥树皮。主产于广东、广西壮族自治区、海南、云南等地。多于秋季剥取，阴干。

【商品】肉桂。

【性状】本品呈槽状或卷筒状，长30～40cm，宽或直径3～10cm，厚0.2～0.8cm。外表面灰棕色，稍粗糙，有不规则的细皱纹及横向突起的皮孔，有的可见灰白色的斑纹；内表面红棕色，略平坦，有细纵纹，划之显油痕。质硬而脆，易折断，断面不平坦，外层棕色而较粗糙，内层红棕色而油润，两层间有1条黄棕色的线纹。气香浓烈，味甜、辣。

【性味归经】辛、甘，大热，归肾、脾、心、肝经。

【功效与主治】补火助阳，引火归源，散寒止痛，活血通经。用于阳痿，宫冷，腰膝冷痛，肾虚作喘，阳虚眩晕，目赤咽痛，心腹冷痛，虚寒吐泻，寒疝，经闭，痛经。

【临床应用】

单味应用：

心腹胀痛，气短：肉桂二两，水煎，分服。（《本草易读》）

配伍应用：

（1）肉桂与当归配伍，温通经脉，温暖气血，散寒止痛，多用于血分寒凝所致闭经、痛经；寒湿之邪客于经脉的痹证，腰痛；阳衰气危所致的气血衰少，贫血等证。亦用于痈疮脓熟不溃或溃后久不收敛等证。

（2）肉桂与麻黄配伍，温通经脉，散寒止痛，主要用于阴寒内盛，寒邪凝于经脉所致阴疽、附骨疽、流注等证。

组方应用：

经验方：肉桂10g，小茴香10g，通草10g，桂枝10g，柴胡6g，附子10g，牛膝10g，萹蓄10g。功效主治：温阳化气，利尿通淋。用于虚淋证。用法：每日一剂，水煎400ml，分两次温服。

【制剂】仲景胃灵丸　组成：肉桂，延胡索，牡蛎，小茴香，砂仁，高良姜，白芍，炙甘草。功能与主治：温中散寒，健脾止痛。用于脾胃虚弱，食欲不振，寒凝胃痛，脘腹胀满，呕吐酸水或清水。用法与用量：口服。一次1.2g，一日3次；儿童酌减。

【化学成分】含挥发油（桂皮油），油中主要成分为桂皮醛，占52.92%~61.20%，肉桂醇、肉桂醇酸酯、肉桂酸、醋酸苯丙脂等。尚含香豆素，黏液，鞣质等。

【药理作用】本品能缓解胃肠痉挛，扩张血管，镇静、镇痛、解热、抗惊厥等作用。此外，其所含成分桂皮油对革兰氏阳性及阴性菌有抑制作用。本品的乙醚、醇及水浸出液对多种致病性真菌有一定的抑制作用。

【用法用量】1~4.5g。

【注意事项】有出血倾向者及孕妇慎用，畏赤石脂。

吴茱萸

【来源】本品为芸香科植物吴茱萸 Evodia rutaecarpa（Juss.）Benth.、石虎 Evodia rutaecarpa（Juss.）Benth. var. officinalis（Dode）Huang 或疏毛吴茱萸 Evodia rutaecarpa（Juss.）Benth. var. bodinieri（Dode）Huang 的干燥近成熟果实。主产于贵州、广西壮族自治区、湖南、浙江、四川等地。8~11月果实尚未开裂时，剪下果枝，晒干或低温干燥，除去枝、叶、果梗等杂质。

【商品】吴茱萸、制吴茱萸。

【性状】本品呈球形或略呈五角状扁球形，直径2~5mm。表面暗黄绿色至褐色，粗糙，有多数点状突起或凹下的油点。顶端有五角星状的裂隙，基部残留被有黄色茸毛的果梗。质硬而脆，横切面可见子房5室，每室有淡黄色种子1粒。气芳香浓郁，味辛辣而苦。

【性味归经】辛、苦，热；有小毒，归肝、脾、胃、肾经。

【功效与主治】散寒止痛，降逆止呕，助阳止泻。用于厥阴头痛，寒疝腹痛，寒湿脚气，经行腹痛，脘腹胀痛，呕吐吞酸，五更泄泻；外治口疮，高血压。

【临床应用】

单味应用：

（1）患风瘙痒痛者：取茱萸一升，清酒五升，和煮取一升半，去滓，以汁暖洗。（《经史证类

备用本草》)

（2）痈疽发背及发乳房：茱萸一升，捣之，以苦酒和，贴痈上。（《经史证类备用本草》）

（3）阴下湿痒：茱萸一升，水三升煮三沸，去滓，洗，痒瘥。（《经史证类备用本草》）

（4）寸白虫：茱萸根洗去土四两，切，以水、酒各一升渍一宿，平旦分再服。凡茱萸皆用细根，东北阴者良。若稍大如指已上者，皆不任用。（《经史证类备用本草》）

（5）心腹内外痛：茱萸一升，酒三升煎取半升，空心顿服之。（《经史证类备用本草》）

（6）产后虚羸盗汗，时啬啬恶寒：茱萸一鸡子大，以酒三升渍半日，煮服。（《经史证类备用本草》）

（7）大人小儿风疹：茱萸一升，酒五升煮取一升，帛染拭之。（《经史证类备用本草》）

（8）头风，沐头：茱萸二升，水五升煮取三升，以绵染拭发根，良。（《经史证类备用本草》）

（9）肠痔，大便常血，下部痒痛如虫咬者：掘地作坑烧令赤，酒沃中，捣茱萸二升内中，乘热板开小孔，以下部榻上，冷乃下，不过三四度即瘥。（《经史证类备用本草》）

（10）醋心，每醋气上攻如酽醋：茱萸一合，水三盏煎七分，顿服。纵浓亦需强服，近有人心如蛰破，服此方后二十年不发。（《经史证类备用本草》）

（11）中风腹痛，或子肠脱出：茱萸三升，酒五升煎三升，分温三服。（《经史证类备用本草》）

（12）小儿火灼疮，一名瘭浆疮，一名火烂疮：用酒煎茱萸，拭上。（《经史证类备用本草》）

（13）中恶心痛：吴茱萸五合，以酒三升煎三沸，分三服。（《经史证类备用本草》）

（14）冬月感寒：吴茱萸五钱，煎汤服之，取汗。（《本草纲目》）

（15）冷气腹痛：吴茱萸二钱，搅烂，以酒一盅调之，用香油一杯入锅煎热，倾茱、酒入锅，煎一滚，取服，立止。（《本草纲目》）

（16）多年脾泄，老人多此，谓之水土同化：吴茱萸三钱泡过，入水煎汁，入盐少许，通口服。盖茱萸能暖膀胱，水道既清，大肠自固。他药虽热，不能分解清浊也。（《本草纲目》）

（17）脏寒泄泻，倦怠减食：吴茱萸汤泡过炒，猪脏半条去脂洗净，装满扎定，文火煮熟，捣丸梧子大，每服五十丸，米饮下，日二服。（《本草纲目》）

（18）滑痢不止：吴茱萸汤泡过炒，猪脏半条去脂洗净，装满扎定，文火煮熟，捣丸梧子大，每服五十丸，米饮下，日二服。（《本草纲目》）

（19）口疮口疳：茱萸末，醋调，涂足心，一夕愈。（《本草纲目》）

（20）咽喉作痛：茱萸末，醋调，涂足心，一夕愈。（《本草纲目》）

（21）牙齿疼痛：茱萸煎酒，含漱之。（《本草纲目》）

（22）肩疽白秃：并用吴茱萸盐腌过炒，研，醋和，涂之。（《本草纲目》）

（23）消化不良：吴茱萸粉3g，用食醋5~6ml调成糊状，加温至40℃左右，摊于两层纱布上（约0.5cm厚），将四周折起，贴于脐部，用胶布固定，12小时更换1次。（《一味中药祛顽疾》）

（24）小儿腹泻：吴茱萸12g，研成细末，取未熟的（生心饭）热饭适量与药粉混合成饼，温度适中，放在脐部及周围，用纱布及绷带包扎固定，时间为10小时，晚上敷用为宜。（《一味中药祛顽疾》）

（25）高血压病：吴茱萸研末过筛，每次取15~30g，用醋或生理盐水调敷双侧涌泉穴，纱布包裹，最好睡前外敷，次日取下。治疗时停服其他降压药。敷药10次为一疗程，连服用两个疗程停药，三个月随访以观疗效。能引气下行。（《一味妙方治百病》）

（26）慢性前列腺炎：吴茱萸60g研末，用酒、醋各半调制成糊状，外敷于中极、会阴二穴，局部用胶布固定，每天1次。年老体弱者，无明显热象者，用吴茱萸15~20g，加水100ml，煎40

分钟左右成 60ml，分 2 次服；体质强壮或有热象者，用吴茱萸 10~20g，竹叶 8g，加水 100ml，煎成 30ml，分 3 次服，每天 1 剂。上法连用 10 天为 1 疗程。能温阳散结，活血化瘀。（《一味妙方治百病》）

(27) 麻痹性肠梗阻（手术后）：吴茱萸 10g 研末，淡盐水调成糊状，摊于 2 层方纱布上，将四边折起，长宽约 5 厘米，敷于脐部，胶布固定，12 小时更换 1 次。能散寒止痛，降逆止呕。（《一味妙方治百病》）

(28) 小儿腹胀：取吴茱萸 30g，放入 90g 白酒内浸泡 4~6 小时后，过滤取汁放至瓶内用。用时取少许浸泡液滴于小儿脐部，医者用手掌按摩患儿脐部 5~10 分钟，每天 2~3 次。能温中散寒，行气降逆。（《一味妙方治百病》）

(29) 婴幼儿腹泻：取吴茱萸 20g 研细，加米醋适量调成糊状，敷在脐周，覆盖范围时以神阙穴为中心，包括下脘穴、天枢穴（双）、气海穴。药上盖塑料布，用胶布固定。24 小时后取下药渣，再以前法继续敷。能散寒止泻。（《一味妙方治百病》）

(30) 囟门闭和不良（先天性哮喘）：取吴茱萸 1~2g 研末，用凉开水调成稠糊状，外敷涌泉穴，每晚 1 次，次晨取下，6 次为 1 疗程。能温中下气，降逆定喘。（《一味妙方治百病》）

(31) 复发性口腔溃疡：吴茱萸 15~30g，研为细粉末，加入适量食醋调成糊状。将两脚洗干净后擦干，然后把药糊敷盖于涌泉穴，用纱布包扎（最好再在纱布内衬一层油纸，以免吸收水分），24 小时后取下即可。若不愈者按法敷第二次。能引热下行。（《一味中药祛顽疾》）

配伍应用：

(1) 吴茱萸与黄连配伍，温中下气，清肝泻火，用于寒凝肝经郁结化火所致的胁肋胀痛，呕吐吞酸，嗳气呃逆等证。

(2) 吴茱萸与木瓜配伍，温中燥湿，下气降逆，多用于寒湿之邪所致脚气证，症见足腿肿重，麻木冷痛；或风湿流注，脚痛不可着地；或脚气冲心，胸闷泛恶等证。

(3) 吴茱萸与干姜配伍，温中散寒，理气止痛，用于脾胃虚寒所致脘腹冷痛，呕吐吞酸等证。

(4) 吴茱萸与乌药配伍，温中解郁，散寒止痛，多用于寒凝肝经所致的寒疝腹痛或腹冷绞痛。

(5) 吴茱萸、人参、大枣配伍，暖肝降逆，用于肝寒气逆所致胁肋疼痛，胃中嘈杂，恶心呕吐，反酸。

组方应用：

(1)《伤寒论》吴茱萸汤：吴茱萸 9g，人参 9g，大枣 4 枚，生姜 18g。功用：温中补虚，降逆止呕。主治虚汗呕吐。食谷欲呕，畏寒喜热，或胃脘痛，吞酸嘈杂；或厥阴头痛，干呕吐涎沫；或少阴吐利，手足逆冷，烦躁欲死。

(2)《金匮要略》温经汤：吴茱萸 9g，当归 6g，芍药 6g，川芎 6g，人参 6，桂枝 6g，阿胶 6g，牡丹皮 6g，生姜 6g，甘草 6g，半夏 6g，麦冬 9g。功用：温经散寒，祛瘀养血。主治冲任虚寒，瘀血阻滞证。漏下不止，月经不调，或前或后，或一月再行，或经停不至，而见入暮发热，手心烦热，唇口干燥。亦治妇人久不受孕。

【制剂】 左金丸　组成：黄连，吴茱萸。功能与主治：泻火，疏肝，和胃，止痛。用于肝火犯胃，脘胁疼痛，口苦嘈杂，呕吐酸水，不喜热饮。用法与用量：口服。一次 3~6g，一日 2 次。

【化学成分】 含挥发油，油中主要为吴茱萸烯、罗勒烯、月桂烯、吴茱萸内酯、吴茱萸内酯醇等。尚含吴茱萸酸，吴茱萸碱，吴茱萸啶酮，吴茱萸精，吴茱萸苦素等。

【药理作用】 本品有驱蛔、镇痛、收缩子宫的作用。还能抑制血小板血栓及纤维蛋白血栓形成。其水浸液对多种皮肤真菌均有不同程度的抑制作用。此外，对霍乱弧菌、絮状表皮癣菌亦有抑制作用。

【用法用量】1.5~4.5g。外用适量。

小 茴 香

【来源】本品为伞形科植物茴香 Foeniculum vulgare Mill. 的干燥成熟果实。全国各地均有栽培。秋季果实初熟时采割植株，晒干，打下果实，除去杂质。

【商品】小茴香、盐茴香。

【性状】本品为双悬果，呈圆柱形，有的稍弯曲，长4~8mm，直径1.5~2.5mm，表面黄绿色或淡黄色，两端略尖，顶端残留有黄棕色突起的柱基，基部有时有细小的果梗。分果呈长椭圆形，背面有纵棱5条，接合面平坦而较宽。横切面略呈五边形，背面的四边约等长。有特异香气，味微甜、辛。

【性味归经】辛，温，归肝、脾、肾、胃经。

【功效与主治】散寒止痛，理气和胃。用于寒疝腹痛，睾丸偏坠，痛经，少腹冷痛，脘腹胀痛，食少吐泻，睾丸鞘膜积液。盐茴香辛散作用稍缓，专行下焦，长于温肾祛寒，疗疝止痛，常用于疝气疼痛，睾丸坠痛，肾虚腰痛。

【临床应用】

单味应用：

(1) 疝气入肾：炒，熨之。(《本草易读》)

(2) 绕脐冲心，小肠气也：炒，末，酒下。或同半夏、枳壳煎。(《本草易读》)

(3) 产后缺乳：小茴香30g，加水煎30分钟，每日1剂，水煎分3次服，连服7天。(《一味中药祛顽疾》)

配伍应用：

(1) 小茴香与肉桂配伍，温暖肝肾，理气止痛，用于寒邪客于肝肾所致的寒疝腹痛。

(2) 小茴香与桂枝配伍，温肾祛寒，行气止痛，用于寒疝腹痛，睾丸偏坠肿胀作痛。

(3) 小茴香与干姜配伍，温中散寒，理气和胃，多用于脾胃虚寒所致脘腹胀痛，呕吐食少等证。

组方应用：

(1)《医方集解》导气汤：川楝子四钱（12g），木香三钱（10g），茴香二钱（6g），吴茱萸一钱（3g）汤泡。长流水煎。主治寒疝疼痛。

(2)《江西本草》：小茴香、良姜、乌药根各二钱（6g），炒香附二钱（6g）。主治胃痛，腹痛。

【制剂】茴香橘核丸　组成：小茴香，橘核，补骨脂，川楝子，莪术，香附，昆布，乳香，穿山甲，八角茴香，荔枝核，肉桂，延胡索，木香，青皮，槟榔，桃仁。功能与主治：散寒行气，消肿止痛。用于寒凝气滞所致的寒疝，症见睾丸坠胀疼痛。用法与用量：口服。一次6~9g，一日2次。

【化学成分】含挥发油，主要成分为反式茴香脑、柠檬烯、葑酮、草脑、γ-松油烯、α-蒎烯、月桂烯等，少量的香桧烯、茴香脑、茴香醛等。另含脂肪油，其脂肪酸中主要为岩芹酸，油酸、亚油酸、棕榈酸、花生酸、山萮酸等。

【药理作用】本品可增强胃肠蠕动，能排出肠内气体，并有祛痰作用。

【用法用量】3~6g。

附药：八角茴香

本品为木兰科植物八角茴香的成熟果实。又名大茴香、八角。性味功效与小茴香相似，但功力较弱。盐八角茴香长于温暖肝肾，理气止痛，多用于肾虚腰痛，疝气疼痛，寒湿脚气。用法用量与小茴香相同。

高 良 姜

【来源】本品为姜科植物高良姜 Alpinia officinarum Hance 的干燥根茎。主产于广东、广西壮族自治区、台湾等地。夏末秋初采挖，除去须根及残留的鳞片，洗净，切断，晒干。

【商品】高良姜。

【性状】本品呈圆柱形，多弯曲，有分枝，长 5~9cm，直径 1~1.5cm。表面棕红色至暗褐色，有细密的纵皱纹及灰棕色的波状环节，节间长 0.2~1cm，一面有圆形的根痕。质坚韧，不易折断，断面灰棕色或红棕色，纤维性，中柱约占 1/3。气香，味辛辣。

【性味归经】辛，热，归脾、胃经。

【功效与主治】温胃散寒，消食止痛。用于脘腹冷痛，胃寒呕吐，嗳气吞酸。

【临床应用】

单味应用：

（1）霍乱吐利腹痛等疾：高良姜一两锉，以水三大盏煎三盏半，去滓，下粳米二合煮粥，食之。（《经史证类备用本草》）

（2）备急霍乱吐利方：火炙高良姜令焦香，每用五两，打破，以酒一升煮三四沸，顿服。亦治腹痛气恶。（《经史证类备用本草》）

（3）心脾痛：以高良姜细锉，微炒，杵末，米饮调下一钱匕，立止。（《经史证类备用本草》）

（4）脚气欲吐，凡患脚气人，每旦饱食，午后少食，日晚不食。若饥。可食豉粥。若觉不消，欲致霍乱者：即以高良姜一两，水三升煮一升，顿服尽，即消。若卒无者，以母姜一两代之，清酒煎服。虽不及高良姜，亦甚效也。（《本草纲目》）

（5）头痛衄鼻：高良姜生研，频。（《本草纲目》）

配伍应用：

（1）高良姜与炮姜配伍，温中散寒，和胃止痛，主要用于脾胃虚寒所致脘腹冷痛，呕吐，泄泻自利等证。

（2）高良姜与半夏配伍，温中散寒，降逆止呕，主要用于寒凝胃脘所致胃气冷逆，呕吐等证。

组方应用：

（1）《良方集腋》良附丸：高良姜、香附子各9g。功用：行气疏肝，祛寒止痛。主治气滞寒凝证。胃脘疼痛，胸闷胁痛，畏寒喜热，以及妇女痛经等。

（2）《千金方》高良姜汤：高良姜五两（150g），厚朴二两（60g），当归、桂心各三两（90g）。上四味，以水八升（1600ml），煮取一升八合（360ml），分三服，日二。若一服痛止，便停，不须再服，若强人为二服，劣人服三服。主治卒心腹绞痛如刺，两胁支满，烦闷不可忍。

【制剂】良附丸 组成：高良姜，香附。功能与主治：温胃理气。用于寒凝气滞，脘痛吐酸，胸腹胀满。用法与用量：口服。一次1丸，一日2~3次；三岁以内小儿酌减。

【化学成分】含挥发油，油中主要成分为1,8-桉叶素、桂皮酸甲酯、丁香油酚、蒎烯、荜澄茄烯及辛辣成分高良姜酚等。尚含黄酮类高良姜素、高良姜酚、山柰苷、槲皮素、异鼠李素等。

【药理作用】本品水煎剂低浓度对离体肠管有兴奋作用,高浓度则成抑制作用。本品煎剂对炭疽杆菌、白喉杆菌、溶血性链球菌、枯草杆菌、肺炎双球菌、金黄色葡萄球菌、人型结核杆菌等皆有不同程度的抑制作用。

【用法用量】3~6g。

花 椒

【来源】本品为芸香科植物青椒 Zanthoxylum schinifolium Sieb. et Zucc. 或花椒 Zanthoxylum bungeanum Maxim. 的干燥成熟果皮。我国大部分地区均有分布。秋季采收成熟果实,晒干,除去种子及杂质。

【商品】花椒、炒花椒。

【性状】青椒　多为2~3个上部离生的小蓇葖果,集生于小果梗上,蓇葖果球形,沿腹缝线开裂,直径3~4mm。外表面灰绿色或暗绿色散有多数油点及细密的网状隆起皱纹;内表面类白色,光滑。内果皮常由基部与外果皮分离。残存种子呈卵形,长3~4mm,直径2~3mm,表面黑色,有光泽。气香,味微甜而辛。

花椒　蓇葖果多单生,直径4~5mm。外表面紫红色或棕红色,散有多数疣状突起的油点,直径0.5~1mm,对光观察半透明;内表面淡黄色。香气浓,味麻辣而持久。

【性味归经】辛,温,归脾、胃、肾经。

【功效与主治】温中止痛,杀虫止痒。用于脘腹冷痛,呕吐泄泻,虫积腹痛,蛔虫症;外治湿疹瘙痒。炒花椒有温中散寒,驱虫止痛的作用,用于脘腹寒痛,寒湿泄泻,虫积腹痛或吐蛔。

【临床应用】

单味应用:

(1) 腹内虚冷,久服驻颜:用生椒择去部拆者,除其黑子,用四十粒,以浆水浸经一宿,尽令口合,空心新汲水下。去积年冷,暖脏腑,久服则能驻颜,黑发,明目,令人思饮食,妙。(《经史证类备用本草》)

(2) 好食生茶:用椒末不限多少,以糊丸如梧子大,茶下十丸。(《经史证类备用本草》)

(3) 手足皲裂:椒四合,水煮之,去滓,渍之半食顷,出令燥,须臾复浸,干,涂羊、猪髓脑,极妙。(《经史证类备用本草》)

(4) 小儿水泻,椒红散,及人年五十已上患泻:用椒二两,醋二升煮醋尽,慢火焙干,为末,瓷器贮之,每服二钱匕,酒或米饮下之。(《经史证类备用本草》)

(5) 漆疮:汉椒汤洗之,即愈。(《经史证类备用本草》)

(6) 久患口疮:大椒去闭口者,水洗,面拌煮作粥,空腹吞之,以饭压下。重者可再服,以瘥为度。(《本草纲目》)

(7) 牙齿风痛:秦椒煎醋,含漱。(《本草纲目》)

(8) 血吸虫病:花椒炒,研成粉,装入胶囊,成人每日5g,分3次服。20~25日为一疗程。(《一味中药祛顽疾》)

(9) 蛲虫病:花椒50g,加水1000ml,煮沸40~50分钟,过滤,取微温滤液25~30ml,行保留灌肠,每日1次,连续3~4次。(《一味中药祛顽疾》)

配伍应用:

(1) 花椒与干姜配伍,温中散寒,降逆止呕,主要用于寒凝中焦所致脘腹疼痛,呕吐,不食等证。

(2) 花椒与乌梅配伍,温中散寒,安蛔止痛,主要用于蛔虫所致腹痛,呕吐,吐蛔虫等证。

组方应用：

（1）《小儿卫生总微论方》川椒丸：川椒一两（30g），肉豆蔻（面裹，煨）半两（15g）。上为细末，粳米饭和丸黍米大。每服十粒，米饮下，无时。主治夏伤湿冷，泄泻不止。

（2）《医级》椒茱汤：花椒、吴茱萸、蛇床子各一两（30g），藜芦五钱（15g），陈茶一撮（3g），烧盐二两（60g）。水煎熏洗。主治妇人阴痒不可忍，非以热汤泡洗有不能已者。

【化学成分】含挥发油，油中主要成分为柠檬烯，占总油量的25.10%，1,8-桉叶素占21.98%，月桂烯占11.99%，还含α-蒎烯、β-蒎烯、香桧烯、紫苏烯、芳樟醇、爱草脑等。尚含香草木宁碱、菌芋碱、单叶芸香品碱、脱肠草素、甾醇类等。

【药理作用】本品有麻醉止痛作用。本品对白喉杆菌、炭疽杆菌、肺炎双球菌、金黄色葡萄球菌、伤寒杆菌、绿脓杆菌和某些皮肤真菌有抑制作用。有杀灭猪蛔虫的作用。有抗应激及心肌损伤作用。

【用法用量】3~6g。外用适量，煎汤熏洗。

附药：椒目

本品为花椒的种子，性味苦寒。归肺、肾、膀胱经。功能利水消肿、降气平喘。用于水肿胀满、痰饮咳喘等。3~10g。

丁 香

【来源】本品为桃金娘科植物丁香 Eugenia caryophyllata Thunb. 的干燥花蕾。主产于坦桑尼亚、马来西亚、印度尼西亚；我国海南省也有栽培。当花蕾由绿色转红时采摘，晒干。

【商品】丁香。

【性状】本品略呈研棒状，长1~2cm。花冠圆球形，直径0.3~0.5cm，花瓣4，复瓦状抱合，棕褐色或褐黄色，花瓣内为雄蕊和花柱，搓碎后可见众多黄色细粒状的花药。萼筒圆柱状，略扁，有的稍弯曲，长0.7~1.4cm，直径0.3~0.6cm，红棕色或棕褐色，上部有4枚三角状的萼片，十字状分开。质坚实，富油性。气芳香浓烈，味辛辣、有麻舌感。

【性味归经】辛，温，归脾、胃、肺、肾经。

【功效与主治】温中降逆，补肾助阳。用于脾胃虚寒，呃逆呕吐，食少吐泻，心腹冷痛，肾虚阳痿。

【临床应用】

单味应用：

（1）乳头裂破：捣丁香末，敷之。（《经史证类备用本草》）

（2）鼻中息肉：丁香绵裹，纳之。（《本草纲目》）

（3）龋齿黑臭：鸡舌香煮汁，含之。（《本草纲目》）

（4）唇舌生疮：鸡舌香末，绵裹，含之。（《本草纲目》）

（5）乳头皲裂：公丁香5g，研细末，红糖5g，一起放置于铁勺内，加白酒1小杯，置于火上炒至干枯，研末，用菜油或麻油调敷乳头皲裂处。哺乳时搽去哺乳后涂药。能疏肝解郁，化瘀止痛，润燥生肌。（《一味妙方治百病》）

（6）麻痹性肠梗阻（①继发于腹部手术后的肠麻痹；②继发于各种类型的腹膜炎以后，特别是穿孔性、弥漫性腹膜炎以后，腹膨胀；③腹部的钝性挫伤，长时期的乙醚麻醉，肋骨骨折等引起的肠麻痹和腹膨胀；④脊柱或中枢神经损伤所致肠麻痹）：丁香30~60g，研成细末，加75%酒精调和成糊状（对酒精过敏者可用开水），敷于脐及脐周，直径为6~8cm，纱布用塑料薄膜覆盖，周围用胶布固定，以减少酒精挥发。对胶布过敏者可用绷带固定，每天换1次药。机械性肠梗阻不适宜应用本法。能温中降逆，助阳行气。（《一味妙方治百病》）

配伍应用：

（1）丁香与半夏配伍，温中散寒，降逆止呕，多用于胃寒反胃呕吐，呃逆等证。

（2）丁香与附子配伍，温肾壮阳，补命门火，主要用于肾阳不足，命门火衰所致的阳痿、腰膝痿软等证。

（3）丁香与砂仁配伍，温中散寒，化湿行气，主要用于脾胃虚寒，脘腹胀痛，不思饮食，呕吐泄泻等证。

组方应用：

（1）《症因脉治》丁香柿蒂汤：丁香6g，柿蒂9g，人参3g，生姜6g。功用：温中益气，降逆止呕。主治虚寒呃逆。呃逆不已，胸脘痞闷，舌淡苔白，脉沉迟。

（2）《百一选方》：丁香、半夏（生用）一两（30g）。同研为细末，姜汁和丸，如绿豆大。姜汤下三二十丸。主治小儿吐逆。

【制剂】止痛紫金丸　组成：丁香，血竭，当归，熟大黄，木香，儿茶，红花，骨碎补，土鳖虫，乳香，没药，赤芍，自然铜，甘草。功能与主治：舒筋活血，消瘀止痛。用于跌打损伤，闪腰岔气，瘀血作痛，筋骨疼痛。用法与用量：口服。一次1丸，一日2次。

【化学成分】含挥发油16%～19%，油中主要成分是丁香油酚、乙酰丁香油酚，微量成分有丁香烯醇、庚酮、水杨酸甲酯、α-丁香烯、胡椒酚、苯甲醇、苯甲醛、乙酸苯甲酯、间甲氧基苯甲醛、衣兰烯等。还含鞣质，脂肪油，蜡质等。

【药理作用】本品能使胃黏膜充血，促进胃液分泌，又能刺激肠蠕动。其水或醇提取液对猪蛔虫有麻醉和杀灭作用。其煎剂对葡萄球菌、链球菌及白喉、变形、绿脓、痢疾、伤寒等杆菌有抑制作用。丁香油及丁香油酚对至病真菌有抑制作用。

【用法用量】1～3g。

【注意事项】畏郁金。

附药：母丁香

本品为丁香的成熟果实，又名鸡舌香。性味功效与丁香相似，但气味较淡，功力较缓。用法用量与丁香同。

荜茇

【来源】本品为胡椒科植物荜茇 Piper longum L. 的干燥近成熟或成熟果穗。主产于海南、云南、广东等地。秋季果穗由绿变黑时采收，除去杂质，晒干。

【商品】荜茇。

【性状】本品呈圆柱形。稍弯曲，由多数小浆果集合而成，长1.5～3.5cm，直径0.3～0.5cm。表面黑褐色或棕色，有斜向排列整齐的小突起，基部有果穗梗残存或脱落。质硬而脆，易折断，断面不整齐，颗粒状。小浆果球形，直径约0.1cm。有特异香气，味辛辣。

【性味归经】辛，热，归胃、大肠经。

【功效与主治】温中散寒，下气止痛。用于脘腹冷痛，呕吐，泄泻，偏头痛；外治牙痛。

【临床应用】

单味应用：

（1）鼻流清涕：用荜茇末，吹之，效。（《本草从新》）

（2）冷痰恶心：米汤下末。（《本草易读》）

配伍应用：

荜茇与高良姜配伍，温中止呕，散寒止痛，主要用于胃寒呕吐，呃逆，下利腹痛等证。

组方应用：

（1）《太平惠民和剂局方》大已寒丸：荜茇四斤（2000g），高良姜、干姜（炮）各六斤（3000g），肉桂四斤（2000g）。上为细末，水煮面糊为丸，如梧桐子大。每服二十粒，米饮汤下，食前服之。主治伤寒积冷，脏腑虚弱，心腹疼痛，胁肋胀满，泄泻肠鸣，自利自汗，米谷不化。

（2）《圣济总录》荜茇散：荜茇半两（15g），肉豆蔻（去壳，半生半煨）一两（30g），干姜（炮）半两（15g），诃黎勒（半生半炮，去核）一两（30g），白术三分（1g），甘草（半生半炙，锉），木香（半生半炒）一两（30g）。上七味，捣罗为散。每服二钱匕（6g），空心米饮调下，日晚再服。主治腹胀满，不下食，泻痢。

【化学成分】含胡椒碱、N-异丁基癸二烯[反2，反4]酰胺、派啶及少量荜茇酰胺、荜茇宁酰胺及棕榈酸、四氢胡椒酸、1-十一烯基3，4-甲撑二氧苯，挥发油（不含氮、酚性、醛性及酮性物质，芝麻脂素等）。

【药理作用】本品所含胡椒碱有抗惊厥作用。从本品中提取的精油，对白色及金黄色葡萄球菌和枯草杆菌、痢疾杆菌有抑制作用。还具有降血脂、耐缺氧、抗心律失常等作用。

【用法用量】1.5~3g。外用适量，研末塞龋齿孔中。

荜 澄 茄

【来源】本品为樟科植物山鸡椒 Litsea cubeba (Lour.) Pers. 的干燥成熟果实。主产于广西壮族自治区、广东、四川、湖南、湖北等地。秋季果实成熟时采收，除去杂质，晒干。

【商品】荜澄茄。

【性状】本品呈类球形，直径4~6mm。表面棕褐色至黑褐色，有网状皱纹。基部偶有宿萼及细果梗。除去外皮可见硬脆的果核，种子1，子叶2黄棕色，富油性。气芳香，味稍辣而微苦。

【性味归经】辛，温，归脾、胃、肾、膀胱经。

【功效与主治】温中散寒，行气止痛。用于胃寒呕逆，脘腹冷痛，寒疝腹痛，寒湿郁滞，小便浑浊。

【临床应用】

单味应用：

（1）治中暑：山鸡椒果实一至二钱。水煎服。

（2）治无名肿毒：山鸡椒鲜果实适量。捣烂外敷。（《浙江民间常用草药》）

配伍应用：

（1）荜澄茄与小茴香配伍，温中散寒，行气止痛。主要用于脾胃虚寒，脘腹胀痛，呕吐，呃逆或寒疝作痛等证。

（2）荜澄茄与金钱草配伍，温中止痛，清热利胆，多用于寒湿与湿热互杂所致胆囊炎、胆石症等证。

组方应用：

（1）《扁鹊心书》荜澄茄散：荜澄茄、高良姜、肉桂、丁香、厚朴（姜汁炒）、桔梗（去芦）、陈皮、三棱（泡醋炒）、甘草各一两五钱（45g），香附（制）三两（90g）。为细末。每服四钱（12g），姜三片，水一盏（150~300ml），煎七分，和渣服。主治脾胃虚满，寒气上攻于心，心腹刺痛，两胁作胀，头昏，四肢困倦，吐逆，发热，泄泻，饱闷。

（2）《宣明论方》荜澄茄丸：荜澄茄半两（15g），良姜二两（60g），神曲（炒）、青皮、官桂各一两（30g），阿魏半两（15g）醋、面裹煨熟。上为末，醋、面糊为丸如桐子大。每服二十丸，生姜汤下，不计时候。主治中焦痞塞，气逆上攻，心腹疼痛。

【化学成分】含挥发油，油中主要成分为柠檬醛、柠檬烯、香茅醛、莰烯、甲基庚烯酮、香叶醇、α-蒎烯、苧烯、对伞花烃、乙酸乙酯、β-蒎烯及甲基庚烯酮等。

【药理作用】本品有镇静、镇痛、抗过敏作用，对组织胺和乙酰胆碱喷雾引起的支气管平滑肌痉挛有明显的保护作用。体外对金黄色葡萄球菌及大肠、痢疾、伤寒等杆菌有抑制作用。

【用法用量】1.5~3g。

胡　椒

【来源】本品为胡椒科植物胡椒 Piper nigrum L. 的干燥近成熟或成熟果实。主产于海南、广东、广西壮族自治区、云南等地。秋末至次春果实呈暗绿色时采收，晒干，为黑胡椒；果实变红时采收，用水浸渍数日，擦去果肉，晒干，为白胡椒。

【商品】黑胡椒、白胡椒。

【性状】黑胡椒　呈球形，直径3.5~5mm。表面黑褐色，具隆起网状皱纹，顶端有细小花柱残迹，基部有自果轴脱落的疤痕。质硬，外果皮可剥离，内果皮灰白色或淡黄色。断面黄白色，粉性，中有小空隙。气芳香，味辛辣。

白胡椒　表面灰白色或淡黄色，平滑，顶端与基部间有多数浅色线状条纹。

【性味归经】辛，热。归胃、大肠经。

【功效与主治】温中散寒，下气，消痰。用于胃寒呕吐，腹痛泄泻，食欲不振，癫痫痰多。

【临床应用】

单味应用：

（1）五脏风冷，冷气心腹痛，吐清水：酒服之佳，亦宜汤服。若冷气，吞三七枚。（《经史证类备用本草》）

（2）反胃吐食：用胡椒醋浸，日干，如此七次，为末，酒糊丸梧子大，每服三四十丸，醋汤下。（《本草纲目》）

（3）夏月冷泻及霍乱：用胡椒研末，饭丸梧子大，每米饮下四十丸。（《本草纲目》）

（4）疟疾：胡椒10~15粒，研极细末，置胶布（约8cm×8cm）中央，贴正在大椎穴上，7天为一疗程。若胶布密封者，可连续7天，如胶布脱离时，应立即更换。（《一味中药祛顽疾》）

（5）小儿单纯性消化不良，腹泻：白胡椒1g，葡萄糖9g，制成散剂。用法：1岁以下每次0.3~0.5g，3岁以上每次0.5~1.5g，一般不超过2g。每日3次，连服1~3天为一疗程。如有脱水，可适当补液。（《一味中药祛顽疾》）

（6）肾炎：白胡椒7粒，新鲜鸡蛋1个。先将鸡蛋钻一小孔，然后把白胡椒装入鸡蛋内，用面粉封孔，外以湿纸包裹，放入蒸笼内蒸熟。服时剥去蛋壳，将鸡蛋胡椒一起吃下。成人每日2个，小儿每日1个。10天为一疗程，休息3天后再服第二个疗程，一般服用三个疗程。（《一味中药祛顽疾》）

配伍应用：

（1）胡椒与干姜配伍，温中散寒，行气止痛，用于胃中寒凝所致脘腹冷痛，气逆呕吐，腹泻等证。

（2）胡椒与青礞石配伍，温中散寒，消积化痰，主要用于寒痰内滞，咯吐顽涎、白沫或发为癫狂惊痫等证。

【化学成分】含挥发油，油中主要成分为胡椒醛、二氢香芹醇、氧化石竹烯、隐品酮、顺对蓋烯醇、顺对-蓋二烯醇及反-松香芹醇。尚含胡椒碱、胡椒脂碱、胡椒油A、B、C、胡椒新碱等。

【药理作用】本品有明显的抗惊厥作用和镇静作用。内服有驱风健胃作用。还能使皮肤血管扩张，产生温热感。有杀绦虫的作用。

【用法用量】0.6~1.5g，入丸散或研粉吞服。外用适量。

第八章　理气药

【定义】 凡能调畅气机，消除气滞或气逆的药物叫理气药。

【中医指导理论】《素问·举痛论》："百病皆生于气也"。《素问·至真要大论》："逸者行之，""结者散之"，"高者抑之"。《素问·六元正纪大论》："木郁达之。"

【性味归经】 本类药物大多辛、苦、温，归肝胆、脾胃、大肠经。

【临床应用】 理气药大都辛温芳香，具有行气理脾，疏肝解郁，降逆平喘的功效，临床主要用于脾胃气滞所致脘腹胀满痞闷，痉挛疼痛，恶心呕吐，嗳气、便秘或泻而不畅等症；或肝气郁滞所致的胁肋胀痛、脘腹胀闷、嗳气吞酸、抑郁呆滞、月经不调，痛经等症；或肺气壅滞，气逆喘咳，胸闷，痛经等症；亦可用于疝气痛，气滞血瘀疼痛。

橘　皮

【来源】 本品为芸香科植物橘 Citrus reticulata Blanco 及其栽培变种的干燥成熟果皮。主产于广东、福建、四川、浙江、江西等地。药材分为"陈皮"和"广陈皮"。采摘成熟果实，剥取果皮，晒干或低温干燥。

【商品】 陈皮、广陈皮。

【性状】 陈皮　常剥成数瓣，基部相连，有的呈不规则的片状，厚 1～4mm。外表面橙红色或红棕色，有细皱纹及凹下的点状油室；内表面浅黄白色，粗糙，附黄白色或黄棕色筋络状维管束。质稍硬而脆。气香，味辛、苦。

广陈皮　常3瓣相连，形状整齐，厚度均匀，约1mm。点状油室较大，对光照视，透明清晰。质较柔软。

【性味归经】 苦、辛，温，归肺、脾经。

【功效与主治】 理气健脾，燥湿化痰。用于胸脘胀满，食少吐泻，咳嗽痰多。

【临床应用】

单味应用：

(1) 嘈杂吐水：真橘皮去白，为末，五更安五分于掌心舔之，即睡，三日必效。皮不真则不验。(《本草纲目》)

(2) 卒然食噎：橘皮一两，汤浸去瓤，焙，为末，以水一大盏煎半盏，热服。(《本草纲目》)

(3) 诸气呃噫：橘皮三两，去瓤，水一升煎五合，顿服。或加枳壳尤良。(《本草纲目》)

(4) 膈气胀：陈皮三钱，水煎，热服。(《本草纲目》)

(5) 卒然失声：橘皮半两，水煎，徐呷。(《本草纲目》)

(6) 化食消痰，胸中热气：用橘皮半两，微熬，为末，水煎代茶细呷。(《本草纲目》)

(7) 下焦冷气：干陈皮一斤，为末，蜜丸梧子大，每食前温酒下三十丸。(《本草纲目》)

(8) 大肠闭塞：陈皮连白酒煮，焙，为末，每温酒服二钱，米饮下。(《本草纲目》)

(9) 产后尿闭不通者：陈皮一两，去白，为末，每空心温酒服二钱，一服即通。此张不愚方也。(《本草纲目》)

配伍应用：

（1）橘皮与木香配伍，理气调中，消胀除满，主要用于脾胃气滞的脘腹胀满或胀痛等证。

（2）橘皮与半夏配伍，理气调中，燥湿化痰，主要用于痰湿停滞的咳嗽痰多、嗳气呃逆等证。

（3）橘皮与砂仁配伍，化湿行气，醒脾和胃，主要用于湿阻中焦所致脘腹胀闷，不思饮食，大便溏稀等证。

（4）橘皮、砂仁、木香配伍，健脾化湿，行气止痛，用于脘腹胀痛，呕吐痞闷，不思饮食，消瘦倦怠。

（5）橘皮、枳实、生姜配伍，宣通降逆，行气散水，用于气郁痰阻胸痹证。

组方应用：

（1）《金匮要略》橘皮竹茹汤：橘皮12g，竹茹12g，生姜9g，甘草6g，人参3g，大枣5枚。功用：降逆止呕，益气清热。主治：胃虚有热之呃逆。呃逆或干呕，舌红嫩，脉虚数。

（2）《温病条辨》新制橘皮竹茹汤：橘皮9g，竹茹9g，柿蒂9g。功用：理气降逆，清热止呃，用于胃气不虚者之呃逆。

（3）《三因极一病证方论》温胆汤：半夏、竹茹、枳实各6g，橘皮9g，甘草3g，白茯苓4.5g。功用：理气化痰，清胆和胃。主治胆胃不和，痰热内扰证。胆怯易惊，虚烦不宁，失眠多梦，呕吐呃逆，癫痫等证。

（4）《世医得效方》十味温胆汤：半夏、枳实、陈皮各9g，白茯苓5g，酸枣仁、大远志、北五味子、熟地黄、条参各3g，粉草2g。功用：化痰宁心。主治心胆虚怯，触事易惊，四肢浮肿，饮食无味，心悸烦闷，坐卧不安等。

（5）《丹溪心法》胃苓汤：五苓散、平胃散各3g。功用：祛湿和胃，行气利水。主治夏秋之间，脾胃伤冷，水谷不分，泄泻不止。

（6）经验方：陈皮10g，半夏10g，茯苓10g，甘草3g，枳壳12g，竹茹10g，远志10g，石菖蒲10g。功效主治：疏肝解郁，宁胆安神。用于妇女更年期胆气不宁，植物神经功能紊乱症。用法：每日一剂，水煎400ml，分两次温服。

（7）经验方　慢支宁汤：陈皮8g，半夏8g，茯苓8g，甘草3g，白芥子6g，苏子6g，莱菔子6g，厚朴6g。功效主治：健脾理气，燥湿化痰。用于小儿感冒后咳嗽，咯吐黄白痰，迁延不愈。用法：每日一剂，水煎400ml，分两次温服。

（8）经验方　定痫汤：陈皮10g，半夏10g，茯苓10g，甘草3g，天竹黄10g，钩藤（后下）10g，全虫6g，羚羊角（冲服）3g，郁金10g，海浮石（先煎）10g。功效主治：燥湿化痰，息风定惊。用于痰涎壅盛所致癫痫，证见突然倒地，口吐白沫，全身抽搐，大小便失禁，醒后如初。用法：每日一剂，水煎400ml，分两次温服。

【制剂】二陈丸　组成：陈皮，半夏，茯苓，甘草。功能与主治：燥湿化痰，理气和胃。用于痰湿停滞导致的咳嗽痰多、胸脘涨闷、恶心呕吐。用法与用量：口服。一次9~15g，一日2次。

【化学成分】各种橘皮均含挥发油，橙皮苷，胡萝卜素，隐黄素，维生素C和果胶。陈皮中含川陈皮素、橙皮苷、新橙皮苷、橙皮素、苷奈福林等。陈皮挥发油含α-侧柏烯、柠檬烯等。福橘果皮含挥发油主要为柠檬烯。温州蜜橘挥发油含异丙烯基甲苯、δ-榄香烯、α-古巴苯、α-葎草烯、β-葎草烯、β-倍半水芹烯、乙酸-α-葎草烯醇酯和甜香味极佳的乙酸孟二烯-1,8-醇-10-酯等。

【药理作用】本品煎剂可麻醉兔、犬的离体肠管，对麻醉兔的在体子宫则呈强直性收缩。小量煎剂可增强心脏收缩力，使心输出量增加；大剂量时可抑制心脏。本品还能降低毛细血管的通透性、防止微细血管出血;能拮抗组织胺;能增强纤维蛋白溶解、抗血栓形成;有利胆作用。

【用法用量】3~9g。

附药：橘核、橘络、橘叶、化橘红

橘核 为橘的种子。性味苦平。归肝经。功能理气散结止痛。用于疝气痛、睾丸肿痛及乳房结块等。盐橘核引药下行，走肾经，增强疗疝止痛的作用，常用于疝气疼痛，睾丸肿痛。常用量3~10g。

单味应用:

(1) 肾疰腰痛，膀胱气痛，肾冷：炒，研，每温酒服一钱，或酒煎，服止。(《本草纲目》)

(2) 小肠疝气及阴核肿痛：炒，研五钱，老酒煎服，或酒糊丸服，甚效。(《本草纲目》)

组方应用:

《济生方》橘核丸：橘核、海藻、昆布、海带、川楝子、桃仁各9g，厚朴、木通、枳实、延胡索、桂心、木香各6g。功用：行气止痛，软坚散结。主治疝。睾丸肿胀偏坠，或坚硬如石，或痛引脐腹。

橘络 为橘的中果皮及内果皮之间的纤维束群。性味甘苦平。归肝、肺经。功能行气通络、化痰止咳。用于痰滞经络之胸痛、咳嗽。常用量3~5g。

单味应用:

口渴吐酒：炒熟，煎汤饮，甚效。(《本草纲目》)

橘叶 为橘树的叶。性味辛苦平。归肝经。功能疏肝行气，散结消肿。用于胁肋作痛、乳痈、乳房结块等。常用量6~10g。

单味应用:

肺痈：绿橘叶洗，捣绞汁一盏，服之，吐出脓血即愈。(《本草纲目》)

化橘红 为芸香科植物化洲柚或柚的未成熟或接近成熟的外层果皮。性味辛苦温。归肺、脾经。功能理气宽中，燥湿化痰。用于湿痰或寒痰咳嗽及食积呕恶胸闷等。常用量3~10g。

青 皮

【来源】本品为芸香科植物橘 Citrus reticulata Blanco 及其栽培品变种的干燥幼果或未成熟果实的果皮。主产于广东、福建、四川、浙江、江西等地。5~6月收集自落的幼果，晒干，习称"个青皮"；7~8月采收未成熟的果实，在果皮上纵剖成四瓣至基部，除尽瓤瓣，晒干，习称"四花青皮"。

【商品】四花青皮、个青皮、醋青皮。

【性状】四花青皮 果皮剖成4裂片，裂片长椭圆形，长4~6cm，厚0.1~0.2cm。外表面灰绿色或黑绿色，密生多数油室；内表面类白色或黄白色，粗糙，附黄白色或黄棕色小筋络。质稍硬，易折断，断面外缘有油室1~2列。气香，味苦、辛。

个青皮 呈类球形，直径0.5~2cm。表面灰绿色或黑绿色，微粗糙，有细密凹下的油室，顶端有稍突起的柱基，基部有圆形果梗痕。质硬，断面果皮黄白色或淡黄棕色，厚0.1~0.2cm，外缘有油室1~2列。瓤囊8~10瓣，淡棕色。气清香，味酸、苦、辛。

【性味归经】苦、辛，温，归肝、胆、胃经。

【功效与主治】疏肝破气，消积化滞。用于胸胁胀痛，疝气，乳核，乳痈，食积腹痛。醋青皮引药入肝，缓和了辛烈之性，增强了疏肝止痛，消积化滞的作用。

【临床应用】

单味应用:

(1) 疟疾寒热：青皮一两，烧存性，研末，发前温酒服一钱，临时再服。(《本草纲目》)

(2) 伤寒呃逆，声闻四邻：四花青皮全者研末，每服二钱，白汤下。(《本草纲目》)

(3) 产后气逆：青橘皮为末，葱白、童子小便煎二钱，服。(《本草纲目》)

(4) 唇燥生疮：青皮烧，研，猪脂调，涂。(《本草纲目》)

配伍应用：

(1) 青皮与三棱配伍，疏肝破气，活血消癥，主要用于肝气郁结或气滞血瘀所致的胸胁胀痛，癥瘕积聚，久疟癖块等证。

(2) 青皮与柴胡配伍，疏肝破气，散结止痛，主要用于肝气郁滞的胁痛，乳房胀痛或见乳房结块等证。

(3) 青皮与山楂配伍，疏肝行滞，消食化积，主要用于胃肠气滞食积不消，胃脘痞闷胀痛等证。

组方应用：

(1)《方脉正宗》：青橘皮八两（240g）酒炒，白芥子、苏子各四两（120g），龙胆草、当归尾各三两（90g）。共为末，每早晚各服三钱（10g），韭菜煎汤调下。主治肝气不和，胁肋刺痛如击如裂者。

(2)《方脉正宗》：青橘皮八两（240g）酒炒，葫芦巴二两（60g），当归、川芎、小茴香各一两（30g）俱酒洗炒。研为末，每早服三钱（10g），白汤调下。主治疝气冲筑，小便牵强作痛。

(3)《沈氏尊生书》青皮丸：青皮、山楂、神曲、麦芽、草果各等份。为丸服。主治食痛、饱闷、噫败卵气。

【制剂】乳疾灵颗粒　组成：柴胡，香附，青皮，赤芍，丹参，王不留行，鸡血藤，牡蛎，海藻，昆布，淫羊藿，菟丝子。功能与主治：舒肝活血，祛痰软坚。用于肝郁气滞、痰瘀互结所致的乳癖，症见乳房肿块或结节、数目不等、大小不一、触之软或中等硬，或经前疼痛；乳腺增生病见上述证候者。用法与用量：开水冲服。一次1～2袋。一日3次。

【化学成分】含橙皮苷、新橙皮苷、橙皮素、对羟福林等。挥发油中含α-侧柏烯、柠檬烯等成分。另含多种氨基酸，如天冬氨酸、谷氨酸、脯氨酸等。

【药理作用】本品所含挥发油对消化道有缓和的刺激作用，有利于胃肠积气的排除。其煎剂能抑制肠管平滑肌，有解痉作用。本品还有祛痰、平喘作用。其注射液静脉注射有显著的升压作用，对心肌的兴奋性、收缩性、传导性和自律性均有明显的正性作用。

【用法用量】3～9g。

枳　　实

【来源】本品为芸香科植物酸橙 Citrus aurantium L. 及其栽培变种或甜橙 Citrus sinensis Osbeck 的干燥幼果。主产于四川、江西、福建、江苏等地。5～6月收集自落的果实，除去杂质，自中部横切为两半，晒干或低温干燥，较小者直接晒干或低温干燥。

【商品】枳实、麸炒枳实。

【性状】本品呈半球形，少数为球形，直径0.5～2.5cm。外果皮黑绿色或暗棕绿色，具颗粒状突起和皱纹，有明显的花柱残迹或果梗痕。切面中果皮略隆起，厚0.3～1.2cm，黄白色或黄褐色，边缘有1～2列油室，瓤囊棕褐色。质坚硬。气清香，味苦、微酸。

【性味归经】苦、辛、酸，温，归脾、胃经。

【功效与主治】破气消积，化痰散痞。用于积滞内停，痞满胀痛，泻痢后重，大便不通，痰滞气阻胸痹，结胸；胃下垂，脱肛，子宫脱垂。麸炒可缓和其峻烈之性，以消痞散结为主。用于食积胃脘痞满，积滞便秘。

【临床应用】

单味应用：

（1）风疹：取枳实以醋渍令湿，火炙令热，适寒温，用熨上即消。（《经史证类备用本草》）

（2）胸痹气壅满，心膈不利：枳实二两，麸炒微黄，为末，非时以清粥饮调下二钱。（《经史证类备用本草》）

（3）五痔不以年月日久新：枳实为末，炼蜜丸如梧子大，空心饮下二十丸。（《经史证类备用本草》）

（4）伤寒后卒胸膈闭痛：枳实一味锉，麸炒黄，为末，服二钱，米饮调下，一日二服。（《经史证类备用本草》）

（5）小儿久痢淋沥，水谷不调：枳实六分捣末，以饮汁调二钱匕，二岁服一钱。《子母秘录》方同。（《经史证类备用本草》）

（6）卒胸痹痛：枳实捣末，汤服方寸匕，日三夜一。（《本草纲目》）

（7）奔豚气痛：枳实炙，为末，饮下方寸匕，日三夜一。（《本草纲目》）

（8）小儿头疮：枳实烧灰，猪脂调，涂。（《本草纲目》）

配伍应用：

（1）枳实与白术配伍，健脾开胃，消胀除满，用于脾胃虚弱的脘腹痞满、作胀。

（2）枳实与神曲配伍，破气除胀，消食导滞，用于饮食不化，脘腹胀满，嗳腐吞酸等证。

（3）枳实与黄连配伍，泄热除湿，消积导滞，用于湿热积滞，里急后重等证。

（4）枳实与竹茹配伍，开胸降气，消痰除痞，用于胸脘痞满，呃逆等证。

（5）枳实、白术、陈皮配伍，健脾理气消痞，用于脾虚气滞，饮食停聚、脘腹痞满、不思饮食。

组方应用：

（1）《兰室秘藏》枳实消痞丸：干生姜3g，炙甘草、麦芽曲、白茯苓、白术各6g，半夏曲、人参各9g，厚朴12g，枳实15g，黄连6g。功用：行气消痞，健脾和胃。主治脾虚气滞，寒热互结证。心下痞满，不欲饮食，倦怠乏力，大便失调。

（2）《金匮要略》枳术汤：枳实12g，白术6g。功用：行气消痞。主治气滞水停。心下坚，大如盘，边如旋盘。

（3）《脾胃论》枳术丸：枳实5g，白术10g。功用：健脾消痞。主治脾虚气滞，饮食停聚。胸脘痞满，不思饮食。

（4）寇应超主任医师方 枳朴降气导痰汤：枳实6g，川朴10g，沉香3g，陈皮6g，半夏10g，云苓15g，莱菔子15g，白芥子10g，干姜10g，甘草6g。功效主治：开胸降气，温肺祛痰，止咳平喘。用于胸闷气短，咳嗽痰多之痰饮咳嗽之症。用法：每日一剂，水煎400ml，分两次温服。

（5）辛智科主任医师方 枳实消痞汤：枳实15g，厚朴15g，半夏12g，白术12g，干姜12g，麦芽12g，茯苓15g，党参15g，黄连6g，炙甘草8g。功效主治：健脾和胃，理气止痛。用于脾胃虚弱，寒热互结所致的胃脘痞满，不欲饮食，体弱倦怠，或胸腹痞胀，食少不化，大便不畅者。慢性浅表性胃炎，慢性萎缩性胃炎，胃溃疡，反流性食管炎，功能性消化不良等有上述症状者。用法：每日一剂，水煎400ml，分两次温服。

【制剂】 枳实导滞丸 组成：枳实，大黄，黄连，黄芩，六神曲，白术，茯苓，泽泻。功能与主治：消积导滞，清利湿热。用于饮食积滞、湿热内阻所致的脘腹胀痛、不思饮食、大便秘结、痢疾里急后重。用法与用量：口服。一次6～9g，一日2次。

【化学成分】酸橙果皮含挥发油、黄酮苷（主要为橙皮苷、新橙皮苷、柚皮苷、野漆树苷及忍冬苷等）、N-甲基酪胺、对羟福林、去甲肾上腺素、色胺诺林等。尚含脂肪、蛋白质、胡萝卜素、核黄素、钙、磷、铁等。

【药理作用】本品煎剂能使胃肠蠕动增强而有节律。能使家兔子宫收缩有力，紧张度增加。动物实验发现本品注射液有明显的升压作用，甚至超过相当剂量的去甲肾上腺素。还具有利尿、镇静作用。

【用法用量】3～9g。

【注意事项】孕妇慎用。

附药：枳壳

本品为芸香科植物酸橙及其栽培变种的接近成熟的果实（去瓤），生用或麸炒用。性味、归经、功效与枳实相同，但作用缓和，长于行气宽中除胀。麸炒后可缓和其峻烈之性，偏于理气健味消食。用法用量同枳实。

单味应用：

（1）口僻眼急风：枳茹刮取上青为末，欲至瓤上者得茹五升，微火灼，去湿气，以酒三升渍，微火暖令得药味，遂性饮之。（《经史证类备用本草》）

（2）水气，皮肤痒及明目：枳壳一两杵末，如茶法煎呷之。（《经史证类备用本草》）

（3）一切疹：以水煮枳壳为煎，涂之，干即又涂之。（《经史证类备用本草》）

（4）牙齿疼痛：枳壳酒含漱。（《本草纲目》）

（5）风疹作痒：枳壳三两麸炒，为末，每服二钱，水盏煎六分，去滓，温服。仍以汁涂。（《本草纲目》）

（6）小儿软疖：大枳壳一个去白，磨口平，以面糊抹边合疖上。自出脓血尽，更无痕也。（《本草纲目》）

（7）利气明目：枳壳麸炒一两，为末，点汤代茶。（《本草纲目》）

制剂：胃肠安片　组成：木香，枳壳，大黄，朱砂，巴豆霜，川芎，沉香，檀香，厚朴，麝香，大枣。功能与主治：芳香化浊，理气止痛，健胃导滞。用于湿浊中阻、食滞不化所致的腹泻、纳差、恶心、呕吐、腹胀、腹痛；消化不良、肠炎、痢疾见上述证候者。用法与用量：口服。小丸一次20丸，一日3次；小儿一岁以内一次4～6丸，一日2～3次；一岁至三岁一次6～12丸，一日3次；三岁以上酌加。大丸一次4丸，一日3次；小儿酌减。

木　香

【来源】本品为菊科植物木香 Aucklandia lappa Decne. 的干燥根。产于云南、广西壮族自治区者，称为云木香，产于印度、缅甸者，称为广木香。秋、冬二季采挖，除去泥沙及须根，切段，大的在纵剖成瓣，干燥后剥去粗皮。

【商品】云木香、广木香、煨木香。

【性状】本品呈圆柱形或半圆柱形，长5～10cm，直径0.5～5cm。表面黄棕色至灰褐色，有明显的皱纹、纵沟及侧根痕。质坚，不易折断，断面灰褐色至暗褐色，周边灰黄色或浅棕黄色，形成层环棕色，有放射状纹理及散在的褐色点状油室。气香特异，味微苦。

【性味归经】辛、苦，温，归脾、胃、大肠、三焦、胆经。

【功效与主治】行气止痛，健脾消食。用于胸脘胀痛，泻痢后重，食积不消，不思饮食。煨木香除去了部分油脂，实肠止泻作用增强，多用于脾虚泄泻，肠鸣腹泻。

【临床应用】

单味应用：

一切走注，气痛不和：广木香，温水磨浓汁，入热酒调服。(《本草纲目》)

配伍应用：

(1) 木香与黄连配伍，清热止痢，行气止痛，用于湿热泄痢，里急后重等证。

(2) 木香与川楝子配伍，调中消滞，行气止痛，用于食积不化，脘腹胀痛等证。

(3) 木香与柴胡配伍，疏肝理气，消胀除满，用于脾失健运，肝气不舒所致的胸胁胀痛，口苦咽干等证。

(4) 木香与党参配伍，健脾补气，行气止痛，用于脾胃气虚，脘腹胀满，疼痛或呕吐，泄泻等证。

组方应用：

(1)《丹溪心法》木香顺气丸：木香五钱（15g），黑牵牛子二两（60g），补骨脂二两（60g），枳壳一两（30g），陈皮一两（30g），香附一两（30g），莱菔子五钱（15g），大腹皮五钱（15g）。上为末，水为丸，如梧桐子大。每服五十丸，温水送下，不拘时候。主治：诸气痞滞刺痛。

(2)《圣惠方》：木香二三两（60~90g），枳壳二两（60g）麸炒微黄，去瓤，川大黄四两（120g），牵牛子四两（120g）微炒，诃黎勒皮三两（90g）。上药，捣罗为末，炼蜜和捣，丸如梧桐子大。每服，食前以生姜汤下三十丸。主治一切气，攻刺腹胁胀满，大便不利。

【制剂】香砂六君丸　组成：木香，党参，茯苓，陈皮，砂仁，白术，炙甘草，半夏。功能与主治：益气健脾，和胃。用于脾虚气滞，消化不良，嗳气食少，脘腹胀满，大便溏泄。用法与用量：口服。一次6~9g，一日2~3次。

【化学成分】含挥发油类，内酯类，树脂，有机酸（棕榈酸、天台乌药酸），氨基酸（甘氨酸、瓜氨酸等）及胆胺、木香碱等。挥发油中成分为紫杉烯、α-紫罗兰酮、木香烯内酯、α及β木香烃、木香内酯、二氢脱氢木香内酯、木香醇、水芹烯等。

【药理作用】本品对胃肠道有兴奋或抑制的双向作用。有促进消化液分泌、松弛气管平滑肌及抑制伤寒杆菌、痢疾杆菌、大肠杆菌及多种真菌的作用。有利尿及促进纤维蛋白溶解等作用。

【用量】1.5~6g。

沉　香

【来源】本品为瑞香科植物白木香 Aquilaria sinensis (Lour.) Gilg 含有树脂的木材。主产于海南、广东、云南、台湾等地。全年均可采收，割取含树脂的木材，除去不含树脂的部分，阴干。

【商品】沉香。

【性状】本品呈不规则块、片状或盔帽状，有的为小碎块。表面凹凸不平，有刀痕，偶有孔洞，可见黑褐色树脂与黄白色木部相间的斑纹，孔洞及凹窝表面多呈朽木状。质较坚实，断面刺状。气芳香，味苦。

【性味归经】辛、苦，微温，归脾、胃、肾经。

【功效与主治】行气止痛，温中止呕，纳气平喘。用于胸腹胀闷疼痛，胃寒呕吐呃逆，肾虚气逆喘急。

【临床应用】

配伍应用：

(1) 沉香与乌药配伍，行气止痛，降逆调中，用于寒凝气滞，脘腹作痛等证。

(2) 沉香与丁香配伍，温胃散寒，降逆止痛，用于胃寒呕吐、呃逆等证。

(3) 沉香与肉桂配伍，温肾纳气，止咳平喘，用于下元虚冷，肾不纳气的咳嗽，气喘等证。

组方应用：

(1)《太平惠民和剂局方》沉香降气丸：香附（炒，去毛）四百两（12000g），沉香十八两半（555g），缩砂仁四十八两（1440g），甘草一百二十两（3600g）。上为细末。每服一钱（3g），入盐少许，沸汤点服，空心食。主治胸膈痞塞，心腹胀满，喘促短气，干哕烦满，脚气上冲。

(2)《张氏医通》沉香化痰丸：姜半夏曲八两（240g），黄连二两（60g）姜汁炒，木香一两（30g），沉香二两（60g）。为细末，甘草汤泛为丸。空心淡姜汤下二钱（6g）。主治胸中痰热，积年痰火。

(3)《活人心统》：沉香、紫苏、白豆蔻各一钱（3g）。为末。每服五七分（1.5~2g），柿蒂汤下。主治胃冷久呃。

【制剂】十香返生丸　组成：沉香，檀香，香附，广藿香，天麻，郁金，瓜蒌子，诃子肉，丁香，土木香，降香，乳香，僵蚕，莲子心，金礞石，甘草，苏合香，麝香，朱砂，牛黄，安息香，冰片，琥珀。功能与主治：开窍化痰，镇静安神。用于中风痰迷心窍引起的言语不清、神志昏迷、痰涎壅盛、牙关紧闭。用法与用量：口服。一次1丸，一日2次；或遵医嘱。

【化学成分】含挥发油，树脂等，主要化学成分有：白木香酸、白木香醛、沉香螺旋醇、白木香醇、苄基丙酮、对甲氧基苄基丙酮、呋喃白木香醛、呋喃白木香醇、萜烯醇、桂皮酸等。

【药理作用】本品对家兔离体小肠运动有抑制作用。所含挥发油有促进消化液分泌及胆汁分泌等作用。

【用法用量】1.5~4.5g，若入煎剂宜后下。

檀　香

【来源】本品为檀香科植物檀香 Santalum album L. 树干的心材。主产于印度、印度尼西亚等地，我国台湾有栽培。

【商品】檀香。

【性状】本品为长短不一的圆柱形木段，有的略弯曲，一般长约1m，直径10~30cm。外表面灰黄色或黄褐色，光滑细腻，有的具疤节或纵裂，横截面呈棕黄色，显油迹；棕色年轮明显或不明显，纵向劈开纹理顺直。质坚实，不易折断。气清香，燃烧时香气更浓；味淡，嚼之微有辛辣感。

【性味归经】辛，温，归脾、胃、心、肺经。

【功效与主治】行气温中，开胃止痛。用于寒凝气滞，胸痛，腹痛，胃痛食少；冠心病，心绞痛。

【临床应用】

配伍应用：

(1) 檀香与砂仁配伍，理气调中，和胃止痛，用于寒凝气滞所致的脘腹冷痛，呕吐清水等证。

(2) 檀香与降香配伍，温中散寒，行气止痛，用于寒凝经脉，气滞血瘀所致的胸痹、心绞痛等证。

组方应用：

(1)《圣济总录》檀香饮：白檀香、沉香各一块，重一分，槟榔一枚。上三味各于砂盆中以水三盏（450~900ml）去滓，银石铫内煎煮，候温，分作三服。主治解恶毒风肿。

(2)《医学金针》丹参饮：丹参一两（30g），白檀香、砂仁各一钱半（4.5g）。水煎服。主治心腹诸痛，属半虚半实者。

【制剂】 八味檀香散 组成：檀香，石膏，红花，甘草，丁香，北沙参，拳参，白葡萄干。功能与主治：清热润肺，止咳化痰。用于肺热咳嗽，痰中带脓。用法与用量：口服。一次2~3g，一日1~2次。

【化学成分】 含挥发油。油中主要成分为α-檀香萜醇、β-檀香萜醇、檀萜烯、檀萜烯酮等。

【药理作用】 本品提取液给离体蛙心灌流，呈负性肌力作用；对四逆汤、五加皮中毒所致心律不齐有拮抗作用。还具有抗菌、利尿作用。

【用法用量】 2~5g。

香　附

【来源】 本品为莎草科植物莎草 Cyperus rotundus L. 的干燥根茎。全国大部分地区均产。主产于广东、河南、四川、浙江、山东等地。秋季采挖，燎去毛须，置沸水中略煮或蒸透后晒干，或燎后直接晒干。

【商品】 香附、醋香附、酒香附、四制香附、香附炭。

【性状】 本品多呈纺锤形，有的略弯曲，长2~3.5cm，直径0.5~1cm。表面棕褐色或黑褐色，有纵皱纹，并有6~10个略隆起的环节，节上有未除净的棕色毛须及须根断痕；去净毛须者较光滑，环节不明显。质硬，经蒸煮断面黄棕色或红棕色，角质样；生晒者断面色白而显粉性，内皮层环纹明显，中柱色较深，点状维管束散在。气香，味微苦。

【性味归经】 辛、微苦、微甘，平，归肝、脾、三焦经。

【功效与主治】 行气解郁，调经止痛。用于肝郁气滞，胸、胁、脘腹胀痛，消化不良，胸脘痞闷，寒疝腹痛，乳房胀痛，月经不调，经闭痛经。醋香附疏肝止痛作用增强；酒香附能通经脉，散结滞；四制香附以行气解郁，调经散结为主；香附炭多用于治妇女崩漏不止等证。

【临床应用】
单味应用：

（1）痈疽疮疡，血凝气滞所致：香附末，服，名独胜丸。治痈疽由郁怒而得者，如疮初作，以此代茶。（《本草从新》）

（2）治聤耳出汁：香附为末，以绵杖送入。（《本草从新》）

（3）气虚浮肿：制末，丸服。（《本草易读》）

（4）妇人头痛：为末，茶下。（《本草易读》）

（5）一品丸：香附焙，末，蜜丸弹大，水下。治热气上攻，头目昏眩与偏正头痛。（《本草易读》）

（6）安胎：香附子炒，去毛，研为细末，每次用温开水送服3g，每日一次。（《一味中药祛顽疾》）

（7）扁平疣：香附20粒，洗净、砸碎、研末后加入鸡蛋或鸭蛋1个，混搅均匀，再加少许油盐煎炒，服之，一般隔日或2~4天服1次，5~8次为一疗程。儿童用法用量酌减。孕妇忌用。

（8）急性膀胱炎：香附30g（成人1剂量），加水300ml，煎至200ml，1剂煎2次，两煎药液和匀，1次顿服。每天如上法煎服3剂。服药期间要多饮水，以保证白天每2~3小时排尿1次，夜间排尿1~2次。使用本方一般不超过3天，服药3天效果不佳则改换他法。有效病例停药2周后，应做尿液细菌培养，以了解有无复发。复发者，重复用本方仍有效。能行气解郁，化滞止痛。（《一味中药治疗百病》）

配伍应用：

(1) 香附与柴胡配伍，疏肝解郁，行气止痛，用于肝气郁滞所致的胸胁疼痛，脘腹胀痛等证。

(2) 香附与高良姜配伍，温中散寒，理气止痛，用于寒凝气滞的胃脘疼痛等证。

(3) 香附与当归配伍，疏肝理气，调经止痛，用于肝气郁结所致的月经不调，经前乳胀、腹痛等证。

组方应用：

(1)《丹溪心法》越鞠丸：香附、川芎、苍术、神曲、栀子各6g。功用：行气解郁。主治郁证。胸膈痞闷，脘腹胀痛，嗳腐吞酸，恶心呕吐，饮食不消等。

(2)《济阴纲目》加味乌药汤：乌药、缩砂、木香、延胡索各10g，香附10g，甘草5g。功用：行气活血，调经止痛。主治痛经。月经前或月经初行时，少腹胀痛，胀甚于痛，或连胸胁乳房胀痛，舌淡，苔薄白，脉弦紧。

(3)《医学纲目》正气天香散：乌药6g，香附12g，陈皮、苏叶、干姜各3g。功用：行气温中，调经止痛。主治妇人诸气作痛，或上冲心胸，或攻助胁肋，腹中结块刺痛，月水不调，或眩晕呕吐，往来寒热。

(4) 经验方：制香附30g，丹参15g，玄参30g，瓦楞子30g，牡蛎30g，黄药子15g，菟丝子15g，海藻15g，昆布15g，凌霄花15g，青皮15g，白芥子15g，甘草3g。功效主治：理气活血，软坚散结。用于乳腺小叶增生。用法：每日一剂，水煎400ml，分两次温服。

【制剂】越鞠丸　组成：香附，川芎，栀子，苍术，六神曲。功能与主治：理气解郁，宽中除满。用于胸脘痞闷，腹中胀满，饮食停滞，嗳气吞酸。用法与用量：口服。一次6~9g，一日2次。

【化学成分】含挥发油。油中主要成分为β-蒎烯、香附子烯、α-香附酮、β-香附酮、广藿香酮、α-莎香醇、β-莎草醇、柠檬烯等。尚含生物碱、黄酮类及三萜类等。

【药理作用】本品5%的香附浸膏对实验动物离体子宫均有抑制作用，能降低其收缩力和张力。其挥发油有轻度雌激素样作用。其水煎剂有降低肠管紧张性和拮抗乙酰胆碱的作用。香附油对金黄色葡萄球菌有抑制作用。其提取物对某些真菌有抑制作用。其总生物碱、苷类、黄酮类及酚类化合物的水溶液有强心及降低血压的作用。

【用法用量】6~9g。

川楝子

【来源】本品为楝科植物川楝 Melia toosendan Sieb. et Zucc. 的干燥成熟果实。我国南方各地均产，以四川产者为佳。冬季果实成熟时采收，除去杂质，干燥。

【商品】川楝子、焦川楝子、盐川楝子。

【性状】本品呈类球形，直径2~3.2cm。表面金黄色至棕黄色，微有光泽，少数凹陷或皱缩，具深棕色小点。顶端有花柱残痕，基部凹陷，有果梗痕。外果皮革质，与果肉间常成空隙，果肉松软，淡黄色，遇水湿润显黏性。果核球形或卵圆形，质坚硬，两端平截，有6~8条纵棱，内分6~8室，每室含黑棕色长圆形的种子1粒。气特异，味酸、苦。

【性味归经】苦，寒；有小毒，归肝、小肠、膀胱经。

【功效与主治】疏肝行气止痛，驱虫。用于胸胁、脘腹胀痛，疝痛，虫积腹痛。焦川楝子经炒后苦寒之性缓和，降低了毒性，多用于胁肋疼痛及胃脘疼痛。盐川楝子引药下行，长于疗疝止痛。

【临床应用】

单味应用：

（1）长虫：楝实，淳苦酒中渍宿，以绵裹塞谷道中三寸许，日易之。（《经史证类备用本草》）

（2）脏毒下血：以苦楝子炒令黄，为末，蜜丸，米饮下十丸至二十丸，甚妙。（《经史证类备用本草》）

（3）耳卒热肿：楝实五合，捣烂，绵囊塞之，频换。（《本草纲目》）

（4）秃疮：川楝子（剖开去核，取肉，焙，存性）研极细末15g，用猪脂油（或凡士林）30ml共调成糊状药膏。同时，先将残余毛发全部清除，在将脓血痂彻底洗净（用食盐水洗，或明矾水亦可），拭干后涂上药膏，用力摩擦使润透，每日清洗换药，局部要暴露治疗。（《一味中药祛顽疾》）

（5）蛲虫病：成熟苦楝子1个洗净，温开水泡软去皮，塞入肛门，每晚睡前用药1次，连用5天。塞后卧床休息，第2天早排出苦楝子。同床者需同时治疗。治疗期间，每日用开水浸洗内裤，以绝传染源。（《一味中药祛顽疾》）

（6）脚癣：苦楝子适量，去皮，加水泡软，捣成糊状后，浸泡患指。每日1次，连用3~5次。（《一味中药祛顽疾》）

（7）泌尿系感染，症见尿频、尿急、尿痛等。川楝子20~30g，砸碎，水煎2次，两煎药药液和匀，早晚分服。能疏肝行气止痛，清利膀胱湿热。（《一味中药治百病》）

配伍应用：

（1）川楝子与延胡索配伍，疏肝理气，行气止痛，用于肝气郁滞所致的胁肋作痛，脘腹疼痛，疝气痛等证。

（2）川楝子与小茴香配伍，疏肝理气，温中止痛，用于寒疝所致的少腹胀痛等证。

（3）川楝子与槟榔配伍，杀虫止痛，用于虫积腹痛。

组方应用：

（1）《素问病机气宜保命集》金铃子散：金铃子、玄胡索各9g。功用：疏肝泄热，活血止痛。主治肝郁化火证。心胸胁肋诸痛，时发时止，口苦，舌红苔黄，脉弦数。

（2）《医方简义》导气汤：川楝子三钱（10g），小茴香五分（1.5g），木香一钱（3g），淡吴茱萸一钱（3g）。长流水煎服。主治寒疝，以及偏坠，小肠疝痛。

【化学成分】含川楝素、楝树碱、山柰醇、脂肪油及多种苦味的三萜成分（苦楝子酮、脂苦楝子醇、21-O-乙酰川楝子三醇、21-O-甲基川楝子五醇）。

【药理作用】本品所含川楝素对蛔虫、蚯蚓、水蛭等有明显的杀灭作用；对金黄色葡萄球菌有抑制作用；内服过量可出现中毒反应；能兴奋肠管平滑肌，增加张力和收缩力。还可抑制胃液对蛋白的消化，促进胆汁的排泄作用。

【用法用量】4.5~9g。

乌 药

【来源】本品为樟科植物乌药 Lindera aggregata (Sims) Kosterm. 的干燥块根。主产于浙江、安徽、江西、陕西等地。全年均可采挖，除去细根，洗净，趁鲜切片，晒干，或直接晒干。

【商品】乌药。

【性状】本品呈纺锤状，略弯曲，有的中部收缩成连珠状，长6~15cm，直径1~3cm。表面黄棕色或黄褐色，有纵皱纹及稀疏的细根痕。质坚硬。切片厚0.2~2mm，切面黄白色或淡黄棕色，射线放射状，可见年轮环纹，中心颜色较深。气香，味微苦、辛，有清凉感。

质老、不呈纺锤状的直根，不可供药用。

【性味归经】辛，温，归肺、脾、肾、膀胱经。

【功效与主治】顺气止痛，温肾散寒。用于胸腹胀痛，气逆喘急，膀胱虚冷，遗尿尿频，疝气，痛经。

【临床应用】

单味应用：

（1）脚气掣痛，乡村无药：初发时即取土乌药，不犯铁器，布揩去土，瓷瓦刮屑，好酒浸一宿，次早空心温服，溏泄即愈。入麝少许尤佳。痛入腹者，以乌药同鸡子瓦罐中水煮一日，取鸡子切片蘸食，以汤送下，甚效。（《本草纲目》）

（2）小儿慢惊，昏沉或搐：乌药磨，水灌之。（《本草纲目》）

（3）咽喉闭痛：生乌药即矮樟根，以酸醋二盏煎一盏，先噙后咽，吐出痰涎为愈。（《本草纲目》）

配伍应用：

（1）乌药与薤白配伍，温中散寒，行气止痛，用于痰积气滞所致的胸闷胁痛等证。

（2）乌药与木香配伍，温中散寒，行气止痛，用于寒凝气滞的脘腹胀痛。

（3）乌药与小茴香配伍，温肾散寒，理气止痛，用于寒凝肝经所致的寒疝作痛等证。

（4）乌药与香附配伍，理气活血，调经止痛，用于经行腹痛。

（5）乌药与益智仁配伍，温肾散寒，除膀胱冷气，用于肾阳不足，膀胱虚寒所致的小便频数，遗尿等证。

（6）乌药、益智仁、山药配伍，温肾祛寒，缩尿止遗，用于下元虚冷，小便频数，小儿遗尿。

（7）乌药、沉香、槟榔配伍，行气降逆，宽胸散结，用于肝气郁结所致的胸膈满闷，气逆喘息，心下痞满，不思饮食。

组方应用：

（1）《医学发明》天台乌药散：天台乌药12g，木香6g，小茴香6g，青皮6g，高良姜9g，槟榔9g，川楝子12g，巴豆12g。功用：行气疏肝，散寒止痛。主治小肠疝气。少腹引控睾丸而痛，偏坠肿胀，或少腹疼痛，苔白，脉弦。

（2）《太平惠民和剂局方》乌药顺气丸：麻黄（去根、节）、陈皮（去瓤）、乌药（去木）各二两（60g），白僵蚕（去丝、嘴、炒）、川芎、枳壳、甘草、白芷、桔梗各一两（30g），干姜（炮）半两（15g）。上为细末，每服三钱（10g），水一盏（150~300ml），姜三片，枣一枚，煎至七分，温服。主治风气攻疰四肢，骨节疼痛，遍身顽麻，头目眩晕；瘫痪，经脉拘挛；脚气步履艰难，脚膝软弱；妇人血风，老人冷气，上攻胸臆，两胁刺痛，心腹膨胀，吐泻肠鸣。

【制剂】暖脐膏　组成：当归，白芷，乌药，小茴香，八角茴香，木香，香附，乳香，母丁香，没药，肉桂，沉香，麝香。功能与主治：温里散寒，行气止痛。用于寒凝气滞，少腹冷痛，脘腹痞满，大便溏泻。用法与用量：外用，加温软化，贴于脐上。

【化学成分】含挥发油、异喹啉生物碱，呋喃倍半萜及其内酯等。油中主要成分为乌药烷、乌药烃、乌药醇、乌药酸、乌药醇酯、香樟烯、香樟内酯、羟基香樟内酯、乌药醚、异乌药醚、乌药酮等倍半萜类，还含龙脑、柠檬烯、乌药内酯、草烯、壬酸等。

【药理作用】本品所含挥发油有兴奋大脑皮质的作用，并促进呼吸、兴奋心肌、加速血液循环、升高血压及发汗的作用；将挥发油局部涂抹可使局部血管扩张，血液循环加速，缓和肌肉痉挛性疼痛；对金黄色葡萄球菌、甲型溶血性链球菌、伤寒杆菌、变形杆菌、绿脓杆菌、大肠杆菌均有抑制作用。

【用法用量】3~9g。

荔枝核

【来源】本品为无患子科植物荔枝 Litchi chinensis Sonn. 的干燥成熟种子。主产于福建、广东、广西壮族自治区等地。夏季采摘成熟果实，除去果皮及肉质假种皮，洗净，晒干。

【商品】荔枝核、盐荔枝核。

【性状】本品呈长圆形或卵圆形，略扁，长1.5~2.2cm，直径1~1.5cm。表面棕红色或紫棕色，平滑，有光泽，略有凹陷及洗波纹，一端有类圆形黄棕色的种脐，直径约7mm。质硬，子叶2，棕黄色。气微，味微甘、苦、涩。

【性味归经】甘、微苦，温，归肝、肾经。

【功效与主治】行气散结，祛寒止痛。用于寒疝气腹痛，睾丸肿痛。盐荔枝核引药入肾，增强了疗疝止痛的作用。

【临床应用】

单味应用：

（1）心痛、小肠气痛：以一枚煨存性，研末。新酒调服。(《本草纲目》)

（2）脾痛不止：荔枝核为末，醋服二钱。数服即愈。(《本草纲目》)

（3）阴肾肿痛：荔枝核烧，研，酒服二钱。(《本草纲目》)

配伍应用：

（1）荔枝核与小茴香配伍，理气止痛，用于寒凝肝经所致的疝痛，睾丸肿痛等证。

（2）荔枝核与木香配伍，温中散寒，理气止痛，用于肝气郁滞所致的胃脘疼痛，经行腹痛等证。

（3）荔枝核与香附配伍，疏肝理气，止痛，用于气滞血瘀所致的经前、产后腹痛等证。

【化学成分】含挥发油，皂苷，鞣质等。挥发油中成分为3-羟基丁酮、α-亚甲环丙基甘氨酸、α-次甲基环丙基甘氨酸等。

【药理作用】本品可降低血糖、肝糖原。

【用法用量】4.5~9g。

佛手

【来源】本品为芸香科植物佛手 Citrus medica L. var. sarcodactylis Swingle 的干燥果实。主产于广东、云南、福建、四川等地。秋季果实尚未变黄时采收，纵切成薄片，晒干或低温干燥。

【商品】佛手。

【性状】本品为类椭圆形或卵圆形的薄片，常皱缩或卷曲，长6~10cm，宽3~7cm，厚0.2~0.4cm。顶端稍宽，常有3~5个手指状的裂瓣，基部较窄，有的可见果梗痕。外皮黄绿色或橙黄色，有皱纹及油点。果肉浅黄白色，散有凹凸不平的线状或点状维管束。质硬而脆，受潮后柔韧。气香，味微甜后苦。

【性味归经】辛、苦、酸，温，归肝、脾、肺经。

【功效与主治】疏肝理气，和胃止痛。用于肝胃气滞，胸胁胀痛，胃脘痞满，食少呕吐。

【临床应用】

单味应用：

（1）面寒疼，胃气疼：佛手柑焙，新瓦焙，为末黄色，烧酒服下，每服三钱。(《滇南本草》)

（2）梅核气（痰气交阻所致）：佛手150g加水600ml，水煎浓缩至300ml，每次服20ml，每天4次。呷服。能疏肝理气，化痰。（《一味妙方治百病》）

配伍应用：

（1）佛手与香附配伍，疏肝解郁，行气止痛，用于肝郁气滞所致的胸闷、胁痛、脘腹胀满、嗳气呕呃等证。

（2）佛手与枇杷叶配伍，疏肝理气，燥湿化痰，用于日久咳嗽，胸膺作痛，气促痰多等证。

【制剂】舒肝和胃丸 组成：香附，白芍，佛手，木香，郁金，白术，陈皮，柴胡，广藿香，炙甘草，莱菔子，槟榔，乌药。功能与主治：疏肝解郁，和胃止痛。用于肝胃不和，两胁胀满，胃脘疼痛，食欲不振，呃逆呕吐，大便失调。用法与用量：口服。水蜜丸一次9g，大蜜丸一次2丸，一日2次。

【化学成分】含挥发油、香豆精类化合物。主要化学成分有：佛手内酯、柠檬内酯、橙皮苷、布枯叶苷（地奥明）等。

【药理作用】本品有类似维生素P的作用，能降低微血管的脆性。其醇提取物对肠道平滑肌有明显的抑制作用，对乙酰胆碱引起的十二指肠痉挛有显著的解痉作用，有扩张冠状动脉、增加冠脉血流量的作用，高浓度时抑制心肌收缩力、减慢心率、降低血压。本品还有一定的祛痰作用，其煎剂能对抗组织胺引起的豚鼠离体气管收缩。

【用法用量】3~9g。

香　橼

【来源】本品为芸香科植物枸橼 Citrus medica L. 或香圆 Citrus wilsonii Tanaka 的干燥成熟果实。主产于浙江、江苏、广东、广西壮族自治区等地。秋季果实成熟时采收，趁鲜切片，晒干或低温干燥。香橼亦可整个对剖两半后，晒干或低温干燥。

【商品】香橼。

【性状】枸橼 为圆形或长圆形片，直径4~10cm，厚0.2~0.5cm。横切片外果皮黄色或黄绿色，边缘呈波状，散有凹入的油点；中果皮厚1~3cm，黄白色，有不规则的网状突起的维管束；瓢囊10~17室，纵切片中心柱较粗壮。质柔韧。气清香，味微甜而苦辛。

香圆 为类球形，半球形或圆片，直径4~7cm。表面黑绿色或黄棕色，密被凹陷的小油点及网状隆起的粗皱纹，顶端有花柱残痕及隆起的环圈，基部有果梗残基。质坚硬。剖面或横切薄片，边缘油点明显；中果皮厚约0.5cm；瓢囊9~11室，棕色或淡红棕色，间或有黄白色种子。气香，味酸而苦。

【性味归经】辛、苦、酸，温，归肝、脾、肺经。

【功效与主治】舒肝理气，宽中，化痰。用于肝胃气滞，胸胁胀痛，脘腹痞满，呕吐噫气，痰多咳嗽。

【临床应用】

单味应用：

治嗽：香橼（去核）薄切作细片，以时酒同入砂瓶内，煮令熟烂，自昏至五更为度，用蜜拌匀。当睡中唤起，用匙挑服。（《养疴漫笔》）

配伍应用：

（1）香橼与郁金配伍，疏肝理气，和中止痛，用于肝失疏泄，脾胃气滞所致的胸腹胀闷、胁痛等证。

(2) 香橼与吴茱萸配伍，疏肝理气，和胃止痛，用于肝气横逆，脾胃气滞所致的脘腹胀痛，呕吐吞酸等证。

(3) 香橼与半夏配伍，理气和中，燥湿化痰，用于痰湿壅滞所致的咳嗽、痰多等证。

组方应用：

(1) 《梅氏验方新编》香橼丸：陈极香橼两个，真川贝三两（90g）去心，当归一两五钱（45g）炒黑，白通草（烘燥）一两（30g），陈西瓜皮一两（30g），甜桔梗三钱（10g）。共研细末，用白檀香劈碎煎浓汁泛为丸，如梧桐子大。每服三钱（10g），开水送下。大虚者酌用。主治气逆不进饮食或呕哕。

(2) 《本经逢原》：陈香橼一枚（连瓤），大核桃肉二枚（连皮），缩砂仁二钱（6g）去膜。各煅存性为散，砂糖拌调。空心顿服。主治臌胀。

【化学成分】香橼及枸橼均含橙皮苷、柠檬酸、苹果酸、维生素C及挥发油等。香橼含胡萝卜素类（堇黄质、叶黄素环氧化物、羟基-a-胡萝卜素、新黄质、β-阿扑-8-胡萝卜醛、β-胡萝卜素氧化物、异堇黄质、黄体呋喃素、隐黄素等），生物碱类（辛弗林、N-甲基酪胺），挥发油类（主要成分为γ-松油烯、对-聚伞花素、柠檬烯和橙花醛，还含a-及β-蒎烯、月桂烯、a-水芹烯、罗勒烯、异松油烯、香茅醛、香茅酸等）。枸橼油中含有乙酸牻牛儿酸酯、乙酸芳樟醇酯、右旋柠檬烯、柠檬醛、水芹烯、柠檬油素、三萜苦味素（枸橼苦素）等。

【药理作用】本品所含的挥发油对消化道有缓和的刺激作用，有利于胃肠积气的排除；并可使胃液分泌增多而助消化；能刺激呼吸道黏膜，使分泌液增多，有利于痰液的吐出；可抑制葡萄球菌的生长。

【用法用量】3~9g。

玫瑰花

【来源】本品为蔷薇科植物玫瑰 Rosa rugosa Thunb. 的干燥花蕾。主产于江苏、浙江、福建、山东、四川等地。春末夏初花将开放时分批采收，及时低温干燥。

【商品】玫瑰花。

【性状】本品呈半球形或不规则团状，直径0.7~1.5cm。残留花梗上被细柔毛，花托半球形，与花萼基部合生；萼片5，披针形，黄绿色或棕绿色，被有细柔毛；花瓣多皱缩，展平后宽卵形，呈覆瓦状排列，紫红色，有的黄棕色；雄蕊多数，黄褐色；花柱多数，柱头在花托口集成头状，略突出，短于雄蕊。体轻，质脆。气芳香浓郁，味微苦涩。

【性味归经】甘、微苦，温，归肝、脾经。

【功效与主治】行气解郁，和血，止痛。用于肝胃气痛，食少呕恶，月经不调，跌扑伤痛。

【临床应用】

单味应用：

(1) 肿毒初起：玫瑰花去心蒂，焙，为末一钱，好酒和服。（《本草纲目拾遗》）

(2) 乳痈初起，郁症宜此：玫瑰花初开者阴干燥者三十朵，去心蒂，陈酒煎，食后服。（《本草纲目拾遗》）

(3) 肝胃气痛：用玫瑰花阴干，冲汤代茶服。（《本草纲目拾遗》）

配伍应用：

(1) 玫瑰花与香附配伍，行气解郁，疏肝和胃，用于肝胃不和所致的胁痛、胃脘胀痛等证。

(2) 玫瑰花与当归配伍，疏肝理气，和血散瘀，用于月经不调，经前乳房作胀、腹痛等证。

(3) 玫瑰花与鸡血藤配伍，活血化瘀，理气止痛，用于乳痈，肿毒初起及损伤瘀痛等证。

组方应用：

《百草镜》：玫瑰花（去净蕊蒂，阴干）三钱（10g），红花、全当归各一钱（10g）。水煎去滓，好酒和服七剂。主治新久风痹。

【化学成分】含挥发油。油中主要成分为香茅醇、牻牛儿醇、橙花醇、丁香油酚、苯乙醇。尚含槲皮苷、鞣质、脂肪油、有机酸等。

【药理作用】本品对大鼠有促进胆汁分泌作用。

【用法用量】1.5~6g。

绿萼梅

【来源】本品为蔷薇科植物梅 Prunus mume (Sieb.) Sibe. et Zucc. 的干燥花蕾。入药部分分白梅花、红梅花两种。白梅花主产于江苏、浙江等地；红梅花主产于四川、湖北等地。初春花未开时采摘，及时低温干燥。

【商品】白梅花、红梅花。

【性状】本品呈类球形，直径3~6mm，有短梗。苞片数层，鳞片状，棕褐色。花萼5，灰绿色或棕红色。花瓣5或多数，黄白色或淡粉红色。雄蕊多蕊；雌蕊1，子房密被细柔毛。体轻。气清香，味微苦、涩。

【性味归经】微酸、涩，平，归肝、胃、肺经。

【功效与主治】开郁和中，化痰，解毒。用于郁闷心烦，肝胃气痛，梅核气，瘰疬疮毒。

【临床应用】

单味应用：

(1) 瘰疬：鸡蛋开一孔，入绿萼梅花将开者七朵，封口，饭上蒸熟，去梅花食蛋，每日一枚，七日痊愈。（《本草纲目拾遗》）

(2) 稀痘：用绿萼梅花七朵，须予养于花瓶内，春分日摘花半开者，只用净瓣捣烂，白糖三匙，滚水服之，毒即全消，免出痘矣。小儿满月后即可服。（《本草纲目拾遗》）

(3) 预稀痘疹：每年腊月清晨摘带露绿萼梅蕊一百，加上白糖，捣成小饼，令食之。（《本草纲目拾遗》）

(4) 绝痘：用南方绿萼梅蕊未放，采藏风干，逢四时八节，节前一日，用鸡蛋一个，打孔入蕊，纸糊好，饭上蒸熟，吃数次，永不出痘，即出，亦不过数粒。（《本草纲目拾遗》）

配伍应用：

(1) 绿萼梅与佛手配伍，疏肝和胃，调畅气机，用于肝郁气滞所致的胸胁胀痛，胃脘疼痛，呃逆嗳气，不思饮食等证。

(2) 绿萼梅与八月札配伍，疏肝解郁，理气化痰，用于肝郁气滞，脾被湿困，痰气互结所致的梅核气，咽中似有异物作梗之证。

【化学成分】含挥发油，油中主要成分为苯甲醛、异丁香油酚、苯甲酸等。

【用法用量】3~5g。

薤 白

【来源】本品为百合科植物小根蒜 Allium macrostemon Bge. 或薤 Allium chinensis G. Don 的干燥鳞茎。全国各地均有分布。主产于江苏、浙江等地。夏、秋二季采挖。洗净，除去须根，蒸透或置沸水中烫透，晒干。

【商品】薤白。

【性状】小根蒜　呈不规则卵圆形，高0.5~1.5cm，直径0.5~1.8cm。表面黄白色或淡黄棕色，皱缩，半透明，有类白色膜质鳞片包被，底部有突起的鳞茎盘。质硬，角质样。有蒜臭，味微辣。

薤　呈略扁的长卵形，高1~3cm，直径0.3~1.2cm。表面淡黄棕色或棕褐色，具浅纵皱纹。质较软，断面可见鳞叶2~3层，嚼之粘牙。

【性味归经】辛、苦、温，归肺、胃、大肠经。

【功效与主治】通阳散结，行气导滞。用于胸痹疼痛，痰饮咳喘，泄痢后重。

【临床应用】

单味应用：

(1) 胸痛，瘥而复发：薤根五升，捣汁，饮之，立瘥。(《本草纲目》)

(2) 奔豚气痛：薤白捣汁，饮之。(《本草纲目》)

(3) 小儿疳痢：薤白生捣如泥，以粳米粉和蜜作饼，炙熟予食。不过三两服。(《本草纲目》)

(4) 灸疮肿痛：薤白一升，猪脂一斤切，以苦酒浸一宿，微火煎三上三下，去滓，涂之。(《本草纲目》)

(5) 手足瘑疮：生薤一把，以热醋投入，以封疮上取效。(《本草纲目》)

(6) 咽喉肿痛：薤根，醋捣，敷肿处，冷即易之。(《本草纲目》)

配伍应用：

(1) 薤白与瓜蒌配伍，通阳散结，行气导滞，用于寒痰湿浊，凝滞心中，胸阳不通所致胸闷作痛，咳嗽唾痰或见气喘胸痹证。

(2) 薤白与枳实配伍，行气导滞，用于胃肠气滞，泄痢腹痛等证。

组方应用：

(1)《金匮要略》枳实薤白桂枝汤：枳实12g，厚朴12g，薤白9g，桂枝6g，瓜蒌实24g。功用：通阳散结，下气祛痰。主治胸痹。气结在胸，胸满而痛，心中痞气，气从胁下上逆抢心，舌苔白腻，脉沉弦或紧。

(2)《陆川本草》：薤白三钱(10g)，木瓜花三钱(10g)，猪鼻管四两(120g)。水煎服。主治鼻渊。

【化学成分】含挥发油，皂苷，含氮化合物，前列腺素A_1和B_1等。挥发油主要为含硫化合物(甲基烯丙基三硫、二甲基三硫、甲基正丙基三硫、乙烯撑二甲硫、甲基1-丙烯基二硫、甲基烯丙基二硫、二正丙基二硫)，尚含大蒜氨酸、甲基大蒜氨酸、大蒜糖等。

【药理作用】本品能促进纤维蛋白溶解，降低动脉脂质斑块、血脂，抑制血小板聚集和释放反应，抑制动脉平滑肌细胞增生等。

【用法用量】5~9g。

大腹皮

【来源】本品为棕榈科植物槟榔 Areca catechu L. 的干燥果皮。主产于海南、广西壮族自治区、云南等地。冬季至次春采收未成熟的果实，煮后干燥，纵剖两瓣，剥取果皮，习称"大腹皮"；春末至初秋采收成熟果实，煮后干燥，剥取果皮，打松，晒干，习称"大腹毛"。

【商品】大腹皮、大腹毛。

【性状】 大腹皮　略呈椭圆形或长卵形瓢状，长 4~7cm，宽 2~3.5cm，厚 0.2~0.5cm。外果皮深棕色至近黑色，具不规则的纵皱纹及隆起的横纹，顶端有花柱残痕，基部有果梗及残存萼片。内果皮凹陷，褐色或深棕色，光滑呈硬壳状。体轻，质硬，纵向撕裂后可见中果皮纤维。气微，味微涩。

大腹毛　略呈椭圆形或瓢状。外果皮多已脱落或残存。中果皮棕毛状，黄白色或淡棕色，疏松质柔。内果皮硬壳状，黄棕色至棕色，内表面光滑，有时纵向破裂。气微，微淡。

【性味归经】 辛、微温，归脾、胃、大肠、小肠经。

【功效与主治】 下气宽中，行水消肿。用于湿阻气滞，脘腹胀闷，大便不爽，水肿胀满，脚气浮肿，小便不利。

【临床应用】

单味应用：

漏疮恶秽：大腹皮煎汤，洗之。（《本草纲目》）

配伍应用：

（1）大腹皮与枳实配伍，行气导滞，用于食积气滞所致的脘腹胀痛，嗳气吞酸，大便不爽等证。

（2）大腹皮与茯苓配伍，宣肺理气，利水消肿，用于水肿小便不利等证。

组方应用：

（1）《济生方》四磨汤：人参 6g，槟榔 9g，沉香 6g，天台乌药 6g。功用：行气降逆，宽胸散结。主治肝气郁结证。胸膈胀闷，上气喘急，心下痞满，不思饮食。

（2）《圣惠方》：大腹皮一两（30g）锉，槟榔一两（30g），木香半两（15g），木通二两（60g）锉，郁李仁一两（30g）汤浸去皮，微炒，桑根白皮二两（60g）锉，牵牛子二两（60g）微炒。上药捣筛为散。每服四钱（12g），以水一中盏（150~300ml），入生姜半分（0.15g），葱白二七寸，煎至六分，去滓。不计时候，温服，以利为度。主治脚气，肿满腹胀，大便秘结，小便短涩。

【制剂】 木香槟榔丸　组成：木香，槟榔，枳壳，陈皮，青皮，香附，三棱，莪术，黄连，黄柏，大黄，牵牛子，芒硝。功能与主治：行气导滞，泄热通便。用于湿热内停，赤白痢疾，里急后重，胃肠积滞，脘腹胀痛，大便不通。用法与用量：口服。一次 3~6g，一日 2~3 次。

【化学成分】 含多种生物碱类：槟榔碱、槟榔次碱、去甲基槟榔次碱、去甲基槟榔碱、槟榔副碱、高槟榔碱。尚含槟榔红色素、鞣质等。果皮含 α-儿茶素。

【药理作用】 本品有兴奋胃肠道，促进纤维蛋白溶解等作用。

【用法用量】 4.5~9g。

柿　蒂

【来源】 本品为柿树植物柿 Diospyros kaki Thunb. 的干燥宿萼。冬季果实成熟时采摘，食用时收集，洗净，晒干。

【商品】 柿蒂。

【性状】 本品呈扁圆形，直径 1.5~2.5cm。中央较厚，微隆起，有果实脱落后的圆形疤痕，边缘较薄，4 裂，裂片多反卷，易碎；基部有果梗或圆孔状的果梗痕。外表面黄褐色或红棕色，内表面黄棕色，密被细茸毛。质硬而脆。气微，味涩。

【性味归经】 苦、涩，平，归胃经。

【功效与主治】降逆下气。用于呃逆。

【临床应用】

单味应用：

（1）治呃逆不止：柿蒂（烧灰存性）为末。黄酒调服，或用姜汁、砂糖等份和匀，炖热徐服。（《村居救济方》）

（2）治血淋：干柿蒂（烧灰存性），为末。每服二钱，空心米饮调服。（《奇效良方》）

配伍应用：

（1）柿蒂与丁香配伍，温中散寒，和胃降逆，用于胃气上逆所致的呃逆。

（2）柿蒂与砂仁配伍，化湿和胃，理气降逆，用于湿滞脾胃所致的呃逆等证。

组方应用：

（1）经验方：代赭石30g，党参45g，柿蒂30枚，砂仁10g。功效主治：降逆止呕，益气健脾。用于各种呃逆证。用法：每日一剂，水煎400ml，分两次温服。

（2）《洁古家珍》柿钱散：柿钱、丁香、人参各等份。为细末，水煎，食后服。主治呃逆。

（3）《江西中医药》：柿蒂四钱（12g）阴干，乌梅核中的白仁十个（细切），加白糖三钱（10g）。用水两杯（300ml），煎至一杯（150ml）。一日数回分服，连服数日。主治百日咳。

【化学成分】含黄酮类，萜类（24-羟基齐墩果酸、24-二羟基乌苏酸、白桦酸），鞣质，糖及中性脂肪油等。主要化学成分有：儿茶素、表没食子儿茶素、表儿茶素、没食子酸表儿茶素，羟基三萜酸，脱镁叶绿甲酯酸，葡萄糖、果糖、甘露糖等。

【药理作用】有抗心律失常、镇静作用。

【用法用量】4.5~9g。

刀 豆

【来源】本品为豆科植物刀豆 Canavalia gladiata（Jacq.）DC. 的干燥成熟种子。主产于江苏、安徽、湖北、四川等地。秋季采收成熟果实，剥取种子，晒干。

【商品】刀豆。

【性状】本品呈扁卵形或扁肾形，长2~3.5cm，宽1~2cm，厚0.5~1.2cm。表面淡红色至红紫色，微皱缩，略有光泽。边缘具眉状黑色种脐，长约2cm，上有白色细纹3条。质硬，难破碎。种皮革质，内表面棕绿色而光亮；子叶2，黄白色，油润。气微，味淡，嚼之有豆腥味。

【性味归经】甘，温，归胃、肾经。

【功效与主治】温中，下气，止呃。用于虚寒呃逆，呕吐。

【临床应用】

单味应用：

（1）治气滞呃逆，膈闷不舒：刀豆去老而绽者，每服二三钱，开水下。（《医级》）

（2）治鼻渊：老刀豆，文火焙干为末，酒服三钱。（《年希尧集验良方》）

（3）治小儿疝气：刀豆子研粉，每次一钱半，开水冲服。（《湖南药物志》）

配伍应用：

（1）刀豆与丁香配伍，温中和胃，降逆止呃，用于脾胃虚寒所致的呃逆、呕吐等证。

（2）刀豆与淫羊藿配伍，温肾助阳，用于肾虚所致的腰痛。

【化学成分】含尿素酶、血球凝集素、刀豆氨酸、羽扇豆醇、δ-生育酚、没食子酸、食子酸甲酯、β-谷甾醇以及淀粉、蛋白质、脂肪等。

【药理作用】促进缺血后心功能不全恢复的作用，抗肿瘤作用，可抑制病毒。

【用法用量】6~9g。

甘 松

【来源】本品为败酱科植物甘松 Nardostachys chinensis Batal. 或匙叶甘松 Narsostschys jatamansi DC. 的干燥根及根茎。主产于四川、甘肃、青海等地。春、秋二季采挖，除取泥沙及杂质，晒干或阴干。

【商品】甘松。

【性状】本品略呈圆锥形，多弯曲，长5~18cm。根茎短小，上端有茎、叶残基，呈狭长的膜质片状或纤维状。外层黑棕色，内层棕色或黄色。根单一或数条交结、分枝或并列，直径0.3~1cm。表面棕褐色，皱缩，有细根及须根。质松脆，易折断，断面粗糙，皮部深棕色，常成裂片状，木部黄白色。气特异，味苦而辛，有清凉感。

【性味归经】辛、甘，温，归脾、胃经。

【功效与主治】理气止痛，开郁醒脾。用于脘腹胀满，食欲不振，呕吐；外治牙痛，脚肿。

【临床应用】

配伍应用：

甘松与木香配伍，开郁醒脾，行气止痛，用于脾胃虚弱，寒凝气滞所致的胸闷腹胀，胃脘疼痛，不思饮食等证。

组方应用：

(1)《四川中药志》：甘松香、木香、厚朴各等份。煎服。主治各种肠胃疼痛。

(2)《四川中药志》：甘松香、香附、沉香各等份。煎服。主治神经性胃痛。

(3)《鸡峰普济方》松香丸：半夏曲、天南星各二两（60g），甘松一两（30g），陈橘皮一两半（45g）。上为细末，水煮面和为丸，如梧桐子大。每服二十丸，生姜汤下，食后。主治痰眩。

(4)《普济方》甘松汤：甘松、荷叶心、藁本各等份。三味煎汤，洗之。主治湿脚气，收湿拔毒。

【化学成分】含萜类，黄酮类，香豆素类，脂素类等。主要化学成分有：马兜铃烯、甘松酮、德比酮、缬草酮、广藿香醇，匙叶甘松的根含呋喃香豆精类化合物甘松素、甘松醇、白芷素、榄香醇、β-桉叶醇、甘松酮、缬草酮等。

【药理作用】本品有镇静、安定、抗心律不齐的作用；能使支气管扩张，其醇提取物对实验动物的离体大肠、小肠、子宫、支气管有抗组织胺的作用，亦可拮抗氯化钡引起的平滑肌痉挛。

【用法用量】3~6g。外用适量。

九 香 虫

【来源】本品为蝽科昆虫九香虫 Aspongopus chinensis Dallas 的干燥体。主产于云南、四川、贵州等地。11月至次年3月前捕捉。置适宜容器内，用酒少许将其闷死，取出阴干；或置沸水中烫死，取出，干燥。

【商品】九香虫、炒九香虫。

【性状】本品略呈六角状扁椭圆形，长1.6~2cm，宽约1cm。表面棕褐色或棕黑色，略有光泽。头部小，与胸部略呈三角形，复眼突出，卵圆状，单眼1对各5节，多已脱落。背部有翅2对，外面的1对基部较硬，内部1对为膜质，透明；胸部有足3对，多已经脱落。腹部棕红色至棕黑色，每节近边缘有突起的小点。质脆，折断后腹内有浅棕色的内含物。气特异，味微咸。

【性味归经】咸，温，归肝、脾、肾经。

【功效与主治】理气止痛，温中助阳。用于胃寒胀痛，肝胃气痛，肾虚阳痿，腰膝酸痛。炒九香虫去除了其腥臭气味，增强了其行气温阳的作用。

【临床应用】

配伍应用：

（1）九香虫与川楝子配伍，温肾助阳，行气止痛，用于寒邪瘀结中焦，或肝胃不和所致的脘腹胀满，胸胁作痛等证。

（2）九香虫与淫羊藿配伍，温肾助阳，用于肾阳不足的腰膝冷痛，阳痿等证。

组方应用：

《摄生众妙方》乌龙丸：九香虫一两（45g）半生半熟，车前子四钱（12g）微炒，陈皮四钱（12g），白术五钱（15g），杜仲八钱（24g）醋炙。上为细末，炼蜜丸如梧桐子大。每服一钱五分（4.5g），盐白汤或盐酒送下，空心服，临卧仍服一次。主治利隔间滞气，助肝肾亏损。

【化学成分】含九香虫油（硬脂酸、棕榈酸、油酸等），脂肪，蛋白质，甲壳质等。

【药理作用】本品对金黄色葡萄球菌、伤寒杆菌、甲型副伤寒杆菌及福氏痢疾杆菌均具有较强的抗菌作用，还具有抗癌作用。

【用法用量】3~9g。

第九章 消食药

【定义】 凡能促进和改善消化功能，消除饮食积滞的药物称为消食药。

【中医指导理论】《医学新悟》："消者，去其壅也。"《丹溪心法》："凡疾病不可用药，当用消积药使之融化，则根除矣。"

【性味归经】 本类药物大多甘平，归脾胃大肠经。

【临床应用】 本类药物主要适用于饮食不消化所引起的脘腹胀满，不思饮食，嗳气吞酸，恶心呕吐，大便失常等症。临床用时可根据不同兼证，适当配伍其他药物，兼脾胃虚寒者，配温中散寒药；脾胃虚弱者，配健脾益胃药；湿浊内阻者，配芳香化湿药；脾胃气滞者，配行气药；大便秘结者，配泻下药；食积化热伤津者，配清热养阴之品。

山 楂

【来源】 本品为蔷薇科植物山里红 Crataegus pinnatifida Bge. var. major N. E. Br. 或山楂 Crataegus pinnatifida Bge. 的干燥成熟果实。全国大部分地区均产。秋季果实成熟时采收，切片，干燥。

【商品】 山楂、炒山楂、焦山楂、山楂炭。

【性状】 本品为圆片形，皱缩不平，直径 1～2.5cm，厚 0.2～0.4cm。外皮红色，具皱纹，有灰白色小斑点。果肉深黄色至浅棕色。中部横切片具 5 粒浅黄色果核，但核多脱落而中空。有的片上可见短而细的果梗或花萼残迹。气微清香，味酸、微甜。

【性味归经】 酸、甘，微温，归脾、胃、肝经。

【功效与主治】 消食健胃，行气散瘀。用于肉食积滞，胃脘胀满，泻痢疾腹痛，瘀血经闭，产后瘀阻，心腹刺痛，疝气疼痛；高脂血症。焦山楂消食导滞作用增强。用于肉食积滞，泻痢不爽。山楂炒炭后收涩功能增强，具有止血、止泻的作用。可用于胃肠出血或脾虚腹泻兼食滞者。

【临床应用】

单味应用：

(1) 痘疹不快：干山楂为末，汤点服之，立出红活。又法：猴楂五个，酒煎，入水温服即出。（《本草纲目》）

(2) 食肉不消：山楂肉四两，水煮，食之，并饮其汁。（《本草纲目》）

(3) 产后儿枕痛，恶露不尽也：同糖服之，立效。（《本草易读》）

(4) 泻痢脐上痛：山楂肉一两焙，末，白面一把炒熟，分数服。痢红用红糖水，痢白用白糖水。（《本草易读》）

(5) 产后瘀滞腹痛：取焦山楂 30～50g，水煎，冲红糖适量，在盖碗中浸泡片刻，分早晚 2 次口服。能散瘀止痛。（《一味妙方治百病》）

(6) 黄褐斑：生山楂 300g，研为细末备用。患者先用温水洗面，毛巾擦干，取药粉 5g，鸡蛋清适量，调成糊状，薄薄覆盖于面部，保留 1 小时，早晚各 1 次。敷上药糊后，可配合手法按摩以助药力吸收，60 次为 1 疗程。能行气散瘀。（《一味妙方治百病》）

配伍应用：

(1) 山楂与莱菔子配伍，消积化滞，行气散郁，用于肉食积滞所致的脘腹胀满，嗳气吞酸，腹痛，便溏等证。

(2) 山楂与枳实配伍，消食化积，行气止痛，用于食积气滞所致的脘腹胀满，疼痛或泄痢腹痛等证。

(3) 山楂与橘核配伍，行气止痛，用于疝气腹痛等证。

(4) 山楂与川芎配伍，活血化瘀，行气止痛，用于气滞血瘀所致的胸胁疼痛，产后瘀阻腹痛、恶露不尽、痛经等证。

(5) 山楂与决明子配伍，活血化瘀，消积化滞，用于高脂血症。

(6) 山楂、神曲、麦芽配伍，消积化滞，用于食积证。

组方应用：

(1)《丹溪心法》保和丸：山楂18g，神曲6g，半夏、茯苓各9g，陈皮、连翘、萝卜子各6g。功用：消食和胃。主治食积。脘腹痞满胀痛，嗳腐吞酸，恶食呕吐，或大便泄泻，舌苔厚腻，脉滑等。

(2)《丹溪心法》：山楂四两（120g），白术四两（120g），神曲二两（60g）。上为末，蒸饼丸，梧子大，服七十丸，白汤下。主治一切食积。

(3) 朱富华主任医师方 小儿消积化痰止咳汤：焦山楂10g，枳实10g，槟榔10g，瓜蒌10g，枇杷叶10g，莱菔子10g，葶苈子6g，连翘10g，前胡10g，桔梗10g。功效主治：消积化痰止咳。用于食积咳嗽，症见咳嗽咯痰，食少，便秘，舌红苔黄腻，脉滑。本方为5岁小儿用量。用法：每日一剂，水煎400ml，分两次温服。

(4) 薛敬东主任医师方 化脂复肝汤：山楂30g，茵陈30g，丹参30g，葛根30g，泽泻30g。功效主治：化湿利浊，活血消积。用于湿浊阻滞，瘀血内结。症见右胁疼痛、肝脏肿大、口干口苦、身困乏力、肢体沉重、脘闷纳呆，舌苔黄腻者。用法：每日一剂，水煎400ml，分两次温服。

【制剂】

(1) 山葛开胃口服液 组成：山楂，葛根，玫瑰花。功能与主治：开胃健脾，解肌生津。用于儿童纳呆食少的厌食症。用法与用量：口服。一日2次；6个月至3岁儿童，一次5ml；3至6岁儿童，一次10ml；6至12岁儿童，一次20ml。（西安阿房宫药业有限公司生产）

(2) 大山楂丸 组成：山楂，六神曲，麦芽。功能与主治：开胃消食。用于食积内停所致的食欲不振、消化不良、脘腹胀闷。用法与用量：口服。一次1~2丸，一日1~3次；小儿酌减。

【化学成分】含黄酮类，三萜皂苷类（熊果酸、齐墩果酸、山楂酸等），皂苷鞣质，游离酸、脂肪酸、维生素C，无机盐，红色素，糖类等。

【药理作用】本品能增加胃中消化酶的分泌，促进消化。可促进脂肪分解，提高蛋白酶活性，使肉食易被消化。本品有收缩子宫、强心、抗心律失常、增加冠脉血流量、扩张血管、降低血压、降低血脂等作用，对痢疾杆菌及大肠杆菌有较强的抑制作用。

【用法用量】9~12g。

神 曲

【来源】本品为面粉和其他药物混合后经发酵而成的加工品。全国各地均产。其制法是以面粉或麸皮与杏仁泥、赤小豆粉，以及鲜青蒿、鲜苍耳、鲜辣蓼自然汁，混合拌匀，使干湿适宜，做成小块，放入筐内，复以麻叶或楮叶，保温发酵一周，长出黄菌丝时取出，切成小块，晒干即成。生用或炒用。

【商品】神曲、炒神曲、焦神曲。

【性状】本品为扁平长方块或小方块,约 2.5cm³,表面粗糙,质地较硬,呈灰黄色,有曲香气。

【性味归经】甘、辛,温,归脾、胃经。

【功效与主治】消食健胃,和中止泻,解表。用于饮食积滞证;外感食滞等。炒神曲以醒脾和胃为主。用于食积不化,脘腹胀满,不思饮食,肠鸣泄泻。焦神曲消食力强,以治食积泄泻为主。

【临床应用】

单味应用:

(1) 小腹坚大如盘,胸中满,能食而不消:曲末,服方寸匕,日三。(《经史证类备用本草》)

(2) 赤白带下,水谷食不消:以曲熬粟米粥,服方寸匕,日四五,止。(《经史证类备用本草》)

(3) 食积心痛:陈神曲一块烧红,淬酒两大碗,服之。(《本草纲目》)

(4) 治产乳运绝,亦治难产:神曲末,水服方寸匕。(《千金方》)

配伍应用:

(1) 神曲与麦芽配伍,消食健胃,用于饮食积滞的脘腹胀满,肠鸣腹泻等证。

(2) 神曲与磁石配伍,平肝潜阳,健脾和胃,多用于方剂中配有金石药,助其消化吸收。

组方应用:

(1)《太平惠民和剂局方》肥儿丸:神曲十两(300g),黄连十两(300g),肉豆蔻五两(150g),使君子五两(150g),麦芽五两(150g),槟榔二十个,木香二两(60g)。功用:健脾消食,清热驱虫。主治小儿疳积。消化不良,面黄体瘦,肚腹胀满,发热口臭,大便溏薄,以及虫积腹痛。

(2)《方脉正宗》:神曲四两(120g),白术三两(90g),人参一两(30g)俱炒,枳实(麸拌炒)五钱(15g),砂仁(炒)四钱(12g)。共为末,饴糖为丸,梧子大。每早晚各服三钱(10g),白汤下。主治脾虚不能磨食。

(3)《圣惠方》神曲散:神曲三两(90g)微炒令黄,熟干地黄二两(60g),白术一两半(45g)。上药捣细罗为散。每服,以粥饮调下二钱(6g),日三四服。主治产后冷痢,脐下疼痛。

【制剂】小儿化食丸 组成:六神曲,山楂,麦芽,槟榔,莪术,三棱,牵牛子,大黄。功能与主治:消食化滞,泻火通便。用于食滞化热所致的积滞,症见厌食、烦躁、恶心呕吐、口渴、脘腹胀满、大便干燥。用法与用量:口服。周岁以内一次 1 丸,周岁以上一次 2 丸,一日 2 次。

【化学成分】含酵母菌,淀粉酶,蛋白酶,维生素 B 复合体,麦角甾醇,蛋白质及脂肪等。

【药理作用】本品有促进消化,增进食欲的作用。

【用法用量】6~15g。

麦　芽

【来源】本品为禾本科植物大麦 Hordeum vulgare L. 的成熟果实经发芽干燥而成。全国各地均产。将麦粒用水浸泡后,保持适宜温、湿度,待幼芽长至约 0.5cm 时,干燥。生用或炒用。

【商品】麦芽、炒麦芽、焦麦芽。

【性状】本品呈纺锤形之长圆粒,表面黄白色,一端幼 3~9mm 长的黄芽;另一端幼数条须根。质坚,断面白色,粉性,味甘。

【性味归经】甘,平,归脾、胃、肝经。

【功效与主治】消食健胃,回乳消胀。用于米面薯芋食滞,断乳,乳房胀痛,肝气郁滞,肝胃不和之胁痛,脘腹痛等。炒麦芽性偏温而气香,具行气,消食,回乳之功。焦麦芽性偏温而味甘微涩，增强了消食化滞，止泻的作用。用于治疗食积泄泻和脾虚泄泻。

【临床应用】

单味应用：

（1）产后腹胀不通，转气急，坐卧不安：以麦芽一合为末，和酒服，良久通转，神验。此乃供奉辅太初传与崔郎中方也。（《本草纲目》）

（2）产后秘塞，五七日不通，不宜妄服药丸：宜用大麦芽炒黄，为末，每服三钱，沸汤调下，与粥间服。（《本草纲目》）

（3）产后回乳，产妇无子食乳，乳不消，令人发热恶寒：用大麦芽二两炒，为末，每服五钱，白汤下，甚良。（《本草纲目》）

配伍应用：

（1）麦芽与山楂配伍，消食健胃，用于米、面、薯蓣食积证。

（2）麦芽与白术配伍，健脾、益胃、消食，用于脾虚所致的不思饮食，食后饱胀等证。

组方应用：

（1）《本草纲目》：麦芽四两（120g），神曲二两（60g），白术、橘皮各一两（30g）。为末，蒸饼丸梧子大。每人参汤下三五十丸。主治快膈进食。

（2）《补缺肘后方》：大麦蘖一升（200g），椒一两（30g）并熬，干姜三两（90g）。捣末，每服方寸匕，日三四服。主治饱食便卧，得谷劳病，令人四肢烦重，嘿嘿欲卧，食毕辄甚。

【制剂】肥儿丸　组成：肉豆蔻，木香，六神曲，麦芽，胡黄连，槟榔，使君子仁。功能与主治：健脾消积，驱虫。用于小儿消化不良，虫积腹痛，面黄肌瘦，食少腹胀泄泻。用法与用量：口服。一次1～2丸，一日1～2次；三岁以内小儿酌减。

【化学成分】含α-及β-淀粉酶、催化酶、麦芽糖、大麦芽碱、腺嘌呤、胆碱、蛋白质、氨基酸、维生素B、D、E、细胞色素C等。

【药理作用】本品有消化作用。本品煎剂对胃酸与胃蛋白酶的分泌有促进作用。所含淀粉酶不耐高温，煎剂消化淀粉的效力仅相当于粉剂的三分之一；有抑制催乳素的分泌作用。其浸膏口服有降低血糖的作用。有抗菌作用。1.0mg/kg剂量能增强豚鼠子宫的紧张度和运动力。

【用法用量】10～15g。

谷　芽

【来源】本品为禾本科植物粟 Setaria italica（L.）Beauv. 的成熟果实经发芽干燥而得。将粟谷用水浸泡后，保持适宜的温、湿度，待须根长至约6mm时，晒干或低温干燥。

【商品】谷芽、炒谷芽、焦谷芽。

【性状】本品呈类圆球形，直径约2mm，顶端钝圆，基部略尖。外壳为革质的稃片，淡黄色，具点状皱纹，下端有初生的细须根，长3～6mm，剥去稃片，内含淡黄白色颖果（小米）1粒。气微，味微甘。

【性味归经】甘，温，归脾、胃经。

【功效与主治】消食和中，健脾开胃。用于食积不消，腹胀口臭，脾胃虚弱，不饥食少。炒谷芽偏于消食，用于不饥食少。焦谷芽善化积滞，用于饮食积滞不消。

【临床应用】

单味应用：

治病后脾土不健者：谷芽蒸露，用以代茶。（《中国医学大辞典》）

配伍应用：

（1）谷芽与山楂配伍，消食健胃，用于面食、薯蓣食滞所致的脘腹胀满，不饥食少。

（2）谷芽与鸡内金配伍，消食健胃，用于脾虚食少证。

（3）谷芽、麦芽、神曲配伍，健胃醒脾，消积化滞，用于脾虚食积证。

组方应用：

（1）《澹寮方》谷神丸：谷芽四两（120g），为末，入姜汁、盐少许，和作饼，焙干；入炙甘草、砂仁、白术（麸炒）各一两（30g）。为末，白汤点服之，或丸服。主治启脾进食。

（2）《麻疹集成》健脾止泻汤：茯苓、芡实、建曲、楂肉、扁豆、泽泻、谷芽、甘草各等份。水煎服。主治脾胃虚弱泄泻。

【化学成分】含蛋白质，脂肪油，淀粉，淀粉酶，麦芽糖，腺嘌呤，胆碱，维生素 C 等。

【药理作用】本品有促进消化、增进饮食的作用。

【用法用量】9~15g。

莱 菔 子

【来源】本品为十字花科植物萝卜 Raphanus sativus L. 的干燥成熟种子。夏季果实成熟时采割植株，晒干，搓出种子，除去杂质，再晒干。

【商品】莱菔子、炒莱菔子。

【性状】本品呈类卵圆形或椭圆形，稍扁，长 2.5~4mm，宽 2~3mm。表面黄棕色、红棕色或灰棕色。一端有深棕色圆形种脐，一侧数条纵沟。种皮薄而脆，子叶 2，黄白色，有油性。气微，味淡、微苦辛。

【性味归经】辛、甘，平，归肺、脾、胃经。

【功效与主治】消食除胀，降气化痰。用于饮食停滞，脘腹胀痛，大便秘结，积滞泻痢，痰壅喘咳。炒莱菔子炒后变升为降，长于消食除胀，降气化痰，多用于食积腹胀，气喘咳嗽。

【临床应用】

单味应用：

（1）上气痰嗽喘促，唾脓血：以莱菔子一合研细，煎汤，食上服之。（《本草纲目》）

（2）肺痰咳嗽：莱菔子半升淘净，焙干炒黄，为末，以糖和，丸芡子大，绵裹含之咽汁，甚妙。（《本草纲目》）

（3）齁喘痰促，遇厚味即发者：萝卜子淘净，蒸熟，晒，研，姜汁浸，蒸饼丸绿豆大，每服三十丸，以口津咽下，日三服。名青金丸。（《本草纲目》）

（4）高年气喘：萝卜子炒，研末，蜜丸梧子大，每服五十丸，白汤下。（《本草纲目》）

（5）宣吐风痰：用萝卜末，温水调服三钱，良久吐出涎沫。如是瘫痪风者，以此吐后用紧疏药，疏后服和气散取瘥。（《本草纲目》）

（6）宣吐风痰：用萝卜子半升擂细，浆水一碗滤取汁，入香油及蜜些许，温服。后以桐油浸过，晒干，鹅翎探吐。（《本草纲目》）

（7）小儿风寒：萝卜子生研末一钱，温葱酒服之，取微汗，大效。（《本草纲目》）

（8）小儿盘肠气痛：用萝卜子炒黄，研末，乳香汤服半钱。（《本草纲目》）

（9）牙齿疼痛：萝卜子十四粒生研，以人乳和之，左疼点右鼻，右疼点左鼻子。（《本草纲目》）

（10）疮疹不出：萝卜子生研末，米饮服二钱，良。（《本草纲目》）

(11) 便秘：莱菔子文火上炒黄，成人每次口服30g，小儿酌减。(《一味中药祛顽疾》)

(12) 回乳：莱菔子30g，打碎，水煎，分2次温服。(《一味中药祛顽疾》)

配伍应用：

(1) 莱菔子与陈皮配伍，行气消胀，用于食积气滞所致的脘腹胀满，嗳气吞酸，腹痛等证。

(2) 莱菔子与白芥子配伍，消食开胃，降气化痰，用于咳嗽痰多，腹胀食少等证。

组方应用：

《方脉正宗》：莱菔子五钱15g，白芍药三钱10g，大黄一钱3g，木香五分1.5g。水煎服。主治痢疾有积，后重不通。

【制剂】保和丸　组成：山楂，六神曲，半夏，茯苓，陈皮，连翘，莱菔子，麦芽。功能与主治：消食，导滞，和胃。用于食积停滞，脘腹胀满，嗳腐吞酸，不欲饮食。用法与用量：口服。一次1~2丸，一日2次；小儿酌减。

【化学成分】含挥发油，脂肪油等，挥发油中含α-、β-己烯醛和β-、γ-己烯醇等，脂肪油中含多量芥酸、亚油酸、亚麻酸及芥酸甘油酯等。尚含莱菔素、莱菔苷、芥子碱、β-谷甾醇，糖类，氨基酸，维生素等。

【药理作用】本品能增强兔离体回肠的节律性收缩作用、抑制小白鼠的胃排空作用、提高豚鼠胃幽门部环行肌紧张性和降低胃底纵行肌紧张性。本品水提物对葡萄球菌及大肠杆菌、痢疾杆菌、伤寒杆菌等有一定的抑制作用。水浸剂对多种致病性皮肤真菌有抑制作用。其水提物有一定的抗炎作用。

【用法用量】4.5~9g。

鸡内金

【来源】本品为雉科动物家鸡 Gallus gallus domesticus Brisson 的干燥沙囊内壁。全国各地均产。杀鸡后，取出鸡肫，立即剥下内壁，洗净，干燥。

【商品】鸡内金、炒鸡内金、醋鸡内金。

【性状】本品为不规则卷片，厚约2mm。表面黄色、黄绿色或黄褐色，薄而半透明，具明显的条状皱纹。质脆，易碎，断面角质样，有光泽。气微腥，味微苦。

【性味归经】甘，平，归脾、胃、小肠、膀胱经。

【功效与主治】健胃消食，涩精止遗。用于食积不消，呕吐泻痢，小儿疳积，遗尿，遗精。炒鸡内金质地酥脆，能增强健脾消积作用。用于消化不良，食积不化，肝虚泄泻及小儿疳积。醋鸡内金增加了疏肝助脾作用。用于脾肾虚弱，脘腹胀满。

【临床应用】

单味应用：

(1) 喉痹：鸡内金勿洗，阴干，煅末，竹管吹之。(《随息居饮食谱》)

(2) 一切口疮：鸡内金煅灰，敷。(《随息居饮食谱》)

(3) 鹅口白：鸡内金为末，乳服五分。(《随息居饮食谱》)

(4) 小儿疣目：鸡内金擦之，自落。(《随息居饮食谱》)

(5) 反胃：鸡内金一具，煅存性，研，酒下，男用雌，女用雄。(《随息居饮食谱》)

(6) 发背初起：鸡内金不落水者阴干，用时温水润开，贴之，随干随润，以愈为度。(《随息居饮食谱》)

(7) 发背已溃：鸡内金同棉絮焙，末，擦。(《随息居饮食谱》)

(8) 疮口不合：鸡内金日贴之。(《随息居饮食谱》)

(9) 阴头疳蚀：鸡内金不落水拭净，新瓦焙脆，出火毒，研细，先以米泔洗净，擦之。亦治口疳。(《随息居饮食谱》)

(10) 谷道生疮：鸡内金烧存性，研末，敷。(《随息居饮食谱》)

(11) 小儿积滞：鸡内金10个，掰碎成小块，放入铁锅中，加半碗干净草木灰炒成焦黄色，待鸡内金上面有小泡时取出，除去草木灰，研成细末，加入白糖拌匀，分为10包，早、晚各服1包。(《一味中药祛顽疾》)

配伍应用：

(1) 鸡内金与白术配伍，消食化积，健脾益胃，用于食积不化，脘腹胀满，小儿疳积等各种食滞证。

(2) 鸡内金与金钱草配伍，消食化积，通淋化石，用于石淋，胆石症。

(3) 鸡内金与菟丝子配伍，涩精止遗，用于肾虚所致的遗精，遗尿等证。

组方应用：

《医学衷中参西录》益脾饼：白术四两（120g），干姜二两（60g），鸡内金二两（60g），熟枣肉半斤（250g）。上药四味，白术、鸡内金各自轧细焙熟，再将干姜轧细，共和枣肉，同捣如泥，作小饼，木炭火上炙干。空心时，当点心，细嚼咽之。主治脾胃湿寒，饮食减少，长作泄泻，完谷不化。

【化学成分】含胃激素、角蛋白、微量胃蛋白酶、淀粉酶、多种维生素、微量元素以及氨基酸等。

【药理作用】口服本品粉末后，胃液分泌量、酸度和消化力均增高，胃运动加强、排空加快。其酸提取液或煎剂能加速从尿中排除放射性锶。还能用于治疗肝胆、尿路结石。

【用法用量】3~9g。

鸡 矢 藤

【来源】本品为茜草科植物鸡矢藤 Paederia scandens (Lour.) Merr. 或毛鸡矢藤 Paederia scandens (Lour.) Merr. Var, tomentosa (Bl.) H. - M. 的地上部分及根。主产于我国南方各省。夏季采收地上部分，秋冬挖掘根部。洗净，切片，鲜用或晒干。

【商品】鸡矢藤。

【性味归经】甘、苦，微寒，归脾、胃、肝、肺经。

【功效与主治】消食健胃，化痰止咳，清热解毒、止痛。用于饮食积滞，小儿疳积；热毒泻痢，咽喉肿痛，痈疮疖肿；胃肠疼痛，胆绞痛，肾绞痛，痛经以及各种外伤，骨折，手术后疼痛等。

【临床应用】

单味应用：

(1) 治气郁胸闷，胃痛：鸡矢藤根一至二两。水煎服。(《福建中草药》)

(2) 治食积腹泻：鸡矢藤一两。水煎服。(《福建中草药》)

(3) 治关节风湿痛：鸡矢藤根或藤一至二两。酒水煎服。(《福建中草药》)

(4) 治阑尾炎：鲜鸡矢藤根或茎叶一至二两。水煎服。(《福建中草药》)

(5) 治背疽：鲜鸡矢藤二两，酒水煎服；渣或另用鲜叶捣烂敷患处。(《福建中草药》)

(6) 治跌打损伤：鸡矢藤根、藤一两。酒水煎服。(《福建中草药》)

配伍应用：

(1) 鸡矢藤与山楂配伍，消食健胃，饮食积滞所致的腹痛腹泻等证。

（2）鸡矢藤与党参配伍，消食健胃，用于脾虚食少，消化不良等证。

（3）鸡矢藤与瓜蒌配伍，清热化痰，止咳平喘，用于肺热所致的咳嗽，气喘，咯吐黄痰等证。

（4）鸡矢藤与金银花配伍，清热解毒，消痈止痛，用于热毒泄痢，咽喉肿痛，痈疮疖肿等证。

【化学成分】 含鸡矢藤苷、鸡矢藤次苷、猪殃苷、鸡矢藤苷酸、去乙酰猪殃苷，齐墩果酸，生物碱等。叶含熊果酚苷。

【药理作用】 本品能抑制离体肠肌收缩，并可拮抗乙酰胆碱所致的肠肌痉挛；其注射液能拮抗组织胺所致的肠肌收缩，并有镇痛、镇静作用。本品有祛痰及抑制金黄色葡萄球菌、福氏痢疾杆菌的作用。有抗惊厥作用，对子宫的收缩强度、张力、频率以及子宫活动均有增强作用。

【用法用量】 15～60g。外用适量。

第十章 驱虫药

【定义】凡能驱除杀灭人体寄生虫的药物,叫驱虫药。

【中医理论】《古今名医方论》柯韵伯说:"蛔,昆虫也,生冷之物与湿热之气相成……蛔得酸则静,得辛则伏,得苦则下。"

【性味归经】本类药物大多苦寒、甘温,主要归肝、脾、大肠、小肠经。

【临床应用】驱虫药主要用于驱除人体肠道寄生虫(如蛔虫、蛲虫、绦虫、钩虫等)所致病症,也可用于其他部位寄生虫(如血吸虫,阴道滴虫)感染。

【注意事项】临床应用驱虫药,应根据感染寄生虫种类,病人体质强弱,病情的轻重缓急,选用和配伍适当的药物。如伴有积滞者,配伍消积导滞药;脾胃虚弱者,可配健脾和胃药;体虚患者,要先补后攻或攻补兼施;腹痛较剧时,要先安虫,待疼痛缓解再驱虫;亦可视大便正常与否,适当配伍泻下药,促使虫体排出体外。

本类药物内服时以空腹为宜,外用则以煎汤熏洗或制膏涂抹为宜。有些驱虫药具有毒性,临床应根据病人体质、年龄、孕产情况谨慎选择使用方法和剂量。

使 君 子

【来源】本品为使君子科植物使君子 Quisqualis indica L. 的干燥果实。主产于四川、广东、广西壮族自治区、云南等地。秋季果皮变紫黑色时采收,干燥。除去果壳、果仁,生用或炒香用。

【商品】使君子、使君子仁、炒使君子仁。

【性状】本品呈椭圆形或卵圆形,具5条纵棱,偶有4~9棱,长2.5~4cm,直径约2cm。表面黑褐色至紫黑色,平滑,微具光泽。顶端狭尖,基部钝圆,有明显圆形的果梗痕。质坚硬,横切面多呈五角星形,棱角处壳较厚,中间呈类圆形空腔,种子长椭圆形或纺锤形,长约2cm,直径约1cm;表面棕褐色或黑褐色,有多数纵皱纹;种皮薄,易剥离;子叶2,黄白色,有油性,断面有裂纹。气微香,味微甜。

【性味归经】甘,温,归脾、胃经。

【功效与主治】杀虫消积。用于蛔虫病、蛲虫病,虫积腹痛,小儿疳积。使君子仁杀虫力强,炒后健脾消积功效增强,还可缓和膈肌痉挛的副作用。多用于小儿疳积及蛔虫腹痛。

【临床应用】

单味应用:

(1)小儿蛔痛,口流涎沫:使君子仁为末,米饮用五更调服一钱。(《本草纲目》)

(2)小儿虚肿,头面阴囊俱浮:用使君子一两,去壳,蜜五钱炙尽,为末,每食后米汤服一钱。(《本草纲目》)

(3)鼻齇面疮:使君子仁,以香油少许浸三五个,临卧时细嚼,香油送下,久久自愈。(《本草纲目》)

(4)虫牙疼痛:使君子煎汤,频漱。(《本草纲目》)

(5)腹有虫病:每月上旬,清晨空腹食使君子数枚,或以壳煎汤送下,或七生七煨。(《本草易读》)

配伍应用：

(1) 使君子与苦楝皮配伍，驱虫消积，用于蛔虫证，蛲虫证。

(2) 使君子与槟榔配伍，消积化滞，驱虫，用于小儿疳积，或虫积腹痛等证。

组方应用：

(1)《补要袖珍小儿方论》布袋丸：夜明砂二两（60g），芜荑二两（60g），使君子二两（60g），白茯苓半两（15g），白术半两（15g），人参半两（15g），甘草半两（15g），芦荟半两（15g）。功用：驱蛔消疳，补养脾胃。主治小儿虫疳。体热面黄，肢细腹大，发焦目暗等。

(2)《太平惠民和剂局方》使君子丸：厚朴（去皮，姜汁炙）、陈皮（去白）、川芎各一分（0.3g），使君子仁（浸，去黑皮）一两（30g）。上为细末，炼蜜丸如皂子大。三岁以上一粒，三岁以下半粒，陈米饮化下。主治小儿五疳，脾胃不和，心腹膨胀，时复疼痛，不进饮食，渐至羸瘦。

【化学成分】含使君子氨酸（使君子酸钾），脂肪油（油中含油酸、棕榈酸、硬脂酸、肉豆蔻酸、花生酸、甾醇），胡芦巴碱，L-脯氨酸、L-天门冬胺、芸香苷、啼纹天竺素-3-O-β-D-葡萄糖苷等。

【药理作用】本品对蛔虫、蛲虫均有较强的麻痹作用。使君子水浸剂对某些皮肤真菌有抑制作用。

【用法用量】使君子9~12g，捣碎入煎剂；使君子仁6~9g，多入丸散用或单用，作1~2次分服。

【注意事项】服药时忌饮茶，否则令人呃逆。

苦楝皮

【来源】本品为楝科植物川楝 Melia toosendan Sieb. et Zucc. 或楝 Melia azedarach L. 的干燥树皮及根皮。前者主产于四川、湖北、贵州、河南等地，后者全国大部分地区均产。春、秋二季节剥取树皮，晒干，或除去粗皮，晒干。

【商品】苦楝皮。

【性状】本品呈不规则板片状、槽状或半卷筒状，长宽不一，厚2~6mm。外表面灰棕色或灰褐色，粗糙，有交织的纵皱纹及点状灰棕色皮孔，除去粗皮者淡黄色；内表面类白色或淡黄色。质韧，不易折断，断面纤维性，呈层片状，易剥离。气微，味苦。

【性味归经】苦，寒；有毒，归肝、脾、胃经。

【功效与主治】驱虫，疗癣。用于蛔虫病、蛲虫病、钩虫病虫积腹痛；外治疥癣瘙痒。

【临床应用】

单味应用：

(1) 小儿蛔虫：楝木皮削去苍皮，水煮汁，量大小饮之。（《本草纲目》）

(2) 小儿诸疮，恶疮秃疮，蠼螋疮：并宜楝树皮或枝烧灰，敷之。干者，猪脂调。（《本草纲目》）

(3) 口中瘘疮：东性楝根细锉，水煮浓汁，日日含漱，吐去勿咽。（《本草纲目》）

配伍应用：

(1) 苦楝皮与槟榔配伍，杀虫消积，用于蛔虫、蛲虫、钩虫等病。

(2) 苦楝皮与苦参配伍，除湿疗癣，用于疥疮，头癣，湿疮，湿疹，皮肤瘙痒等证。

组方应用：

(1)《药物图考》楝皮杀虫丸：楝根皮二钱（6g），参二钱（6g），蛇床子一钱（3g），皂角五分（1.5g）。共为末，以蜜炼成丸，如枣大，纳入肛门或阴道内。主治蛲虫病。

（2）《刘涓子鬼遗方》坐肉膏：楝树白皮、鼠肉、当归各二两（60g），薤白三两（90g），生地五两（150g），腊月猪脂三升（1500g）。煎膏成，敷之孔上，令生肉。主治瘘疮。

【化学成分】含川楝素，苦楝酮，苦楝萜酮内酯，苦楝萜醇内酯，苦楝萜酸甲酯，苦楝子三醇等。

【药理成分】本品有较好的驱蛔虫作用，特别对蛔虫头部具有麻痹作用。25%～50%的苦楝皮药液在体外对蛲虫也有麻痹作用；其煎剂体外实验，对狗钩虫也有驱杀作用；本品酒精浸液对若干常见的致病性真菌有明显的抑制作用。

【用法用量】内服4.5～9g。不可持续服用。肝病患者忌用。外用适量，以醋或猪脂油调敷。

槟　榔

【来源】本品为棕榈科植物槟榔 Areca catechu L. 的干燥成熟种子。主产于海南岛、福建、云南、广西壮族自治区、台湾等地。春末至秋初采收成熟果实，用水煮后，干燥，除去果皮，取出种子，干燥。

【商品】槟榔、炒槟榔、焦槟榔。

【性状】本品呈扁球形或圆锥形，高1.5～3.5cm，底部直径1.5～3cm。表面淡黄色或淡红棕色，具稍凹下的网状沟纹，底部中心有圆形凹陷的珠孔，其旁有1明显疤痕状种脐。质坚硬，不易破碎，断面可见棕色种皮与白色胚乳相间的大理石样花纹。气微，味涩、微苦。

【性味归经】苦、辛，温，归胃、大肠经。

【功效与主治】杀虫消积，降气，行水，截疟。用于绦虫、蛔虫、姜片虫病，虫积腹痛，积滞泻痢，里急后重，水肿脚气，疟疾。炒槟榔药性缓和，以免克伐太过而耗伤正气，并能减少服后恶心、腹泻、腹痛的副作用。长于消食导滞。用于食积不消，痢疾里急后重。焦槟榔作用与炒槟榔相似，体质较差时应选用焦槟榔。

【临床应用】

单味应用：

（1）口吻生白疮：用二枚烧灰，细研，敷之，炒。（《经史证类备用本草》）

（2）若脚气，非冷非热，老人弱人胀满者：槟榔仁为末，以槟榔壳汁或茶饮或豉汁中调服方寸匕，甚利。（《经史证类备用本草》）

（3）腰重痛：用槟榔为末，就下一钱。（《经史证类备用本草》）

（4）治诸虫在脏腑久不瘥：槟榔半两炮，捣为末，每服一钱至二钱，葱蜜煎汤调下，空心服。（《经史证类备用本草》）

（5）痰涎：槟榔为末，白汤点一钱。（《经史证类备用本草》）

（6）虫痔里急：槟榔为末，每日空心以白汤调服二钱。（《本草纲目》）

（7）寸白虫病：槟榔二七枚，为末，先以水二升半煮槟榔皮，取一升，空心调末方寸匕服之，经日虫尽出。未尽再服，以尽为度。（《本草纲目》）

（8）丹从脐起：槟榔末，醋调，敷之。（《本草纲目》）

（9）小儿头疮：水磨槟榔，晒取粉，和生油，涂之。（《本草纲目》）

（10）聤耳出脓：槟榔末，吹之。（《本草纲目》）

（11）阴毛生虱：煎水，洗之，即除。（《本草从新》）

（12）鞭虫病：槟榔100g，切片或打碎，加水500ml浸渍12小时以上，再煎至100～200ml，分成2~3等份，于清晨空腹时分次服下，以防呕吐。服药前一天先服硫酸镁20~30g，服药后3小时不泻者，可再服硫酸镁一次。（《一味中药祛顽疾》）

（13）蛲虫病：成人用槟榔90~120g，儿童5~7岁用25~30g，水煎，清晨空腹一次服用，三天后再服一次。（《一味中药祛顽疾》）

（14）蛔虫病：新鲜槟榔切片，作煎剂，14岁以上用60~90g，10~13岁50g，7~9岁40g，煎液，可一次服完，或分三次于半小时内服完。服药后数小时服用硫酸镁一剂，可提高疗效。（《一味中药祛顽疾》）

配伍应用：

（1）槟榔与乌梅配伍，驱虫消积，主要用于姜片虫病、蛔虫病。

（2）槟榔与南瓜子配伍，杀虫消积，用于驱杀绦虫、钩虫、蛔虫、蛲虫等肠道寄生虫。

（3）槟榔与木香配伍，消积导滞，行气止痛，用于食积气滞，脘腹胀满或里急后重等证。

（4）槟榔与商陆配伍，行气利水，用于实证水肿，二便不通。

（5）槟榔与木瓜配伍，利水除湿，止痛，用于寒湿脚气，肿痛。

（6）槟榔与常山配伍，除寒热，截疟疾，用于疟疾，往来寒热，久发不止。

（7）槟榔、厚朴、草果仁配伍，开达膜原，辟秽化浊，主要用于瘟疫或疟疾，邪伏膜原证。

组方应用：

（1）《通俗伤寒论》连梅安蛔汤：胡黄连3g，川椒2g，白雷丸9g，乌梅肉5g，生川柏2g，尖槟榔10g。功用：清热安蛔。主治虫积腹痛。不思饮食，食则吐蛔，甚或烦躁，厥逆，且有面赤，口渴，舌红，脉数身热等症。

（2）《方脉正宗》：槟榔、半夏、砂仁、萝卜子、麦芽、干姜、白术各二钱（6g）。水煎服。主治食积满闷或痰涎呕吐者。

（3）《素问·病机保命集》导气汤：芍药一两（30g），当归五钱（15g），大黄、黄芩、黄连、木香各一钱半（4.5g），槟榔一钱（3g）。为末。每服三五钱（10~15g），水一盏（150~300ml），煎至七分，去滓，温服。如未止，再服，不后重则止。主治下痢脓血，里急后重，日夜无度。

（4）《方脉正宗》：槟榔三钱（10g），白芍药（炒）、茯苓、猪苓、泽泻、车前子各二钱（6g），肉桂一钱（3g）。水煎服。主治脾、肺、肾三脏受伤，水气不化，积为肿满，渐成喘急，不能偃卧者。

【制剂】开胸顺气丸　组成：槟榔，牵牛子，陈皮，木香，厚朴，三棱，莪术，猪牙皂。功能与主治：消积化滞，行气止痛。用于气郁食滞所致的胸胁胀满、胃脘疼痛、嗳气呕恶、食少纳呆。用法与用量：口服。一次3~9g，一日1~2次。

【化学成分】含生物碱（槟榔碱、槟榔次碱、去甲基槟榔碱、去甲基槟榔次碱、槟榔副碱、高槟榔碱、异去甲基槟榔次碱等，均与鞣酸结合而存在），脂肪油（月桂酸、肉豆蔻酸、棕榈酸、十四碳烯酸、油酸、亚油酸、硬脂酸等），鞣质及槟榔红色素等。

【药理作用】本品对猪绦虫有较强的驱虫作用；能麻痹全虫体。对蛔虫、蛲虫、钩虫、鞭虫、姜片虫等亦有驱杀作用，对血吸虫的感染有一定的预防效果。水浸液对皮肤真菌、流感病毒有抑制作用。槟榔碱有拟胆碱作用，兴奋胆碱受体，促进唾液、汗腺分泌，增加肠蠕动，减慢心率，降低血压。

【用法用量】3~9g；驱绦虫、姜片虫可用至30~60g。

南　瓜　子

【来源】本品为葫芦科植物南瓜 Cucurbita moschata（Duch.）poiret 的种子。主产于浙江、江苏、河北、山东、山西、四川等地。夏、秋果实成熟时采收，取子，晒干。研粉生用。

【商品】南瓜子。

【性状】干燥成熟的种子，呈扁椭圆形，一端略尖，外表黄白色，边缘稍有棱，长1.2~2cm，宽0.7~1.2cm，表面带有毛茸，边缘较多。种皮较厚，种脐位于尖的一端；除去种皮，可见绿色菲薄的胚乳，内有两枚黄色肥厚的子叶。子叶内含脂肪油，胚根小。气香，味微甘。

【性味归经】甘，平，归胃、大肠经。

【功效与主治】杀虫。用于绦虫病、蛔虫病、钩虫病。

【临床应用】

单味应用：

(1) 治蛔虫：南瓜子（去壳留仁）一至二两。研碎，加开水、蜜或糖成为糊状，空心服。(《闽东本草》)

(2) 治血吸虫病：南瓜子，炒黄、碾细末。每日服二两，分二次，加白糖开水冲服。以十五日为一疗程。(《验方选集》)

(3) 治小儿咽喉痛：南瓜子（不用水洗，晒干），用冰糖煎汤。每天服二三钱。(《国医导报》)

(4) 治内痔：南瓜子二斤，煎水熏之。每日两次，连熏数天。(《岭南草药志》)

配伍应用：

南瓜子与槟榔配伍，驱虫消积，用于绦虫、钩虫、蛔虫、蛲虫病。

组方应用：

《四川中药志》：南瓜子、花生仁、胡桃仁同服。主治营养不良，面色萎黄。

【化学成分】含南瓜子氨酸，脂肪油（亚麻仁油酸、油酸、硬脂酸、棕榈酸等），类脂（单酰胆碱、磷酯酰己醇胺、磷酯酰丝氨酸、脑苷脂等）蛋白质，维生素A、B_1、B_2、C，胡萝卜素等。

【药理作用】本品对绦虫的中段及后段有麻痹作用，对血吸虫幼虫有抑制和杀灭作用；使成虫虫体萎缩、生殖器退化、子宫内虫卵减少，但不能杀灭。

【用法用量】研粉，60~120g。

鹤草芽

【来源】本品为蔷薇科植物龙芽草 Agrimonia pilosa Ledeb. 的冬芽。我国各地均有分布。冬、春季新株萌发前挖取根茎，去老根及棕褐色茸毛，留取幼芽，晒干。研粉用。

【商品】鹤芽草。

【性状】干燥根芽呈圆锥形或圆锥状圆柱形，黄白色，常弯曲，长1~3cm。外面包被数枚披针形的黄白色膜质鳞叶，有数条纵向的叶脉，基部棕色。质脆易碎。略有豆腥气，味微甜而后苦涩。

【性味归经】苦、涩，凉，归肝、小肠、大肠经。

【功效与主治】杀虫。用于治疗绦虫、阴道滴虫病。

【临床应用】

单味应用：

治疗绦虫证：鹤草芽研粉吞服，每次30~50g，小儿0.7~0.8g/kg体重。每日一次，晨起空腹服用。

配伍应用：

鹤草芽与蛇床子配伍，杀虫止痒，煎汤外洗，用于阴道滴虫病。

【化学成分】含鹤草酚、仙鹤草内酯、仙鹤草醇、芹黄素、儿茶酚、鞣质等。

【药理作用】本品能驱杀绦虫和囊虫，对猪蛔虫有持久的兴奋作用，对阴道滴虫、血吸虫、疟原虫等亦有抑杀作用。

【用法用量】研粉吞服，30～45g。不宜入煎剂。

雷 丸

【来源】本品为白蘑科真菌雷丸 Omphalia lapidescens Schroet. 的干燥菌核。我国西北、西南、华南诸省均产。秋季采挖，洗净，晒干。

【商品】雷丸。

【性状】本品为类球形或不规则团块，直径1～3cm。表面黑褐色或灰褐色，有略隆起的网状细纹。质坚实，不易破裂，断面不平坦，白色或浅灰黄色，似粉状或颗粒状，常有黄棕色大理石样纹理。气微，味微苦，嚼之有颗粒感，微带黏性，久嚼无渣。

【性味归经】微苦，寒，归胃、大肠经。

【功效与主治】杀虫消积。用于绦虫、钩虫、蛔虫病，虫积腹痛，小儿疳积。

【临床应用】

单味应用：

(1) 下寸白虫：雷丸一味，水浸软去皮，切，焙干，为末，每有疾者，五更初先食炙肉少许，便以一钱匕药稀粥调半钱服之，服时须六衙及上半月日，虫乃下。（《经史证类备用本草》）

(2) 肠绦虫病：雷丸500g，研碎过筛成细粉末，装入褐色瓶内备用。成人每次30g，极量为50g，可根据体质强弱、病程长短、年龄大小酌情增减。空腹时1次药量用凉开水调服。勿直接吞服粉剂。能消积杀虫。（《一味妙方治百病》）

配伍应用：

(1) 雷丸与槟榔配伍，杀虫，用于钩虫、蛔虫、蛲虫病。

(2) 雷丸与半夏配伍，杀虫，用于脑囊虫病。

(3) 雷丸、龙葵、露蜂房配伍，扶正固本，活血化瘀散结，用于癌肿。

组方应用：

(1)《杨氏家藏方》雷丸散：雷丸、使君子（炮，去壳）、鹤虱、楝子肉、槟榔各等份。上药为末，每服一钱（3g），温米饮调下，乳食前。主治小儿疳积。

(2)《圣济总录》雷丸散：雷丸、人参、苦参、牛膝（润、浸，切，焙）、白附子、防风（去叉）、白花蛇（润、浸，去皮、骨，炙）、甘草（炙，锉）各二两（60g），丹参一两半（45g）。上九味捣罗为散，每服二钱匕（6g），食前温酒调下。主治风瘙皮肤瘾疹疼痛。

【化学成分】含雷丸素（一种蛋白水解酶），雷丸多糖S-4002，钙、铝、镁等无机元素。

【药理作用】本品有驱杀绦虫作用，对蛔虫、钩虫、阴道滴虫及囊虫也有杀灭作用。

【用法用量】15～21g。不宜入煎剂，一般研粉服。

鹤 虱

【来源】本品为菊科植物天名精 Carpesium abrotanoides L. 的干燥成熟果实。主产于华北各地。秋季果实成熟时采收，晒干，除去杂质。

【商品】鹤虱。

【性状】本品呈圆柱状，细小，长3～4mm，直径不及1mm。表面黄褐色或暗褐色，具多数纵棱。顶端收缩呈细喙状，先端扩展成灰白色圆环；基部稍尖，有着生痕迹。果皮薄，纤维性，种皮菲薄透明，子叶2，类白色，稍有油性。气特异，味微苦。

【性味归经】 苦、辛，平；有小毒，归脾、胃经。

【功效与主治】 杀虫消积。用于蛔虫、蛲虫、绦虫病，虫积腹痛，小儿疳积。

【临床应用】

单味应用：

（1）大肠虫出不断，断之复生，行坐不得：鹤虱末，水调半两，服，自愈。(《本草纲目》)

（2）治蛔咬痛：鹤虱十两。捣筛，蜜和丸如梧子。以蜜汤空腹吞四十丸，日增至五十丸。慎酒肉。(《古今录验方》)

（3）治大肠虫出不断，断之复生，行坐不得：鹤虱末，水调半两服。(《怪证奇方》)

配伍应用：

鹤虱与槟榔配伍，杀虫消积，用于蛲虫、蛔虫、绦虫所致的虫积腹痛。

【化学成分】 含天名精倍半萜内酯类（缬草酸、正己酸、油酸、右旋亚麻酸、三十一烷、豆甾醇等），挥发油类（天名精内酯、天名精酮、天名精素、格瑞尼林、埃瓦林、埃瓦内酯等）。野胡萝卜果实挥发油中含细辛醚、β-没药烯、巴豆酸、细辛醛、牻牛儿醇、胡萝卜醇、胡萝卜烯醇等。

【药理作用】 本品有驱杀绦虫作用。

【用法用量】 3~9g。

榧　　子

【来源】 本品为红豆杉科植物榧 Torreya grandis Fort. 的干燥成熟种子。主产于安徽、福建、江苏、浙江、湖南、湖北等地。秋季种子成熟时采收，除去肉质假种皮，洗净，晒干。

【商品】 榧子。

【性状】 本品呈卵圆形或长卵圆形，长2~3.5cm，直径1.3~2cm。表面灰黄色或淡黄棕色，有纵皱纹，一端钝圆，可见椭圆形的种脐，另端稍尖。种皮质硬，厚约1mm。种仁表面皱缩，外胚乳灰褐色，膜质；内胚乳黄白色，肥大，富油性。气微，味微甜而涩。

【性味归经】 甘，平，归肺、胃、大肠经。

【功效与主治】 杀虫消积，润燥通便。用于钩虫、蛔虫、绦虫病，虫积腹痛，小儿疳积，大便秘结。

【临床应用】

单味应用：

（1）治白虫：榧子一百枚去皮，只然啖之，能食尽佳。不然，啖五十枚亦得。(《经史证类备用本草》)

（2）好食茶叶，面黄者：每日食榧子七枚，以愈为度。(《本草纲目》)

（3）治卒吐血出：先食蒸饼两三个，以榧子为末，白汤服三钱，日三服。(《圣济总录》)

配伍应用：

（1）榧子与苦楝皮配伍，杀虫消积，用于蛔虫、钩虫、蛲虫、姜片虫等寄生虫引起的虫积腹痛。

（2）榧子与火麻仁配伍，润肠通便，用于肠燥便秘。

（3）榧子与血余炭配伍，杀虫，用于治疗丝虫病，对微丝蚴有一定杀灭作用。调蜜为丸，四天为一疗程。一般一至两个疗程，微丝蚴转阴。

组方应用：

《现代实用中药》：榧子（切碎）一两（60g），使君子仁（切细）一两（30g），大蒜瓣（切细）一两（30g）。水煎去滓，一日三次，食前空腹时服。主治蛔虫病、蛲虫病等。

【化学成分】含脂肪油，油中主要成分为亚油酸、棕榈酸、硬脂酸、油酸，并含麦朊、甾醇、草酸、葡萄糖、多糖、挥发油、鞣质等。

【药理作用】本品对钩虫、蛔虫、绦虫有驱杀作用。

【用法用量】9～15g。

芜荑

【来源】本品为榆科植物大果榆 Ulmus macrocarpa Hance 果实的加工品。主产于黑龙江、吉林、辽宁、河北、山西等地。夏季果实成熟时采集，晒干，搓去膜翅，取出种子浸于水中，待发酵后，加入榆树皮面、红土、菊花末，用温开水调成糊状，摊于平板上，切成小方块，晒干入药。

【商品】芜荑。

【性状】本品呈方块状，表面褐黄色，有多数小孔。体轻质松脆。断面黄黑色，易成鳞片状剥离。气特臭，味微酸涩。

【性味归经】辛、苦，温，归脾、胃经。

【功效与主治】杀虫，消积。

【临床应用】

单味应用：

(1) 脾胃有虫，食即痛，面黄无色，疼痛无时，必效：以石州芜荑仁二两，和面炒令黄色，为末，非时米饮调二钱匕，瘥。（《经史证类备用本草》）

(2) 治久患脾胃气泄不止：芜荑五两。捣末，以饭丸。每日空心午饭前，各用陈米饮下三十丸，增至四十丸。（《续传信方》）

(3) 治虫牙作痛：芜荑仁安蛀孔中及缝中。（《世医得效方》）

配伍应用：

(1) 芜荑与鹤虱配伍，杀虫消积，用于蛔虫、蛲虫、绦虫病所致的虫积腹痛。

(2) 芜荑与白术配伍，消积杀虫，用于小儿疳积，消瘦，泄泻，虫积腹痛。

组方应用：

《本草汇言》：芜荑一两（30g），大茴香、木香各五钱（15g）。共为末，红曲打糊为丸，梧桐子大。每早服三钱（10g），白汤下。主治诸积冷气。

【化学成分】含鞣质、糖类等。

【药理作用】本品的醇浸提取物在体外对猪蛔虫有显著杀虫效力。其浸液对堇色毛癣菌、奥杜盎氏小芽孢癣菌等12种皮肤真菌有不同程度的抑制作用。还具有抗疟作用。

【用法用量】3～10g，外用适量。

第十一章 止血药

【定义】 凡能消除出血证病因，具有制止体内外出血作用的药物，叫止血药。

【中医指导理论】 李时珍说："烧灰诸黑药皆能止血。"前人又有："红见黑止"之说。

【性味归经】 大多药物苦、涩、甘、凉。归肺、肝、脾、胃经。

【临床应用】 止血药主要使用于咯血、吐血、衄血、便血、尿血、崩漏及外伤出血等出血证。

临床出血证较为复杂，有寒热虚实病因之分，上下内外部位之别，轻重缓急病情之异。临床应用时要根据出血原因和具体证候，选择适宜的止血药并进行适当配伍，如血热妄行者，配伍清热凉血药；阴虚阳亢者，配滋阴潜阳药；气虚脾不统血者，配益气健脾药；阳气虚弱者，则配温中药或温经止血药。若突然大出血而成血脱之象者，宜急用"血脱益气"之法大补元气。对跌打损伤等外伤性出血者，则配伍活血止血行气药，使血止而不留瘀。总之，应用止血药，要根据药性和临床病证性质适当进行配伍，不可一味止血。

【注意事项】 前人虽有"红见黑止"之说，但有些止血药还是以生用、鲜用为佳，如生地黄、生荷叶、生柏叶、生艾叶、鲜大蓟、鲜小蓟等。此外，人体上部出血忌配提升药，宜配牛膝、大黄之类引血下行；下部出血忌配沉降药，宜配焦芥穗、升麻、黄芪之类以助气血升提。

一、凉血止血药

本类药物性味寒凉，主要用于血热妄行的出血证。此类证候多见出血色鲜液浓，面红目赤，口渴欲饮，伴发热或不发热，舌红苔黄，脉数有力等。治当凉血止血，适当配清热凉血药，若伤及阴分见阴虚者，则配养阴药。

寒凉之性药物易致血瘀气滞，因此对热证出血兼有明显瘀证，应适当配活血行气药。

大 蓟

【来源】 本品为菊科植物蓟 Cirsium japonicum Fish. ex DC. 的干燥地上部分。全国大部分地区均产。夏、秋二季花开时采割地上部分，除去杂质，晒干。

【商品】 大蓟、大蓟炭。

【性状】 本品茎呈圆柱形，基部直径可达 1.2cm；表面绿褐色或棕褐色，有数条纵棱，被丝状毛；断面灰白色，髓部疏松或中空。叶子皱缩，多破碎，完整叶片展平后呈披针形或倒卵状椭圆形，羽状深裂，边缘具不等长的针刺；上表面灰绿色或黄棕色，下表面色较浅，两面均具灰白色丝状毛。头状花序顶生，球形或椭圆形，总苞黄褐色，羽状冠毛灰白色。气微，味淡。

【性味归经】 甘、苦，凉，归心、肝经。

【功效与主治】 凉血止血，祛瘀消肿。用于衄血，吐血，尿血，便血，崩漏下血，外伤出血，痈肿疮毒。大蓟炭凉性减弱，收敛止血作用增强。用于吐血、咯血、呕血等出血较急剧者。

【临床应用】

单味应用：

(1) 冷气入阴囊，肿满疼痛：煎大蓟止，服，立瘥。（《本草从新》）

（2）治心热吐血、口干：刺蓟叶及根，捣，绞取汁，每服一小盏，频服。(《圣惠方》)

（3）治吐血衄血，崩中下血：大蓟一握。捣，绞取汁，服半升。(《本草汇言》)

（4）治汤火烫伤：大蓟新鲜根，以冷开水洗净后捣烂，包麻布炖热绞汁涂抹，日两三次。(《福建民间草药》)

（5）治漆疮：大蓟鲜根一握。洗净，加些桐油捣烂，用麻布包炖热绞汁涂抹，日三四次。(《福建民间草药》)

（6）治副鼻窦炎：鲜大蓟根三两，鸡蛋两至三个。二味同煮，吃蛋喝汤。忌吃辛辣等刺激性食物。(《全展选编·五官科》)

（7）治疮痈毒肿：鲜品适量，捣敷患处。

配伍应用：

大蓟与小蓟配伍，凉血止血，用于血热妄行所致的咯血、衄血、崩漏、尿血等证。

组方应用：

（1）《十药神书》十灰散：大蓟、小蓟、荷叶、侧柏叶、茅根、茜根、山栀、大黄、牡丹皮、棕榈皮各9g。功用：凉血止血。主治血热妄行。吐血、咯血、嗽血、衄血。

（2）《滇南本草》：大蓟五钱（15g），土艾叶三钱（10g），白鸡冠花子二钱（6g），木耳二钱（6g），炒黄柏（如白带，不用黄柏）。饮水酒煨服。主治妇人红崩下血，白带不止。

（3）《本草汇言》：大蓟根叶、地榆、牛膝、金银花各等份。俱生捣汁，和热酒服。如无生鲜者，以干叶煎饮亦可。主治肠痈、内痈诸证。

（4）内蒙古《中草药新医疗法资料选编》：大蓟、小蓟、鲜牛奶各适量。将大、小蓟放杂鲜牛奶中泡软后，捣成膏，外敷。主治带状疱疹。

【化学成分】含三萜，甾体，挥发油，长链炔醇类，黄酮苷，木脂素（络石苷）等。主要化学成分有：蒙花苷、柳穿鱼叶苷、粗毛豚草素、芹菜素、咖啡酸、对－香豆酸等。

【药理作用】本品炒炭能缩短出血时间；动物实验有降压作用；对人型结核杆菌有抑制作用。

【用法用量】9～15g。外用鲜品适量，捣烂敷患处。

小　蓟

【来源】本品为菊科植物刺儿菜 Cirsium setosum (Willd.) MB. 的干燥地上部分。全国大部分地区均有分布。夏、秋二季花开时采割，除去杂质，晒干。

【商品】小蓟、小蓟炭。

【性状】本品茎呈圆柱形，有的上部分枝，长5～30cm，直径0.2～0.5cm；表面灰绿色或带紫色，具纵棱及白色柔毛；质脆，易折断，断面中空。叶互生，无柄或有短柄；叶片皱缩或破碎，完整者展平后呈长椭圆形或长圆状披针形，长3～12cm，宽0.5～3cm；全缘或微齿裂至羽状深裂，齿尖具针刺；上表面绿褐色，下表面灰绿色，两面均有白色柔毛。头状花序单个或数个顶生；总苞钟状，苞片5～8层，黄绿色；花紫红色。气微，味微苦。

【性味归经】甘、苦，凉，归心、肝经。

【功效与主治】凉血止血，祛瘀消肿。用于衄血，吐血，尿血，便血，崩漏下血，外伤出血，痈肿疮毒。小蓟炭凉性减弱，收敛止血作用增强。

【临床应用】

单味应用：

（1）卒泻鲜血：小蓟叶取汁，服。(《本草易读》)

(2) 鼻塞不通：水煎小蓟，服。(《本草易读》)

(3) 癣痒：小蓟叶取汁，服。(《本草易读》)

(4) 妇人阴痒：小蓟煎，洗之。(《本草易读》)

(5) 治妇人阴痒：小蓟煎汤，日洗三次。(《广济方》)

(6) 治热毒痈疮：鲜品适量，捣烂外敷。

配伍应用：

小蓟与蒲黄配伍，凉血止血，利尿，用于血热妄行所致的咯血、衄血、崩漏、尿血等证。

组方应用：

(1)《圣惠方》：生藕汁、生牛蒡汁、生地黄汁、小蓟根汁各二合(200g)，白蜜一匙(10g)。上药相和，搅令匀，不计时候。主治心热吐血口干。

(2)《济生方》：生地黄(洗)四两(120g)，小蓟根、滑石、通草、蒲黄(炒)、淡竹叶、藕节、当归(去芦，酒浸)、山栀子仁、甘草(炙)各半两(15g)。上细切，每服四钱(12g)，水一盏半(150~300ml)，煎至八分，去滓温服，空心食前。主治下焦结热血淋。

【化学成分】含生物碱、黄酮、三萜、皂苷、单酚酸等，尚含氯化钾、4-羟基-β-苯乙胺(酪胺)等。主要化学成分有：蒙花苷(刺槐素7-鼠李糖葡萄糖苷或刺槐苷A)、芸香苷、芦丁、柳穿鱼苷、绿原酸、原儿茶醛、咖啡酸(水解咖啡鞣酸)、蒲公英甾醇等。

【药理作用】本品小量可使出血时间明显缩短，能降低血胆固醇并有利胆作用；对溶血性链球菌、肺炎双球菌、白喉杆菌及结核杆菌等，均有一定的抑制作用。

【用法用量】4.5~9g。外用鲜品适量，捣烂敷患处。

地　榆

【来源】本品为蔷薇科植物地榆 Sanguisorba officinalis L. 或长叶地榆 Sanguisorba officinalis L. var. longifolia (Bert.) Yü et Li 的干燥根。后者习称"绵地榆"。全国均产，以浙江、江苏、山东、安徽、河北等地最多。春季将发芽时或秋季植株枯萎后采挖，除去须根，洗净，干燥，或趁鲜切片，干燥。

【商品】地榆、地榆炭。

【性状】地榆　本品呈不规则纺锤形或圆柱形，稍弯曲，长5~25cm，直径0.5~2cm。表面灰褐色至暗棕色，粗糙，有纵纹。质硬，断面较平坦，粉红色或淡黄色，木部略呈放射状排列。气微，味微苦涩。

绵地榆　本品呈长圆柱形，稍弯曲，着生于短粗的根茎上；表面红棕色或棕紫色，有细纵纹。质坚韧，断面黄棕色或红棕色，皮部有多数黄白色或黄棕色绵状纤维。气微，味微苦涩。

【性味归经】苦、酸、涩，微寒，归肝、大肠经。

【功效与主治】凉血止血，解毒敛疮。用于便血，痔血，血痢，崩漏，水火烫伤，痈肿疮毒。地榆经炒炭后止血作用增强。

【临床应用】

单味应用：

(1) 妇人漏下赤白不止，令人黄瘦虚竭：以地榆三两细锉，米醋一升煮十余沸，去滓，食前稍热服一合。亦治吐血。(《经史证类备用本草》)

(2) 代指逆肿：单煮地榆作汤，渍之，半日愈。(《经史证类备用本草》)

(3) 小儿湿疮：地榆煮浓汁，日洗两次。(《本草纲目》)

（4）小儿面疮焮赤肿痛：地榆八两，水一斗煎五升，温洗之。(《本草纲目》)

（5）崩漏：地榆45g，醋、水各半煎服，每日一剂。本方宜用于血热久崩，单方为好，不入复方。(《一味中药祛顽疾》)

（6）治急性菌痢：水橄榄根研粉，成人每服三至六分，每天三次，儿童减半。(《全展选编·传染病》)

（7）治烧烫伤：地榆根炒炭存性，磨粉，用麻油调成50%软膏，涂于创面，每日数次。(《单方验方资料调查选编》)

（8）治蛇毒：地榆根，捣绞取汁饮，兼以渍疮。(《补缺肘后方》)

配伍应用：

（1）地榆与槐花配伍，凉血止血，解毒敛疮，用于便血、痔血等证。

（2）地榆与生地配伍，清热凉血，收敛止血，用于血热的崩漏等证。

（3）地榆与黄连配伍，清热解毒，收敛止血，用于血痢日久不愈。

组方应用：

（1）《圣济总录》地榆汤：地榆二两（60g），甘草（炙、锉）半两（60g）。上二味粗捣筛。每服五钱匕（10g），以水一盏（150～300ml），煎取七分，去渣，温服，日二夜一。主治血痢不止。

（2）《滇南本草》：白地榆二钱（6g），炒乌梅五枚，山楂一钱（3g）。水煎服。红痢红糖为引，白痢白糖为引。主治红白痢，禁口痢。

【制剂】 槐角丸　组成：槐角，地榆，黄芩，枳壳，当归，防风。功能与主治：清肠疏风，凉血止血。用于血热所致的肠风便血、痔疮肿痛。用法与用量：口服。水蜜丸一次6g，小蜜丸一次9g，大蜜丸一次1丸，一日2次。

【化学成分】 含三萜及其皂苷类、鞣质，黄酮类及少量维生素A。主要化学成分有：地榆糖苷Ⅰ、Ⅱ，地榆皂苷A、B、E等及酚酸类性化合物。

【药理作用】 本品可缩短出凝血时间，并能收缩血管，故有止血作用；对实验性烫伤有治疗作用；体外抑菌试验对金黄色葡萄球菌、绿脓杆菌、志贺氏痢疾杆菌、伤寒杆菌、副伤寒杆菌、人型结核杆菌以及某些致病真菌均有作用。

【用法用量】 9～15g。外用适量，研末涂敷患者处。

槐　花

【来源】 本品为豆科植物槐 Sophora japonica L. 的干燥花及花蕾。全国大部分地区均有栽培。夏季花开放或花蕾形成时采收，及时干燥，除去枝、梗及杂质。前者习称"槐花"，后者习称"槐米"。

【商品】 槐花、炒槐花、槐花炭、槐米。

【性状】 槐花　皱缩而卷曲，花瓣多散落。完整者花萼钟状，黄绿色，先端5浅裂；花瓣5，黄色或黄白色，1片较大，近圆形，先端微凹，其余4片长圆形。雄蕊10，其中9个基部连合，花丝细长。雄蕊圆柱形，弯曲。体轻。气微，味微苦。

槐米　呈卵形或椭圆形，长2～6mm，直径约2mm。花萼下部有数条纵纹。萼的上方为黄白色未开放的花瓣。花梗细小。体轻，手捻即碎。气微，味微苦涩。

【性味归经】 苦，微寒，归肝、大肠经。

【功效与主治】 凉血止血，清肝泻火。用于便血，痔血，血痢，崩漏，吐血，衄血，肝热目赤，头痛眩晕。炒槐花使苦寒之性缓和，清热凉血作用大于生品。槐花炭涩性增加，凉血止血作用增强。

【临床应用】

单味应用：

（1）妇人漏下血不绝：槐花不以多少烧作灰，细研，食前温酒服二钱匕。（《经史证类备用本草》）

（2）舌衄出血：槐花末，敷之，即止。（《本草纲目》）

（3）咯血唾血：槐花炒，研，每服三钱，糯米饮下，仰卧一时取效。（《本草纲目》）

（4）脏毒下血：新槐花炒，研，酒服三钱，日三服。或用槐白皮煎汤服。（《本草纲目》）

（5）中风失音：炒槐花，三更后仰卧嚼咽。（《本草纲目》）

（6）痈疽发背，凡人中热毒，眼花头晕，口干舌苦，心惊背热，四肢麻木，觉有红晕在背后者：即取槐花子一大抄，铁杓炒褐色，以好酒一碗汗之，乘热饮酒，一汗即愈。如未退，再炒一服，极效。纵成脓者，亦无不愈。（《本草纲目》）

（7）杨梅毒疮，乃阳明积热所生：四两略炒，入酒二盏煎十余沸，热服。胃虚寒者勿用。（《本草纲目》）

（8）颈淋巴结结核：槐米2份，糯米1份，炒黄，研末，每晨空腹服2匙（约10g）。服药期间禁止吃糖。（《一味中药祛顽疾》）

（9）银屑病：槐花炒黄，研成细粉，每次3g，每日2次，饭后用温开水送服。亦可将槐花制成蜜丸，口服，剂量同上。（《一味中药祛顽疾》）

（10）暑疖：干槐米30~60g，加水1500ml煎汁，用棉花蘸洗局部。药汁可反复加热，每日洗2~3次，同时将药渣捣烂如泥，敷于患部。（《一味中药祛顽疾》）

（11）黄水疮：槐花15g，研为极细末，装入瓶内备用。用时将药末与香油调成糊状，患处按常规消毒后涂药，隔日换一次。（《一味中药祛顽疾》）

（12）头癣：槐花花蕾炒，研为末，用食用油调成膏状备用。直接将药膏涂于患部（患部不需剃发或煎痂），一次，至愈为止。（《一味中药祛顽疾》）

配伍应用：

（1）槐花与黄芩配伍，凉血泻热，用于血热妄行所致的咯血、衄血等证。

（2）槐花与地榆配伍，收敛止血，用于便血、痔疮出血。

组方应用：

（1）《本事方》槐花散：槐花12g，柏叶12g，荆芥穗6g，枳壳6g。功用：清肠凉血，疏风行气。主治肠风脏毒下血。便前出血，或便后出血，或粪中带血，以及痔疮出血，血色鲜红或晦暗。

（2）《本草汇言》：槐花（微炒）三两（90g），白芍药（炒）三钱（10g），枳壳（麸炒）一钱（3g），甘草五分（1.5g）。水煎服。主治赤白痢疾。

（3）《医学启蒙》槐花金银花酒：槐花二合（200g），金银花五钱（15g）。酒二碗煎服之，取汗。主治疮疡。

【制剂】 清脑降压片 组成：黄芩，夏枯草，槐米，磁石，牛膝，当归，地黄，丹参，水蛭，钩藤，决明子，地龙，珍珠母。功能与主治：平肝潜阳。用于肝阳上亢所致的眩晕，症见头晕、头痛、项强、血压偏高。用法与用量：口服。一次4~6片，一日3次。

【化学成分】 含三萜皂苷类，黄酮类，油脂，鞣质，染料木素，槐属苷，蜡，绿色素，黄色素，叶绿素，树脂等。其中三萜皂苷类成分有赤豆皂苷Ⅰ、Ⅱ、Ⅴ，大豆皂苷Ⅰ、Ⅲ，槐花皂苷Ⅰ、Ⅱ、Ⅲ；黄酮类成分有芦丁（芸香苷）、槲皮素、异鼠李素、异鼠李素-3-芸香糖苷、山奈酚-

3-芸香糖苷、山柰酚、白桦脂醇、槐花二醇、槐花米甲素、槐花米乙素、槐花米丙素等；油脂中含月桂酸、十二碳烯酸、肉豆蔻酸、十四碳烯酸、十四碳二烯、棕榈酸、十六碳烯酸、硬脂酸、十八碳二烯酸、八碳三烯、花生酸等脂肪酸等。

【药理作用】本品能减少毛细血管的通透性及脆性，缩短出血时间；增强毛细血管的抵抗力；降血压，防治动脉硬化；有扩张冠状血管，改善心肌循环等作用。

【用法用量】5~9g。

附药：槐角

本品为豆科植物槐 Sophora japonica L. 的果实。性味、功效与槐花相似，止血作用较槐花弱，而有润肠之功。主要用于痔血、便血、便秘目赤等症。10~15g。孕妇慎用。

单味应用：

(1) 大热心闷者：槐子烧末，酒服方寸匕首。（《经史证类备用本草》）

(2) 烧烫伤：槐角炒为老黄色，研为细末，装入干净瓶内备用。用时取槐角末加入麻油适量调成稀糊状，外敷患处，每日换药一次。（《一味中药祛顽疾》）

(3) 痔疮出血：秋后槐角成熟收下，切成小段并晒干，贮于阴凉通风处。冬季下雪后，将槐角放入瓦缸内，加入适量雪块，将缸口密封。明年入夏捞出晒干，再浸入原液中，反复晒浸，直至原液浸干为止。晒干置锅中，加细砂炒至老黄酥脆。去砂，将槐角收置通风处备用。每天6~10g，沸水冲泡，代茶频饮。能清热泻火，凉血止血。（《一味妙方治百病》）

侧 柏 叶

【来源】本品为柏科植物侧柏 Platycladus orientalis (L.) Franco 的干燥枝梢及叶。全国各地均产。多在夏、秋二季采收，阴干。

【商品】侧柏叶、侧柏炭。

【性状】本品多分枝，小枝扁平。叶细小鳞片状，交互对生，贴伏于枝上，深绿色或黄绿色。质脆，易折断。气清香，味苦涩、微辛。

【性味归经】苦、涩，寒，归肺、肝、脾经。

【功效与主治】凉血止血，生发乌发。用于吐血衄血，咯血，便血，崩漏下血，血热脱发，须发早白。侧柏叶炒炭后止血作用增强。

【临床应用】

单味应用：

(1) 霍乱转筋：柏叶捣烂，裹脚上，及煎汁，淋之。（《本草纲目》）

(2) 大肠下血：随四时方向采侧柏叶烧，研，每米饮服二钱。王焕之舒州病此，陈宜父大夫传方，二服愈。（《本草纲目》）

(3) 小儿洞痢：柏叶煮汁，代茶叶饮之。（《本草纲目》）

(4) 头发不生：侧柏叶阴干，作末，和麻油，涂之。（《本草纲目》）

(5) 头发黄赤：生柏叶末一升，猪膏一斤和，丸弹子大，每以布裹一丸，纳泔汁中化开，沐之。一月色黑而润矣。（《本草纲目》）

(6) 百日咳：新鲜侧柏叶（连幼枝）30g，加水煎成100ml，再加蜂蜜20ml。如用干品，每30g煎成150ml，另加蜂蜜30ml。剂量：一岁以内每次10~15ml，1~3岁5~30ml，四岁以上30~50ml，均日服三次。视病情需要连服1~3周。（《一味中药祛顽疾》）

(7) 秃发：新鲜侧柏叶（包括青绿色种子）25~35g，切碎，浸泡于60%~75%酒精100ml

中，七天后过滤，取滤液备用。对于疗效不显的病例，可加大浓度。用时以棉棒蘸药浓涂毛发脱落部位，每日3~4次。(《一味中药祛顽疾》)

（8）流行性腮腺炎：鲜侧柏叶洗净，捣烂，取其绿叶泥浆加鸡蛋清和匀，外敷，每日7~8次。(《一味中药祛顽疾》)

配伍应用：

（1）侧柏叶与大蓟配伍，凉血止血，用于血热妄行的咯血、衄血、崩漏、尿血等证。

（2）侧柏叶与艾叶炭配伍，温经止血，用于虚寒性出血。

（3）生柏叶、生地黄、生荷叶配伍，凉血止血，清热养阴，用于血热所致的吐血、衄血。

组方应用：

（1）《金匮要略》柏叶汤：柏叶、干姜各三两（90g），艾三把（30g）。上三味，以水五升（1000ml），取马通汁一升（200ml），合煮，取一升（200ml），分温再服。主治吐血不止。

（2）《本草切要》：侧柏叶五钱（15g），木通、当归、红花、羌活、防风各二钱（6g）。水煎服。主治历节风痛，痛如虎咬，走注周身，不能转动，动即痛极，昼夜不宁。

（3）《江苏省中草药新医疗法展览资料选编》：侧柏叶一两（30g），白矾五钱（15g），酒一两（30g）。先将侧柏叶捣碎，又将白矾细粉置酒中溶化，再将侧柏叶倒入酒内和匀，调敷患处，每日换药两次。主治深部脓肿。

（4）经验方：侧柏叶、骨碎补各等份，加75%的乙醇或高度白酒适量（药醇比例为1:3）。浸泡7天，取药液涂搽头皮。主治脂溢性皮炎，斑秃，脱发等证。

【化学成分】含挥发油（主要成分为α-侧柏酮、侧柏烯、小茴香酮等），黄酮类（香橙素、槲皮素、杨梅树皮素、扁柏双黄酮等），叶中还含钾、钠、氮、磷、钙、镁、锰和锌等微量元素。

【药理作用】本品能明显缩短出凝血时间；有镇咳、祛痰、平喘作用；有抗菌和抗结核作用；有一定的镇静及轻度降压作用。

【用法用量】6~12g。外用适量。

白 茅 根

【来源】本品为禾本科植物白茅 Imperata cylindrica Beauv. var. major (Nees) C. E. Hubb. 的干燥根茎。全国大部分地区均有分布。春、秋二季采挖，洗净，晒干，除去须根及膜质叶鞘，捆成小把。

【商品】白茅根、茅根炭。

【性状】本品呈长圆柱形，长30~60cm，直径0.2~0.4cm。表面黄白色或淡黄色，微有光泽，具纵皱纹，节明显，稍突起，节间长短不等，通常长1.5~3cm。体轻，质略脆，断面皮部白色，多有裂隙，放射状排列，中柱淡黄色，易与皮部剥离。气微，味微甜。

【性味归经】甘、寒，归肺、胃、膀胱经。

【功效与主治】凉血止血，清热利尿。用于血热吐血，衄血，尿血，热病烦渴，黄疸，水肿，热淋涩痛；急性肾炎水肿。茅根炭止血作用增强，专于出血证，并偏于收敛止血，常用于出血较急者。

【临床应用】

单味应用：

（1）解中酒毒，恐烂五脏：茅根汁，饮一升。(《本草纲目》)

（2）小便热淋：白茅根四升，水一斗五升煮取五升，适冷暖饮之，日三服。(《本草纲目》)

（3）小便出血：茅根煎汤，频饮为佳。（《本草纲目》）

（4）鼻衄不止：茅根为末，米泔水服二钱。（《本草纲目》）

（5）吐血不止：用白茅根一握，水煎，服之。（《本草纲目》）

（6）肺热气喘：水煎，服。（《本草易读》）

配伍应用：

（1）白茅根与大蓟配伍，凉血止血，清热利尿，用于血热妄行的咳血、吐血、衄血、尿血等证。

（2）白茅根与滑石配伍，清热通淋，用于小便短赤、热痛等证。

（3）白茅根与车前子配伍，清热利尿，消肿，用于一身尽肿，小便不利。

（4）白茅根与金银花配伍，利尿消肿，用于痛风欲发，脚踝红肿疼痛。日常当茶饮，能显著降低血尿酸，预防痛风发作。

（5）鲜茅根与鲜藕节、鲜小蓟根配伍，凉血止血。用于虚劳证，痰中带血，兼有虚热。

组方应用：

（1）内蒙古《中草药新医疗法资料选编》：白茅根、车前子各一两（30g），白糖五钱（15g）。水煎服。主治血尿。

（2）《单方验方调查资料选编》：白茅根一两（30g），一枝黄花一两（30g），葫芦壳五钱（15g），白酒药一钱（3g）。水煎，分两次服，每日一剂，忌盐。

（3）《本草经疏》：茅根、牛膝、生地黄、童便。煎服。主治血热经枯而闭。

【化学成分】含糖类（葡萄糖、蔗糖、果糖、木糖等），淀粉，有机酸（柠檬酸、苹果酸、草酸等），钾盐，三萜烯（白茅素、芦竹素、羊齿醇、5-羟色胺等），尚含类胡萝卜素类及叶绿素、维生素、白头翁等。

【药理作用】本品煎剂有利尿作用；并有促凝血作用。煎液对宋内氏痢疾杆菌，弗氏痢疾菌有轻度抑制作用；并有解毒作用。

【用法用量】9~30g，鲜品30~60g。

苎 麻 根

【来源】本品为荨麻科植物苎麻 Boehmeria nivea (L.) Gaud. 的根。我国中部、南部、西南均有分部。主产于江苏、山东、陕西等地。冬、春二季采挖，洗净，晒干，切片用。

【商品】苎麻根。

【性状】本品呈不规则圆柱形，略弯曲，长4~30cm，直径0.4~5cm。表面灰棕色，密生疣状突起及横向皮孔。切面皮部棕色，易剥落，木部黄白色。质坚硬，断面粉性。气微，味淡，有黏性。

【性味归经】甘，寒，归心、肝经。

【功效与主治】凉血止血，安胎，解毒。用于血热出血，咯血、吐血、衄血、崩漏；胎漏下血，胎动不安。

【临床应用】

单味应用：

（1）五种淋：用苎麻根两茎打碎，以水一碗半煎取半碗，频服，即通，大妙。（《经史证类备用本草》）

（2）诸痈疽发背，或发乳房，初起微赤，不急治之即死，速消方：捣苎根，敷之，数易。

（《经史证类备用本草》）

(3) 小便不通：用苎根洗，研，摊绢上，贴少腹连阴际，须臾即通。（《本草纲目》）

(4) 小便血淋：用苎根煎汤，频服，大妙。亦治诸淋。（《本草纲目》）

(5) 肛门肿痛：生苎根捣烂，坐之，良。（《本草纲目》）

(6) 五色丹毒：苎根煮浓汁，日三浴之。（《本草纲目》）

(7) 产后腹痛：以苎皮按腹上。（《本草易读》）

配伍应用：

(1) 苎麻根与三七配伍，凉血止血，用于血热妄行的咯血、吐血、衄血、崩漏以及紫癜、外伤出血等证。

(2) 苎麻根与阿胶配伍，清热止血，安胎，用于热盛所致的胎动不安，胎漏下血等证。

【化学成分】含酚类、三萜甾醇、绿原酸、咖啡酸及大黄素、大黄素甲醚 – 8 – β – 葡萄糖苷等。

【药理作用】本品提取物有止血作用可使出血时间及凝血时间缩短，具有安胎作用。

【用法用量】10~30g。外用适量。

羊 蹄 根

【来源】本品为蓼科植物羊蹄 Rumex japoicus Houtt. 或尼泊尔羊蹄 Rumex nepalensis Spreng 的根。全国大部分地区均有。秋季（或春季）采挖，洗净，切片，晒干，生用。

【商品】羊蹄根。

【性状】羊蹄　多年本草生，根粗大黄色。茎直立，高1米许。根生叶丛生，有长柄，叶片长椭圆形，长10~25cm，宽4~10cm，先端钝，基部圆或带楔形，边缘呈波；茎生叶较小，有短柄。总状花序顶生，每节花簇略下垂；花被6，淡绿色，外轮3片展开，内轮3片成果被；果被广卵形，有明显的网纹，背面各具一卵形疣状突起，其表有细网纹，边缘不整齐的微齿；雄蕊6，成3对；子房具棱，1室，1胚珠，花柱3，柱头细裂。瘦果三角形，先端尖，角棱锐利，长约2毫米，褐色，光亮。有3片增大的果被包覆。花期4月。果熟期5月。

尼泊尔羊蹄　多年生草本，根粗大。茎圆，有浅棱，高0.7~1.5米，直立。单叶互生，叶柄细；茎生叶长椭圆形、卵状长椭圆形至三角状卵形，长20~40cm，宽3~5cm，或更大，先端短尖，基部心脏形或圆形，边缘具不整齐的波状起伏，上部偶有杂于花序中的少数叶。总状花序，花簇之间有距离，花梗中部有明显的关节；花被6，内轮3枚扩大为果被，卵圆形，网脉突出而明显，中央有长椭圆形的疣状突起，边缘有针状齿，每侧约10枚，齿端成钩状；雄蕊6；子房三棱形，花柱3，柱头流苏状。瘦果三角形，有光泽。花期5月。

【性味归经】苦、涩，寒，归心、肝、大肠经。

【功效与主治】凉血止血，解毒杀虫，泻下。用于吐血、衄血、便血、崩漏、紫癜；疥癣，秃疮，疮痈及烫伤等。

【临床应用】

单味应用：

(1) 疬疡风：用羊蹄菜根于生铁上以好醋磨，旋旋刮取，涂于患处。未瘥，加入硫磺少许同磨，涂之。（《经史证类备用本草》）

(2) 大便卒涩结不通：用羊蹄根一两锉，水一大盏煎取六分，去滓，温温顿服。（《经史证类备用本草》）

(3) 治疥方：捣羊蹄根，和猪脂，涂上。或著盐少许佳。（《经史证类备用本草》）

(4) 漏瘤疮湿癣痒，浸淫日广，痒不可忍，搔之黄水出，瘥后复发：取羊蹄净去土，细切，捣，以大醋和，净洗，敷上，一时间以冷水洗之，日一敷，瘥。若为末敷之妙。（《经史证类备用本草》）

(5) 癣疮久不瘥：羊蹄根捣绞取汁，用腻粉少许调如膏，涂敷癣上，三五遍即瘥。如干，即猪脂调和，敷之。（《经史证类备用本草》）

(6) 头风白屑：羊蹄草根曝干，杵末，同羊胆汁涂之，永除。（《本草纲目》）

(7) 头上白秃：独根羊蹄以陈醋研如泥，生布擦赤，敷之，日一次。（《本草纲目》）

配伍应用：

羊蹄根与地榆配伍，清热凉血，收敛止血，用于血热妄行的吐血、衄血、便血、痔血、崩漏、紫癜等证。

组方应用：

(1)《本草汇言》：羊蹄草根和麦门冬煎汤饮，或熬膏，炼蜜收，白汤调服数匙。主治热郁吐血。

(2)《江西民间本草》：羊蹄根五钱（15g），五加皮五钱（15g）。水煎服。主治湿热黄疸。

【化学成分】含蒽醌类，黄酮类，维生素 C 等。主要化学成分有：β-谷甾醇、槲皮素、酸膜素、大黄素、大黄素甲醚、大黄酚和 1, 6, 7-三羟基-3-甲氧基蒽醌等。

【药理作用】本品酊剂在试管内对多种致病真菌有一定抑制作用；大黄酚能明显缩短凝血时间，其鞣质有收敛止血作用。

【用法用量】10~15g。外用适量。

二、化瘀止血药

本类药物具有化瘀和止血药的双重作用。临床主要用于跌打损伤及瘀血阻滞经脉使血不循经的出血证。应用时常与活血、行气药配伍，使血止而不留瘀。

三 七

【来源】本品为五加科植物三七 Panax notoginseng (Burk.) F. H. Chen 的干燥根及根茎。主产于云南、广西壮族自治区，多为栽培品。秋季花开前采挖，洗净，分开主根、支根及根茎，干燥。支根习称"筋条"，根茎习称"剪口"。

【商品】三七、三七粉、熟三七。

【性状】主根呈类圆锥形或圆柱形，长 1~6cm，直径 1~4cm。表面灰褐色或灰黄色，有断续的纵皱纹及支根痕。顶端有茎痕，周围有瘤状突起。体重，质坚实，断面灰绿色、黄绿色或灰白色，木部微呈放射状排列。气微，味苦回甜。筋条呈圆柱形或圆锥形，长 2~6cm，上端直径约 0.8cm，下端直径约 0.3cm。剪口呈不规则的皱缩块状及条状，表面有数个明显的茎痕及环纹，断面中心灰绿色或白色，边缘深绿色或灰色。

【性味归经】甘、微苦，温，归肝、胃经。

【功效与主治】散瘀止血，消肿定痛。用于咯血，吐血，衄血，便血，崩漏，外伤出血，胸腹刺痛，跌扑肿痛。三七粉多吞服或外敷于创伤表面。熟三七止血作用较弱，滋补力强，可用于身体虚弱，气血不足。

【临床应用】

单味应用：

(1) 吐血衄血：山漆一钱，自嚼，米汤送下。或以五分加入八核汤。(《本草纲目》)

(2) 赤痢血痢：三七三钱，研末，米泔水调服，即愈。(《本草纲目》)

(3) 大肠下血：三七研末，同淡白酒调一二钱服，三服可愈。加五分入四物汤亦可。(《本草纲目》)

(4) 产后血多：山漆研末，米汤服一钱。(《本草纲目》)

(5) 无名痈肿，疼痛不止：山漆磨，米醋调，涂，即散。已破者，研末，干涂。(《本草纲目》)

(6) 高脂血症：取生三七粉，每次服 0.6g，每日三次，饭前服。1~2 个月为一疗程。(《一味中药祛顽疾》)

(7) 冠心病心绞痛：三七研粉，每次 6g，每天 2 次冲服，能散瘀止痛。(《一味妙方治百病》)

(8) 寻常疣：三七粉 16g，每服 2g，每天 2 次，白开水送服。能祛瘀，消疣。(《一味妙方治百病》)

(9) 瘢痕疙瘩：三七粉，用食醋调成膏状，外敷患处，每天 2~3 次，至愈为度。能活血化瘀，消肿定痛。(《一味妙方治百病》)

配伍应用：

(1) 三七与藕节配伍，化瘀止血，用于咳血、吐血、便血、尿血、崩漏等证。

(2) 三七与血竭配伍，活血化瘀，消肿止痛，用于跌打损伤所致的瘀血疼痛，外伤出血等证。

(3) 三七与丹参配伍，活血化瘀，通脉止痛，用于气滞血瘀所致的冠心病，心绞痛，缺血性脑病，脑出血后遗症等。

组方应用：

(1) 《医学衷中参西录》化血丹：花蕊石三钱（10g）煅存性，三七二钱（6g），血余一钱（3g）煅存性。共研细末。分两次，开水送服。主治咳血，兼治吐衄。

(2) 《回生集》军门止血方：人参三七、白蜡、乳香、降香、血竭、五倍、牡蛎各等份。不经火，为末。敷之。主治止血。

【制剂】

(1) 三七伤药片　组成：三七，制草乌，雪上一枝蒿，冰片，骨碎补，红花，接骨木，赤芍。功能与主治：舒筋活血，散瘀止痛。用于跌打损伤，风湿瘀阻，关节痹痛；急慢性扭挫伤、神经痛见上述证候者。用法与用量：口服。一次 3 片，一日 3 次；或遵医嘱。(西安阿房宫药业有限公司生产)

(2) 复方丹参片　组成：丹参，三七，冰片。功能与主治：活血化瘀，理气止痛。用于气滞血瘀所致的胸痹，症见胸闷、心前区刺痛；冠心病心绞痛见上述证候者。用法与用量：口服。一次 3 片，一日 3 次。

【化学成分】含皂苷，黄酮苷，糖，氨基酸等。主要化学成分有：三七皂苷 R_1、五加皂苷 A 和五加皂苷 B、三七氨酸（止血活性成分）、人参皂苷 Rg_1、人参皂苷 Rb_1、人参皂苷 Re 等。

【药理作用】本品有止血作用，能缩短家兔凝血时间；有显著抗凝作用，能抑制血小板聚集，促进纤溶，并使全血黏度下降；能增强麻醉动物冠脉流量，降低心肌耗氧量，促进冠脉梗塞区侧支循环的形成，增加心输出量并有抗心律失常作用；有抗炎及镇痛、镇痉作用。此外，还有增强肾上腺皮质功能、调节糖代谢、保肝、抗衰老及抗肿瘤作用。

【用法用量】3~9g；研粉吞服，一次1~3g。外用适量。

茜 草

【来源】本品为茜草科植物茜草 Rubia cordifolia L. 的干燥根及根茎。主产于安徽、江苏、山东、河南、陕西等地。春、秋二季采挖，除去泥沙，干燥。

【商品】茜草、茜草炭。

【性状】本品根茎呈结节状，丛生粗细不等的根。根呈圆柱形，略弯曲，长10~25cm，直径0.2~1cm；表面红棕色或暗棕色，具细纵皱纹及少数细根痕；皮部脱落处呈黄红色。质脆，易折断，断面平坦皮部狭，紫红色，木部宽广，浅黄红色，导管孔多数。气微，味微苦，久嚼刺舌。

【性味归经】苦，寒，归肝经。

【功效与主治】凉血，止血，祛瘀，通经。用于吐血，衄血，崩漏，外伤出血，经闭瘀阻，关节痹痛，跌扑肿痛。茜草炭的凉血止血力量增强。

【临床应用】

单味应用：

(1) 吐血不定：茜根一两，捣末，每服二钱，水煎，冷服。亦可水和二钱服。(《本草纲目》)

(2) 心痹心烦内热：茜根煮汁，服。(《本草纲目》)

(3) 预解疮疹，时行疮疹正发，服此则可无患：茜根煎汁，入少酒饮之。(《本草纲目》)

(4) 治疗疽：茜草鲜嫩叶略加食盐，捣烂，敷疗疽疮头。(《现代实用中药》)

(5) 治妇女经水不通：茜草一两。黄酒煎，空心服。(《经验广集》)

配伍应用：

(1) 茜草与大蓟配伍，凉血止血，活血散瘀，用于血热夹瘀所致的吐血、衄血、尿血、便血、崩漏等证。

(2) 茜草与当归配伍，活血化瘀，通经，用于治疗血脉瘀滞的经闭。

(3) 茜草与红花配伍，活血化瘀，通络止痛，用于跌打损伤，瘀血作痛等证。

(4) 茜草与秦艽配伍，活血化瘀，祛风止痛，用于风湿痹痛，关节屈伸不利等证。

组方应用：

(1)《本事方》茜梅丸：茜草根、艾叶各一两(30g)，乌梅(焙干)半两(15g)。上细末，炼蜜丸如梧子大。乌梅汤下三十丸。主治衄血无时。

(2)《圣济总录》茜草丸：茜草(锉)、雄黑豆(去皮)、甘草(炙、锉)各等份。上三味，捣罗为细末，井华水和丸如弹子大。每服一丸，温热水化下，不拘时服。主治吐血后虚热燥渴及解毒。

(3)《医门补要》：鸡血藤膏二钱(6g)，三七一钱(3g)，茜根钱半(4.5g)。煎服。主治吐血。

【化学成分】含环六肽系列物，蒽醌、还原萘醌及其糖苷，多糖类，萜类等，富含钙离子，尚含微量元素及β-谷甾醇、茜草素、黑茜草素、茜草酸等。

【药理作用】本品能缩短凝血时间，有一定的止血作用；茜草素同血液内钙离子结合，有轻度抗凝血效应；其水提取物有兴奋子宫作用；茜草提取物及人工合成的茜草双酯，均有升白细胞作用；还有抗肿瘤的作用；此外，对多种细菌及皮肤真菌有抑制作用。

【用法用量】6~9g。

蒲 黄

【来源】 本品为香蒲科植物水烛香蒲 Typha angustifolia L.、东方香蒲 Typha orientalis Presl 或同属植物的干燥花粉。主产于江苏、浙江、安徽、山东等地。夏季采收蒲棒上部的黄色雄花序，晒干后碾轧，筛取花粉。剪取雄花后，晒干，成为带有雄花的花粉，即为草蒲黄。

【商品】 蒲黄、蒲黄炭。

【性状】 本品为黄色粉末，体轻，放水中则漂浮水面。手捻有滑腻感，易附着手指上。气微，味淡。

【性味归经】 甘，平，归肝、心包经。

【功效与主治】 止血，化瘀，通淋。用于吐血，衄血，咯血，崩漏，外伤出血，经闭痛经，脘腹刺痛，跌扑肿痛，血淋涩痛。蒲黄炒炭止血作用增强。常用于咯血，衄血，尿血，崩漏及外伤出血。

【临床应用】

单味应用：

（1）重舌，舌上生疮，涎出：以蒲黄敷之，不过三度瘥。（《经史证类备用本草》）

（2）丈夫阴下湿痒蒲黄末，敷之。三四良。（《经史证类备用本草》）

（3）肠痔，每大便常血水：服蒲黄方寸匕，日三服，良。（《经史证类备用本草》）

（4）产后血不下：蒲黄三两，水三升煎取一升，顿服。（《经史证类备用本草》）

（5）鼠奶痔：蒲黄末，空心温酒下方寸匕，日三服。（《经史证类备用本草》）

（6）产后妬乳并痈肿：蒲黄草熟杵，敷肿上，日二度易之。并煎叶汁，饮之亦佳，食之亦得，并瘥。（《经史证类备用本草》）

（7）耳中出血：蒲黄炒黑，研末，掺入，效。（《本草从新》）

（8）舌胀满口：蒲黄为末，掺之。（《本草易读》）

（9）恶露不绝：生蒲黄60g，醋适量。先将醋倒入锅内煮沸，再放入蒲黄搅拌成稠糊状，待凉后，团如弹子大（约重9g）。每次服1丸，用醋将药丸化开后喝下，早晚各服1次。能止血，化瘀。（《一味妙方治百病》）

（10）口腔溃疡：生蒲黄10g，将消毒棉签用水浸湿后，粘上生蒲黄，涂抹在口腔内溃疡面上。咽下无妨，每天涂抹3次。能止血、止痛、化瘀。（《一味妙方治百病》）

配伍应用：

（1）蒲黄与五灵脂配伍，活血化瘀，行气止痛，用于气血郁滞的心腹疼痛。

（2）蒲黄与海金沙配伍，利尿通淋，化瘀止血，用于血淋等证。

（3）蒲黄与茜草配伍，化瘀止痛，用于各种内外出血证。

组方应用：

（1）经验方：蒲黄10g，五灵脂9g，当归15g，白芍15g，桃仁10g，山楂肉15g。功效主治：活血化瘀，止痛。用于幽门梗阻，腹胀腹痛。用法：每日一剂，水煎400ml，分两次温服。

（2）《圣济总录》蒲黄丸：蒲黄三两（90g）微炒，龙骨二两半（75g），艾叶一两（30g）。上三味，捣罗为末，炼蜜和丸，梧桐子大。每服二十丸，煎米饮下，艾汤下亦得，日再。主治妇人月候过多，血伤漏下不止。

（3）《太平惠民和剂局方》蒲黄散：干荷叶（炙）、牡丹皮、延胡索、生干地黄、甘草（炙）各三分（1g），蒲黄（生）二两（60g）。上为粗末。每服二钱（6g），水一盏（150～300ml），入蜜少许，同煎至七分，去滓温服，不拘时候。主治产后恶露不快，血上抢心，烦闷满急，昏迷不省，或狂言妄语，气喘欲绝。

（4）《令李方》蒲黄散：蒲黄二两（60g），桐皮二两（60g），甘草二两（60g）。凡三物，捣筛，粉创上。主治阴蚀。

【制剂】少腹逐瘀丸　组成：蒲黄，当归，五灵脂，赤芍，小茴香，延胡索，没药，川芎，肉桂，炮姜。功能与主治：温经活血，散寒止痛。用于寒凝血瘀所致的月经后期。痛经。产后腹痛，症见经期后错。行经小腹冷痛、经血紫暗、有血块、产后小腹疼痛喜热、拒按。用法与用量：温黄酒或温开水送服。一次1丸，一日2～3次。

【化学成分】含黄酮类（异鼠李素、槲皮素、等），甾醇类（香蒲甾醇、β-谷甾醇等），脂肪油、生物碱及氨基酸等。

【药理作用】本品有促进凝血作用，能使家兔凝血时间明显缩短；能防止家兔食饵性动脉粥样硬化的作用，能抑制肠道吸收胆固醇，改变血脂成分；对离体及在体子宫有兴奋作用；注射液对豚鼠、小白鼠中期引产有明显作用。并有降压、扩大血管，增加冠脉流量，改善微循环的作用；对免疫有抑制作用，而大剂量又能增加巨噬细胞的吞噬功能；对结核杆菌有抑制作用。

【用法用量】5～9g，包煎。外用适量，敷患处。

花 蕊 石

【来源】本品为变质岩类岩石蛇纹大理岩。采挖后，除去杂石及泥沙。

【商品】花蕊石、煅花蕊石。

【性状】本品为粒状和致密块状的集合体，呈不规则的块状，具棱角，而不锋利。白色或浅灰白色，其中夹有点状或条状的蛇纹石，呈浅绿色或淡黄色，习称"彩晕"，对光观察有闪星状光泽。体重，质硬，不易破碎。气微，味淡。

【性味归经】酸、涩，平，归肝经。

【功效与主治】化瘀止血。用于咯血，吐血，外伤出血，跌扑伤痛。

【临床应用】

配伍应用：

花蕊石与三七配伍，化瘀止血，用于咯血、咳血、吐血以及出血夹瘀的外出血。

组方应用：

（1）《卫生家宝方》：花蕊石（水飞、焙）、防风、川芎、甘菊花、白附子、牛蒡子各一两（30g），甘草（炙）半两（15g）。为末，每服半钱，腊茶下。主治多年障翳。

（2）《十药神书》花蕊石散：花蕊石火煅存性，研为末，用童便一盏（50ml），炖服，调末三钱（10g），甚者五钱（15g），食后服下，男子用酒一半，女人用醋一半，与童便和药服，使瘀血化为黄水，后以独参汤补之。主治五脏崩损，涌喷血成升斗。

（3）《太平惠民和剂局方》花蕊石散：花蕊石（捣为粗末）一两（30g），硫磺（上色明净者，捣为粗末）四两（120g）。上二味相拌令匀，固济，瓦罐内煅，取出细研，瓷合内盛。外伤掺伤处。内损用童便或酒调服一钱（3g）。主治金刃箭镞伤中，及打扑伤损，猫狗咬伤，内损血入脏腑，妇人产后败血不尽，血迷血晕，恶血奔心，胎死腹中，胎衣不下。

【化学成分】主含钙、镁的碳酸盐，并混有少量铁盐、铝盐及锌、铜、钴等元素以及少量的酸不溶物。

【药理作用】本品能缩短凝血时间。

【用法用量】4.5~9g，多研末服。外用适量。

降 香

【来源】本品为豆科植物降香檀 Dalbergia odorifera T. Chen 树干和根的干燥心材。主产于广东、广西壮族自治区、云南等地。全年均可采收，除去边材，阴干。

【商品】降香。

【性状】本品呈类圆柱形或不规则块状。表面紫红色或红褐色，切面有致密的纹理。质脆，有油性。气微香，味微苦。

【性味归经】辛，温。归肝、脾经。

【功效与主治】行气活血，止痛，止血。用于脘腹疼痛，肝郁胁痛，胸痹刺痛，跌扑损伤，外伤出血。

【临床应用】

配伍应用：

(1) 降香与三七配伍，化瘀止血，理气止痛，用于咯血、吐血以及刀伤出血，跌打损伤所致的各种内外出血。

(2) 降香与五灵脂配伍，活血化瘀，理气止痛，用于气滞血瘀所致的胸胁、心腹疼痛或跌打损伤的瘀肿疼痛。

(3) 降香与丹参配伍，活血化瘀止痛，用于冠心病、心绞痛。

(4) 降香与藿香配伍，化浊辟秽，止呃，用于秽浊阻中，恶心呕吐，腹痛泄泻等症。

【制剂】精致冠心片　组成：丹参，赤芍，降香，川芎，红花。功能与主治：活血化瘀。用于瘀血内停所致的胸痹，症见胸闷、心前区刺痛；冠心病心绞痛见上述证候者。用法与用量：口服。一次6~8片，一日3次。

【化学成分】含挥发油类（橙花叔醇、氧化丁香烯等），黄酮类（黄檀素、去甲黄檀素、异黄檀素）等。

【药理作用】本品有微弱的抗凝作用，还能增加冠脉流量，减慢心率，轻度增加心跳振幅，不引起心律不齐。

【用法用量】9~15g，入煎剂宜后下。外用适量，研细末敷患处。

三、收敛止血药

本类药物在止血的同时，都具有收敛作用，临床常用于多种出血证，以治疗虚证或外伤性出血证为宜；对有明显瘀血阻滞证候的出血证应慎用。

白 及

【来源】本品为兰科植物白及的干燥根茎。主产于四川、贵州、湖北、湖南、浙江等地。夏、秋二季采挖，除去须根，洗净，置沸水中煮或蒸至无白心，晒至半干，除去外皮，晒干。

【商品】白及。

【性状】本品呈不规则扁圆形，多有2~3个爪状分枝，长1.5~5cm，厚0.5~1.5cm。表面灰白色或黄白色，有数圈同心环节和棕色点状须根痕，上面有突起的茎痕，下面有连接另一块茎的痕迹。质坚硬，不易折断，断面类白色，角质样。气微，味苦，嚼之有黏性。

【性味归经】 苦、甘、涩，微寒，归肺、肝、胃经。

【功效与主治】 收敛止血，消肿生肌。用于咯血吐血，外伤出血，疮疡肿毒，皮肤皲裂；肺结核咯血，溃疡病出血。

【临床应用】

单味应用：

(1) 鼻衄不止甚者：白及为末，津调，涂山根上，立止。（《经史证类备用本草》）

(2) 重舌鹅口：白及末，乳汁调，涂足心。（《本草纲目》）

(3) 疔疮肿毒：白及末半钱，以水澄之，去水，摊于厚纸上，贴之。（《本草纲目》）

(4) 手足皲裂：白及末，水调，塞之。勿犯水。（《本草纲目》）

(5) 汤火伤灼：白及末，油调，敷之。（《本草纲目》）

(6) 乳糜尿：白及30g，研末，早晚分2次冲服。10天为1疗程。或将白及30g研末，早晚分2次配糯米煮粥服用，10天为1疗程。能泄热，补虚。（《一味妙方治百病》）

配伍应用：

(1) 白及与三七配伍，活血散瘀，收敛止血，用于咯血、衄血、吐血、便血或外伤出血。

(2) 白及与金银花配伍，消肿生肌，用于疮疡痈肿或痈肿已溃久不收口等证。

组方应用：

(1)《医学启蒙》白及散：白及、阿胶、款冬花、紫菀各等份。水煎服。主治肺痿。

(2)《证治准绳》白及枇杷丸：白及一两（30g），枇杷叶（去毛，蜜炙）、藕节各五钱（15g）。上为细末，另以阿胶五钱（15g），锉如豆大，蛤粉炒成珠，生地黄自然汁调之，火上炖化，入前药为丸如龙眼大。每服一丸，嚼化。主治咯血。

(3)《保婴撮要》铁箍散：白及、芙蓉叶、大黄、黄柏、五倍子各等份。上为末，用水调搽四周。主治一切疮疖痈疽。

【制剂】 胃康灵胶囊　组成：白芍，白及，三七，甘草，茯苓，延胡索，海螵蛸，颠茄浸膏。功能与主治：柔肝和胃，散瘀止血，缓急止痛，去腐生新。用于肝胃不和、瘀血阻络所致的胃脘疼痛，连及两胁、嗳气、泛酸；急、慢性胃炎，胃、十二指肠溃疡，胃出血见上述证候者。用法与用量：口服。一次4粒，一日3次。饭后服用。

【化学成分】 含菲类衍生物，多聚糖，胶质，淀粉及少量挥发油等。

【药理作用】 本品有缩短凝血时间及抑制纤溶作用，具有良好的局部止血作用。体外实验对结核杆菌有明显的抑制作用。

【用法用量】 6~15g；研粉吞服3~6g。外用适量。

仙 鹤 草

【来源】 本品为蔷薇科植物龙芽草 Agrimonia pilosa Ledeb. 的全草。全国大部分地区均有分布，夏、秋二季茎叶茂盛时采割，除去杂质，晒干，切段生用。

【商品】 仙鹤草、仙鹤草炭。

【性状】 本品茎直长，圆柱形，基部木质化，淡紫红色，直径0.4~0.6cm。茎上部淡黄棕色或绿褐色，被白色柔毛，茎下部有时可见托叶残存，茎节明显，节间距离2~2.5cm，愈向上愈长。奇数羽状复叶，顶端小叶稍大，下面小叶3~4对，小叶倒卵形、倒卵状椭圆形或倒卵状披针形，长1.5~5cm，宽1~2.5cm，边缘有钝锯齿，叶灰绿色，皱缩且卷曲。有时可见茎顶部的花序及带钩刺的小花或果。味微苦涩。

【性味归经】苦、涩,平,归肺、肝、脾经。

【功效与主治】收敛止血,补虚,消积,止痢,杀虫。用于咯血、吐血、衄血、便血、崩漏,泻痢等。

【临床应用】

单味应用:

(1) 口腔炎:仙鹤草根(干)30g,水煎15分钟,漱口内服,每日二次。(《一味中药祛顽疾》)

(2) 消渴(糖尿病):仙鹤草30~60g,水煎服,每天1剂。能健脾补肾。(《一味妙方治百病》)

(3) 治疟疾,每日发作,胸腹饱胀,仙鹤草三钱,研成细末,于发疟前用烧酒吞服,连用三剂。(《贵州民间方药集》)

(4) 治赤白痢及咯血、吐血:龙芽草三钱至六钱,水煎服。(《岭南采药录》)

配伍应用:

(1) 仙鹤草与茜草配伍,活血散瘀,收敛止血,用于咯血、吐血、衄血、便血、崩漏等多种出血证。

(2) 仙鹤草与槟榔配伍,消积化滞,止痢止血,用于血痢日久或久病泄泻,小儿疳积等证。

(3) 仙鹤草与大枣配伍,补虚消积,用于劳伤所致的面色萎黄,神疲乏力等证。

组方应用:

(1)《四川中药志》:仙鹤草、蒲黄、茅草根、大蓟。煎服。主治鼻衄及大便下血。

(2)《中草药手册》:仙鹤草三两(90g),生龟板一两(30g),枸杞根、地榆炭各二两(60g)。水煎服。主治过敏性紫癜。

【制剂】

(1) 养血安神片　组成:仙鹤草,墨旱莲,鸡血藤,熟地黄,地黄,合欢皮,首乌藤。功能与主治:滋阴养血,宁心安神。用于阴虚血少,头眩心悸,失眠健忘。用法与用量:口服。一次5片,一日3次。(西安阿房宫药业有限公司生产)

(2) 复方仙鹤草肠炎胶囊　组成:仙鹤草,黄连,木香,蝉蜕,石菖蒲,桔梗。功能与主治:清热燥湿,健脾止泻。用于脾虚湿热内蕴所致的泄泻急迫、泻而不爽,或大便溏泻、食少倦怠、腹胀腹痛;急、慢性肠炎见上述证候者。用法与用量:口服。一次3粒,一日3次,饭后服用。

【化学成分】含酚(间苯三酚缩合体),酯,黄酮类(儿茶素、芦丁、金丝桃苷、槲皮素、槲皮苷),鞣质,糖苷,有机酸,挥发油,三萜皂苷等。止血的成分有仙鹤草素、仙鹤草酚A、B、C、D、E、仙鹤草内酯、鞣质、没食子酸及维生素K等。

【药理作用】本品有促进凝血作用;有抗菌及抗阴道滴虫作用,对绦虫、蛔虫、血吸虫有灭杀作用,并有抗疟作用;对癌细胞有抑制作用;能调整心率,降低血糖等作用。

【用法用量】10~15g。大剂量可用30~60g。外用适量。

紫　　珠

【来源】本品为马鞭草科植物紫珠 Callicarpa bodinieri Levl. 或杜虹花 Callicarpa formosana Rolfe 等的叶。前者分布于陕西及河南南部至长江以南各省;后者分布于东南沿海各省。夏、秋季采集,晒干。

【商品】紫珠。

【性状】落叶灌木,高达3m。小枝被黄褐色星毛。叶对生;卵状椭圆形或椭圆形,长达7~

15cm，宽 3.5~8cm，基部钝圆形或阔楔形，上面有细小粗毛，下面有黄褐色星毛，侧脉 8~12 对，边缘有齿牙及细锯齿；叶柄长 8~15mm，密被黄褐色星毛。复聚伞花序腋生，径 3~4cm，花序梗长约 1.5~2.5cm；花柄长约 1.5mm；萼短钟形，4 裂，裂片钝三角形，萼和柄均被星毛；花冠短筒状，4 裂，紫色，长约 2mm，无毛；雄蕊 4，长于花冠两倍；雄蕊 1，子房 4 室，花柱细长，高于雄蕊，柱头单一。小核果，紫红色，径约 2mm。花期夏、秋间。

【性味归经】苦、涩，凉，归肝、肺、胃经。

【功效与主治】收敛止血，清热解毒。用于各种内外伤出血，烧烫伤及热毒疮疡。

【临床应用】

单味应用：

（1）治衄血：干紫珠叶二钱。调鸡蛋清服；外用消毒棉花蘸叶末塞鼻。（《福建民间草药》）

（2）治创伤出血：鲜紫珠叶，用冷开水洗净，捣匀后敷创口；或用干紫珠叶研末敷掺，外用消毒纱布包扎之。（《福建民间草药》）

（3）治一切咽喉痛：取紫珠叶一两。洗净，水二碗，煎一碗服，或煎作茶常服。（《闽南民间草药》）

（4）治赤眼：取鲜紫珠草头一两。洗净切细，水二碗，煎一碗服。（《闽南民间草药》）

配伍应用：

（1）紫珠与生地炭配伍，清热凉血，收敛止血，用于血热妄行或热伤肺胃脉络的出血证。

（2）紫珠与地榆配伍，清热解毒，敛疮消肿，用于热毒疮疡及烫伤、烧伤等证。

【化学成分】含黄酮，酚类，鞣质，苷类，内酯，糖类，氨基酸及钙、镁、铁等。主要化学成分有：α-香树脂醇、乌苏酸、2α，3α，19α-三羟基-12-烯-28-乌苏酸、桦木酸、β-谷甾醇、胡萝卜苷等。

【药理作用】本品有良好的止血作用，可使血小板增加，出凝血时间缩短，对纤溶系统具有显著的抑制作用。并能使蛙肠系膜血管收缩。此外，本品还有广谱抗菌作用。

【用法用量】10~15g。外用适量。

棕 榈 炭

【来源】本品为棕榈科植物棕榈 Trachycarpus fortunei (Hook. f.) H. Wendl. 的干燥叶柄。主产于华东、华南和西南各地。采摘时割取旧叶柄下延部分及鞘片，除去纤维状的棕毛，晒干，炒炭用。

【商品】棕榈炭。

【性状】本品呈破碎的网状，深棕色，粗糙，质坚韧，不易折断。气微，味淡。

【性味归经】苦、涩，平，归肺、肝、大肠经。

【功效与主治】收涩止血。用于吐血，衄血，尿血，便血，崩漏下血。

【临床应用】

单味应用：

（1）血崩不止：棕榈炭，淡酒下。（《本草易读》）

（2）鼻衄：棕榈炭，吹鼻，即止。（《本草易读》）

（3）血淋不止：棕榈炭，水冲服。（《本草易读》）

（4）水谷痢下：棕榈炭，水冲服。（《本草易读》）

配伍应用：

（1）棕榈炭与血余炭配伍，收敛止血，用于吐血、衄血、便血、尿血、崩漏等出血证，属于无瘀滞者。

（2）棕榈炭与小蓟配伍，清热，凉血，止血，用于血热妄行的吐血、咯血、衄血等证。

（3）棕榈炭与炮姜配伍，温经止血，用于妇人胞宫虚寒，冲任不固所致的崩漏下血。

（4）棕榈炭、乌梅、炮姜配伍，散寒固冲，止血疗崩，用于妇女冲任虚寒，胞宫不固，月经出血过多，经期延长，淋沥不止，色淡而无血块者。

组方应用：

（1）《圣惠方》棕榈散：棕榈（烧灰）三两（90g），紫参一两（30g），麝香一钱（3g）细研，伏龙肝二两（60g）细研。上药捣细罗为散，入麝香研令匀，不计时候，以热酒调下二钱（6g）。主治妇人崩中，下血数升，气欲绝。

（2）《圣济总录》棕灰散：棕榈（烧灰）、原蚕砂（炒）各一两（30g），阿胶（炙燥）三分（1g）。上三味捣罗为散，每服二钱匕（4g），温酒调下。主治妊娠胎动，下血不止。

【化学成分】含大量纤维及鞣质，并含较丰富的金属元素锌、铁、铜、锰等。

【药理作用】本品的子、根、花亦供药用。均有收敛止血作用。棕榈子的醇提取物，用于治疗功能性子宫出血、子宫肌瘤、慢性宫颈炎、人工流产、上环后等出血，均有较好的止血效果。

【用法用量】3~9g。

血 余 炭

【来源】本品为人发制成的炭化物。取头发，除去杂质，碱水洗去油垢，清水漂净，晒干，焖煅成炭，放凉。

【商品】血余炭。

【性状】本品呈不规则块状，乌黑光亮，有多数细孔。体轻，质脆。用火烧之有焦发气，味苦。

【性味归经】苦，平，归肝、胃经。

【功效与主治】止血，化瘀。用于吐血、咯血、衄血、尿血、崩漏下血、外伤出血。

【临床应用】

单味应用：

（1）小儿斑疹：用发灰，饮服二钱。（《本草求真》）

（2）产后尿出潴留：取血余炭10g，清水洗净，晒干，用新砂锅炒炭存性，候凉研成细末，白开水1次冲服。能化瘀，利水。（《一味中药祛顽疾》）

（3）治咳嗽有血：发灰，入麝香少许，酒下。（《验集医方》）

（4）治鼻衄，眩冒欲死：烧乱发，细研。水服方寸匕。须臾更吹鼻中。（《梅师集验方》）

（5）治黄疸：烧乱发，服一钱匕，日三服。（《补缺肘后方》）

配伍应用：

（1）血余炭与茜草炭配伍，收敛止血，用于衄血、咯血、吐血、崩漏、便血、尿血、血淋等证。

（2）血余炭与茅根炭配伍，化瘀利尿，止血，用于崩漏下血、血淋等证。

组方应用：

（1）《圣惠方》：头发、败棕、陈莲蓬（并烧灰）等份。每服三钱（10g），木香汤下。主治诸窍出血。

（2）《普济方》血余散：血余半两（15g）烧灰，鸡冠花根、柏叶各一两（30g）。上为末，临卧温酒调下二钱（6g），来晨酒一盏（150~300ml）投之。主治泻血脏毒。

（3）徐州《单方验方新医疗法选编》：血余炭三钱（10g），雄黄三钱（10g）。共研细末。香油一两（30g）调敷患处。主治带状疱疹。

（4）《苏沈良方》：乱发、露蜂房、蛇蜕皮各烧灰存性。每味取一钱匕（2g），酒调服。主治久疮不合。

【化学成分】人发主含优角蛋白，脂肪，黑色素（碳素），胱氨酸及铁、钾、锌、铜、钙、镁等。制炭后有机物被破坏，灰分中主含钾、钙、铁、铜、锌、镁等元素。

【药理作用】本品能缩短出凝血时间及血浆复钙时间。

【用法用量】4.5~9g。

藕　节

【来源】本品为睡莲科植物莲 Nelumbo nucifera Gaertn. 的干燥根茎节部。全国大部分地区均产，主产于浙江、江苏、安徽、湖南、湖北等地。秋、冬二季采挖根茎（藕），切取节部，洗净，晒干，除去须根。

【商品】藕节、藕节炭。

【性状】本品呈短圆柱形，中部稍膨大，长2~4cm，直径约2cm。表面灰黄色至灰棕色，有残存的须根及须根痕，偶见暗红棕色的鳞叶残基。两端有残留的藕，表面皱缩有纵纹。质硬，断面有多数类圆形的孔。气微，味微甘、涩。

【性味归经】甘、涩，平，归肝、肺、胃经。

【功效与主治】止血，消瘀。用于吐血，咯血，衄血，尿血，崩漏。炒炭后止血功效增强。

【临床应用】

单味应用：

（1）鼻出血：藕节捣汁，饮，并在鼻中滴3~4滴，每日2~3次。（《一味中药祛顽疾》）

（2）治坠马血瘀，积在胸腹，唾血无数者：用生藕节捣烂，和酒绞汁饮，随量用。（《本草汇言》）

配伍应用：

（1）藕节与生地配伍，清热凉血，收敛止血，用于血热妄行的吐血、咳血、衄血、便血、崩漏等证。

（2）藕节与三七配伍，止血消瘀，用于吐血、咯血、崩漏等出血证。

组方应用：

（1）《圣惠方》双荷散：藕节七个，荷叶顶七个。上同蜜捣细，水二盏（100ml），煎八分，去滓温服。或研末，蜜调下。主治卒暴吐血。

（2）《全幼心鉴》：藕节晒干研末，人参、白蜜煎汤调服二钱（6g），日二服。主治大便下血。

【制剂】荷叶丸　组成：荷叶，藕节，大蓟，小蓟，知母，黄芩，地黄，棕榈，栀子，白茅根，玄参，白芍，当归，香墨。功能与主治：凉血止血。用于血热所致的咯血、衄血、尿血、便血、崩漏。用法与用量：口服。一次1丸，一日2~3次。

【化学成分】含黄酮类，鞣质，淀粉等。主要化学成分有：槲皮素、异槲皮苷、没食子酸、天冬酰胺及鞣质、3-表白桦脂酸等。

【药理作用】本品能缩短出凝血时间。

【用法用量】9~15g。

刺猬皮

【来源】本品为刺猬科动物刺猬 Erinaceus europaeus L. 或短刺猬 Hemiechinus dauuricus Sundevall 的皮。主产于河北、江苏、山东、河南、陕西等地。全年可捕捉。将皮剥下，阴干。切片炒用。

【商品】刺猬皮、制刺猬皮。

【性状】干燥的皮呈多角形板刷状或直条状，有的边缘卷曲成筒状或盘状，长3～4cm。外表面密生错综交插的棘刺，刺长1.5～2cm，坚硬如针，灰白色、黄色或灰褐色不一。在腹部的皮上多有灰褐色软毛。皮内面灰白色或棕褐色，留有筋肉残痕。具特殊腥臭气。

【性味归经】苦、平，归胃、大肠、肾经。

【功效与主治】收敛止血，固精缩尿，化瘀止痛。用于便血，痔血，遗精，遗尿，胃痛，反胃等。

【临床应用】

单味应用：

(1) 肠痔有虫：猬皮烧，末，生油和，涂。(《本草纲目》)

(2) 五色痢疾：猬皮烧灰，酒服二钱。(《本草纲目》)

(3) 塞鼻止衄：猬皮一枚烧，末，半钱绵裹，塞之。(《本草纲目》)

(4) 鼻中息肉：猬皮炙，为末，绵裹塞之三日。(《本草纲目》)

(5) 反胃吐食：猬皮烧灰，酒服。或煮汁，或五味腌炙食。(《本草纲目》)

(6) 小儿惊啼状如物刺：用猬皮三寸烧，末，敷乳头饮儿。(《本草纲目》)

(7) 遗精：刺猬皮一具，用两块瓦合覆，泥封，火灼，研成细粉，分三份，于每日睡前服一份，连服三天，热黄酒送下。(《一味中药祛顽疾》)

(8) 前列腺炎、肾结石：猬皮两个焙干，研末，分为40包，早晚用米汤各送服一包。(《一味中药祛顽疾》)

配伍应用：

(1) 刺猬皮与木贼配伍，收敛止血，用于肠风下血等证。

(2) 刺猬皮与槐角配伍，收敛止血，用于痔疮出血。

(3) 刺猬皮与益智仁配伍，固精缩泉，用于肾虚下元不固的遗精、遗尿等证。

(4) 刺猬皮与白及配伍，化瘀止痛，用于气滞血瘀的胃痛日久入络的胃痛、反胃等证。

组方应用：

(1)《本草衍义》：猬皮、穿山甲等份，烧存性，入肉豆蔻一半，末之，空肚热米饮调二钱 (6g) 服。主治痔疮。

(2)《千金方》：猬皮一枚，磁石四两 (120g)，桂心一尺 (30g)。上三味，治下筛。饮服方寸匕，日一服。主治肛出。

【化学成分】刺猬皮上层的刺所含的主要成分为角蛋白，下层的真皮层主含骨胶原，弹性蛋白，脂肪。

【药理作用】本品有收敛止血的作用。可促进平滑肌蠕动。

【用法用量】3～9g。

鸡冠花

【来源】本品为苋科植物鸡冠花 Celosia cristata L. 的干燥花序。

【商品】 鸡冠花、鸡冠花炭。

【性状】 本品为红色或白色，形如鸡冠，两端生刺。上缘密生线状鳞片，中部以下密生多数小花，各花有膜质苞片及花被片。成熟果实盖裂，种子黑色，细小，略呈肾形，表面有光泽。体轻，质柔韧，无臭，味淡。

【性味归经】 甘，凉，归肝、肾经。

【功效与主治】 清湿热，止血，止带。用于崩漏，白带，吐血，痢疾，痔疮出血等。鸡冠花炭凉性减弱，收涩作用增强，常用于吐血，便血，崩漏反复不愈及带下，久痢不止。

【临床应用】

单味应用：

(1) 治赤白下痢：鸡冠花煎酒服，赤用红，白用白。(《濒湖集简方》)

(2) 治吐血不止：白鸡冠花，醋浸煮七次，为末。每服二钱，热酒下。(《经验方》)

(3) 治经水不止：红鸡冠花一味，干晒为末。每服二钱，空心酒调下。忌鱼腥猪肉。(《孙天仁集效方》)

(4) 治产后血痛：白鸡冠花酒煎服之。(《怪证奇方》)

(5) 治血淋：白鸡冠花一两，烧炭，米汤送下。(《湖南药物志》)

配伍应用：

(1) 鸡冠花与槐花配伍，清热止血，用于痔疮出血、便血、崩漏等证。

(2) 鸡冠花与椿根皮配伍，清热止带，用于湿热下注的带下日久不止等证。

组方应用：

(1)《闽东本草》：白鸡冠花、向日葵各三钱（10g），冰糖一两（30g）。开水炖服。主治风疹。

(2)《福建中草药》：干鸡冠花、干艾根、干牡荆根各五钱（15g）。水煎服。主治青光眼。

【化学成分】 含挥发油，黄酮及其苷，树脂，淀粉，多量硝酸钾，氨基酸、钠、钙、镁、铁、磷、锌等无机元素、β-胡萝卜素、维生素 B_1 和 B_2，维生素 C 和 E 等。主要化学成分有：山奈苷、苋菜红苷、松醇、苋菜红素等。

【药理作用】 试管法证明，煎剂对人阴道滴虫有良好杀灭作用，虫体与药液接触 5~10 分钟后即趋消失。本品 10% 的注射液对孕鼠、兔等有中期引产作用。

【用法用量】 内服 5~9g；外用适量。

四、温经止血药

此类药物性温味辛，临床主要用于虚寒性出血证。用以治疗阳虚不摄的便血及胞宫虚寒的崩漏、月经过多等出血证为宜，常与温中散寒药配伍应用。对于热盛火旺的出血证忌用。

炮 姜

【来源】 本品为姜科植物姜 Zingiber officinale Rosc. 的干燥老根的炮制品。以干姜砂烫至鼓起。

【商品】 炮姜。

【性状】 本品呈不规则膨胀的块状，具指状分枝。表面棕黑色或棕褐色。质轻泡，断面边缘处显棕黑色，中心棕黄色，细颗粒性，维管束散在。气香、特异，味微辛、辣。

【性味归经】 苦、涩，温，归脾、肝经。

【功效与主治】 温经止血，温中止痛。用于中气虚寒的腹痛、腹泻和虚寒性出血。

【临床应用】

单味应用：

血痢不止：炮姜为末，米饮下。(《姚氏经验方》)

配伍应用：

(1) 炮姜与棕榈炭配伍，温经止血，用于冲任虚寒所致崩漏下血。

(2) 炮姜与黄芪配伍，益气助阳，温经止血，用于虚寒性的吐血、便血等证。

(3) 炮姜与当归配伍，温经止血，用于寒凝经脉所致的小腹疼痛等证。

组方应用：

《傅青主女科》生化汤：当归24g，川芎9g，桃仁6g，炮姜2g，炙甘草2g。功用：化瘀生新，温经止痛。主治产后瘀血腹痛。恶露不行，小腹冷痛。

【制剂】驻车丸　组成：黄连，当归，炮姜，阿胶。功能与主治：滋阴，止痢。用于久痢伤阴，赤痢腹痛，里急后重，休息痢。用法与用量：口服。一次6～9g，一日3次。

【化学成分】含挥发油、树脂、淀粉等。油中主要成分姜醇、姜烯、莰烯、姜辣素等。

【用法用量】3～6g。

艾　叶

【来源】本品为菊科植物艾 Artemisia argyi Levl. et Vant. 的干燥叶。全国大部分地区均产。夏季花未开时采摘，除去杂质，晒干。

【商品】艾叶、醋艾叶、艾叶炭。

【性状】本品多皱缩、破碎、有短柄。完整叶片展平后呈卵状椭圆形，羽状分裂，裂片椭圆状披针形，边缘有不规则的粗锯齿；上表面灰绿色或深黄绿色，有稀疏的柔毛及腺点；下表面密生灰白色绒毛。质柔软。气清香，味苦。

【性味归经】辛、苦，温；有小毒，归肝、脾、肾经。

【功效与主治】散寒止痛，温经止血。用于少腹冷痛，经寒不调，宫冷不孕，吐血，衄血，崩漏经多，妊娠下血；外治皮肤瘙痒。醋艾叶温而不燥，并能缓和对胃的刺激性，增强逐寒止痛的作用。艾叶炭辛散之性大减，对胃的刺激性缓和，温经止血的作用增强，可用于崩漏下血，月经过多或妊娠下血等。

【临床应用】

单味应用：

(1) 中风口㖞：以苇筒子长五寸，一头刺于耳内，四面以面密封塞不透风，一头以艾灸之七壮，患右灸左，患左灸右。耳痛，亦灸得。(《经史证类备用本草》)

(2) 小儿黄烂疮：烧艾叶灰，敷上。(《经史证类备用本草》)

(3) 咽喉肿痛：同嫩艾捣汁，细咽之。(《本草纲目》)

(4) 咽喉肿痛：用青艾和茎叶一握，同醋捣烂，敷于喉上。冬月取干艾亦得。(《本草纲目》)

(5) 头风久痛：蕲艾揉为丸，时时嗅之，以黄水出为度。(《本草纲目》)

(6) 脾胃冷痛：白艾末，沸汤服二钱。(《本草纲目》)

(7) 蛔虫心痛如刺，口吐清水：白熟艾一升，水三升煮一升，服，吐虫出。或取生艾捣汁，五更食香脯一片，乃饮一升，当下虫出。(《本草纲目》)

(8) 口吐清水：干蕲艾煎汤，啜之。(《本草纲目》)

(9) 忽然吐血一两口，或心衄，或内崩：熟艾三团，水五升煮二升，服。一方烧灰，水服二

钱。(《本草纲目》)

(10) 鼻血不止：艾灰，吹之。亦可以艾叶煎服。(《本草纲目》)

(11) 鹅掌风病：蕲艾真者四五两，水四五碗煮五六滚，入大口瓶内盛之，用麻布二层缚之，将手心放瓶上熏之，如冷再热，如神。(《本草纲目》)

(12) 小儿瘖疮：艾叶一两，水一升煮取四合，服。(《本草纲目》)

(13) 臁疮口冷不合：熟艾烧烟，熏之。(《本草纲目》)

(14) 口癣风疮：干艾随多少，以浸曲酿酒如常法，日饮之，觉瘥即瘥。(《本草纲目》)

(15) 丹田气弱，脐腹冷者：以熟艾装袋，兜脐腹，甚妙。(《本草从新》)

(16) 寒湿脚气：宜以此加入袜内。(《本草从新》)

(17) 心腹冷痛：艾叶为末，汤下。(《本草易读》)

(18) 头风，面疮痒出水：艾叶，醋熬取汁，薄纸贴之。(《本草易读》)

(19) 慢性气管炎：干艾叶60g，红糖15g，加水煎成100ml，为一日剂量，分3~4次口服，一周为一疗程。(《一味中药祛顽疾》)

(20) 寻常疣：鲜艾叶擦拭局部，每日数次，至疣自行脱落为止。(《一味中药祛顽疾》)

(21) 疖肿：艾叶条适量，用艾条作温和灸，距离以病人感微烫为度，以疖肿最高点为中心，缓慢均匀移动艾条，灸至疖肿及周围皮肤明显红晕、皮温微烫为止。每次约30分钟，每日一次。(《一味中药祛顽疾》)

(22) 荨麻疹：生艾叶10g，白酒100g，共煎至50g左右，顿服。每天1次，连服3天。能温经散寒，祛风除湿。(《一味妙方治百病》)

(23) 肩痹：生艾叶300g，切细，用陈米醋150g加温拌匀，装入20cm×20cm纱布包裹，趁热敷于患处，每天2次，每次15~30分钟，7天为1疗程。治疗期间嘱患者做上举、外旋、内旋、后伸等锻炼活动并坚持锻炼，以增强疗效。能散寒止痛。(《一味妙放治百病》)

配伍应用：

(1) 艾叶与阿胶配伍，温经，暖宫，止血，用于胞宫虚寒所致的崩漏，月经不调，痛经，不孕等证。

(2) 艾叶与香附配伍，温经散寒，调经止痛，用于寒凝胞宫所致的月经不调，宫寒不孕，痛经等证。

(3) 艾叶与川断配伍，暖宫安胎，用于寒客胞宫所致的胎漏下血，胎动不安等证。

组方应用：

(1)《仁斋直指》艾附暖宫丸：艾叶6g，香附12g，吴茱萸6g，大川芎6g，白芍药6g，黄芪6g，续断5g，生地黄6g，官桂5g，川归6g。功用：暖宫温经，养血活血。主治妇人子宫虚冷，带下白淫，面色微黄，四肢疼痛，倦怠无力，饮食减少，经脉不调，肚腹时痛，久无子息。

(2) 经验方：艾叶8g，香附10g，吴茱萸6g，当归10g，川芎10g，鹿角胶9g，赤芍10g，桃仁10g，红花10g，益母草15g，丹参18g，荔枝核15g。主治不孕症。

(3)《养生必用方》：熟艾叶如鸡子大，蒲黄、蒲公英各五钱（15g）。水五盏（750~1500ml），先煮艾、姜至二盏半（375~750ml），入胶烊化，分三服，空腹服，一日尽。主治妇人崩中，连日不止。

【制剂】艾附暖宫片　组成：艾叶，香附，吴茱萸，肉桂，当归，川芎，白芍，地黄，炙黄芪，续断。功能与主治：理气养血，暖宫调经。用于血虚气滞、下焦虚寒所致的月经不调、痛经，症见行经后错、经量少、有血块、小腹疼痛、经行小腹冷痛喜热、腰膝酸软。用法与用量：口服。

小蜜丸一次9g,大蜜丸一次1丸,一日2~3次。

【化学成分】含挥发油(桉油素、萜品烯醇-4等),黄酮类(芹菜素、山奈酚、木樨草素、槲皮素等),倍半萜类,环木菠烷型三萜等。

【药理作用】本品具有明显的镇咳、祛痰、抗过敏作用;煎剂对家兔离体子宫有兴奋作用;水浸剂及煎剂对多种致病细菌及真菌有轻度抑制作用,烟熏剂则抗菌作用较明显。可抑制血小板聚集,有止血作用,能增强心肌收缩力、减慢心率、促进冠脉血流量作用。

【用法用量】3~9g。外用适量,供灸治或熏洗用。

灶 心 土

【来源】本品为烧柴草灶内中心的焦黄土。全国农村均有。

【商品】灶心土。

【性状】本品呈不规则块状,大小不一。全体显红黄色至红褐色,表面有刀削痕。质硬,易砸碎。碎断面色较深,常有蜂窝状小孔,并有烟熏气。味淡。

【性味归经】辛,温,归脾、胃经。

【功效与主治】温中止血,止呕、止泻。用于吐血、便血、崩漏,呕吐,妊娠恶阻;久泻等。

【临床应用】

单味应用:

(1) 小儿脐带久不瘥:用伏龙肝,敷之。(《经史证类备用本草》)

(2) 痈肿:伏龙肝,以蒜和作泥,涂布上,贴之。如干,则再易。(《经史证类备用本草》)

(3) 诸腋臭:伏龙肝烧,作泥,敷之,立瘥。(《经史证类备用本草》)

(4) 灸疮痛肿急痛:灶中黄土水煮令热,淋渫之,即良。(《经史证类备用本草》)

(5) 诸痈疽发背及乳痈:釜下土捣取末,鸡子中黄和,涂之,佳。(《经史证类备用本草》)

(6) 治疗小儿丹毒从脐中起方:伏龙肝研为末,以屋漏水和如糊,患处干即再敷,以瘥为度。用新汲水调亦得。(《经史证类备用本草》)

(7) 吐血,鼻衄不止:伏龙肝半升,以新汲水一大升淘取汁,和蜜,顿服。(《经史证类备用本草》)

(8) 小儿赤游,行于身上下,至心即死:伏龙肝末,和鸡子白,涂,干即易。(《经史证类备用本草》)

(9) 小儿尿灰疮:伏龙肝,和鸡子白,涂之。(《经史证类备用本草》)

(10) 反胃吐食:灶中土年久者为末,米饮服三钱。经验。(《本草纲目》)

(11) 产后血气攻心痛,恶物不下:用灶中土研末,酒服二钱,泻出恶物,立效。(《本草纲目》)

(12) 妊娠热病:伏龙肝末一鸡子许,水调,服之。仍以水和,涂脐方寸,干又上。(《本草纲目》)

配伍应用:

(1) 灶心土与附子配伍,温中止血,用于脾胃虚寒所致的吐血、便血、崩漏等证。

(2) 灶心土与干姜配伍,温胃止呕,用于脾胃虚寒所致的呕吐。

(3) 灶心土与砂仁配伍,温胃止呕,用于妊娠恶阻,呕吐不止等证。

(4) 灶心土与肉豆蔻配伍,温中散寒,涩肠止泻,用于脾胃虚寒所致的久泻久痢。

组方应用:

(1)《金匮要略》黄土汤:甘草、干地黄、白术、附子、阿胶、黄芩各9g,灶心黄土30g。功用：温阳健脾，养血止血。主治阳虚便血。大便下血，先便后血，或吐血、衄血，及妇人崩漏，血色黯淡，四肢不温，面色萎黄，舌淡苔白，脉沉细无力者。

（2）《本草衍义》：炒伏龙肝半两（15g），蚕砂一两（30g），阿胶一两（30g）。同为末，温酒服，空肚服二三钱（6～10g），以知为度。主治妇人血漏。

【化学成分】 含硅酸、氧化铅、氧化铁、氧化钠、氧化钾、氧化镁等。

【药理作用】 本品能减轻洋地黄酊引起的呕吐，有止呕作用。

【用法用量】 15～30g。

第十二章　活血化瘀药

【定义】凡能改善血行状态，消散血液瘀滞为主要作用的药物称活血化瘀药，其作用强烈者，又称破血药。

【中医指导理论】《素问·至真要大论》曰：疏其气血，而至和平。

【性味归经】本类药物大多辛、苦、温，归心、肝经。

【应用】活血化瘀药有活血通经，消散血瘀，止痛消肿等功效，临床主要用于血行不畅或血分瘀滞所致的病证，如气滞血瘀的头痛，闭经，痛经，产后血瘀腹痛，癥瘕痞块，跌打损伤，骨折瘀肿疼痛等证。取其活血通脉之效，又长用于胸痹等多种痹证的治疗。"气为血之帅，血为气之母"。临床上气滞常导致血瘀，血瘀又常使气滞。故本类药物临床应用常与补气药、行气药配伍，以增强活血化瘀功效；对寒凝血瘀者，配温中散寒药温通血脉；有疼痛者，配活血、行气、止痛药；是痹证者，配行气，祛风湿止痹痛药；治痈肿疮疡，配清热解毒药；出血兼有瘀血者，应注意选用既能活血又能止血药治。

【注意事项】本类药物不宜用于月经量过多或血虚闭经无瘀滞的证候；对孕妇应忌用或慎用。

一、活血止痛药

本类药物既能活血又能行气，具辛散之性，主要治疗气滞血瘀所致的痛证，如头痛，胁痛，心腹痛，痛经，风湿痹痛，跌打损伤疼痛等其他气血瘀滞疼痛。

川　芎

【来源】本品为伞形科植物川芎 Ligusticum chuanxiong Hort. 的干燥根茎。主产于四川，是人工栽培夏季当茎上的节盘显著突出，并略带紫色时采挖，除去泥沙，晒干烘干，再去须根。

【商品】川芎、酒川芎。

【性状】本品为不规则结节状拳形团块，直径 2~7cm。表面黄褐色，粗糙皱缩，有多数平行隆起的轮节，顶端有凹陷的类圆形茎痕，下侧及轮节上有多数小瘤状根痕。质坚实，不易折断，断面黄白色或灰黄色，散有黄棕色的油室，形成层环呈波状。气浓香，味苦、辛，稍有麻舌感，微回甜。

【性味归经】辛，温，归肝、胆、心包经。

【功效与主治】活血行气，祛风止痛。用于月经不调，闭经痛经，癥瘕腹痛，胸胁刺痛，跌扑肿痛，头痛，风湿痹痛。酒川芎引药上行，增强活血行气止痛作用，用于血瘀头痛，偏头痛，风寒湿痛，产后瘀阻腹痛等。

【临床应用】

单味应用：

(1) 齿败口臭：水煮芎䓖，含之，佳。（《本草从新》）

(2) 诸般头痛：或末、煎丸俱可。（《本草易读》）

(3) 偏头痛：川芎用酒浸，每日三次，每次 30ml。（《一味中药祛顽疾》）

配伍应用：

(1) 川芎与当归配伍，活血散瘀，行气止痛，多用于气滞血瘀之证。
(2) 川芎与香附配伍，活血行气，调经止痛，用于月经不调。
(3) 川芎与牛膝配伍，活血祛瘀，引血下行，用于难产。
(4) 川芎与益母草配伍，活血祛瘀，行气止痛，用于产后瘀阻。
(5) 川芎与柴胡配伍，疏肝理气，活血止痛，主要用于肝郁气滞的胁痛。
(6) 川芎与赤芍配伍，活血行气止痛，用于肢体麻木、伤痛。
(7) 川芎与黄芪配伍，活血益气，托里透脓，用于疮疡化脓，体虚不溃者。
(8) 川芎与防风配伍，祛风散寒止痛，用于外感风寒所致的头痛。
(9) 川芎与石膏配伍，疏风清热止痛，用于外感风热头痛。
(10) 川芎与羌活配伍，祛风胜湿止痛，用于风湿头痛。
(11) 川芎与丹参配伍，活血化瘀止痛，用于血瘀头痛。
(12) 川芎与熟地黄配伍，补血行气，补精益髓，用于血虚头痛。
(13) 川芎与海风藤配伍，活血行气，祛风通络，用于风湿痹阻所致的肢体疼痛。
(14) 川芎、白芷、菊花配伍，祛风清热，止痛活血，用于头痛头昏，目痛流泪。

组方应用：

(1)《太平惠民和剂局方》川芎茶调散：川芎、荆芥各12g，白芷、羌活、甘草各6g，细辛3g，防风4.5g，薄荷12g。功用：疏风止痛。主治风邪头痛。偏正头痛或巅顶作痛，恶寒发热，目眩鼻塞，舌苔薄白，脉浮者。用法：每日一剂，水煎400ml，分两次温服。

(2) 经验方：当归10g，赤芍10g，川芎10g，柴胡15g，郁金10g，延胡索10g，昆布10g，海藻10g，制香附15g，青皮10g，山慈菇10g，蒲公英10g，鹿角霜10g（先煎）。功效主治：活血化瘀，软坚散结，理气止痛。用于乳腺小叶增生。用法：每日一剂，水煎400ml，分两次温服。

(3) 经验方：当归30g，川芎30g，乳香30g，没药30g，香附30g，瓜蒌30g，穿山甲10g，甘草10g。功效主治：活血化瘀，软坚散结。用于乳房纤维瘤。用法：每日一剂，水煎400ml，分两次温服。

(4) 赵建安主任医师方 加味芎归汤：川芎30g，当归18g，白芷12g，白芍12g，蔓荆子9g，香附9g，杭菊9g，细辛6g，白芥子6g，炙甘草6g。功效主治：化瘀通络，散风止痛。用于原发性三叉神经痛，证属风、痰、瘀血阻滞头窍脉络者。症见三叉神经分布区内突发剧烈电击样、撕裂样或刀割样疼痛，发作时无任何先兆，突发突止，时间可持续数秒或数分钟，舌质黯淡或紫，脉弦涩。用法：每日一剂，水煎400ml，分两次温服。

(5) 常江主任医师方 升降清阳汤：川芎30g，土茯苓60g，细辛10g，当归15g，蜈蚣2大条（研末冲服），僵蚕10g，酒大黄10g。功效主治：升清降浊，解毒通络，祛风化痰。用于风、毒、瘀特征的偏头痛。症见头痛呈跳痛、抽痛或痛有定处，伴恶心、呕吐、便秘、面红、畏光、怕声。舌黯红或有瘀斑，苔黄腻，脉涩或滑数。用法：每日一剂，水煎400ml，分两次温服。

【制剂】川芎茶调散 组成：川芎，白芷，羌活，细辛，防风，荆芥，薄荷，甘草。功能与主治：疏风止痛。用于外感风邪所致的头痛，或有恶寒、发热、鼻塞。用法与用量：饭后清茶送服。一次3~6g，一日2次。

【化学成分】含苯酞内酯类，生物碱，挥发油，酚类物质，维生素A，叶酸，蔗糖，甾醇，脂肪油等。其中苯酞内酯类成分为藁本内酯、新川芎内酯、洋川芎内酯、3-丁基苯酞、3-亚丁基苯酞等；酚（酸）性成分有阿魏酸、瑟丹酸、香草醛、香草酸、咖啡酸、原儿茶酸、棕榈酸、亚油酸、对羟基苯甲酸、大黄酚等；生物碱类主要有川芎嗪（四甲基吡嗪）、L-异亮氨酰-L-缬氨酸酐、黑麦碱［1-（5-羟甲基-2-呋喃基）-9-H吡啶-（3，4-b）吲哚］、三甲胺及胆碱；挥发油中成分为藁本内酯、新川芎内酯、洋川芎内酯、洋川芎内酯B，C，D，E，F，G，H，I，J，K，L，M，N，P，Q，洋川芎醌、川芎萘呋内酯等。

【药理作用】本品能抑制血管平滑肌收缩，扩张冠状动脉，增加冠脉血流量，改善心肌缺氧状况及肠系膜微循环，并能降低心肌耗氧量，增加脑及肢体血流量，降低外周阻力；能降低血小板表面活性，可预防血栓的形成；可使孕兔离体子宫收缩加强，大剂量则转为抑制，并可抑制小肠收缩；水煎剂对动物中枢神经有镇静作用，并有降压作用；有抗维生素E缺乏作用；对免疫系统有一定调节作用。

【用法用量】3~9g。

延 胡 索

【来源】本品为罂粟科植物延胡索 Corydalis yanhusuo W. T. Wang 的干燥块茎。主产于浙江、江苏、湖北、湖南等地。夏初茎叶枯萎时采挖，除去须根，洗净，置沸水中煮至恰无白心时，取出，晒干。

【商品】延胡索、醋延胡索、酒延胡索。

【性状】本品呈不规则的扁球形，直径0.5~1.5cm。表面黄色或黄褐色，有不规则网状皱纹。顶端有略凹陷的茎痕，底部常有疙瘩状突起。质硬而脆，断面黄色，角质样，有蜡样光泽。气微，味苦。

【性味归经】辛、苦，温，归肝、脾经。

【功效与主治】活血，利气，止血。用于胸胁、脘腹疼痛，经闭痛经，产后瘀阻，跌扑肿痛；醋延胡索行气止痛作用增强，用于身体各部位的多种疼痛证候；酒延胡索以活血、化瘀、止痛为主要功效，也可用于跌打损伤，瘀血疼痛等证。

【临床应用】

单味应用：

（1）鼻衄血：玄胡索末，绵裹塞耳内，左衄塞右，右衄塞左。（《本草纲目》）

（2）产后诸病，凡产后秽污不尽，腹满，及产后血运，心头硬，或寒热不禁，或心闷，手足烦热，气力欲绝诸病：并用玄胡索炒，研，酒服二钱，甚效。（《太平圣惠方》）

配伍应用：

（1）延胡索与川楝子配伍，活血行气止痛，用于气滞血瘀的脘腹疼痛。

（2）延胡索与小茴香配伍，温经行气止痛，用于疝气疼痛。

（3）延胡索与白芍配伍，活血理气，散寒止痛，用于经行腹痛。

（4）延胡索与瓜蒌配伍，活血行气，散结宽胸，用于胸胁疼痛。

（5）延胡索与桂枝配伍，活血止痛，温通经脉，用于血滞所引起的四肢或周身疼痛。

（6）延胡索与川芎配伍，活血消肿止痛，用于跌打损伤。

（7）延胡索、川楝子、白芷配伍，疏肝和胃清热，行气活血止痛，用于胃脘胀痛、痛引胁肋、中脘嘈杂等证。

组方应用：

《济生方》三神丸：玄胡索（醋煮去皮）、当归（去芦，酒浸锉略炒）各一两（30g），橘红二两（60g）。上为细末，酒煮米糊为丸，如梧桐子大。每服七十丸，加至一百丸，空心艾汤下，米饮亦得。主治室女血气相搏，腹中刺痛，痛引心端，经行涩少，或经事不调，以致疼痛。

【制剂】元胡止痛片　组成：延胡索、白芷。功能与主治：理气，活血，止痛。用于气滞血瘀的胃痛，胁痛，头痛及痛经。用法与用量：口服。一次4~6片，一日3次，或遵医嘱。

【化学成分】主含叔胺、季胺类生物碱，主要生物碱有：延胡索甲素、乙素、丙素、丁素、庚素、辛素、壬素、寅素、丑素、子素等。尚含有大量淀粉，少量黏液质、树脂、挥发油，多糖，无机微量元素。另含羟链霉素、豆甾醇、谷甾醇、油酸、亚油酸、亚麻酸、10-二十九碳醇等成分。

【药理作用】本品有镇痛、镇静、催眠与安定作用，此外尚有轻度中枢性镇呕及降低体温的作用。醇提取物有明显扩张动物冠状血管，增加冠脉血流，对某些实验性心律失常有效；还有保护大鼠实验性溃疡病，减少胃液分泌，胃酸及胃蛋白酶的量。可松弛肌肉。

【用法用量】3~9g；研末吞服，一次1.5~3g。

郁　　金

【来源】本品为姜科植物温郁金 Curcuma wenyujin Y. H. Chen et C. Ling、姜黄 Curcuma longa L.、广西莪术 Curcuma kwangsiensis S. G. Lee et C. F. Liang 或蓬莪术 Curcuma phaeocaulis Val. 的干燥块根。主产于浙江、四川等地。前两者分别习称"温郁金"和"黄丝郁金"，其余按性状不同习称"桂郁金"或"绿丝郁金"。冬季茎叶枯萎后采挖，除去泥沙及细根，蒸或煮至透心，干燥。

【商品】温郁金、黄丝郁金、桂郁金、绿丝郁金、醋郁金。

【性状】温郁金　呈长圆形或卵圆形，稍扁，有的微弯曲，两端渐尖，长3.5~7cm，直径1.2~2.5cm。表面灰褐色或棕褐色，具不规则纵皱纹，纵纹隆起处色较浅。质坚实，断面灰棕色，角质样；内皮层环明显。气微香，味微苦。

黄丝郁金　呈纺锤形，有的一端细长，长2.5~4.5cm，直径1~1.5cm。表面棕灰色或灰黄色，具细皱纹。断面橙黄色，外周棕黄色至棕红色。气芳香，味辛辣。

桂郁金　呈长圆锥形或长圆形，长2~6.5cm，直径1~1.8cm。表面具疏浅纵纹或较粗糙网状皱纹。气微，味微辛苦。

绿丝郁金　呈长椭圆形，较粗壮，长1.5~3.5cm，直径1~1.2cm。气微，味淡。

【性味归经】辛、苦，寒。归肝、心、肺经。

【功效与主治】行气化瘀，清心解郁，利胆退黄。用于经闭痛经，胸腹胀痛、刺痛，热病神昏，癫痫发狂，黄疸尿赤。醋郁金疏肝止痛的作用增强。

【临床应用】

单味应用：

（1）自汗不止：郁金末，卧时调涂于乳上。（《本草纲目》）

（2）痔疮肿痛：郁金末，水调，涂之，即消。（《本草纲目》）

（3）尿血不定：葱白煎，末服。（《本草易读》）

配伍应用：

（1）郁金与丹参配伍，活血行气，祛瘀止痛，用于胸腹胁肋胀痛。

（2）郁金与柴胡配伍，疏肝行气，解郁止痛，用于肝郁化热所致的经前腹痛。

（3）郁金与鳖甲配伍，行气活血，化瘀消癥，用于肝气郁滞、瘀血内阻所致的胁下癥块。

（4）郁金与菖蒲配伍，凉血清心，行气开窍，主要用于湿温蒙蔽清窍所致的胸脘痞闷、神志不清。

（5）郁金与明矾配伍，祛痰开窍，凉血清心，多用于痰阻心窍所致的癫痫、狂证。

（6）郁金与生地配伍，活血化瘀，凉血止血，主要用于肝郁化热、迫血妄行的吐血、衄血、尿血及妇女经脉逆行等证。

（7）郁金与茵陈配伍，凉血清心，利胆退黄，用于治疗胆石症、黄疸。

（8）郁金与香附配伍，疏肝理气止痛，用于肝气郁结，胸胁胀痛。

组方应用：

（1）《圣惠方》郁金饮子：郁金半两（15g），黄芩一两（30g），赤芍药一两（30g），枳壳一两（30g）麸炒微黄，去瓤，生干地黄一两（30g），大腹皮一两（30g）锉。上药，细锉和匀。每服一分（0.3g），以水一中盏（150~300ml），入生姜半分（0.15g），去滓，不计时候，稍熬服。主治心悬急懊痛。

（2）《圣济总录》郁金散：郁金一两（30g），牛胆一枚，麝香（别研细）半钱（1.5g）。上三味，捣研为细散。每服半钱匕（1g），新汲水调下，不拘时。主治黄疸，唇口先黄，腹胀气急。

【制剂】消栓通络胶囊　组成：川芎，丹参，黄芪，泽泻，三七，槐花，桂枝，郁金，木香，冰片，山楂。功能与主治：活血化瘀，温经通络。用于瘀血阻络所致的中风，症见神情呆滞、手足发凉、肢体疼痛；缺血性中风及高脂血症见上述证候者。用法与用量：口服。一次6粒，一日3次；或遵医嘱。

【化学成分】含挥发油（莰烯、樟脑、倍半萜烯、姜黄烯、姜黄酮、芳姜酮、吉马酮、莪二酮、香豆酰阿魏酰乙烷、2-对-香豆酰甲烷、二阿魏酰甲烷、对-香豆酰阿魏酰甲烷等），姜黄素（姜黄素姜、脱甲氧基姜黄素、双脱甲氧基姜黄素），多糖，淀粉，脂肪油，橡胶，少量微量元素等。

【药理作用】本品有减轻高脂血症的作用，并能明显防止家兔主动脉、冠状动脉及其分支内膜斑块的形成；能促进胆汁分泌和排泄，并可抑制存在于胆囊中大部分微生物；有镇痛作用；姜黄素对肝脏损伤有保护作用；能明显扩张鼠肠系膜微血管和动静脉，并影响免疫功能而表现有抗炎作用。

【用法用量】3~9g。

【注意事项】本品不宜与丁香同用。

姜　黄

【来源】本品为姜科植物姜黄 Curcuma longa L. 的干燥根茎。主产于四川、福建等地。冬季茎叶枯萎时采挖，洗净，煮或蒸至透心，晒干，除去须根。

【商品】姜黄。

【性状】本品呈不规则卵圆形、圆柱形或纺锤形，常弯曲，有的具短叉状分枝，长2~5cm，直径1~3cm。表面深黄色，粗糙，有皱缩纹理和明显环节，并有圆形分枝痕及须根痕。质坚实，不易折断，断面棕黄色至金黄色，角质样，有蜡样光泽，内皮层环纹明显，维管束呈点状散在。气香特异，味苦、辛。

【性味归经】辛、苦，温，归脾、肝经。

【功效与主治】破血行气，通经止痛。用于胸胁刺痛，闭经，癥瘕，长于治疗风湿肩臂四肢疼痛，跌扑肿痛。

【临床应用】

单味应用：

（1）疮癣初生，或始痛痒：以姜黄敷之，妙。（《经史证类备用本草》）

（2）治诸疮癣初生时痛痒：姜黄敷之。（《千金方》）

配伍应用：

（1）姜黄与延胡索配伍，破血行气，通经止痛，多用于气滞血瘀所致的胸胁疼痛、经闭腹痛等证。

（2）姜黄与羌活配伍，散寒止痛，行气活血，用于风湿臂痛。

（3）姜黄与大黄配伍，活血散瘀，消肿止痛，可用于一切痈肿疮疡初起。

组方应用：

（1）《圣济总录》姜黄散：姜黄（微炒）、当归（切，焙）各一两（30g），木香、乌药（微炒）各半两（15g）。上四味，捣罗为散，每服二钱匕（4g），煎茱萸醋汤调下。主治心痛不可忍。

（2）《现代实用中药》：姜黄一钱五分（4.5g），黄连六分（1.8g），肉桂三分（1g），延胡索一钱二分（3.6g），广郁金一钱五分（4.5g），绵茵陈一钱五分（4.5g）。主治胃炎，胆囊炎，腹胀痛，疼痛，呕吐，黄疸。

（3）《赤水玄珠》姜黄散：姜黄、甘草、羌活各一两（30g），白术二两（60）。每服一两（30g），水煎。腰以下痛，加海桐皮、当归、芍药。主治臂背痛，非风非痰。

（4）《医宗金鉴》姜芩四物汤：当归、熟地、赤芍、川芎、姜黄、黄芩、丹皮、延胡索、香附（制）各等份。水煎服。主治妊娠胎漏，下血不止。

（5）《伤科方书》姜黄汤：桃仁、兰叶、丹皮、姜黄、苏木、当归、陈皮、牛膝、川芎、生地、肉桂、乳香、没药。水、酒、童便煎服。主治一切跌打。

（6）《百一选方》姜黄散：姜黄、细辛、白芷等份。上为细末，并擦两、三次，盐汤漱。主治牙痛不可忍。

（7）《妇人良方》舒筋汤：羌活10g，海桐皮10g，当归10g，白芍15g，姜黄10g，白术10g，甘草6g。主治风湿所伤，肩臂作痛，经络不利及腰下作痛。

【制剂】如意黄金散　组成：姜黄，大黄，黄柏，苍术，厚朴，陈皮，甘草，生天南星，白芷，天花粉。功能与主治：清热解毒，消肿止痛。用于热毒瘀滞肌肤所致疮疡肿痛、丹毒流注，症见肌肤红、肿、热、痛，亦可用于跌打损伤。用法与用量：外用。红肿，烦热，疼痛，用清茶调敷；漫肿无头，用醋或葱酒调敷，亦可用植物油或蜂蜜调敷。一日数次。

【化学成分】含挥发油（姜黄酮、芳姜黄酮、姜烯、水芹烯、香桧烯、桉油素、莪术酮、莪术醇、丁香烯龙脑、樟脑等），色素（姜黄素、去甲氧基姜黄素），胭脂树橙，降胭脂树素和微量元素等。

【药理作用】本品对实验性高脂血症有明显的降低作用；姜黄素能增加心肌血流量，姜黄提取物能对抗垂体后叶素引起的大鼠心电图ST-T波变化；能增加纤溶酶活性，抑制血小板聚集；有利胆作用，能增加胆汁的生成和分泌，并增加胆囊的收缩。姜黄煎剂及浸剂对小鼠、豚鼠及兔子宫均有兴奋作用。具有抗肿瘤、抗炎、抗病原微生物、抗氧化作用。

【用法用量】3~9g。外用适量。

乳　　香

【来源】本品为橄榄科植物乳香树 Boswellia carterii Birdw 及其同属植物皮部渗出的树脂。主产于非洲索马里、埃塞俄比亚等地。春夏季均可采收。将树干的皮部由下向上顺序切伤，使树脂渗出数天后凝成固体，即可采取。入药多炒用。

【商品】乳香、醋乳香、炒乳香。

【性状】本品呈小形乳头状、泪滴状颗粒或不规则的小块，长0.5~3cm，有的黏成团块。淡黄色或棕红色，半透明，表面有一层类白色粉尘，除去粉尘略有光泽。质坚而脆，断面蜡样透明状。气微芳香，味微苦。嚼之初呈碎粒样，迅速软成胶状物粘牙，唾液成乳白色，有香辣感。

【性味归经】辛、苦，温，归肝、心、脾经。

【功效与主治】活血行气止痛，消肿生肌。用于血瘀疼痛，筋脉拘挛，胸胁疼痛，风湿痹痛，经闭，跌打损伤，疮疡溃破；醋乳香刺激性缓和，利于服用，便于粉碎。制后还能增强活血止痛，收敛生肌的功效并可矫臭矫味。炒乳香作用与醋乳香基本相同。

【临床应用】

单味应用：

（1）口目㖞斜：烧烟，熏之。（《本草易读》）

（2）咽喉骨鲠：乳香一钱，水研服之。（《卫生易简方》）

（3）治齿虫痛不可忍：嚼熏陆香咽其汁。（《梅师集验方》）

配伍应用：

（1）乳香与香附配伍，理气止痛，活血通经，用于痛经、经闭。

（2）乳香与川楝子配伍，活血行气止痛，用于胃脘疼痛。

（3）乳香与秦艽配伍，祛风湿，活血止痛，用于风寒湿痹。

（4）乳香与红花配伍，活血化瘀，消肿止痛，用于跌打损伤、瘀血疼痛。

（5）乳香与血竭配伍，活血散结，解毒消痈，用于红肿痈毒。

（6）乳香与紫花地丁配伍，泻热破瘀，消肿散结，用于肠痈。

（7）乳香与没药配伍，消肿止痛，去腐生肌，用于疮疡溃破、久不收口。

组方应用：

（1）经验方：乳香90g，没药90g，生艾叶90g，红花30g，土鳖虫30g，三七30g，血竭30g，川乌30g，草乌30g，旱半夏30g，马钱子10g，当归30g，川断45g，透骨草30g，伸筋草30g，麝香1g。共研细末，纱布包，用白酒3000ml浸泡3天，取出置于热水袋上，待药包热时，把患足跟放在药包上进行熨治，每次30分钟，每日2次。功效主治：活血化瘀，通经止痛。用于骨质增生所致足跟痛。

（2）《医学衷中参西录》活络效灵丹：当归五钱（15g），丹参五钱（15g），生明乳香五钱（15g），生明没药五钱（15g），上药四味作汤服，若为散，一剂分作四次服，温酒送下。主治气血凝滞，痃癖癥瘕，心腹疼痛，腿酸臂痛，内外疮疡，一切脏腑积聚。

（3）《本草汇言》：乳香、真没药各一钱五分（4.5g），当归尾、红花、桃仁各三钱（10g）。水煎服。主治跌扑折伤筋骨。

（4）内蒙古《中草药新医疗法资料选编》：乳香五钱（15g），白矾、花椒各二钱（6g），葱白数根。水煎外洗，一日数次。主治化脓性指头炎，急性乳腺炎。

【制剂】伤痛宁片　组成：乳香，没药，甘松，延胡索，细辛，香附，山柰，白芷。功能与主治：散瘀止痛。用于跌打损伤，闪腰挫气，症见皮肤青紫、瘀斑、肿胀、疼痛、活动受限。用法与用量：口服。一次5片，一日2次。

【化学成分】含树脂，树胶和挥发油。树脂的主要成分为游离α，β-乳香酸、结合乳香酸、乳香树脂烃；树胶主要成分为阿糖酸的钙盐和镁盐，西黄芪胶粘素；挥发油含蒎烯、α，β-水芹烯等。

【药理作用】本品有镇痛作用。

【用法用量】3～9g。外用适量。

【注意事项】 孕妇禁用。

没 药

【来源】 本品为橄榄科植物没药树 Commiphora myrrha Engl. 或其他同属植物皮部渗出的油胶树脂。主产于非洲索马里、埃塞俄比亚及印度等地。11 月至翌年 2 月，采集由树皮裂缝处渗出于空气中变成红棕色坚块的油胶树脂，去净树皮及杂质，打碎后炒用。

【商品】 没药、醋没药、炒没药。

【性状】 本品呈不规则形颗粒，或黏结成团块，直径约 2.5cm，有较小或更大的。表面红棕色或黄棕色，粗糙，覆有粉尘。质坚而脆，易破碎，破裂面颗粒状，带棕色油样光泽，半透明，并常现白色斑点或纹理。气香而特异，味极苦。

【性味归经】 苦、辛，平，归心、肝、脾经。

【功效与主治】 活血止痛，消肿生肌。用于血瘀疼痛，经闭，癥瘕，痈疽疮疡溃破等。醋没药活血止痛，收敛生肌肉的作用增强，缓和了刺激性而便于服用，利于粉碎，并能矫臭矫味。炒没药刺激之性得到缓和，便于服用，易于粉碎。

【临床应用】

单味应用：

（1）妇人腹痛，内伤，刺：没药末一钱，酒服，便止。（《本草纲目》）

（2）血气心痛：没药末二钱，水一盏、酒一盏煎服。（《本草纲目》）

配伍应用：

（1）没药与乳香配伍，活血止痛，消肿生肌，用于经闭、痛经、心腹疼痛、跌打损伤、痈疽肿痛、肠痈等气血瘀阻所致的疼痛。

（2）没药与五灵脂、延胡索配伍，活血行气止痛，多用于气滞血瘀较重的胃痛。

组方应用：

（1）《宣明论方》没药散：没药、乳香各三钱（10g），穿山甲五钱（15g），木鳖子四钱（12g）。上为末，每服半钱至一钱（1.5～3g），酒大半盏（100～200ml），同煎温服，不计时候。主治一切心肚疼痛，不可忍者。

（2）《眼科龙木论》没药散：没药二两（60g），麒麟竭一两（30g），大黄一两半（45g），芒硝一两半（45g）。上捣罗为末，令细。食后热茶调下一钱（3g）。主治血灌瞳人，外障疼痛。

（3）《疡医大全》舌化丹：没药（去油）、辰砂、血竭、硼砂、乳香（去油）、雄黄、蟾酥（人乳浸化）、轻粉、冰片、麝香各等份。共乳细末，用乳捣和丸，如小麦大。每用三丸，含舌下，噙化咽下，出汗自消；如无汗，以热酒催之。主治疔疮，无名肿毒。

【化学成分】 含没药树脂、挥发油、树胶，少量苦味质，并含没药酸、甲酸、乙酸及氧化酶。挥发油含丁香酚、间甲基酚、蒎烯、柠檬烯、桂皮醛等。树胶与阿拉伯相似，水解则生成阿拉伯糖、半乳糖、木糖。

【药理作用】 本品对多种致病真菌有不同程度的抑制作用；树脂对雄兔高胆固醇血症有降血脂作用并能防止斑块形成。

【用法用量】 3～9g。外用适量。

【注意事项】 孕妇禁用。

五 灵 脂

【来源】 本品为鼯鼠科动物复齿鼯鼠 Trogopterus xanthipes Milne-Edwards 的粪便。主产于河北、

山西、甘肃等地。全年均可采收，除去杂质晒干。许多粪粒凝结成块状的称"灵脂块"，又称"糖灵脂"，质佳；粪粒松散成米粒状的称"灵脂米"质量较差。

【商品】 灵脂块、灵脂米、醋灵脂。

【性状】 灵脂块 又名"糖灵脂"。系多数粪粒凝结成的不规则块状，大小不一。表面黑棕色、黄棕色、紫棕色、灰棕色或红棕色，凹凸不平，油润，略有光泽。体轻，质硬易碎裂，断面不平坦，可见粪粒的形状，略有纤维状。气腥臭，味苦。

灵脂米 本品为长椭圆形粪粒，两端钝圆，长 0.5～1.5cm，直径 0.3～0.6cm。表面黑棕色，较平滑或微粗糙。体轻而松，易碎断，断面黄色、黄绿色或棕褐色，略有纤维性。气弱而臭，味微苦感。

【性味归经】 苦、咸、甘，温，归肝经。

【功效与主治】 活血止痛，化瘀止血。用于心腹血气诸痛，痛经，经闭，产后腹痛，外治蛇、蝎、蜈蚣咬伤。醋灵脂矫正气味，利于服用。

【临床应用】

单味应用：

（1）五灵脂散，治丈夫脾积气痛：飞过五灵脂炒烟尽，研末，每服一钱，温酒调下。此药气恶难吃，烧存性乃妙也。或以酒、水、童尿煎服。名抽刀散。治产后心腹、胁肋、腰胯痛，能散恶血。如心烦口渴者，加炒蒲黄减半，霹雳酒下；肠风下血者，煎乌梅、柏叶汤下；中风麻痹痛者，加草乌半钱，同童尿、水、酒煎服。（《本草纲目》）

（2）儿枕作痛：五灵脂慢炒，研末，酒服二钱。（《本草纲目》）

（3）血气刺痛：五灵脂生研三钱，酒一盏煎沸，热服。（《本草纲目》）

（4）重舌肿痛：五灵脂一两淘净，为末，煎米醋，漱。（《本草纲目》）

（5）恶血齿痛：五灵脂末，米醋煎汁，含咽。（《本草纲目》）

（6）大风疮癞：油调五灵脂末，涂之。（《本草纲目》）

配伍应用：

（1）五灵脂与蒲黄配伍，活血祛瘀，散结止痛，用于妇科疾患和瘀血内停、血行不畅所致的诸痛证。

（2）五灵脂与延胡索配伍，活血行气止痛，用于脘腹疼痛。

（3）五灵脂与三七配伍，活血化瘀止痛，主要用于内有瘀滞并有出血之证的妇女崩漏经多、色黯有块、少腹刺痛等证。

（4）五灵脂与雄黄配伍，解毒消肿止痛，用于蛇虫咬伤。

组方应用：

（1）《太平惠民和剂局方》失笑散：五灵脂、蒲黄各6g。功用：活血祛瘀，散结止痛。主治瘀血停滞。心胸刺痛，脘腹疼痛，或产后恶露不行，或月经不调，少腹急痛等。

（2）《本草衍义》：五灵脂二两（60g），没药一两（30g），乳香半两（15g），川乌头一两半（45g）炮去皮。同为末，滴水丸如弹子大。每用一丸，生姜温酒磨服。主治风冷气血闭，手足身体疼痛，冷麻。

（3）《圣济总录》皱肺丸：五灵脂（研）二两（60g），柏子仁半两（15g），胡桃八枚（去壳研）。上三味研成膏，滴水为丸，如小豆大，煎木香甘草汤下五十丸。主治肺胀。

【制剂】 痛经宝颗粒 组成：红花，当归，肉桂，三棱，莪术，丹参，五灵脂，木香，延胡索。功能与主治：温经化瘀，理气止痛。用于寒凝气滞血瘀，妇女痛经，少腹冷痛，月经不调，经色黯淡。用法与用量：温开水冲服。一次1袋，一日2次，于月经前一周开始，持续至月经来三天后停服，连续服用三个月经周期。

【化学成分】含有尿素、尿酸、维生素A类物质、黄酮及多量树脂。

【药理作用】本品能缓解平滑肌痉挛。水浸剂（1:2）在试管内多种致病性皮肤真菌具有不同程度的抑制作用。能抑制结核杆菌，对小白鼠实验性结核病有一定的治疗效果。水提液有增强体外纤维蛋白缓解作用。

【用法用量】3～9g。外用适量。

【注意事项】孕妇禁用。本品不宜与人参同用。

二、活血调经药

本类药物除具有活血祛瘀的功效外，又能活血调经。临床主要用于妇女月经不调，闭经，痛经及产后气血瘀滞之腹痛；也可用于癥瘕积聚、跌打损伤、疮疡肿毒、气血瘀滞作痛等证。

临床上常配伍疏肝理气药应用。

丹　　参

【来源】本品为唇形科植物丹参 Salvia miltiorrhiza Bge. 的干燥根及根茎。全国大部分地区均有，主产于江苏、安徽、河北、四川等地。春、秋二季采挖，除去泥沙，干燥。

【商品】丹参、酒丹参。

【性状】本品根茎短粗，顶端有时残留茎基。根数条，长圆柱形，略弯曲，有的分枝并具须状细根，长10～20cm，直径0.3～1cm。表面棕红色或暗棕红色，粗糙，具纵皱纹。老根外皮疏松，多显紫棕色，常呈鳞片状剥落。质硬而脆，断面疏松，有裂隙或略平整而致密，皮部棕红色，木部灰黄色或紫褐色，导管束黄白色，呈放射状排列。气微，味微苦涩。

【性味归经】苦，微寒，归心、肝经。

【功效与主治】祛瘀止痛，活血通经，清心除烦。用于月经不调，经闭痛经，癥瘕积聚，胸腹刺痛，热痹疼痛，疮疡肿痛，心烦不眠；肝脾肿大，心绞痛。酒丹参寒凉之性缓和，活血祛瘀，调经止痛作用增强。用于月经不调，血滞经闭，恶露不下，心胸疼痛，风湿痹痛。

【临床应用】

单味应用：

（1）落胎，身下有血：丹参十二两，以酒五升煮取三升，温服一升，日三服。（《经史证类备用本草》）

（2）中热油及火烧，除外痛：丹参八两细锉，以水微调，取羊脂二斤煎三上三下，以敷疮上。（《经史证类备用本草》）

（3）丹参散，治妇人经脉不调，或前或后，或多或少，产前胎不安，产后恶血不下，兼治冷热劳，腰脊痛，骨节烦疼：用丹参洗净，切晒，为末，每服二钱，温酒调下。（《本草纲目》）

配伍应用：

（1）丹参与红花配伍，活血祛瘀，通经止痛，主要用于月经不调、血滞经闭、产后瘀滞腹痛、癥瘕积聚等妇科病症及肢体疼痛等证。

（2）丹参与檀香配伍，活血行气止痛，用于气滞血瘀所致的心腹、胃脘疼痛。

（3）丹参与莪术配伍，活血祛瘀，消癥散结，用于癥瘕积聚。

（4）丹参与川芎配伍，活血祛瘀止痛，用于跌打损伤。

（5）丹参与桑枝配伍，清热消肿，祛风通络，用于热痹所致的关节红肿疼痛。

（6）丹参与连翘配伍，清热解毒，凉血散瘀，用于疮疡肿痛。

（7）丹参与生地配伍，养阴活血，清营透热，用于温热病热入营血所致的高热、谵语、烦躁不寐或斑疹隐隐、舌红绛少苔等证。

（8）丹参与夜交藤配伍，养血安神，多用于心悸怔忡、失眠等证。

（9）丹参、川芎、赤芍配伍，行气活血，用于气滞血瘀证。

（10）丹参、檀香、砂仁配伍，活血定痛，行气止痛，醒脾调胃，用于血瘀气滞，心胃诸痛。

组方应用：

（1）《山西医学院附属一院中西医结合治疗小组经验方》宫外孕方：丹参15g，赤芍15g，桃仁9g。功用：活血祛瘀，消癥止痛。主治子宫外孕破裂，突发性剧烈腹痛，多自下腹部开始，有时可延及全腹部，并见月经过多，漏下不畅，血色黯红。

（2）《时方歌括》丹参饮：丹参30g，檀香、砂仁各6g。功用：活血祛瘀，行气止痛。主治血瘀气滞，心胃诸痛。

（3）经验方：丹参15g，山栀15g，白芍15g，当归10g，香附10g，黄芩10g，鸡内金10g，桃仁10g，枳壳10g，郁金15g，茵陈30g，半枝莲30g。功效主治：活血化瘀，疏肝理气。用于肝硬化。用法：每日一剂，水煎400ml，分两次温服。

（4）经验方：丹参15g，石见穿15g，白芥子10g，穿山甲10g，地鳖虫10g，三棱15g，莪术15g，昆布15g，夏枯草15g，鳖甲15g，白花蛇舌草30g。功效主治：活血祛瘀，软坚散结。用于子宫肌瘤。用法：每日一剂，水煎400ml，分两次温服。

（5）全健主任医师方　骨蚀方：丹参20g，川芎10g，白术10g，三棱10g，莪术10g，泽泻10g，蒲公英15g，赤芍15g，肉桂6g，干姜6g，炙甘草6g，制马钱子0.6g。功效主治：活血祛瘀，清骨生新。用于股骨头无菌性坏死（中医骨蚀）。用法：早期：服用上方3~6个月；中期：上方加黄芪30g，党参15g；后期：上方去蒲公英，加黄芪30g，补骨脂15g。用法：每日一剂，水煎400ml，分两次温服。

【制剂】天王补心丹　组成：丹参，当归，石菖蒲，党参，茯苓，五味子，麦冬，天冬，地黄，玄参，远志，酸枣仁，柏子仁，桔梗，甘草，朱砂。功能与主治：滋阴养血，补心安神。用于心阴不足，心悸健忘，失眠多梦，大便干燥。用法与用量：口服。水蜜丸一次6g，小蜜丸一次9g，大蜜丸一次1丸，一日2次。

【化学成分】含脂溶性成分和水溶性成分。脂溶性成分包括丹参酮Ⅰ、丹参酮ⅡA、丹参酮ⅡB、丹参酮Ⅲ，隐丹参酮、羟基丹参酮、丹参酸甲酯、紫丹参甲素、紫丹参乙素、丹参新酮、丹参醇Ⅰ、丹参醇Ⅱ、丹参醇Ⅲ、丹参酚、丹参醛等。水溶性成分主要含有丹酚酸B、丹参素，丹参酸甲、乙、丙，原儿茶酸、原儿茶醛等。

【药理作用】本品具有镇静、安定作用。对脑下垂体后叶素引起的心肌缺血，有扩张冠状动脉增加血流量的作用。对心脏收缩力先有短暂的抑制，然后逐渐加强。本品还有降压、降低血糖的作用。丹参在体外对葡萄球菌、大肠杆菌、变形杆菌有强力的抑菌作用，对伤寒杆菌、痢疾杆菌、皮肤真菌有一定的抑制作用。对肝组织损伤和保护作用。还具有促进组织修复和再生、抗肿瘤作用。

【用法用量】9~15g。

【注意事项】不宜与藜芦同用。

红 花

【来源】 本品为菊科植物红花 Carthamus tinctorius L. 的干燥花。全国各地多有栽培，主产于河南、浙江、四川、江苏等地。夏季花由黄变红时采摘，阴干或晒干。

【商品】 红花。

【性状】 本品为不带子房的管状花，长 1~2cm。表面红黄色或红色。花冠筒细长，先端 5 裂，裂片呈狭条形，长 5~8mm；雄蕊 5，花药聚合成筒状，黄白色；柱头长圆柱形，顶端微分叉。质柔软。气微香，味微苦。

【性味归经】 辛、温，归心、肝经。

【功效与主治】 活血通经，散瘀止痛。用于经闭，痛经，恶露不行，癥瘕痞块，跌打损伤，疮疡肿痛。

【临床应用】

单味应用：

(1) 六十二种风，兼腹内血气刺痛：用红花一大两，分为四合，以酒一大升煎强半，顿服之。不止，再服。又一方：用红蓝子一升，捣碎，以无灰酒一大升八合拌了曝令干，重捣筛，蜜丸如桐子大，空腹酒下四十丸。（《经史证类备用本草》）

(2) 女子中风，血热烦渴者：以红蓝子五大合微熬，捣碎，旦日取半大匙，以水一升煎取七合，去滓，细细咽之。（《经史证类备用本草》）

(3) 治一切肿方：以红花熟烂，捣取汁，服之。不过，再一服便瘥。服之多少，量肿大续进之。（《经史证类备用本草》）

(4) 产后中风，烦渴：红花子五合微熬，研碎，以一匙，水一升煎取七合，徐徐呷之。（《经史证类备用本草》）

(5) 治褥疮：红花适量，泡酒外搽。（《云南中草药》）

配伍应用：

(1) 红花与赤芍配伍，活血祛瘀通络，常用于痛经、血滞经闭、产后瘀滞腹痛、癥瘕、跌打损伤及关节疼痛等证。

(2) 红花与大青叶配伍，活血祛瘀，凉血解毒，用于热郁血滞的斑疹。

(3) 红花与丹参配伍，活血化瘀，通络止痛，常用于瘀血阻滞或血行不畅所引起的诸证，如冠心病、心绞痛。

(4) 红花与当归配伍，活血化瘀，常用于血栓闭塞性脉管炎。

组方应用：

(1) 《急救便方》：川麻一分 (0.3g)，红花三分 (1g)，木香二分 (0.6g)，甘草四分 (1.2g)。均生用，研末，黄酒送下。主治跌打及墙壁压伤。

(2) 《朱氏集验医方》：好红花、苏枋木（捶碎）、当归等份。细切，每用一两（30g），以水一升半（300ml），先煎花、木，然后入酒一盏（150~300ml），并当归再煎，空心食前温服。主治女子经脉不通，如血膈者。

【制剂】 五虎散 组成：当归，红花，防风，天南星，白芷。功能与主治：活血散瘀，消肿止痛。用于跌扑损伤，瘀血肿痛。用法与用量：温黄酒或温开水送服，一次 6g，一日 2 次；外用，白酒调敷患处。

【化学成分】 含黄酮类，聚乙炔类，吲哚类，甾族类，木质素类，脂肪酸，挥发油，烷基二醇类，红花多糖（葡萄糖、阿拉伯糖、半乳糖、糖、木糖），有机酸，氨基酸等。主要化学成分有：红花醌苷、新红花苷、红花苷、红花黄色素和黄色素，红花油中成分有棕榈酸、肉豆蔻酸、月桂酸、硬脂酸、花生酸、油酸等。

【药理作用】本品水提取物有轻度兴奋心脏、增加冠脉血流量的作用，对犬急性心肌缺血有减轻作用，并使心率减慢；对乌头碱所致心律失常有一定对抗作用；对麻醉动物有不同程度的降压作用；用抑制血小板聚集和增加纤溶作用；煎剂对各种动物，不论已孕及未孕子宫均有兴奋作用，甚至发生痉挛，对已孕子宫尤为明显。此外，红花油还有降低血脂的作用。有抗疲劳、镇痛、镇静、抗炎作用。

【用法用量】3~9g。

【注意事项】孕妇慎用。

附药：番红花

本品为鸢尾科植物番红花的花柱头。亦称藏红花。产于欧洲及中亚地区。性味甘微寒。归心、肝经。有与红花相似的活血化瘀通经作用，且力量较强，又兼凉血解毒之功。用量1~1.5g。孕妇忌用。

桃　仁

【来源】本品为蔷薇科植物桃 Prunus persica (L.) Batsch 或山桃 Prunus davidiana (Carr.) Franch. 的干燥成熟种子。全国大部分地区均有，主产于中南部地区。果实成熟后采收，除去果肉及核壳，取出种子，晒干。

【商品】桃仁、炒桃仁。

【性状】桃仁　呈扁长卵形，长1.2~1.8cm，宽0.8~1.2cm，厚0.2~0.4cm。表面黄棕色至红棕色，密布颗粒状突起。一端尖，中部膨大，另端钝圆稍偏斜，边缘较薄。尖端一侧有短线形种脐，圆端有颜色略深不甚明显的合点，自合点处散出多数纵向维管束。种皮薄，子叶2，类白色，富油性。气微，味微苦。

山桃仁　呈类卵圆形，较小而肥厚，长约0.9cm，宽约0.7cm，厚约0.5cm。

【性味归经】苦、甘，平，归心、肝、大肠经。

【功效与主治】活血祛瘀，润肠通便。用于经闭，痛经，癥瘕痞块，跌扑损伤，肠燥便秘；桃仁除去非药用部分，使有效成分易于煎出，提高药效；炒桃仁偏于润燥和血，多用于肠燥便秘，心腹胀满等。

【临床应用】

单味应用：

(1) 延年去风，令人光润：用桃仁五合去皮，用粳米饭浆同研绞汁令尽，温温洗面，极妙。(《本草纲目》)

(2) 偏风不遂及癖疾：用桃仁二千七百枚，去皮尖双仁，以好酒一斗三升浸二十一日，取出晒干，杵细，作丸如梧子大，每服二十丸，以原酒吞之。(《本草纲目》)

(3) 骨蒸作热：桃仁一百二十枚，留尖，去皮及双仁，杵，为丸，平旦井花水顿服之。令尽量饮酒至醉，仍须任意吃水。隔日一剂。百日不得食肉。(《本草纲目》)

(4) 上气咳嗽，胸满气喘：桃仁三两，去皮尖，以水一大升研汁，和粳米二合煮粥，食之。(《本草纲目》)

(5) 卒得咳嗽：桃仁三升去皮，杵，着器中密封，蒸熟，日干，绢袋盛，浸二斗酒中，七日可

饮，日饮四五合。(《本草纲目》)

（6）人好魇寐：桃仁熬，去皮尖三七枚，以小便服之。(《本草纲目》)

（7）崩中漏下不止者：桃核烧存性，研细，酒服方寸匕，日三。(《本草纲目》)

（8）产后身热如火，皮如粟粒者：桃仁三，研泥，同腊猪脂敷之，日日易之。(《本草纲目》)

（9）小儿烂疮，初起肿浆似火疮：桃仁研烂，敷之。(《本草纲目》)

（10）风虫牙痛：针刺桃仁灯上烧烟出，吹灭，安痛齿上咬之。不过五六次愈。(《本草纲目》)

（11）唇干裂痛：桃仁捣，和猪脂，敷。(《本草纲目》)

配伍应用：

（1）桃仁与红花配伍，活血祛瘀，消癥止痛，常用于痛经、血滞经闭、产后瘀滞腹痛、癥瘕、跌打损伤、瘀阻疼痛等妇科病及肺痈、肠痈等证。

（2）桃仁与酒大黄配伍，活血祛瘀，通络止痛，多用于跌打损伤所致的瘀滞疼痛。

（3）桃仁与鲜芦根配伍，清肺泻热，活血祛瘀，常用于肺痈初起。

（4）桃仁与牡丹皮配伍，祛瘀散滞，泻热消肿，常用于肠痈初起。

（5）桃仁与瓜蒌仁配伍，润肠通便。用于肠燥便秘。

（6）桃仁、红花、川芎配伍，活血破瘀，用于身体疼痛固定不移、瘀血腹证、痛经、经闭、肌肤甲错。

组方应用：

（1）《世医得效方》五仁丸：桃仁15g，杏仁15g，柏子仁9g，松子仁5g，郁李仁5g，陈皮15g。功用：润肠通便。主治：津枯便秘。大便干燥，艰涩难出，以及年老或产后血虚便秘。

（2）《伤寒论》桃核承气汤：桃仁12g，大黄12g，桂枝6g，甘草6g，芒硝6g。功用：破血下瘀。主治下焦蓄血证。少腹急结，小便自利，甚则谵语烦躁，其人如狂，至夜发热。以及血瘀经闭，痛经，脉沉实而涩等。

（3）《医林改错》血府逐瘀汤：桃仁12g，当归、红花、生地黄各9g，川芎5g，赤芍6g，牛膝9g，桔梗5g，柴胡3g，枳壳6g，甘草3g。功用：活血祛瘀，行气止痛。主治胸中血瘀证。胸痛，头痛日久，痛如针刺而有定处，或呃逆日久不止，或内热烦闷，或心悸失眠，急躁易怒，入暮潮热，唇黯或两目黯黑，舌黯红或有瘀斑，脉涩或弦紧。

（4）《医林改错》通窍活血汤：赤芍3g，川芎3g，桃仁6g，红花9g，老葱6g，生姜9g，大枣5枚，麝香0.15g，黄酒半斤。功用：活血通窍。主治瘀阻头面的头痛昏晕，或耳聋年久，或头发脱落，面色青紫，或酒渣鼻，或白癜风，以及妇女干血痨，小儿疳积而见肌肉消瘦，腹大青筋，潮热等。

（5）《医林改错》膈下逐瘀汤：五灵脂6g，当归9g，川芎6g，桃仁9g，丹皮6g，赤芍6g，乌药6g，延胡索3g，甘草9，香附5g，红花9g，枳壳5g。功用：活血祛瘀，行气止痛。主治膈下瘀血，形成积块；或小儿痞块；或肚腹疼痛，痛处不移，或卧则腹坠。

（6）《医林改错》身痛逐瘀汤：秦艽3g，川芎6g，桃仁9g，红花9g，甘草6g，羌活3g，没药6g，当归9g，五灵脂6g，香附3g，牛膝9g，地龙6g。功用：活血行气，祛瘀通络，通痹止痛。主治气血闭阻经络所致的肩痛、臂痛、腰痛、腿痛，或周身疼痛，经久不愈。

【制剂】加味生化颗粒　组成：当归，桃仁，益母草，赤芍，艾叶，川芎，炙甘草，炮姜，荆芥，阿胶。功能与主治：活血化瘀，温经止痛。用于瘀血不尽，冲任不固所致的产后恶露不止、色紫暗或有血块、小腹冷痛。用法与用量：开水冲服。一次30g，一日3次。

【药膳】桃仁粥配方：桃仁10g，粳米30g。

制法：桃仁水泡去皮，捣碎，与粳米煮粥。

功效：活血化瘀，软坚散结。

适应证：用于肝硬化，肝脾肿大。日服一次。

【化学成分】含油脂（中性脂，糖脂质，磷脂等），挥发油，糖类（葡萄糖、蔗糖等），蛋白质，氨基酸，维生素 B_1 及铁、锰、镁等无机元素。主要化学成分有：三油酸甘油酯、亚油酸甘油酯、苦杏仁苷、苦杏仁酶、尿囊素酶等。

【药理作用】本品可促进初产妇子宫收缩；有抗凝及较弱的溶血作用，对血流阻滞、血行障碍有改善作用；能增加脑血流量，扩张兔耳血管；对呼吸中枢呈镇静作用；对脂肪油有润肠缓下作用。

【用法用量】4.5~9g。

【注意事项】孕妇慎用。

益母草

【来源】本品为唇形科植物益母草 Leonurus japonicus Houtt. 的新鲜或干燥地上部分。全国各地均产。鲜品春季幼苗期至初夏花前采割；干品夏季茎叶茂盛、花未开或初开时采割，晒干，或切段晒干。

【商品】鲜益母草、干益母草。

【性状】鲜益母草　幼苗期无茎，基生叶圆心形，5~9浅裂，每裂片有2~3钝齿。花前期茎呈方柱形，上部多分枝，四面凹下成纵沟，长30~60cm，直径0.2~0.5cm；表面青绿色；质鲜嫩，断面中部有髓。叶交互对生，有柄；叶片青绿色，质鲜嫩，揉之有汁；下部茎生叶掌状3裂，上部叶羽状深裂或浅裂成3片，裂片全缘或具少数锯齿。气微，味微苦。

干益母草　茎表面灰绿色或黄绿色；体轻，质韧，断面中部有髓。叶片灰绿色，多皱缩、破碎、易脱落。轮伞花序腋生，小花淡紫色，花萼筒状，花冠二唇形。切段者长约2cm。

【性味归经】苦、辛，微寒。归肝、心包经。

【功效与主治】活血调经，利尿消肿。用于月经不调，痛经，经闭，恶露不尽，水肿尿少；急性肾炎水肿。

【临床应用】

单味应用：

(1) 产后血闭不下者：益母草汁一小盏，入酒一合，温服。（《本草纲目》）

(2) 带下赤白：益母草花开时采，捣为末，每服二钱，食前温汤下。（《本草纲目》）

(3) 小便尿血：益母草捣汁，服一升，立瘥。此苏澄方也。（《本草纲目》）

(4) 痔疾下血：益母草叶捣汁，饮之。（《本草纲目》）

(5) 一切痈疮，妇人妬乳乳痈，小儿头疮及浸淫黄烂热疮，疥疽阴蚀：并用天麻草切五升，以水一斗半煮一斗，分数次洗之以杀痒。（《本草纲目》）

(6) 急慢疔疮：用益母草捣，封之，仍绞五合，服，即消。（《本草纲目》）

(7) 疔毒已破：益母草捣，敷，甚妙。（《本草纲目》）

(8) 勒乳成痈：益母草为末，水调，涂乳上，一宿自瘥。生捣亦得。（《本草纲目》）

(9) 喉闭肿痛：益母草捣烂，新汲水一碗绞浓汁，顿饮，随吐愈。冬月用根。（《本草纲目》）

(10) 聤耳出汁：茺蔚茎叶汁，滴之。（《本草纲目》）

(11) 新生小儿：益母草五两，煎水，浴之。（《本草纲目》）

配伍应用：

（1）益母草与赤芍配伍，活血化瘀，通经止痛，多用于妇女血滞的月经不调、经行不畅、小腹胀痛、经闭、产后瘀滞腹痛、恶露不尽及跌打损伤等证。

（2）益母草与鲜茅根配伍，利尿消肿，用于小便不利、水肿。

（3）益母草、泽兰、路路通配伍，活血利水，用于肾炎水肿、蛋白尿具血瘀或病延日久者。

组方应用：

《闽东本草》：益母草、乌豆、红糖、老酒各一两（30g），炖服，连服一周。主治闭经。

【制剂】八珍益母丸 组成：益母草，党参，白术，茯苓，甘草，当归，白芍，川芎，熟地黄。功能与主治：益气养血，活血调经。用于气血两虚兼有血瘀所致的月经不调，症见月经周期错后、行经量少、淋沥不净、精神不振、肢体乏力。用法与用量：口服。水蜜丸一次6g，小蜜丸一次9g，大蜜丸一次1丸，一日2次。

【化学成分】含生物碱类（益母草碱、水苏碱、益母草啶、益母草宁），黄酮类（洋芹素、芫花素及其苷、槲皮素、山奈素及其苷、芦丁），二萜类（前益母草素、益母草素、前益母草乙素），脂肪酸类（延胡索酸、月桂酸、油酸、亚油酸、亚麻酸、花生酸、硬脂酸、软脂酸等），挥发油类（1-辛烯-3-醇、3-辛醇、β-罗勒烯-Y、芳樟醇、壬醇、β-榄香烯、β-菠旁烯、邻苯二甲基丁酯、棕榈酸、叶绿醇），以及 Zn、Cu、Mn、Fe、Ni、Pb、As、Se、Ge、Rb 等微量元素。

【药理作用】本品对多种动物的离体、在体、为孕、已孕或产后子宫均呈明显兴奋作用，使子宫收缩频率、幅度及紧张度增加。主要成分为益母草碱；能增加离体豚鼠心脏的冠脉流量，减慢心率，改善微循环，对实验性血栓形成的各阶段均有明显抑制作用，能扩张外周血管及降低血压；对麻醉兔有利尿作用；水浸剂对皮肤真菌有抑制作用。

【用法用量】9～30g；鲜品12～40g。

【注意事项】孕妇禁用。

泽　兰

【来源】本品为唇形科植物毛叶地瓜儿苗 Lycopus lucidus Turcz. var. hirtus Regel 的干燥地上部分。全国大部分地区均产，主产于黑龙江、辽宁、浙江、湖北等地。夏、秋二季茎叶茂盛时采割，晒干。

【商品】泽兰。

【性状】本品茎呈方柱形，少分枝，四面均有浅纵沟，长50～100cm，直径0.2～0.6cm；表面黄绿色或带紫色，节处紫色明显，有白色茸毛；质脆，断面黄白色，髓部中空。叶对生，有短柄；叶片多皱缩，展平后呈披针形或长圆形，长5～10cm；上表面黑绿色，下表面灰绿色，密具腺点，两面均有短毛；先端尖，边缘有锯齿。花簇生叶腋成轮状，花冠多脱落，苞片及花萼宿存，黄褐色。气微，味淡。

【性味归经】苦、辛，微温，归肝、脾经。

【功效与主治】活血化瘀，行水消肿。用于月经不调，经闭，痛经，产后瘀血腹痛，水肿。

【临床应用】

单味应用：

（1）治小儿褥疮：嚼泽兰心，封上。（《经史证类备用本草》）

（2）疮肿初起：泽兰捣，封之，良。（《本草纲目》）

（3）产后腹痛：泽兰叶30～60g，水煎，加入红糖适量冲服。每日1剂，分2次煎服。（《一味

中药祛顽疾》）

配伍应用：

（1）泽兰与当归配伍，活血通经，祛瘀散结，用于痛经、血滞经闭、产后瘀滞腹痛、月经不调、腹中包块等妇科诸证。

（2）泽兰与桃仁配伍，祛瘀散滞，用于跌打损伤、胸胁疼痛、痈肿等。

（3）泽兰与郁金配伍，祛瘀止痛，用于胸胁痛。

（4）泽兰与银花配伍，消痈散结，用于疮痈肿块未消。

（5）泽兰与防己配伍，行水消肿，用于产后小便不利，身面浮肿。

组方应用：

（1）《鸡峰普济方》泽兰汤：泽兰叶三两（90g），当归、白芍药各一两（30g），甘草半两（15g）。上为粗末。每服五钱匕（10g），水二盏（300~600ml），煎至一盏（150~300ml），去滓温服，不以时。主治经候微少，渐渐不通，手足骨肉烦痛，日就羸瘦，渐生潮热，其脉微数。

（2）《浙江民间草药》：泽兰、铁刺菱各三钱（10g），马鞭草、益母草各五钱（15g），土牛膝一钱（3g）。同煎服。主治经闭腹痛。

【化学成分】含挥发油，葡萄糖苷，鞣质，树质，还含黄酮苷、酚类、氨基酸、有机酸、皂苷、泽兰糖、水苏糖、半乳糖、果糖等。

【药理作用】本品全草制剂有强心作用。

【用法用量】6~12g。

牛　膝

【来源】本品为苋科植物牛膝（怀牛膝）Achyranthes bidentata Bl. 和川牛膝 Cyathula officinalis Kuan 的干燥根。前者主产于河南；后者主产于四川、贵州、云南等地。冬季茎叶枯萎时采挖，除去须根及泥沙，捆成小把，晒至干皱后，将顶端切齐，晒干。

【商品】牛膝、酒牛膝、盐牛膝。

【性状】怀牛膝　本品呈细长圆柱形，挺直或稍弯曲，长15~70cm，直径0.4~1cm。表面灰黄色或淡棕色，有微扭曲的细纵皱纹、排列稀疏的侧根痕和横长皮孔样的突起。质硬脆，易折断，受潮后变软，断面平坦，淡棕色，略呈角质样而油润，中心维管束木质部较大，黄白色，其外周散有多数黄白色点状维管束，断续排列成2~4轮。气微，味微甜而稍苦涩。

川牛膝　本品呈近圆柱形，微扭曲，向下略细或有少数分枝，长30~60cm，直径0.5~3cm。表面黄棕色或灰褐色，具纵皱纹、支根痕和多数横长的皮孔样突起。质韧，不易折断，断面浅黄色或棕黄色，维管束点状，排列成数轮同心环。气微，味甜。

【性味归经】苦、酸，平，归肝、肾经。

【功效与主治】补肝肾，强筋骨，逐瘀通经，利水通淋，引血下行。用于腰膝酸痛，筋骨无力，经闭癥瘕，肝阳眩晕，水肿，小便不利；酒牛膝补肝肾，强筋骨作用增强，多用于腰膝酸痛，筋骨无力，经闭癥瘕。盐牛膝引药下行走肾经，增强通淋行瘀作用，用于小便淋沥涩痛，尿血，小便不利。

【临床应用】

单味应用：

（1）气湿痹腰膝痛：用牛膝叶一斤切，以米三合于豉汁中相和，煮作粥，和盐、酱，空腹食之。（《经史证类备用本草》）

（2）劳疟积久不断者：长生牛膝一握切，以水六升煮三升，分三服，未发前服，临发又一服。（《经史证类备用本草》）

（3）妇人小户嫁痛：牛膝五两，酒三升煮取一升半，去滓，分作三服。（《经史证类备用本草》）

（4）风瘙瘾疹：牛膝末，酒服方寸匕，日三。并主骨疽，癫病及痞癌。（《经史证类备用本草》）

（5）口中及舌上生疮烂：取牛膝，酒渍，含渐之。无酒者，空含亦佳。（《经史证类备用本草》）

（6）赤痛：牛膝末，着赤眦含之。（《经史证类备用本草》）

（7）小便不利，茎中痛欲死，兼治妇人血结腹坚痛：牛膝一大把并叶不以多少，酒煮，饮之，立愈。（《经史证类备用本草》）

（8）牙齿疼痛：烧牛膝根灰致牙齿间。（《经史证类备用本草》）

（9）妇人血块：土牛膝根洗，切，焙，捣为末，酒煎，温服，极效。福州人单用之。（《本草纲目》）

（10）产后尿血：川牛膝水煎，频服。（《本草纲目》）

（11）功能性子宫出血：每天取川牛膝30~45g，水煎，顿服或分2次服。一般连服2~4天后血即可止。病程较长者，血止后应减量续服5~10天，以资巩固。能益肝肾，逐瘀血。（《一味妙方治百病》）

（12）流行性腮腺炎：鲜土牛膝，水煎服或代茶饮服，3~4岁患儿每天50克，5~6岁患儿每天80g。能清热解毒，镇静止痛。（《一味妙方治百病》）

配伍应用：

（1）牛膝与红花配伍，活血祛瘀，通经止痛，用于瘀血阻滞的月经不调、痛经、经闭、产后瘀阻腹痛等妇科疾患。

（2）牛膝与川芎配伍，补肝肾，强筋骨，活血化瘀止痛，用于腰膝及足部疼痛。

（3）牛膝与杜仲配伍，补肝肾，用于肝肾不足所致的腰腿酸痛。

（4）牛膝与熟地配伍，补肝肾，强筋骨，滋阴养血，用于虚损较甚的痿软无力。

（5）牛膝与苍术配伍，清热利湿，用于湿热下注所致的腰膝酸痛、脚气肿痛。

（6）牛膝与防己配伍，祛风除湿，通经止痛，多用于风湿引起的下肢关节疼痛。

（7）牛膝与通草配伍，利尿行瘀通淋，多用于尿血、小便不利、尿道涩痛等。

（8）牛膝与小蓟配伍，引血下行，用于吐血、衄血。

（9）牛膝与生石膏配伍，滋阴降火，用于齿痛、口舌生疮。

（10）牛膝与代赭石配伍，镇肝息风潜阳，用于阴虚阳亢、肝风内动的头痛眩晕。

（11）牛膝与当归配伍，引血下行，用于难产。

组方应用：

（1）《医学衷中参西录》镇肝息风汤：怀牛膝30g，生赭石30g，生龙骨15g，生牡蛎15g，生龟板15g，生杭芍15g，玄参15g，天冬15g，川楝子6g，生麦芽6g，茵陈6g，甘草4.5g。功用：镇肝息风，滋阴潜阳。主治类中风。头目眩晕，目胀耳鸣，脑部热痛，心中烦热，面色如醉，或时常噫气，或肢体渐觉不利，口角渐行㖞斜；甚或眩晕颠仆，昏不知人，移时始醒；或醒后不能复原，脉弦长有力者。

（2）《医学衷中参西录》建瓴汤：生怀山药30g，怀牛膝30g，生赭石24g，生龙骨18g，生牡蛎18g，生地黄18g，生杭芍12g，柏子仁12g。功用：镇肝息风，滋阴安神。主治肝阳上亢。头晕目眩，耳鸣耳胀，心悸健忘，烦躁不宁，失眠多梦，脉弦硬而长。

（3）经验方：牛膝30g，柴胡15g，生牡蛎30g（先煎），丹参15g，当归15g，赤芍15g，海浮石15g（先煎），海藻15g，昆布15g，夏枯草15g，玄参15g，浙贝母10g。功效主治：活血化瘀，软坚散结。用于老年性前列腺肥大。用法：每日一剂，水煎400ml，分两次温服。

（4）朱兴恭主任医师方：川牛膝124g，马钱子（土炒成红色）155g，麻黄124g，川断124g，没药（去油）62g，乳香（去油）62g，鹿茸（童便炒）155g，广三七31g，杜仲（炒）124g。研末，黄酒制丸。主治骨折、脱位整复后，筋肉闪挫扭伤，患处麻木。

【化学成分】含昆虫变态激素（有蜕皮甾酮、牛膝甾酮、紫茎牛膝甾酮等），三萜皂苷（经水解后成为齐墩果酸和糖），多糖，氨基酸，生物碱，香豆素及铁、铜等元素。

【药理作用】牛膝醇浸剂对大鼠甲醛性关节炎有较明显抑制作用；提取的皂苷对大鼠蛋清性关节炎，也有促进炎性肿胀消退的明显作用。对子宫的作用，因动物种类不同及是否怀孕而异，对家兔已孕及未孕子宫及小鼠子宫均显兴奋作用；对猫子宫未孕者弛缓，已孕者兴奋；川牛膝提取物有抗生育和着床作用，以苯提取物最显著，有降压及利尿作用。所含昆虫变态甾体激素具有强的蛋白质合成促进作用；所含脱皮激素有缩短桑蚕龄期等作用。

【用法用量】4.5~9g。

【注意事项】孕妇慎用。

鸡 血 藤

【来源】本品为豆科植物密花豆 Spatholobus suberectus Dunn 的干燥藤茎。主产于广西壮族自治区。秋、冬二季采收，除去枝叶，切片，晒干。

【商品】鸡血藤。

【性状】本品为椭圆形、长矩圆形或不规则的斜切片，厚0.3~1cm。栓皮灰棕色，有的可见灰白色斑，栓皮脱落处显红棕色。质坚硬。切面木部红棕色或棕色，导管孔多数；韧皮部有树脂状分泌物呈红棕色至黑棕色，与木部相间排列呈3~8个偏心性半圆形环；髓部偏向一侧。气微，味涩。

【性味归经】苦、甘，温，归肝、肾经。

【功效与主治】补血，活血，通络。用于月经不调，血虚萎黄，麻木瘫痪，风湿痹痛。

【临床应用】

单味应用：

治放射线引起的白血病：鸡血藤一两。长期煎服。（江西《中草药学》）

配伍应用：

（1）鸡血藤与当归配伍，用于月经不调、经行不畅、痛经、血虚经闭等证。

（2）鸡血藤与牛膝配伍，祛风活血，舒筋通络，常用于关节酸痛、手足麻木、肢体瘫痪、风湿痹痛等证。

组方应用：

（1）经验方：当归10g，白芍15g，生地18g，枸杞子10g，远志10g，黄芪30g，党参15g，鸡血藤30g，墨旱莲10g，鹿角胶10g，阿胶10g，白茅根10g，五味子10g，甘草6g，女贞子10g，大枣三枚。功效主治：益气养血，滋补心肾。用于气血双亏，肝肾不足所致再生障碍性贫血。用法：每日一剂，水煎400ml，分两次温服。

（2）经验方：鸡血藤30g，玄参60g，金银花90g，甘草30g，乳香15g，黄连15g，土茯苓60g。功效主治：清热解毒，活血通脉。用于血栓闭塞性脉管炎。用法：每日一剂，水煎400ml，分两次温服。

（3）经验方：鸡血藤30g，当归15g，川牛膝15g，制首乌30g，益母草30g，补骨脂15g，肉苁蓉15g，黑芝麻30g，姜黄10g。功效主治：滋补肝肾，化瘀消斑。用于外阴白斑。用法：每日一剂，水煎400ml，分两次温服。

（4）经验方：鸡血藤30g，丹皮15g，茜草15g，当归15g，大枣10枚，白茅根15g，墨旱莲30g，女贞子15g，三七粉5g，仙鹤草30g，栀子15g。功效主治：补肝益肾，活血止血。用于血小板减少证。用法：每日一剂，水煎400ml，分两次温服。

【制剂】补肾固齿丸　组成：熟地黄，生地黄，鸡血藤，紫河车，骨碎补，漏芦，丹参，五味子，山药，郁金，炙黄芪，牛膝，野菊花，茯苓，枸杞子，牡丹皮，泽泻，肉桂。功能与主治：补肾固齿，活血解毒。用于肾虚火旺所致的牙齿酸软、咀嚼无力、松动移位、龈肿齿衄；慢性牙周炎见上述证候者。用法与用量：口服。一次4g，一日2次。

【化学成分】含异黄酮类（刺芒柄花素、大豆黄素等），三萜类（表木栓醇、木栓酮等），甾体类（如β-谷甾醇、胡萝卜素苷、芸苔甾醇、豆甾醇、油菜甾醇、鸡血藤醇）等。

【药理作用】本品煎剂对实验性贫血的家兔均有补血作用。有抗炎作用。小剂量能增强子宫节律性收缩，较大剂量收缩更显著，已孕子宫较未孕子宫敏感。体外实验对金黄色葡萄球菌有抑制作用。有抗氧化作用。

【用法用量】9~15g。

王不留行

【来源】本品为石竹科植物麦蓝菜 Vaccaria segetalis (Neck.) Garcke 的干燥成熟种子。全国各地均产，主产于江苏、河北、山东及东北等地。夏季果实成熟、果皮尚未开裂时采割植株，晒干，打下种子，除去杂质，再晒干。

【商品】王不留行、炒王不留行。

【性状】本品呈球形，直径约2mm。表面黑色，少数红棕色，略有光泽，有细密颗粒状突起，一侧有1凹陷的纵沟。质硬。胚乳白色，胚弯曲成环，子叶2枚。气微，味微涩、苦。

【性味归经】苦，平，归肝、胃经。

【功效与主治】活血通经，下乳消肿。用于乳汁不下，经闭，痛经，乳痈肿痛。炒王不留行长于活血通经，下乳，通淋。多用于产后乳汁不下，经闭，痛经，小便不利。

【临床应用】
单味应用：
(1) 粪后下血：王不留行末，水服一钱。（《本草纲目》）
(2) 疔肿初起：王不留行子为末，蟾酥丸黍米大，每服一丸，酒下，汗出即愈。（《本草纲目》）
配伍应用：
(1) 王不留行与川芎配伍，用于血滞引起的痛经、经闭。
(2) 王不留行与穿山甲配伍，通经下乳，治乳汁不通。
(3) 王不留行与黄芪配伍，益气补血，用于产后气血两虚所致的乳汁稀少。
(4) 王不留行与蒲公英配伍，清热解毒，消痈散结，用治乳痈肿痛。
(5) 王不留行与瞿麦配伍，利水通淋，活血消肿，用治泌尿道结石及前列腺炎等。
组方应用：
(1)《卫生宝鉴》涌泉散：瞿麦穗、麦门冬（去心）、王不留行、紧龙骨、穿山甲（炮黄）各等份。上五味为末,每服一钱(3g),热酒调下;后食猪蹄羹少许,投药,用木梳左右乳上梳三十来梳,一日三服,食前服,三次羹汤投,三次梳乳房。主治妇人因气,奶汁绝少。

(2)《东轩产科方》:王不留行一两(30g),当归身、川续断、白芍药、丹参各二钱(6g)。分作二剂,水煎服。主治血淋不止。

(3)《普济方》胜金散:王不留行、酸浆草(死胎焙用)、茺蔚子、白蒺藜(去刺)、五灵脂(行血俱生用)。各等份为散。每服三钱(3g),取利。山水一盏半(300ml),入白花刘寄奴子一撮(3g),同煎温服。主治难产逆生,胎死腹中。

【制剂】乳块消片　组成:橘叶,丹参,皂角刺,王不留行,川楝子,地龙。功能与主治:疏肝理气,活血化瘀,消散乳块。用于肝气郁结,气滞血瘀,乳腺增生,乳房胀痛。用法与用量:口服。一次4~6片,一日3次。

【化学成分】含王不留行皂苷A、B、C、D,黄酮苷(王不留行黄酮苷、丝石竹皂苷元、异肥皂草苷),生物碱,香豆素,磷脂,豆甾醇等。

【药理作用】本品具有抗着床、抗早孕作用,除去钾盐的水煎剂对大鼠离体子宫有兴奋作用,醇浸液作用更强;对小鼠有镇痛作用;对艾氏腹水瘤、水体肺癌有抑制作用。

【用法用量】4.5~9g。

【注意事项】孕妇慎用。

月　季　花

【来源】本品为蔷薇科植物月季 Rosa chinensis Jacq. 的干燥花。全国各地大多有栽培。主产于江苏、山东、山西、湖北等地。全年均可采收,花微开时采摘,阴干或低温干燥。

【商品】月季花。

【性状】本品呈类球形,直径1.5~2.5cm。花托长圆形,萼片5,暗绿色,先端尾尖;花瓣呈覆瓦状排列,有的散落,长圆形,紫红色或淡紫红色;雄蕊多数,黄色。体轻,质脆。气清香,味淡、微苦。

【性味归经】甘,温,归肝经。

【功效与主治】活血调经。用于月经不调,痛经。

【临床应用】

单味应用:

(1)治月经不调:鲜月季花每次五至七钱,开水,泡服,连服数次。(《泉州本草》)

(2)治肺虚咳嗽咯血:月季花合冰糖炖服。(《泉州本草》)

(3)治筋骨疼痛,脚膝肿痛,跌打损伤:月季花瓣干研末,每服一钱,酒冲服。(《湖南药物志》)

(4)治产后阴挺:月季花一两炖红酒服。(《闽东本草》)

配伍应用:

(1)月季花与香附配伍,活血调经,用于肝郁疏泄失常、经脉阻滞不通所致的经行不畅、胸腹胀痛、闭经等证。

(2)月季花与夏枯草配伍,活血消肿,用于瘰疬肿痛未溃者。

【化学成分】含挥发油,油中成分为香茅醇、橙花醇、丁香油酚等,尚含没食子酸、苦味酸、鞣质等。

【药理作用】本品有扩张血管、抗真菌作用。

【用法用量】1.5~4.5g。

凌霄花

【来源】本品为紫葳科植物凌霄 Campsis grandiflora (Thunb.) K. Schum 或美洲凌霄 Campsis radicans (L.) Seem. 的干燥花。全国各地均产，主产于江苏、浙江等地。夏、秋二季花盛开时采收，干燥。

【商品】凌霄花。

【性状】凌霄　多皱缩卷曲，黄褐色至棕褐色，完整花朵长4~5cm。萼筒钟状，长2~2.5cm，裂片5，裂至中部，萼筒基部至萼齿尖有5条纵棱。花冠先端5裂，裂片半圆形，下部联合呈漏斗状，表面可见细脉纹，内表面较明显。雄蕊4，着生在花冠上，2长2短，花药个字形，花柱1，柱头扁平。气清香，味微苦、酸。

美洲凌霄　完整花朵长6~7cm，萼筒长1.5~2cm，硬革质，先端5齿裂，裂片短三角状，长约为萼筒的1/3，萼筒外无明显的纵棱；花冠内表面具明显的深棕色脉纹。

【性味归经】甘、酸，寒　归肝、心包经。

【功效与主治】凉血，化瘀，祛风。用于月经不调，经闭癥瘕，产后乳肿，风疹发红，皮肤瘙痒，痤疮。

【临床应用】

单味应用：

(1) 粪后下血：凌霄花浸酒，频饮之。(《本草纲目》)

(2) 消渴饮水：凌霄花一两捣碎，水一盏半煎一盏，分二服。(《本草纲目》)

(3) 通身风痒：凌霄花为末，酒服一钱。(《本草纲目》)

(4) 走皮趋疮满颊满顶，浸淫湿烂，延及两耳，痒而出水，发歇不定，田野名悲羊疮：用凌霄花并叶煎汤，日日洗之。(《本草纲目》)

(5) 妇人阴疮：紫葳为末，用鲤鱼脑或胆调，搽。(《本草纲目》)

(6) 女经不行：凌霄花为末，每服二钱，食前温酒下。(《本草纲目》)

配伍应用：

(1) 凌霄花与当归配伍，行血散瘀，用于血滞经闭。

(2) 凌霄花与鳖甲配伍，消癥散结，用于癥瘕。

(3) 凌霄花与蝉衣配伍，凉血祛风止痒，用于血热生风、周身瘙痒。

(4) 凌霄花与黄连配伍，外涂用于皮肤湿癣。

组方应用：

(1)《鸡峰普济方》紫葳散：紫葳二两(60g)，当归、蓬莪术各一两(30g)。上为细末。空心冷酒调下二钱(6g)，如行十里许，更用热就调一服。主治妇人、室女月候不通，脐腹疼痛，一切血疾。

(2)《杨氏家藏方》紫葳散：凌霄花半两(15g)取末，硫磺一两(30g)另研，腻粉一钱(3g)，胡桃四枚(去壳)。先将前三味和匀，后入胡桃肉，同研如膏子，用生绢蘸药频频揩之。主治肺有风热，鼻生渣疱。

【化学成分】含芹菜素(4',5,7-三羟基黄酮)、β-谷甾醇、辣红素、花青素-3-芸香糖苷、水杨酸、对-香豆酸、阿魏酸等。

【药理作用】本品有一定的抗癌作用。还能止咳抗炎，对平滑肌有中度和解痉作用。

【用法用量】5~9g。
【注意事项】孕妇慎用。

三、活血疗伤药

本类药物长于活血破血，化瘀消肿，通经止痛，尚有续筋接骨，止血生肌之功。临床主要用于跌打损伤，瘀肿疼痛，骨折，金疮血等骨伤科气血瘀滞病证。

常配伍补气行气，补肝肾强筋骨之品。

䗪　虫

【来源】本品为鳖蠊科昆虫地鳖 Eupolyphaga sinensis Walker 或冀地鳖 Steleophaga plancyi（Boleny）的雌性虫体。全国均有，主产于湖南、湖北、江苏、河南。野生者夏季捕捉，饲养者全年可捕捉。用沸水烫死，晒干或烘干。

【商品】䗪虫、炒䗪虫。

【性状】地鳖　呈扁卵圆形，头端较窄，尾端较宽，长1.3~3cm，宽1~2.4cm。背面棕黑色或紫褐色，有光泽，呈甲壳状前胸背板3节和腹背板9节呈复瓦状排列而成。腹面红棕色，胸部有具毛和刺的脚3对，腹部有横环节。质松脆易碎，腹内呈灰黑色。气腥。味微咸。

冀地鳖　呈长椭圆形，长2.2~4cm，宽1.4~2.5cm。背部黑棕色，通常边缘带有淡黄褐色斑块及黑色小点。

【性味归经】咸、辛、寒，有小毒。入肝经。

【功效与主治】破血逐瘀，续筋接骨。用于癥瘕积聚，跌打损伤，妇女经闭，产后瘀血腹痛。炒䗪虫腥臭之味得到缓解。

【临床应用】

单味应用：

（1）折伤接骨：土鳖焙，末，每服三钱，神效。一方生者研汁，酒服。（《本草易读》）

（2）急性腰扭伤：䗪虫若干个，研成细末备用。取䗪虫末1.5g，用红花酒或白酒15~30g送服，每天1次，一般3~5次痊愈。注意：每次用量不宜超过1.5g，孕妇禁用。能破血逐瘀，疗伤止痛。（《一味妙方治百病》）

配伍应用：

（1）䗪虫与桃仁配伍，破血逐瘀，用于血滞经闭及产后瘀滞腹痛。

（2）䗪虫与鳖甲配伍，化瘀消癥，用于癥瘕痞块。

（3）䗪虫与骨碎补配伍，续筋接骨，疗伤止痛，用于骨折。

（4）䗪虫、蜈蚣、全蝎配伍，活血破瘀，用于气滞血瘀，湿壅痰结所致的癥瘕积聚。

组方应用：

（1）经验方：䗪虫75g，蜈蚣25条，穿山甲10g，全蝎15g，百部15g。功效主治：化瘀消癥，攻积消坚。用于胸椎骨结核。用法：共为细末，每次10g，每次2次。温开水送服。

（2）《金匮要略》大黄䗪虫丸：大黄十分（3g）蒸，黄芩二两（60g），甘草三两（90g），桃仁一升（200g），杏仁一升（200g），芍药四两（120g），干地黄十两（300g），干漆一两（30g），虻虫一升（200g），水蛭百枚，蛴螬一升（200g），䗪虫半升（100g）。上十二味，末之，炼蜜和丸，小豆大。酒饮服五丸，日三服。主治五劳虚极羸瘦，腹满，不能饮食，食伤，忧伤，饮伤，房室伤，经络荣卫气伤，内有干血，肌肤甲错，两目黯黑。缓中补虚。

（3）《金匮要略》下瘀血汤：大黄三两（1g），桃仁二十枚，䗪虫二十枚。上三味，末之，炼蜜和为四丸。以酒一升（200ml），煎一丸，取八合，顿服之，新血下如豚肝。主治产妇腹痛，腹中有干血着脐下，亦主经水不利。

（4）《吉林中草药》：䗪虫七个（去足，炒），生大黄三钱（10g），桃仁七粒（去皮，尖）。白蜜三钱（10g），黄酒一碗（200ml），煎至七分服。主治疯狗咬伤。

【制剂】跌打镇痛膏　组成：䗪虫，生草乌，马钱子，大黄，降香，两面针，黄芩，黄柏，虎杖，冰片，薄荷素油，樟脑，水杨酸甲酯，薄荷脑。功能与主治：活血止血，散瘀消肿，祛风胜湿。用于急、慢性扭挫伤，慢性腰腿痛，风湿关节痛。用法与用量：外用，贴患处。

【化学成分】含丝氨酸蛋白酶，氨基酸（甘氨酸、谷氨酸、天冬氨酸、酪氨酸、精氨酸、赖氨酸等），脂肪酸（月桂酸、肉豆蔻酸、十四烯酸、棕榈酸、棕榈油酸、十六碳二烯酸、硬脂酸、油酸、亚油酸、花生酸、花生烯酸和山嵛酸），甾醇（β-谷固醇、二十八烷醇和鲨甘醇），微量元素，生物碱（川芎嗪）和脂溶性维生素等。

【药理作用】本品对家兔心脏呈负性作用。

【用法用量】3～9g。

【注意事项】孕妇禁用。

自　然　铜

【来源】本品为硫化物类矿物黄铁矿族黄铁矿。主含二硫化铁（FeS_2）。主产于四川、湖南、云南、广东等地。采挖后，除去杂质。

【商品】自然铜、煅自然铜。

【性状】本品晶形多为立方体，集合体呈致密块状。表面亮淡黄色，有金属光泽；有的黄棕色或棕褐色，无金属光泽。具条纹，条痕绿黑色或棕红色。体重，质坚硬或稍脆，易砸碎，断面黄白色，有金属光泽；或断面棕褐色，可见银白色亮星。

【性味归经】辛，平，归肝经。

【功效与主治】散瘀，接骨，止痛。用于跌扑肿痛，筋骨折伤。

【临床应用】

单味应用：

（1）治心气刺痛：自然铜火煅醋淬九次，研末，醋调一字服。（《卫生易简方》）

（2）治项下气瘿：自然铜贮水瓮中，逐日饮食，皆用此水，其瘿自消，或火烧烟气，久久吸之亦可。（《仁斋直指方》）

配伍应用：

（1）自然铜与泽兰配伍，活血化瘀止痛，用于跌打损伤。

（2）自然铜与乳香配伍，活血消肿止痛，用于跌打损伤、瘀阻肿痛。

组方应用：

（1）《本草衍义》：自然铜（研极细，水飞过）、当归、没药各半钱（1.5g）。以酒调频服，仍以手摩痛处。主治跌打扑伤。

（2）《张氏医通》自然铜散：自然铜（煅通红，醋淬七次，放湿土上，月余用）、乳香、没药、当归身、羌活等份。为散，每服二钱（6g），醇酒调，日再服。骨伤用骨碎补半两（15g），酒浸捣绞取汁冲服。主治跌扑骨断。

(3)《圣济总录》自然铜散：自然铜、密陀僧各一两（30g）并煅研，甘草、黄檗各二两（60g）并为末。上四味，一处研细，收密器中，水调涂或干敷。主治一切恶疮及火烧汤烫。

【化学成分】 主要成分为二硫化铁，并混有铜、砷、锑等物质。

【药理作用】 本品对骨折愈合有促进作用。

【用法用量】 3~9g，多入丸散服，若入煎剂宜先煎。外用适量。

苏　木

【来源】 本品为豆科植物苏木 Caesalpinia sappan L. 的干燥心材。主产于广东、广西壮族自治区、云南、台湾等地。多于秋季采伐，除去白色边材，干燥。

【商品】 苏木。

【性状】 本品呈长圆柱形或剖半圆柱形，长10~100cm，直径3~12cm。表面黄红色至棕红色，具刀削痕，常见纵向裂缝。质坚硬。断面略具有光泽，年轮明显，有的可见暗棕色、质松、带亮星的髓部。气微，味微淡。

【性味归经】 甘、咸，平，归心、肝、脾经。

【功效与主治】 行血祛瘀，消肿止痛。用于经闭痛经，产后瘀阻，胸腹刺痛，外伤肿痛。

【临床应用】

单味应用：

（1）破伤风病：苏方木为散三钱，酒服立效。名独圣散。（《本草纲目》）

（2）偏坠肿痛：苏方木二两，好酒一壶煮熟，频饮，立好。（《本草纲目》）

（3）治指断，亦治其余皮肤刀矢伤：真正沉重苏木，为细末，敷断指间，外用蚕茧缚完固。

配伍应用：

（1）苏木与红花配伍，活血通经，散瘀止痛，用于血滞经闭及产后瘀滞腹痛的妇科病证。

（2）苏木与没药配伍，活血消肿止痛，用于伤科的跌打损伤瘀痛。

组方应用：

（1）《妇科玉尺》苏木汤：苏木、人参、麦门冬各等份，水煎服。主治产后气滞作喘。

（2）《圣济总录》苏枋饮：苏枋木（末）二两（60g），荷叶（炙）一枚，芍药一两半（45g），桂（去粗皮）一两（30g），鳖甲（醋炙）一两半（45g）。上五味，锉如麻豆大，以水五盏（750~1500ml），藕汁一合（100ml），同煎取二盏（300~600ml），去滓，入红雪一两（30g），分温二服，粥食前，如人行三五里再服。主治产后血运，腹闷，气喘急欲死。

【化学成分】 含巴西苏木素类（巴西苏木素、氧化巴西木素），耳酮类（苏木查耳酮），原苏木素类，色原烷酮类（巴西苏木酚），挥发油（水芹烯、罗勒烯等）及鞣质等。

【药理作用】 本品煎剂可使离体蛙心收缩力增强，并使水合氯醛、奎宁、毛果芸香碱等引起的蛙心抑制得以恢复；有镇静、催眠作用，大量有麻痹作用；体外试验有抗菌作用。

【用法用量】 3~9g。

【注意事项】 孕妇慎用。

骨　碎　补

【来源】 本品为水龙骨科植物槲蕨 Drynaria fortunei (Kunze) J. Sm. 的干燥根茎。主产于浙江、湖北、广东、广西壮族自治区、四川等地。全年均可采挖，除去泥沙，干燥，或再燎去茸毛（鳞片）。

【商品】骨碎补、烫骨碎补。

【性状】本品呈扁平长条状，多弯曲，有分枝，长5~15cm，宽1~1.5cm，厚0.2~0.5cm。表面密被深棕色至暗棕色的小鳞片，柔软如毛，经火燎者呈棕褐色或暗褐色，两侧及上表面均具突起或凹下的圆形叶痕，少数有叶柄残基及须根残留。体轻，质脆，易折断，断面红棕色，维管束呈黄色点状，排列成环。气微，味淡、微涩。

【性味归经】苦，温，归肾、肝经。

【功效与主治】补肾强骨，续伤止痛。用于肾虚腰痛，耳鸣耳聋，牙齿松动，跌扑闪挫，筋骨折伤；外治斑秃，白癜风。

【临床应用】

单味应用：

（1）虚气攻牙，齿痛血出，或痒痛：骨碎补二两，铜刀细锉，瓦锅慢火炒黑，为末，如常揩齿，良久吐之，咽下亦可。刘松石云：此法出《灵苑方》，不独治牙痛，极能坚骨固牙，益精髓，去骨中毒气疼痛。牙动将落者，数擦立住，再不复动，经用有神。（《本草纲目》）

（2）肠风失血：胡孙姜烧存性五钱，酒或米饮服。（《本草纲目》）

（3）久泻虚肾：为末，入猪肾中煨，食。（《本草易读》）

（4）鸡眼、疣：骨碎补9g，研成粗末，放入95%酒精100ml中浸泡3天备用。用时先将足部鸡眼或疣子用温水洗泡柔软，再用小刀削去外层厚皮，然后涂擦骨碎补酒精浸剂，每2小时1次，连续4~6次，每日至多10次。擦后略有痛感，几分钟可消失。（《一味中药祛顽疾》）

配伍应用：

（1）骨碎补与补骨脂配伍，补肾，用于肾虚引起的腰脚疼痛不止。

（2）骨碎补与熟地配伍，补肾活血，用于肾虚耳鸣、耳聋、牙痛。

（3）骨碎补与自然铜配伍，活血，止血，续伤，用于跌扑闪挫、金疮。

组方应用：

（1）《圣惠方》：骨碎补一两（30g），桂心一两半（45g），牛膝三分（1g）去苗，槟榔二两（60g），补骨脂三两（90g）微炒，安息香二两（60g）入胡桃仁捣熟。捣罗为末，炼蜜入安息香，和捣百余杵，丸如梧桐子大。每于食前，以温酒下二十丸。主治腰脚疼痛不止。

（2）《本草汇言》：骨碎补四两（120g），怀熟地、山茱萸、茯苓各二两（60g），牡丹皮一两五钱（45g）俱酒炒，泽泻八钱（24g）盐水炒。共为末，炼蜜丸。每服五钱（15g），食前白汤送下。主治肾虚耳鸣耳聋，并齿牙浮动，疼痛难忍。

【制剂】跌打活血散　组成：红花，当归，血竭，三七，骨碎补，续断，乳香，没药，儿茶，大黄，冰片，土鳖虫。功能与主治：舒筋活血，散瘀止痛。用于跌打损伤，瘀血疼痛，闪腰岔气。用法与用量：口服，温开水或黄酒送服，一次3g，一日2次。外用，以黄酒或醋调敷患处。

【化学成分】含二氢黄酮，黄烷-3-醇及其苷，二聚物、三聚物类，萜和酚酸等。主要化学成分有：柚皮苷（水解得柚皮素、D-葡萄糖、L-鼠李糖）、骨碎补双氢黄酮苷、骨碎补酸、山柰酚-7-O-α-L-呋喃阿拉伯糖、紫云英苷、阿福豆苷、北美圣草素、3-乙酰胺基-4-羟基苯甲酸、5-乙氧基-2-羟基苯甲酸乙酯、β-谷甾醇等。

【药理作用】本品能促进骨对钙的吸收，并提高血钙和血磷水平，有利于骨折愈合。骨碎补有一定的改善软骨细胞功能，推迟细胞退行性变的作用。骨碎补双氢黄酮对小鼠有明显的镇痛和镇静作用。

【用法用量】3~9g；鲜品6~15g。外用鲜品适量。

马 钱 子

【来源】 本品为马钱子科植物马钱 Strychnos nux-vomica L. 的干燥成熟种子。主产于印度、越南、缅甸、泰国等地。冬季采收成熟果实，取出种子，晒干。

【商品】 马钱子、制马钱子。

【性状】 本品呈纽扣圆板形，常一面隆起，一面稍凹下，直径 1.5~3cm，厚 0.3~0.6cm。表面密被灰棕或灰绿色绢状茸毛，自中间向四周呈辐射状排列，有丝样光泽。边缘稍隆起，较厚，有突起的珠孔，底面中心有突起的圆点状种脐。质坚硬，平行剖面可见淡黄白色胚乳，角质状，子叶心形，叶脉 5~7 条。气微，味极苦。

【性味归经】 苦，温；有大毒，归肝、脾经。

【功效与主治】 通络止痛，散结消肿。用于风湿顽痹，麻木瘫痪，跌扑损伤，痈疽肿痛；小儿麻痹后遗症，类风湿性关节痛。制马钱子使毒性降低。

【临床应用】

单味应用：

(1) 治中耳炎：番木鳖一个，以井水磨汁滴耳内。(《光华医学杂志》11：38，1933)

(2) 治狂犬病：马钱子一粒，酒磨成粉末，开水吞服。(《贵州省中医验方秘方》)

配伍应用：

(1) 马钱子与制僵蚕配伍，通络散结，消肿止痛，用于痈疽及跌打损伤。

(2) 马钱子与山豆根配伍，消肿止痛。用于喉痹。

(3) 马钱子与全蝎配伍，祛风湿，通络止痛，用于风湿痹痛及拘挛麻木。

组方应用：

(1)《医方摘要》：番木鳖仁一个，青木香，山豆根等份。为末吹。主治缠喉风肿。

(2)《救生苦海》马前散：番木鳖（入砂锅内，黄土拌炒至焦黄为度，石臼中捣磨，筛去皮毛，拣净末）、山芝麻（去壳，酒炒）、乳香末（箬叶烘出汗）各五钱（15g），穿山甲（黄土炒脆）一两（30g）。共研末。每服一钱（3g），酒下，不可多服，服后避风，否则令人发战栗不止，如人虚弱，每服五分（1.5g）。主治痈疽初起，跌扑内伤，风痹疼痛。

【制剂】 九分散 组成：马钱子粉，麻黄，乳香，没药。功能与主治：活血散瘀，消肿止痛。用于跌打损伤，瘀血肿痛。用法与用量：口服，一次 2.5g，一日 1 次，饭后服用；外用，创伤青肿未破者以酒调敷患处。

【化学成分】 含生物碱，苷类，萜类，有机酸，脂肪油，蛋白质等。主要生物碱为：番木鳖碱（士的宁）、马钱子碱，并含有微量的番木鳖次碱、伪番木鳖碱、马钱子碱、伪马钱子碱、奴伐新碱、α-可鲁勃林、β-可鲁勃林、士屈新碱等。

【药理作用】 本品首先兴奋脊髓的反射机能，其次兴奋延髓的呼吸中枢及血管运动中枢，大量引起惊厥，马钱子碱有明显的镇咳作用；并能感觉神经末梢有麻痹作用。水煎剂对皮肤真菌有抑制作用。

【用法用量】 0.3~0.6g，炮制后入丸散用。

【注意事项】 不宜生用、超剂量服和久服；孕妇禁用。

血 竭

【来源】 本品为棕榈科植物麒麟竭 Daemonorops draco Bl. 果实渗出的树脂经加工制成。

【商品】血竭。

【性状】本品略呈类圆四方形或方砖形，表面暗红，有光泽，附有因摩擦而成的红粉。质硬而脆，破碎面红色，研粉为砖红色。气微，味淡。在水中不溶，在热水中软化。

【性味归经】甘、咸，平，归心、肝经。

【功效与主治】祛瘀定痛，止血生肌。用于跌扑折损，内伤瘀痛；外伤出血不止。

【临床应用】

单味应用：

（1）嵌甲疼痛及血痔：俱为末，敷。（《本草从新》）

（2）鼻衄：以末吹之。（《本草从新》）

（3）臁疮不合：血竭末，敷之，以干为度。（《本草述钩元》）

（4）产后败血冲心，胸满气喘　真血竭，研为细末，温酒调服。（《朱氏集验医方》血竭散）

配伍应用：

（1）血竭与蒲黄配伍，止血生肌敛疮，用于外伤出血。

（2）血竭与儿茶配伍，生肌敛疮，用于溃疡不敛。

（3）血竭与冰片配伍，活血散瘀止痛，用于跌打损伤，瘀血肿痛。

组方应用：

（1）《良方集腋》七厘散：血竭一两（30g），麝香、冰片各一分二厘（0.36g），乳香、没药、红花各一钱五分（4.5g），朱砂一钱二分（3.6g），儿茶两钱四分（7.2g）。功用：活血散瘀，止痛止血；外敷止血生肌。主治跌打损伤，筋断骨折之瘀血肿痛，或刀伤出血。并治一切无名肿毒，烧伤烫伤等。

（2）《圣惠方》麒麟血散：麒麟血一两（30g），没药一两（30g），当归一两（30g）锉，微炒，白芷二两（60g），赤芍药一两（30g），桂心一两（30g）。捣细罗为散，每服，以温酒调下二钱（6g），日三四服。主治伤损筋骨，疼痛不可忍。

（3）《摘元方》：血竭、没药、滑石、牡丹皮各一两（30g）。为末，醋糊丸，梧桐子大，服之。主治腹中血块。

（4）《博济方》血竭散：血竭（炒）二钱半（7.5g），大枣二十个（烧为灰），干地黄半两（15g）别为末。上三味，都细研如粉，以津唾调贴疮上。主治瘰疬已破，脓水不止者。

【制剂】七厘散　组成：血竭，乳香，没药，红花，儿茶，冰片，麝香，朱砂。功能与主治：化瘀消肿，止痛止血。用于跌扑损伤，血瘀疼痛，外伤出血。用法与用量：口服，一次1~1.5g，一日1~3次；外用，调敷患处。

【化学成分】含红色树脂（血竭素、血竭红素）、黄色血竭树脂烃、去甲基血竭红素、去甲基血竭素及黄烷醇、查耳酮、树脂酸等成份。

【药理作用】本品能缩短家兔血浆再钙化时间；显著抑制血小板聚集，防止血栓形成。对多种致病真菌有不同程度的抑制作用。

【用法用量】内服：研末，1~2g，或入丸剂。外用：研末撒或入膏药用。

儿　茶

【来源】本品为豆科植物儿茶 Acacia catechu (L. f.) Willd. 的去皮枝、干的干燥煎膏。冬季采收枝、干，除去外皮，砍成大块，加水煎煮，浓缩，干燥。

【商品】儿茶。

【性状】本品呈方形或不规则块状，大小不一。表面棕褐色或黑褐色，光滑而稍有光泽。质硬，易碎，断面不整齐，具光泽，有细孔，遇潮有黏性。气微，味涩、苦，略回甜。

【性味归经】苦、涩，微寒，归肺经。

【功效与主治】收湿生肌敛疮。用于溃疡不敛，湿疹，口疮，跌扑伤痛，外伤出血。

【临床应用】

配伍应用：

(1) 儿茶与煅龙骨配伍，收湿敛疮，用于湿疮浸淫流水。

(2) 儿茶与乳香配伍，敛疮生肌，用于疮疡久不敛口。

(3) 儿茶与硼砂配伍，祛腐解毒，用于牙疳口疮。

(4) 儿茶与珍珠配伍，收湿生肌，用于下疳。

(5) 儿茶与白及配伍，收敛止血，用于外伤出血。

【制剂】黄氏响声丸　组成：薄荷，浙贝母，连翘，蝉蜕，胖大海，大黄，川芎，儿茶，桔梗，诃子肉，甘草，薄荷脑。功能与主治：疏风清热，化痰散结，利咽开音。用于风热外束、痰热内盛所致的急性、慢性喉瘖，症见声音嘶哑、咽喉肿痛、咽干灼热、咽中有痰，或寒热头痛，或便秘尿赤；急慢性喉炎及声带小结、声带息肉初起见上述证候者。用法与用量：口服。炭衣片：一次 8 丸或 6 丸，糖衣丸：一次 20 丸，一日 3 次，饭后服用；儿童减半。

【化学成分】含酚酸类（儿茶鞣酸、赭扑鞣酸以及瑟色素等），多聚糖（半乳糖、鼠李糖等），生物碱，纤维素及 Ca、P、Si 等微量元素。尚含儿茶素、表儿茶素、槲皮素、槲皮万寿菊素、原儿茶鞣质、焦性没食子酚鞣质、儿茶鞣质、儿茶荧光素、没食子酸、鞣花酸、儿茶酚、儿茶红等。

【药理作用】本品有收敛、止泻作用；体外试验对多种皮肤真菌及金黄色葡萄球菌、多种杆菌有不同程度的抑制作用。能增强毛细血管抵抗力。还具有降低血糖作用。

【用法用量】1~3g，包煎，多入丸散服。外用适量。

刘 寄 奴

【来源】本品为菊科植物奇蒿 Artemisia anomala S. Moore 的干燥全草。主产于浙江、江苏、江西等地。8~9 月开花时割取地上部分，晒干。

【商品】刘寄奴。

【性状】本品表面棕黄色或棕褐色，切面黄白色，中心有髓，气稍芳香，味淡。

【性味归经】苦，温，归心、肝、脾经。

【功效与主治】活血疗伤，通经，止痛，止血。用于跌打损伤肿痛出血，血瘀经闭，产后瘀滞腹痛。

【临床应用】

单味应用：

(1) 治汤火疮至妙：刘寄奴捣末，先以糯米浆鸡翎扫汤著处，后掺药末在上。并不痛，亦无痕。大凡汤著处，先用盐末掺之，护肉不坏，然后药末敷之。（《经史证类备用本草》）

(2) 大小便血：刘寄奴为末，茶调空心服二钱，即止。（《本草纲目》）

(3) 血气胀满：刘寄奴穗实为末，每服三钱，酒煎服。不可过多，令人吐利。此破血之仙药也。（《本草纲目》）

(4) 风入疮口肿痛：刘寄奴为末，掺之，即止。（《本草纲目》）

(5) 崩漏：刘寄奴适量研为细末，装入瓶内备用。每次服3g，每日3次，白开水送服。（《一

味中药祛顽疾》)

配伍应用：

（1）刘寄奴与红花配伍，破血通经，散瘀止痛，用于经闭及产后瘀阻。

（2）刘寄奴与延胡索配伍，活血化瘀止痛，用于骨折跌伤瘀血肿痛。

（3）刘寄奴与神曲配伍，醒脾开胃，消食化滞，用于饮食积滞，脘腹胀满疼痛等。

组方应用：

（1）《圣济总录》刘寄奴汤：刘寄奴、知母（焙）各一两（30g），当归（切，焙）、鬼箭羽各二两（60g），桃仁（去皮、尖、双仁，炒）一两半（45g）。上五味粗捣筛。每服四钱匕（8g），水一盏半（225~450ml），煎至八分，去渣，温服，空心食前。主治产后恶露不尽，脐腹疼痛，壮热憎寒，咽干烦渴。

（2）《千金方》：刘寄奴、延胡索、骨碎补各一两（30g）。上三味细切，以水二升（400ml），煎取七合（140ml），复内酒及小便各一合（20ml），热温顿服。主治被打伤破，腹中有瘀血。

（3）《如宜方》：刘寄奴、乌梅、白姜等份。水煎服，赤如梅，白加姜。主治赤白下痢。

【化学成分】含香豆精，甾醇等。主要化学成分有：异泽兰黄素、西米杜鹃醇、脱肠草素、奇蒿黄酮、奇蒿内酯醇、木栓酮、β-谷甾醇、7-甲氧基香豆素、东莨菪亭、嗪皮啶、异嗪皮啶、胡萝卜苷、咖啡酸、7-羟香豆素、异阿魏酸等。

【药理作用】本品溶液能增加离体豚鼠冠脉灌流量，对小白鼠缺氧模型有较明显的抗缺氧作用；水煎剂对宋内氏痢疾杆菌、福氏痢疾杆菌等有抑制作用。有解除平滑肌痉挛，促进凝血作用。

【用法用量】3~9g；外用适量。

【注意事项】孕妇慎用。

四、破血消癥药

本类药物长于破血消癥。临床主要用于气血瘀滞重症；亦可用于血瘀经闭，疼痛，中风瘫痪等证。

临床使用时，常配伍行气破气药，以加强功效。但其药性峻猛，部分药物还具有毒性，易损耗正气，伤阴动血，故出血证，气阴两虚，阴血不足，以及孕妇当忌用或慎用。

莪　术

【来源】本品为姜科植物蓬莪术 Curcuma phaeocaulis Val.、广西莪术 Curcuma kwangsiensis S. G. Lee et C. F. Liang 或温郁金 Curcuma wenyujin Y. H. Chen et C. Ling 的干燥根茎。后者习称"温莪术"。主产于广西壮族自治区、四川、浙江、江西等地。冬季茎叶枯萎后采挖，洗净，蒸或煮至透心，晒干或低温干燥后除去须根及杂质。

【商品】莪术、醋莪术。

【性状】蓬莪术　呈卵圆形、长卵形、圆锥形或长纺锤形，顶端多钝尖，基部钝圆，长2~8cm，直径1.5~4cm。表面灰黄色至灰棕色，上部环节突起，有圆形微凹的须根痕或残留的须根，有的两侧各有1列下陷的芽痕和类圆形的侧生根茎痕，有的可见刀削痕。体重，质坚实，断面灰褐色至蓝褐色，蜡样，常附有灰棕色粉末，皮层与中柱易分离，内皮层环纹棕褐色。气微香，味微苦而辛。

广西莪术　环节稍突起，断面黄棕色至棕色，常附有淡黄色粉末，内皮层环纹黄白色。

温莪术　断面黄棕色至棕褐色，常附有淡黄色至黄棕色粉末，气香或微香。

【性味归经】辛、苦，温，归肝、脾经。

【功效与主治】行气破血，消积止痛。用于癥瘕痞块，瘀血经闭，食积胀痛；早期宫颈癌。醋莪术破血行气止痛作用增强。

【临床应用】

单味应用：

（1）久患心脾疼：蓬莪术面裹炮熟，研末，以水与酒、醋煎，服，立效。（《本草述钩元》）

（2）小肠脏气非时痛不可忍：蓬莪术，研末，空心，葱酒服一钱。（《杨氏护命方》）

（3）上气喘急：蓬莪术五钱。酒一盏半，煎八分服。（《保生方》）

配伍应用：

（1）莪术与川芎配伍，破血祛瘀，行气止痛，用于血瘀气滞所致的经闭腹痛。

（2）莪术与丹参配伍，破血祛瘀，消癥，用于癥瘕积聚。

（3）莪术与木香配伍，行气止痛，消积止痛，用于食滞脘腹胀痛。

（4）莪术与白术配伍，补气健脾，用于脾气虚弱诸证。

组方应用：

（1）《本草汇言》：蓬莪术、肉桂、小茴香各等份。为末服。主治奔豚疝瘕。

（2）《马氏小品》：蓬莪术、藿香、滑石、槟榔、厚朴、葱头。水煎冷服。主治霍乱吐利欲死。

【化学成分】含挥发油。油中主要成分为蓬莪术酮、蓬莪术环二烯、姜黄醇酮、α-蒎烯、β-蒎烯、樟脑、1,8-桉叶醇、龙脑、莪术醇、异莪术烯醇等。广西莪术含有α-蒎烯、β-蒎烯、柠檬烯、龙脑、樟脑、丁香酚、姜烯、莪术醇、莪术酮、芳姜酮、姜黄酮、去水莪术酮等。

【药理作用】本品有抗癌作用，除直接作用外，还可使宿主特异性免疫功能增强而获得明显的免疫保护效应；姜黄素能抑制血小板聚积，有抗血栓形成作用；对消化道能兴奋胃肠平滑肌；莪术醇及其半萜化合物有显著的抗早孕作用；挥发油能抑制金黄色葡萄球菌、乙型溶血性链球菌、大肠杆菌、伤寒杆菌、霍乱弧菌等。可抗孕激素活性。

【用法用量】6~9g。

【注意事项】孕妇禁用。

三　　棱

【来源】本品为黑三棱植物黑三棱 Sparganium stoloniferum Buch.-Ham. 的干燥块茎。主产于江苏、河南、山东、江西等地。冬季至次年春采挖，洗净，削去外皮，晒干。

【商品】三棱、醋三棱。

【性状】本品呈圆锥形，略扁，长2~6cm，直径2~4cm。表面黄白色或灰黄色，有刀削痕，须根痕小点状，略呈横向环状排列。体重，质坚实。气微，味淡，嚼之微有麻辣感。

【性味归经】辛、苦，平，归肝、脾经。

【功效与主治】破血行气，消积止痛。用于癥瘕痞块，瘀血经闭，食积胀痛。醋三棱破瘀散结止痛作用增强，用于瘀滞经闭腹痛，癥瘕积聚，心腹疼痛，胁下胀痛等症。

【临床应用】

单味应用：

（1）小儿气癖：煎汁，作羹粥，食。（《本草易读》）

(2) 三棱煎：三棱一斤，水煮，去渣，再熬如稠糖状，每旦酒下一匕。治癥瘕腹胀。(《本草易读》)

配伍应用：

(1) 三棱与莪术配伍，破血祛瘀，行气止痛，用于气滞血瘀所致的经闭腹痛、癥瘕积聚。

(2) 三棱与青皮配伍，行气止痛消积，用于食积气滞、脘腹胸胁胀满作痛。

(3) 三棱、莪术、青皮配伍，消积化滞，破气散结，用于食积脘腹胀痛或气滞血瘀所致的癥瘕积聚，胁肋疼痛者。

组方应用：

(1)《济生方》三棱煎丸：京三棱、蓬莪术各二两（60g），芫花半两（15g），青皮（去瓤净）一两半（45g）。上锉如豆大，用好醋一升（200ml），煮干，焙为细末，醋糊为丸，如桐子大，每服五十丸，食前用淡醋汤下。主治妇人、室女血瘕，月经不通，脐下坚结大如杯，久而不治，必成血蛊。

(2)《新疆中草药手册》：三棱三钱（10g），当归三钱（10g），红花一钱五分（4.5g），生地四钱（12g）。水煎服。主治血瘀经闭，小腹痛。

(3)《新疆中草药手册》：三棱、莪术、当归各三钱（10g），赤芍四钱（12g），丹参八钱（24g），白茅根一两（30g），青皮三钱（10g）。主治慢性肝炎或迁延性肝炎。

【制剂】舒心口服液　组成：党参，黄芪，红花，当归，川芎，三棱，蒲黄。功能与主治：补益心气，活血化瘀。用于心气不足，瘀血内阻所致的胸痹，症见胸闷憋气、心前区刺痛、气短乏力；冠心病心绞痛见上述证候者。用法与用量：口服。一次20ml，一日2次。

【化学成分】含黄酮类（芒柄花素、山萘酚、5,7,3′,5′-四羟基双氢黄酮醇-3-O-β-D葡萄糖苷），挥发油（苯乙醇、对苯二酚、十六酸、去茎木香内酯等），有机酸，苯丙素类等。

【药理作用】本品能通过减少血小板数、抑制血小板功能、抑制内外凝血功能、促进纤溶活性等，对体外血栓形成有抑制作用。其煎剂对离体兔肠能加强收缩，紧张性升高。

【用法用量】4.5~9g。

【注意事项】孕妇禁用。

水　蛭

【来源】本品为水蛭科动物蚂蟥 Whitmania pigra Whitman、水蛭 Hirudo nipponica Whitman 或柳叶蚂蟥 Whitmania acranulata Whitman 的干燥全体。全国大部分地区均有。夏、秋二季捕捉，用沸水烫死，晒干或低温干燥。

【商品】水蛭、烫水蛭。

【性状】蚂蟥　呈扁平纺锤形，有多数环节，长4~10cm，宽0.5~2cm。背部黑褐色或黑棕色，稍隆起，用水浸后，可见黑色斑点排成5条纵纹；腹面平坦，棕黄色。两侧棕黄色，前端略尖，后端钝圆，两端各具1吸盘，前吸盘不显著，后吸盘较大。质脆，易折断，断面胶质状。气微腥。

水蛭　扁长圆柱形，体多弯曲扭转，长2~5cm，宽0.2~0.3cm。

柳叶蚂蟥　狭长而扁，长5~12cm，宽0.1~0.5cm。

【性味归经】咸、苦，平；有小毒，归肝经。

【功效与主治】破血，逐瘀，通经。用于癥瘕痞块，瘀血经闭，跌扑损伤。

【临床应用】

单味应用：

(1) 漏血不止：水蛭炒，为末，酒服一钱，日二服，恶血消即愈。(《本草纲目》)

（2）高脂血症：水蛭烘干打粉，每晚3～5g，开水冲服。30天为1疗程。治疗期间停用其他中西药。每服药1疗程前后检查胆固醇、甘油三酯、β脂蛋白及肝功能、血红蛋白、红细胞、出凝血时间。能破血，逐瘀，化浊。（《一味妙方治百病》）

（3）精液不液化，或液化迟缓引起的男性不育症：每次口服水蛭粉3g，温开水送下，每天2次，2周为1疗程。能破血、逐瘀、散结。（《一味妙方治百病》）

（4）陈旧性宫外孕，（胚已死），宫外孕术后盆腔遗留包块：取市售自然干燥水蛭研成细末，装入空心胶囊内，每粒0.5g，根据盆腔包块大小、软硬及体质条件不同，每次分别2～3g或5～6g，每天2次，饭后温开水送服（或细末用少量白酒送服），连续服药。于服药后的30、60、90天时，分别做妇科检查与盆腔B超检查，记录盆腔包块缩小与消失情况。能破血逐瘀，通经消癥。（《一味妙方治百病》）

配伍应用：

（1）水蛭与桃仁配伍，破血逐瘀，用于经闭、癥瘕。

（2）水蛭与大黄配伍，化瘀止痛，用于伤损瘀血内阻，心腹疼痛，大便不通。

组方应用：

（1）《金匮要略》抵当汤：水蛭三十个（熬），虻虫三十各（去翅、足、熬），桃仁二十个（去皮、尖），大黄三两（90g）酒浸。上四味为末，以水五升（1000ml），煮取三升（600ml），去渣，温服一升（200ml）。主治妇人经水不利下，亦治男子膀胱满急有瘀血者。

（2）《济生方》夺命散：红蛭（用石灰慢火炒令焦黄色）半两（15g），大黄二两（60g），黑牵牛二两（60g）。上各为细末，每服三钱（10g），用热酒跳下，如人行四五里，再用热酒调黑牵牛末二钱（6g）催之，须脏腑转下恶血，成块或成片，恶血尽即愈。

（3）苏亚秦主任医师方　克栓散：生水蛭、生大黄、三七粉各等量。功效主治：活血抗凝，改善循环。用于支架置入术后、心梗后服用。用法：研细粉装1号胶囊，每粒重0.25g，每日3次，每次服8粒，温开水送下。

【制剂】通心络胶囊　组成：人参，水蛭，全蝎，赤芍，蝉蜕，土鳖虫，蜈蚣，檀香，降香，乳香，酸枣仁，冰片。功能与主治：益气活血，通络止痛。用于冠心病心绞痛属心气虚乏、血瘀络阻证，症见胸部憋闷、刺痛、绞痛、固定不移、心悸自汗、气短乏力、舌质紫黯或有瘀斑、脉细涩或结代。亦用于气虚血瘀络阻型中风病，症见半身不遂或偏身麻木、口舌㖞斜、言语不利。用法与用量：口服。一次2～4粒，一日3次。

【化学成分】主要含蛋白质。新鲜水蛭唾液中含有水蛭素，还含有肝素、抗血栓素及组织胺样物质。

【药理作用】水蛭素能阻止凝血酶对纤维蛋白原之作用，阻碍血液凝固。20mg水蛭素可阻止100g人血的凝固。对细菌内毒素引起的大鼠血栓形成有预防作用，并能减少大鼠的死亡率。所含肝素也有抗凝血作用。

【用法用量】1.5～3g。

【注意事项】孕妇禁用。

虻　虫

【来源】本品为虻科昆虫复带虻 Tabanus bivittatus Matsumura 的干燥雌体。各地均有，以畜牧区最多。5～6月捕捉，沸水烫或稍蒸，晒干。

【商品】虻虫、炒虻虫。

【性状】本品干燥体呈长椭圆，长1.5~2cm，宽0.4~0.8cm。头部呈黑褐色有光泽，复眼1对，大而凸出。背面呈壳状而光亮，两侧生有两对透明薄膜状翅，翅长超过尾部；胸部黑棕色，具足3对；腹部棕黄色，具6个体节。质松而脆，易破碎。有臭气，味苦咸。

【性味归经】苦，微寒；有小毒，归肝经。

【功效与主治】破血消癥，逐瘀通经。用于蓄血发狂，经闭癥瘕，跌扑瘀痛，癌肿等症。

【临床应用】

配伍应用：

(1) 虻虫与水蛭配伍，破血逐瘀，用于月经不通，有瘀结。

(2) 虻虫与大黄配伍，破血逐瘀止痛，用于跌打损伤，瘀滞疼痛。

组方应用：

《妇人良方》地黄通经丸：熟地黄四两（120g），虻虫（去头、翅，炒）、水蛭（糯米同炒黄，去糯米）、桃仁（去皮、尖）各五十枚。上为末，蜜丸桐子大。每服五七丸，空心，温酒下。主治月经不行，或产后恶露脐腹作痛。

【化学成分】含核糖核苷类，嘧啶类，甘油及衍生物等化合物。主要成分有：烟酸、胞嘧啶、尿嘧啶、甘油、次黄嘌呤、次黄嘌呤核苷、腺苷、尿苷、5′-甲氧基尿苷、胸腺嘧啶、鸟嘌呤核苷、α-棕榈酸单甘油酯、十二烷基亚磺酸对甲基苯氨酯、异亮氨酸等。

【药理作用】本品有提高小白鼠耐缺氧的作用；能扩张兔耳血管而增加血流量；有加强离体蛙心收缩力的作用；对脑下垂体后叶所致的急性心肌缺血有一定的改善作用。可止泻、镇痛、抗炎。

【用法用量】1.5~3g。

【注意事项】孕妇禁用。

斑 蝥

【来源】本品为芫青科昆虫南方大斑蝥 Mylabris phalerata Pallas 或黄黑小斑蝥 Mylabris cichorii Linnaeus 的干燥体。全国大部分地区均产。主产于辽宁、河南、广西壮族自治区、江苏。夏、秋二季捕捉，闷死或烫死，晒干。

【商品】生斑蝥、米斑蝥。

【性状】南方大斑蝥 呈长圆形，长1.5~2.5cm，宽0.5~1cm。头及口器向下垂，有较大的复眼及触角各1对，触角多已脱落。背部具革质鞘翅1对，黑色，有3条黄色或棕黄色的横纹；鞘翅下面有棕褐色薄膜状透明的内翅2片。胸腹部乌黑色，胸部有足3对。有特殊的臭气。

黄黑小斑蝥 体型较小，长1~1.5cm。

【性味归经】辛，热；有大毒，归肝、胃、肾经。

【功效与主治】破血消癥，攻毒蚀疮，引赤发泡。用于癥瘕肿块，积年顽癣，瘰疬，赘疣，痈疽不溃，恶疮死肌。米斑蝥经米炒后毒性降低，矫正了气味，可供内服，以通经、破癥散结为主。用于经闭癥瘕，狂犬咬伤，瘰疬，肝癌，胃癌。

【临床应用】

单味应用：

(1) 积年癣疮：用斑蝥半两微炒，为末，蜜调，敷之。（《本草纲目》）

(2) 积年癣疮：用斑蝥七个，醋浸，露一夜，搽之。（《本草纲目》）

(3) 局限性神经性皮炎：斑蝥2g，65度白酒100ml密闭浸泡7昼夜，振荡静置，取上清液备用。用小号消毒（煮沸）毛笔或棉签蘸斑蝥酒少许，轻轻涂于病灶皮肤（勿涂于健康皮肤上，以防

刺激起泡），每日1次或2次。（《一味中药祛顽疾》）

（4）骨结核：在鸡蛋顶上挖一小洞，加入斑蝥7只，隔水蒸熟，去斑蝥吃蛋，每日一只，连服30~40只。孕妇及肾脏、尿路疾患者忌服。（《一味中药祛顽疾》）

配伍应用：

（1）斑蝥与白矾配伍，攻毒蚀疮，用于瘰疬瘘疮。

（2）斑蝥与桃仁配伍，破血消癥，通经散结，用于经闭不通。

（3）斑蝥与蒜配伍，制膏外贴，拔脓蚀疮，用于痈疽肿硬不破。

（4）斑蝥与蜂蜜配伍，养血和营祛风，用于顽癣。

（5）斑蝥与糯米配伍，活血逐瘀排毒，用于狂犬咬伤。

组方应用：

（1）《圣惠方》：斑蝥三十枚（去头、足、翅，糯米拌炒令米黄），蜥蜴三枚（炙令黄），地胆四十枚（去头、足、翅，糯米拌炒令黄）。捣罗为末，炼蜜和丸，如黑豆大。每日空心及晚食后，以温酒下二十丸。主治一切瘘。

（2）《济阴纲目》斑蝥通经丸：斑蝥十个（糯米炒），桃仁四十九个（炒），大黄五钱（15g）为细末，酒糊为丸，如桐子大。空心酒下五丸，甚者十丸。如血枯经闭者，用四物汤送下。主治经候闭塞及干血气。

【化学成分】含斑蝥素，脂肪、蚁酸、色素、甲壳质等。尚含挥发油、酸类和蜡样物质。

【药理作用】本品对小鼠肉瘤180有抑制作用。斑蝥水浸剂对皮肤真菌有不同程度的抑制作用；斑蝥粉与蜂蜜调涂，对甲醛兔实验性关节炎有明显抑制作用。此外，对心、肝、脾、肾均有不同程度的损害，尤以心、肝为明显，可升高白细胞数目。

【用法用量】0.03~0.06g，炮制后多入丸散用。外用适量，研末或浸酒醋，或制油膏涂敷患处，不宜大面积使用。

【注意事项】本品有大毒，内服慎用；孕妇禁用。

穿 山 甲

【来源】本品为鲮鲤科动物穿山甲 Manis pentadactyla Linnaeus 的鳞甲。主产于广西壮族自治区、广东、贵州、云南等地。收集鳞甲，洗净，晒干。

【商品】穿山甲、炮山甲、醋山甲。

【性状】本品呈扇面形、三角形、菱形或盾形的扁平片状或半折合状，中间较厚，边缘较薄，大小不一，长宽各为0.7~5cm。外表面黑褐色或黄褐色，有光泽，宽端有数十条排列整齐的纵纹及数条横线纹；窄端光滑。内表面色较浅，中部有一条明显突起的弓形横向棱线，其下方有数条与棱线相平行的细纹。角质，半透明，坚韧而有弹性，不易折断。气微腥，味淡。

【性味归经】咸，微寒，归肝、胃经。

【功效与主治】通经下乳，消肿排脓，搜风通络。用于经闭癥瘕，乳汁不通，痈肿疮毒，关节痹痛，麻木拘挛；炮山甲长于消肿排脓，搜风通络，用于痈疽肿毒，风湿痹痛；醋山甲通经下乳力强，用于经闭不通，乳汁不下。

【临床应用】

单味应用：

（1）乳汁不通，涌泉散：用穿山甲炮，研末，酒服方寸匕，日二服。外以油梳梳乳，即通。（《本草纲目》）

(2) 乳糜尿：穿山甲甲片或整穿山甲（去内脏）置瓦片焙焦干，研为细末，每次 10~12 克，每日 3 次，用黄酒冲服。（《一味中药祛顽疾》）

(3) 瘰疬溃坏：鲮鲤甲二十一片。烧研敷之。（《姚僧坦集验方》）

配伍应用：

(1) 穿山甲与红花配伍，活血通经，用于血行瘀阻经闭。

(2) 穿山甲与莪术配伍，破瘀消癥，用于癥瘕积聚。

(3) 穿山甲与羌活配伍，通络搜风止痛，用于风湿痹痛，肢体拘挛或强直。

(4) 穿山甲与王不留行配伍，通乳，用于乳汁不通。

(5) 穿山甲与黄芪配伍，益气补血，下乳，用于产后气血两虚所致的乳汁稀少。

(6) 穿山甲与皂角刺配伍，消肿排脓，用于消除痈肿。

(7) 穿山甲与黄芪配伍，托毒排脓，用于脓成未溃致痈肿疮疡。

(8) 穿山甲与夏枯草配伍，消肿排脓，用于瘰疬痰核。

(9) 穿山甲与鳖甲、丹参配伍，软坚散结，回缩肝脾，用于肝硬化、肝脾肿大。

组方应用：

(1) 《普济方》穿山甲散：蜂房一两（30g），穿山甲、蛇蜕、油发（并烧带生存性）各一分（0.3g）。上为末。每服二钱（6g），入乳香末半钱（1.5g），暖酒调下。主治痈疽，托毒排脓，五毒附骨在脏腑里，托出毒气，止痛内消。

(2) 《本草图经》：穿山甲（炙黄）、木通各一两（30g），自然铜半两（15g）生用。三味捣罗为散。每服二钱（6g），温酒调下，不计时候。主治吹奶痛不可忍。

(3) 《疡科遗编》穿山甲散：甲片五分（1.5g）炙，白霜梅一个（炙），雄黄五分（1.5g），枯矾一钱（3g）。上共研末。吹喉内。主治喉癣。

【药膳】软坚下乳汤配方：穿山甲 10g，王不留行（布包）10g，猪蹄 1 对，桔梗 10g。

制法：加水适量，水煮至猪蹄烂汤浓，加少许佐料饮用。

功效：软坚散结，通经下乳。

适应证：用于妇人产后乳房憋胀，乳汁不通或下之不利。

【化学成分】含挥发油、氨基酸、水溶性生物碱等。主要化学成分有硬脂酸、胆甾醇、二十三酰丁胺、碳原子数 26 和 29 的两个脂肪族酰胺、L-丝-L 酪环二肽、D-丝-酪环二肽、无机物等。

【药理作用】本品内服能使白细胞增加，延长凝血时间，降低血液黏度。

【用法用量】5~9g，一般炮炙后用。

【注意事项】孕妇慎用。

第十三章 化痰、止咳、平喘药

【定义】凡以祛痰或消痰为主要功效的药物,叫化痰药;能制止咳嗽,平抑喘息的药物,叫止咳平喘药。化痰药多能止咳平喘,止咳平喘药又能化痰,故合称为化痰止咳平喘药。

【中医指导理论】

【性味、归经】温化寒痰药大多辛、温;清化热痰药大多苦、甘、咸寒;止咳平喘药大多辛、苦、甘、温;归肺、脾、大肠、膀胱经。

【临床应用】痰为病理产物,又是致病因素。故化痰止咳平喘药在临床上主要用于咳嗽痰多,或咳痰不爽,或痰涎壅盛所致哮喘,以及由痰所致癫痫、惊厥、瘿瘤瘰疬、阴疽流注等证。"五藏六腑皆令人咳,非独肺也。"外感,内伤皆可令人生痰,痰多每致咳嗽;咳嗽每多挟痰。因而临床应用时还应根据各药专长和病证特点,适当配伍针对性药物。如兼有表证的配伍解表药;兼有里热的配清热药;兼有里寒者配温里药;兼肺、脾、肾等脏虚者配相应的补益药;癫痫惊厥者,配安神药、平肝息风药;瘿瘤瘰疬者,配软坚散结药;阴疽流注者,配温通经脉药等。

【注意事项】临床若见咳嗽兼咯血者,不宜使用药性强烈有刺激性化痰药;否则使出血加重;麻疹初期的咳嗽,一般应以清宣肺气为主,不宜止咳或使用温性、收敛性化痰止咳药,以免助热,加重病情或闭门留寇,影响麻疹的透发,使热毒内陷。对阴虚的热痰燥咳者,慎用温化寒痰药。

一、化痰药

温化寒痰药大多辛温,具有温肺祛痰、燥湿化痰的作用,临床适用于寒痰、湿痰所致的咳嗽气喘,痰多稀薄及痰湿阻滞经络所致肢节酸痛,阴疽流注等证,常与温散寒邪,燥湿健脾药配伍。

清化热痰药大多苦、辛、甘、寒,以清化热痰为主要作用,有些药物还兼有清肺润燥、软坚散结作用。临床主要用于痰热所致咳喘胸闷,痰液稠黏,咯痰不爽,以及痰热引起的癫痫、惊厥、中风、瘿瘤、瘰疬痰核等证。使用时若见火热偏盛者。配清热泻火药;阴虚肺燥者,配养阴润肺药。

半 夏

【来源】本品为天南星科植物半夏 Pinellia ternata (Thunb.) Breit. 的干燥块茎。我国大部分地区均有。主产于四川、湖北、江苏、安徽等地。夏、秋二季采挖,洗净,除去外皮及须根,晒干。

【商品】生半夏、清半夏、姜半夏、法半夏。

【性状】本品呈类球形,有的稍偏斜,直径 1~1.5cm。表面白色或浅黄色,顶端有凹陷的芽痕,周围密布麻点状根痕;下面钝圆,较光滑。质坚实,断面洁白,富粉性。气微,味辛辣、麻舌而刺喉。

【性味归经】辛、温;有毒,归脾、胃、肺经。

【功效与主治】燥湿化痰,降逆止呕,消痞散结。用于痰多咳嗽,痰饮眩悸,风痰眩晕,痰厥头痛,呕吐反胃,胸脘痞闷,梅核气;清半夏长于化痰,以燥湿化痰为主,多用于湿痰咳嗽,痰热内结,风痰吐逆,痰涎凝聚。咯吐不出。姜半夏增强了降逆止呕的作用,以温中化痰,降逆止呕为主,用于痰饮呕吐,胃脘痞满。法半夏偏于治疗寒痰,同时具有调和脾胃的作用,多用于痰多咳嗽，痰饮眩悸。

【临床应用】

单味应用：

(1) 蝎螫人：取半夏以水研，涂之，立止。(《经史证类备用本草》)

(2) 伤寒病哕不止：半夏熟洗，干，末之，生姜汤服一钱匕。(《经史证类备用本草》)

(3) 小儿腹胀：半夏少许，洗，捣末，酒和，丸如粟米大，每服二丸，生姜汤吞下。不瘥，加之。日再服。又若以火炮之，为末，贴脐亦佳。(《经史证类备用本草》)

(4) 重舌木舌，胀大塞口：半夏煎醋，含漱之。又方：半夏二十枚，水煮过，再泡片时，乘热以酒一升浸之，密封良久，热漱冷吐。(《本草纲目》)

(5) 小儿囟陷，乃冷也：水调半夏末，涂足心。(《本草纲目》)

(6) 面上黑气：半夏焙，研，米醋调，敷。不可见风，不计遍数，从早至晚，如此三日，皂角汤洗下，面莹如玉。(《本草纲目》)

(7) 打扑瘀痕：水调半夏末，涂之，一宿即没也。(《本草纲目》)

(8) 飞虫入耳：生半夏末，麻油调，涂耳门外。(《本草纲目》)

(9) 痈疽发背：鸡子清合末，敷之。(《本草易读》)

配伍应用：

(1) 半夏与陈皮配伍，健脾理气，燥湿化痰，用于湿痰所致的痰多清稀、色白易咯。

(2) 半夏与细辛配伍，温肺化饮，用于湿痰兼有寒象者。

(3) 半夏与黄芩配伍，清热化痰，用于痰稠色黄的热痰。

(4) 半夏与生姜配伍，降逆和胃止呕，用于寒饮呕吐。

(5) 半夏与人参配伍，健脾理气止呕，用于胃虚呕吐。

(6) 半夏与竹茹配伍，清胃止呕。用于胃热呕吐。

(7) 半夏与砂仁配伍，理气安胎，和胃止呕，用于妊娠呕吐。

(8) 半夏与瓜蒌配伍，宽胸散结，消痞化痰，用于痰热互结所致的胸脘痞闷、呕吐。

(9) 半夏与厚朴配伍，理气解郁，化痰散结，用于梅核气。

(10) 半夏与海藻配伍，软坚散结，用于瘿瘤痰核。

(11) 半夏与鸡蛋白配伍，调敷，用于痈疽发背及乳疮。

(12) 半夏与秫米配伍，燥湿和胃，用于胃肠不适而致的不寐。

(13) 半夏、干姜、黄芩配伍，寒热平调，消痞散结，主要用于寒热互结之痞证所致的心下痞，但满不痛，或呕吐、肠鸣下利、舌苔薄黄而腻。

组方应用：

(1)《伤寒论》半夏泻心汤：半夏12g，黄芩、干姜、人参各9g，黄连3g，大枣4枚，甘草9g。功用：寒热平调，散结除痞。主治寒热互结之痞证。心下痞，但满而不痛，或呕吐，肠鸣下利，舌苔腻而微黄。

(2)《金匮要略》小半夏汤：半夏15g，生姜10g。功用：和胃止呕，散饮降逆。主治呕反不渴，心下有支饮者，以及诸呕吐谷不得下者。

(3)《金匮要略》半夏厚朴汤：半夏12g，厚朴9g，茯苓12g，生姜9g，苏叶6g。功用：行气散结，降逆化痰。主治梅核气。咽中如有物阻，咯吐不出，吞咽不下，胸膈满闷，或咳或呕，舌苔白润或白腻，脉弦缓或弦滑。

(4)《太平惠民和剂局方》二陈汤：半夏、橘红各15g，白茯苓9g，甘草4.5g。功用：燥湿化痰，理气和中。主治湿痰咳嗽。痰多色白易咯，胸膈痞闷，恶心呕吐，肢体倦怠，或头眩心悸，舌苔白润，脉滑。

（5）《济生方》导痰汤：半夏12g，天南星、橘红、枳实、赤茯苓各6g，甘草3g。功用：燥湿祛痰，行气开郁。主治一切痰厥，头目眩晕，或痰饮壅盛，胸膈痞塞，胁肋胀满，头痛吐逆，喘急痰嗽，涕唾黏稠，坐卧不安等。

（6）《医学心悟》半夏白术天麻汤：半夏9g，天麻、茯苓、橘红各6g，白术15g，甘草3g。功用：燥湿化痰，平肝息风。主治风痰上扰证。眩晕头痛，胸闷呕恶，舌苔白腻，脉弦滑等。

（7）经验方：法半夏15g，陈皮15g，柴胡15g，茯苓10，甘草3g，桔梗10g，枳壳15g，紫苏10g，佛手10g。功效主治：燥湿化痰，理气止痛。用于外伤性气胸。用法：每日一剂，水煎400ml，分两次温服。

【制剂】二陈丸　组成：半夏，陈皮，茯苓，甘草。功能与主治：燥湿化痰，理气和胃。用于痰湿停滞导致的咳嗽痰多、胸脘涨闷、恶心呕吐。用法与用量：口服。一次9~15g，一日2次。

【化学成分】含挥发油，少量脂肪，淀粉，烟碱，黏液质，游离氨基酸（天门冬氨酸、谷氨酸、精氨酸、r-氨基丁酸、鸟氨酸、瓜氨酸等），还含有钙、铁、铝、镁、锰、铊、磷等微量元素，β-谷甾醇-β-D-葡萄糖苷、胆碱、胡萝卜苷及少量左旋盐酸麻黄碱、3,4-二羟基苯甲醛，又含药理作用与毒芹碱及烟碱相似的生物碱、类似原白头翁素刺激皮肤的物质。

【药理作用】本品对咳嗽中枢有镇静作用，可解除支气管痉挛，并使支气管分泌减少而有镇咳祛痰作用；可抑制呕吐中枢而止呕；对小鼠有明显的抗早孕作用，其煎剂可降低兔眼内压。对胰蛋白酶有抑制作用。有凝血、促细胞分裂作用。

【用法用量】3~9g。外用适量，磨汁涂或研末以酒调敷患处。

【注意事项】不宜与乌头类药材同用。

天南星

【来源】本品为天南星科植物天南星 Arisaema erubescens（Wall.）Schott、异叶天南星 Arisaema heterophyllum Bl. 或东北天南星 Arisaema amurense Maxim. 的干燥块茎。天南星主产于四川、河南、河北等地；异叶天南星主产于江苏、浙江等地；东北天南星主产于东北、内蒙、河北等地。秋、冬二季茎叶枯萎时采挖，除去须根及外皮，干燥。

【商品】生天南星、制天南星、胆南星。

【性状】本品呈扁球形，高1~2cm，直径1.5~6.5cm。表面类白色或淡棕色，较光滑，顶端有凹陷的茎痕。周围有麻点状根痕，有的块茎周边有小球状侧芽。质坚硬，不易破碎，断面不平坦，白色，粉性。气微辛，味麻辣。

【性味归经】苦、辛，温；有毒，归肺、肝、脾经。

【功效与主治】燥湿化痰，祛风止痉，散结消肿。用于顽痰咳嗽，风痰眩晕，中风痰壅，口眼㖞斜，半身不遂；癫痫，惊风，破伤风。生用外治痈肿，蛇虫咬伤；生天南星长于息风止痉，用于破伤风，癫痫等。制天南星毒性降低，燥湿化痰作用增强，多用于顽痰咳嗽。胆南星毒性降低，燥烈之性缓和，药性由温转凉，味由辛转苦。功能由温化寒痰转为清化热痰。以清热化痰，息风定惊为主，多用于痰热咳喘，急惊风，癫痫等。

【临床应用】

单味应用：

（1）妇人一切风攻头目痛：天南星一个，掘地坑子，火烧令赤，安于坑中，以醋一盏，以盏盖

之，不令透气，候冷取出，为末，每服一字，以酒调下。重者半钱匕。(《经史证类备用本草》)

(2) 口眼㖞斜：天南星生研末，自然姜汁调之，左贴右，右贴左。(《本草纲目》)

(3) 初生贴囟，头热鼻塞者：天南星炮，为末，水调，贴囟上，炙手熨之。(《本草纲目》)

(4) 小儿解颅，囟开不合，鼻塞不通：天南星炮，去皮，为末，淡醋调绯帛上，贴囟门，炙手频熨之，立效。(《本草纲目》)

(5) 小儿口疮白屑如鹅口，不须服药：以生天南星去皮脐，研末，醋调，涂足心，男左女右。(《本草纲目》)

(6) 风虫牙痛：南星末，以霜梅裹住，去涎。(《本草纲目》)

(7) 身面疣子：醋调南星末，涂之。(《本草纲目》)

配伍应用：

(1) 天南星与半夏配伍，燥湿化痰，用于痰湿壅滞所致的咳嗽痰多稀薄、苔腻胸闷等证。

(2) 天南星与黄芩配伍，清热化痰，用于肺热咳嗽、咯痰黄稠。

(3) 天南星与天麻配伍，祛风止痉，用于风痰眩晕。

(4) 天南星与川乌配伍，化痰祛风止痉，用于风痰留滞经络所致的手足顽麻、半身不遂、口眼㖞斜等证。

(5) 天南星与防风配伍，祛风止痉，用于破伤风。

组方应用：

(1)《证治准绳》涤痰汤：南星、半夏各12g，枳实、茯苓各10g，橘红7.5g，石菖蒲、人参各5g，竹茹3.5g，甘草2.5g。功用：涤痰开窍。主治中风痰迷心窍，舌强不能言。

(2)《医方考》清气化痰汤：陈皮、杏仁、枳实、黄芩、瓜蒌仁、茯苓各6g，胆南星、制半夏各9g。功用：清热化痰，理气止咳。主治痰热咳嗽。痰稠色黄，咯之不爽，胸膈痞闷，甚则气急呕恶，舌质红，苔黄腻，脉滑数。

(3)《医学心悟》定痫丸：明天麻、川贝母、半夏、茯苓各6g，胆南星、石菖蒲、全蝎、僵蚕、真琥珀各3g，陈皮、远志各4.5g，丹参、麦冬各12g，辰砂2g。功用：涤痰息风。主治痰热痫证。忽然发作，眩仆倒地，不省高下，甚则抽搐，目斜口歪，痰涎直流，叫喊作声。亦可用于癫狂。

【制剂】医痫丸 组成：生白附子，天南星，半夏，猪牙皂，僵蚕，乌梢蛇，蜈蚣，全蝎，白矾，雄黄，朱砂。功能与主治：祛风化痰，定痫止搐。用于痰阻脑络所致的癫痫，症见抽搐昏迷、双目上吊、口吐涎沫。用法与用量：口服。一次3g，一日2～3次；小儿酌减。

【化学成份】含三萜皂苷，安息香酸，氨基酸，D-甘露醇，胡萝卜苷，淀粉及钙、磷、铝、锌等无机元素。

【药理作用】本品煎剂具有明显的镇静和祛痰作用，还有抗肿瘤、抗氧化作用；胆酸盐有镇痉、解热、利胆及抗炎作用。天南星与胆汁均具有抗惊厥和中枢抑制作用，胆汁量多则作用强。

【用法用量】一炮制后用，3～9g。外用生品适量，研磨以醋或酒调敷患处。

【注意事项】孕妇慎用。

附药：胆南星

本品为制南星的细粉与牛、羊或猪胆汁加工而成；或为生天南星细粉与牛、羊、猪胆汁经发酵加工而成。性味苦、微辛，凉。归肺、肝、脾经。功能清热化痰，息风定惊。主治痰热咳嗽，咯痰黄稠，中风痰迷，癫狂惊痫等。煎服，3～6g。

配伍应用：

胆南星与天麻配伍，清化热痰，息风定惊，用于痰热惊风抽搐及中风、癫狂等证。

制剂：小活络丸　组成：胆南星，制川乌，制草乌，地龙，乳香，没药。功能与主治：祛风散寒，化痰除湿，活血止痛。用于风寒湿邪闭阻、痰瘀阻络所致痹病，症见肢体关节疼痛，或冷痛，或刺痛，或疼痛夜甚、关节屈伸不利、麻木拘挛。用法与用量：黄酒或温开水送服。一次1丸，一日2次。

禹白附

【来源】本品为天南星科植物独角莲 Typhonium giganteum Engl. 的干燥块茎。主产于河南、甘肃、湖北等地，习惯以河南禹县产者质量为佳，故称"禹白附"。秋季采挖，除去须根及外皮，晒干。

【商品】生白附子、制白附子。

【性状】本品呈椭圆形或卵圆形，长2～5cm，直径1～3cm。表面白色至黄白色，略粗糙，有环纹及须根痕，顶端有茎痕或芽痕。质坚硬，断面白色，粉性。气微，味淡、麻辣刺舌。

【性味归经】辛，温；有毒，归胃、肝经。

【功效与主治】祛风痰，定惊搐，解毒散结止痛。用于中风痰壅，口眼㖞斜，痰厥头痛，偏正头痛，喉痹咽痛，破伤风；外治瘰疬痰核，毒蛇咬伤；生白附子毒性较强，长于解毒散结，仅供外用；制白附子毒性降低，祛风痰止痉作用增强。

【临床应用】
单味应用：
瘰疬：禹白附捣烂，外敷。（江西《中草药学》）
配伍应用：
（1）禹白附与天麻配伍，燥湿化痰，祛风止痉，用于风痰壅盛所致的抽搐、口眼㖞斜。
（2）禹白附与天南星配伍，祛风止痉，用于破伤风。
（3）禹白附与白芷配伍，祛风止痛，用于偏头痛。
（4）白附子、白僵蚕、全蝎配伍，祛风化痰止痉，用于中风，口眼㖞斜、面部肌肉抽动。
组方应用：
（1）《杨氏家藏方》牵正散：白附子、白僵蚕各6g，全蝎3g。功用：祛风化痰止痉。主治风中经络，口眼歪斜。
（2）江西《中草药学》：独角莲根、细辛、白芷、藁本各等份研末蜜丸。主治三叉神经痛，偏头痛，齿痛。
（3）《中国药典》玉真散：生禹白附十二两（360g），防风一两（30g），白芷一两（30g），生南星一两（30g），天麻一两（30g），羌活一两（30g）。以上六味，共研细粉，过筛，混合均匀。外用调敷患处，内用三分至五分（1～1.5g）。孕妇忌内服。主治跌打损伤，金疮出血，破伤风。
（4）吴淑珍主任医师方　牵正汤：制白附子6g，僵蚕10g，全虫10g，蜈蚣2条，金银花20g，山豆根10g，连翘10g，荆芥10g，白芷6g，葛根15g，防风10g，菊花6g，当归10g，川芎12g，赤芍12g。功效主治：祛风解痉，活血通络。用于面神经麻痹。用法：每日一剂，水煎400ml，分两次温服。

【制剂】玉真散　组成：生白附子，防风，白芷，生天南星，天麻，羌活。功能与主治：息风，镇痉，解毒。用于金创受风所致的破伤风，症见筋脉拘急、手足抽搐，亦可外治跌扑损伤。用法与用量：口服，一次1～1.5g，或遵医嘱。外用，取适量敷于患处。

【化学成分】含β-谷甾醇及葡萄糖苷，肌醇，胆碱，尿嘧啶，黏液质，并含白附子凝集素、关附Z素、异阿替新、氯化阿替新、油酸、亚油酸、棕榈酸和2,4-乙基胆甾醇等。

【药理作用】 本品有明显的镇静、镇痛及抗惊厥作用；对结核杆菌有一定抑制作用，其作用与链霉素相似；煎剂及混悬液对实验动物关节肿胀有较强的抗炎作用。

【用法用量】 一般炮制用，3~6g。外用生品适量。捣烂，熬膏或研末以酒调敷患处。

【注意事项】 孕妇慎用。生品内服宜慎。

白 芥 子

【来源】 本品为十字花科植物白芥 Sinapis alba L. 的干燥成熟种子。主产于河南、安徽、四川等地。夏末秋初果实成熟时采割植株，晒干，打下种子，除去杂质。

【商品】 白芥子、炒白芥子。

【性状】 呈球形，直径1.5~2.5mm。表面灰白色至淡黄色，具细微的网纹，有明显的点状种脐。种皮薄而脆，破开后内有白色折叠的子叶。有油性。气微，味辛辣。

【性味归经】 辛，温，归肺经。

【功效与主治】 温肺豁痰利气，散结通络止痛。用于寒痰喘咳，胸胁胀痛，痰滞经络，关节麻木、疼痛，痰湿流注，阴疽肿毒；炒白芥子药性缓和，长于顺气豁痰，多用于痰多咳嗽。

【临床应用】

单味应用：

(1) 反胃上气：白芥子末，酒服一二钱。(《本草纲目》)

(2) 腹冷气起：白芥子一升，微炒，研末，汤浸蒸饼丸小豆大，每姜汤吞十丸，甚妙。(《本草纲目》)

(3) 小儿乳癖：白芥子研末，水调，摊膏贴之，以平为期。(《本草纲目》)

(4) 防痘入目：白芥子末，水调，涂足心。引毒归下，令疮疹不入目。(《本草纲目》)

(5) 肿毒初起：白芥子末，醋调，涂之。(《本草纲目》)

(6) 身体麻木：芥菜子末，醋合，敷之。(《本草易读》)

(7) 喉痹肿痛：黑芥子末，水合，敷喉下。(《本草易读》)

(8) 反胃吐食：黑芥子末，酒下，(《本草易读》)

(9) 上气呕吐：芥子末，蜜丸豆大，井水寅时下七丸，申时再下。脐上绞痛，同上。(《本草易读》)

(10) 腰脊胀痛：黑芥子末，酒合，贴之。(《本草易读》)

(11) 走注风痛：黑芥子末，鸡子白敷之。(《本草易读》)

(12) 一切痈肿：猪胆汁合黑芥子末，敷之。(《本草易读》)

(13) 热毒瘰疬：黑芥子末，醋合，敷之，消即愈。(《本草易读》)

(14) 妇人经闭，腹痛寒热：黑芥二两，每酒下二钱。(《本草易读》)

(15) 周围性面瘫：用生白芥子50g，研成细末，米酒50g，研制成膏状，将膏药摊于纱布上，贴敷患侧阳白、地仓、颊车、四白4个穴位处，胶布固定，4~6小时取下，三天内防止患侧受风，7天后贴敷第2次。局部可出现水泡，乃为药物刺激所致，可用无菌注射器将泡内液体抽出，自行脱屑愈。能祛风化痰，散结通络。(《一味妙方治百病》)

配伍应用：

(1) 白芥子与苏子配伍，温肺利气化痰，用于咳喘痰多清稀。

(2) 白芥子与甘遂配伍，祛痰逐饮，用于痰饮停滞胸膈所致的胸满胁痛。

(3) 白芥子与木香配伍，祛痰利气散结，用于痰滞经络、肩臂肢体疼痛麻木。

(4) 白芥子与肉桂配伍，温阳通滞，消痰散结，用于痰湿流注、阴疽肿毒。

组方应用：

(1)《韩氏医通》三子养亲汤：白芥子6g，苏子9g，莱菔子9g。功用：降气快膈，化痰消食。主治痰壅气滞。咳嗽喘逆，痰多胸痞，食少难消，舌苔白腻，脉滑等。

(2)《妇人良方》白芥子散：真白芥子、木鳖子各三两（90g）麸炒，没药（另研）、桂心、木香各半两（15g）。上为末，每服一钱（3g），温酒下。主治臂痛牵引背胛，或辍或作，由荣卫循行失度，痰滞经络，或似瘫痪。

(3)《圣济总录》芥子膏：白芥子、芸薹子、蓖麻子、木鳖子（去壳）、白胶香各一两（30g），胡桃五枚（去壳）。上六味，一处捣三千杵，成膏。每用皂子大，摩疼处。主治风湿脚气肿疼无力。

【化学成分】含白芥子苷、芥子碱、芥子酶、脂肪、脂肪油、蛋白质及黏液质等。白芥子苷经芥子酶水解，产生异硫氰酸对羟基苄酯（白芥子油）、酸性硫酸芥子碱及葡萄糖，酸性硫酸芥子碱经碱性水解可生成芥子酸和胆碱。尚含4-羟基苯乙酸-2-醛基-5-呋喃甲酯、对羟苯基乙腈、对羟基苯甲醛、胡萝卜苷等。

【药理作用】白芥子苷经酶水解后能刺激皮肤，引起潮红、疼痛、充血、时间稍长可发生水泡。白芥子内服可催吐，祛痰，过量可致胃肠炎，并发生下痢、疝痛等症状。还具有抗菌作用，对20多种真菌及数十种其他菌类均有抗菌作用。

【用法用量】3~9g。外用适量。

皂 荚

【来源】本品为豆科植物皂荚 Gleditsia sinensis Lam. 的干燥果实，又名皂角。主产于四川、河北、河南、陕西等地。秋季采摘成熟果实，晒干。切片，生用或炒用。

【商品】皂荚、炒皂荚。

【性状】本品表面不平，红褐色或紫红色，有细纵纹，一端钝圆，质坚硬。捣碎后，内面呈浅黄色，具有纤维性。味辛辣，闻之呛鼻。

【性味归经】辛、咸，温；有小毒，归肺、大肠经。

【功效与主治】祛痰，开窍，消肿散结。用于顽痰阻肺，咳喘痰多，痰涎壅盛，关窍闭阻，外用治疗疮肿未溃者；炒皂荚燥烈之性缓和。

【临床应用】

单味应用：

(1) 卒中风口㖞：以皂角五两去皮，为末，以三年大醋和，右㖞涂左，左㖞涂右，干更敷之，瘥。（《经史证类备用本草》）

(2) 龋齿方：捣皂角，去皮，炙，为末，涂齿上，吐之。（《经史证类备用本草》）

(3) 齆鼻：炙皂角末如泄，以竹管吹入鼻中。（《经史证类备用本草》）

(4) 卒头痛：以皂角末吹入鼻中，令嚏则止。（《经史证类备用本草》）

(5) 咽喉肿痛：牙皂一挺去皮，米醋浸，炙七次，勿令太焦，为末，每吹少许入咽，吐涎即愈。（《本草纲目》）

(6) 咳逆上气，唾浊，不得卧，张仲景丸：用皂荚炙，去皮子，研末，蜜丸梧子大，每服一丸，枣膏汤下，日三夜一服。（《本草纲目》）

(7) 卒寒咳嗽：皂荚烧，研，豉汤服二钱。（《本草纲目》）

(8) 牙病喘息，喉中水鸡鸣：用肥皂荚两挺酥炙，取肉为末，蜜丸豆大，每服一丸，取微利为度。不利更服，一日一服。（《本草纲目》）

(9) 卒热劳疾：皂荚续成一尺以上，酥以一大两微涂缓炙，酥尽捣筛，蜜丸梧子大，每日空腹饮下十五丸，渐增至二十丸。重者不过两剂愈。（《本草纲目》）

(10) 便毒痈疽：皂角一条，醋熬膏，敷之，屡效。（《本草纲目》）

(11) 妇人吹乳：用猪牙皂去皮，蜜炙，为末，酒服一钱。（《本草纲目》）

(12) 小儿头疮粘肥及白秃：用皂角烧黑，为末，去痂敷之，不过三次即愈。（《本草纲目》）

(13) 足上风疮作痒甚者：皂角炙热，烙之。（《本草纲目》）

(14) 积年疥疮：猪肚内放皂胆煮熟，去皂角，食之。（《本草纲目》）

(15) 面神经炎（患者病侧面部表情肌瘫痪，额纹消失，眉低口垂，眼裂扩大，目不能闭，有泪溢、流涎、漏气等症）。能祛风痰。（《一味妙方治百病》）

(16) 疳积：取干燥、皮厚、质量光滑、色深褐、无虫蛀之皂荚，洗净泥土，切断，放入铁锅内，先武火。后文火5~10分钟存性，剖开荚口，以内无生心为度。煅后放干净土地上，去除其火毒，防止炭化，研为细末，过80目筛，装瓶备用。服法：3岁以下每天1g，3~6岁每天2g，6岁以上每天3~5g，用糖拌匀吞服。能醒脾开胃，消积化滞。（《一味妙方治百病》）

(17) 骨质增生症：将皂荚浸于烧酒中备用。用时，将皂荚从酒中取出，剪碎，捣烂如泥，与适量面粉调匀，然后摊于纱布敷料上，敷贴患处。根据骨质增生部位的范围大小决定用皂荚多少，如腰椎退行性改变为3~5椎者，用皂荚5~7枚，以此类推。敷药3天更换1次。一般用药2次后局部肿痛可基本解除，可再敷药1次以巩固疗效。能祛风除湿，疏通经络，活血止痛。（《一味妙方治百病》）

配伍应用：

(1) 皂荚与蜜配伍，祛痰，用于咳逆上气、时时唾浊不得眠。

(2) 皂荚与半夏配伍，祛痰，用于胸中痰结。

(3) 皂荚与麻黄配伍，宣肺祛痰，用于慢性气管炎咳喘胸闷、痰黏难咯。

(4) 皂荚与细辛配伍，开窍，用于卒然昏厥、不省人事。

组方应用：

《圣济总录》救急稀涎散：猪牙皂角，白矾一两（30g）。功用：开关涌吐。主治中风闭证。痰涎壅盛，喉中痰生漉漉，气闭不通，四肢不收，或倒仆不省，或口角似歪，脉滑实有力者。亦治喉痹。

【制剂】通关散　组成：猪牙皂，鹅不食草，细辛。功能与主治：通关开窍。用于痰浊阻窍所致的气闭昏厥、牙关紧闭、不省人事。用法与用量：每用少许，吹鼻取嚏。

【化学成分】含萜类（五环三萜及糖、皂苷元刺囊酸、皂荚皂苷C、单萜酸等），黄酮类（双氢山奈素、北美圣草素、槲皮素、3,3′-5,5′-7-五羟基双氢黄酮醇、表儿茶素），酚酸类（没食子酸乙酯、咖啡酸、3-O-甲基鞣花酸-4′-（5″乙酰基）-α-L-阿拉伯糖苷、3-O-甲基鞣花酸-4′-O-α-L-鼠李糖苷等酚酸类化合物），甾体类（豆甾醇、β-谷甾醇等），多糖（阿拉伯树胶酸、半乳甘露聚糖和半乳聚糖等），鞣质及蜡醇等。

【药理作用】本品所含的皂苷水解后得皂苷配质，有溶血作用。煎剂对离体大鼠子宫有兴奋作用。对革兰氏阴性肠内致病菌、皮肤真菌、阴道滴虫有抑制作用。用量过大的，可引起中毒，甚至死亡。

【用法用量】1.5~5g；外用适量。

【注意事项】 孕妇忌用。

附药：皂荚刺

本品为皂荚树的荆刺。性味辛温，归肝、胃经。功能消肿托毒，排脓，杀虫。用于疮疡初起或脓成不溃、疥癣麻风等。煎服，3～9g；外用适量。

配伍应用：

皂荚刺与醋配伍，煎涂患处，托毒排脓，活血消痈，用于痈疽疮毒初起或脓成不溃。

旋 覆 花

【来源】 本品为菊科植物旋覆花 Inula japonica Thunb. 或欧亚旋覆花 Inula britannica L. 的干燥头状花序。主产于河南、河北、江苏、浙江等地。夏、秋二季花开时采收，除去杂质，阴干或晒干。

【商品】 旋覆花、蜜旋覆花。

【性状】 本品呈扁球形或类球形，直径1～2cm。总苞由多数苞片组成，呈覆瓦状排列，苞片披针形或条形，灰黄色，长4～11mm；总苞基部有时残留花梗，苞片及花梗表面被白色茸毛；舌状花1列，黄色，长约1cm，多卷曲，常脱落，先端3齿裂；管状花多数，棕黄色，长约5mm，先端5齿裂；子房顶端有多数白色冠毛，长5～6mm。有的可见椭圆形小瘦果。体轻，易散碎。气微，味微苦。

【性味归经】 苦、辛、咸，微温，归肺、脾、胃、大肠经。

【功效与主治】 降气，消痰，行水，止呕。用于风寒咳嗽，痰饮蓄结，胸膈痞满，喘咳痰多，呕吐噫气，心下痞硬；蜜旋覆花，苦辛降逆止呕作用减弱，长于润肺止咳，降气平喘。

【临床应用】

单味应用：

(1) 中风及壅滞：以旋覆花洗尘令净，捣末，炼蜜丸如桐子大，夜卧以茶汤下五丸至七丸、十丸。(《经史证类备用本草》)

(2) 月蚀耳疮：旋覆花烧，研，羊脂和，涂之。(《本草纲目》)

(3) 小便不行，因痰饮留闭者：旋覆花一握，捣汁，和生白酒服。(《本草汇言》)

(4) 风火牙痛：旋覆花为末，搽牙根上，良久，去其痰涎，疼止。(《滇南本草》)

配伍应用：

(1) 旋覆花与细辛配伍，温肺化饮止咳，用于寒痰咳喘。

(2) 旋覆花与桑白皮配伍，清热化痰止咳，用于痰热咳喘。

(3) 旋覆花与代赭石配伍，降气止呕，用于脾胃气虚、痰湿上逆所致的呕吐噫气、心下痞满之证。

(4) 旋覆花、半夏、代赭石配伍，和胃降逆，下气消痰，用于胃气虚弱，痰浊内阻所致胃脘胀满、嗳气、恶心呕吐。

组方应用：

(1)《伤寒论》旋覆代赭汤：旋覆花9g，人参6g，生姜10g，代赭石9g，甘草6g，半夏9g，大枣4枚。功用：降逆化痰，益气和胃。主治胃气虚弱，痰浊内阻证。心下痞鞕，噫气不除，或反胃呕逆，吐涎沫，舌淡，苔白滑，脉弦而虚。

(2)《圣济总录》旋覆花丸：旋覆花（去梗，焙）一两（30g），皂荚（炙，去皮、子）一两一分（30g），大黄（锉、炒）一两半（45g）。上三味，捣罗为末，炼蜜和丸如梧桐子大。每服十丸至十五丸，温汤下，日三服。主治积年上气。

（3）《产科发蒙》旋覆半夏汤：旋覆花、半夏、茯苓、青皮。水煎服。主治痰饮在胸膈呕不止。

（4）《妇人良方》旋覆花汤：旋覆花、枇杷叶、川芎、细辛、赤茯苓各一钱（3g），前胡一钱五分（4.5g）。姜、枣水煎服。主治风痰呕逆，饮食不下，头目昏闷。

（5）《滇南本草》：旋覆花二钱（6g），蒲公英一钱（3g），甘草接八分（2.4g），白芷一钱（3g），青皮一钱（3g）。水酒为引，水煎服。主治乳岩、乳痈。

【化学成分】含倍半萜及其内酯、二萜类、三萜类及黄酮苷等。主要化学成分有：大花旋覆花内酯、单乙酰基大花旋覆花内酯、二乙酰基大花旋覆花内酯，另含旋覆花佛术内酯、杜鹃黄素、胡萝卜苷、肉豆蔻酸等。欧亚旋覆花另含天人菊内酯、异槲皮苷、咖啡酸、绿原酸等。

【药理作用】本品有明显的镇咳、祛痰作用；所含黄酮类对组胺引起的支气管痉挛性哮喘有明显的保护作用；煎剂对金黄色葡萄球菌、炭疽杆菌有明显抑制作用；欧亚旋覆花内酯对阴道滴虫和溶组织内阿米巴均有较强杀灭作用。

【用法用量】3~9g，包煎。

附药：金沸草

本品为旋覆花的地上部分。性味功效与旋覆花相似，但长于疏散。内服主要用于外感咳嗽痰多之证，外用用于疔疮肿毒。煎服，4.5~9g。外用适量，捣汁涂患处。

配伍应用：

金沸草与半夏配伍，化痰降气止咳，用于痰涎壅盛的咳喘痰多。

组方应用：

经验方：旋覆花、麻黄、前胡各9g，荆芥穗12g，甘草、半夏、白芍各3g。功用：发散风寒，降气化痰。主治伤风咳嗽，恶寒发热，咳嗽痰多，鼻塞流涕，舌苔白腻，脉浮紧。

白　前

【来源】本品为萝藦科植物柳叶白前 Cynanchum stauntonii (Decne.) Schltr. ex Lévl. 或芫花叶白前 Cynanchum glaucescens (Decne.) Hand.-Mazz. 的干燥根茎及根。主产于浙江、江苏、安徽、湖北等地。秋季采挖，洗净，晒干。

【商品】白前、蜜白前。

【性状】柳叶白前　根茎呈细长圆柱形，有分枝，稍弯曲，长4~15cm，直径1.5~4mm。表面黄白色或黄棕色，节明显，节间长1.5~4.5cm，顶端有残茎。质脆，断面中空。节处簇生纤细弯曲的根，长可达10cm，直径不及1mm，有多次分枝呈毛须状，常盘曲成团。气微，味微甜。

芫花叶白前　根茎较短小或略呈块状；表面灰绿色或灰黄色，节间长1~2cm。质较硬。根稍弯曲，直径约1mm，分枝少。

【性味归经】辛、苦，微温，归肺经。

【功效与主治】降气，消痰，止咳。用于肺气壅实，咳嗽痰多，胸满喘急。蜜白前长于润肺止咳。

【临床应用】

单味应用：

（1）久患：呷咳嗽，喉中作声，不得眠。取白前焙，捣为末，每温酒服二钱。（《经史证类备用本草》）

（2）疟母（脾肿大）：白前五钱。水煎服。（《福建中草药》）

配伍应用：

(1) 白前与半夏配伍，温肺祛痰，降气止咳，用于寒痰。

(2) 白前与桑白皮配伍，清热祛痰，降气止咳，用于热痰。

(3) 白前与桔梗配伍，宣肺散寒止咳，用于外感风寒的咳嗽。

(4) 白前与紫菀配伍，润肺化痰止咳，用于咳喘浮肿、喉中痰鸣。

组方应用：

(1)《近效方》：白前三两（90g），桑白皮、桔梗各二两（60g），甘草一两（30g）。上四味切，以水两大升，空腹顿服。若重者，十数剂。忌猪肉、海藻、菘菜。主治久嗽兼唾血。

(2)《福建中草药》：白前五钱（15g），香附三钱（10g），青皮一钱（3g）。水煎服。主治跌打胁痛。

【化学成分】含华北白前醇、(+)5′-甲氧基异落叶松树脂醇-3a-O-β-D-吡喃葡萄糖苷、六羟基胆甾烷-7-烯-6-酮、蔗糖、棕榈酸、β-谷甾醇、胡萝卜苷、壬二酸等。芫花叶白前根中含有白前皂苷A~K，白前皂苷元A、B、白前新皂苷A、B及白前二糖。

【药理作用】本品有明显的镇咳和祛痰作用；水提取物有一定的祛痰和抗炎作用，并具有镇痛及抗血栓作用；芫花叶白前各种提取物均具有镇咳作用；水、醇提取物具有明显祛痰作用；水提取物还有显著的抗炎作用。

【用法用量】3~9g。

前　胡

【来源】本品为伞形科植物白花前胡 Peucedanum praeruptorum Dunn 的干燥根。主产于浙江、河南、湖南、四川等地，浙江产者为道地药材。冬季至次春茎叶枯萎或未抽花茎时采挖，除去须根，洗净，晒干或低温干燥。

【商品】前胡、蜜前胡。

【性状】本品呈不规则圆柱形、圆锥形或纺锤形，稍扭曲，下部常有分枝，长3~15cm，直径1~2cm。表面黑褐色或灰黄色，根头部有多茎痕及纤维状叶鞘残基，上端有密集的细环纹，下部有纵沟、纵皱纹及横向皮孔。质较柔软，干者质硬，可折断，断面不整齐，淡黄白色，皮部散有多数棕黄色油点，形成层环纹棕色，射线放射状。气芳香，味微苦、辛。

【性味归经】苦、辛，微寒，归肺经。

【功效与主治】散风清热，降气化痰。用于风热咳嗽痰多，痰热喘满，咯痰黄稠。蜜前胡长于润肺化痰止咳。

【临床应用】

单味应用：

小儿夜啼：前胡捣筛，蜜丸小豆大，日服一丸，熟水下，至五六丸，以瘥为度。（《本草纲目》）

配伍应用：

(1) 前胡与桑白皮配伍，降气化痰，用于肺气不降的喘咳痰黏、胸痞。

(2) 前胡与薄荷配伍，宣散风热止咳，用于外感风热的咳嗽。

(3) 前胡、桔梗、枳壳配伍，疏风化痰，利咽止咳，用于风邪袭咽所致的咳嗽咳痰，咽痒不舒。

组方应用：

(1)《圣惠方》前胡散：前胡一两（30g）去芦头，麦门冬一两半（45g）去心，贝母一两

（30g）煨微黄，桑根白皮一两（30g）锉，杏仁半两（15g）汤浸，去皮尖，麸炒微黄，甘草一分（0.3g）炙微赤，锉。上药捣筛为散。每服四钱（12g），以水一中盏（200ml），入生姜半分（0.15g），煎至六分，去滓，不计时候，温服。主治咳嗽涕唾稠黏，心胸不利，时有烦热。

（2）《圣济总录》前胡饮：前胡（去芦头）一两半（45g），贝母（去心）、白前各一两（30g），麦门冬（去心，焙）一两半（45g），枳壳（去瓤、麸炒）一两（30g），芍药（赤者）、麻黄（去根节）各一两半（45g），大黄（蒸）一两（30g）。上八味，细切，如麻豆。每服三钱匕（6g），以水一盏（150~300ml），煎取七分，去滓，食后温服，日二。主治肺热咳嗽，痰壅，气喘不安。

【制剂】通宣理肺丸　组成：紫苏叶，前胡，桔梗，苦杏仁，麻黄，甘草，陈皮，半夏，茯苓，枳壳，黄芩。功能与主治：解表散寒，宣肺止嗽。用于风寒束表、肺气不宣所致的感冒咳嗽，症见发热、恶寒、咳嗽、鼻塞流涕、头痛、无汗、肢体酸痛。用法与用量：口服。水蜜丸一次7g，大蜜丸一次2丸，一日2~3次。

【化学成分】白花前胡含挥发油及白花前胡素甲、乙、丙、丁四种香豆素；紫花前胡含挥发油，前胡苷、前胡素、伞形花内酯、紫花前胡素D和紫花前胡素F等。

【药理作用】本品有显著促进气管分泌的作用，祛痰作用与桔梗相似。还具有抗菌、保护心脏的作用。

【用法用量】3~9g。

桔　梗

【来源】本品为桔梗科植物桔梗 Platycodon grandiflorum（Jacq.）A. DC. 的干燥根。全国大部分地区均产，以东北、华北产量较大，而以华东地区产量者质优。春、秋二季采挖，洗净，除去须根，趁鲜剥去外皮或不去外皮，干燥。

【商品】桔梗。

【性状】本品呈圆柱形或呈略纺锤形，下部渐细，有的有分枝，略扭曲，长7~20cm，直径0.7~2cm。表面白色或淡黄白色，不去外皮者表面黄棕色至灰棕色，具纵扭皱沟，并有横长的皮孔样斑痕及支根痕，上部有横纹。有的顶端有较短的根茎或不明显，其上有数个半月形茎痕。质脆，断面不平坦，形成层环棕色，皮部类白色，有裂隙，木部淡黄白色。气微，味微甜后苦。

【性味归经】苦、辛、平，归肺经。

【功效与主治】宣肺，利咽，祛痰，排脓。用于咳嗽痰多，胸闷不畅，咽痛，音哑，肺痈吐脓，疮疡脓成不溃。

【临床应用】

单味应用：

（1）喉闭并毒气：桔梗二两，水三升煮取一升，顿服。（《经史证类备用本草》）

（2）鼻衄方：桔梗为末，水服方寸匕，日四五。亦止吐下血。（《经史证类备用本草》）

（3）骨槽风，牙疼肿：桔梗为末，枣瓤和，丸如皂子大，绵裹咬之。肿则荆芥汤漱之。（《经史证类备用本草》）

（4）痰嗽喘急不定：桔梗一两半，捣罗为散，用童子小便半升煎取四合，去滓，温服。（《经史证类备用本草》）

（5）急性咽喉炎：桔梗60g，水煎服，每日1剂，早、晚2次分服。（《一味中药祛顽疾》）

（6）慢性细菌性痢疾：桔梗30g，水煎服，每日3次。（《一味中药祛顽疾》）

配伍应用：

(1) 桔梗与苏叶，宣肺散寒，祛痰止咳，用于风寒咳嗽。

(2) 桔梗与菊花，清热祛痰止咳，用于风热咳嗽。

(3) 桔梗与牛蒡子，疏风宣肺利咽，用于咽痛音哑。

(4) 桔梗与枳壳，行气除痞，化痰消积，用于气滞痰阻、胸闷不舒。

(5) 桔梗与甘草，祛痰排脓，用于肺痈胸痛、咳吐脓血、痰黄腥臭。

(6) 桔梗与鱼腥草，祛痰排脓，用于肺痈。

组方应用：

(1)《医学心悟》止嗽散：桔梗、荆芥、紫菀、百部、白前各9g，甘草3g，陈皮6g。功用：宣利肺气，疏风止咳。主治风邪犯肺证。咳嗽咽痒，咯痰不爽，或微有恶风发热，舌苔薄白，脉浮紧。

(2)《伤寒论》三物白散：桔梗三分（1g），巴豆一分（0.3g）去皮、心，熬黑，研如脂，贝母三分（1g）。上三味为散，以白饮和服，强人半钱匕（1g），羸者减之。病在膈上必吐，在膈下必利，不利，进热粥一杯，利过不止，进冷粥一杯。主治寒实结胸，无热证者。

【制剂】

(1) 润喉药茶　组成：陕青茶，米兰花，润喉散（桔梗，射干，胖大海，地黄，石斛，木蝴蝶）。功能与主治：宣肺降气，润喉，通便，生津利咽，清音亮嗓，健脾益肾，提精神。用于咽干、咽痛、异物症、声音不利等。用法与用量：开水冲泡代茶饮。一次3g，一日2次。（西安阿房宫药业有限公司生产）

(2) 复方川贝精片　组成：麻黄，川贝母，桔梗，甘草，远志，陈皮，五味子，法半夏。功能与主治：宣肺化痰，止咳平喘。用于风寒咳嗽、痰喘引起的咳嗽气喘、胸闷、痰多；急、慢性支气管炎见上述证候者。用法与用量：口服。一次3～6片，一日3次。小儿酌减。

【化学成分】含多种皂苷，主要为桔梗皂苷及桔梗皂苷元、远志酸以及少量的桔梗酸。另外还含菊糖、植物甾醇等。

【药理作用】本品有刺激支气管黏膜，促进分泌的作用，为刺激性祛痰药。皂苷有溶血作用。近经研究，桔梗的花、叶茎也含有皂苷，其溶血作用且较根部为强。故本品不宜做注射剂用。还具有降血糖、抗炎作用。

【用法用量】3～9g。

川 贝 母

【来源】本品为百合科植物川贝母 Fritillaria cirrhosa D. Don、暗紫贝母 Fritillaria unibracteata Hsiao et K. C. Hsia、甘肃贝母 Fritillaria przewalskii Maxim. 或梭砂贝母 Fritillaria delavayi Franch. 的干燥鳞茎。前三者按形状不同分别习称"松贝"和"青贝"，后者习称"炉贝"。主产于四川、甘肃、云南等地。夏、秋二季或积雪融化时采挖，除去须根、粗皮及泥沙，晒干或低温干燥。

【商品】松贝、青贝、炉贝。

【性状】松贝　呈类圆锥形或近球形，高0.3～0.8cm，直径0.3～0.9cm。表面类白色。外层鳞叶2瓣，大小悬殊，大瓣紧抱小瓣，未抱部分呈新月形，习称"怀中抱月"；顶部闭合，内有类圆柱形、顶端稍尖的心芽和小鳞叶1～2枚；先端钝圆或稍尖，底部平，微凹入，中心有1灰褐色的鳞茎盘，偶有残存须根。质硬而脆，断面白色，富粉性。气微，味微苦。

青贝　呈类扁球形，高0.4～1.4cm，直径0.4～1.6cm。外层鳞叶2瓣，大小相近，相对抱合，顶部开裂,内有心芽和小鳞叶2~3枚及细圆柱形的残茎。

炉贝　呈长圆锥形,高0.7~2.5cm,直径0.5~2.5cm。表面类白色或浅棕黄色,有的具棕色斑点。外层鳞叶2瓣,大小相近,顶部开裂而略尖,基部稍尖或较钝。

【性味归经】苦、甘,微寒,归肺、心经。

【功效与主治】清热润肺,化痰止咳。用于肺热燥咳,干咳少痰,阴虚劳嗽,咯痰带血。

【临床应用】

单味应用:

(1) 孕妇咳嗽:贝母去心,麸炒黄,为末,沙糖拌,丸芡子大,每含咽一丸,神效。(《本草纲目》)

(2) 乳痈初肿:贝母末,酒服二钱,仍令人吮之,即通。(《本草纲目》)

(3) 小儿鹅口:为末,蜜水煎,抹之。(《本草易读》)

(4) 婴幼儿消化不良性腹泻:取川贝母粉碎过80~100目筛备用。每天每千克体重0.1g,分3次服用。能化痰止泻。(《一味妙方治百病》)

配伍应用:

(1) 川贝母与知母配伍,清热化痰止咳,用于痰热咳嗽。

(2) 川贝母与麦冬配伍,养阴润肺,用于肺虚久咳、痰少咽燥等证。

(3) 川贝母与夏枯草配伍,清热解毒,润肺化痰,软坚散结,用于甲状腺瘤。

组方应用:

(1)《医学心悟》贝母瓜蒌散:贝母5g,瓜蒌3g,花粉、茯苓、橘红、桔梗各2.5g。功用:润肺清热,理气化痰。主治燥痰咳嗽。咯痰不爽,涩而难出,咽喉干燥,苔白而干等。

(2) 经验方:川贝母15g,鳖甲10g,丹参10g,山慈菇10g,山甲珠10g,海藻10g,昆布10g,郁金10g,忍冬藤10g,小蓟10g,桃仁15g,牛蒡子10g,皂角刺10g,桔梗10g,玄参15g,夏枯草15g,三七粉3g。功效主治:化痰消积,软坚散结。用于淋巴腺瘤。用法:每日一剂,水煎400ml,分两次温服。

(3) 经验方:川贝15g,金银花30g,连翘15g,天花粉10g,生黄芪30g,熟地30g,白僵蚕10g,炮姜10g,白及10g,百部10g,三七粉10g,白芥子10g,乳香10g,没药10g,守宫10g,麦芽15g,鹿角胶10g,蜈蚣10g,紫河车1具。功效主治:清热化痰,固本强骨,化瘀攻毒。用于骨痨(骨结核)。用法:以上药物共为细末,每服10g,每日3次,温开水送下。

(4)《医级》贝母括痰丸:川贝一两(30g),天竹黄、硼砂各一钱(3g),文蛤五分(1.5g)醋炒。为末,以枇杷叶刷净蜜炙,熬膏作丸,芡实大,噙咽之。主治肺痈肺萎。

(5)《汤液本草》三母散:牡蛎、知母、贝母各等份,三物为细末,同猪蹄汤调下。主治下乳。

(6)《本草切要》:贝母、山豆根、桔梗、甘草、荆芥、薄荷各等份,煎汤服。主治喉痹肿胀。

【制剂】

(1) 止咳桃花胶囊　组成:川贝母,人工麝香,冰片,薄荷,朱砂(水飞),制半夏,煅石膏。功能与主治:清肺、化痰、止咳、通窍散热、镇惊。用于百日咳及久咳不愈症,麻疹合并肺炎之镇咳剂。用法与用量:口服。一次2粒,一日3次。(西安阿房宫药业有限公司生产)

(2) 川贝枇杷糖浆　组成:川贝母流浸膏,桔梗,枇杷叶,薄荷脑。功能与主治:清热宣肺,化痰止咳。用于风热犯肺、痰热内阻所致的咳嗽痰黄或咯痰不爽、咽喉肿痛、胸闷胀痛;感冒、支气管炎见上述证候者。用法与用量:口服。一次10ml,一日3次。

【药膳】清嗽汤配方：川贝母10g，梨（洗净去核）1枚，冰糖10g。

制法：将冰糖、川贝母塞入梨中，加水熬至贝母熟透，吃梨喝汤。

功效：止咳平喘，清肺化痰。

适应证：用于肺热咳喘，痰黄黏稠。

【化学成分】含多种生物碱，如川贝母含青贝碱、松贝碱甲、松贝碱乙、贝母辛、垂茄次碱、云贝酮，还含川贝碱和西贝素。暗紫贝母还含松贝宁及蔗糖，甘肃贝母含有岷贝碱甲、岷贝碱乙；梭砂贝母含有白炉贝碱，炉贝碱。川贝母中非生物碱类成分有β-谷甾醇、E-肉桂酸、单棕榈酸甘油酯、胡萝卜苷、尿嘧啶、胸嘧啶、胞苷、肌苷、尿苷、鸟苷、胸苷、腺苷等。梭砂贝母非生物碱类成分，分别为E-3，4，5-三甲氧基肉桂酸、E-对-甲氧基肉桂酸、E-肉桂酸、E-对-羟基肉桂酸、E-对-羟基肉桂酸甲酯、阿魏酸、咖啡酸、β-谷甾-醇、胡萝卜苷、尿嘧啶、胸嘧啶、腺苷等。

【药理作用】本品所含总生物碱及非生物碱部分均有镇咳作用；流浸膏和川贝母碱均有祛痰作用；西贝碱有解痉作用；川贝碱和西贝碱有降压作用；贝母总碱有抗溃疡作用。还可降压，舒张平滑肌。

【用法用量】3~9g；研粉冲服，一次1~2g。

【注意事项】不宜与乌头类药材同用。

浙 贝 母

【来源】本品为百合科植物浙贝母 Fritillaria thunbergii Miq. 的干燥鳞茎。原产于浙江象山，现主产于浙江等地。初夏植株枯萎时采挖，洗净。大小分开，大者除去芯芽，习称"大贝"；小者不去芯芽，习称"珠贝"。分别撞擦，除去外皮，拌以煅过的贝壳粉，吸去擦出的浆汁，干燥；或去鳞茎，大小分开，洗净，除去芯芽，趁鲜切成厚片，洗净，干燥，习称"浙贝片"。

【商品】大贝、珠贝、浙贝片。

【性状】大贝　为鳞茎外层的单瓣鳞叶，略呈新月形，高1~2cm，直径2~3.5cm。外表面类白色至淡黄色，内表面白色或淡棕色，被有白色粉末。质硬而脆，易折断，断面白色至黄白色，富粉性。气微，味微苦。

珠贝　为完整的鳞茎，成扁圆形，高1~1.5cm，直径1~2.5cm。表面类白色，外层鳞叶2瓣，肥厚，略似肾形，互相抱合，内有小鳞叶2~3枚及干缩的残茎。

浙贝片　为鳞茎外层的单瓣鳞叶切成的片。椭圆形或类圆形，直径1~2cm，边缘表面淡黄色，切面平坦，粉白色。质脆，易折断，断面粉白色，富粉性。

【性味归经】苦，寒，归肺、心经。

【功效与主治】清热散结，化痰止咳，用于风热犯肺，痰火咳嗽，肺痈，乳痈，瘰疬，疮毒。

【临床应用】

单味应用：

对口疮：象贝母研末，敷之，神效。（《本草纲目拾遗》）

配伍应用：

（1）浙贝母与知母配伍，清热化痰止咳，用于痰热咳嗽。

（2）浙贝母与前胡配伍，清肺化痰止咳，用于外感风热或痰火郁结的咳嗽。

（3）浙贝母与牡蛎配伍，清热散结，用于瘰疬。

（4）浙贝母与蒲公英配伍，散结消痈，用于疮痈、乳痈。

(5) 浙贝母与鱼腥草配伍，消痈散结，用于肺痈。

(6) 浙贝母与昆布配伍，清热解毒，消痰软坚，用于甲状腺瘤。

组方应用：

(1)《山东中草药手册》：浙贝母、知母、桑叶、杏仁各三钱（10g），紫苏二钱（6g）。水煎服。主治感冒咳嗽。

(2)《山东中草药手册》：浙贝母、连翘各三钱（10g），金银花六钱（18g），蒲公英八钱（24g），水煎服。主治痈毒肿痛。

(3) 曹利平主任医师方　清肺化痰汤：浙贝母15g，枳壳10g，桔梗10g，黄芩10g，桑白皮15g，陈皮10g，清半夏9g，茯苓15g，杏仁10g，夏枯草15g，苏子10g，款冬花10g，炒冬瓜仁15g，天花粉15g，生山药15g，生甘草6g。功效主治：清肺化痰止咳。用于外感后表证已解，热灼肺阴或痰湿郁肺化热所致咳嗽，胸闷，咯吐白黏痰或黄痰伴口干，咳痰不利或内伤咳嗽，具有以上症状者。用法：每日一剂，水煎400ml，分两次温服，6天为一疗程。

【制剂】羚羊清肺丸　组成：浙贝母，桑白皮，前胡，麦冬，天冬，天花粉，地黄，玄参，石斛，桔梗，枇杷叶，苦杏仁，金果榄，金银花，大青叶，栀子，黄芩，板蓝根，牡丹皮，薄荷，甘草，熟大黄，陈皮，羚羊角粉。功能与主治：清肺利咽，清瘟止嗽。用于肺胃热盛，感受时邪，身热头晕，四肢酸懒，咳嗽痰盛，咽喉肿痛，鼻衄咳血，口干舌燥。用法与用量：口服。一次1丸，一日3次。

【化学成分】含浙贝母碱、去氢浙贝母碱、浙贝宁、浙贝酮、贝母醇、浙贝宁苷、贝母甲素、贝母乙素及微量的贝母新碱、贝母芬碱、贝母定碱、贝母替定碱、贝母辛碱、贝母碱苷等生物碱。

【药理作用】本品醇提物可抑制水浸应激性和盐酸性小鼠胃溃疡形成；浙贝母碱及去氢浙贝母碱有明显镇咳、镇静、镇痛的作用；大剂量可使血压中等程度降低，呼吸抑制，小剂量可使血压微升。

【用法用量】4.5~9g。

【注意事项】不宜与乌头类药材同用。

瓜　蒌

【来源】本品为葫芦科植物瓜蒌 Trichosanthes kirilowii Maxim. 或双边瓜蒌 Trichosanthes rosthornii Harms 的干燥成熟果实。主产于山东、河南、河北、浙江等地。秋季果实成熟时，连果梗剪下，置于通风处阴干。

【商品】瓜蒌、蜜炙瓜蒌、瓜蒌仁、炒瓜蒌皮、蜜瓜蒌皮。

【性状】本品呈类球形或宽椭圆形，长7~15cm，直径6~10cm。表面橙红色或橙黄色，皱缩或较光滑，顶端有圆形的花柱残基，基部略尖，具残存的果梗。轻重不一。质脆，易破开，内表面黄白色，有红黄色丝络，果瓤橙黄色，黏稠，与多数种子黏结成团。具焦糖气，味微酸、甜。

【性味归经】甘、微苦，寒，归肺、胃、大肠经。

【功效与主治】清热涤痰，宽胸散结，润燥滑肠。用于肺热咳嗽，痰浊黄稠，胸痹心痛，结胸痞满，乳痈，肺痈，肠痈肿痛，大便秘结；蜜炙瓜蒌润燥作用增强，更适用于肺燥咳嗽而有大便干结者；瓜蒌仁长于润肺化痰，润肠通便；炒瓜蒌仁长于理肺化痰，用于痰饮结阻于肺，气失盈降，咳嗽，胸闷。蜜瓜蒌仁润肺止咳作用增强，用于润肺止咳。瓜蒌仁霜专润肺祛痰，滑肠作用显著减弱，且可除去部分令人恶心呕吐，腹泻的油脂，多用于肺热咳嗽，咯痰不爽，大便不实者。瓜蒌皮长于清热化痰，利气宽胸。炒瓜蒌皮寒性减弱，略具焦香气味，长于利气宽胸，用于胸膈满闷或胁肋疼痛。蜜瓜蒌皮润燥作用增强，常用于肺燥伤阴，久咳少痰或咯痰不畅。

【临床应用】

单味应用：

（1）治热病头痛，发热进退方：用瓜蒌一枚大者，取其瓤，细锉，置瓷碗中，用热汤一盏沃之，盖却良久，取滓，不计时候顿服。（《经史证类备用本草》）

（2）中风口眼㖞斜：用瓜蒌绞汁，和大麦面搜作饼，炙令热，熨。正便止，勿令太过。（《经史证类备用本草》）

（3）耳卒得风，觉耳中：瓜蒌根削令可入耳，以腊月猪脂煎三沸，出，塞耳，每用三七日即愈。（《经史证类备用本草》）

（4）消渴，小便多：瓜蒌薄切，炙，取五两，水五升煮取四升，随意饮之，良。（《经史证类备用本草》）

（5）诸痈发背，初起微赤：捣瓜蒌作末，以井水调方寸匕。（《经史证类备用本草》）

（6）下乳汁：瓜蒌子淘洗控干，炒令香熟，瓦上令白色为末，酒调下一匕，合面卧少时。（《经史证类备用本草》）

（7）胸膈痛彻背，心腹痞满，气不得通及治痰嗽：大瓜蒌取瓤取子熟炒，别研，和子皮，面糊为丸如梧桐子大，米饮下十五丸。（《经史证类备用本草》）

（8）乳肿痛：瓜蒌黄色老大者一枚，熟捣，以白酒一斗煮取四升，日三服。若无大者，小者二枚，黄熟为上。（《经史证类备用本草》）

（9）热游丹赤肿：瓜蒌末二大两，酽醋调，涂之。（《经史证类备用本草》）

（10）产后乳无汁：瓜蒌末，井花水服方寸匕，日二服。夜流出。（《经史证类备用本草》）

（11）小儿痰喘咳嗽，膈热久不瘥：瓜蒌实一枚去子，为末，以寒食和作饼子。炙黄，再研末，每服一钱，温水化下，日三服，效乃止。（《本草纲目》）

（12）小儿黄疸，眼黄脾热：用青瓜蒌焙，研，每服一钱，水半盏煎七分，卧时服。五更泻下黄物，立可。名逐黄散。（《本草纲目》）

（13）酒黄疸疾：用青瓜蒌焙，研，每服一钱，水半盏煎七分，卧时服。五更泻下黄物，立可。名逐黄散。（《本草纲目》）

（14）小便不通，腹胀：用瓜蒌焙，研，每服二钱，热酒下，频服，以通为度。绍兴刘驻云：魏明州病此，御医用此方治之，得效。（《本草纲目》）

（15）吐血不止：瓜蒌泥固煅存性，研三钱，糯米饮服，日再服。（《本草纲目》）

（16）久痢五色：大熟瓜蒌一个煅存性，出火毒，为末，作一服，温酒服之。胡大卿一仆患痢半年，杭州一道人传此而愈。（《本草纲目》）

（17）风疮疥癞：生瓜蒌一两个打碎，酒浸一日夜，热饮。（《本草纲目》）

（18）杨梅疮痘，小如指顶，遍身者：先服败毒散，后用此解皮肤风热，不过十服愈：用瓜蒌皮为末，每服三钱，烧酒下，日三服。（《本草纲目》）

（19）痰咳，胸满气塞：蒌仁炒，丸豆大，每三十。（《本草易读》）

配伍应用：

（1）瓜蒌与知母配伍，清肺润燥，化痰止咳，用于肺热咳嗽、痰稠不易咯出等证。

（2）瓜蒌与胆南星配伍，润肺化痰通便，用于痰热内结、胸闷而大便不畅者。

（3）瓜蒌与薤白配伍，利气散结宽胸，用于胸痹。

（4）瓜蒌与半夏配伍，利气散结宽胸，用于痰热结胸、胸脘痞闷。

（5）瓜蒌与郁李仁配伍，润肠通便，用于肠燥便秘。

组方应用：

（1）《金匮要略》瓜蒌薤白白酒汤：瓜蒌实24g，薤白12g，白酒适量。功用：通阳散结，行气祛痰。主治胸痹。胸中疼痛，甚至胸痛彻背，喘息咳唾，短气，舌苔白腻，脉沉弦或紧。

（2）《金匮要略》瓜蒌薤白半夏汤：瓜蒌实24g，薤白9g，半夏12g，白酒适量。功用：通阳散结，祛痰宽胸。主治胸痹。胸中满痛彻背，背痛彻胸，不能安卧者。

（3）《通俗伤寒论》柴胡陷胸汤：柴胡3g，姜半夏9g，小川连2.5g，苦桔梗3g，黄芩4.5g，瓜蒌仁15g，小枳实4.5g，生姜汁。功用：清热化痰，理气宽胸，和解少阳。主治少阳证具，胸膈痞满，按之痛，口苦苔黄，脉弦而数。

（4）张俊峰主任医师方　瓜白四物汤：瓜蒌15g，薤白9g，当归12g，熟地15g，赤芍9g，川芎9g，桃仁9g，红花9g，青皮9g，木香9g，枳壳9g，乳香6g，没药9g，乌药9g　五灵脂15g，三七（冲服）3g。功效主治：行气宽胸，活血祛瘀。用于肋软骨炎及胸壁挫伤等症。用法：每日一剂，水煎400ml，分两次温服。

【化学成分】含三萜皂苷，有机酸及盐类，树脂，甾醇类，糖类和色素等。种子含脂肪油，皂苷等。瓜蒌皮含多种氨基酸及生物碱等。

【药理作用】本品所含皂苷及氨基酸有祛痰作用；本品有降血脂及扩张冠脉作用；对金黄色葡萄球菌、肺炎球菌、绿脓杆菌、溶血性链球菌等均有抑制作用；瓜蒌仁有窒致泻作用。还有一定的抗癌作用。

【用量】9～15g。

【注意事项】不宜与乌头类药材同用。

竹　茹

【来源】本品为禾本科植物青秆竹 Bambusa tuldoides Munro、大头典竹 Sinocalamus beecheyanus (Munro) McClurevar. pubescens P. F. Li 或淡竹 Phyllostachys nigra (Lodd.) Munro var. henonis (Mitf.) Stapf ex Rendle 的茎秆的干燥中间层。主产于长江流域和南方各省。全年均可采制，取新鲜茎，除去外皮，将稍带绿色的中间层刮成丝条，或削成薄片，捆扎成束，阴干。前者称"散竹茹"，后者称"齐竹茹"。

【商品】竹茹、姜竹茹。

【性状】本品为卷曲成团的不规则丝条或呈长条形薄片状。宽窄薄厚不等，浅绿色或黄绿色。体轻松，质柔韧，有弹性。气微，味淡。

【性味归经】甘，微寒，归肺、胃经。

【功效与主治】清热化痰，除烦止呕。用于痰热咳嗽，胆火挟痰，烦热呕吐，惊悸失眠，中风痰迷，舌强不语，胃热呕吐，妊娠恶阻，胎动不安；姜竹茹增强了降逆止呕的功效，多用于呕哕、呃逆。

【临床应用】

单味应用：

（1）齿血不止：醋浸，令人含之，噀其背上。（《本草从新》）

（2）伤寒后交接劳复，卵肿股痛：竹皮一升，水三升煮五沸，服汁。（《本草述钩元》）

（3）月水不断：竹茹炒，末，水下。（《本草易读》）

（4）头痛：竹茹水煎鸡子三枚，食之。（《本草易读》）

配伍应用：

(1) 竹茹与黄芩配伍，清热化痰止嗽，用于热痰咳嗽。

(2) 竹茹与茯苓配伍，理气化痰，清胆和胃，用于胆火挟痰、犯肺扰心所致的胸闷痰多、心烦失眠、惊悸等证。

(3) 竹茹与黄连配伍，清胃止呕，用于胃热呕吐。

(4) 竹茹与半夏配伍，清热化痰止呕，用于痰热互结的烦闷呕逆。

(5) 竹茹与陈皮配伍，降逆止呃，益气清热，用于胃虚有热而致的呕吐。

组方应用：

(1)《千金方》：青竹茹、橘皮各十八铢（22.5g），茯苓、生姜各一两（30g），半夏三十铢（37.5g）。上五味以水六升（1200ml），煮取二升半（500ml），分三服，不瘥，频作。主治妊娠恶阻呕吐，不下食。

(2)《金匮要略》竹皮大丸：生竹茹二分（0.6g），石膏二分（0.6g），桂枝一分（0.3g），甘草七分（2.1g），白薇一分（0.3g）。上五味，末之，枣肉和丸弹子大。以饮服一丸，日三夜二服。有热者倍白薇，烦喘者加柏实一分。主治妇人乳中虚，烦乱呕逆，安中益气。

(3)《圣济总录》竹茹汤：竹茹一合（100ml）新竹者，甘草一分（0.3g）锉，乌梅两枚（椎破）。上三味，同用水一盏半（200ml），煎取八分，去滓放温，时时细呷。主治伤暑烦渴不止。

【化学成分】含 cAMP 磷酸二酯酶抑制物，2，5-二甲氧基-对-苯醌，p-羟基苯甲醛，丁香酚，2，5-二甲氧基-对-羟基苯甲醛，松柏醛，对苯二甲酸-2′-羟乙基甲基酯等。

【药理作用】本品对白色葡萄球菌、大肠杆菌、枯草杆菌、伤寒杆菌等均有较强的抑制作用。可增高血糖，增加尿中氯化物含量。

【用法用量】4.5~9g。

竹 沥

【来源】来源、分布同竹茹。为竹新鲜的茎秆经火烧灼而流出的淡黄色澄清液汁。

【商品】竹沥。

【性状】本品为较稠的液体，淡黄色或黑褐色，具烟熏气，味苦微甜。

【性味归经】甘，寒，归心、肺、肝经。

【功效与主治】清热豁痰，定惊利窍。用于痰热咳嗽，中风痰迷，惊痫癫狂。

【临床应用】

单味应用：

(1) 时气烦躁，五六日不解：青竹沥半盏，煎热，数数饮之，厚覆取汁。（《本草述钩元》）

(2) 产后虚汗：淡竹沥三合，暖服，须臾再服。（《本草述钩元》）

(3) 卒然牙疼：烧苦竹沥，乘热揩之。（《本草从新》）

(4) 消渴反胃：和米煮粥，服。（《本草从新》）

(5) 小儿目赤：点之。（《本草易读》）

配伍应用：

(1) 竹沥与姜汁配伍，清热化痰，用于口噤。

(2) 竹沥与枇杷叶配伍，清热化痰，用于肺热痰壅。

组方应用：

(1)《千金方》竹沥汤：竹沥二升（400ml），生葛汁一升（200ml），生姜汁三合（300ml）。

上三味相和温暖，分三服，平旦、日晡、夜各一服。主治风痱四肢不收，心神恍惚，不知人，不能言。

（2）《全幼心鉴》：竹沥一盏（150～300ml），加生姜汁三匙（6g），胆星末五分（1.5g），牛黄二厘（0.06g）调服。主治小儿惊风天吊，四肢抽搐。

【制剂】复方鲜竹沥液　组成：鲜竹沥，鱼腥草，生半夏，生姜，枇杷叶，桔梗，薄荷素油。功能与主治：清热化痰，止咳。用于痰热咳嗽，痰黄黏稠。用法与用量：口服。一次20ml，一日2～3次。

【化学成分】含10余种氨基酸，葡萄糖、果糖、蔗糖以及愈创木酚、甲酚、苯酚、甲酸、乙酸、苯甲酸、水杨酸等。

【药理作用】本品有明显的镇咳、祛痰作用；有升高血糖的作用；对白色葡萄球菌、枯草杆菌、大肠杆菌及伤寒杆菌等有较强的抗菌作用。

【用法用量】冲服，15～30ml。

天 竺 黄

【来源】本品为禾本科植物青竹皮 Bambusa textilis McClure 或华思劳竹 Schizostachyum chinense Rendle 等秆内的分泌液干燥后的块状物。主产于广西壮族自治区、广东、云南等地。秋、冬二季采收。

【商品】天竹黄。

【性状】本品为不规则的片块或颗粒，大小不一。表面灰蓝色、灰黄色或灰白色，有的洁白色，半透明，略带光泽。体轻。质硬而脆，易破碎，吸湿性强。气微，味淡。

【性味归经】甘，寒，归心、肝经。

【功效与主治】清热豁痰，清心定惊。用于热病神昏，中风痰迷，小儿痰热惊痫、抽搐、夜啼。

【临床应用】

配伍应用：

（1）天竹黄与胆南星配伍，清热化痰，清心定惊，用于痰热惊搐、中风痰壅。

（2）天竹黄与郁金配伍，清热化痰，清心定惊用于痰浊壅盛，痰热心窍所致癫痫，惊风。

【化学成分】含甘露醇、硬脂酸、竹红菌甲素、竹红菌乙素，头孢素，硬脂酸乙酯及氢氧化钾，硅质（含二氧化硅约90%）等。另含微量胆碱、甜菜碱、氰苷、核酸酶、尿素酶、解肮酶、糖化酶、乳化酶以及氧化酶以及氧化铅、氧化钙等。

【药理作用】本品所含竹红菌甲素对革兰氏阳性菌有明显的抑制作用；竹红菌乙素有明显的镇痛抗炎作用，提高痛阈强度优于消炎痛。

【用法用量】3～9g。

海 藻

【来源】本品为马尾藻科植物海蒿子 Sargassum pallidum (Turn.) C. Ag. 或羊栖菜 Sargassum fusiforme (Harv.) Setch. 的干燥藻体。前者习称"大叶海藻"，后者习称"小叶海藻"。主产于辽宁、浙江、福建、广东等沿海地区。夏、秋二季采捞，除去杂质，洗净，晒干。

【商品】海藻。

【性状】大叶海藻　皱缩卷曲，黑褐色，有的被白霜，长30～60cm。主干呈圆柱状，具圆锥形突起，主枝自主干两侧生出，侧枝自主枝叶腋生出，具短小的刺状突起。初生叶披针形或倒卵形，长5~7cm,宽约1cm,全缘或具粗锯齿;次生叶条形或披针形,叶腋间有着生条状叶的小枝。气囊黑褐色,球形或卵圆形,有的有柄,顶端钝圆,有的具细短尖。质脆,潮润时柔软;水浸后膨胀,肉质,黏滑。气腥,味微咸。

小叶海藻　较小,长15~40cm。分枝互生,无刺状突起。叶条形或细匙形,先端稍膨大,中空。气囊腋生,纺锤形或球形,囊柄较长。质较硬。

【性味归经】苦、咸,寒,归肝、胃、肾经。

【功效与主治】软坚散结,消痰,利水。用于瘿瘤,瘰疬,睾丸肿痛,痰饮水肿。

【临床应用】

单味应用:

(1) 治颔下瘰疬如梅李,宜速消之:海藻一斤,酒二升渍数日,稍稍饮之。(《经史证类备用本草》)

(2) 颈下卒结囊欲成瘿:海藻一斤,洗去咸,酒浸,饮之。(《经史证类备用本草》)

(3) 海藻酒,治瘿气:用海藻一斤,绢袋盛之,以清酒二升浸之,春夏二日,秋冬三日,每服两合,日三。酒尽再作。其滓曝干,为末,每服方寸匕,日三服。不过两剂即瘥。(《本草纲目》)

配伍应用:

(1) 海藻与昆布配伍,消痰软坚散结,用于瘿瘤。

(2) 海藻与夏枯草配伍,消痰软坚散结,用于瘰疬。

(3) 海藻与玉蜀黍配伍,利水退肿,用于脚气浮肿或水肿。

(4) 海藻、昆布、牡蛎配伍,软坚散结,利水消肿,用于瘿瘤,痰核,睾丸肿痛,脚气浮肿及水肿。

组方应用:

《三因方》破结散:海藻(洗)、龙胆、海蛤、通草、昆布(洗)、矾石(枯)、松萝各三分(1g),麦曲四分(1.2g),半夏。上为末,酒服方寸匕,日三。忌鲫鱼、猪肉、五辛、生菜诸杂毒物。主治石瘿、气瘿、劳瘿、土瘿、忧瘿。

【化学成分】羊栖菜和海蒿子均含褐藻酸、甘露醇、钾、碘、灰分等。海蒿子还含马尾藻多糖、岩藻甾醇等。羊栖菜还含羊栖菜多糖A、B、C及褐藻淀粉。

【药理作用】本品所含碘化物对缺碘引起的地方性甲状腺肿大有明显的治疗作用,并对甲状腺功能亢进,基础代谢率增高有暂时抑制作用;所含海藻酸有抗高血脂作用,并能降低血清胆固醇及减轻动脉粥样硬化;海藻酸有类似肝素样作用,主要表现为抗凝血、抗血栓、降低血黏度及改善微循环等;羊栖菜对枯草杆菌有抑制作用;所含海藻多糖对Ⅰ型单纯疱疹病毒有抑制作用。有保肝、抗肿瘤、抗辐射作用。

【用法用量】6~12g。

【注意事项】反甘草。

昆　布

【来源】本品为海带科植物海带 Laminaria japonica Aresch. 或翅藻科植物昆布 Ecklonia kurome Okam. 的干燥叶状体。主产于山东、辽宁、浙江等地。夏、秋二季采捞,晒干。

【商品】昆布。

【性状】海带　卷曲折叠成团状,或缠结成把。全体呈黑褐色或绿褐色,表面附有白霜。用水浸软则膨胀呈扁平长带状,长50~150cm,宽10~40cm,中部较厚,边缘较薄而呈波状。类革质,残存柄部扁圆柱状。气腥,味咸。

昆布 卷曲皱缩呈不规则团状。全体呈黑色,较薄。用水浸软则膨胀呈扁平的叶状,长宽约为16~26cm,厚约1.6mm;两侧呈羽状深裂,裂片呈长舌状,边缘有小齿或全缘。质柔滑。

【性味归经】咸,寒,归肝、胃、肾经。

【功效与主治】软坚散结,消痰,利水。用于瘿瘤,瘰疬,睾丸肿痛,痰饮水肿。

【临床应用】

单味应用:

(1) 治五瘿:昆布一两,并切如指大,酢渍,含咽汁,愈。(《经史证类备用本草》)

(2) 膈噎:含咽汁。(《本草易读》)

(3) 鼻衄:昆布30~50g,冷水浸泡,洗净,切细,水煎服(可酌加冰糖或白糖调味),每日3~4次,连服3~7天。服药期间忌吃煎炒辛燥之品。(《一味中药祛顽疾》)

(4) 便秘:昆布60g,温水浸泡几分钟后,放入锅内,加水煮熟,然后取出昆布晾凉,拌入葱、姜末、盐、醋、酱油适量,即可食用。1次吃完,每日1次。(《一味中药祛顽疾》)

配伍应用:

(1) 昆布与海藻配伍,消痰软坚,治瘿瘤、瘰疬,近年用于甲状腺肿及甲状腺瘤、淋巴结核、肝硬变等。

(2) 昆布与玉蜀黍配伍,利水退肿,用于水肿或脚气浮肿。

组方应用:

(1)《圣惠方》:槟榔三两(90g),海藻二两(60g)洗去咸,昆布三两(90g)洗去咸水。上药,捣罗为末,炼蜜和丸,如小弹子大,常含一丸咽津。主治瘿气初结,咽喉中壅闷,不治即渐渐肿大。

(2)《广济方》昆布丸:昆布二两(60g)洗去咸汁,通草一两(30g),羊靥二具(炙),海蛤一两(30g)研,马尾海藻一两(30g)洗去咸汁。上五味,蜜丸如弹子,细细含咽汁。忌生菜、热面、炙肉、蒜、笋。主治气瘿,胸膈满塞,咽喉项颈渐粗。

【制剂】消瘿丸 组成:昆布,海藻,蛤壳,浙贝母,桔梗,夏枯草,陈皮,槟榔。功能与主治:散结消瘿。用于痰火郁结所致的瘿瘤初起;单纯型地方性甲状腺肿见上述证候者。用法与用量:口服。一次1丸,一日3次,饭前服用;小儿酌减。

【化学成分】含藻胶酸、昆布素,半乳聚糖等多糖类,海带氨酸、谷氨酸、天门冬氨酸,脯氨酸等氨基酸,维生素B_1、B_2、C、P及胡萝卜素,碘、钾、钙等无机盐。

【药理作用】本品所含碘和碘化物有防治缺碘性甲状腺肿的作用;还带氨酸和钾盐有降压作用;还带氨酸和藻胶酸有降低血清胆固醇的作用;昆布多糖能防治高血糖;所含核酸类物质有良好的抗肿瘤活性,并能提高机体免疫力。对实验性大鼠心肌坏死有保护作用,可抗凝血。

【用法用量】6~12g。

黄 药 子

【来源】本品为薯蓣科植物黄独 Dioscorea bulbifera L. 的干燥块茎。主产于湖南、湖北、江苏等地。秋、冬二季采挖,除去根叶及须根,洗净,切片晒干。生用。

【商品】黄药子。

【性状】干燥的块茎为圆形或类圆形的片状,横径2.5~6cm,长径4~7cm,厚0.5~1.5cm。表面棕黑色,有皱纹,密布短小的支根及黄白色圆形的支根痕,微突起,直径约2mm,一部分栓皮脱落，脱落后显露淡黄色而光滑的中心柱。切面淡黄色至黄棕色，平滑或呈颗粒状的凹凸不平。质坚脆，易折断，断面平坦或呈颗粒状。气微，味苦。

【性味归经】苦，寒；有毒，归肺、肝经。

【功效与主治】化痰散结，消瘿，清热解毒。用于瘿瘤，疮疡肿毒，咽喉肿痛，毒蛇咬伤。尚有凉血止血作用，可用于血热出血证。

【临床应用】

单味应用：

（1）瘿气：用黄药子一斤浸，洗净，酒一斗浸之，每日早晚常服一盏。忌一切毒物及不得喜怒。但以线子逐日度瘿，知其效。（《经史证类备用本草》）

（2）敷疮药：黄药子四两，为末，以冷水调，敷疮上，干即旋敷之。（《经史证类备用本草》）

（3）吐血不止：药子一两，水煎服。（《本草纲目》）

（4）鼻衄不止：黄药子为末，每服二钱，煎淡胶汤下，良久，以新水调面一匙头，服之。（《本草纲目》）

（5）天泡水疮：黄药子末，搽之。（《本草纲目》）

（6）甲状腺肿：黄药子250g，水煎2次，滤液混合，再加白酒400ml（不加亦有效），共成2400ml，每次5ml，每日2次，饭后服。或将黄药子研粉，每日0.9g，分服或顿服。10天为一疗程，停药3~5天再行第二、第三疗程。（《一味中药祛顽疾》）

（7）百日咳：鲜黄药根块或果实（即黄药子）9~15g（3~5岁小儿用量），加入冰糖9g炖服，日服1剂。（《一味中药祛顽疾》）

（8）腹泻：黄药子研末，每次一钱，开水吞服。（《贵州草药》）

配伍应用：

（1）黄药子与牡蛎配伍，消瘿散结，可治瘿疾。近代多用于治甲状腺肿。

（2）黄药子与山慈菇配伍，清热解毒，近代多用于甲状腺、食管、胃、肝、直肠的肿瘤。

（3）黄药子与蒲黄配伍，凉血止血，用于血热引起的吐血、衄血、咯血等证。

组方应用：

（1）《圣惠方》：黄药一两（30g），地龙一两（30g）微炙，马牙消半两（15g）。上药捣细罗为散，以蜜水调下一钱（3g）。主治热病、毒气攻咽喉肿痛。

（2）《浙江民间草药》：黄药（炒过）、陈皮、苍术、金钱草各二钱（6g），土青木香一钱五分（4.5g）。研粉服或煎服。主治胃痛。

【化学成分】含黄药子素A~H，8-表黄药子E乙酸酯，黄独素B、C，薯蓣皂苷元、D-山梨糖醇、二氢薯蓣碱，二萜内酯，还含胆甾醇、γ-麦角甾烯醇、豆甾醇和β-谷甾醇四种甾醇，蔗糖、还原糖、淀粉、鞣质。

【药理作用】本品对缺碘性甲状腺肿大有一定的治疗作用；对子宫有兴奋作用；黄药子甲、乙、丙素以及薯蓣皂苷等均有抗肿瘤作用，尤其对甲状腺瘤有独特的疗效；煎剂体外对多种皮肤真菌及金黄色葡萄球菌有一定作用；黄药子甲、乙、丙素以及鞣质等均能引起急性中毒。

【用法用量】5~9g；研末服，每次1~2g。

【注意事项】本品有毒，不宜过量。

海 蛤 壳

【来源】本品为帘蛤科动物文蛤 Meretrix meretrix Linnaeus 或青蛤 Cyclina sinensis Gmelin 的贝壳。

沿海各地区均产。夏、秋二季捕捞，去肉，洗净，晒干，生用或煅用。

【商品】 海蛤壳、煅海蛤壳。

【性状】 贝壳呈类圆形，外表面黄白色。壳顶歪向一方，有排列紧密的同心环纹，沿此纹或有数条灰蓝色轮纹，腹缘细齿状。壳内面乳白色或青白色，光滑无纹。体轻，质坚硬略脆，断面层纹不明显。气稍腥，味淡。

【性味归经】 苦、咸，寒。归肺、胃经。

【功效与主治】 清热化痰，软坚散结，利尿制酸。用于治疗痰热咳喘，瘰疬，痰核，脚气浮肿，小便不利，胃痛泛酸等；外用可治疗湿疹、烫伤等。煅海蛤壳长于制酸止痛、收敛。

【临床应用】

单味应用：

血痢内热：海蛤末，蜜水调服二钱，日二。（《本草纲目》）

配伍应用：

(1) 海蛤壳与桑白皮配伍，清热化痰，用于热痰咳喘。

(2) 海蛤壳与昆布配伍，软坚散结，用于瘰疬、痰核等证。

(3) 海蛤壳与栀子配伍，清火化痰散结，用于痰火郁结、胸胁疼痛。

组方应用：

(1)《山东中草药手册》：海蛤壳、半夏、桑皮、苏子、贝母各三钱（10g），瓜蒌五钱（15g）。水煎服。主治咳喘痰多。

(2)《圣惠方》：海蛤一两（30g）细研，甜葶苈一两（30g）隔纸炒令紫色，汉防己一两（30g），杏仁一分（0.3g）汤浸，去皮、尖、双仁，麸炒微黄，甘遂一两（30g）煨令微黄，桑根白皮一两（30g）锉。上药，捣罗为末，以枣肉和，捣两三百杵，丸如梧桐子大。每于食前，以大麻子汤下七丸。主治水肿，咳逆上气，坐卧不得。

(3)《普济方》海蛤散：海蛤、泽泻、防己各一分（0.3g），萝卜子三十粒。上为末。三岁一钱（3g），酒调下，连进二服，小便不利，即效。主治小儿疳水，肿满气急。

(4)《山东中草药手册》：海蛤壳四钱（12g），海藻、牡蛎各五钱（15g），夏枯草六钱（18g）。水煎服。主治淋巴结结核，甲状腺肿大。

(5)《类证活人书》海蛤散：海蛤、滑石、甘草（炙）各一两（30g），芒硝半两（15g）。上捣罗为散。每服二钱（6g），鸡子清调下。主治妇人伤寒血结胸膈，揉而痛不可抚近。

【化学成分】 文蛤和青蛤的贝壳均含碳酸钙、壳角质、氨基酸等。另含钠、铝、铁、锶等。

【药理作用】 本品有抗衰老作用，能明显降低动物过氧化脂质，提高超氧化物歧化酶的活性；还有消炎、利尿、止血等作用。

【用法用量】 6~15g，宜先煎。

海 浮 石

【来源】 本品为胞孔科动物脊突苔虫 Costazia aculeate Canu et Bassler 和瘤苔虫 Costazia costazii Audouin 的骨骼；或火山喷出的岩浆形成的多孔状石块。前者俗称"石花"，主产于浙江、福建、广东等沿海；后者习称"浮石"，主产于辽宁、山东、福建等沿海。全年可采，捞出洗净晒干。捣碎或水飞用。

【商品】 石花、浮石。

【性状】 本品为灰白色或灰黄色。质硬而松脆，易砸碎。体轻，投入水中，浮而不沉。气微弱，味淡。

【性味归经】 咸，寒，归肺经。

【功效与主治】 清热化痰，软坚散结，利尿通淋。用于痰热咳喘，瘰疬，瘿瘤，血淋，石淋等。

【临床应用】

单味应用：

(1) 咳嗽不止：海浮石末，汤服，或蜜丸服。(《本草从新》)

(2) 石淋：浮石，使满一手，下筛，以水三升，酢一升，煮取二升，澄清服一升，不过三服。亦治嗽，淳酒煮之。(《千金方》)

配伍应用：

(1) 海浮石与海蛤壳配伍，清肺化痰，用于痰热咳嗽、咳痰黏稠。

(2) 海浮石与青黛配伍，清肺化痰止血，用于肺热久咳、痰中带血。

(3) 海浮石与浙贝母配伍，清肺化痰，软坚散结，用于瘰疬结核。

(4) 海浮石与生甘草配伍，利水通淋，用于砂淋小便涩痛。

组方应用：

(1) 《医学从众录》海浮石滑石散：海浮石、飞滑石、杏仁各四钱(12g)，薄荷二钱(6g)。上为极细末。每服二钱(6g)，用百部煎汤调下。主治小儿天哮，一切风湿燥热，咳嗽痰喘。

(2) 《仁斋直指方》海金散：黄烂浮石为末，每服二钱(6g)，木通、灯心、赤茯苓、麦门冬煎汤调下。主治小肠气，茎缩囊肿。

【化学成分】 主含钾、钠、钙、镁、铝、铁的硅酸盐，其组成可表示为 $xSiO_2 \cdot yNa_2O \cdot zK_2O \cdot lCaO \cdot mMgO \cdot nAl_2O_3 \cdot kFeO \cdot pFe_2O_3 \cdot qH_2O$ 等，即火山玻璃，约占本品的95%，尚存在少量晶质硅酸和硅铝酸盐及石英。

【药理作用】 本品有促进尿液分泌及祛除支气管分泌物的作用。

【用法用量】 10~15g，打碎先煎。

瓦楞子

【来源】 本品为蚶科动物毛蚶 Arca subcrenata Lishke、泥蚶 Arca granosa Linnaeus 或魁蚶 Arca inflata Reeve 的贝壳。秋、冬至次年春捕捞，洗净，置沸水中略煮，去肉，干燥。

【商品】 瓦楞子、煅瓦楞子。

【性状】 毛蚶 略呈三角形或扇形，长4~5cm，高3~4cm。壳外面隆起，有棕褐色茸毛或已脱落；壳顶突出，向内卷曲；自壳顶至腹面有延伸的反射肋30~34条。壳内面平滑，白色，壳缘有与壳外面直楞相对应的凹陷，铰合部具小齿1列。质坚。气微，味淡。

泥蚶 长2.5~4cm，高2~3cm。壳外面无棕褐色茸毛，放射肋18~21条，肋上有颗粒状突起。

魁蚶 长7~9cm，高6~8cm。壳外面放射肋42~48条。

【性味归经】 咸，平，归肺、胃、肝经。

【功效与主治】 消痰化瘀，软坚散结，制酸止痛。用于顽痰积结，黏稠难咯，瘿瘤，瘰疬，癥瘕痞块，胃痛泛酸；煅瓦楞子长于制酸止痛。

【临床应用】

单味应用：

(1) 连肉烧存性，研，敷小儿走马牙疳，有效。(《本草述钩元》)

(2) 一切血气癥瘕，次能消痰：瓦楞子烧，以醋淬三度，埋令坏，醋膏丸。(《万氏家抄方》瓦楞子方)

配伍应用：

(1) 瓦楞子与海藻配伍，消痰软坚，用于瘰疬、瘿瘤。

(2) 瓦楞子与三棱配伍，行气活血，散结消痞，用于癥瘕痞块。

(3) 瓦楞子与乌贼骨配伍，制酸止痛，用于胃痛吐酸。

(4) 瓦楞子、三棱、莪术配伍，破血消痰，消积止痛，用于病毒性肝炎出现肝脾肿大者。

组方应用：

(1)《经验方》：瓦楞子（醋煅七次）九两（270g），乌贼骨六两（180g），广皮三两（90g）炒。研极细末，每日三次，每次服二钱（6g），食后开水送下。主治胃痛吐酸水，噫气，甚则吐血者。

(2)《女科指掌》瓦楞子丸：瓦楞子（煅红色，醋淬七次）、香附、桃仁、丹皮、川芎、川大黄、当归、红花各等份。酒糊丸。主治临经阵痛血不行，按之硬满。

【化学成分】含碳酸钙，并含有机质及少量铁、镁、硅酸盐、磷酸盐等。

【药理作用】本品所含碳酸钙能中和胃酸，减轻胃溃疡疼痛。

【用法用量】9~15g，宜先煎。

礞　　石

【来源】本品为变质岩类黑云母片岩或绿泥石化云母碳酸盐片岩及变质岩类蛭石片岩或水黑云母片岩的石块或碎粒。前两种习称"青礞石"，主产于江苏、浙江、湖南、湖北等地；后两种习称"金礞石"，主产于河南、河北等地。全年可采，除去杂质。煅用。

【商品】青礞石、金礞石。

【性状】黑云母片岩　主为鳞片状或片状集合体。呈不规则便块状或长斜块状，无明显棱角。褐色或绿褐色，具玻璃样光泽，质软，易碎，断面呈较明显的层片状。碎粉主为绿黑色鳞片（黑云母），有似星点样的闪光。气微，味淡。

绿泥石化云母碳酸盐片岩　为鳞片状或粒状集合体。呈灰色或绿灰色，夹有银色或淡黄色鳞片，具光泽。质松，易碎，粉末为灰绿色鳞片（绿泥石化云母片）和颗粒（主为碳酸盐），片状者具星点样闪光。遇稀盐酸产生气泡，加热后泡沸激烈。气微，味淡。

变质岩类蛭石片岩或水黑云母片岩　本品为鳞片状集合体。呈不规则块状或碎片，碎片直径0.1~0.8cm；块状者直径2~10cm，厚0.6~1.5cm，无明显棱角。棕黄色或黄褐色，带有金黄色或银白色光泽。质脆，用手捻之，易碎成金黄色闪光小片。具滑腻感。气微，味淡。

【性味归经】甘、咸，平，归肺、心、肝经。

【功效与主治】坠痰下气，平肝镇惊。用于顽痰胶结，咳逆喘急，癫痫发狂，烦躁胸闷，惊风抽搐。

【临床应用】

单味应用：

小儿急惊：青礞石磨，水服。(《本草纲目》)

配伍应用：

(1) 礞石与大黄配伍，下气消痰，降火定惊，用于顽痰喘咳及痰积惊痫、大便秘结。

(2) 礞石与白蜜配伍，下气消痰，平肝镇惊，用于热痰壅塞引起的惊风抽搐。

组方应用：

(1)《丹溪心法附余》滚痰丸：大黄、片黄芩各15g，礞石3g，沉香2g。功用：泻火逐痰。主治实热老痰证。癫狂惊悸，或怔忡昏迷，或咳喘痰稠，或胸脘痞闷，或眩晕耳鸣，或绕舌结核，或口眼蠕动，或不寐，或梦寐奇怪之状，或骨节卒痛难以名状。大便秘结，舌苔黄腻，脉滑数有力。

(2)《方脉正宗》：青礞石七钱（21g），火硝七钱（21g）同研炒，以火硝过性为度，枳实、木香、白术各二两（60g）。共为末，红曲二两（60g）为末打糊，丸梧子大。每早服三钱（10g），白汤下。主治大人小儿食积成痰，胃实多眩晕者。

(3)《圣惠方》礞石丸：青礞石二分（0.6g）末，木香一分（0.3g）末，硇砂半两（15g）不夹石者，细研，朱砂一分（0.3g）细研，粉霜二分（0.6g）研入，巴豆三分（1g）去皮、心，研，纸裹压去油。上药都研令匀，以糯米饭和丸，如绿豆大。每服空心以温酒下二丸，取下恶物为效。主治妇人食癥，块久不消，攻刺心腹疼痛。

【制剂】礞石滚痰丸　组成：金礞石，沉香，黄芩，熟大黄。功能与主治：口服。一次6~12g，一日1次。

【化学成分】青礞石主要成分为硅酸盐，镁、铝、铁及结晶水；金礞石主要成分为云母与石英，即主含钾、铁、镁、锰、铝、硅酸等与结晶水。

【药理作用】本品有化痰、泻下等作用。

【用法用量】3~6g，多入丸散服。

胖　大　海

【来源】本品为梧桐科植物胖大海 Sterculia lychnophora Hance 的干燥成熟种子。主产于热带地区，分布越南、印度、马来西亚、泰国、印度尼西亚等地。4~6月，有开裂的果实上采取成熟的种子，晒干。

【商品】胖大海。

【性状】本品呈纺锤形或椭圆形，长23cm，直径11.5cm。先端钝圆，基部略尖而歪，具浅色的圆形种脐，表面棕色或暗棕色，微有光泽，具不规则的干缩皱纹。外层种皮极薄，质脆，易脱落。中层种皮较厚，黑褐色，质松易碎，遇水膨胀呈海绵状。断面可见散在的树枝状小点。内层种皮可与中层种皮剥离，稍革质，内有两片肥厚胚乳，广卵形；子叶2枚，菲薄，紧贴于胚乳内侧，与胚乳等大。气微，味淡，嚼之有黏性。

【性味归经】甘，寒，归肺、大肠经。

【功效与主治】清热润肺，利咽解毒，润肠通便。用于肺热声哑，干咳无痰，咽喉干痛，热结便秘，头痛目赤。

【临床应用】

单味应用：

大便出血：胖大海数枚，开水泡发，去核，加冰糖调服。因热便血，效。（《医界春秋》）

配伍应用：

(1)胖大海与桔梗配伍，清宣肺气，用于肺热声哑、痰热咳嗽。

(2)胖大海与大黄配伍，清肠通便，用于重证热结便秘。

【化学成分】种皮含戊聚糖和黏液质（果胶酸类，主要由半乳糖，鼠李糖，阿拉伯糖等组成）。另含脂肪酸（亚油酸、软脂酸、油酸和硬脂酸）、胖大海素、2,4-二羟基苯甲酸、胡萝卜苷，β-谷甾醇。

【药理作用】本品所含胖大海素对血管平滑肌有收缩作用；能改善黏膜炎症；减轻痉挛性疼痛；

水浸液具有缓泻作用；还有降压作用。

【用法用量】2~3枚，沸水泡服或煎服。

木 蝴 蝶

【来源】本品为紫葳科植物木蝴蝶 Oroxylum indicum (L.) Vent. 的干燥成熟种子。主产于福建、广西壮族自治区、云南、贵州、四川、广东等地。10~12月采摘成熟果实，取出种子，晒干或烘干。置干燥处。

【商品】木蝴蝶。

【性状】种子类椭圆形，扁平而菲薄。外种皮除基部外，三边延长成宽大的翅，呈半透明薄膜状，淡棕白色，有绢样光泽，并有放射状纹理，边缘多破碎。连翘种子长约1.5~2cm，宽约3.5~4cm。剥去膜质的外种皮后可见一层薄膜状的胚乳，紧裹于子叶之外。珠柄线形，黑棕色，着生于基部。子叶2枚，黄绿色，扁平，蝶形，质脆，胚根明显。气无，味微苦。

【性味归经】苦，寒，归肺、肝经。

【功效与主治】润肺、疏肝、和胃。用于咽喉炎，肺热咳嗽，胁痛，胃痛。

【临床应用】

单味应用：

肝气痛：木蝴蝶二三十张，铜铫上焙燥研细，好酒调服。（《本草纲目拾遗》）

配伍应用：

(1) 木蝴蝶与夏枯草配伍，清肺利咽，用于干咳不止。

(2) 木蝴蝶与胖大海配伍，清肺利咽，用于失音声哑。

(3) 木蝴蝶与百部配伍，润肺止咳，杀虫，用于新久肺燥咳嗽及百日咳、肺痨咳嗽。

(4) 木蝴蝶与紫菀配伍，润肺止咳化痰，用于肺虚久咳、劳咳。

(5) 木蝴蝶与陈皮配伍，舒肝理气和中，用于肝气犯胃的胃痛。

【制剂】止咳糖浆　组成：木蝴蝶一钱（3g），安南子三钱（10g），桔梗一钱五分（4.5g），甘草一钱（3g），桑白皮三钱（10g），款冬花三钱（10g）。水煎，加冰糖三两（90g），溶化于药液，制成糖浆，一日数回，频频服之。主治急性气管炎、百日咳等。

【化学成分】含木蝴蝶甲素、乙素，脂肪油，黄芩苷元，高山黄芩素，高山黄芩苷，木蝴蝶定（汉黄芩素-7-O-β-D-葡萄糖醛酸苷），特土苷，木蝴蝶苷A、B，白杨素，苯甲酸，5-羟基-6,7-二甲氧基黄酮，5,6-二羟基-7-甲氧基黄酮，粗毛豚草素，芹菜素等。

【药理作用】水煎剂对大鼠乳糖性白内障有防治作用，有抗炎、利尿作用。

【用法用量】内服，煎汤，6~9g；或研末。外用，敷贴。

二、止咳平喘药

止咳平喘药大多苦辛，兼有寒、温之性，临床适用于干咳无痰或咳嗽痰盛；咳痰黄稠或清稀的咳喘证。而咳喘证病因复杂，有寒热虚实的不同，外感内伤之别，临床应用时要选择适宜的止咳平喘药，针对病因做相应的配伍，如兼外感者解表，气逆者理气降逆，五脏虚者补虚。

苦 杏 仁

【来源】本品为蔷薇科植物山杏 Prunus armeniaca L. var. ansu Maxim、西伯利亚杏 Prunus sibirica

L.、东北杏 Prunus mandshurica（Maxim.）Koehne 或杏 Prunus armeniaca L. 的干燥成熟种子。主产于东北、华北、西贝、内蒙古等地。夏季采收成熟果实，除去果肉及核壳，取出种子，晒干。

【商品】苦杏仁、燀杏仁、炒杏仁、杏仁霜。

【性状】本品呈扁心形，长 1~1.9cm，宽 0.8~1.5cm，厚 0.5~0.8cm。表面黄棕色至深棕色，一端尖，另端钝圆，肥厚，左右不对称，尖端一侧有短线形种脐，圆端合点处向上具多数深棕色的脉纹。种皮薄，子叶 2，乳白色，富油性。气微，味苦。

【性味归经】苦，微温；有小毒，归肺、大肠经。

【功效与主治】降气止咳平喘，润肠通便。用于咳嗽气喘，胸满痰多，血虚津枯，肠燥便秘；燀杏仁，可降低毒性，使用药安全。杏仁霜多用于儿童咳喘。炒杏仁性温，长于温肺散寒，作用与生杏仁相同，多用于肺寒咳喘，久患咳喘。

【临床应用】

单味应用：

（1）补肺丸，治咳嗽：用杏仁两大升，山中者不用，去双仁者，以童子小便二斗浸之，春夏七日，秋冬二七日，连皮尖于砂盆中研滤取汁，煮令鱼眼沸，候软如面糊即成，以粗布摊曝之，可丸，即丸服之。食前后总须服三五十丸，茶、酒任下。忌白水粥。（《本草纲目》）

（2）咳嗽寒热，旦夕加重，少喜多嗔，面色不润，忽近忽退，积渐少食，脉弦紧：杏仁半斤去皮尖，童子小便浸七日，漉出，温水淘洗，砂盆内研如泥，以小便三升煎如膏，每服一钱，熟水下。妇人室女服之尤妙。（《本草纲目》）

（3）喘促浮肿，小便淋沥：用杏仁一两去皮尖，熬，研，和米煮粥，空心吃二合，妙。（《本草纲目》）

（4）风虚头痛欲破者：杏仁去皮尖，晒干，研末，水九升研滤汁，煎如麻腐状，取和羹粥食。七日后大汗出，诸风渐减。此法神妙，可深秘之。慎风冷猪鸡鱼蒜醋。（《本草纲目》）

（5）头面诸风，眼睛鼻塞，眼出冷泪：用杏仁三升研细，水煮四五沸，洗头。待冷汗尽，三度愈。（《本草纲目》）

（6）温病食劳：杏仁五两，酢二升煎取一升，服之，取汗，瘥。（《本草纲目》）

（7）卒不小便：杏仁二七枚，去皮尖，炒黄，研末，米饮服之。（《本草纲目》）

（8）阴疮烂痛：杏仁烧黑，研成膏，时时敷之。（《本草纲目》）

（9）身面疣目：杏仁烧黑，研膏，擦破，日日涂之。（《本草纲目》）

（10）牙齿虫：杏仁烧存性，研膏，发裹，纳虫孔中。杀虫去风，其痛便止。重者不过再上。（《本草纲目》）

（11）风虫牙痛：杏仁针刺于灯上烧烟，乘热搭病牙上，又复烧搭七次，绝不疼，病牙逐时断落也。（《本草纲目》）

（12）小儿脐烂成风：杏仁去皮，研，敷。（《本草纲目》）

（13）小儿咽肿：杏仁炒黑，研烂，含咽。（《本草纲目》）

（14）解狼毒毒：杏仁捣烂，水和，服之。（《本草纲目》）

（15）白癜风斑：杏仁连皮尖，每早嚼二七粒，揩令赤色，夜卧再用。（《本草纲目》）

（16）小儿头疮：杏仁烧，研，敷之。（《本草纲目》）

（17）咳逆上气：炒，研，入蜜熬膏，食前含化。（《本草易读》）

配伍应用：

（1）苦杏仁与菊花配伍，疏风清热，宣肺止咳，用于风热咳嗽。

（2）苦杏仁与桑叶配伍，清肺宣燥，润肺止咳，用于燥热咳嗽。

（3）苦杏仁与生石膏配伍，辛凉宣泄，清肺平喘，用于肺热咳喘。

（4）苦杏仁与当归配伍，润肠通便，用于肠燥便秘。

（5）杏仁、薏苡仁、白蔻仁配伍，宣畅气机，清利湿热，用于湿温初起，湿重于热所致的头痛身重，面色淡黄，胸闷不饥。

组方应用：

（1）《温病条辨》杏苏散：苏叶9g，杏仁9g，半夏9g，茯苓9g，橘皮6g，前胡9g，苦桔梗6g，枳壳6g，甘草3g，生姜3g，大枣3g。功用：清宣凉燥，理肺化痰。主治外感凉燥证。头微痛，恶汗无汗，咳嗽痰稀，鼻塞咽干，苔白，脉弦。

（2）《温病条辨》三仁汤：杏仁12g，飞滑石18g，白通草6g，白蔻仁6g，竹叶6g，厚朴6g，生薏苡仁18g，半夏10g。功用：宣畅气机，清利湿热。主治湿温初起及暑温夹湿。

（3）张惠云主任医师方 宣肺止咳汤：杏仁、荆芥、款冬花、紫菀、前胡、白前、蝉衣、百部、木蝴蝶各10g，陈皮、甘草各6g。功效主治：宣肺疏风止咳。用于外感咳嗽，证见咳嗽咽痒，咯痰不爽。初起或同时兼有鼻塞流涕轻度恶寒发热、头痛、肢体酸困等。现代医学的急性支气管炎属此范畴。用法：每日一剂，水煎400ml，分两次温服。

【制剂】止嗽定喘口服液 组成：苦杏仁，麻黄，甘草，石膏。功能与主治：辛凉宣泄，清肺平喘。用于表寒里热，身热口渴，咳嗽痰盛，喘促气逆，胸膈满闷；急性支气管炎见上述证候者。用法与用量：口服。一次10ml，一日2～3次；儿童酌减。

【药膳】止嗽膏配方：苦杏仁10g（去皮，水漂无苦味），核桃仁50g，蜂蜜100g。

制法：先将漂好苦杏仁、净核桃仁与蜂蜜拌匀，置容器中在火上烧开即可，放凉，每服一汤匙，每日2次。

功效：宣肺止咳，化痰。

适应证：用于小儿慢性咳嗽或感冒后咳嗽。

【化学成分】含苦杏仁苷，脂肪油，蛋白质，游离氨基酸，纤维素及糖等。主要化学成分有：苦杏仁酶、苦杏仁苷酶、绿原酸、肌醇、苯甲醛、芳樟醇、樱叶酶、雌酮、α-雌二醇、链甾醇等。

【药理作用】本品所含苦杏仁苷分解后产生少量氢氰酸，能抑制呼吸中枢起到镇咳、平喘作用，过量则会引起中毒；苦杏仁油对蛔虫、钩虫及伤寒杆菌、副伤寒杆菌有抑制作用，且有润肠通便作用；所含蛋白质有明显的抗炎及镇痛作用；苦杏仁苷还有抗突变作用。

【用法用量】4.5～9g，生品入煎剂宜后下。

【注意事项】内服不宜过量，以免中毒。

附药：甜杏仁

本品为蔷薇科植物杏或山杏的部分栽培种而其味甜的成熟种子。性味甘平，功效润肺止咳，主要用于虚劳咳嗽或津伤便秘。煎服，5～10g。

配伍应用：

甜杏仁与人参配伍。补脾益肺，止咳平喘。用于虚劳咳嗽气喘。

苏 子

【来源】本品为唇形科植物紫苏 Perilla frutescens (L.) Britt. 的干燥成熟果实。全国各地均产。秋季果实成熟时采收，除去杂质，晒干。

【商品】苏子、炒苏子、蜜紫苏子、苏子霜。

【性状】本品呈卵圆形或类球形，直径约1.5mm。表面灰棕色或灰褐色，有微隆起的暗紫色网纹，基部稍尖，有灰白色点状果梗痕。果皮薄而脆，易压碎。种子黄白色，种皮膜质，子叶2，类白色，有油性。压碎有香气，味微辛。

【性味归经】辛，温，归肺经。

【功效与主治】降气消痰，平喘，润肠。用于痰壅气逆，咳嗽气喘，肠燥便秘；炒苏子，药性缓和，长于降气平喘。蜜紫苏子长于润肠止咳，降气平喘。苏子霜长于降气平喘，但无滑肠之虑，多用于脾虚便溏的咳喘患者。

【临床应用】

单味应用：

(1) 治风，顺气利肠宽中：用紫苏子一升微炒，杵，以生绢袋盛，于三斗清酒中浸三宿，少少饮之。(《本草纲目》)

(2) 风寒湿痹，四肢挛急，脚肿不可践地：用紫苏子二两，杵碎，以水三升研取汁，煮粳米二合作粥，和葱、椒、姜、豉食之。(《本草纲目》)

(3) 梦中失精：苏子一升熬，杵研末，酒服方寸匕，日再服。(《本草纲目》)

(4) 上期咳逆：紫苏子入水研，滤汁，同粳米煮粥食。(《本草纲目》)

配伍应用：

(1) 苏子与莱菔子配伍，降气消痰，止咳平喘，用于痰壅气滞的咳喘气逆、痰多胸痞。

(2) 苏子与厚朴配伍，降气平喘，祛痰止咳，用于痰涎壅盛、咳嗽气喘、胸膈满闷。

(3) 苏子与杏仁配伍，润肠通便，用于肠燥便秘。

组方应用：

(1)《太平惠民和剂局方》苏子降气汤：紫苏子、半夏各9g，川当归6g，甘草6g，前胡、厚朴各6g，肉桂3g。功用：降气平喘，祛痰止咳。主治实喘。痰涎壅盛，喘咳短气，胸膈满闷，或腰疼脚软，或肢体浮肿，舌苔白滑或白腻，脉弦滑。

(2)《圣济总录》：紫苏子（炒）三两（90g），萝卜子（炒）三两（90g）。为末，每服二钱（6g），桑根白皮煎汤服，日两次。主治消渴便水，服此令水从小便出。

【化学成分】含脂肪油，蛋白质，维生素B_1，氨基酸类等。油中主要为不饱和脂肪酸、亚油酸、α-亚麻酸、水芹烯、桉油精、2-甲氧基苯酚、丁香酚、蒎烯、紫苏酮、n-十六酸等。

【药理作用】本品所含紫苏油有明显的降血脂作用；能延长自发性高血压大鼠的存活率，提高大鼠生存能力；还有抗癌、抗菌作用。

【用法用量】3~9g。

百 部

【来源】本品为百部科植物直立百部 Stemona sessilifolia (Miq.) Miq.、蔓生百部 Stemona japonica (Bl.) Miq. 或对叶百部 Stemona tuberosa Lour. 的干燥块根。主产于华南、中南、华南等地区。春、秋二季采挖，除去须根，洗净，置于沸水中略烫或蒸至无白心，取出，晒干。

【商品】百部、蜜百部。

【性状】直立百部　呈纺锤形，上端较细长，皱缩弯曲，长5~12cm，直径0.5~1cm。表面黄白色或淡棕黄色，有不规则深纵沟，间或有横皱纹。质脆，易折断，断面平坦，角质样，淡黄棕色或黄白色，皮部较宽，中柱扁缩。气微，味甘、苦。

蔓生百部　两端稍狭细，表面多不规则皱褶及横皱纹。

对叶百部　呈长纺锤形或长条形，长 8~24cm，直径 0.8~2cm。表面浅黄棕色，具浅纵皱纹或不规则纵槽。质坚实，断面黄白色至暗棕色，中柱较大，髓部类白色。

【性味归经】甘、苦，微温，归肺经。

【功效与主治】润肺下气止咳，杀虫。用于新久咳嗽，肺痨咳嗽，百日咳；外用于头虱，体虱，蛲虫病，阴痒。蜜百部缓和了对胃的刺激，并增强了润肺止咳的作用，用于肺痨咳嗽，百日咳。

【临床应用】

单味应用：

（1）暴嗽：百部藤根捣自然汁，和蜜等份，沸汤煎成膏，咽之。（《经史证类备用本草》）

（2）暴咳嗽：用百部根渍酒，每温服一升，日三服。（《本草纲目》）

（3）卒咳不止：用百部根悬火上炙干，每含咽汁，勿令人知。（《本草纲目》）

（4）三十年嗽：百部根二十斤，捣取汁，煎如饴，服方寸匕，日三服。（《本草纲目》）

（5）百日咳：百部 250g 制成糖浆 800ml，小儿每次 3~5ml，4小时 1 次；或每次用百部糖浆 10~15ml，每日 3 次，连服 1 周。亦可将百部晒干，研粉，炼蜜为丸如梧桐子大，日服 3 次，1岁以下每服 3~10 丸，2~4 岁 20~30 丸，5~8 岁 40~50 丸。（《一味中药祛顽疾》）

（6）肺结核：百部晒干，研为细粉，以童子鸡（未产卵的）加水煨汁，调和为丸（每 500g 百部粉约需净鸡 500g，煨成鸡汁 360g）。每次 9g，早晚各服 1 次，20~30 日为一疗程。（《一味中药祛顽疾》）

（7）蛲虫病：生百部 30g，以陈醋 50ml 及温水适量浸泡百部 1 小时以上，文火煎 30 分钟，滤取头道汁，依前法加陈醋 50ml 及温水再煎 30 分钟，滤取两道汁，合并二道滤汁，浓缩至 20~30ml，装瓶备用。采用直肠灌注法给药，每晚 1 次，连用 3~4 日。（《一味中药祛顽疾》）

（8）慢性支气管炎：百部 20g，水煎两次，合并药液约 60ml，每次服 20ml，1 天 3 次。可加少许白糖或蜂蜜矫味。10 天为一疗程。能润肺下气，止咳平喘。（《一味妙方治百病》）

（9）阴虱：生百部 40g，加 75% 酒精 100ml，浸泡 24 小时后即可使用。在治疗时，首先剃去阴毛，再用温水清洗外阴，然后用无菌棉球蘸药液，均匀涂于患处及整个外阴部，涂药时注意药液不要涂入阴道及肛门黏膜，2 小时后，再用温水洗净外阴部药液，每天 2 次，连续 3 天停药。夫妻同患应同时用药。此外，嘱患者要煮沸消毒内衣裤、床单、被褥等物。能灭虱杀虫。（《一味妙方治百病》）

配伍应用：

（1）百部与紫菀配伍，止咳化痰，疏风宣肺，用于伤风咳嗽。

（2）百部与沙参配伍，润肺止咳，用于百日咳。

（3）百部与麦冬配伍，养阴润肺止咳，用于肺痨咳嗽。

组方应用：

（1）《医学心悟》止嗽散：桔梗一钱五分（4.5g），甘草（炙）五分（1.5g），白前一钱五分（4.5g），橘红一钱（3g），百部一钱五分（4.5g），紫菀一钱五分（4.5g）。水煎服。主治寒邪侵于皮毛，连及于肺，令人咳。

（2）《本草汇言》百部汤：百部、薏苡仁、百合、麦门冬各三钱（10g），桑白皮、白茯苓、沙参、黄芪、地骨皮各一钱五分（4.5g）。水煎服。主治久嗽不已，咳吐痰涎，重亡津液，渐成肺痿，下午发热，鼻塞项强，胸胁胀满，卧则偏左其嗽少止，偏右嗽必连发，甚则喘急，病必危殆。

【制剂】小儿百部止咳糖浆　组成：百部，苦杏仁，桔梗，桑白皮，麦冬，知母，黄芩，陈皮，甘草，天南星，枳壳。功能与主治：清肺，止咳、化痰。用于小儿痰热蕴肺所致的咳嗽、顿咳，症见咳嗽、痰多、痰黄黏稠、咯吐不爽，或痰咳不已、痰稠难出；百日咳见上述证候者。用法与用量：口服。2岁以上一次10ml，2岁以内一次5ml，一日3次。

【化学成分】含百部碱、百部定碱、原百部碱、次百部碱、直立百部碱、对叶百部碱、蔓生百部碱等多种生物碱，还含糖，脂类，蛋白质等。主要化学成分还有香豆酸甲酯、枸杞酰胺碱、芝麻素、β-谷甾醇及甲酸、乙酸、苹果酸、柠檬酸、琥珀酸、草酸等。

【药理作用】本品所含生物碱有中枢性镇咳作用；对支气管痉挛有松弛作用，其强度与氨茶碱相似，但作用缓慢而持久；水浸剂和醇浸剂对头虱、衣虱、蛲虫有杀灭作用；对多种球菌、杆菌、皮肤真菌有抑制作用，尤其对人型结核杆菌有明显的抑制作用。

【用法用量】3~9g。外用适量，水煎或酒浸。

紫　菀

【来源】本品为菊科植物紫菀 Aster tataricus L. f. 的干燥根及根茎。主产于河北、安徽、河南、山西等地。春、秋二季采挖，除去有节的根茎（习称"母根"）和泥沙，编成辫状晒干，或直接晒干。

【商品】紫菀、蜜紫菀。

【性状】本品根茎呈不规则块状，大小不一，顶端有茎、叶的残基；质稍硬。根茎簇生多数细根，长3~15cm，直径0.1~0.3cm，多编成辫状；表面紫红色或灰红色，有纵皱纹；质较柔韧。气微香，味甜、微苦。

【性味归经】辛、苦，温，归肺经。

【功效与主治】润肺下气，消痰止咳。用于痰多喘咳，新久咳嗽，劳嗽咳血。蜜紫菀能转泻为润，润肺止咳力胜，多用于肺虚久咳，或肺虚咳血。

【临床应用】

单味应用：

（1）妇人卒不得小便：紫菀末，以井花水服三撮，便通。小便血，服五撮，立止。（《经史证类备用本草》）

（2）肺伤咳嗽：紫菀五钱，水一盏煎七分，温服，日三次。（《本草纲目》）

（3）产后下血：紫菀末，水服五撮。（《本草纲目》）

配伍应用：

（1）紫菀与白前配伍，散寒解表，止咳化痰，用于外感风寒、咳嗽、痰多清稀。

（2）紫菀与川贝配伍，滋阴润肺，化痰止咳，用于肺虚久咳、咯血。

组方应用：

（1）《本草图经》：紫菀（去芦头）、款冬花各一两（30g），百部半两（15g）。三物捣罗为散，每服三钱匕（6g），生姜三片，乌梅一个，同煎汤调下，食后、欲卧各一服。主治久嗽不瘥。

（2）《圣惠方》紫菀散：紫菀一两（30g），桔梗一两半（45g）去芦头，天门冬一两（30g）去心，贝母一两（30g）煨令微黄，百合三分（1g），知母三分（1g），生干地黄一两半（45g）。上药捣筛为散，每服四钱（12g），以水一中盏（200ml），煎至六分，去滓，温服。主治伤寒后肺痿劳嗽，唾脓血腥臭，连连不止，渐将羸瘦。

（3）《伤寒保命集》紫菀汤：紫菀一两（30g），桔梗半两（15g），甘草、杏仁、桑白皮各二钱（6g），天门冬一两（30g）。上细切，每服三钱（10g）。竹茹一块，水煎，去滓，入蜜半匙，再煎二沸，温服。主治妊娠咳嗽不止，胎不安。

【制剂】 止咳宝片　组成：紫菀，橘红，桔梗，枳壳，百部，五味子，陈皮，干姜，荆芥，罂粟壳，甘草，前胡，薄荷。功能与主治：宣肺祛痰，止咳平喘。用于外感风寒所致的咳嗽、痰多清稀、咳甚而喘；慢性支气管炎、上呼吸道感染见上述证候者。

【化学成分】 含紫菀皂苷A~G、紫菀苷、紫菀酮、紫菀五肽、紫菀氯环五肽、丁基-D-核酮糖苷、槲皮素、无羁萜、表无羁萜醇、挥发油等。

【药理作用】 本品煎剂及提取物均有显著的祛痰镇咳作用；对大肠杆菌、痢疾杆菌、伤寒杆菌、副伤寒杆菌、绿脓杆菌等抑制作用；所含槲皮素有利尿作用；所含表无羁萜醇对小鼠艾氏腹水癌有一定的抗癌作用。

【用法用量】 5~9g。

款冬花

【来源】 本品为菊科植物款冬 Tussilago farfara L. 的干燥花蕾。主产于河南、甘肃、山西、陕西等地。12月或地冻前当花尚未出土时采挖，除去花梗及泥沙，阴干。

【商品】 款冬花、炙冬花。

【性状】 本品呈长圆棒状。单生或2~3个基部连生，长1~2.5cm，直径0.5~1cm。上端较粗，下端渐细或带有短梗，外面被有多数鱼鳞状苞片。苞片外表面紫红色或淡红色，内表面密被白色絮状茸毛。体轻，撕开后可见白色茸毛。气香，味微苦而辛。

【性味归经】 辛、微苦，温，归肺经。

【功效与主治】 润肺下气，止咳化痰。用于新久咳嗽，喘咳痰多，劳嗽咳血；炙冬花药性温润，增强了润肺止咳的功效，多用于肺虚久咳或阴虚燥咳。

【临床应用】

单味应用：

疗久嗽熏法：每旦取款冬花如鸡子许，少蜜拌花使润，内一升铁铛中，又用一瓦碗钻一孔，孔内安一小竹筒，笔管亦得，其筒稍长，作碗铛相合，及插稠处，皆面湿之，勿令漏气，铛下著炭，少时，款冬烟自从筒出，则口含筒吸取烟咽之。如胸中少闷，须举头，即将指头捻筒头，勿使漏烟气，吸烟使尽止。凡如是，五日一为之。待至六日则饱食羊肉馎饦一顿，永瘥。（《经史证类备用本草》）

配伍应用：

（1）款冬花与紫菀配伍，润肺降气，止咳化痰，用于寒嗽。

（2）款冬花与百合配伍，养阴润肺止咳下气，用于多种咳嗽或痰嗽带血。

（3）款冬花与杏仁配伍，止咳平喘下气，用于暴咳。

组方应用：

（1）《圣济总录》款冬花汤：款冬花二两（60g），桑根白皮（锉）、贝母（去心）、五味子、甘草（炙，锉）各半两（15g），知母一分（0.3g），杏仁（去皮尖，炒，研）三分（1g）。上七味，粗捣筛，每服三钱匕（6g），水一盏（200ml），煎至七分，去滓温服。主治暴发咳嗽。

（2）《疮疡经验全书》款花汤：款冬花一两五钱（45g）去梗，甘草一两（30g）炙，桔梗二两（60g），薏苡仁一两（30g）。上作十剂，水煎服。主治肺痈嗽而胸满振寒，脉数，咽干，大渴。

【化学成分】 含生物碱（款冬花碱、克氏千里光碱），倍半萜类（款冬花素、甲基丁酸款冬花素酯、去乙酰基款冬花素），三萜类（款冬二醇、山金车二醇），芸香苷，金丝桃苷，精油，氨基酸及鞣质等。

【药理作用】本品有镇咳、祛痰、平喘作用；醚提取物及煎剂有升血压作用；醚提取物能抑制胃肠平滑肌，有解痉作用；提取物及款冬花素有抗血小板激活因子作用。

【用法用量】5～9g。

马兜铃

【来源】本品为马兜铃科植物北马兜铃 Aristolochia contorta Bge. 或马兜铃 Aristolochia debilis Sieb. et. Zucc. 的干燥成熟果实。前者主产于黑龙江、吉林、河北等地；后者主产于山东、安徽、江苏、浙江等地。秋季果实由绿变黄时采收，干燥。

【商品】马兜铃、蜜马兜铃。

【性状】本品呈卵圆形，长3～7cm，直径2～4cm。表面黄绿色、灰绿色或棕褐色，有的纵棱线12条，由棱线分出多数横向平行的细脉纹。顶端平钝，基部有细长果梗。果皮轻而脆，易裂为6瓣，果梗也分裂为6条。果皮内表面平滑而带光泽，有较密的横向脉纹。果实分6室，每室种子多数，平叠整齐排列。种子扁平而薄，钝三角形或扇形，长6～10mm，宽8～12mm，边缘有翅，淡棕色。气特异，味微苦。

【性味归经】苦，微寒，归肺、大肠经。

【功效与主治】清肺降气，止咳平喘，清肠消痔。用于肺热喘咳，痰中带血，肠热痔血，痔疮肿痛；蜜马兜铃，缓和苦寒药性，增强润肺止咳之功，减少呕吐的副作用。

【临床应用】

单味应用：

(1) 水肿腹大喘急：马兜铃煎汤，日服之。(《本草纲目》)

(2) 疔肿复发：马兜铃根捣烂，用蜘蛛网裹敷，少时根出。(《本草纲目》)

(3) 久水腹肚如大鼓者：水煮马兜铃服之。(《千金方》)

(4) 心痛：大马兜铃一个，灯上烧存性，为末，温酒服。(《摘元方》)

配伍应用：

(1) 马兜铃与杏仁配伍，清肺化痰，止咳平喘，用于肺热咳嗽、痰多气盛。

(2) 马兜铃与阿胶配伍，滋阴润肺，止咳平喘，用于肺虚有热的咳喘。

(3) 马兜铃与白及配伍，收敛止血，化痰止咳，用于痰中带血。

(4) 马兜铃与钩藤配伍，平肝降压，用于肝阳上亢、头晕面赤。

组方应用：

《小儿药证直诀》阿胶散：阿胶一两五钱（45g）麸炒，鼠粘子（炒香）、甘草（炙）各二钱五分（7.5g），马兜铃五钱（15g）焙，杏仁七个（去皮，尖），糯米一两（30g）炒。上为末，每服一二钱（3～6g），水一盏（200ml），煎至六分，食后温服。主治小儿肺虚，气粗喘促。

【化学成分】北马兜铃果实含马兜铃酸A、C、D，β-谷甾醇和木兰花碱。马兜铃果实和种子含有马兜铃酸A和季铵生物碱。

【药理作用】本品有明显止咳作用；煎剂有祛痰作用，可缓解支气管痉挛；对多种致病菌有抑制作用；还有避孕、抗肿瘤作用；有温和而持久的降压作用；所含马兜铃酸有较强的肾毒性，可引起急性肾衰竭。

【用法用量】3～9g。不可久服。肝肾功能不全禁服。

枇杷叶

【来源】本品为蔷薇科植物枇杷 Eriobotrya japonica (Thunb.) Lindl. 的干燥叶。主产于长江流域及南方各省。全年均可采收，晒至七八成干时，扎成小把，再晒干。

【商品】 枇杷叶、蜜枇杷叶。

【性状】 本品呈长圆形或倒卵形，长12～30cm，宽4～9cm。先端尖，基部楔形，边缘有疏锯齿，近基部全缘。上表面灰绿色、黄棕色或红棕色，较光滑；下表面密被黄色绒毛，主脉于下表面显著突起，侧脉羽状；叶柄极短，被棕黄色绒毛。革质而脆，易折断。气微，味微苦。

【性味归经】 苦，微寒，归肺、胃经。

【功效与主治】 清肺止咳，降逆止呕。用于肺热咳嗽，气逆喘急，胃热呕逆，烦热口渴；蜜枇杷叶增强了润肺止咳的作用，多用于肺燥咳嗽。

【临床应用】

单味应用：

（1）咳嗽：以叶去毛，煎汤，服之。（《经史证类备用本草》）

（2）衄血不止：枇杷叶去毛，焙，研末，茶服一二钱，日二。（《本草纲目》）

（3）痘疮溃烂：枇杷叶煎汤，洗之。（《本草纲目》）

（4）肩周痛：鲜枇杷叶适量，烤热后外敷患处，每日2次。（《一味中药祛顽疾》）

（5）回乳：老枇杷叶（鲜品）11～17张（干品60g），去毛，洗净，切碎，加水700ml，用文火煎熬至350～400ml，一天分3次服完，每日1剂，服至停乳。（《一味中药祛顽疾》）

配伍应用：

（1）枇杷叶与前胡配伍。疏风清热止咳。用于风热咳嗽。

（2）枇杷叶与沙参配伍。清热润燥止咳。用于燥热咳喘。

（3）枇杷叶与麦冬配伍。清胃止呕。用于胃热口渴、呕逆。

组方应用：

（1）《滇南本草》：枇杷叶五钱（15g），川贝母一钱五分（4.5g），杏仁二钱（6g），广陈皮二钱（6g）。共为末，每服一二钱（3～6g），开水送下。主治咳嗽，喉中有痰声。

（2）《圣济总录》：枇杷叶（拭去毛，炙）四两（120g），陈橘皮（汤浸去白，焙）五两（15g），甘草三两（90g）炙，锉。上三味粗捣筛。每服三钱匕（6g），水一盏（150～300ml），入生姜一枣大，切，同煎至七分，去滓稍热服，不拘时候。主治哕逆不止，饮食不入。

【化学成分】 含挥发油（主要为橙花椒醇和金合欢醇）以及酒石酸、熊果酸、齐墩果酸、苦杏仁苷、鞣质，维生素B、C，山梨醇等。

【药理作用】 本品有镇咳、平喘、轻度祛痰作用；煎剂在体外对金黄色葡萄球菌有抑制作用；熊果酸有抗炎作用。

【用法用量】 6～9g。

桑白皮

【来源】 本品为桑科植物桑 Morus alba L. 的干燥根皮。全国各地均产。秋末叶落时至次春发芽前采挖根部，刮去黄棕色粗皮，纵向剖开，剥去根皮，晒干。

【商品】 桑白皮、炙桑白皮。

【性状】 本品呈扭曲的卷筒状、槽状或板片状，长短宽窄不一，厚1～4mm。外表面白色或淡黄白色，较平坦，有的残留橙黄色或棕黄色鳞片状粗皮；内表面黄白色或灰黄色，有细纵纹。体轻，质韧，纤维性强，难折断，易纵向撕裂，撕裂时有粉尘飞扬。气微，味微甘。

【性味归经】 甘，寒，归肺经。

【功效与主治】 泻肺平喘，利水消肿。用于肺热喘咳，水肿胀满尿少，面目肌肤浮肿；炙桑白皮寒泻之性缓和，偏于润肺止咳，多用于肺虚咳喘，常与补气药或养阴药合用。

【临床应用】

单味应用：

（1）脉极寒，发鬓坠落，令发润生：桑白皮二升，以水淹浸，煮五六沸，去滓。洗沐鬓发，自不落。（《经史证类备用本草》）

（2）卒小便多，消渴：入地三尺取桑根，剥取白皮，炙令黄黑，锉，以水煮之令浓，随意饮之，亦可内少米，勿入盐。（《经史证类备用本草》）

（3）产后下血不止：炙桑白皮煮水，饮之。（《经史证类备用本草》）

（4）咳嗽甚者，或有吐血殷鲜：桑根白皮一斤，米泔浸三宿，净刮上黄皮，锉细，入糯米四两，焙干，一处捣为末，每服米饮调下一两钱。（《经史证类备用本草》）

（5）小儿舌上生疮如粥皮：桑白皮汁，敷之，三两度瘥。（《经史证类备用本草》）

（6）小儿流涎，脾热也，胸膈有痰：新桑根白皮捣自然汁，涂之，甚效。干者煎水。（《本草纲目》）

（7）小儿火丹：桑根白皮煮汁，浴之。或为末，羊膏和，涂之。（《本草纲目》）

（8）石痈坚硬不作脓者：蜀桑白皮阴干，为末，烊胶和酒调敷，以软为度。（《本草纲目》）

（9）小儿鹅口：取汁，敷之。小儿唇肿。同上。（《本草易读》）

（10）鼻衄：取桑白皮18~30g（小儿酌减），每天1剂，水煎，分2次服。如单纯鼻衄，单味煎服即可。如系其他疾病之并发鼻衄，则在辩证方中加入桑白皮，效果亦佳。能泻肺热。（《一味妙方治百病》）

配伍应用：

（1）桑白皮与地骨皮配伍，清肺消痰，降气平喘，用于肺热咳喘、痰多色黄。

（2）桑白皮与大腹皮配伍，泻肺行水，利尿消肿，用于一身悉肿、小便不利的水肿实证。

（3）桑白皮、木香、莱菔子配伍，宣肺理气，消食通便，用于肺热便秘。

组方应用：

（1）《小儿药证直诀》泻白散：地骨皮、桑白皮各15g，甘草3g。功用：清泻肺热，平喘止咳。主治肺热咳喘证。气喘咳嗽，皮肤蒸热，日晡尤甚，舌红苔黄，脉细数。

（2）《本草汇言》：桑根白皮二钱（6g），麻黄、桂枝各一钱五分（4.5g），杏仁十四粒（去皮），细辛、干姜各一钱五分（4.5g）。水煎服。主治水饮停肺，胀满喘急。

（3）《上海常用中草药》：桑白皮四钱（12g），冬瓜仁五钱（15g），葶苈子三钱（10g）。煎汤服。主治小便不利，面目浮肿。

【化学成分】 含黄酮类（桑素、桑色烯、桑酮A、桑酮醇、二氢黄酮类桑根酮、桑根酮醇、桑根白皮素、桑根皮醇、环桑根皮素、环桑色烯素、羟基二氢桑根皮素、桑皮根素氢过氧化物、桑根皮素4葡萄糖苷、环桑色醇、桑苷A、摩查尔酮AB、5,7-二羟基色酮等），香豆素类（5,7-羟基香豆素、伞形花内脂、东莨菪素、东莨菪内酯），多糖类（黏液素、桑多糖、甲壳素、壳聚糖等），以及丁醇、桑辛素（A、B、C、D、F、G）、3,4-二羟基苯甲酸乙酯、桑皮呋喃、桦皮酸、二苯乙烯苷类化合物、β-谷甾醇、鞣质和挥发油等。

【药理作用】 本品有轻微而缓慢的降压作用；有利尿作用，能使尿量及钠、钾、氯化物排出量增加；有镇痉、抗惊厥、镇痛等作用；对金黄色葡萄球菌、伤寒杆菌、痢疾杆菌等有抑制作用；对肠和子宫有兴奋作用。

【用法用量】 6~12g。

葶苈子

【来源】 本品为十字花科植物独行菜 Lepidium apetalum Willd. 或播娘蒿 Descurainia Sophia (L.) Webb ex Prantl 的干燥成熟种子。前者习称"北葶苈子",主产于河北、辽宁、吉林、内蒙古等地;后者习称"南葶苈子",主产于江苏、安徽、河南、山东等地。夏季果实成熟时采割植株,晒干,搓出种子,除去杂质。生用或炒用。

【商品】 葶苈子、炒葶苈子。

【性状】 北葶苈子 呈扁卵形,长1~1.5mm,宽0.5~1mm。表面棕色或红棕色,微有光泽,具纵沟2条,其中1条较明显。一端钝圆,另端尖而微凹,类白色,种脐位于凹入端。气微,味微辛辣,黏性较强。

南葶苈子 呈长圆形略扁,长约1mm,宽约0.5mm。一端钝圆,另端微凹或较平截。味微辛、苦,略带黏性。

【性味归经】 辛、苦,大寒,归肺、膀胱经。

【功效与主治】 泻肺平喘,行水消肿。用于痰涎壅盛,喘咳痰多,胸胁胀满,不得平卧,胸腹水肿,小便不利;肺原性心脏病水肿;炒葶苈子,药性缓和,泻肺平喘常用。

【临床应用】

单味应用:

(1) 上气喘急,遍身浮肿:用甜葶苈一升,隔纸炒令紫色,捣令极细,用生绢袋盛,以清酒五升浸三日后,每服抄一匙,用粥饮调下,日三四服。(《经史证类备用本草》)

(2) 水气:葶苈三两以物盛,甑上蒸令熟,即捣万杵,若丸得如梧桐子,不须蜜和,一服五丸,渐加至七丸,以得微利即佳。不可多服,令人不堪美食。若气发,又服之,得利,气下定,即停。此方治水气无比。萧驸马患水肿,惟服此得瘥。(《经史证类备用本草》)

(3) 小儿白秃:葶苈捣末,以汤洗讫涂上。(《经史证类备用本草》)

(4) 孩儿蛔虫:葶苈子一分,生为末用,以水三合煎取一合,一日一服荆。(《经史证类备用本草》)

(5) 肺湿痰喘:甜葶苈炒,为末,枣肉丸,服。(《本草纲目》)

(6) 头风疼痛:葶苈子为末,以汤淋汁,沐头,三四度即愈。(《本草纲目》)

配伍应用:

(1) 葶苈子与大枣配伍,泻肺行水,消痰平喘,用于痰涎壅盛、咳喘胸满不得卧,一身面目浮肿。近年多用于渗出性胸膜炎及胸腔积液。

(2) 葶苈子与防己配伍,泻热逐水,通利二便,用于胸腹积水、腹满便秘、小便不利的水肿实证。

(3) 葶苈子与大黄配伍,泻热逐水,用于胸中硬满而痛的结胸证。

(4) 葶苈子与附子配伍,用于肺心病、心力衰竭、水肿喘满。

(5) 葶苈子、桑白皮、苏子配伍,泻肺平喘,利水消肿,用于痉咳,痰涎壅盛,喘咳不得平卧之证。

(6) 葶苈子、紫苏子、车前子配伍,利水消饮,用于痰饮病之咳嗽。

组方应用:

(1)《金匮要略》葶苈大枣泻肺汤:葶苈子9g,大枣4枚。功用:泻肺行水,下气平喘。主治痰涎壅盛,咳喘胸满。

(2)经验方:葶苈子30g,五味子30g,附子15g(先煎),赤芍15g,白术15g,干姜10g,厚朴10g,大腹皮30g,茯苓30g,桑白皮15g,益母草50g。功效主治:泻肺平喘,行水消肿。用于肺源性心脏病,呼吸衰竭并发心力衰竭。用法:每日一剂,水煎400ml,分两次温服。

【制剂】清肺消炎丸 组成:麻黄,石膏,地龙,牛蒡子,葶苈子,人工牛黄,苦杏仁,羚羊角。功能与主治:清肺化痰,止咳平喘。用于痰热阻肺,咳嗽气喘,胸胁胀痛,吐痰黄稠;上呼吸道感染、急性支气管炎、慢性支气管炎急性发作及肺部感染见上述证候者。用法与用量:口服。周岁以内小儿一次10丸,一岁至三岁一次20丸,三岁至五岁一次30丸,六岁至十二岁一次40丸,十二岁以上及成人一次60丸,一日3次。

【化学成分】含强心苷类(毒毛旋花子配基、伊夫单苷、葶苈苷、伊夫双苷和糖芥苷),异硫氰酸类(异硫氰酸苄酯、异硫氰酸烯丙酯、异硫氰酸丁烯酯、2-苯乙基异硫氰酸酯、4-甲硫丁基异硫氰酸酯),脂肪油类(肉豆蔻酸、棕榈酸、硬脂酸、花生酸等十余种),环硫丁烷衍生物,丁烯腈,二烯丙基二硫化物,蛋白质等。

北葶苈子主要化学成分有:异硫氰酸苄酯、白芥子苷、芥子苷(黑芥子苷)、蛋白质、脂肪油和糖类,尚含有强心苷类成分(伊夫单苷)。

【药理作用】本品提取物有强心作用;能使心肌收缩力增强,心率减慢,对衰弱的心脏可增强输出量,降低静脉压;大剂量可引起心律不齐等强心苷中毒症状;有广谱抗菌作用;葶苈子在很低剂量,即可发挥显著的抗癌效果。还具有利尿作用。

【用法用量】3~9g。包煎。

白　果

【来源】本品为银杏科植物银杏 Ginkgo biloba L. 的干燥成熟种子。主产于广西壮族自治区、河南、四川、湖北等地。秋季种子成熟时采收,除去肉质外种皮,洗净,稍蒸或略煮后,烘干。

【商品】白果、炒白果。

【性状】本品略呈椭圆形,一端稍尖,另端钝,长1.5~2.5cm,宽1~2cm,厚约1cm。表面黄白色或淡棕黄色,平滑,具2~3条棱线。中果皮(壳)骨质,坚硬。内种皮膜质,种仁宽卵球形或椭圆形,一端淡棕色,另一端金黄色,横断面外层黄色,胶质样,内层淡黄色或淡绿色,粉性,中间有空隙。气微,味甘,微苦。

【性味归经】甘、苦、涩,平;有毒,归肺经。

【功效与主治】敛肺定喘,止带浊,缩小便。用于痰多喘咳,带下白浊,遗尿,尿频;炒白果使其毒性降低,收敛止浊作用增强。

【临床应用】

单味应用:

(1)小便频数:白果十四枚,七生七煨,食之。取效止。(《本草纲目》)

(2)小便白浊:生白果仁十枚,擂水,饮,日一服,取效止。(《本草纲目》)

(3)肠风下血:银杏煨熟,出火气,食之,米饮下。(《本草纲目》)

(4)牙齿虫:生银杏,每食后嚼一两个,良。(《本草纲目》)

(5)手足皲裂:生白果嚼烂,夜夜涂之。(《本草纲目》)

(6)头面癣疮:生白果仁切断,频擦,取效。(《本草纲目》)

(7)下部疳疮:生白果杵,涂之。(《本草纲目》)

(8) 阴虱作痒，阴毛际肉中生虫如虱，或红或白，痒不可忍者：白果仁嚼细，频擦之，取效。(《本草纲目》)

配伍应用：

(1) 白果与麻黄配伍，敛肺平喘，用于哮喘痰嗽。

(2) 白果与桑白皮配伍，泻肺平喘，用于肺热咳喘。

(3) 白果与莲子配伍，补脾益肾，除湿止带，用于脾肾气虚所致的白带清稀。

(4) 白果与黄柏配伍，清热燥湿止带，用于湿热带下。

(5) 白果与益智仁配伍，温肺益气止遗，用于白浊。

组方应用：

《摄生众妙方》定喘汤：白果二十一枚（去壳砸碎，炒黄色），麻黄三钱（10g），苏子二钱（6g），甘草一钱（3g），款冬花三钱（10g），杏仁一钱五分（4.5g）去皮尖，桑皮三钱（10g）蜜炙，黄芩一钱五分（4.5g）微炒，法制半夏三钱（10g）如无，用甘草汤泡七次，去脐用。上用水三钟，煎二钟，作二服，每服一钟，不拘时。主治哮喘。咳嗽痰多气急，痰稠色黄，微恶风寒，舌苔黄腻，脉滑数。

【化学成分】含淀粉，蛋白质，脂肪（主要为不饱和油酸和亚油酸），糖类，维生素C、核黄素、胡萝卜素，钙、磷、铁、钾、镁等矿物元素，以及银杏酸、白果酚、多糖和银杏醇等成分。

【药理作用】本品有祛痰和微弱松弛支气管平滑肌作用；能抑制结核杆菌的生长；体外对多种细菌及皮肤真菌有不同程度的抑制作用；能清除机体超氧自由基，具有抗衰老作用；生食白果过量可致中毒，严重者可因呼吸中枢麻痹而死亡。

【用法用量】4.5~9g。

【注意事项】生食有毒。

附药：银杏叶

为银杏树的干燥叶。性味甘、苦、涩，平。归心、肺、大肠经。功能敛肺平喘。活血止痛。用于肺虚咳喘；高血脂症、高血压、冠心病心绞痛、脑血管痉挛等。煎服，9~12g；或制成片剂、注射剂。

配伍应用：

银杏叶与人参配伍，敛肺平喘止痛，用于肺虚咳喘及高血脂、高血压、冠心病、心绞痛及脑血管痉挛等证。

矮 地 茶

【来源】本品为紫金牛科植物紫金牛 Ardisia japonica (Thunb.) Blume 的干燥全草。主产于长江流域以南各省。夏、秋二季茎叶茂盛时采挖，除去泥沙，干燥。

【商品】矮地茶。

【性状】本品根茎呈圆柱形，疏生须根。茎略呈扁圆柱形，稍扭曲，长10~30cm，直径0.2~0.5cm；表面红棕色，有细纵纹、叶痕及节；质硬。易折断。叶互生，集生于茎梢；叶片略卷曲或破碎，完整者展平后呈椭圆形，长3~7cm，宽1.5~3cm；灰绿色、棕褐色或浅红色；先端尖，基部楔形，边缘具细锯齿；近革质。茎顶偶有红色球形核果。气微，味微涩。

【性味归经】辛、微苦，平，归肺、肝经。

【功效与主治】化痰止咳，利湿，活血。用于新久咳嗽，痰中带血，湿热黄疸，跌打损伤。

【临床应用】

配伍应用：

(1) 矮地茶与猪汁配伍，制膏，清热止咳，用于肺热的咳喘痰多。

(2) 矮地茶与干姜配伍，温肺化饮，用于寒痰咳嗽。

(3) 矮地茶与百部配伍，滋阴清热，润肺止咳，用于肺结核、结核性胸膜炎。

(4) 矮地茶与茵陈配伍，利湿退黄，用于湿热黄疸。

(5) 矮地茶与茯苓配伍，利水渗湿，用于水肿。

(6) 矮地茶与红花配伍，活血祛瘀止痛，用于损伤疼痛。

(7) 矮地茶与威灵仙配伍，祛风湿，通络止痛，用于风湿痹痛。

(8) 矮地茶与当归配伍，活血祛瘀止痛，用于经闭腹痛。

【化学成分】含香豆素类（矮茶素又名岩白莱素、异岩白莱素和三甲氧基异岩白莱素），黄酮与多酚类（槲皮素、杨梅苷、山柰酚、紫金牛素、2-甲基腰果酚、1,2,3-三甲氧基苯、2-甲基-5-异丙基苯酚、2,2-甲氧基苯、2-甲氧基-4-异烯丙基苯酚等），三萜类（为齐墩果烷型三萜），挥发油类（有芳樟醇、石竹烯、苯乙醇、水杨酸甲酯、兰桉醇、α-石竹烯、己酸、3,7,11-三甲基-6,10-十二碳三烯-3-醇），以及紫金牛酚Ⅰ、Ⅱ、紫金牛素、岩白莱内酯、信筒子醌、酸金牛醌等。

【药理作用】本品有明显镇咳、祛痰作用；煎剂对金黄色葡萄球菌、肺炎球菌、大肠杆菌、伤寒杆菌、痢疾杆菌及流感病毒均有抑制作用；挥发油及紫金牛酚有抗结核杆菌作用。

【用法用量】15~30g。

洋 金 花

【来源】本品为茄科植物白花曼陀罗 Datura metel L. 的干燥花。主产于浙江、江苏、广东、福建等地。4~12月花初开时采收，晒干或低温干燥。

【商品】洋金花。

【性状】本品多皱缩成条状，完整者长9~15cm。花萼呈筒状，长为花冠的2/5，灰绿色或灰黄色，先端5裂，基部具纵脉纹5条，表面微有茸毛；花冠呈喇叭状，淡黄色或黄棕色，先端5浅裂，裂片有短尖，短尖下有明显的纵脉纹3条，两裂片之间微凹；雄蕊5，花丝贴生于花冠筒内，长为花冠的3/4；雌蕊1，柱头棒状。烘干品质柔韧，气特异；晒干品质脆，气微，味微苦。

【性味归经】辛、温；有毒，归肺、肝经。

【功效与主治】平喘止咳，镇痛，解痉。用于哮喘咳嗽，脘腹冷痛，风湿痹痛，小儿慢惊风；外科麻醉。

【临床应用】

单味应用：

面上生疮：曼陀罗花晒干，研末，少许贴之。（《本草纲目》）

配伍应用：

(1) 洋金花与草乌配伍，镇痉止痛，用于麻醉。

(2) 洋金花与全蝎配伍，镇痉息风，用于癫痫及慢惊风的痉挛抽搐。

组方应用：

(1)《御药院方》：曼陀罗花七朵（重一字），天麻二钱半钱（7.5），全蝎（炒）十枚，天南星（炮）、丹砂、乳香各二钱半（7.5g）。为末。每服半钱（1.5g），薄荷汤调下。主治小儿慢惊。

（2）《四川中药志》：曼陀罗花、茄梗、大蒜梗、花椒叶各等份。煎水洗。主治诸风痛及寒湿脚气。

【化学成分】含莨菪烷类生物碱（东莨菪碱、莨菪碱、东莨菪素），黄酮类化合物，主要有山奈酚、7-O-α-L-鼠李吡喃糖基-山奈酚、7-O-β-D-葡萄吡喃糖-山奈酚、3-O-[β-D-葡萄吡喃糖基（1→2）]-β-D-葡萄吡喃糖基-山奈酚、3-O-[β-D-葡萄吡喃糖基（1→2）]-β-D-葡萄吡喃糖基-7-O-α-L-鼠李吡喃糖基-山奈酚和3-O-[β-D-葡萄吡喃糖基（1→2）]-β-D-葡萄吡喃糖基-7-O-β-D-葡萄吡喃糖基-山奈酚，以及对羟基苯甲酸甲酯、苯甲醇-O-β-D-葡萄糖基-（1→2）-O-β-D-葡萄糖苷、山奈酚-3-O-β-D-葡萄糖基-7-O-α-L-鼠李糖苷等。

【药理作用】本品所含东莨菪碱对大脑皮层和皮层下某些部分有抑制作用，但对延髓、脊髓则有不同程度的兴奋作用；有一定的镇痛作用；有阿托品样解痉作用，可抗休克；有散瞳、调节眼麻痹及抑制汗腺分泌作用；所含生物碱小剂量能兴奋迷走神经而使心率减慢，大剂量则阻滞心脏M胆碱受体，使心率加快；中毒时主要表现为口干、皮肤潮红、无汗、瞳孔散大、呕吐、眩晕、狂躁不安等。

【用法用量】0.3~0.6g，宜入丸散；亦可作卷烟分次燃吸（一日量不超过1.5g）。外用适量。

【注意事项】外感及痰热咳喘、青光眼、高血压及心动过速患者禁用。

第十四章 安神药

【定义】 凡具有镇静安神作用的药物，叫安神药。

【中医指导理论】 "心主神明。"《内经》："气血者，人之神。"

【性味归经】 本类药物大多甘、平，归心、肺、肝经。

【临床应用】 安神药在临床主要用于心血虚或心气虚；心火亢盛或痰火扰心等所致的心神不宁、心悸怔忡、失眠多梦，癫、痫、狂、小儿惊风等证。应用安神药时应根据病证不同的病因病机，配伍适用的药物：如心阴虚血者，配养阴补血药；肝阳上亢者，配平肝潜阳药；心火亢盛者，配清泻心火药，痰热扰心者，见癫、痫、狂、惊风等证，则以清化热痰与平肝息风药为主治之，安神药为辅。

另外，朱砂一味具有毒性，临床应用要严格控制剂量，不宜长期服用。对于矿石类安神药，一般宜入丸散服用；其又易耗伤胃气，使用时应适当配伍健脾养胃之品。

一、重镇安神药

本类药物多为矿石、化石之类，具有质重沉降之性，能镇惊去怯、安神定志、平肝潜阳。临床上主要用于心火炽盛、肝阳上亢、突受惊吓所致心神不宁、心悸失眠、惊痫、癫狂等证。

朱　　砂

【来源】 本品为硫化物类矿物辰砂族辰砂，主含硫化汞（HgS）。主产于湖南、四川、贵州、云南等地。采挖后，选取纯净者，用磁铁吸附净含铁的杂质，再用水淘去杂石和泥沙。

【商品】 朱砂。

【性状】 本品为粒状或块状集合体，呈颗粒状或块片状。鲜红色或暗红色，条痕红色至褐红色，具光泽。体重，质脆，片状者易破碎，粉末状者有闪烁的光泽。气微，无味。

【性味归经】 甘，微寒；有毒，归心经。

【功效与主治】 清心镇惊，安神解毒。用于心悸易惊，失眠多梦，癫痫发狂，小儿惊风，视物昏花，口疮，喉痹，疮疡肿毒。

【临床应用】

单味应用：

（1）明目轻身，去三尸，除疮癞：美酒五升浸朱砂五两五宿，日干，研末，蜜丸小豆大，每服二十九，白汤下，久服见效。（《本草纲目》）

（2）小儿初生六日，解胎毒，温肠胃，壮气血：朱砂豆大细研，蜜一枣大调，与吮之，一日令荆。（《本草纲目》）

（3）预解痘毒，初发时或未出时：以朱砂末半钱，蜜水调服。多者可少，少者可无，重者可轻也。（《本草纲目》）

（4）辟瘴正阳：丹砂三两，水飞，每服半钱，温蜜汤下。（《本草纲目》）

（5）初生儿惊，月内惊风欲死：朱砂磨，新汲水涂五心，最验。（《本草纲目》）

（6）伤寒发汗，治伤寒时气瘟疫，头痛壮热脉盛，始得一二日者：取真丹一两，水一斗煮一升，顿服。覆被取汗，忌生血物。（《本草纲目》）

（7）伤寒发汗，治伤寒时气瘟疫，头痛壮热脉盛，始得一二日者：用真丹末，酒调，遍身涂之，向火坐，得汗愈。（《本草纲目》）

配伍应用：

（1）朱砂与黄连配伍，清心安神，用于心火亢盛所致的心神不安、心烦失眠等证。

（2）朱砂与当归配伍，补血养心安神，用于心火亢盛兼见心血虚之证者。

（3）朱砂与猪心配伍，炖服，镇静安神养心，用于惊恐、心气虚所致的惊悸怔忡之证。

（4）朱砂与酸枣仁配伍，养血安神，用于血虚所致的心悸失眠。

（5）朱砂与磁石配伍，镇静安神，用于癫痫。

（6）朱砂与雄黄配伍，重镇安神，清热解毒，用于感受秽浊之气的瘴疟。

（7）朱砂与冰片配伍，清热解毒，用于咽喉肿痛、口舌生疮。

（8）朱砂与茯苓配伍，安神，用于心火亢盛所致的神志不安等证。

组方应用：

《外台秘要》：紫雪（丹），石膏、寒水石、滑石、磁石各三斤，水牛角、羚羊角、沉香、青木香各五两，玄参、升麻各一斤，甘草八两，丁香一两，芒硝十斤，硝石四升，麝香五分，朱砂三两，黄金一百两。功用：清热开窍，息风止痉。主治热邪内陷心包热盛动风证。高热烦躁，神昏谵语，惊厥，斑疹吐衄，口渴引饮，唇焦齿燥，尿赤便秘，舌红绛苔干黄，脉数有力或弦数，以及小儿热盛惊厥。

【制剂】朱砂安神丸　组成：朱砂半两（15g），黄连六钱（18g），炙甘草五钱半（16.5g），生地黄二钱半（7.5g），当归二钱半（7.5g）。功用：重镇安神，清心泻火。主治心火亢盛，阴血不足证。失眠多梦，惊悸怔忡，心烦神乱，舌红，脉细数。

【化学成分】主含硫化汞，常夹杂雄黄、磷灰石、沥青质等。

【药理作用】本品能降低大脑中枢神经的兴奋性，有镇静、催眠、抗惊厥、抗心律失常作用；有解毒防腐作用，外用能抑制或杀灭皮肤细菌和寄生虫；本品为汞的化合物，汞与蛋白质的巯基有特别的亲和力，高浓度时，可抑制多种酶的活性；进入体内的汞，主要分布在肝肾，而引起肝肾损害，并可透过血－脑脊液屏障，直接损害中枢神经系统。

【用法用量】0.1～0.5g，多入丸散服，不宜入煎剂。外用适量。

【注意事项】本品有毒，不宜大量服用，也不宜少量久服，肝肾功能不全者禁服。

磁　石

【来源】本品为氧化物类矿物尖晶族磁铁矿，主含四氧化三铁（Fe_3O_4）。主产于江苏、山东、辽宁、广东等地。采挖后，除去杂石。生用或煅淬用。

【商品】磁石、煅磁石。

【性状】本品为块状集合体，呈不规则块状，或略带方形，多具棱角。灰黑色或棕褐色，条痕黑色，具金属光泽。体重，质坚硬，断面不整齐。具磁性。有土腥气，无味。

【性味归经】咸，寒，归肝、心、肾经。

【功效与主治】平肝潜阳，聪儿明目，镇惊安神，纳气平喘。用于头晕目眩，视物昏花，耳鸣耳聋，惊悸失眠，肾虚气喘；煅磁石，长于聪耳明目，纳气定喘。

【临床应用】

单味应用：

(1) 疔肿：取磁石捣为粉，醯醋和，封之，根即立出，瘥。(《经史证类备用本草》)

(2) 大肠脱肛：慈石半两，火煅醋淬七次，为末，每空心米饮服一钱。(《本草纲目》)

(3) 小儿惊痫：磁石炼水饮。(《圣济总录》)

(4) 金疮，止痛，断血：磁石末敷之。(《千金方》)

配伍应用：

(1) 磁石与朱砂配伍，平肝潜阳，镇静安神，用于阴虚阳亢引起的心烦心悸、失眠、头痛头晕等证及癫痫。

(2) 磁石与熟地配伍，补益肝肾，聪耳明目，用于肝肾阴虚所致的耳鸣耳聋、视物不清等证。

(3) 滋补肝肾明目配伍，用于肝肾阴虚的视力模糊。

(4) 磁石与代赭石配伍，纳气平喘，用于肾不纳气的虚喘。

(5) 磁石、生龙骨、生牡蛎配伍，平肝潜阳，镇静安神，用于肝阳上扰之眩晕。

组方应用：

(1)《备急千金要方》磁朱丸：磁石二两（60g），朱砂一两（30g），神曲四两（120g）。功用：益阴明目，重镇安神。主治心肾不交证。视物昏花，耳鸣耳聋，心悸失眠，亦治癫痫。

(2)《卫生家宝方》磁石丸：磁石一两（30g）煅，醋炙，菖蒲、川乌（焙，去皮、尖）、巴戟、黄芪、苁蓉、玄参各等份。为细末，炼蜜和丸，如梧桐子大。每服二十丸，盐酒汤下，空心服。主治补肝肾虚，止冷泪，散黑花。

【制剂】 耳聋左慈丸　组成：磁石，熟地黄，山茱萸，牡丹皮，山药，茯苓，泽泻，竹叶柴胡。功能与主治：滋肾平肝。用于肝肾阴虚，耳鸣耳聋，头晕目眩。用法与用量：口服。水蜜丸一次6g，小蜜丸一次9g，大蜜丸一次1丸，一日2次。

【化学成分】 主要化学成分为四氧化三铁（Fe_3O_4），属等轴晶系的氧化物矿物。

【药理作用】 本品可抑制中枢神经系统，有镇静、抗惊厥作用；经火煅醋淬后，其砷含量明显降低，其镇静及抗惊厥作用明显增强，故宜火煅醋淬后入药；因其含铁，故对缺铁性贫血有补血作用；还有抗炎、镇痛等作用。

【用法用量】 9~30g。先煎。

龙　骨

【来源】 本品为古代哺乳动物三趾马、犀类、鹿类、牛类、象类等的骨骼化石或象类门齿的化石。主产于山西、内蒙古、河南、河北等地。全年均可采挖，除去泥土及杂质。生用或煅用。

【商品】 龙骨、煅龙骨。

【性状】 五花龙骨　为不规则的块状，大小不一。全体淡黄白色，夹有蓝灰色及红棕色的花纹，深浅粗细不一。表面平滑，时有小裂隙。断面多粗糙，质硬而脆，易片片剥落而散碎。吸湿性强，以舌舔之有吸力。无臭，无味。

龙骨　为不规则的块状，大小不一。表面白色、灰白色或黄白色，较光滑，有的具纹理与裂隙，或具棕色条纹和斑点。质硬，断面不平坦，色白，细腻如粉质。吸湿力强，无臭，无味。

【性味归经】 甘、涩，平，归心、肝、肾经。

【功效与主治】 镇惊安神，平肝潜阳，收敛固涩。用于心神不宁，心悸失眠，惊痫癫狂，肝阳上亢，滑脱诸证，湿疮痒疹，疮疡久溃不敛；煅龙骨，长于收敛固涩。

【临床应用】

单味应用：

(1) 小儿脐疮久不瘥：用龙骨烧灰，细研，敷之。(《经史证类备用本草》)

(2) 伤寒已八九日至十余日，大烦渴，热盛而三焦有疮螶者，多下，或张口吐舌呵吁，目烂，口鼻生疮，吟语，不识人，除热毒止痢疾：龙骨半斤，碎，以水一斗煮取四升，沉之井底令冷，服五合，渐渐进之。恣意饮，尤以老少。(《经史证类备用本草》)

(3) 妇人无故尿血：龙骨一两，以酒调方寸匕，空心，日三。(《经史证类备用本草》)

(4) 老疟：末龙骨方寸匕，先发一时，酒一升半煮取三沸，及热峻，温复取汗，即效。(《经史证类备用本草》)

(5) 若久下痢，经时不止者，此成休息：龙骨四两如泄大，碎，以水五升煮三升半，令冷，分为五服。又以米饮和，为丸，服十丸。(《经史证类备用本草》)

(6) 小便出血：末龙骨二方寸匕，水调，温服之，日二服，瘥。(《经史证类备用本草》)

(7) 耳中出血：龙骨末，吹之。(《本草纲目》)

配伍应用：

(1) 龙骨与牡蛎配伍，平肝潜阳，用于阴虚阳亢所致的烦躁易怒、头晕目眩等证。

(2) 龙骨与远志配伍，镇静安神，用于神志不安、心悸失眠及惊痫、癫狂等证。

(3) 龙骨与沙苑子配伍，补肾固精，用于肾虚遗精。

(4) 龙骨与海螵蛸配伍，固精止带，收敛固涩，用于带下赤白、月经过多。

(5) 龙骨与五味子配伍，收敛止汗，用于气虚汗出。

(6) 龙骨、牡蛎、柴胡配伍，疏肝安神，用于肝郁失眠证所致情志抑郁，口苦咽干，心烦易怒，胸闷胁满夜寐不宁。

组方应用：

(1) 经验方：龙骨150g，牡蛎150g，三七粉100g，藕节炭150g，生白及100g，百部75g。功效主治：收敛止血。用于肺结核咯吐脓血。用法：以上药物共为细末，每服10g，每日3次，温开水送下。

(2)《千金方》：龙骨、虎骨、远志各等份。上三味，治下筛。食后服方寸匕，日二。主治好忘。

(3)《金匮要略》桂枝加龙骨牡蛎汤：桂枝、芍药、生姜各三两(90g)，甘草二两(60g)，大枣十二枚，龙骨、牡蛎各三两(90g)。上七味，以水七升(1400ml)，煮取三升(600ml)。分温三服。主治失精家少腹弦急，阴头寒，目眩，发落，脉极虚芤迟，为清谷，亡血失精，脉得诸芤动微紧，男子失精，女子梦交。

(4)《景岳全书》龙骨散：龙骨(煅)、当归、香附(炒)各一两(30g)，棕毛灰五钱(15g)。上为细末。每服四钱(12g)，空心，米饮跳下。忌油腻、鸡、鱼、炙物。主治血崩不止。

(5)《普济方》神仙止血散：龙骨一两(30g)五色紧者，诃子一两(30g)，白石脂半两(15g)，苎麻叶半两(15g)。上为细末。水调服之。主治金疮出血。

(6)《本草汇言》：龙骨、赤石脂(俱火煅)、海螵蛸(水煮过)各三钱(10g)。共研细末。先用绵纸条拭干脓水，后吹末药。主治两耳湿烂。

【制剂】桂龙咳喘宁胶囊　组成：桂枝，龙骨，白芍，生姜，大枣，炙甘草，牡蛎，黄连，法半夏，瓜蒌皮，苦杏仁。功能与主治：止咳化痰，降气平喘。用于外感风寒、痰湿阻肺引起的咳嗽、气喘、痰涎壅盛；急慢性支气管炎见上述证候者。用法与用量：口服。一次5粒，一日3次。

【化学成分】主含碳酸钙、磷酸钙，尚含铁、钾、钠、氯等。

【药理作用】本品所含钙盐吸收后，有促进血液凝固、降低血管壁的通透性及抑制骨骼肌的兴奋等作用；有抗惊厥、镇静、催眠等作用。

【用法用量】9～30g，先煎。外用适量。

附药：龙齿

本品为药材龙骨原动物的牙齿化石。采掘龙骨时即可收集龙齿，碾碎生用或火煅用。性味甘、涩，凉。归心、肝、肾经。有镇静安神作用。适用于惊痫、心悸、失眠、多梦等证。用法用量与龙骨相同。

配伍应用：

（1）龙齿与朱砂配伍。镇静安神。多用于惊痫、心悸心烦、失眠多梦。

（2）龙齿、远志、酸枣仁配伍。镇静安神。用于体虚失眠。

琥　珀

【来源】本品为古代松科植物，如枫树、松树的树脂埋藏地下经年久转化而成的化石样物质。主产于广西壮族自治区、云南、辽宁等地。全年均可采收。研末用。

【商品】琥珀。

【性状】本品为不规则的块状、颗粒状或多角形，大小不一，块状者可长达6cm。血红色或黄棕色，表面不平，有光泽。质松脆，捻之即成粉末。气无，味淡，嚼之易碎无砂感觉。

【性味归经】甘，平，归心、肝、膀胱经。

【功效与主治】镇惊安神，活血散瘀，利尿通淋。用于心神不宁，惊风，癫痫，瘀血证，淋证，癃闭。

【临床应用】

单位应用：

（1）小便尿血：琥珀为末，每服二钱，灯心汤下。（《本草纲目》）

（2）心经蓄热，小便赤涩不通，淋沥作痛：琥珀为细末，每服半钱，浓煎萱草根调下，食前。（《杨氏家藏方》忘忧散）

配伍应用：

（1）琥珀与全蝎配伍，息风定惊，用于惊风、癫痫。

（2）琥珀与夜交藤配伍，养心安神，用于心悸不安、失眠多梦。

（3）琥珀与莪术配伍，活血散瘀，用于血瘀气滞的月经不调及外伤的肿痛。

（4）琥珀与三七配伍，活血化瘀止痛，用于冠心病。

（5）琥珀与灯芯配伍，利尿通淋，散瘀止血，用于小便尿血。

（6）琥珀与葱白配伍，利尿通淋，用于石淋。

（7）琥珀与金钱草配伍，利尿通淋，用于热淋、石淋。

组方应用：

（1）《小儿卫生总微论方》琥珀散：琥珀末一分（0.3g），珍珠末一分（0.3g），朱砂末半分（0.15g），铅霜半分（0.15g），赤芍药末一分半（0.45g）。上拌匀，每服一字（2g），煎金银、薄荷汤调下，无时。主治天吊惊风发搐。

（2）《圣济总录》湖泊汤：琥珀、姜黄、牛膝（酒浸，切，焙）、虎杖、牡丹皮各半两（15g），当归（切，焙）、生干地黄（焙）、桂（去粗皮）、桃仁（汤浸，去皮、尖、双仁，麸炒）各三分

(1g)，大黄（锉，焙）一两（30g），虻虫（去翅、足，炒黄）一分（0.3g），芒硝一两（30g）。上十二味，粗捣筛。每服二钱匕（4g），水一盏（150~300ml），煎取七分，去滓温服。主治产后恶露不下，气攻心腹，烦闷刺痛。

【制剂】琥珀抱龙丸　组成：山药，朱砂，甘草，琥珀，天竹黄，檀香，枳壳，茯苓，胆南星，枳实，红参。功能与主治：清热化痰，镇静安神。用于饮食内伤所致的痰食型急惊风，症见发热抽搐、烦躁不安、痰喘气急、惊痫不安。用法与用量：口服。一次1丸，一日2次；婴儿每次1/3丸，化服。

【化学成分】含树脂，挥发油及钠、锶、硅、铁、钨、镁、铝、钴、镓等元素。主要化学成分有：二松香醇酸、琥珀银松酸、琥珀树脂醇、琥珀松香醇、琥珀酸、龙脑、琥珀氧松香酸、琥珀松香醇酸等。

【药理作用】本品所含琥珀酸有中枢抑制作用，能镇静、降温、抗惊厥；对中性粒细胞有抑制作用。还具有利尿作用。

【用法用量】1.5~3g。研末冲服或入丸散。

二、养心安神药

本类药物大多味甘性平，具有滋润补益之功。临床上主要用于心失所养、阴血不足所致的心悸、怔忡、健忘、失眠多梦等证。

酸 枣 仁

【来源】本品为鼠李科植物酸枣 Ziziphus jujuba Mill. var. spinosa (Bunge) Hu ex H. F. Chou 的干燥成熟种子。主产于河北、陕西、山西、山东等地。秋末冬初采收成熟果实，除去果肉及核壳，收集种子，晒干。

【商品】酸枣仁、炒酸枣仁。

【性状】本品呈扁圆形或扁椭圆形，长5~9mm，宽5~7mm，厚约3mm。表面紫红色或紫褐色，平滑有光泽，有的有裂纹。一面较平坦，中间有1条隆起的纵线纹；另一面稍突起。一端凹陷，可见线性种脐；另端有细小突起的合点。种皮较脆，胚乳白色，子叶2，浅黄色，富油性。气微，味淡。

【性味归经】甘、酸，平，归肝、胆、心经。

【功效与主治】补肝，宁心，敛汗，生津。用于虚烦不眠，经常多梦，体虚多汗，津伤口渴。酸枣仁炒后养心安神作用明显增强。

【临床应用】

单味应用：

（1）胆虚睡卧不安，心多惊悸：用酸枣仁一两，炒令香熟，捣细为散，每服二钱，竹叶汤调下，不计时候服。（《经史证类备用本草》）

（2）夜不眠睡：用酸枣仁半两，炒黄，研末，以酒三合浸汁，先以粳米三合煮作粥，临熟下枣仁汁，更煮三五沸，空心食之。（《经史证类备用本草》）

（3）胆风多睡：一两生捣，用末，姜茶下。（《本草易读》）

配伍应用：

（1）酸枣仁与当归配伍，养心阴，益肝血，宁心安神，用于心肝血虚引起的心悸失眠、心悸怔忡。

（2）酸枣仁与茯苓配伍，养血安神，清热除烦，用于肝虚有热的虚烦失眠。

（3）酸枣仁与生地黄配伍，滋阴养血，补心安神，用于心肾不足、阴亏血少的虚烦少寐、心悸神疲、梦遗健忘、口燥咽干等证。

（4）酸枣仁与五味子配伍，固涩敛汗，用于体虚自汗盗汗。

组方应用：

（1）《金匮要略》酸枣仁汤：酸枣仁 15~30g，茯苓 6g，知母 6~9g，川芎 6g，甘草 6g。功用：养血安神，清热除烦。主治虚烦不眠证。失眠心悸，虚烦不安，头目眩晕，咽干口燥，舌红，脉弦细。

（2）《普济方》：酸枣仁、人参、茯苓各等份。上为细末，米饮调下半盏。主治睡中盗汗。

（3）段兴州主任医师方　催眠安神汤：制何首乌 20g，鸡血藤 20g，珍珠母（先煎）30g，合欢皮 20g，仙鹤草 30g，旱莲草 20g，夜交藤 20g，朱远志 15g，朱茯神 15g，炒酸枣仁 30g，生黄芪 15g，当归 15g，生地 12g，炙甘草 10g。功效主治：养血、滋阴、益气、镇惊、安神。用于心血不足，肝肾阴虚所致的心烦体倦，怔忡健忘，少眠多梦易醒，大便干燥；妇女更年期综合征见上述证候者。用法：每日一剂，水煎 400ml，分两次温服。

【制剂】

（1）心神宁片　组成：酸枣仁（炒），远志，茯苓，栀子，六神曲，甘草，辅料为糊精，硬脂酸镁。功能与主治：养血除烦，宁心安神。用于心肝血虚所致的失眠多梦，烦躁而惊，疲倦食少。用法与用量：口服。一次 4~6 片，一日 3 次。（延安常泰药业有限责任公司生产）

（2）安神胶囊　组成：酸枣仁，川芎，知母，麦冬，制何首乌，五味子，丹参，茯苓。功能与主治：补血滋阴，养心安神。用于阴血不足，失眠多梦，心悸不宁，五心烦热，盗汗耳鸣。用法与用量：口服。一次 4 粒，一日 3 次。

【化学成分】含酸枣仁皂苷（A、B、C、D、E），黄酮类，三萜类（白桦脂酸、白桦脂醇、阿魏酸等），生物碱，脂肪，蛋白质，氨基酸，多糖，植物甾醇和多量维生素 C 等，尚含微量强烈刺激性的挥发油。

【药理作用】本品有镇静、催眠、镇痛、抗惊厥、降血脂作用；所含总皂苷有抗心肌缺血作用；其水溶成分可引起血压持续下降；还有增强免疫功能及兴奋子宫等作用。能提高烧伤大鼠存活时间。

【用法用量】9~15g。

柏 子 仁

【来源】本品为柏科植物侧柏 Platycladus orientalis（L.）Franco 的干燥成熟种仁，主产于山东、河南、河北、陕西等地。秋、冬二季采收成熟种子，晒干，除去种皮，收集种仁。

【商品】柏子仁、柏子仁霜、炒柏子仁。

【性状】本品呈长卵形或长椭圆形，长 4~7mm，直径 1.5~3mm。表面黄白色或淡黄棕色，外包膜质内种皮，顶端略尖，有深褐色的小点，基部钝圆。质软，富油性。气微香，味淡。

【性味归经】甘，平，归心、肾、大肠经。

【功效与主治】养心安神，止汗，润肠。用于虚烦失眠，心悸怔忡，阴虚盗汗，肠燥便秘；柏子仁霜消除了致呕吐和润肠致泻的副作用，用于心神不安，虚烦失眠的脾虚患者。炒柏子仁则有焦香味，利于服用。

【临床应用】

单味应用：

(1) 小儿躯啼惊痫，腹满不乳食，大便青白色：用柏子仁末，温水调下二钱。(《经史证类备用本草》)

(2) 肠风下血：柏子十四个捶碎，囊贮浸好酒三盏，煎八分，服，立止。(《本草纲目》)

配伍应用：

(1) 柏子仁与酸枣仁配伍，养心安神，用于血不养心所致的虚烦不寐、心悸怔忡。

(2) 柏子仁与牡蛎配伍，养心安神敛汗，用于心血亏虚兼有盗汗者。

(3) 柏子仁与麻子仁配伍，润肠通便，用于肠燥便秘。

组方应用：

(1)《体仁汇编》柏子养心丸：柏子仁12g，枸杞子9g，麦门冬、当归、石菖蒲、茯神各5g，玄参、熟地黄各6g，甘草5g。功用：养心安神，滋阴补肾。主治阴血亏虚，心肾失调所致之精神恍惚，惊悸怔忡，夜寐多梦，健忘盗汗，舌红少苔，脉细而数。

(2)《本草衍义》：柏子仁、大麻子仁、松子仁，等份。同研，熔白蜡丸桐子大。以少黄丹汤服二三十丸，食前。主治老人虚秘。

【化学成分】含柏木醇、谷甾醇和二萜类成分，又含脂肪油及少量挥发油、皂苷、维生素A和蛋白质等。脂肪油的主要成分为不饱和脂肪酸类（软脂酸、棕榈酸、碳十七酸、亚油酸、亚麻酸、油酸、硬脂酸、碳十九酸、花生四烯酸、二十碳三烯酸、二十碳二烯酸、二十碳烯酸、二十碳酸、二十二烷酸、二十四烷酸、9,10-十一烯酸甲酯、氧壬酸甲酯、氧癸酸甲酯、十四酸甲酯等)。

【药理作用】本品的水及乙醇提取物有增强记忆力、镇静作用；因含大量脂肪油，故有润肠通便作用。

【用法用量】3～9g。

远　志

【来源】本品为远志科植物远志 Polygala tenui folia Willd. 或卵叶远志 Polygala sibirica L. 的干燥根。主产于山西、陕西、吉林、河南等地。春、秋二季采挖，除去须根及泥沙，晒干。

【商品】远志、制远志、蜜远志。

【性状】本品呈圆柱形，略弯曲，长3～15cm，直径0.3～0.8cm。表面灰黄色至灰棕色，有较密并深陷的横皱纹、纵皱纹及裂纹，老根的横皱纹较密更深陷，略呈结节状。质硬而脆，易折断，断面皮部棕黄色，木部黄白色，皮部易与木部剥离。气微，味苦、微辛，嚼之有刺喉感。

【性味归经】苦，辛，温，归心、肾、肺经。

【功效与主治】安神益智，祛痰，消肿。用于心肾不交引起的失眠多梦、健忘惊悸、神志恍惚，咳痰不爽，疮疡肿毒，乳房肿痛；制远志，甘草水制后，既能缓和燥性，又能消除麻味，防止刺喉，以安神益智为主，用于心神不安，惊悸，失眠，健忘。蜜炙远志能增强化痰止咳的作用，多用于咳嗽，痰多，难咯出者。

【临床应用】

单味应用：

(1) 喉痹作痛：远志肉为末，吹之，涎出为度。(《本草纲目》)

(2) 脑风头痛不可忍：远志末，畜鼻。(《本草纲目》)

(3) 吹乳痈疽：远志焙，研，酒服二钱，以滓敷之。(《本草纲目》)

（4）一切痈疽，远志酒，治一切痈疽发背疖毒，恶候侵大，有死血阴毒在中则不痛，敷之即痛。有忧怒等气积，内攻则痛不可忍，敷之即痛。或蕴热在内，热逼人手不可近，敷之即清凉。或气虚冷，溃而不敛，敷之即敛。此本韩大夫宅用以救人方，极验。若七情内郁，不问虚实寒热，治之皆愈：用远志不以多少，米泔浸洗，捶去心，为末，每服三钱，温酒一盏调，澄少顷，饮其清，以滓敷患处。（《本草纲目》）

（5）心孔昏塞，多忘：丁酉日密自至市中买远志，着巾角中，末服，勿令人知。

配伍应用：

（1）远志与朱砂配伍，宁心安神，用于惊悸。

（2）远志与石菖蒲配伍，宁心安神，用于失眠健忘。

（3）远志与郁金配伍，祛痰开窍，用于痰阻心窍引起的精神错乱、神志恍惚、惊痫等证。

（4）远志与桔梗配伍，祛痰，用于咳嗽痰多、难咯者。

组方应用：

（1）《古今录验》定志小丸：菖蒲、远志、茯苓各二分（0.6g），人参三两（90g）。上四味，捣下筛，服方寸匕，后食，日三蜜和丸如梧桐子，服六七丸，日五，亦得。主治心气不足，五脏不足，甚者忧愁悲伤不乐，忽忽喜忘，暮瘥朝发，发则狂眩。

（2）《朱氏集验医方》远志丸：远志半斤（250g），甘草水煮，去心，茯神（去木）、益智仁各二两（60g）。上为细末，酒煮面糊为丸，如梧子大。每服五十丸，临卧枣汤送下。主治小便赤浊。

【化学成分】含皂苷类（水解后可得远志皂苷元 A 和远志皂苷元 B），口山酮类，寡糖酯类化合物，还含远志酮、生物碱、糖及糖苷、远志醇、细叶远志定碱、脂肪油、树脂等。

【药理作用】本品有镇静、催眠、抗惊厥、祛痰作用；煎剂对离体的未孕及已孕子宫有兴奋作用；醇浸剂对人型结核杆菌、痢疾杆菌、伤寒杆菌等均有抑制作用；所含皂苷有溶血作用；煎剂具有抗衰老作用。还具有抗水肿、利尿、抗癌作用。

【用法用量】3～9g。

合 欢 皮

【来源】本品为豆科植物合欢 Albizia julibrissin Durazz. 的干燥树皮。主产于湖北、安徽、浙江等地。夏、秋二季剥取，晒干。

【商品】合欢皮。

【性状】本品呈卷曲筒状或半筒状，长 40～80cm，厚 0.1～0.3cm。外表面灰棕色至灰褐色，稍有纵皱纹，有的成浅裂纹，密生明显的椭圆形横向皮孔，棕色或棕红色，偶有突起的横棱或较大的圆形枝痕，常附有地衣斑；内表面淡黄棕色或黄白色，平滑，有细密纵纹。质硬而脆，易折断，断面呈纤维性片状，淡黄棕色或黄白色。气微香，味淡、微涩、稍刺舌，而后喉头有不适感。

【性味归经】甘，平，归心、肝、肺经。

【功效与主治】解郁安神，活血消肿。用于心神不安，忧郁失眠，肺痈疮肿，跌扑伤痛。

【临床应用】

单味应用：

（1）肺痈唾浊，心胸甲错：取夜父荫合皮一掌大，水三升煮取一半，分二服。（《本草纲目》）

（2）蜘蛛咬伤：合欢皮，捣为末，和铠下墨，生油调涂。（《本草拾遗》）

配伍应用：

（1）合欢皮与龙齿配伍，安神解郁，多用于情志所伤的忿怒忧郁、虚烦不安、健忘失眠等证。

（2）合欢皮与川芎配伍，活血消肿止痛，用于骨折。

（3）合欢皮与白蔹配伍，扶正祛邪，托毒溃脓，用于肺痈久不溃口。

（4）合欢皮与蒲公英配伍，清热解毒，消痈散结，用于痈疽疮肿。

组方应用：

《续本事方》：夜合树皮四两（120g）炒干，末之，入麝香、乳香各一钱（3g）。每服三大钱（10g），温酒调，不饥不饱时服。主治：跌扑伤损筋骨。

【制剂】 安神补心丸　组成：合欢皮，菟丝子，墨旱莲，首乌藤，地黄，珍珠母，女贞子，丹参，五味子，石菖蒲。功能与主治：养心安神。用于心血不足、虚火内扰所致的心悸失眠、头晕耳鸣。用法与用量：口服。一次15丸，一日3次。

【化学成分】 含黄酮类化合物，鞣质和多种木脂素及木脂体糖苷，吡啶醇衍生物的糖苷等。主要化学成分有：(−)-丁香树脂酚-4-O-β-D-呋喃芹糖基(1→2)-β-D-吡喃葡萄糖苷、(6R)-2-反式-2,6-二甲基-6-O-β-D-吡喃鸡纳糖基-2,7 辛二烯酸、(6S)-2-反式-2,6 二甲基-6-O-β-D-吡喃鸡纳糖基—7-辛二烯酸、香树脂酚等。

【药理作用】 本品有镇静、催眠作用；合欢总苷有兴奋子宫、抗早孕作用；还有抗肿瘤、增强免疫等作用。还具有抗过敏作用。

【用法用量】 6~12g。外用适量，研末调敷。

附药：合欢花

本品为豆科植物合欢的干燥花序。药性、功效与合欢皮相似，有安神解郁功效。多用于心神不安，忧郁失眠等。煎服，4.5~9g。

配伍应用：

合欢花与柏子仁配伍，安神解郁，用于虚烦不眠、抑郁寡欢、健忘失眠。

夜 交 藤

【来源】 本品为蓼科植物何首乌 Polygonum multiflorum Thunb. 的干燥藤茎。主产于河南、湖北、广西壮族自治区、江苏等地。秋、冬二季采割，除去残叶，捆成把，干燥。

【商品】 夜交藤。

【性状】 本品呈长圆柱形，稍扭曲，具分枝，长短不一，直径4~7mm。表面紫红色至紫褐色，粗糙，具扭曲的纵皱纹，节部略膨大，有侧枝痕，外皮菲薄，可剥离。质脆，易折断，断面皮部紫红色，木部黄白色或淡棕色，导管孔明显，髓部疏松，类白色。气微，味微苦涩。

【性味归经】 甘，平，归心、肝经。

【功效与主治】 养血安神，祛风通络。用于失眠多梦，血虚身痛，风湿痹痛；外治皮肤瘙痒。

【临床应用】

单味应用：

放射性皮炎：鲜首乌藤适量，捣烂成糊状，炎症局部清洗干净（禁用肥皂洗涤），将药糊外敷，每晚1次，疗程3~7天。避免日光及冷热刺激，防止外伤及感染，适当增加营养，服用维生素类药物。能养血祛风。（《一味妙方治百病》）

配伍应用：

（1）夜交藤与柏子仁配伍，养心安神，用于失眠、多汗、血虚肢体酸痛。

（2）夜交藤与苦参配伍，清热燥湿，祛风止痒，用于皮肤疮疹作痒。

组方应用：

《医醇賸义》甲乙归脏汤：夜交藤四钱（12g），珍珠母八钱（24g），龙齿二钱（6g），柴胡（醋炒）一钱（3g），薄荷一钱（3g），生地六钱（18g），归身二钱（6g），白芍（酒炒）一钱五分（4.5），丹参二钱（6g），柏子仁二钱（6g），夜合花二钱（6g），沉香五分（1.5g），红枣十枚。水煎服。主治彻夜不寐，间日轻重，如发疟。

【制剂】 夜宁糖浆　成分：首乌藤、合欢皮、灵芝、大枣、女贞子、甘草、浮小麦。功能与主治：养血安神。用于心血不足所致的失眠、多梦、头晕、乏力；神经衰弱见上述证候者。用法与用量：口服。一次40ml，一日2次。

【化学成分】 含蒽醌类化合物，主要化学成分有：大黄素甲醚、大黄素、β-谷甾醇、大黄素甲醚-8-O-β-D-葡萄糖苷、大黄素-8-O-β-D-葡萄糖苷、ω-羟基大黄素等。

【药理作用】 本品有镇静、催眠作用；能促进免疫功能。还具有降血脂作用。

【用法用量】 9～15g。外用适量，煎水洗患处。

灵　芝

【来源】 本品为多孔菌科真菌赤芝或紫芝的干燥子实体。分布全国。全年采收，除去杂质，剪除附有朽木、泥沙或培养基质的下端菌柄，阴干或在40～50℃烘干。

【商品】 灵芝。

【性状】 赤芝　外形呈伞状，菌盖肾形、半圆形或近圆形，直径10～18cm，厚1～2cm。皮壳坚硬，黄褐色至红褐色，有光泽，具环状棱线和辐射状皱纹，边缘薄而平截，常稍内卷。菌肉白色至淡棕色。菌柄圆柱形，侧生，少偏生，长7～15cm，直径1～3.5cm，红褐色至紫褐色，光亮。孢子细小，黄褐色。气微香，味苦涩。

紫芝　皮壳紫黑色，有漆样光泽。菌内绣褐色。菌柄长17～23cm。

栽培品子实体较粗壮、肥厚，直径12～22cm，厚1.5～4cm。皮壳外常被有大量粉尘样的黄褐色孢子。

【性味归经】 甘，平，归心、肺、肝、肾经。

【功能与主治】 补气安神，止咳平喘。用于眩晕不眠，心悸气短，虚劳咳喘。

【临床应用】
单味应用：
治积年胃病：木灵芝五分，切碎，用老酒浸泡服用。（《杭州药植志》）
配伍应用：
(1) 灵芝与夜交藤配伍，养血安神，用于血虚所致的虚烦不眠，心悸怔忡等证。
(2) 灵芝与百合配伍，养阴清肺，止咳平喘，用于肺虚的久咳，气喘等证。
(3) 灵芝与酸枣仁配伍，补血益气安神，用于气血不足、心神失养所致的心神不宁、失眠、惊悸、多梦、健忘、体倦神疲、食少等症。
(4) 灵芝与半夏配伍，补益肺气，温肺化痰，止咳平喘，用于形寒咳嗽、痰多气喘的痰饮证。
(5) 灵芝与人参配伍。补养气血，用于虚劳短气、不思饮食、手足逆冷或烦躁口干等症。
组方应用：
经验方　清脂饮：灵芝15g，泽泻10g，决明子10g，荷叶6g，生山楂10g。功效主治：健脾利水，活血通络，清热消脂。用于高脂血症。用法：每日一剂，水煎400ml，分两次温服。

【化学成分】 含多糖，核苷类，呋喃类，甾醇类，生物碱，三萜类，油脂类，多种氨基酸及蛋白质类，酶类，有机锗及多种微量元素等。主要化学成分有：灵芝酸、腺苷、赤芝孢子内脂A、赤芝孢子酸A、灵芝碱甲、灵芝碱乙、腺嘌呤核苷、腺嘌呤等。

【药理作用】 本品能增强中枢神经系统功能，强心，改善冠脉血循环，增加心肌营养性血流量，降低心肌耗氧量和耗糖量，增强心肌及机体对缺氧的耐受力，降血脂，调节血压，护肝，促进周围血液中白细胞增加，增强机体免疫功能，并有抗过敏作用，又能止咳、祛痰、抗肿瘤。

【用法用量】 6～12g。

第十五章　平肝息风药

【定义】 凡有平肝息风、潜阳作用的药物叫平肝息风药。

【中医指导理论】《内经》："诸风掉眩，皆属于肝。"

【性味归经】 本类药物大多咸辛，归肝经。

【临床应用】 根据功效和应用的不同，本类药物分为平肝息风药和平肝潜阳药。主要适用于肝风内动，惊痫抽搐，肝阳上亢，头晕目眩等证。临床应用时应根据引起肝风内动、肝阳上亢的病因病机及兼证，配伍其他药物，如：肝阳上亢所致肝风内动者，用平肝潜阳药配伍平肝息风药；火热炽盛所致肝热、肝风内动者，以清热泻火、清泄肝热药合用为宜；对肝肾阴虚，肝失滋养的肝风内动者，应配伍滋肾养阴药，阴血虚者，配滋阴补血药。

【注意事项】 本类药物有寒凉、温燥的不同，临床应用要依据病证特点区别使用。如脾虚肝惊勿用寒凉，阴虚血少则勿用温燥。

一、平肝潜阳药

平肝息风药主要以平息肝风，定惊止痉为主要功效，又叫息风止痉药。临床主要应用温热病所致热盛风动和惊风、癫痫、中风、破伤风等有痉挛抽搐之证者；若兼久疾神昏，则还应配化痰开窍药。

石 决 明

【来源】 本品为鲍科动物杂色鲍 Haliotis diversicolor Reeve、皱纹盘鲍 Haliotis discus hannai Ino、羊鲍 Haliotis ovina Gmelin、澳洲鲍 Haliotis ruber (Leach)、耳鲍 Haliotis asinina Linnaeus 或白鲍 Haliotis laevigata (Donovan) 的贝壳。分布于广东、福建、辽宁、山东等沿海地区，夏、秋二季捕捉，去肉，洗净，干燥。打碎，生用或煅用。

【商品】 石决明、煅石决明。

【性状】 杂色鲍　呈长卵圆形，内面观略呈耳形，长 7~8cm，宽 5~6cm，高约 2cm。表面暗红色，有多数不规则的螺肋和细密生长线，螺旋部小，体螺部大，葱螺旋部顶处开始向右排列有 20 余个疣状突起，末端 6~9 个开孔，孔口与壳面平。内面光滑，具珍珠母样彩色光泽。壳较厚，质坚硬，不易破碎。气微，味微咸。

皱纹盘鲍　呈长椭圆形，长 8~12cm，宽 6~8cm，高 2~3cm。表面灰棕色，有多数粗糙而不规则的皱纹，生长线明显，常有苔藓类或石灰虫等附着物，末端 4~5 个开孔，孔口突出壳面，壳较薄。

羊鲍　近圆形，长 4~8cm，宽 2.5~6cm，高 0.8~2cm。壳顶位于近中部而高于壳面，螺旋部与体螺部各占 1/2，从螺旋部边缘有两行整齐的突起，尤以上部较为明显，末端 4~5 个开孔，呈管状。

澳洲鲍　呈扁平卵圆形，长 13~17cm，宽 11~14cm，高 3.5~6cm。表面砖红色，螺旋部约为壳面的 1/2，螺肋和生长线呈波状隆起，疣状突起 30 余个，末端 7~9 个开孔，孔口突出壳面。

耳鲍　狭长，略扭曲，呈耳状，长 5~8cm，宽 2.5~3.5cm，高约 1cm。表面光滑，具翠绿色、紫色及褐色等多种颜色形成的斑纹，螺旋部小，体螺部大，末端 5~7 个开孔，孔口与壳平，多为椭圆形，壳薄，质较脆。

白鲍　呈卵圆形，长 11~14cm，宽 8.5~11cm，高 3~6.5cm。表面砖红色，光滑，壳顶高于壳面，生长线颇为明显，螺旋部约为壳面的 1/3，疣状突起 30 余个，末端 9 个开孔，孔口与壳平。

【性味归经】咸，寒，归肝经。

【功效与主治】平肝潜阳，清肝明目。用于头痛眩晕，目赤翳障，视物昏花，青盲雀目；煅石决明，平肝潜阳功效缓和，略兼有收敛固涩作用。

【临床应用】

单味应用：

（1）小肠五淋：用石决明去粗皮，研为末，飞过，熟水服二钱，每二服。如淋中有软硬物，即加朽木末五分。（《本草纲目》）

（2）外伤出血：石决明适量，煅制成疏松细粉，过筛。将伤口洗净，撒上药粉，紧紧压迫即可。（内蒙古《中草药新医疗法资料选编》）

（3）锁喉风：石决明火烧醋炙三次，研细末，用米醋调，鹅羽蘸擦喉内，吐痰效果。（《本草汇言》）

配伍应用：

（1）石决明与生地配伍，养肝肾之阴，平肝潜阳，主要用于肝肾阴虚、肝阳上亢引起的头晕目眩。

（2）石决明与钩藤配伍，清热平肝，用于肝阳上亢兼有热象者。

（3）石决明与决明子配伍，清肝明目，用于肝火上炎引起的目赤肿痛。

（4）石决明与谷精草配伍，疏散风热，明目退翳，用于风热的目赤肿痛、翳膜遮睛。

（5）石决明与菟丝子配伍，养肝明目，用于肝虚血少，目暗不明。

组方应用：

（1）《圣济总录》石决明散：石决明、羌活（去芦头）、草决明、菊花各一两（30g），甘草（炙锉）半两（15g）。上五味，捣罗为散，每服二钱匕（4g），水一盏（150~300ml），煎至六分，和滓，食后临卧温服。主治风毒气攻入头，眼昏暗及头目不利。

（2）《山东中草药手册》：石决明八钱（24g），菊花四钱（12g），枸杞子四钱（12g），桑叶三钱（10g）。主治眩晕。

（3）《山东中草药手册》：石决明六钱（18g），元明粉二钱（6g），大黄一钱五分（4.5g），菊花三钱（10g），蝉蜕三钱（10g），白蒺藜三钱（10g）。水煎服。主治目生白翳。

【制剂】疳积散　组成：石燕，石决明，使君子仁，鸡内金，谷精草，威灵仙，茯苓。功能与主治：消积化滞。用于食滞脾胃所致的疳证，症见不思饮食、面黄肌瘦、腹部膨胀、消化不良。用法与用量：用热米汤加少量糖调服。一次 9g，一日 2 次；三岁以内小儿酌减。

【化学成分】含碳酸钙，有机质，尚含少量镁、铁、硅酸盐、磷酸盐、氯化物和极微量的碘；煅烧后碳酸钙分解，产生氧化钙，有机质则破坏。还含锌、锰、铬、锶、铜等微量元素；贝壳内层具有珍珠样光泽的角质蛋白，经盐酸水解得 16 种氨基酸。

【药理作用】本品有镇静作用；在胃中能中和过多胃酸；有抗感染作用，对金黄色葡萄球菌、大肠杆菌、绿脓杆菌等有较强的抑菌力，还能抗流行性感冒病毒；酸性提取物有显著的抗凝血作用；杂色鲍贝壳能增强耐缺氧能力，还可扩张气管、支气管平滑肌；其内层水解液有一定的保肝作用。

【用法用量】3～15g。先煎。

珍 珠 母

【来源】本品为蚌科动物三角蚌 Hyriopsis cumingii（Lea）、褶纹冠蚌 Cristaria plicata（Leach）或珍珠贝科动物马氏珍珠贝 Pteria martensii（Dunker）的贝壳。主产于广东、广西壮族自治区、台湾等地。去肉，洗净，干燥。

【商品】珍珠母、煅珍珠母。

【性状】三角蚌　略呈不等边四角形。壳面生长轮呈同心环状排列。后背缘向上突起，形成大的三角形帆状后翼。壳内面外套痕明显；前闭壳肌痕呈卵圆形，后闭壳肌呈三角形。左右壳均具两枚拟主齿，左壳具两枚长条形侧齿，右壳具一枚长条形侧齿；具光泽。质坚硬。气微腥，味淡。

褶纹冠蚌　呈不等边三角形。后背缘向上伸展成大形的冠。壳内面外套痕略明显；前闭壳肌痕大呈楔形，后闭壳肌痕呈不规则卵圆形，在后侧齿下方有壳面相应的纵肋和凹沟。左、右壳均具一枚短而略粗后侧齿及一枚细弱的前侧齿，均无拟主齿。

马氏珍珠贝　呈斜四方形，后耳大，前耳小，背缘平直，腹缘圆，生长线极细密，成片状。闭壳肌痕大，长圆形，具一凸起的长形主齿。

【性味归经】咸，寒，归肝、心经。

【功效与主治】平肝潜阳，定惊明目。用于头痛眩晕，烦躁失眠，肝热目赤，肝虚目昏。

【临床应用】

配伍应用：

（1）珍珠母与白芍配伍，平肝潜阳，用于肝阴不足、肝阳上亢引起的头晕目眩、耳鸣、烦躁失眠等证。

（2）珍珠母与苍术配伍，清肝明目，用于肝虚目昏、夜盲。

（3）珍珠母与菊花配伍，清肝明目，用于目赤羞明。

组方应用：

（1）《常用中草药图谱》：珍珠母五钱至一两（15～30g），制女贞、旱莲草各三钱（10g）。水煎服。主治肝阳上升，头晕头痛，眼花耳鸣，面颊燥热。

（2）《常用中草药图谱》：珍珠母五钱至一两（15～30g），远志一钱（3g），酸枣仁三钱（10g），炙甘草一钱五分（4.5g）。水煎服。主治心悸失眠。

【化学成分】含磷脂酰乙醇胺，半乳糖神经酰胺、羟基脂肪酸，蜗壳肮，碳酸钙，氧化钙，少量镁、铁、硅酸盐、硫酸盐等，并含有多种氨基酸。

【药理作用】本品的硫酸水解物能抑制组织胺引起的肠管收缩，又可防止组织胺引起的豚鼠休克死亡。也可防止马血清引起的豚鼠过敏反应。对四氯化碳引起的肝损伤有保护作用。

【用法用量】10～25g。先煎。

牡 蛎

【来源】本品为牡蛎科动物长牡蛎 Ostrea gigas Thunberg、大连湾牡蛎 Ostrea talienwhanensis Crosse 或近江牡蛎 Ostrea rivularis Gould 的贝壳。我国沿海一带均有分布。全年均可采收，去肉，洗净，晒干。

【商品】牡蛎、煅牡蛎。

【性状】长牡蛎　呈长片状，背腹缘几平行，长10～50cm，高4～15cm。右壳较小，鳞片坚厚，层状或层纹状排列。壳外面平坦或具数个凹陷，淡紫色、灰白色或黄褐色；内面瓷白色，壳顶两侧无小齿。左壳凹陷深，鳞片较右壳粗大，壳顶附着面小。质硬，断面层状，洁白。气微，味微咸。

大连湾牡蛎　呈类三角形，背腹缘呈八字形。右壳外面淡黄色，具疏松的同心鳞片，鳞片起伏呈波浪状，内面白色。左壳同心鳞片坚厚，自壳顶部放射肋数个，明显，内面凹下呈盒状，铰合面小。

近江牡蛎　呈圆形、卵圆形或三角形等。右壳外面稍不平，有灰、紫、棕、黄等色，环生同心鳞片，幼体者鳞片薄而脆，多年生长后鳞片层层相叠，内面白色，边缘有的淡紫色。

【性味归经】咸，微寒，归肝、胆、肾经。

【功效与主治】重镇安神，潜阳补阴，软坚散结。用于惊悸失眠，眩晕耳鸣，瘰疬痰核，癥瘕痞块。煅牡蛎收敛固涩，用于自汗盗汗，遗精崩带，胃痛吞酸。

【临床应用】

单味应用：

(1) 一切渴：大牡蛎不计多少，于腊日端午日，黄泥裹，煅通赤，放冷取出，为末，用活鲫鱼煎汤调下一钱匕，小儿服半钱匕，只两服瘥。(《经史证类备用本草》)

(2) 盗汗及阴汗：牡蛎为末，有汗处粉之。(《经史证类备用本草》)

(3) 治痈，一切肿未成脓，拔毒：牡蛎白者为细末，水调，涂，干更涂。(《经史证类备用本草》)

(4) 心脾气痛，气实有痰者：牡蛎煅，粉，酒服二钱。(《本草纲目》)

(5) 小便数多：牡蛎五两烧灰，小便三升煎二升，分三服，神效。(《本草纲目》)

(6) 梦遗便溏：牡蛎粉，醋糊丸梧子大，每服三十丸，米饮下，日二服。(《本草纲目》)

(7) 发背初起：古贲粉灰，以鸡子白和，涂四围，频上取效。(《本草纲目》)

(8) 面色黧黑：牡蛎粉研末，蜜丸梧子大，每服三十丸，白汤下，日一服，并炙其肉食之。(《本草纲目》)

配伍应用：

(1) 牡蛎与龙骨配伍，平肝潜阳，用于阴虚阳亢引起的烦躁不安、心悸失眠、头晕目眩及耳鸣耳聋。

(2) 牡蛎与龟板配伍，滋阴潜阳，息风止痉，用于热病伤阴、肝风内动、四肢抽搐等证。

(3) 牡蛎与浙贝母配伍，软坚散结，用于痰火郁结引起的瘰疬、痰核等证。

(4) 牡蛎与丹参配伍，活血化瘀，软坚散结，用于肝脾肿大。

(5) 牡蛎与麻黄根配伍，收敛固涩止汗，用于自汗、盗汗。

(6) 牡蛎与芡实配伍，补肾涩精止遗，用于肾虚精亏所致的遗精滑泄，神疲乏力、腰酸耳鸣。

(7) 牡蛎与山药配伍，收敛固涩止带，用于崩漏带下。

组方应用：

(1)《太平惠民和剂局方》牡蛎散：黄芪30g，麻黄根9g，牡蛎30g。功用：益气固表，敛阴止汗。主治自汗，盗汗。常出自汗，夜卧更甚，心悸惊惕，短气烦倦，舌淡红，脉细弱。

(2) 经验方：牡蛎15g，穿山甲10g，僵蚕10g，败酱草15g，升麻10g，连翘15g，夏枯草10g，川芎10g，白芍10g，陈皮10g，乌梅10g，桔梗10g。功效主治：清热解毒，化瘀消痈。颌下腺炎。用法：每日一剂，水煎400ml，分两次温服。

(3)《山东中草药手册》：牡蛎六钱（18g），龙骨六钱（18g），菊花三钱（10），枸杞子四钱（12g），何首乌四钱（12g）。水煎服。主治眩晕。

(4)《千金方》牡蛎散：牡蛎、白术、防风各三两（90g）。治下筛，酒服方寸匕，日二。主治卧即盗汗，风虚头痛。

【制剂】安中片　组成：桂枝，延胡索，牡蛎，小茴香，砂仁，高良姜，甘草。功能与主治：温中散寒，理气止痛，和胃止呕。用于阳虚胃寒所致的胃痛，症见胃痛绵绵、胃寒喜暖、泛吐清水、神疲肢冷；慢性胃炎、胃及十二指肠溃疡见上述证候者。用法与用量：口服。素片：一次4～6片，儿童一次2～3片；一日3次。薄膜衣片：一次2～3片，儿童一次1～1.5片；一日3次。或遵医嘱。

【化学成分】含碳酸钙、磷酸钙及硫酸钙。并含铜、铁、锌、锰、锶、铬等微量元素及多种氨基酸。

【药理作用】本品水提物具有增强免疫作用，并对青蛙坐骨神经有局部麻醉作用；煅牡蛎有抗实验性胃溃疡的作用；所含钙盐能致密毛细血管，降低血管的渗透性；还有抗酸及轻度镇静、消炎作用；本品入胃后与胃酸作用形成可溶性钙盐，经吸收后可调节机体电解质平衡，抑制神经、肌肉兴奋。

【用法用量】9～30g。先煎。

紫贝齿

【来源】本品为宝贝科动物阿拉伯绶贝 Mauritia arabica（L.）的贝壳。分布于海南岛、西沙群岛、南沙群岛、福建、台湾等地。5～7月间捕取，除去肉，洗净晒干。

【商品】紫贝齿、煅紫贝齿。

【性状】本品呈卵圆形、背部隆起，腹部扁平，中间有沟，沟缘向内卷，并有锯齿，两端均凹入成圆口状，前端较宽。表面紫色或棕色，有暗紫棕色与白色交错的斑纹或圆点，平滑有光泽，内面蓝白色，质坚硬，味淡。

【性味归经】咸，平，归脾、肝经。

【功效与主治】清热，平肝，安神，明目。主治热毒目翳，小儿斑疹入目，惊惕不眠。

【临床应用】

单味应用：

癍疹入目：紫贝一个，即砑螺也，生研细末，用羊肝切片，掺上扎定，米泔煮熟，瓶盛露一夜，空心嚼食之。（《本草纲目》）

配伍应用：

(1)紫贝齿与珍珠母配伍，镇静安神，平肝潜阳，用于惊悸心烦、失眠多梦及小儿高热抽搐。

(2)紫贝齿与桑叶配伍，清热平肝止痛，用于目赤肿痛、目翳及头痛眩晕。

【化学成分】含碳酸钙、有机质及少量镁、铁、硅酸盐、磷酸盐、硫酸盐和氧化物。尚含锌、锰、铜、铬、锶等微量元素及多种氨基酸。

【药理作用】本品有制酸、消炎、收敛作用。还具有降低血管通透性、抗肝损伤作用。

【用法用量】内服，6～15g；或研末。外用，水飞点眼。

代赭石

【来源】本品为氧化物类矿物刚玉族赤铁矿，主含三氧化二铁（Fe_2O_3）。主产于山西、河北、河南、山东等地。采挖后,除去杂石。打碎,生用或煅淬用。

【商品】代赭石、煅代赭石。

【性状】本品为鲕状、豆状、肾状集合体,多呈不规则的扁平块状。暗棕红色或灰黑色,条痕樱红色或红棕色,有的有金属光泽。一面多有圆形的突起,习称"钉头";另一方面与突起相对应处有同样大小的凹窝。体重,质硬,砸碎后断面显层叠状。气微,味淡。

【性味归经】苦,寒,归肝、心经。

【功效与主治】平肝潜阳,降逆,止血。用于眩晕耳鸣,呕吐,噫气,呃逆,喘息,衄血,吐血,崩漏下血。

【临床应用】

单味应用:

(1) 喉痹肿痛:紫朱煮汁,饮。(《本草纲目》)

(2) 吐血,衄血:血师一两(火烧、米醋淬、尽醋一升),捣罗为面。每服一钱,白汤下。(《斗门方》)

(3) 崩中淋沥不止:大赭石研为细末,醋汤调服。(《普济方》)

配伍应用:

(1) 代赭石与龙骨配伍,平肝息风,滋阴潜阳,用于肝阳上亢引起的头晕脑胀、心烦耳鸣等证。

(2) 代赭石与旋覆花配伍,降逆止呕,用于嗳气、呃逆、呕吐及气喘等证。

(3) 代赭石与党参配伍,补肺纳气,用于肺肾两虚的咳嗽气喘。

(4) 代赭石与牛蒡子配伍,凉血止血,用于血热引起的吐血、衄血。

(5) 代赭石与赤石脂配伍,养血止崩,暖宫化瘀,用于冲任虚寒、血不归经引起的崩漏下血及崩漏日久,头晕眼花。

组方应用:

(1)《御药院方》代赭石汤:代赭石(打碎)三两(90g),陈皮二两(60g),桃仁、桂、吴茱萸各半两(15g)。加姜、水煎。主治逆气上冲奔逼,息道滞塞不通。

(2)《仁斋直指方》:土朱、青黛各二钱(6g),滑石、荆芥各一钱(3g)。为末,每服一钱半(4.5g),蜜水调下,仍外敷之。主治诸丹热毒。

(3) 李学武主任医师方 降气止呃汤:代赭石30g,丁香6g,柿蒂9g,旋覆花12g,太子参15g,竹茹9g,炙枇杷叶10g,白芍12g,桔梗6g,生姜3片,橘皮9g,甘草6g,半夏9g。功效主治:降逆止呃,益气化痰。用于脾胃虚弱,痰浊内阻,胃气上逆所致的呃逆,呕哕,心下痞满者。用法:每日一剂,水煎400ml,分两次温服,空腹服。

【制剂】脑立清丸 组成:磁石,代赭石,珍珠母,清半夏,酒曲,牛膝,薄荷脑,冰片,猪胆汁。功能与主治:平肝潜阳,醒脑安神。用于肝阳上亢,头晕目眩,耳鸣口苦,心烦难寐;高血压见上述证候者。用法与用量:口服。一次10丸,一日2次。

【化学成分】主要含三氧化二铁(Fe_2O_3)。尚含镉、钴、铬、铜、锰、镁等多种微量元素;尚含对人体有害的铅、砷、钛。

【药理作用】本品内服后能收敛胃肠壁,保护黏膜面,对肠壁有兴奋作用,使肠蠕动亢进;所含铁质能促进红细胞及血红蛋白的新生,还能止血;对中枢神经系统有镇静作用;对离体蛙心有抑制作用;还具有抗炎作用。

【用法用量】9~30g。入煎宜先煎。

【注意事项】 孕妇慎用。

刺 蒺 藜

【来源】 本品为蒺藜科植物蒺藜 Tribulus terrestris L. 的干燥成熟果实。主产于东北、华北及西北等地。秋季果实成熟时采割植株，晒干，打下果实，除去杂质。

【商品】 刺蒺藜、炒刺蒺藜。

【性状】 本品由5个分果瓣组成，呈放射状排列，直径 7~12mm。常裂为单一的分果瓣，分果瓣呈斧状，长 3~6mm；背部黄绿色，隆起，有纵棱及多数小刺，并有对称的长刺和短刺各一对，两侧面粗糙，有网纹，灰白色。质坚硬。气微，味苦、辛。

【性味归经】 辛、苦，微温；有小毒，归肝经。

【功效与主治】 平肝解郁，活血祛风，明目，止痒。用于头痛眩晕，胸胁胀痛，乳痈，目赤翳障，风疹瘙痒。炒后辛散之性减弱，长于平肝潜阳，疏肝解郁。常用于肝阳头痛，眩晕，乳汁不通。

【临床应用】

单味应用：

(1) 急引腰脊痛：捣末，蜜和丸，酒服如胡豆大二丸，日三服。(《经史证类备用本草》)

(2) 治肿：蒺藜子一升，熬令黄，捣筛，以麻油和如泥，炒令焦黑，以涂故布上，剪如肿大，勿开头搨上。(《经史证类备用本草》)

(3) 一切疔肿：蒺藜子一升作灰，以酽醋和，封头上，如破，涂之佳。(《经史证类备用本草》)

(4) 遍身风痒，生疮疥：以蒺藜子苗煮汤，洗之，立瘥。(《经史证类备用本草》)

(5) 遍身浮肿：杜蒺藜日日煎汤，洗之。(《本草纲目》)

(6) 牙齿出血不止，动摇：白蒺藜末，旦旦擦之。(《本草纲目》)

(7) 打动牙疼：蒺藜子或根为末，日日揩之。(《本草纲目》)

(8) 白癜风疾：白蒺藜子六两，生捣为末，每汤服二钱，日二服。一月根绝，服至半月，白处见红点，神效。(《本草纲目》)

配伍应用：

(1) 刺蒺藜与菊花配伍，平肝潜阳，多用于肝阳上亢所致的头痛眩晕。

(2) 刺蒺藜与香附配伍，疏肝解郁，用于肝气郁结的胸胁不舒、乳闭不通等证。

(3) 刺蒺藜与蝉蜕配伍，祛风止痒，用于风疹瘙痒。

(4) 刺蒺藜与蔓荆子配伍，疏散风热，明目，用于风热引起的目赤多泪。

组方应用：

(1)《方龙潭家秘》：刺蒺藜四两 (120g) 带刺炒，磨为末，胡麻仁二两 (60g) 泡汤去衣，捣如泥，葳蕤三两 (90g)，金银花一两 (30g) 炒磨为末。四味炼蜜为丸。早晚各服三钱 (10g)，白汤下。主治身体风痒，燥涩顽痹。

(2)《方龙潭家秘》：刺蒺藜十两 (300g) 带刺炒，小茴香三两 (90g) 炒，乳香、没药各五钱 (15g) 瓦上焙出汗。俱为末，每服三钱 (10g)，白汤调服。主治奔豚疝瘕。

【化学成分】 含脂肪油，少量挥发油，鞣质，树脂，甾醇，钾盐，皂苷及微量生物碱等。主要化学成分有：β-谷甾醇、胡萝卜苷、大黄素、大黄素甲醚、蒺藜酰胺、N-反式-对羟基苯乙基阿魏酰胺、N-反式-对羟基苯乙基咖啡酰胺等。

【药理作用】 本品水或醇提物有缓和的降血压作用,能抗动脉粥样硬化和抗血小板聚集,阻止动脉、心肌和肝脏的脂质沉着;还有利尿、性强壮和抗衰老等作用,能用于预防更年期综合征;皂苷有明显的抗心肌缺血作用。

【用量】 6~9g。

罗布麻

【来源】 本品为夹竹桃科植物罗布麻 Apocynum venetum L. 的干燥叶。主产于我国东北、西北、华北等地。夏季采收,除去杂质,干燥。

【商品】 罗布麻。

【性状】 本品多皱缩卷曲,有的破碎,完整叶片展平后呈椭圆状披针形或卵圆状披针形,长2~5cm,宽0.5~2cm。淡绿色或灰绿色,先端钝,有小芒尖,基部钝圆或楔形,边缘具细齿,常反卷,两面无毛,叶脉于下表面突起;叶柄细,长约4mm。质脆。气微,味淡。

【性味归经】 甘、苦,凉,归肝经。

【功效与主治】 平肝安神,清热利水。用于肝阳眩晕,心悸失眠,浮肿尿少;高血压,神经衰弱,肾炎浮肿。

【临床应用】
单味应用:

神经衰弱,眩晕,脑震荡后遗症,心悸,失眠,高血压,肝硬化腹水,浮肿:罗布麻一至三钱。开水冲泡当茶喝,不可煎煮。(《新疆中草药手册》)

配伍应用:

罗布麻与夏枯草配伍,平肝清热降压,用于肝阳上亢所致的头痛眩晕、烦躁失眠。

组方应用:

《新疆中草药手册》:罗布麻二钱(6g),甜瓜蒂一钱五分(4.5g),延胡索二钱(6g),公丁香一钱(3g),木香三钱(10g)。共研末,一次五分(1.5g),一日二次,开水送服。主治肝炎腹胀。

【化学成分】 含黄酮及苷元(金丝桃苷、异槲皮苷和槲皮素3-O-槐糖苷,槲皮素、山奈素和异鼠李素),酚性物质,有机酸,氨基酸,多糖苷(紫罗兰酮的糖苷),鞣质,甾醇,甾体皂苷元和三萜类物质。

【药理作用】 本品能增加冠状动脉血流量,具有强心作用;煎液或黄酮苷有降压作用;水浸液或袋泡茶等有降血脂和血小板解聚作用,还有增加免疫功能、抗衰老、增加肾血流以及利尿作用;另有镇静安神、抗辐射、抗化疗副作用和抗自由基损伤,降血脂作用。

【用量】 6~12g。

二、镇肝息风止痉药

本类药物以平肝潜阳为主要功效。临床适用于肝阳上亢所致的眩晕、头痛等证。此外有些药还兼有清肝、安神作用,与息风止痉或安神药配伍,用于肝风内动,痉挛抽搐、浮阳上扰、烦躁不眠等证。

羚羊角

【来源】 本品为牛科动物赛加羚羊 Saiga tatarica Linnaeus 的角。主产于新疆、青海等地。猎取后锯其角,晒干。

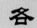

【商品】 羚羊角。

【性状】 本品呈长圆锥形,略呈弓形弯曲,长15~33cm;类白色或黄白色,基部稍呈青灰色。嫩枝对光透视有"血丝"或紫黑色斑纹,光润如玉,无裂纹,老枝则有细纵裂纹。除尖端部分外,10~16个隆起环脊,间距约2cm,用手握之,四指正好潜嵌入凹处。角的基部横截面圆形,直径34cm,内有坚硬质重的角柱,习称"骨塞",骨塞长约占全角的1/2或1/3,表面有突起的纵棱与其外面角鞘内的凹沟紧密嵌合,从横断面观,其结合部呈锯齿状。除去"骨塞"后,角的下半段成空洞,全角呈半透明,对光透视,上半段中央有一条隐约可辨的细孔道直通角尖,习称"通天眼"。质坚硬。气微,味淡。

【性味归经】 咸,寒,归肝、心经。

【功效与主治】 平肝息风,清肝明目,散血解毒。用于高热惊痫,神昏痉厥,子痫抽搐,癫痫发狂,头痛眩晕,目赤翳障,温毒发斑,痈肿疮毒。

【临床应用】

单味应用:

(1) 治噎:羚羊角屑不拘多少,自在末之,饮服方寸匕。亦可以角摩噎上,良。(《经史证类备用本草》)

(2) 产后心闷不识人,汗出:羚羊角烧,末,以东流水服方寸匕,未瘥,再服。(《经史证类备用本草》)

(3) 血气逆,心烦满:烧羚羊角若水羊角,末,水服方寸匕。(《经史证类备用本草》)

(4) 胸胁痛及腹痛热满:烧羚羊角,末,水服方寸匕。(《经史证类备用本草》

(5) 小儿洞下痢:羊角中骨烧,末,饮服方寸匕。(《经史证类备用本草》)

(6) 堕胎腹痛,血出不止:羚羊角烧灰三钱,豆淋酒下。(《本草纲目》)

(7) 遍身齿丹:羚羊角烧灰,鸡子清和,涂之,神效。(《本草纲目》)

(8) 赤瘢如疮瘙痒,甚则杀人:羚羊角磨水,摩之数百遍为妙。(《本草纲目》)

(9) 山岚瘴气:羚羊角末,水服一钱。(《本草纲目》)

配伍应用:

(1) 羚羊角与钩藤配伍,平肝息风,清热止痉,用于肝风内动、惊痫抽搐或壮热不退、热极动风之证。

(2) 羚羊角与石决明配伍,平肝潜阳,用于肝阳上亢的头晕目眩。

(3) 羚羊角与龙胆草配伍,清肝明目,用于肝火上炎引起的头痛目赤。

(4) 羚羊角与石膏配伍,清热解毒,用于温热病的壮热神昏、谵语发斑。

(5) 羚羊角与黄芪配伍,清热解毒,用于痘疹后余毒未清。

组方应用:

(1)《通俗伤寒论》羚角钩藤汤:羚角片4.5g,双钩藤9g,霜桑叶6g,滁菊花9g,鲜生地15g,生白芍9g,川贝母12g,淡竹茹15g,茯神木9g,生甘草3g。功用:清肝息风,增液舒筋。主治肝热生风证。高热不退,烦闷燥扰,手足抽搐,发为痉厥,甚则神昏,舌绛而干,或舌焦起刺,脉弦而数。

(2)《圣济总录》羚羊角汤:羚羊角(镑)一两(30g),独活(去芦头)二两(60g),乌头(炮裂,去皮、脐)三分(1g),防风(去叉)一分(0.3g)。锉如麻豆。每服五钱匕(10g),以水二盏(300~600ml),煎取一盏(150~300ml),去滓,分温服,空腹、夜卧各一。主治,偏风,手足不随,四肢顽痹。

(3)《圣惠方》羚羊角散：羚羊角屑一分（0.3g），黄芩一分（0.3g），犀角屑一分（0.3g），甘草一分（0.3g）炙微赤，锉，茯神一分（0.3g），麦门冬半两（15g）去心，焙。捣，粗罗为散。每服一钱（3g），以水一小盏（150～300ml），煎至五分，去滓，量儿大小，分减服之。主治小儿夜啼及多惊热。

【制剂】羚羊感冒片　组成：羚羊角，牛蒡子，淡豆豉，金银花，荆芥，连翘，淡竹叶，桔梗，薄荷素油，甘草。功能与主治：清热解毒。用于流行性感冒，症见发热恶风、头痛头晕、咳嗽、胸闷、咽喉肿痛。用法与用量：口服。一次4～6片，一日2次。

【化学成分】主含角质蛋白，其水解后可得18种氨基酸及多肽物质。尚含多种磷脂、磷酸钙、胆固醇、维生素A及多种微量元素等。

【药理作用】本品对中枢神经系统有抑制作用；动物实验显示还有镇痛、镇静、抗惊厥和降压等作用；能兴奋试验动物十二指肠、子宫平滑肌；煎剂对疫苗引起的家兔体温升高有显著对抗作用。对金黄色葡萄球菌、绿脓杆菌、流感杆菌等有抑制作用。

【用法用量】1～3g，宜单煎2小时以上；磨汁或研粉服，每次0.3～0.6g。

牛　　黄

【来源】本品为牛科动物牛 Bos Taurus domesticus Gmelin 的干燥胆结石，又称天然牛黄。主产于我国西北和东北地区，河南、河北、江苏等地亦产。宰牛时，如发现有牛黄，即滤去胆汁，将牛黄取出，除去外部薄膜，阴干。

【商品】牛黄。

【性状】本品多呈卵形、类球形、三角形或四方形，大小不一，直径0.6～3（4.5）cm，少数呈管状或碎片。表面黄红色至棕黄色，有的表面挂有一层黑色光亮的薄膜，习称"乌金衣"，有的粗糙，具疣状突起，有的具龟裂纹。体轻，质酥脆，易分层剥落，断面金黄色，可见细密的同心层纹，有的夹有白心，气清香，味苦而后甘，有清凉感，嚼之易碎，不粘牙。

【性味归经】甘，凉，归心、肝经。

【功效与主治】清心豁痰，开窍，凉肝，息风，解毒。用于热病神昏，中风痰迷，惊痫抽搐，癫痫发狂，咽喉肿痛，口舌生疮，痈肿疔疮。

【临床应用】

单味应用：

(1) 孩子惊痫不知，迷闷，噙舌仰目：牛黄一大豆研，和蜜水服之。（《经史证类备用本草》）

(2) 初生胎热或身体黄者：以真牛黄一豆大，入蜜调膏，乳汁化开，时时滴儿口中。形色不实者，勿多服。（《本草纲目》）

(3) 腹痛夜啼：牛黄一豆许，乳汁化服。仍书田字于脐下。（《本草纲目》）

配伍应用：

(1) 牛黄与朱砂配伍，清肝解毒，息风止痉，用于小儿惊风、壮热神昏、痉挛抽搐。

(2) 牛黄与淡竹沥配伍，化痰开窍醒神，用于婴儿口噤。

(3) 牛黄与麝香配伍，清热开窍，豁痰解毒，用于温热病热入心包。

(4) 牛黄与黄芩配伍，清热解毒，用于热毒郁结所致的咽喉肿痛、溃烂、口舌生疮、痈疽疔毒。

(5) 牛黄与乳香配伍，清热解毒，活血散结，用于痈毒、乳岩、瘰疬。

(6) 牛黄与珍珠末配伍，清热解毒止痛，用于咽喉肿烂。

组方应用：

(1)《温病条辨》安宫牛黄丸：牛黄、郁金、黄连、朱砂、山栀、雄黄、黄芩各一两（30g），水牛角一两（30g），冰片、麝香各二钱五分（7.5g），珍珠五钱（15g），金箔衣。功用：清热开窍，豁痰解毒。主治邪热内陷心包证。高热烦躁，神昏谵语，口干舌燥，痰涎壅盛，舌红或绛，脉数。亦治中风昏迷，小儿惊厥，属邪热内闭者。

(2)《霍乱论》行军散：西牛黄、麝香、珍珠、冰片、硼砂各一钱（3g），明雄黄八钱（24g），硝石三分（1g），飞金二十页。功用：清热开窍，辟秽解毒。主治暑秽。吐泻腹痛，烦闷欲绝，头目昏晕，不省人事。并治口疮咽痛。点目去风热障翳；搐鼻可避时疫之气。

【制剂】牛黄解毒丸　组成：人工牛黄，雄黄，石膏，大黄，黄芩，桔梗，冰片，甘草。功能与主治：清热解毒。用于火热内盛，咽喉肿痛，牙龈肿痛，口舌生疮，目赤肿痛。用法与用量：口服。一次1丸，一日2~3次。

【化学成分】含胆酸，脱氧胆酸，胆甾醇，胆色素，麦角甾醇，维生素D，钠、钙、镁、锌、铁、铜、磷等元素，尚含类胡萝卜素及丙氨酸、甘氨酸等多种氨基酸，黏蛋白，脂肪酸及肽类（SMC）成分。

【药理作用】本品有镇静、抗惊厥、解热、镇痛作用，有降压、强心、抗心律失常、抗心肌损伤的作用；可调节血脂，降低血清总胆固醇及脂质过氧化物，并抑制血小板聚集，预防血栓形成和防治动脉粥样硬化；还有抗炎、抗病毒、抗过敏、镇咳、祛痰、平喘、保肝、利胆、解痉、抗肿瘤、增强机体免疫力等作用；人工牛黄对金黄色葡萄球菌、肝炎病毒、乙型脑炎病毒有抑制作用，还有抗肿瘤、抗辐射、抗疲劳、解毒等作用。

【用法用量】0.15~0.35g，多入丸散用。外用适量。

钩　　藤

【来源】本品为茜草科植物钩藤 Uncaria rhynchophylla (Miq.) Jacks.、大叶钩藤 Uncaria macrophylla Wall.、毛钩藤 Uncaria hirsute Havil.、华钩藤 Uncaria sinensis (Oliv.) Havil. 或无柄果钩藤 Uncaria sessilifructus Roxb. 的干燥带钩茎枝。主产于长江流域各地及福建、广东、广西壮族自治区等地。秋、冬二季采收，去叶，切断，晒干。

【商品】钩藤。

【性状】本品茎枝呈圆柱形或类方柱形，长2~3cm，直径0.2~0.5cm。表面红棕色至紫红色者具细纵纹，光滑无毛；黄绿色至灰褐色者有的可见白色点状皮孔，被黄褐色柔毛。多数枝节上对生两个向下弯曲的钩（不育花序梗），或仅有一侧有钩，另一侧为突起的疤痕；钩略扁或稍圆，先端细尖，基部较阔，钩基部的枝上可见叶柄脱落后的窝点状痕迹和环状的脱叶痕。质坚韧，断面黄棕色，皮部纤维性，髓部黄白色或中空。气微，味淡。

【性味归经】甘，凉，归肝、心包经。

【功效与主治】清热平肝，息风定惊。用于头痛眩晕，感冒夹惊，惊痫抽搐，妊娠子痫；高血压。

【临床应用】

单味应用：

高血压，头晕目眩，神经性头痛：钩藤二至五钱，水煎服。（《常用中草药手册》）

配伍应用：

(1) 钩藤与天麻配伍，息风止痉，用于惊痫抽搐。

(2) 钩藤与羚羊角配伍，清热平肝，息风止痉，用于热生风动引起的惊痫抽搐。

(3) 钩藤与黄芩配伍，清泻肝热，用于肝经有热、头胀头痛。

(4) 钩藤与菊花配伍，平抑肝阳，用于肝阳上亢、头晕目眩等证。

(5) 钩藤、黄芪、川芎配伍，益气活血，散风通络，用于脑血管病，肢体偏瘫之气血失调、血脉不通者。

(6) 钩藤、菊花、夏枯草配伍，清热平肝，用于高血压属肝阳上亢者。

组方应用：

(1)《医宗金鉴》钩藤饮：钩藤9g，羚羊角0.3g，全蝎1g，人参3g，天麻6g，甘草2g。功用：清热息风，益气解痉。主治小儿天钓。惊悸壮热，牙关紧闭，手足抽搐，头目仰视。

(2)《贵州草药》：钩藤茎枝、黑芝麻、紫苏各七钱（21g）。煨水服，一日三次。主治全身麻木。

(3)《胎产心法》钩藤汤：钩藤、人参、当归、茯神、桑寄生各一钱（3g），桔梗一钱五分（4.5g）。水煎服。主治胎动不安，孕妇血虚风热，发为子痫者。

【制剂】小儿百寿丸　组成：钩藤，僵蚕，胆南星，天竺黄，桔梗，木香，砂仁，陈皮，苍术，茯苓，山楂，六神曲，麦芽，薄荷，滑石，甘草，朱砂，牛黄。功能与主治：清热散风，消食化滞。用于小儿风热感冒、积滞，症见发热头疼、脘腹胀满、停食停乳、不思饮食、呕吐酸腐、咳嗽痰多、惊风抽搐。用法与用量：口服。一次1丸，一日2次；周岁以内小儿酌减。

【化学成分】含多种吲哚类生物碱，主要有钩藤碱、异钩藤碱、柯诺辛因碱、异柯诺辛因碱、柯楠因碱、二氢柯楠因碱，尚含黄酮类化合物，儿茶素类化合物等。

【药理作用】本品煎剂给小鼠腹腔注射，能产生明显的镇静作用；乙醇浸膏能制止豚鼠癫痫发作，而显示抗惊厥作用；煎剂含有本品的各种复方制剂及钩藤总生物碱都有降压作用；钩藤碱能扩张血管，减少外周阻力，降低平均动脉压，降低心肌耗氧量，并能对抗乌头碱、氯化钡、氯化钙诱发的心率失常，对兔血小板聚集有明显促解聚和抑制血栓形成作用；本品还有平喘作用。

【用法用量】3~12g。入煎剂宜后下。

天　麻

【来源】本品为兰科植物天麻 Gastrodia elata Bl. 的干燥块茎。主产于四川、云南、贵州等地。立冬后至次年清明前采挖，立即洗净，蒸透，敞开低温干燥。

【商品】天麻。

【性状】本品呈椭圆形或长条形，略扁，皱缩而稍弯曲，长3~15cm，宽1.5~6cm，厚0.5~2cm。表面黄白色至淡黄棕色，有纵皱纹及由潜伏芽排列而成的横环纹多轮，有时可见棕褐色菌素。顶端有红棕色至深棕色的鹰嘴状的芽或残留茎基；另端有圆脐形疤痕。质坚硬，不易折断，断面较平坦，黄白色至淡棕色，角质样。气微，味甘。

【性味归经】甘，平，归肝经。

【功效与主治】平肝息风止痉。用于头痛眩晕，肢体麻木，小儿惊风，癫痫抽搐，破伤风。

【临床应用】

配伍应用：

(1) 天麻与全蝎配伍，平肝息风，息风止痉，用于小儿急惊风。

(2) 天麻与人参配伍，温补脾肾，平肝息风，用于小儿慢惊风。

(3) 天麻与防风配伍，息风止痉，用于破伤风。

(4) 天麻与钩藤配伍,平肝潜阳,用于肝阳上亢引起的眩晕、头痛等证。

(5) 天麻与半夏配伍,燥湿化痰,平肝息风,用于风痰上扰所致的眩晕头重、胸闷呕逆等证。

(6) 天麻与川芎配伍,祛风通络止痛,用于偏正头痛。

(7) 天麻与羌活配伍,祛风湿,止痹痛,多用于风湿痹痛、肢体麻木、手足不遂等证。

(8) 天麻、钩藤、石决明配伍,平肝息风,用于肝阳偏亢,肝风上扰。

组方应用:

(1)《杂病证治新义》天麻钩藤饮:天麻9g,钩藤12g,石决明18g,栀子、黄芩各9g,川牛膝12g,杜仲、益母草、桑寄生、夜交藤、朱茯神各9g。功用:平肝息风,清热活血,补益肝肾。主治肝阳偏亢,肝风上扰证。头痛,眩晕,失眠,舌红苔黄,脉弦。

(2)《圣济总录》天麻丸:天麻二两(60g),地榆一两(30g),没药三分(1g)研,玄参、乌头(炮制,去皮、脐)各一两(30g),麝香一分(0.3g)研。上六味,除麝香、没药细研外,同捣罗为末,与研药拌匀,炼蜜和丸如梧桐子大。每服二十丸,温酒下,空心晚食前服。主治中风手足不遂,筋骨疼痛。

(3)《圣济总录》天麻丸:天麻(生用)五两(150g),麻黄(去根、节)十两(300g),草乌头(炮,去皮)、藿香叶、半夏(炮黄色)、白面(炒)各五两(150g)。上六味,捣罗为细末,滴水丸如鸡头大,丹砂为衣。每服一丸,茶酒嚼下,日三服,不拘时。主治风湿脚气,筋骨疼痛,皮肤不仁。

【制剂】

(1) 天麻片　组成:天麻,羌活,独活,杜仲(盐炒),牛膝,粉萆薢,附子(制),当归,地黄,玄参。功能与主治:祛风除湿,舒筋通络,活血止痛。用于肢体拘挛,手足麻木,腰腿酸痛。用法与用量:口服。一次6片,一日2~3次。(西安阿房宫药业有限公司生产)

(2) 天麻丸　组成:天麻,羌活,独活,杜仲,牛膝,粉萆薢,附子,当归,地黄,玄参。功能与主治:祛风除湿,通络止痛,补益肝肾。用于风湿瘀阻、肝肾不足所致的痹病,症见肢体拘挛、手足麻木、腰腿酸痛。用法与用量:口服。水蜜丸一次6g,大蜜丸一次1丸,一日2~3次。

【化学成分】含天麻苷(天麻素),天麻苷元,天麻醚苷,派立辛,β-甾谷醇和胡萝卜苷,枸橼酸及其单甲酯,棕榈酸、香草醇、琥珀酸和蔗糖等;尚含天麻多糖,维生素A,多种氨基酸,微量生物碱,铬、锰、铁、钴、镍、铜、锌等多种微量元素。

【药理作用】本品所含天麻苷有镇静作用,能够降低中枢神经系统的兴奋性;香荚兰醇或香荚兰醛能延长由戊四氮引起的阵发性惊厥的潜伏期,起到抗惊厥作用;水煎剂可提高电击痉挛的阈值,有效制止癫痫样发作;所含多糖具有免疫活性,能增强机体的非特异性免疫功能及调节体液免疫、细胞免疫;本品还有降压、减慢心率、抗心肌缺血、抗心律失常、抗炎、耐疲劳和延缓衰老等作用。

【用法用量】3~9g。

地　龙

【来源】本品为钜蚓科动物参环毛蚓 Pheretima aspergillum (E. Perrier)、通俗环毛蚓 Pheretima vulgaris Chen、威廉环毛蚓 Pheretima guillelmi (Michaelsen) 的干燥体。前者主产于广东、广西壮族自治区、福建等地。习称"广地龙";后二者全国各地均有分布,习称"沪地龙"。广地龙春季至秋季捕捉,沪地龙夏季捕捉,及时剖开腹部,除去内脏及泥沙,洗净,晒干或低温干燥。生用。

【商品】地龙、酒地龙。

【性状】广地龙　呈长条状的薄片，弯曲，边缘略卷，长15～20cm，宽1～2cm。全体具环节，背部棕褐色至紫灰色，腹部浅黄棕色；第14～16环节为生殖带，习称"白颈"，较光亮。体前端稍尖，尾端钝圆，刚毛圈粗糙而硬，色稍浅。雄生殖孔在第18环节腹侧刚毛圈一小孔突上，外缘有数环绕的浅皮褶，内侧刚毛圈隆起，前面两边有横排（一排或二排）小乳突每边10～20个不等。受精卵孔2对位于7/8至8/9环节间一椭圆形突起上，约占节周5/11。体轻，略呈革质，不易折断。气腥，味微咸。

沪地龙　长8～15cm，宽0.5～1.5cm。全体具环节，背部棕褐色至黄褐色，腹部浅黄棕色；第14～16环节为生殖带，较光亮。第18环节有一对雄生殖孔。通俗环毛蚓的雄交配腔能全部翻出，呈花菜状或阴茎状；威廉环毛蚓的雄交配腔孔呈纵向裂缝状。受精囊孔3对，在6/7至8/9环节间。

【性味归经】咸，寒，归肝、脾、膀胱经。

【功效与主治】清热定惊，通络，平喘，利尿。用于高热神昏，惊痫抽搐，关节痹痛，肢体麻木，半身不遂，肺热喘咳，尿少水肿；高血压。酒地龙利于粉碎和矫正气味，便于内服和外用。增强了通经活络作用，用于偏正头痛，寒湿痹痛，骨折肿痛。

【临床应用】

单味应用：

(1) 小儿卵肿：用地龙连土为末，津调，敷之。(《本草纲目》)

(2) 代指疼痛：蚯蚓杵，敷之。(《本草纲目》)

(3) 牙齿裂痛：死曲蟮为末，敷之即止。(《本草纲目》)

(4) 对口毒疮已溃出脓：取韭地蚯蚓捣细，凉水调，敷，日换三四次。(《本草纲目》)

(5) 支气管哮喘：干蚯蚓炒熟，研成粉末，装入胶囊内备用。同时，每日口服3～4次，每次3～4g，以温开水送服。(《一味中药祛顽疾》)

(6) 丹毒，带状疱疹：活地龙5份，食糖1份，加适量凉水同拌，使地龙自溶成糊状，或按此比例捣成糖泥，涂擦外敷患处，每日1～3次。(《一味中药祛顽疾》)

(7) 膀胱结石：新鲜活蚯蚓30条，洗净去土，置铁锅文火焙干，研末，加入白糖250g，早起一次顿服。(《一味中药祛顽疾》)

(8) 带状疱疹：取较大活地龙10条，用清水洗净后置杯中，加白糖60g轻轻搅拌，放置24小时后制取黄色地龙浸出液备用。用时以棉签将制取液涂于疱疹表面，每天5～6次，5天为1疗程。能清热解毒，通络止痛。(《一味妙方治百病》

配伍应用：

(1) 地龙与盐配伍，冲服，清热息风止痉，用于热狂癫痫。

(2) 地龙与朱砂配伍，作丸剂，息风止痉，用于惊风。

(3) 地龙与僵蚕配伍，清热息风止痉。用于壮热惊风抽搐。

(4) 地龙与白糖配伍，化水服，清热息风，用于精神分裂症属热狂证者。外敷，用于急性腮腺炎、慢性下肢溃疡、烫伤。

(5) 地龙与麻黄配伍，清热平喘，用于痰鸣喘息。

(6) 地龙与忍冬藤配伍，清热通络，用于热痹。

(7) 地龙与草乌配伍，祛风除湿，化痰通络，用于风寒湿邪痹痛。

(8) 地龙与黄芪配伍，补气活血通络，用于气虚血滞、经络不利引起的半身不遂。

(9) 地龙与车前子配伍，清热利尿，用于热结膀胱、小便不利。

（10）地龙、蝉衣、僵蚕配伍，解痉平喘，息风止痉，用于久咳或喘促不宁。

（11）地龙、杏仁、桃仁配伍，活血通络，降气解痉，止咳平喘，用于肺气肿，肺心病之咳嗽。

（12）地龙、白僵蚕、射干配伍，祛风化痰，利咽止咳，用于咽痒，咳嗽，咯痰不利。

组方应用：

（1）《山东中草药手册》：地龙二钱（6g），全蝎二钱（6g），赤芍四钱（12g），红花三钱（10g），牛膝四钱（12g）。水煎服。主治中风半身不遂。

（2）《圣济总录》地龙散：地龙（去土，炒）、半夏（生姜汁捣作饼，焙令干，再捣为末）、赤茯苓（去黑皮）各半两（15g）。上三味，捣罗为散，每服一字至半钱匕（1.5~2g），生姜、荆芥汤调下。主治受风头痛及产后头痛。

【制剂】复方牵正膏　组成：白附子，地龙，全蝎，僵蚕，川芎，白芷，当归，赤芍，防风，生姜，樟脑，冰片，薄荷脑，麝香草酚。功能与主治：祛风活血，舒筋活络。用于风邪中络，口眼㖞斜，肌肉麻木，筋骨疼痛。用法与用量：外用，贴敷于患侧相关穴位。贴敷前，将相关穴位处用温水洗净或酒精消毒。

【化学成分】含多种氨基酸，以谷氨酸、天冬氨酸、亮氨酸含量最高；含铁、锌、镁、铜、铬等微量元素；含花生四烯酸、琥珀酸等有机酸。还含蚯蚓解热碱、蚯蚓素、蚯蚓毒素、黄嘌呤、次黄嘌呤、黄色素、酶类等成分。

【药理作用】本品水煎剂及地龙解热碱均有良好的解热作用；广地龙酊剂、热浸液、煎剂等均有缓慢而持久的降压作用；广地龙中所含的次黄嘌呤具有显著的舒张支气管作用；地龙还能抑制血栓形成，促进血栓溶解，有强抗凝血作用，并使已凝固的纤维蛋白溶解；地龙热浸液、醇提溶液能镇静、抗惊厥，还有抑制肿瘤细胞生长、抗溃疡、利尿、退黄等作用；地龙所含多种氨基酸和特殊酶类能促进皮肤的新陈代谢，具有美容作用。

【用法用量】4.5~9g。

全　　蝎

【来源】本品为钳蝎科动物东亚钳蝎 Buthus martensii Karsch 的干燥体。主产于河南、山东、湖北等地。春末至秋初捕捉，除去泥沙，置沸水或沸盐水中，煮至全身僵硬，捞出，置通风处，阴干。

【商品】全蝎。

【性状】本品头胸部与前腹部呈扁平长椭圆形，后腹部呈尾状，皱缩弯曲，完整者体长约6cm。头胸部呈绿褐色，前面有一对短小的蟹肢及一对较长大的钳状脚须，形似蟹螯，背面附有梯形背甲，腹面有足4对，均为7节，末端各具2爪钩；前腹部由7节组成，第7节色深，背甲上有5条隆脊线。背面绿褐色，后腹部棕黄色，6节，节上均有纵沟，末节有锐钩状毒刺，毒刺下方无距。气微腥，味咸。

【性味归经】辛，平；有毒，归肝经。

【功效与主治】息风镇痉，攻毒散结，通络止痛。用于小儿惊风，抽搐痉挛，中风口㖞，半身不遂，破伤风，风湿顽痹，偏正头痛，疮疡，瘰疬。

【临床应用】

单味应用：

（1）小儿风痫：取蝎五枚，以一大石榴割头去子，作瓮子样，内蝎其中，以头盖之，纸筋和黄泥封裹，以微火炙干，渐加火烧令通赤，良久去火，待冷去泥，取中焦黑者细研，乳汁调半钱匕灌

之，便定。儿稍大，则以防风汤调末服之。(《经史证类备用本草》)

(2) 肾气冷痛，《圣惠》定痛丸，治肾脏虚，冷气攻脐腹，疼痛不可忍，及两胁疼痛：用干蝎七钱半焙，为末，以酒及童便各三升煎如稠膏，丸梧子大，每酒下二十丸。(《本草纲目》)

(3) 痹痛：全虫研粉，每晨吞服1.2g。如配其他药物治疗或其他疗法同时使用，则疗效更佳。(《一味中药祛顽疾》)

(4) 偏头痛：全虫适量，研为细末，装入瓶内备用。用时，每次取少量置于太阳穴，以胶布封固，每日换药一次。(《一味中药祛顽疾》)

(5) 中风呃逆：取全蝎18g，置瓦上焙干，呈黄色，研成粉末。每次服2g，黄酒为引，每隔6小时服1次。能息风，化痰，镇痉。(《一味妙方治百病》)

(6) 乳腺炎：全蝎2只，馒头1个。用1个馒头将2只全蝎包入，饭前吞服。能攻毒散结，通络止痛。(《一味妙方治百病》)

(7) 泪道疾患(包括泪道阻塞，泪小管炎，急、慢性泪囊炎)：全虫适量，置瓦片上焙干，研末备用。成人每次服6~9g，小儿减半，以温白酒或黄酒送服(以患者酒量而定，每次15~50ml不等；儿童或不饮酒者，改用温开水)，每天1~2次，3天为1疗程，能息风通络，攻毒散结。(《一味妙方治百病》)

(8) 慢性气管炎：全蝎一个。水煎服。(内蒙古《中草药新医疗法资料选编》)

配伍应用：

(1) 全蝎与钩藤配伍，息风定惊，用于小儿急慢惊风。

(2) 全蝎与白附子配伍，息风止痉，用于中风的口眼㖞斜。

(3) 全蝎与皂刺配伍，解毒散结，用于疮疡肿痛，瘰疬结核等证。

(4) 全蝎与僵蚕配伍，通络止痛，用于偏正头痛。

(5) 全蝎与乌梢蛇配伍，祛风，通络，止痛，用于风湿痹痛，疼痛游走不定，关节屈伸不利。

(6) 全蝎、蜈蚣、地龙配伍，祛风通络，解痉止痛，用于痹证。

组方应用：

(1) (《方剂学》上海中医学院) 止痉散：全蝎、蜈蚣各等份，研末，温水冲服。功用：祛风止痉。主治痉厥，四肢抽搐等。对顽固性头痛、关节痛，亦有较好的止痛作用。

(2) 湖北《中草医药经验交流》：全蝎一两(30g)，蜈蚣一两(30g)，僵蚕二两(60g)，天麻一两(30g)。共研细末，每服三至五分(1~1.5g)；严重的抽搐痉厥，可先服一钱(3g)，以后每隔四至六小时，服三五分(1~1.5g)。主治乙型脑炎抽搐。

(3) 《山东中草药手册》：全蝎、地龙、土元、蜈蚣各等份，研为细末，或水泛为丸。每次服八分(2.5g)，每日三次。主治血栓闭塞性脉管炎。

(4) 经验方：全蝎10g，蛇蜕10g，生地18g，当归15g，赤芍12g，白鲜皮15g，蛇床子10g，地肤子10g，浮萍10g，厚朴10g，陈皮10g，炙甘草10g。功效主治：活血通络，祛风止痒。用于神经性皮炎。用法：每日一剂，水煎400ml，分两次温服。

(5) 朱兴恭主任医师方：全蝎124g，土元124g，螃蟹124g，鹿茸(童便炒)15g，广三七31g，乳香(去油)62g，没药(去油)62g，藏红花15g，草红花62g。上药共研为细末，再用黄酒制成丸剂。主治骨折、脱位、风湿、筋肉闪锉、筋骨强硬、肌肉萎缩。用法：每日一剂，水煎400ml，分两次温服。

【制剂】牛黄千金散 组成：全蝎，僵蚕，人工牛黄，朱砂，冰片，黄连，胆南星，天麻，甘草。功能与主治：清热解毒，镇静定痉。用于小儿惊风高热，手足抽搐，痰涎壅盛，神昏谵语。用法与用量：口服。一次0.6~0.9g，一日2~3次；三岁以内小儿酌减。

【化学成分】含蝎毒（蝎毒素Ⅲ，一种类似蛇毒神经毒的蛋白质），抗癫痫肽（AEP），三甲胺、甜菜碱、牛磺酸、棕榈酸、软硬脂酸、胆甾醇、卵磷脂及铵盐等。尚含钠、钾、钙、镁、铁、铜、锌、锰等微量元素。

【药理作用】本品有明显的抗癫痫作用，并对马钱子碱、烟碱引起的惊厥有较强的对抗作用；能影响血管运动中枢的机能，扩张血管，抑制肾上腺素的升压作用而降压，并能明显延长凝血时间，减轻血栓重量，对血管形成有抑制作用；还有抗肿瘤、镇痛等作用；蝎毒有一定的免疫活性，能影响细胞色素氧化酶和琥珀酸氧化酶系统，造成胎儿骨骼异常，有致畸作用。

【用法用量】3~6g。

蜈　　蚣

【来源】本品为蜈蚣科动物少棘巨蜈蚣 Scolopendra subspinipes mutilans L. Koch 的干燥体。全国各地均产。春、夏二季捕捉，用竹片插入头尾，绷直，干燥。

【商品】蜈蚣。

【性状】本品呈扁平长条形，长9~15cm，宽0.5~1cm。由头部和躯干部组成，全体共22个环节。头部暗红色或红褐色，略有光泽，有头板覆盖，头板近圆形，前端稍突出，两侧贴有颚肢一对，前端两侧有触角一对。躯干部第一背板与头板同色，其余20个背板为棕绿色或墨绿色，具光泽，自第四背板至第十二背板上常有两条纵沟线；腹部淡黄色或棕黄色，皱缩；自第二节起，每节两侧有步足一对；步足黄色或红褐色，偶有黄白色，呈弯钩性，最末一对步足尾状，故又称尾足，易脱落。质脆，断面有裂隙。气微腥，有特殊刺鼻的臭气，味辛、微咸。

【性味归经】辛，温；有毒，归肝经。

【功效与主治】息风镇痉，攻毒散结，通络止痛。用于小儿惊风，抽搐痉挛，中风口㖞，半身不遂，破伤风，风湿顽痹，疮疡，瘰疬，毒蛇咬伤。

【临床应用】

单味应用：

（1）天蛇头疮生手指头上：用蜈蚣一条，烧烟熏一两次即愈。或为末，猪胆汁调，涂之。奇效。（《本草纲目》）

（2）阳痿：去蜈蚣20g，晒干研成粉末，制成散剂，每次服0.5g，早晚各服1次，空腹用白酒或黄酒送服，20天为1疗程。服药期间停服其他中西药，并忌生冷饮食，忌恼怒。能壮阳起痿。（《一味妙方治百病》）

（3）便毒初起：蜈蚣一条。瓦焙存性，为末，酒调服，取汗即散。（《济生秘览》）

（4）趾疮，甲内恶肉突出不愈合：蜈蚣一条。焙研敷之。外以南星末醋和敷四周。（《医方摘要》）

配伍应用：

（1）蜈蚣与全蝎配伍，息风止痉，用于手足抽搐、角弓反张。

（2）蜈蚣与钩藤配伍，息风止痉，用于小儿口㖞、手足抽搐。

（3）蜈蚣与雄黄配伍，解毒散结，用于疮疡肿毒。

（4）蜈蚣与川芎配伍，祛风通络止痛，用于顽固性头痛、风湿痹痛。

（5）蜈蚣、全蝎、僵蚕配伍，祛风止痉，消肿散结，用于痉证。

组方应用：

（1）经验方：蜈蚣50条，全蝎160g，白芥子25g，百部18g，地骨皮18g。功效主治：攻毒散结，通络止痛。用于淋巴结结核。用法：以上药物共为细末，每服6g，每日3次，温开水送服。

（2）《医学衷中参西录》逐风汤：生箭芪六钱（18g），当归四钱（12g），羌活二钱（6g），独活二钱（6g），全蝎二钱（6g），全蜈蚣大者两条。煎汤服。主治中风抽掣及破伤风受风抽掣者。

（3）《儒门事亲》蜈蚣散：蜈蚣头、乌头尖、附子底、蝎梢各等份。为细末。每用一字（1.5~2g），或半字（1g），热酒调下。如禁了牙关，用此药，灌之。主治破伤风。

【化学成分】含两种类似蜂毒成分，即组织胺样物质及溶血性蛋白质。含脂肪油、胆甾醇、蚁酸及组氨酸、精氨酸、亮氨酸等多种氨基酸。尚含糖类、蛋白质以及铁、锌、锰、钙、镁等微量元素。

【药理作用】本品有抗肿瘤、镇静、镇痛、抗炎等作用；其水提物对金黄色葡萄球菌、大肠杆菌等有一定抑制作用，而对各种方致病真菌有抑制作用；能提高巨噬细胞吞噬能力而增强免疫功能；对烟碱和士的宁引起的小鼠惊厥有明显对抗作用；水溶性去蛋白提取液能明显增强心肌收缩力。

【用法用量】3~5g。

【注意事项】孕妇禁用。

僵　　蚕

【来源】本品为蚕蛾科昆虫家蚕 Bombyx mori linnaeus 4~5龄的幼虫感染（或人工接种）白僵菌 Beauveria bassiana (Bals.) Vuillant 而致死的干燥体。主产于浙江、江苏、四川等养蚕区。多于春、秋季生产，将感染白僵菌病死的蚕干燥。

【商品】僵蚕、炒僵蚕。

【性状】本品呈圆柱形，多弯曲皱缩。长2~5cm，直径0.5~0.7cm。表面灰黄色，被有白色粉霜状的气生菌丝和分生孢子。头部较圆，足8对，体节明显，尾部略呈二分歧状。质硬而脆，易折断，断面平坦，外层白色，中间有亮棕色或亮黑色的丝腺环4个。气微腥，味微咸。

【性味归经】咸、辛，平，归肝、肺、胃经。

【功效与主治】祛风定惊，化痰散结。用于惊风抽搐，咽喉肿痛，皮肤瘙痒；颌下淋巴结炎，面神经麻痹；炒僵蚕，疏风解表之力减缓，长于化痰散结。用于瘰疬，痰核，中风失音。

【临床应用】

单味应用：

（1）瘰疬：白僵蚕为散，水服五分匕，日三，十日瘥。（《经史证类备用本草》）

（2）治背疮弥验：以针挑四畔，白僵蚕为散，水和，敷之，即拔出根。（《经史证类备用本草》）

（3）卒头痛：白僵蚕碾为末，去丝，以熟水下二钱匕，立瘥。（《经史证类备用本草》）

（4）下奶药：白僵蚕末两钱，酒调下，少顷，以脂麻茶一钱热投之，梳头数十遍，奶汁如泉。（《经史证类备用本草》）

（5）风遍身瘾疹，疼痛成疮：用白僵蚕焙令黄色，细研为末，用酒服之，立瘥。（《经史证类备用本草》）

（6）偏正头痛并夹脑风，连两太阳穴疼痛：以白僵蚕细研为末，用葱茶调服方寸匕。（《经史证类备用本草》）

（7）小儿口疮通白者及风痦疮蚀透者：以白僵蚕炒令黄色，拭去蚕上黄柔毛，为末，用蜜和，敷之，立效。（《经史证类备用本草》）

（8）中风失音，并一切风疾，及小儿可竹，男子阴痒痛，女子带下：以白僵蚕七枚为末，用酒调方寸匕，立效。（《经史证类备用本草》）

（9）小儿喑口及发噤者：以白僵蚕两枚为末，用蜜和，敷于小儿唇口内，即瘥。（《经史证类

备用本草》)

(10) 一切风痰：白僵蚕七个，直者细研，姜汁调，灌之。(《本草纲目》)

(11) 酒后咳嗽：白僵蚕焙，研末，每茶服一钱。(《本草纲目》)

(12) 面上黑黯：白僵蚕末，水和，搽之。(《本草纲目》)

(13) 小儿鳞体，皮肤如蛇皮鳞甲之状，由气血否涩，亦曰胎垢，又曰蛇体：白僵蚕去嘴为末，煎汤，浴之。一加蛇蜕。(《本草纲目》)

(14) 小儿久痦，体虚不食，诸病后天柱骨倒，医者不识，谓之五软者：用白僵蚕直者炒，研，每服半钱，薄荷酒下。名金灵散。(《本草纲目》)

(15) 高脂血症：白僵蚕研成末，每次服3g，每天3次，2个月为1疗程。治疗期间不用其他任何中西药物。治疗前后查空腹血脂自身对照。(《一味妙方治百病》)

(16) 多发性疖肿：取僵蚕研成粉，每次10g，每天2次，温开水送服。若直接吞服有恶心呕吐者，可装入胶囊服用。服至疖肿消退后，继续服药1周以巩固疗效。对较大疖肿可辅以金黄软膏调适量冰片服。治疗期间忌辛辣食物。能疏散风热，化痰散结。(《一味妙方治百病》)

配伍应用：

(1) 僵蚕与天麻配伍，息风止痉，化痰，用于肝风内动、痰热壅盛引起的惊痫抽搐。

(2) 僵蚕与白术配伍，补脾益气，息风止痉，用于脾虚久泻的慢惊抽搐。

(3) 僵蚕与白附子配伍，祛风化痰，止痉，用于中风、口眼㖞斜面部肌肉抽动。

(4) 僵蚕与荆芥配伍，疏散风热，祛风止痛，用于风热头痛、迎风泪出。

(5) 僵蚕与桔梗配伍，疏风散热止痛，用于风热喉痛。

(6) 僵蚕与夏枯草配伍，解毒散结，化痰软坚，用于瘰疬痰核、疔肿丹毒。

(7) 僵蚕与薄荷配伍，祛风止痒，用于风疹瘙痒。

组方应用：

(1)《本草衍义》：白僵蚕、蝎梢等份，天雄尖、附子尖共一钱 (3g) 微炮过。为细末。每服一字 (1.5~2g) 或半钱 (1.5g)，以生姜温水调，灌之。主治小儿惊风。

(2) 付永民主任医师方　面风经验方 (面肌痉挛)：僵蚕10g，白芍15g，伸筋草15g，甘草6g，当归10g，川芎10g，赤芍15g，云苓15g，远志15g，菖蒲15g，茯神15g，枣仁30g，钩丁10g，牛膝15g，白芷10g，防风10g，炒麦芽15g。功效主治：祛风镇惊，舒筋通络，活血理气，宁心安神。用于面风 (面肌痉挛)。用法：每日一剂，水煎400ml，分两次温服。

(3) 付永民主任医师方　面瘫经验方 (面神经麻痹)：僵蚕10g，全虫10g，白附子6g，黄芪10g，当归10g，川芎10g，赤芍15g，蜈蚣3条，地龙15g，菖蒲15g，麦冬15g，蒲公英15g，白芷10g，防风10g，细辛3g，制马钱子0.6g。功效主治：舒筋活络，祛风散寒，益气活血，清热滋阴。用于面瘫 (面神经麻痹)。用法：每日一剂，水煎400ml，分两次温服。

【制剂】七珍丸　组成：僵蚕，麝香，雄黄，天竹黄，寒食曲，全蝎，朱砂，胆南星，巴豆霜。功能与主治：定惊豁痰，消积通便。用于小儿急惊风，身热，昏睡，气粗，烦躁，痰涎壅盛，停乳停食，大便秘结。用法与用量：口服。小儿三至四个月，一次3丸；五至六个月，一次4~5丸；周岁，一次6~7丸，一日1~2次；周岁以上及体实者酌加用量，或遵医嘱。

【化学成分】含蛋白质，脂肪，多种氨基酸以及铁、锌、铜、锰、铬等微量元素。白僵蚕体表的白粉中含草酸铵。主要化学成分有：麦角甾-6，22-二烯-3β，5α，8α-三醇、棕榈酸、赤藓酸、甘露醇、尿嘧啶、β-谷甾醇、胡萝卜苷等。

【药理作用】本品水煎剂及所含草酸铵有良好的抗惊厥作用；提取液动物实验中显示有镇静、抗凝血、降血糖作用；对金黄色葡萄球菌、大肠杆菌、绿脓杆菌等有较弱的抑制作用。另有抗癌作用。

【用法用量】5~9g。

第十六章　开窍药

【定义】 凡以开窍醒脑为主要功效的药物，叫开窍药。
【中医指导理论】《温病条辨》"开窍者，运阳气也。""使邪火随诸香一齐俱散也。"
【性味归经】 开窍药有辛温、辛苦之分，归心经。
【临床应用】 本类药物辛香走窜，临床主要用于热陷心包或痰浊蒙蔽清窍所致神昏谵语，惊痫中风等病出现卒然昏厥之证。

神志昏厥证有虚实之分。实证即是闭证，以口噤，手紧握、脉实有力为辩证依据，又有寒闭、热闭之分。寒闭多见面青、身凉、苔白、脉迟，需开窍药配温中行气药，用温开法；热闭多见面赤、身热、苔黄脉数，需配清热解毒药，用凉开法。虚证即是脱证，临床多见冷汗、肢冷、脉微欲绝，宜回阳救逆，益气固脱，不宜用开窍药，以免耗泄元气。

【注意事项】 开窍药在临床多用于急救，为治标之品，过去有只作暂用，不可久服，以免耗泄元气之说，临床应根据病机适当掌握。再者，此类药辛香性窜，极易挥发，故内服多入丸散，少入煎剂。此类药物忌用于脱证。

麝　　香

【来源】 本品为麝科动物林麝 Moschus berezovskii Flerov、马麝 Moschus sifanicus Przewalski 或原麝 Moschus moschiferus Linnaeus 成熟雄体香囊中的干燥分泌物。主产于四川、西藏、云南、陕西等地。野麝多在冬季至次春猎取，猎获后割取香囊，阴干，习称"毛壳麝香"；剖开香囊，除去囊壳，习称"麝香仁"，家麝直接从其香囊中取出麝香仁，阴干或用干燥器密闭干燥。

【商品】 当门子、寸香、元寸、毛壳麝香、麝香仁。

【性状】 毛壳麝香　为扁圆形或类椭圆形的囊状体，直径3～7cm，厚2～4cm。开口面的皮革质，棕褐色，略平，密生白色或棕色短毛，从两侧围绕中心排列，中间有1小囊孔。另一面为棕褐色略带紫色的皮膜，微皱缩，偶显肌肉纤维，略有弹性，剖开后可见中层皮膜呈棕褐色或灰褐色，半透明，内层皮膜呈棕色，内含颗粒状、粉末状的麝香仁和少量细毛及脱落的内层皮膜（习称"银皮"）。

麝香仁　野生者质软，油润，疏松；其中不规则圆球形或颗粒状者习称"当门子"，表面多呈紫黑色，油润光亮，微有麻纹，断面深棕色或黄棕色；粉末状者多呈棕褐色或黄棕色，并有少量脱落的内层皮膜和细毛。饲养者呈颗粒状、短条形或不规则的团块；表面不平，紫黑色或深棕色，显油性，微有光泽，并有少量毛和脱落的内层皮膜。气香浓烈而特异，味微辣、微苦带咸。

【性味归经】 辛，温，归心、脾经。

【功效与主治】 开窍醒神，活血通经，消肿止痛。用于热病神昏，中风痰厥，气郁暴厥，中恶昏迷，经闭，癥瘕，难产死胎，心腹暴痛，痈肿瘰疬，咽喉肿痛，跌扑伤痛，痹痛麻木。

【临床应用】
单味应用：
（1）小儿惊啼，发歇不定：用真好麝香研细，每服清水调下一字，日二服。量儿大小服。（《经史证类备用本草》）

（2）中风不省：麝香二钱研末，入清油二两和匀，灌之，其人自苏也。（《本草纲目》）

（3）小儿中水：单以麝香如大豆三枚，奶汁调，分三四服。（《本草纲目》）

（4）虫牙作痛：香油抹头蘸麝香末，绵裹炙热咬之。换两三次，其虫即死，断根甚妙。（《本草纲目》）

配伍应用：

（1）麝香与牛黄配伍，清热开窍，化浊解毒，用于邪热亢盛、痰浊蒙蔽心包所致的神昏谵语、痰盛气粗等证。

（2）麝香与苏合香配伍，开窍醒神，行气止痛，用于寒邪或痰浊闭阻神明所致的突然昏倒、牙关紧闭、不省人事或心腹卒痛、昏厥等证。

（3）麝香与乳香配伍，活血止痛，消肿散结。用于疮疡肿毒。

（4）麝香与丹参配伍，活血祛瘀散结。用于癥瘕、经闭。

（5）麝香与木香配伍，活血行气止痛。用于心腹暴痛或痹痛。近代用治冠心病。

（6）麝香与苏木配伍，活血化瘀，消肿止痛。用于跌打损伤。

（7）麝香与肉桂配伍，催产。用于胎死腹中或胞衣不下。

组方应用：

《外科证治全生集》犀黄丸：牛黄三分（1g），麝香一钱半（4.5g），乳香、没药各一两（30g），黄米饭一两（30g）。功用：解毒消痈，化痰散结，活血祛瘀。主治乳岩、横痃、瘰疬、痰核、流注、肺痈、小肠痈等。

【制剂】小金丸　组成：麝香，木鳖子，制草乌，枫香脂，乳香，没药，五灵脂，当归，地龙，香墨。功能与主治：散结消肿，化瘀止痛。用于痰气凝滞所致的瘰疬、瘿瘤、乳岩、乳癖，症见肌肤或肌肤下肿块一处或数处，推之能动，或骨疽及关节肿大、皮色不变、肿硬作痛。用法与用量：打碎后口服。一次1.2~3g，一日2次；小儿酌减。

【化学成分】含大环酮类，含氮杂环类，甾体类化合物，氨基酸（天门冬氨酸、丝氨酸等），无机盐，及尿囊素、纤维素、蛋白激酶激活剂等。其中大环酮类化合物有：麝香酮、麝香醇、3-甲基环十三酮、环十四烷酮、降麝香酮、5-顺式环十五烯酮、5-顺式-（14-甲基）环十五烯酮、2,6-壬撑二氢吡喃、2,6-己撑二氢吡喃、5-顺式环十四烯酮、麝香吡喃等；甾族化合物有：如睾丸酮、雌二醇、胆甾醇等；吡啶类化合物有：麝香吡啶，羟基麝香吡啶A和B，2,6-壬撑吡啶、2,6-己撑吡啶等。

【药理作用】本品对中枢神经系统呈双向调节作用，小剂量兴奋，大剂量抑制；可显著减轻脑水肿，增强中枢神经系统对缺氧的耐受性，改善脑循环；有镇痛作用；有增强心肌收缩力、抗心肌缺血、抑制血小板聚集、抗血栓、升压及增加呼吸频率的作用；对离体及在位子宫呈明显兴奋作用；本品还有抗炎、抑菌、抗肿瘤及类似睾丸酮的作用。

【用法用量】0.03~0.1g。多入丸散用。外用适量。

【注意事项】孕妇禁用。

冰　片

【来源】本品为龙脑科植物龙脑香 Dryobalanops aromatica Gaertn. f. 树干经水蒸气蒸馏所得的结晶，习称"梅片"，又称"龙脑冰片""龙脑香""龙脑"。由菊科植物艾纳香 Blumea balsamifera (L.) DC. 叶经水蒸气蒸馏提取的结晶，习称"艾片"，又称"艾粉""艾纳香"。梅片主产于印度尼西亚苏门答腊、婆罗洲、南洋等地；艾片主产于广东、广西壮族自治区、云南、贵州等地。现多用合成冰片，又称"机制冰片"，时用樟脑、松节油等经化学方法合成的。主产于各地的香料厂或制药厂。冰片应贮于密闭容器内，置阴凉干燥处保存，研粉用。

【商品】冰片。

【性状】本品为无色透明或白色半透明的片状松脆结晶；气清香，味辛、凉；具挥发性，点燃发生浓烟，并有带光的火焰。本品在乙醇、三氯甲烷或乙醚中易溶，在水中几乎不溶。

【性味归经】辛、苦，微寒，归心、脾、肺经。

【功效与主治】开窍醒神，清热止痛。用于热病神昏、惊厥，中风痰厥，气郁暴厥，中恶昏迷，目赤，口疮，咽喉肿痛，耳道流脓。

【临床应用】

单味应用：

(1) 内外痔：冰片分半，葱汁化，搽之。（《本草从新》）

(2) 目生浮翳：真龙脑日点三五度。（《本草易读》）

(3) 舌出过寸：梅片为末，掺之。（《本草易读》）

(4) 溃疡性口腔炎：冰片0.3g，加1个鸡蛋的蛋白混合（宜临时配制）。用时，先嘱患者用0.2%呋喃西林溶液漱口，用棉球擦干患部后，涂以冰片蛋白，每日4~5次。（《一味中药祛顽疾》）

(5) 化脓性中耳炎：冰片1g，研成细末，放入核桃油16ml中搅匀。用时，先洗净外耳道内的脓性分泌物，用棉球拭干后滴入2~3滴药液，再用棉球将外耳道堵住，以免药液外溢。（《一味中药祛顽疾》）

配伍应用：

(1) 冰片与水牛角配伍，清热开窍，豁痰解毒，用于温热病内陷心包的神昏谵语、烦躁不安。

(2) 冰片与硼砂配伍，清热止痛，用于咽喉肿痛及口疮。

组方应用：

(1)《濒湖集简方》：灯心一钱（3g），黄柏五分（1.5g）并烧存性，白矾七分（2g）煅过，冰片脑三分（1g）。为末，每以一二分（0.3~0.6g）吹患处。主治风热喉痹。

(2)《外科正宗》冰硼散：冰片五分（1.5g），朱砂六分（1.8g），玄明粉、硼砂各五钱（15g）。共研极细末，吹搽患上，甚者日搽五、六次。主治咽喉口齿新旧肿痛，及久嗽痰火咽哑作痛。

【制剂】冰硼散 组成：冰片，硼砂，朱砂，玄明粉。功能与主治：清热解毒，消肿止痛。用于热毒蕴结所致的咽喉疼痛、牙龈肿痛、口舌生疮。用法与用量：吹敷患处，每次少量，一日数次。

【化学成分】龙脑冰片含右旋龙脑，又含葎草烯、1,8-桉油素、β-榄香烯、石竹烯等倍半萜类以及齐墩果酸、麦珠子酸、积雪草酸、龙脑香醇、古柯二醇、桉油精等三萜化合物。艾片含左旋龙脑。机制冰片为消旋混合龙脑。

【药理作用】本品局部应用能轻微刺激感觉神经，有一定的止痛及温和的防腐作用；内服可迅速通过血脑屏障并改善其通透性，在脑内蓄积时间长、含量高；对金黄色葡萄球菌、大肠杆菌、猪霍乱弧菌、红色毛癣菌等抑制作用；有减慢心率、部分回升动脉血流量和降低心肌耗氧量的作用；能延长小鼠耐缺氧的时间，抗心肌缺血；对中、晚期小鼠有引产作用；具有促进神经胶质细胞的分裂和生长作用。

【用法用量】0.15~0.3g，入丸散用。外用研粉点敷患处。

【注意事项】孕妇慎用。

苏 合 香

【来源】本品为金缕梅科植物苏合香树 Liquidanmbar orientalis Mill. 的树干渗出的香树脂经加工精制而成。主产于欧、亚、非三洲交界的土耳其、叙利亚、埃及等国。我国广西壮族自治区、云南有栽培。

【商品】苏合香、苏合香油。

【性状】本品为半流动性的浓稠液体。棕黄色或暗棕色，半透明，质黏稠，气芳香。本品在90%乙醇、二硫化碳、三氯甲烷或冰醋酸中溶解，在乙醚中微溶。

【性味归经】辛，温，归心、脾经。

【功效与主治】开窍，辟秽，止痛。用于中风，痰厥，猝然昏倒，胸腹冷痛，惊痫。

【临床应用】

单味应用：

冻疮：苏合香溶解于酒精中涂敷之。（《现代实用中药》）

配伍应用：

（1）苏合香与丁香配伍，开窍辟秽，用于中风痰厥或惊痫属于寒邪、痰浊内闭者。

（2）苏合香与檀香配伍，开窍辟秽止痛，用于胸腹冷痛满闷之证。近年用于缓解冠心病。

组方应用：

《太平惠民和剂局方》苏合香丸：苏合香、龙脑各一两（30g），麝香、安息香、青木香、香附、白檀香、丁香、沉香、荜茇各二两（60g），乳香一两（30g），白术、诃黎勒、朱砂各二两（60g），水牛角二两（60g）。功用：芳香开窍，行气温中。主治寒闭证。突然昏倒，牙关紧闭，不省人事，苔白，脉迟；心腹卒痛，甚则昏厥。亦治中风、中气及感受时行瘴疠之气，属于寒闭证者。

【制剂】苏合香丸　组成：苏合香，安息香，冰片，水牛角浓缩粉，麝香，檀香，丁香，香附，木香，乳香，荜茇，白术，诃子肉，朱砂。功能与主治：芳香开窍，行气止痛。用于痰迷心窍所致的痰厥昏迷、中风偏瘫、肢体不利，以及中暑、心胃气痛。用法与用量：口服。一次1丸，一日1~2次。

【化学成分】含萜类和挥发油，包括单萜、倍半萜、三萜类化合物及芳樟醇、α，β-蒎烯、松香油醇、二氢香豆酮、柠檬烯、肉桂酸、桂皮醛、乙苯酚等。

【药理作用】本品为刺激性祛痰药，并有较弱的抗菌作用，可用于各种呼吸道感染；又有温和的刺激作用，可缓解局部炎症，并能促进溃疡与创伤的愈合；有增强耐缺氧能力、抗血栓形成、抗血小板聚集、改善冠脉血流量、抗心肌缺血等作用。

【用法用量】0.3~1g，宜入丸散服。

石 菖 蒲

【来源】本品为天南星科植物石菖蒲 Acorus tatarinowii Schott 的干燥根茎。主产于四川、浙江、江苏等地。秋、冬二季采挖，除去须根及泥沙，晒干。

【商品】石菖蒲。

【性状】本品扁圆柱形，多弯曲，常有分枝，长3~20cm，直径0.3~1cm。表面棕褐色或灰棕色，粗糙，有致密不匀的环节，节间长0.2~0.8cm，具细纵纹，一面残留须根或原点状根痕；叶痕呈三角形，左右交互排列，有的其上有毛鳞状的叶基残余。质硬，断面纤维性，类白色或为红色，内皮层环明显，可见多数维管束小点及棕色油细胞。气芳香，味苦，微辛。

【性味归经】 辛、苦，温。归心、胃经。

【功效与主治】 化湿开胃，开窍豁痰，醒神益智。用于胃脘痞满不饥，噤口下痢，神昏癫痫，健忘，耳聋。

【临床应用】

单味应用：

(1) 头疮不瘥：为末，香油合敷，日三。(《本草易读》)

(2) 聪耳明目，益智不忘：为末，酒常服之。(《本草易读》)

(3) 跌打损伤：石菖蒲鲜根适量，加入甜酒糟少许捣烂，外敷患处，每日一次。(《本草易读》)

(4) 耳鸣：石菖蒲60g，每日一剂，水煎，分两次口服。左耳及双耳耳鸣者，同服六味地黄丸，右耳鸣者同服金匮肾气丸。(《一味中药祛顽疾》)

(5) 风湿痹痛：取石菖蒲200g，浸入60度左右的白酒1000ml内，密封，半个月后启用。每天早晚各饮2~3杯，1千克药酒可服1个月。能祛风化湿，散寒止痛。(《一味妙方治百病》)

配伍应用：

(1) 石菖蒲与郁金配伍，开窍化湿，宁心安神，用于湿浊蒙蔽清窍所致的神智昏乱。

(2) 石菖蒲与远志配伍，宁心安神，用于健忘、耳鸣、耳聋。

(3) 石菖蒲与龙骨配伍，平肝宁神，用于癫狂、痴呆。

(4) 石菖蒲与吴茱萸配伍，化湿和胃，用于胸腹胀闷或疼痛。

(5) 石菖蒲与茯苓配伍，开胃进食，用于噤口痢。

组方应用：

(1) 《外科正宗》玉真散：天南星、防风、白芷、天麻、羌活、白附子各6g。功用：祛风定惊。主治破伤风。牙关紧急、口噤唇紧，身体强直，角弓反张，甚则咬牙缩舌。

(2) 《千金方》开心散：远志、人参各四分(1.2g)，茯苓二两(60g)，菖蒲一两(30g)。上四味治下筛，饮服方寸匕，日三。主治好忘。

(3) 《圣济总录》菖蒲散：菖蒲(锉)、生地黄(去土，切)、枸杞根(去心)各四两(120g)，乌头(炮裂，去皮脐，锉)二两(60g)，生商陆根(去土，切)四两(120g)，生姜(切薄片)八两(240g)。上六味，以清酒三升(600ml)渍一宿，暴干，复纳酒中，以酒尽为度，暴干，捣筛为细散。每服，空心温酒调一钱匕(2g)，日再服。主治风冷痹，身体俱痛。

(4) 经验方：石菖蒲15g，龙葵果15g，远志15g，薄荷10g。功效主治：开窍化痰，醒神益智。用于多眠症。用法：每日一剂，水煎400ml，分两次温服。

【化学成分】 含挥发油，油中主要为β-细辛醚、α-细辛醚、石竹烯、α-葎草烯、石菖醚、细辛醚等。尚含有氨基酸、有机酸和糖类。

【药理作用】 本品煎剂有中枢性镇静、抗惊厥作用；能促进消化，制止胃肠的异常发酵；煎剂能杀死腹水癌细胞，挥发油有显著的抗癌作用；高浓度浸出液对常见致病性皮肤真菌有抑制作用；还有抗心律失常、降低血脂等作用。

【用法用量】 3~9g。

蟾 酥

【来源】 本品为蟾蜍科动物中华大蟾蜍 Bufo bufo gargarizans Cantor 或黑眶蟾蜍 Bufo melanostictus

Schneider 的干燥分泌物。全国各地均产，主产于河北、山东、江苏、浙江等地。多于夏、秋二季捕捉蟾蜍，洗净，挤取耳后腺及皮肤腺的白色浆液，加工，干燥。

【商品】蟾酥。

【性状】本品呈扁圆形团块状或片状。棕褐色或红棕色。团块状者质坚，不易折断，断面棕褐色，角质状，微有光泽；片状质脆，易碎，断面红棕色，半透明。气微腥，味初甜而后有持久的麻辣感，粉末嗅之作嚏。

【性味归经】辛，温；有毒，归心经。

【功效与主治】解毒，止痛，开窍醒神。用于痈疽疔疮，咽喉肿痛，中暑神昏，腹痛吐泻。

【临床应用】

单味应用：

(1) 拔取疔黄：蟾蜍，以面丸梧子大，每用一丸安舌下，即黄出也。(《本草纲目》)

(2) 癣：干蟾蜍烧灰，以猪脂和涂之。(《僧深集方》)

(3) 破伤风：虾蟆二两半，切烂如泥，入花椒一两，同酒炒热，再入酒二盏半温热，去渣服之，通身汗出效。(《奇效良方》)

配伍应用：

(1) 蟾蜍与牛黄配伍，解毒消肿止痛，用于痈疽疔疮、咽喉肿痛。

(2) 蟾蜍与丁香配伍，开窍醒神，辟秽止痛，用于痧胀腹痛吐泻，甚则昏厥。

组方应用：

(1)《全婴方论》五疳保童丸：大干蟾蜍一枚（烧存性），皂角（去皮、弦，烧存性）一钱（3g），蛤粉（水飞）三钱（10g），麝香一钱（3g）。为末，糊丸粟米大。每空心米饮下三四十丸，日二服。主治五疳八痢，面黄肌瘦，好食泥土，不思乳食。

(2)《圣济总录》蟾蜍膏：蟾蜍一枚（去头用），石硫磺（别研）、乳香（别研）、木香、桂（去粗皮）各半两（15g），露蜂房一枚（烧灰用）。上六味，捣罗为末，用清油一两（30g），调药末，入瓷碗盛，于铫子内重汤熬，不住手搅，令成膏，绢上摊贴之。候清水出，更换新药，疮患甚者，厚摊药贴之。主治一切疮肿、痈疽、瘰疬等疾病，经月不瘥，将作冷瘘。

【制剂】牙痛一粒丸　组成：蟾酥，朱砂，雄黄，甘草。功能与主治：解毒消肿，杀虫止痛。用于火毒内盛所致的牙龈肿痛、龋齿疼痛。用法与用量：每次取1~2丸，填入龋齿洞内或肿痛的齿缝处，外塞一块消毒棉花，防止药丸滑脱。

【化学成分】含蟾毒配基类（阿瑞那蟾蜍精、美蟾毒精、日蟾毒它灵等），蟾毒毒素类（蟾毒、蟾毒配基脂肪酸酯、蟾毒配基硫酸酯等），蟾毒色胺类（5-羟色胺、蟾蜍色胺、蟾蜍季胺、蟾蜍噻宁和脱氢蟾蜍色胺）以及多糖类、有机酸、氨基酸、肽类、肾上腺素等。

【药理作用】本品所含蟾毒配基类和蟾毒素类化合物均有强心作用，前者可以直接作用于心肌细胞；本品能使纤维蛋白原的凝固时间延长，并使纤维蛋白溶解后溶酶活性化，而增加冠状动脉灌流量；醇提取物对内毒素血症所致休克有较好的疗效；蟾蜍总苷注射液对绿脓杆菌、卡他球菌、变形杆菌和葡萄球菌有抑制作用；本品还有抗肿瘤、抗炎、平喘、镇咳、升高白细胞、镇痛和麻醉等作用。

【用法用量】0.015~0.03g。多入丸散用。外用适量。

【注意事项】孕妇慎用。

附药：蟾皮

本品为蟾蜍科动物中华大蟾蜍或黑眶蟾蜍等除去内脏的干燥皮。性味辛，凉；有小毒。功效清热解毒，利水消胀。适用于痈疽疮毒、疳积腹胀、瘰疬肿瘤等。煎服，3~6g；入丸散，每次 0.3~0.9g；外用适量，研末调敷；或以新鲜蟾皮贴敷患处。

单味应用：

（1）小儿疳积，腹大黄瘦：取大者一枚，去首足肠，清油涂之，用阴阳瓦焙熟，末，食之，连服五六枚。（《本草易读》）

（2）小儿疳泻，腹大黄瘦：取一枚烧，末，饮服。（《本草易读》）

（3）一切疳积：烧，末，醋敷。（《本草易读》）

（4）金蟾散：大蟾一枚，拣砂塞满腹，用黄泥固济，烧红，去泥为末，酒下，分数服。治单腹胀。（《本草易读》）

配伍应用：

蟾皮与朱砂配伍，清热解毒，利水消肿，用于痈疽肿毒、疳积腹胀。

樟　　脑

【来源】本品为樟科植物樟 Cinnamomum camphora（L.）Presl 的枝、干、叶及根部，经提炼制成的颗粒状结晶。主产于台湾及长江以南地区，以台湾产量最大，质量最佳。每年多在 9~12 月砍伐老树，劈成碎片，置蒸馏器中进行蒸馏，冷却后即得粗制樟脑，再经升华精制而得精制樟脑。

【商品】樟脑。

【性状】纯品为雪白的结晶性粉末，或无色透明的硬块。粗制品略带黄色，有光亮。在常温中容易挥发，点火能发出多烟而有光的火焰，气芳香浓烈刺鼻，味初辛辣，后辛凉。

【性味归经】辛，热；有毒，归心、脾经。

【功效与主治】除湿杀虫，散寒止痛，开窍辟秽。用于疥癣，瘰疬，跌打伤痛，牙痛，痧胀腹痛，吐泻。

【临床应用】

单味应用：

汤火疮、定痛：樟脑合香油研敷，如疮湿，干掺上止痛，火毒不入内也。（《品汇精要》）

配伍应用：

（1）樟脑与硫磺配伍，除湿杀虫，用于疥疮有脓。

（2）樟脑与花椒配伍，除湿止痒，用于小儿头癣。

（3）樟脑与朱砂配伍，止痛，用于牙痛。

（4）樟脑与三七配伍，散瘀止痛，用于跌打损伤。

（5）樟脑与没药配伍，开窍，活血止痛，用于神志昏迷。

（6）樟脑与高粱酒配伍，温散止痛，用于痧胀腹痛。

组方应用：

（1）《本草正义》：樟脑一分（0.3g），净没药二分（0.6g），明乳香三分（1g）。研匀，茶调服三厘（0.1g）。主治：痧秽腹痛。

（2）《简便单方》：韶脑一钱（3g），花椒二钱（6g），脂麻二两（60g）。为末，洗后搽之。主治：小儿秃疮。

【制剂】十滴水　组成：樟脑，干姜，大黄，小茴香，肉桂，辣椒，桉油。功能与主治：健胃，祛暑。用于因中暑而引起的头晕、恶心、腹痛、胃肠不适。用法与用量：口服。一次 2~5ml，儿童酌减。

【化学成分】 主含樟脑酮，为一种双环萜酮（$C_{10}H_{16}O$）物质。

【药理作用】 本品涂擦皮肤有温和的刺激和防腐作用，并有局部麻醉作用，能够止痒、镇痛；对高级中枢神经兴奋作用明显，大剂量可引起癫痫样惊厥；在体内水溶性代谢产物为氧化樟脑，有明显的强心、升压和兴奋呼吸作用。对红色毛癣菌有强烈的抑制作用。

【用法用量】 入散剂，0.1~0.2g；外用适量，研末撒布或调敷。

【注意事项】 孕妇忌用。

第十七章 补益药

【定义】 凡是补益人体阴阳气血不足，增强人体抗病能力，以治疗虚证为主要功效的药物，叫补益药。

【中医指导理论】 形不足，补之以气。

【性味归经】 补益药大多甘、辛、酸、咸，归心、肺、肝、脾、肾经。

【临床应用】 虚证不外乎阳虚、阴虚、气虚、血虚四种类型。补益药则根据其作用和应用范围亦分为补阳药、补阴药、补气药、补血药四类。临床应用时，要根据虚证的类型选用相适应的补虚药。但从人体的生理活动来说，阴、阳、气、血是相互依存、相互转化的，其物质基础为阴，功能活动为阳，在虚损不足的情况下常相互影响，如阳虚多兼气虚，气虚又常见阳虚，气虚阳虚表现为机体活动功能减退；阴虚常见血虚，血虚又常兼见阴虚，故血虚、阴虚又表现为精血津液的损耗。因此，补气药和补阳药，补血药和补阴药常相互为用。对于气血两亏，阴阳俱损的病证，则应气血双补，阴阳兼顾。

【注意事项】 补益药为正气虚弱而设，用以扶正祛邪，使用应在病邪未来，正气已虚之时，若邪实正未虚时应用，则有"闭门留寇"，加重病情之虑。另外，阴虚有热忌用补阳药，阳虚有寒忌用补阴药。补益药使用时还应注意配伍健脾胃药，否则滋养厚味妨碍消化吸收，致"虚不受补"，药物难以发挥功效。

一、补气药

凡具补气功能，以治疗气虚证为主要作用的药物，叫补气药。

气虚表现为人体生理活动功能减低，如脾气虚表现为饮食不振，肌肉消瘦，体倦神疲、浮肿、胃下垂、子宫下垂、脱肛、便溏或血虚，或血失统摄等。肺气虚则表现为少气懒言，动作气短，易感冒、鼻塞、出虚汗。心气虚则见心悸脉微。肾气虚则见命门火不足，肝气虚则见困乏萎靡，筋脉失养等等。临床应用时应根据不同的气虚证，选用相应的补虚药。如兼阳虚阴虚时，配伍补阳药或补阴药。而气旺则生血，气又能统摄血液，故临床在补血、止血时也多配伍补气药。

人 参

【来源】 本品为五加科植物人参 Panax ginseng C. A. Mey. 的干燥根及根茎。主产于吉林、辽宁、黑龙江，以吉林抚松县产量最大，质量最好，为道地药材。多于秋季采挖，洗净经晒干或烘干。栽培的又称"园参"；播种在山林野生状态下自然生长的又称"林下参"，习称"籽海"。

【商品】 人参、生晒参、红参。

【性状】 主根呈纺锤形或圆柱形，长 3~15cm，直径 1~2cm。表面灰黄色，上部或全体有疏浅断续的粗横纹及明显的纵皱，下部有支根 2~3 条，并着生多数细长的须根，须根上常有不明显的细小疣状突出。根茎（芦头）长 1~4cm，直径 0.3~1.5cm，多拘挛而弯曲，具不顶根（芋）和稀疏的凹窝状茎痕（芦碗）。质较硬，断面淡黄白色，显粉性，形成层环纹棕黄色，皮部有黄棕色的点状树脂道及放射状裂隙。香气特异，味微苦、甘。

或主根多与根茎近等长或较短，呈圆柱形、菱角形或人字形，长1~6cm。表面灰黄色，具纵皱纹，上部或中下部有环纹。支根多为2~3条，须根少而细长，清晰不乱，有较明显的疣状突起。根茎细长，少数粗短，中上部有稀疏或密集而深陷的茎痕。不定根较细，多下垂。

【性味归经】甘、微苦，平，归脾、肺、心经。

【功效与主治】大补元气，复脉固脱，补脾益肺，生津，安神。用于体虚欲脱，肢冷脉微，脾虚食少，肺虚喘咳，津伤口渴，内热消渴，久病虚羸，惊悸失眠，阳痿宫冷；心力衰竭，心源性休克；生晒参，长于补气生津，复脉固脱，补脾益肺；红参大补元气，复脉固脱，益气摄血，用于体虚欲脱，肢冷脉微，气不摄血，崩漏下血。

【临床应用】

单味应用：

（1）反胃呕吐无常，粥饮入口即吐，困弱无力垂死者：以上党人参二大两拍破，水一大升煮取四合，热顿服，日再，以人参汁煮粥与啖。李直方：司勋徐郎中于汉南患反胃两月余，诸方不瘥，遂与此方，当时便定。瘥后十余日发入镜绎，每与名医持论此药，难可为俦也。（《经史证类备用本草》）

（2）卒上气，喘急鸣息便欲绝：人参末，服方寸匕，日五六服。（《经史证类备用本草》）

（3）吐血：以人参一味为末，鸡子清投新汲水调下一钱服之。（《经史证类备用本草》）

（4）咳嗽上气，喘急，嗽血吐血：人参好者捣为末，每服三钱匕，鸡子清调之。五更初服便睡，去枕仰卧，只一服鲊愈，年深者再服。忌腥咸酱面等，并勿过醉饱，将息佳。（《经史证类备用本草》）

（5）消渴引饮：人参为末，鸡子清调服一钱，日三四服。（《本草纲目》）

配伍应用：

（1）人参与附子配伍，大补元气，回阳救逆，用于汗出肢冷等亡阳证。

（2）人参与白术配伍，健脾益气，用于脾气不足所致的神疲、纳呆、腹满、呕吐、泄泻等证。

（3）人参与蛤蚧配伍，补肺益气，用于肺气亏虚引起的呼吸短促、动辄气喘、脉虚自汗等证。

（4）人参与石膏配伍，清热益气，生津止渴，用于热病气津两伤、身热口渴、汗多、脉大无力等证。

（5）人参与麦冬配伍，益气养阴，止渴止汗，用于热伤气阴、口渴多汗、气虚脉弱等证。

（6）人参与生地配伍，益气生津，用于消渴症。

（7）人参与龙眼肉配伍，益气安神，补脾养心，用于气血亏虚引起的心神不安、失眠多梦、惊悸健忘。

（8）人参与熟地配伍，益气生血，用于血虚。

（9）人参与鹿茸配伍，益气壮阳，用于阳痿。

（10）人参、白术、茯苓配伍，益气健脾，燥湿化痰，主要用于脾虚不运，痰饮内停所致的气短乏力、食少便溏、脾虚水肿等。

（11）人参、蛤蚧、三七配伍，补肾益肺止咳，用于虚劳咳嗽，年老及体虚久咳。

组方应用：

（1）《太平惠民和剂局方》清心莲子饮：黄芩、麦冬、地骨皮、车前子、甘草各10g，石莲肉、白茯苓、黄芪、人参各15g。功用：清心火，益气阴，止淋浊。主治心火偏旺，气阴两虚，湿热下注证。症见遗精淋浊，血崩带下，遇劳则发；或肾阴不足，口舌干燥，烦躁发热等。

（2）《正体类要》参附汤：人参12g，附子9g。功用：益气回阳。主治阳气暴脱。手足逆冷，头晕气短，汗出脉微。

（3）《太平惠民和剂局方》四君子汤：人参、白术、茯苓各9g，甘草6g。功用：益气健脾。主治脾胃气虚证。面色白，语音低微，气短乏力，食少便溏，舌淡苔白，脉虚弱。

（4）《小儿药证直诀》异功散：即四君子汤加陈皮6g。功用：益气健脾，行气化滞。主治脾胃气虚兼气滞证。饮食减少，大便溏薄，胸脘痞闷不舒，或呕吐泄泻等。

（5）《医学正传》六君子汤：即四君子汤加陈皮3g，半夏4.5g。功用：益气健脾，燥湿化痰。主治脾胃气虚兼痰湿证。食少便溏，胸脘痞闷，呕逆。

（6）《古今名医方论》香砂六君子汤：人参3g，白术6g，茯苓6g，甘草2g，陈皮2.5g，半夏3g，砂仁2.5g，木香2g。功用：益气化痰，行气温中。主治脾胃气虚，痰阻气滞证。呕吐痞闷，不思饮食，脘腹胀痛，消瘦倦怠，或气虚肿满。

（7）《博爱心鉴》保元汤：黄芪9g，人参3g，炙甘草3g，肉桂1.5g，生姜3g。功用：益气温阳。主治虚损劳怯，元气不足。倦怠乏力，少气畏寒，以及小儿痘疮，阳虚顶陷，不能发起灌浆者。

（8）《先醒斋医学广笔记》资生丸：人参9g，白术9g，白茯苓4.5g，广陈皮6g，山楂肉6g，甘草3g，怀山药4.5g，川黄连1g，薏苡仁4.5g，白扁豆4.5g，白豆蔻1g，藿香叶1.5g，莲肉4.5g，泽泻1g，桔梗1.5g，芡实粉4.5g，麦芽3g。功用：益气健脾，和胃渗湿，消食理气。主治妊娠三月，阳明脉衰，胎元不固。亦治脾胃虚弱，食少便溏，脘腹作胀，恶心呕吐，消瘦乏力等症。

（9）《医学启源》生脉散：人参9g，麦门冬9g，五味子6g。功用：益气生津，敛阴止汗。主治：①温热、暑热，耗气伤阴证。汗多神疲，体倦乏力，气短懒言，咽干口渴，舌干红少苔，脉虚数。②久咳肺虚，气阴两虚证。干咳少痰，短气自汗，口干舌燥，脉虚细。

（10）《御药院方》人参蛤蚧散：蛤蚧一对，甘草五两（150g），杏仁五两（150g），人参、茯苓、贝母、桑白皮、知母各二两（60g）。功用：补肺益肾，止咳定喘。主治肺肾气虚喘息、咳嗽。痰稠色黄，或咳吐脓血，胸中烦热，身体羸瘦，或遍身浮肿，脉浮虚。

（11）《夷坚己志》人参胡桃汤：新罗人参9g，胡桃肉9g。功用：补肺肾，定喘逆。主治肺肾两虚，气促痰喘者。

（12）《正体类要》八珍汤：人参、白术、白茯苓、当归、川芎、白芍药、熟地黄各9g，甘草5g。功用：益气补血。主治气血两虚证。面色苍白或萎黄，头晕目眩，四肢倦怠，气短懒言，心悸怔忡，饮食减少，舌淡苔薄白，脉细弱或虚大无力。

（13）《太平惠民和剂局方》十全大补汤：人参6g，肉桂3g，川芎6g，地黄12g，茯苓9g，白术9g，甘草3g，黄芪12g，川当归9g，白芍药9g。功用：温补气血。主治气血不足，饮食减少，久病体虚，脚膝无力，面色萎黄，精神倦怠，以及疮疡不敛，妇女崩漏等。

（14）《三因极一病证方论》人参养荣汤：黄芪12g，当归9g，桂心3g，甘草3g，橘皮、白术、人参各6g，白芍药18g，熟地黄9g，五味子、茯苓各4g，远志6g，生姜三片，大枣二枚。功用：益气补血，养心安神。主治积劳虚损，气血不足，四肢沉滞，行动喘咳，小便拘急，腰背强痛，心虚惊悸，咽干唇燥，饮食无味，形体消瘦等。

（15）《古今医统大全》泰山磐石散：人参3g，黄芪6g，白术6g，炙甘草2g，当归3g，川芎2g，白芍药3g，熟地黄3g，川续断3g，糯米6g，黄芩3g，砂仁1.5g。功用：益气健脾，养血安胎。主治堕胎、滑胎。胎动不安，或屡有堕胎宿疾，面色淡白，倦怠乏力，不思饮食，舌淡苔薄白，脉滑无力。

(16)《丹溪心法》参芦饮：人参芦。功用：涌吐痰涎。主治虚弱之人，痰涎壅盛。胸膈满闷，温温欲吐，脉象虚弱者。

(17) 经验方：红参10g，黄芪30g，炮附片12g，桂枝6g，白术10g，茯苓15g，仙茅10g，仙灵脾10g，巴戟天10g，白芍15g，葫芦巴10g，车前子15g，生姜3g。功效主治：益气健脾，温阳利水。用于脾肾阳虚型慢性肾炎。用法：每日一剂，水煎400ml，分两次温服。

(18) 经验方：人参30g，黄芪30g，灵芝15g，当归15g，冬虫夏草5g，红枣10g。功效主治：益气固本，健脾补肾。用于重症血小板减少性紫癜。用法：每日一剂，水煎400ml，分两次温服。

【制剂】人参养荣汤　组成：人参，白术，茯苓，炙甘草，当归，熟地黄，白芍，炙黄芪，陈皮，远志，肉桂，五味子。功能与主治：温补气血。用于心脾不足，气血两亏，形瘦神疲，食少便溏，病后虚弱。用法与用量：口服。水蜜丸一次6g，大蜜丸一次1丸，一日1～2次。

【药膳】人参虫草汤：人参10g，冬虫夏草10g，小茴香6g，羊肉150g。

制法：以上三味取干品，混合捣碎，分三份。每年立冬之日始服，每日一份，同羊肉同炖至肉烂，加盐调味，吃肉喝汤，连服三日。

功效：大补元气，温通经脉。

适应证：用于气血不足，肾阳衰微，畏寒肢冷，神疲乏力者。

【化学成分】含皂苷类，糖类（半乳糖醛酸、半乳糖、葡萄糖），挥发性成分，有机酸及其酯，蛋白质，酶类，甾醇及其苷，多肽类，含氮化合物，木质素，黄酮类，维生素类，无机元素等成分。皂苷类成分为：人参皂苷 Ro，原人参二醇（PPD）类（如人参皂苷 Ra1、Ra2、Ra3、Rb1、Rb2、Rb3、Rc、Rd、Rg3、Rh2、Rs1、Rs2，丙二酰基人参皂苷 Rb1、Rb2、Rc、Rd 等），原人参三醇（PPT）类（人参皂苷 Re、Rf、Rg1、Rg2、Rh1、Rh3、Rf1 等。

【药理作用】本品具有抗休克作用，注射液对失血性休克、急性中毒性休克效果尤为显著；能兴奋垂体－肾上腺皮质系统，提高应激反应能力；能促进蛋白质的合成，调节胆固醇代谢，促进造血系统的功能，增强机体免疫功能，增强性腺机能；对神经活动的兴奋和抑制过程均有增强作用，能增强神经活动过程的灵活性，提高脑力劳动功能；有抗疲劳、降低血糖，以及抗过敏、抗利尿、抗癌等作用。

【用法用量】3～9g，另煎兑入汤剂服；也可研粉吞服，一次2g，一日2次。

【注意事项】不宜与藜芦同用；畏五灵脂。

西　洋　参

【来源】本品为五加科植物西洋参 Panax quinque folium L. 的干燥根。主产于东北、西北、华北等地。均系栽培品，秋季采挖，洗净，晒干或低温干燥。

【商品】西洋参。

【性状】本品呈纺锤形、圆柱形或圆锥形，长3～12cm，直径0.8～2cm。表面浅黄褐色或黄白色，可见横向环纹及线形皮孔状突起，并有细密浅纵皱纹及须根痕。主根中下部有一至数条侧根，多已折断。有的上端有根茎（芦头），环节明显，茎痕（茎碗）圆形或半圆形，具不定根（芁）或已折断。体重，质坚实，不易折断，断面平坦，浅黄白色，略显粉性，皮部可见黄棕色点状树脂道，形成层环纹棕黄色，木部略呈放射状纹理。气微而特异，味微苦、甘。

【性味归经】甘、微苦，凉，归心、肺、肾经。

【功效与主治】补气养阴，清热生津。用于气虚阴亏，内热，咳喘痰血，虚热烦倦、消渴、口燥咽干。

【临床应用】

配伍应用：

（1）西洋参与贝母配伍，补气养阴，清肺化痰，用于阴虚火旺、喘嗽、痰中带血。

（2）西洋参与鲜石斛配伍，补气养阴，清热生津，用于热病气阴两伤、烦倦口渴。

（3）西洋参与龙眼肉配伍，清肠止血，用于肠热便血。

组方应用：

（1）《温热经纬》清暑益气汤：西洋参5g，石斛15g，麦冬9g，黄连3g，竹叶6g，荷梗6g，知母6g，甘草3g，粳米15g，西瓜翠衣30g。功用：清暑益气，养阴生津。主治暑热气津两伤证。身热汗多，口渴心烦，小便短赤，体倦少气，精神不振，脉虚数。

（2）经验方：西洋参30g（另煎），五味子15g，玄参15g，生地15g，丹皮15g，天花粉15g，知母10g，黄柏10g，金银花60g，麦冬30g，赤芍15g，远志12g，鲜茅根60g，川贝母15g，水牛角50g（另煎兑服），羚羊粉1.5g（另煎兑服）。功效主治：清热解毒，凉血退热。用于热入营血，热毒内蕴所致的败血症并发中毒性休克。用法：每日一剂，水煎400ml，分两次温服。

【化学成分】含多种人参皂苷，脂肪酸类，聚炔类，糖类，氨基酸类，甾醇类，黄酮类，无机元素，挥发油类等。其中皂苷类成分：达玛烷型皂苷32种，齐墩果酸型皂苷3种，奥克梯隆醇型皂苷2种，其他类皂苷成分12种（人参皂苷Rg6和Rg8等）。主要化学成分有：拟人参皂苷F11、拟人参皂苷RT5、西洋参皂苷F1、人参皂苷Ra1、胡萝卜苷、人参皂苷R0、Rb1、Rg1、Re、Rh2、Rc、Rd等。

【药理作用】本品具有抗休克作用，能明显提高失血性休克大鼠的存活率；具有抗惊厥、镇静、抗心率失常、抗心肌缺血、强心、利尿、护肝、增强免疫力、抗缺氧、抗疲劳、抗应激、降血糖作用。

【用法用量】3～6g。

【注意事项】不宜与藜芦同用。

党　　参

【来源】本品为桔梗科植物党参 Codonopsis pilosula (Franch.) Nannf. 素花党参 Codonopsis pilosula Nannf. var. modesta (Nannf.) L. T. Shen 或川党参 Codonopsis tangshen Oliv. 的干燥根。主产于山西、陕西、甘肃、四川等地。秋季采挖，洗净，晒干。

【商品】党参、炙党参。

【性状】党参　呈长圆柱形，稍弯曲，长10～35cm，直径0.4～2cm。表面黄棕色至灰棕色，根头部有多数疣状突起的茎痕及芽，每个茎痕的顶端呈凹下的圆点状；根头下有致密的环状横纹，向下渐稀疏，有的达全长的一半，栽培品环状横纹少或无；全体有纵皱纹及散在的横长皮孔突起，支根断落处常有黑褐色胶状物。质稍硬或略带韧性，断面稍平坦，有裂隙或放射状纹理，皮部淡黄白色至淡棕色，木部淡黄色。有特殊香气，味微甜。

素花党参（西党参）　长10～35cm，直径0.5～2.5cm。表面黄白色至灰黄色，根头下致密的环状横纹常达全长的一半以上，断面裂隙较多，皮部灰白色至淡棕色。

川党参　长10～35cm，直径0.5～2cm。表面灰黄色至黄棕色，有明显不规则的纵沟。质较软而结实，断面裂隙较少，皮部黄白色。

【性味归经】甘，平，归脾、肺经。

【功效与主治】补中益气，健脾益肺。用于脾肺虚弱，气短心悸，食少便溏，虚喘咳嗽，内热消渴。米炒丹参气味清香，能增强和胃，健脾止泻作用，多用于脾胃虚弱，食少，便溏。蜜炙党参补中益气，润燥养阴功效增强，用于气血两虚之证。

【临床应用】

配伍应用：

（1）党参与茯苓配伍，补中益气，主要用于中气不足所致的食少便溏、四肢倦怠等证。

（2）党参与黄芪配伍，补肺益气，多用于肺气亏虚所致的气短咳喘、言语无力、声音低弱等证。

（3）党参与麦冬配伍，益气生津止渴，用于热病伤津、气短口渴。

（4）党参与熟地配伍，补气养血，用于血虚萎黄、头晕心慌。

（5）党参、黄芪、白术配伍，益气健脾，主要用于气虚脾弱、倦怠乏力、气短懒言等症。

（6）党参、丹参、苦参配伍，益气活血清火，用于气血不足所致心悸。

组方应用：

（1）经验方：党参30g，白术15g，炮姜10g，炙甘草10g，炮附子10g，五味子10g，补骨脂10g，肉豆蔻6g，大黄炭10g，吴茱萸6g，三七粉3g（冲服）。功效主治：温阳健脾，理气止痛。用于脾肾阳虚所致的慢性溃疡性结肠炎。用法：每日一剂，水煎400ml，分两次温服。

（2）经验方：党参60g，鸡血藤30g，生黄芪60g，鹿角胶15g，鸡内金15g，熟地30g，附片30g，续断60g，柴胡18g，大腹皮15g，肉桂10g，水蛭10g，地鳖虫10g，蒲黄10g，桑寄生30g，萹蓄15g，茵陈30g，海金沙15g。功效主治：健脾补肾，活血化瘀，疏肝理气。用于脾肾阳虚所致的肝硬化腹水。用法：每日一剂，水煎400ml，分两次温服。

（3）经验方：党参15g，薏苡仁15g，茯苓10g，厚朴10g，陈皮10g，白术10g，草豆蔻10g，车前子10g，泽泻10g，炮姜10g，炙甘草3g，苍术10g。功效主治：健脾利湿。用于湿阻中焦所致的嗜盐症。用法：每日一剂，水煎400ml，分两次温服。

（4）经验方：党参30g，玉竹30g，麦冬15g，酸枣仁15g，五味子10g，白芍10g，炙甘草3g，丹参30g，赤芍15g，龙齿15g，琥珀10g。功效主治：益气养阴，活血通络，安神镇惊。用于气阴两虚，气血郁滞，心气不宁所致的心房纤颤。用法：每日一剂，水煎400ml，分两次温服。

（5）经验方：党参15g，白术10g，当归10g，白芍10g，制半夏10g，陈皮10g，山慈菇10g，白花蛇舌草30g，蛇莓30g，夏枯草15g，海藻15g，黄药子10g。功效主治：健脾燥湿，清热解毒，软坚散结。用于全身淋巴结肿大。用法：每日一剂，水煎400ml，分两次温服。

（6）经验方：党参30g，白术30g，炙黄芪60g，当归15g，熟地30g，炙甘草6g，附片30g，仙鹤草30g，鸡血藤30g，三七5g，广木香10g，鹿角胶15g，阿胶15g，龟板胶15g，大枣10枚。功效主治：健脾补肾，益气补血。用于再生障碍性贫血。用法：每日一剂，水煎400ml，分两次温服。

（7）《不知医必要》参芪白术汤：党参（去芦，米炒）二钱（6g），炙芪、白术（净炒）、肉蔻霜、茯苓各一钱五分（4.5g），怀山药（炒）二钱（6g），升麻（蜜炙）六分（1.8g），炙甘草七分（2g）。加生姜二片煎，或加制附子五分（1.5g）。功用：益气升阳，温中止泻。主治泻痢与育产气虚脱肛。

（8）《喉科紫珍集》参芪安胃散：党参（焙）、黄芪（炙）各二钱（6g），茯苓一钱（3g），甘草（生）五分（1.5g），白芍七分（2g）。白水煎，温服。功用：健脾益胃。主治服寒凉峻剂，以致损伤脾胃，口舌生疮。

（9）李佩珍主任医师方 加味理中汤：党参15g，炒白术12g，干姜10g，炙甘草10g，仙灵脾30g，茯苓15g。功效主治：温中祛寒，补气运脾。用于脾胃虚寒症，症见腹痛，泄泻清稀，呕吐或腹满食少，口不渴，倦怠乏力，舌淡苔白或腻，脉沉细。用法：每日一剂，水煎400ml，分两次温服。

（10）王迁家主任医师方　益气通便汤：党参10g，白术10g，茯苓10g，甘草10g，陈皮10g，半夏10g，莱菔子15g，火麻仁30g，郁李仁（或决明子）30g，白芍20~30g。功效主治：益气健脾，润肠通便。用于老年体虚便秘。用法：每日一剂，水煎400ml，分两次温服。

【制剂】十全大补丸　组成：党参，茯苓，当归，白芍，炙黄芪，白术，炙甘草，川芎，熟地黄，肉桂。功能与主治：温补气血。用于气血两虚，面色苍白，气短心悸，头晕自汗，体倦乏力，四肢不温，月经量多。用法与用量：口服。水蜜丸一次6g，大蜜丸一次1丸，一日2~3次。

【化学成分】含甾醇，党参多糖（单糖党参苷Ⅰ，Ⅱ，Ⅲ，Ⅳ），烯醇类，酸性成分，生物碱，香豆素类（白芷内酯、补骨脂素和琥珀酸等），无机元素、氨基酸、微量元素等。主要化学成分有：党参炔苷、党参酸、苍术内酯Ⅱ、苍术内酯Ⅲ、丁香醛、丁香苷、木栓酮、蒲公英萜醇、乙酸酯、烟酸、香草酸、阿魏酸、棕榈酸及微量生物碱、蔗糖、葡萄糖、菊糖、淀粉、黏浓及树脂等。川党参根含少量挥发油、黄芩素葡萄糖苷、微量生物碱、多糖、菊糖、皂苷。

【药理作用】本品水提物及醇提物能调节中枢神经系统的兴奋和抑制过程；煎剂及正丁醇提取物能改善学习记忆过程；醇提取物及党参多糖能增强免疫功能；煎剂还能改善微循环、改善血液流变性、抗血栓形成；还有提高机体适应性、调节胃肠运动、抗溃疡、抑菌、抗癌、升高白细胞、抗炎、抗氧化、抗衰老、抗辐射、镇痛等作用。

【用法用量】3~30g。

【注意事项】不宜与藜芦同用。

太 子 参

【来源】本品为石竹科植物孩儿参 Pseudostellaria heterophylla (Miq.) Pax et Hoffm. 的干燥块根。主产于江苏、安徽、山东等地。夏季茎叶大部分枯萎时采挖，洗净，除去须根，置沸水中略烫后晒干或直接晒干。

【商品】太子参。

【性状】本品呈细长纺锤形或细长条形，稍弯曲，长3~10cm，直径0.2~0.6cm。表面黄白色，较光滑，微有纵皱纹，凹陷处有须根痕。顶端有茎痕。质硬而脆，断面平坦，淡黄白色，角质样；或类白色，有粉性。气微，味微甘。

【性味归经】甘、微苦，平，归脾、肺经。

【功效与主治】益气健脾，生津润肺。用于脾虚体倦，食欲不振，病后虚弱，气阴不足，自汗口渴，肺燥干咳。

【临床应用】

配伍应用：

(1) 太子参与山药配伍，补脾益气生津，用于脾虚食少、倦怠乏力。

(2) 太子参与酸枣仁配伍，养心安神，补气敛汗，用于多汗、心悸、失眠。

(3) 太子参与麦冬配伍，补肺润燥止咳，用于肺虚燥咳。

(4) 太子参与石斛配伍，补气生津止渴，用于津亏口渴。

【制剂】健胃消食片　组成：太子参，陈皮，山药，麦芽，山楂。功能与主治：健胃消食。用于脾胃虚弱所致的食积，症见不思饮食、嗳腐酸臭、脘腹胀满；消化不良见上述证候者。用法与用量：口服，可以咀嚼。一次4~6片，薄膜衣片一次3片，一日3次。小儿酌减。

【化学成分】含多糖及糖类（寡聚糖PHP-A和PHP-B、蔗糖、麦芽糖及A-槐糖），苷类（太子参皂苷A、尖叶丝石竹皂苷D、胡萝卜苷及7-豆甾-3B-烯醇30-B-D葡萄糖苷），磷脂类（溶磷脂酰胆碱、磷脂酰肌醇、磷酯酰丝氨酸、磷脂酰乙醇胺、磷脂酰甘油及磷酯酸等），环肽类（太子参环肽A、B、C、D等），脂肪酸类（棕榈酸、亚油酸、山嵛酸、2-吡咯甲酸、二十四碳酸、十八碳酸、琥珀酸），油脂类（1-甘油单硬脂酸酯、吡咯-2-羧酸-3'-呋喃甲醇酯、三棕榈酸甘油酯、棕榈酸三十二醇酯），挥发油类（吡咯、糠醛、糠醇、苯甲酸酯、邻苯二甲酸二特丁酯、邻苯二甲酸二丁酯等），甾醇类（β-谷甾醇、7-豆甾浠-3B-醇），氨基酸（组氨酸，亮氨酸，异亮氨酸，赖氨酸，蛋氨酸，苯丙氨酸，苏氨酸，缬氨酸等），尚含铁、铜、锌、铬、钴、锶、锰、铅、锂、钠、硼、钛、铝、钙、镁、钾、磷、硒等微量元素。

【药理作用】本品对淋巴细胞增殖有明显的刺激作用；有抗缺氧、抗衰老作用。

【用法用量】9～30g。

黄 芪

【来源】本品为豆科植物蒙古黄芪Astragalus membranaceus (Fisch.) Bge. var. mongholicus (Bge.) Hsiao或膜荚黄芪Astragalus membranaceus (Fisch.) Bge. 的干燥根。主产于内蒙古、山西、甘肃、黑龙江等地，产于山西绵山者，习称"西黄芪"或"绵芪"，为道地药材。春、秋二季采挖，除去须根及根头，晒干。

【商品】黄芪、炙黄芪。

【性状】本品呈圆柱形，有的有分枝，上端较粗，长30～90cm，直径1～3.5cm。表面淡棕黄色或淡棕褐色，有不整齐的纵皱纹或纵沟。质硬而韧，不易折断，断面纤维性强，并显粉性，皮部黄白色，木部淡黄色，有放射状纹理及裂隙，老根中心偶呈枯朽状，黑褐色或呈空洞。气微，味微甜，嚼之微有豆腥味。

【性味归经】甘，温，归肺、脾经。

【功效与主治】补气固表，利尿托毒，排脓，敛疮生肌。用于气虚法乏力，食少便溏，中气下陷，久泻脱肛，便血崩漏，表虚自汗，气虚水肿，痈疽难溃，久溃不敛，血虚萎黄，内热消渴；慢性肾炎蛋白尿，糖尿病；炙黄芪甘温而润，长于益气补中。多用于脾肺气虚，食少便溏，气短乏力或兼中气下陷之久泻脱肛，子宫下垂以及气虚不能摄血的便血，崩漏等出血证，也可用于气虚便秘。

【临床应用】

单味应用：

（1）以黄芪二两杵为细末，每服三钱，水一中盏煎至六分，温服，日三四服。（《经史证类备用本草》）

（2）缓疽：以一两杵成散，不计时候，温水调下二钱匕。（《经史证类备用本草》）

（3）补肺排脓：以黄芪六两锉碎，以水三升煎取一升，去滓，服。（《经史证类备用本草》）

（4）小便不通：绵黄耆二钱，水二盏煎一盏，温服。小儿减半。（《本草纲目》）

（5）阴汗湿痒：绵黄耆酒炒，为末，以熟猪心点吃妙。（《本草纲目》）

配伍应用：

（1）黄芪与人参配伍，补气，用于病后气虚体弱。

（2）黄芪与白术配伍，补气健脾，用于脾气虚弱所致的食少、便溏、泄泻。

（3）黄芪与当归配伍，补气生血，用于气虚血亏。

（4）黄芪与附子配伍，补气助阳，用于气虚阳衰、畏寒多汗。

（5）黄芪与升麻配伍，补气升阳，用于中气下陷、久泻脱肛、子宫下垂。

（6）黄芪与龙眼肉配伍，补脾益气止血，用于气虚统摄无权的便血、崩漏。

（7）黄芪与牡蛎配伍，益气固表止汗，用于卫气不固的表虚自汗。

（8）黄芪与黄柏配伍，滋阴敛汗，用于阴虚盗汗。

（9）黄芪与穿山甲配伍，补气脱毒生肌，用于痈疽不溃。

（10）黄芪与肉桂配伍，补气生肌敛疮，用于气血不足所致的溃久不敛。

（11）黄芪与防己配伍，补气利尿退肿，主要用于气虚、水湿停聚所致的肢体面目浮肿、小便不利等证。

（12）黄芪与桂枝配伍，益气温经通痹，用于气虚血弱引起的肢体麻木。

（13）黄芪与防风配伍，益气祛风胜湿，用于肩臂风湿痹痛。

（14）黄芪与川芎配伍，补气通络，活血化瘀，用于中风后遗症。

（15）黄芪与天花粉配伍，益气养阴生津，用于消渴。

（16）黄芪、升麻、柴胡配伍，补中益气，升阳举陷，主要用于气虚下陷所致的久痢脱肛、子宫脱垂、久泻、久痢。

（17）生黄芪、山药、生地黄配伍，益气生津，健脾补肾，用于消渴。

组方应用：

（1）《伤寒六书》再造散：黄芪6g，人参3g，桂枝3g，甘草1.5g，熟附3g，细辛2g，羌活3g，防风3g，川芎3g，煨生姜3g。功用：助阳益气，解表散寒。主治阳气虚弱，外感风寒。恶寒发热，热轻寒重，无汗肢冷，倦怠嗜睡，面色苍白，语言低微，舌淡苔白，脉沉无力，或浮大无力。

（2）《脾胃论》清暑益气汤：黄芪、苍术、升麻各6g，人参、炒曲、橘皮、白术各3g，麦冬、当归身、炙甘草各2g，青皮1.5g，黄柏2g。功用：清暑益气，除湿健脾。主治平素气虚，又受暑湿。身热头痛，口渴自汗，四肢困倦，不思饮食，胸满身重，大便溏薄，小便短赤，苔腻，脉虚者。

（3）《金匮要略》黄芪桂枝五物汤：黄芪9g，芍药9g，桂枝9g，生姜18g，大枣4枚。功用：益气温经，和血通痹。主治血痹。肌肤麻木不仁，脉微涩而紧。

（4）《脾胃论》补中益气汤：黄芪18g，甘草9g，人参6g，当归3g，橘皮6g，升麻6g，柴胡6g，白术9g。功用：补中益气，升阳举陷。主治：①脾胃气虚证。饮食减少，体倦肢软，少气懒言，大便稀溏，脉大而虚软。②气虚下陷证。脱肛，子宫脱垂，久泻，久痢，崩漏等，气短乏力，舌淡，脉虚者。③气虚发热证。身热，自汗，渴喜热饮，气短乏力，舌淡，脉虚大无力。

（5）《医学衷中参西录》升陷汤：生黄芪15g，知母9g，柴胡4.5g，桔梗4.5g，升麻3g。功用：益气升陷。主治大气下陷证。气短不足以息，或努力呼吸，有似乎喘，或气息将停，危在顷刻，脉沉迟微弱，或叁伍不调。

（6）《内外伤辨惑论》升阳益胃汤：黄芪30g，半夏、人参、甘草各15g，独活、防风、白芍药、羌活各9g，橘皮6g，茯苓、柴胡、泽泻、白术各5g，黄连1.5g，生姜五片，大枣两枚。功用：益气升阳，清热除湿。主治脾胃虚弱，湿热滞留中焦。怠惰嗜卧，四肢不收，体重节肿，口苦舌干，饮食无味，食不消化，大便不调。

（7）《究原方》玉屏风散：防风6g，黄芪、白术各12g。功用：益气固表止汗。主治表虚自汗。汗出恶风，舌淡苔薄白，脉虚浮。亦治虚人腠理不固，易于感冒。

（8）《内外伤辨惑论》当归补血汤：黄芪30g，当归6g。功用：补气生血。主治血虚发热证。肌热面红，烦渴欲饮，脉洪大而虚，重按无力。亦治妇人经期、产后血虚发热头痛，或疮疡溃后，久不愈合者。

（9）《医林改错》补阳还五汤：黄芪120g，当归尾3g，赤芍5g，地龙3g，川芎3g，红花3g，桃仁3g。功用：补气活血通络。主治中风。半身不遂，口眼㖞斜，口角流涎，小便频数或遗尿不禁，舌黯淡，苔白，脉缓。

（10）《医学衷中参西录》玉液汤：生山药30g，生黄芪15g，知母18g，生鸡内金6g，葛根5g，五味子9g，天花粉9g。功用：益气滋阴，固肾止渴。主治消渴。口常干渴，饮水不解，小便数多，困倦气短，脉虚细无力。

（11）经验方：黄芪30g，当归10g，熟地30g，炙百合10g，胡黄连10g，黄芩10g，川黄柏10g，麻黄根10g，浮小麦30g，生牡蛎30g。功效主治：健脾补肾，固表敛汗。用于肺痨盗汗。用法：每日一剂，水煎400ml，分两次温服。

（12）经验方：黄芪30g，党参15g，白术12g，防风10g，银花30g，连翘10g，僵蚕10g，蝉蜕10g，六月雪15g，玉米须15g，地丁15g，白茅根30g。功效主治：健脾益气，清热利尿。用于气虚卫表不固型慢性肾炎。用法：每日一剂，水煎400ml，分两次温服。

（13）经验方：生黄芪30g，山药15g，苍术15g，玄参30g，当归10g，赤芍10g，川芎10g，益母草30g，丹参30g，葛根15g，生地15g，知母10g，黄柏10g，木香10g。功效主治：健脾益肾，活血通脉。用于气阴两虚，气滞血瘀兼湿阻型糖尿病。用法：每日一剂，水煎400ml，分两次温服。

（14）经验方：黄芪60g，党参30g，白术15g，茯苓30g，白芍15g，夏枯草15g，海藻15g，昆布15g，牡蛎30g，磁石30g，料姜石30g，红枣5枚。功效主治：健脾益气，软坚散结。用于甲状腺肿。用法：每日一剂，水煎400ml，分两次温服。

（15）经验方：生黄芪30g，太子参15g，补骨脂10g，山药15g，肉苁蓉30g，韭菜子10g，莲肉18g，芡实18g，沙苑子15g。功效主治：健脾补肾，扶正固本。用于系统性红斑狼疮。用法：每日一剂，水煎400ml，分两次温服。

（16）经验方：黄芪60g，苍术15g，白术12g，陈皮10g，党参15g，柴胡15g，升麻10g，甘草3g，生姜10g，大枣3枚，熟地30g，仙灵脾15g，麦冬15g，五味子10g。功效主治：补中益气，益肾壮阳。用于脾肾阳虚型重症肌无力证。用法：每日一剂，水煎400ml，分两次温服。

（17）经验方：炙黄芪30g，茯苓30g，党参15g，白术15g，萆薢15g，杜仲15g，菟丝子15g，干姜10g，益智仁10g，炙甘草10g，贯众10g，升麻10g，白芷10g。功效主治：健脾补肾，温阳利水。用于脾肾阳虚，寒湿内盛型膏淋。用法：每日一剂，水煎400ml，分两次温服。

（18）经验方：黄芪30g，党参30g，石莲子15g，麦冬15g，茯苓15g，车前子15g，柴胡15g，地骨皮15g，甘草10g，蒲公英30g，半边莲30g，白茅根30g。功效主治：益气健脾，清热通淋。用于脾虚型劳淋。用法：每日一剂，水煎400ml，分两次温服。

（19）经验方 益血煎：黄芪30g，茯苓15g，党参15g，灵芝25g，冬虫夏草（冲服）5g，大枣10枚。功效主治：扶正固本，安神定魄，止咳平喘。用于气血两亏所致的心悸失眠，咳嗽气喘，虚汗盗汗；肿瘤放、化疗所致的贫血、白细胞减少症。用法：每日一剂，水煎400ml，分两次温服。

（20）刘有泉主任医师方：黄芪3g，党参15g，瓜蒌30g，黄精15g，泽泻12g，茵陈15g，半夏12g，郁金12g，三七末（冲服）3g，生山楂30g。功效主治：益气活血，化痰祛浊。用于高脂血症。用法：每日一剂，水煎400ml，分两次温服。

（21）刘有泉主任医师方：生黄芪30g，熟地15g，淮山药20g，金樱子20g，丹参20g，川芎

12g，益母草20g，蒲黄（包）10g，茜草12g，马鞭草20g，水蛭6g，仙灵脾15g。功效主治：补脾益肾，活血化瘀。用于慢性肾炎。用法：每日一剂，水煎500ml，分两次温服。

（22）段兴州主任医师方　强心利尿扩管汤：生黄芪30g，西洋参粉（冲服）6g，炒白术15g，麦冬12g，五味子12g，桂枝12g，丹参20g，瓜蒌皮15g，薤白15g，车前草20g，泽泻20g，炙桑白皮15g，葶苈子30g，檀香10g，葛根20g，赤芍15g，生甘草6g，大枣10枚。功效主治：益气、宽胸、温阳、止痛、消肿。用于寒凝气滞、劳神过度、心脉不通所致的胸痹，症见胸闷、心前区疼痛、气短、咳嗽；因冠心病、高心病、风心病、肺心病、心肌病等引起的心功能不全者。用法：每日一剂，水煎400ml，分两次温服。

（23）段兴州主任医师方　控糖通用方：生黄芪30g，葛根20g，天花粉20g，知母15g，黄柏12g，生淮山药30g，鬼箭羽15g，牛蒡子12g，蚕砂15g，沙参15g，元参12g，覆盆子30g，益智仁15g，莲子15g，生甘草6g。功效主治：益气养阴，润燥生津，抗饥止渴。适用于非胰岛素依赖型糖尿病及三多一少（食多、饮多、尿多、体重减轻）症状者。用法：每日一剂，水煎400ml，分两次温服。

（24）张宁海主任医师方　加味举元煎：黄芪24g，党参（太子参）24g，生地（熟地）15g，白芍15g，白术10g，升麻6g，炙甘草6g，茜草10g，乌贼骨24g，仙鹤草15～30g，重楼10～30g。功效主治：益气养阴，摄血固冲。用于月经量多，经间出血，崩漏，人流及产后恶露不绝之妇科血证，证属气血两虚，兼夹瘀热。用法：每日一剂，水煎400ml，分两次温服。

（25）高少才主任医师方　加味补中益气汤：黄芪，甘草（炙）各15g，人参9g，当归身6g（酒焙干或晒干），橘皮（不去白）6～9g，升麻6～9g，柴胡6～9g，白术9g，生姜三片，大枣二枚，麦冬10g，五味子5g，川贝母5g。功效主治：补中益气，升阳举陷。用于脾胃气虚，少气懒言，四肢无力，困倦少食，饮食乏味，不耐劳累，动则气短；或气虚发热，气高而喘，身热而烦，渴喜热饮，其脉洪大，按之无力，皮肤不任风寒，而生寒热头痛；或气虚下陷，久泻脱肛。现用于子宫下垂；胃下垂或其他内脏下垂者；又治烦劳内伤，身热心烦，头痛恶寒，懒言恶食，脉洪大而虚；或喘或渴，或阳虚自汗，或气虚不能摄血；或疟痢脾虚，久不能愈；一切清阳下陷，中气不足之证。用法：每日一剂，水煎400ml，分两次温服。

（26）苏亚秦主任医师方　增脉汤：黄芪30g，细辛3g，制附片10g，炙麻黄10g，赤芍15g，红花12g，补骨脂10g，炙甘草10g，三七粉（冲服）5g。功效主治：益气温阳，活血通脉。用于脉迟症（缓慢型心率、房室传导阻滞）。用法：每日一剂，水煎400ml，分两次温服。

（27）李敬慈主任医师方　止呕汤：黄芪30g，党参15g，陈皮10g，半夏9g，竹茹10g，枸杞15g，当归15g，制附子9g，莱菔子15g，阿胶15g，生地30g，生姜3g，赤小豆30g。功效主治：温肝胆、调冲任、补气血、化湿浊。用于冲任虚损，肝肾阴虚，浊阴泛逆所致的顽固性呕吐。用法：每日一剂，水煎400ml，分两次温服。（本方中有半夏反乌头禁忌，但这正是此方妙用之处，无经验者慎用）

（28）马战平主任医师方　固金消喘汤：炙黄芪45g，炒白术10g，炙麻黄6g，杏仁10g，浙贝母10g，地龙10g，白僵蚕10g，丹参30g，莪术10g，蛤蚧粉（冲服）4g，炙甘草9g。功效主治：补益肺肾，宣肺平喘，豁痰活血。用于肺肾气虚，痰瘀互结所致的气喘气短，喉间痰鸣，痰黏难咯，肢倦乏力，腰膝酸软，舌质淡黯苔薄白腻，脉细滑。用法：每日一剂，水煎400ml，分两次温服。

（29）经验方　胃痛汤：黄芪30g，白芍12g，白及12g，甘松10g，乌贼骨（先煎）12g，瓦楞子（先煎）12g，朱砂莲10g。功效主治：益气和胃，除湿止痛。用于胃溃疡，十二指肠球部溃疡，浅表性、糜烂性胃炎属中气下陷，湿阻脾胃，隐隐作痛，呕吐酸水者。用法：先将乌贼骨、瓦楞子煎煮半小时后，再倒入其他药物文火共同煎煮至400ml，每日分2次空腹服下。

（30）经验方　骨炎汤：黄芪30g，当归9g，生地9g，赤芍15g，红花12g，金银花30g，青皮9g，连翘9g，白术9g。功效主治：益气活血，清热解毒。用于骨髓炎。用法：每日一剂，水煎400ml，分两次温服。

（31）田文红主任医师方　消渴通痹汤：黄芪60g，当归尾12g，桂枝12g，川牛膝15g，半夏12g，天南星9g，姜黄9g，生山楂15g，水蛭粉1g，蕲蛇粉1.5g。功效：补气活血，化瘀通痹。主治：消渴痹病，消渴络病。（糖尿病周围神经病变，糖尿病周围血管病变）。服用方法：每日一剂，水煎400ml，早晚分服。注意事项：阴虚内燥体质患者，不宜久服；有出血倾向患者忌服；有痛风性关节炎患者忌服；服药期间忌生，冷，油腻之品。

【制剂】玉屏风口服液　组成：黄芪，防风，白术。功能与主治：益气，固表，止汗。用于表虚不固，自汗恶风，面色㿠白，或体虚易感风邪者。用法与用量：口服。一次10ml，一日3次。

【药膳】黄芪羊肉汤配方：黄芪30g，当归10g，生姜10g，羊肉500g。

制法：水煎2小时，吃肉喝汤。

功效：补养气血，温中散寒。

适应证：用于气血亏损，畏寒肢冷。

【化学成分】含黄芪皂苷类，多糖，黄酮类，氨基酸及微量元素等。主要化学成分有：黄芪皂苷Ⅰ、黄芪皂苷Ⅱ、黄芪皂苷Ⅳ（黄芪甲苷）、膜荚黄芪皂苷Ⅱ、乙酰黄芪皂苷Ⅰ、异黄芪皂苷Ⅰ、异黄芪皂苷Ⅱ、2′,4′-二甲氧基-3′-羟基异黄烷-6-O-β-葡萄糖苷、(3R)-8,2′-二羟基-7,4′-二甲氧基异黄烷、芒柄花素-7-O-β-D-葡萄糖苷、芒柄花素-7-O-β-D-葡萄糖苷、毛蕊异黄酮、阿弗罗摩辛、β-谷甾醇和胡萝卜苷等。

【药理作用】本品能促进机体的代谢、抗疲劳；能升高低血糖，降低高血糖；能增强和调节机体的免疫功能，可提高机体的抗病力；有明显的利尿作用，能消除实验性肾炎尿蛋白；增强心肌收缩力，保护心血管系统，抗心律失常，扩张冠状动脉和外周血管，降低血压；能降低血小板黏附力，减少血栓形成；还有降血脂、抗衰老、抗缺氧、保肝等作用。

【用法用量】9~30g。

白　术

【来源】本品为菊科植物白术 Atractylodes macrocephala Koidz. 的干燥根茎。主产于浙江、湖北、湖南、江西等地。冬季下部叶枯黄、上部叶变脆时采挖，除去泥沙，烘干或晒干，再除去须根。

【商品】生白术、土炒白术、麸炒白术。

【性状】本品呈不规则的肥厚团块，长3~13cm，直径1.5~7cm。表面灰黄色或灰棕色，有瘤状突起及断续的纵皱和沟纹，并有须根痕，顶端有残留茎基和芽痕。质坚硬不易折断，断面不平坦，黄白色至淡棕色，有棕黄色的点状油室散在；烘干者断面角质样，色较深或有裂隙。气清香，味甘、微辛，嚼之略带黏性。

【性味归经】苦，甘，温，归脾、胃经。

【功效与主治】健脾益气，燥湿利水，止汗，安胎。用于脾虚食少，腹胀泄泻，痰饮眩悸，水肿，自汗，胎动不安。土炒白术补脾止泻力强。用于脾虚食少，泄泻便溏，胎动不安。麸炒白术燥性缓和，健脾消胀作用增强，用于脾胃不和，运化失常，食少倦怠乏力，表虚自汗。

【临床应用】

单味应用：

(1) 烦闷：白术末，水调服方寸匕。(《经史证类备用本草》)

(2) 湿气作痛：白术切片，煎汁熬膏，白汤点服。(《本草纲目》)

(3) 中湿骨痛：术一两，酒三盏煎一盏，顿服。不饮酒，以水煎之。(《本草纲目》)

(4) 风瘙瘾疹：白术为末，酒服方寸匕，日二服。(《本草纲目》)

(5) 自汗不止：白术末，饮服方寸匕，日二服。(《本草纲目》)

(6) 牙齿日长渐至难食，名髓溢病：白术煎汤，漱服取效，即愈也。(《本草纲目》)

(7) 四肢肿满：姜引，水煎，频服。(《本草易读》)

(8) 面多皯：苦酒渍之，频拭。(《本草易读》)

(9) 便秘（虚证）：生白术300g，粉碎成极细末，每次服10g，每天3次，开水调服。能健脾益气。(《一味妙方治百病》)

配伍应用：

(1) 白术与茯苓配伍，补气健脾，用于脾胃气虚的声低、无力、食少、便溏。

(2) 白术与干姜配伍，温中祛寒，补气健脾，用于脾胃虚寒、脘腹冷痛、便溏。

(3) 白术与枳实配伍，健脾消积除痞，用于脾虚有积滞、食欲不振、脘腹痞满。

(4) 白术与桂枝配伍，温痰化饮，健脾利湿，用于脾虚不运的痰饮水肿。

(5) 白术与大腹皮配伍，补气健脾，燥湿利水，用于水肿。

(6) 白术与黄芪配伍，益气补脾，固表止汗，用于脾虚所致的虚汗不止。

(7) 白术与黄芩配伍，补气健脾，清热安胎，用于妊娠脾虚、胎动不安兼内热者。

(8) 白术与砂仁配伍，理气安胎，用于妊娠脾虚、胎动不安兼气滞胸腹胀满。

(9) 白术与党参配伍，补气安胎，用于妊娠脾虚、胎动不安兼气虚少气无力。

(10) 白术与白芍配伍，补血安胎，用于妊娠脾虚、胎动不安兼血虚头晕心慌。

(11) 白术与杜仲配伍，补肝肾，安胎，用于胎元不固、腰酸腹痛。

(12) 白术、白芍、黄芩配伍，抑肝和胃，用于妊娠期间腹胀，眩晕呕吐，胎动不安。

组方应用：

(1)《医学正传》痛泻要方：白术6g，白芍药6g，陈皮4.5g，防风3g。功用：补脾柔肝，祛湿止泻。主治痛泻。肠鸣腹痛，大便泄泻，泻必腹痛，舌苔薄白，脉两关不调，弦而缓者。

(2)《医学衷中参西录》固冲汤：白术30g，生黄芪18g，龙骨24g，牡蛎24g，萸肉24g，生杭芍12g，海螵蛸12g，茜草9g，棕边炭6g，五倍子1.5g。功用：益气健脾，固冲摄血。主治脾气虚弱，冲脉不固证。血崩或月经过多，色淡质稀，心悸气短，腰膝酸软，舌淡，脉微弱者。

(3)《傅青主女科》完带汤：白术30g，山药30g，人参6g，白芍15g，车前子9g，苍术9g，甘草3g，陈皮2g，黑芥穗2g，柴胡2g。功用：补脾疏肝，化湿止带。主治脾虚肝郁，湿浊带下。带下色白，清稀如涕，肢体倦怠，舌淡苔白，脉缓或濡弱。

(4)《证治准绳》健脾丸：白术15g，木香、黄连、甘草各6g，白茯苓10g，人参9g，神曲、陈皮、砂仁、麦芽、山楂、山药、肉豆蔻各6g。功用：健脾和胃，消食止泻。主治脾虚停食证。食少难消，脘腹痞闷，大便溏薄，苔腻微黄，脉象虚弱。

(5)《万病回春》理中安蛔汤：人参2g，白术3g，茯苓3g，川椒3g，乌梅6g，干姜2g。功用：温中安蛔。主治蛔虫腹痛。便溏尿清，腹痛肠鸣，四肢不温，舌苔薄白，脉虚缓。

(6) 经验方：生白术60g，火麻仁30g，肉桂3g，厚朴10g，生地10g，升麻5g。功效主治：益

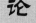

气健脾，润肠通便。用于气虚、肠燥、下元虚冷所致的便秘。用法：每日一剂，水煎 400ml，分两次温服。

【制剂】

（1）复方杏香兔耳风片　组成：杏香兔耳风，白术（漂）。功能与主治：清热解毒，去瘀生新。用于湿热下注所致慢性宫颈炎，子宫内膜炎，阴道炎，白带等症。用法与用量：口服。一次 5 片，一日 2 次。（西安阿房宫药业有限公司生产）

（2）八珍丸　组成：白术，党参，茯苓，甘草，当归，白芍，川芎，熟地黄。功能与主治：补益气血。用于气血两虚，面色萎黄，食欲不振，四肢乏力，月经过多。用法与用量：口服。水蜜丸一次 6g，大蜜丸一次 1 丸，一日 2 次。

【化学成分】含挥发油（油中主要有苍术酮、苍术醇、苍术醚、杜松脑、苍术内脂 - Ⅰ、- Ⅱ、- Ⅲ 及 8β - 乙氧基苍术内酯 - Ⅱ、茅术醇、β - 芹子烯等），白术多糖，另含东莨菪素、果糖、菊糖、甘露聚糖，氨酸酸类（天冬氨酸、丝氨酸、谷氨酸、丙氨酸、甘氨酸、缬氨酸、异亮氨酸、亮氨酸、酪氨酸、苯丙氨酸、赖氨酸、组氨酸、精氨酸、脯氨酸）及维生素 A 类成分等。

【药理作用】本品对肠管活动有双向调节作用；有防治实验性胃溃疡的作用；能保护肝脏，防止四氯化碳所致的肝糖原减少；所含多糖能增强免疫功能；挥发油有抗肿瘤作用；本品还有强壮、利尿、降血糖、抗血凝、扩张血管、降血压、抑制子宫收缩、抗氧化作用。

【用法用量】6 ~ 12g。

山　药

【来源】本品为薯蓣科植物薯蓣 Dioscorea opposita Thunb. 的干燥根茎。主产于河南、江苏、广西壮族自治区、湖南等地，河南产者习称"怀山药"，为道地药材。冬季茎叶枯萎后采挖，切去根头，洗净，除去外皮及须根，干燥；也有选择肥大顺直的干燥山药，置于清水中，浸至无干心，闷透，切齐两端，用木板搓成圆柱状，晒干，打光，习称"光山药"。

【商品】山药、土炒山药、麸炒山药。

【性状】本品略呈圆柱形，弯曲而稍扁，长 15 ~ 30cm，直径 1.5 ~ 6cm。表面黄白色或淡黄色，有纵沟、纵皱纹及须根痕，偶有浅棕色外皮残留。体重，质坚实，不易折断，断面白色，粉性。气微，味淡、微酸，嚼之发黏。光山药呈圆柱形，两端平齐，长 9 ~ 18cm，直径 1.5 ~ 3cm。表面光滑，白色或黄白色。

【性味归经】甘，平，归脾、肺、肾经。

【功效与主治】补脾养胃，生津益肺，补肾涩精。用于脾虚食少，久泻不止，肺虚喘咳，肾虚遗精，带下，尿频，虚热消渴。土炒山药以补脾止泻为主，用于脾虚久泻，或大便溏泻。麸炒山药以补脾健胃为主，用于脾虚食少，泄泻便溏，白带过多。

【临床应用】

单味应用：

（1）补虚损，益颜色：用薯蓣于砂盆中细研，然后下于铫中，先以酥一匙熬令香，次旋添酒一盏煎，搅令匀，空心饮之。（《经史证类备用本草》）

（2）下焦虚冷，小便数，瘦损无力：生薯蓣半斤，刮去皮，以刀切碎，研令细烂，于铫中著酒，酒沸下薯蓣，不得搅，待熟著少盐葱白，更添酒，空腹饮三二杯，妙。（《经史证类备用本草》）

（3）心腹虚胀，手足厥逆，或饮或苦寒之剂多，未食先呕，不思饮食，山药半生半炒，为末，

米饮服一钱，一日二服，大有功效。忌铁器生冷。(《本草纲目》)

（4）胯眼瘭疽：山药、砂糖同捣，涂上即消。先以面涂四周，乃上止。(《本草纲目》)

（5）手足冻疮：山药一截磨泥，敷之。(《本草纲目》)

（6）婴幼儿腹泻：单味生淮山药，研成粉，每次5~10g，加水适量调和后加温熬成粥状，于喂奶或饭前口服，每天3次，也可以山药粥代替乳食。疗程3天。治疗期间停止其他治疗措施。能健脾益肾，止泻。(《一味妙方治百病》)

配伍应用：

（1）山药与白术配伍，补脾益气，渗湿止泻，用于脾虚气弱引起的食少便溏或泄泻、乏力、消瘦、面色萎黄等证。

（2）山药与麦冬配伍，补肺气，益肺阴，用于肺虚咳喘。

（3）山药与山萸肉配伍，补肾固涩，用于肾虚遗精、腰膝酸软等证。

（4）山药与益智仁配伍，温肾祛寒，缩尿止遗，用于肾虚尿频。

（5）山药与党参配伍，健脾利湿止带，用于脾虚湿盛的白带过多、清稀无味。

（6）山药与黄柏配伍，健脾燥湿，清热止带，用于脾虚有湿热、白带色黄、质黏腥臭。

（7）山药与熟地配伍，补肾纳气，用于肾虚不固。

（8）山药与天花粉配伍，补气养阴，生津止渴，用于消渴证。

组方应用：

（1）《傅青主女科》易黄汤：山药30g，芡实30g，黄柏6g，车前子3g，白果12g。功用：补肾清热，祛湿止带。主治湿热带下。带下色黄，其气腥秽，舌红，苔黄腻者。

（2）《医学衷中参西录》清带汤：生山药30g，生龙骨18g，生牡蛎18g，海螵蛸12g，茜草9g。功用：滋阴收涩，化瘀止带。主治妇女赤白带下，绵绵不绝者。

（3）经验方：山药10g，白糖参6g，莲子6g，白扁豆3g，山楂5g，鸡内金5g，石斛5g，炒麦芽5g，炒薏苡仁5g，白芍5g，大枣1枚 葛根5g。功效主治：健脾益气，消食止泻。用于小儿疳积，营养不良，久泻。用法：每日一剂，水煎400ml，分两次温服。

【化学成分】含薯蓣皂苷元，黏液质，胆碱，淀粉，糖蛋白，游离氨基酸，止权素，维生素C及淀粉酶等。

【药理作用】本品煎剂有降血糖、增强雄性激素样作用；所含多糖能增强免疫功能，有抗衰老作用；对实验大鼠脾虚模型有预防和治疗作用，对离体肠管运动有双向调节作用。

【用法用量】15~30g。

白 扁 豆

【来源】本品为豆科植物扁豆 Dolichos lablab L. 的干燥成熟种子。主产于江苏、河南、安徽等地。秋、冬二季采收成熟果实，晒干，取出种子，再晒干。

【商品】白扁豆、炒白扁豆、扁豆衣。

【性状】本品呈扁椭圆形或扁卵圆形，长8~13mm，宽6~9mm，厚约7mm。表面淡黄白色或淡黄色，平滑，略有光泽，一侧边缘有隆起的白色眉状种阜。质坚硬。种皮薄而脆，子叶2，肥厚，黄白色。气微，味淡，嚼之有豆腥气。

【性味归经】甘，微温，归脾、胃经。

【功效与主治】健脾化湿，和中消暑。用于脾胃虚弱，食欲不振，大便溏泻，白带过多，暑湿吐泻，胸闷腹胀。炒白扁豆健脾止泻。用于脾虚泄泻，白带过多。扁豆衣气味俱弱，健脾作用较弱，偏于祛暑化湿，可用于暑热所致的身热，头晕目眩，又可用于暑日酒食所伤，伏热，烦渴。

【临床应用】

单味应用：

(1) 霍乱转筋：白扁豆为末，醋和服。(《本草纲目》)

(2) 赤白带下：白扁豆炒，为末，用米饮服二钱。(《本草纲目》)

(3) 中砒霜毒：白扁豆生研，水绞汁，饮。(《本草纲目》)

(4) 六畜肉毒：白扁豆烧存性，研，冷水服之。同上。(《本草纲目》)

(5) 诸鸟肉毒：生扁豆末，冷水服之，同上。(《本草纲目》)

(6) 恶疮痂样痒作痛：以扁豆捣，封，痂落即愈。(《本草纲目》)

配伍应用：

(1) 白扁豆与茯苓配伍，健脾燥湿，渗湿止泻，用于脾虚有湿所致的体倦乏力、食少便溏或泄泻及妇女带下清稀量多等证。

(2) 白扁豆与香薷配伍，健脾化湿止呕，用于暑湿泄泻。

组方应用：

《太平惠民和剂局方》参苓白术散：莲子肉9g，薏苡仁9g，缩砂仁6g，桔梗6g，白扁豆12g，白茯苓15g，人参15g，甘草9g，白术15g，山药15g。功用：益气健脾，渗湿止泻。主治脾虚夹湿证。饮食不化，胸脘痞闷，肠鸣泄泻，四肢无力，形体消瘦，面色萎黄，舌淡苔白腻，脉虚缓。

【化学成分】 含蛋白质、蔗糖、葡萄糖、麦芽糖、水苏糖、棉子糖、L-哌可酸、脂肪、维生素、微量元素、泛酸、酪氨酸酶、胰蛋白酶抑制物、淀粉酶抑制物、植物凝集素A、B等成分。

【药理作用】 本品煎剂能抑制痢疾杆菌；水提物能抗病毒，且对食物中毒引起的呕吐、急性胃炎等有解毒作用；植物凝集素B有抗胰蛋白酶活性作用，凝集素A为毒性成分，可引起肝坏死。

【用法用量】 9~15g。

附药：扁豆衣、扁豆花

扁豆衣 为白扁豆的干燥种皮。性能功效与白扁豆相似而健脾之力稍弱，偏于消暑化湿，主治暑湿吐泻及脚气浮肿等证。煎服，5~10g。

配伍应用：

扁豆衣与厚朴配伍，健脾燥湿，止呕止泻，用于脾虚有湿或暑湿吐泻及脚气浮肿等证。

扁豆花 为白扁豆的花。性味甘淡而平。功能消暑化湿，多用于暑湿泄泻及带下等证。煎服，5~10g。

单味应用：

女子赤白带下：干，末，米饮和服。(《食物本草会纂》)

配伍应用：

扁豆花与香薷配伍，消暑化湿，用于夏伤暑湿、发热泄泻或下痢及妇女赤白带下。

甘 草

【来源】 本品为豆科植物甘草 Glycyrrhiza uralensis Fisch.、胀果甘草 Glycyrrhiza inflata Bat. 或光果甘草 Glycyrrhiza glabra L. 的干燥根及根茎。主产于内蒙古、山西、甘肃、新疆等地，以内蒙古产者为道地药材。春、秋二季采挖，除去须根，晒干。

【商品】 甘草、炙甘草。

【性状】 甘草 根呈圆柱形，长25~100cm，直径0.6~3.5cm。外皮松紧不一。表面棕红色或灰棕色，具显著的纵皱纹、沟纹、皮孔及稀疏的细根痕。质坚实，断面略显纤维性，黄白色，粉性，形成层环明显，射线放射状，有的有裂隙。根茎呈圆柱形，表面有芽痕，断面中部有髓。气微，味甜而特殊。

胀果甘草　根及根茎木质粗壮，有的分枝，外皮粗糙，多灰棕色或灰褐色。质坚硬，木质纤维多，粉性小。根茎不定芽多而粗大。

光果甘草　根及根茎质地较坚实，有的分枝，外皮不粗糙，多灰棕色，皮孔细而不明显。

【性味归经】甘，平，归心、肺、脾、胃经。

【功效与主治】补脾益气，清热解毒，祛痰止咳，缓急止痛，调和诸药。用于脾胃虚弱，倦怠乏力，心悸气短，咳嗽痰多，脘腹、四肢挛急疼痛，痈肿疮毒，缓解药物毒性、烈性；炙甘草，缓和其燥烈之性，温胃止呕之力增强，多用于寒湿阻滞脾胃，脘腹胀满疼痛，呕吐。

【临床应用】

单味应用：

（1）救急瘦疾：甘草三两炙，每旦以小便煮三四沸，顿服之，良。（《经史证类备用本草》）

（2）食牛羊肉中毒者：煮甘草汁，服之一二升，当愈。（《经史证类备用本草》）

（3）一切伤寒：甘草如中指长炙，细锉，取童子小便一升和煎取七合，空心服，日再服之。（《经史证类备用本草》）

（4）肺痿久咳嗽，涕唾多，骨节烦闷，寒热，甘草十二分炙，捣为末，每日取小便三合、甘草末一钱匕，搅令散服。（《经史证类备用本草》）

（5）两三日咽痛：可与甘草汤去滓，日三服。（《经史证类备用本草》）

（6）阴下湿痒：甘草一尺并切，以水五升煮取三升，渍洗之，日三五度，瘥。（《经史证类备用本草》）

（7）伤寒三两日咽痛者：与甘草二两炙，水三升煮取一升半，服五合，日三。（《经史证类备用本草》）

（8）伤寒，脉结代者，心悸动方：甘草二两，水三升煮取一半，服七合，日二。（《经史证类备用本草》）

（9）小儿尿血：甘草五分，以水六合煎三合，去滓，一岁儿一日令服尽。（《经史证类备用本草》）

（10）伤寒咽痛，少阴证，甘草汤主之：用甘草二两蜜水炙，水二升煮一升半，服五合，日二服。（《本草纲目》）

（11）小儿热嗽：甘草二两，猪胆汁浸五宿，炙，研末，蜜丸绿豆大，食后薄荷汤下十丸。名凉膈散。（《本草纲目》）

（12）初生解毒：小儿初生，未可便与朱砂蜜，只以甘草一指节长炙，碎，以水二合煮取一合，以绵染点儿口中，可为一蚬壳，当吐出胸中恶汁。此后待儿饥渴，更与之。令儿智慧无病，出痘稀少。（《本草纲目》）

（13）小儿遗尿：大甘草头煎汤，夜夜服之。（《本草纲目》）

（14）小儿羸瘦：甘草三两炙焦，为末，蜜丸绿豆大，每温水下五丸，日二服。（《本草纲目》）

（15）痈疽秘塞：生甘草二钱半，井水煎服，能疏导下恶物。（《本草纲目》）

（16）乳痈初起：炙甘草二钱，新水煎服，仍令人咂之。（《本草纲目》）

（17）一些小痈疔发热时：即以用粉草节晒干，为末，热酒服一二钱，连进数服，痛热皆止。（《本草纲目》）

（18）阴头生疮：蜜煎甘草末，频频涂之，神效。（《本草纲目》）

（19）代指肿痛：甘草汤煎，渍之。（《本草纲目》）

（20）汤火灼疮：甘草煎蜜，涂。（《本草纲目》）

（21）牛马肉毒：甘草煮浓汁，饮一两升，或煎酒服，取吐或下。如渴，不可饮水，饮之即死。（《本草纲目》）

（22）血小板减少性紫癜：生甘草30g，水煎两次，分上下午服。（《一味中药祛顽疾》）

配伍应用：

（1）甘草与茯苓配伍，健脾益气，用于脾胃虚弱引起的气短乏力、食少便溏。

（2）甘草与麻黄配伍，散寒解表，止咳平喘，用于风寒犯肺的咳喘痰多、鼻塞声重。

（3）甘草与生石膏配伍，辛凉宣泄，清肺平喘，用于肺有郁热所致的身热咳喘、鼻翼扇动等证。

（4）甘草与桔梗配伍，清热解毒，用于咽喉肿痛。

（5）甘草与蒲公英配伍，清热解毒，用于痈肿疮毒。

（6）甘草与绿豆配伍，解毒，用于食物中毒、药物中毒及农药中毒。

（7）甘草与桂枝配伍，健脾益气，缓急止痛，用于脾胃虚寒、脘腹冷痛。

（8）甘草与芍药配伍，调和肝脾，缓急止痛，用于营血受伤、筋脉失濡所致的四肢拘挛作痛。

（9）甘草、小麦、大枣配伍，养心安神，柔肝缓急，用于心阴受损，肝气失和之脏躁证。

组方应用：

（1）《伤寒论》四逆散：甘草6g，枳实6g，柴胡6g，芍药6g。功用：透邪解郁，疏肝理气。主治：①阳郁厥逆证。手足不温，或身微热，或咳，或悸，或小便不利，或腹痛，或泄利，脉弦。②肝脾不和证。胸胁胀闷，脘腹疼痛，脉弦等。

（2）《伤寒论》甘草泻心汤：甘草12g，黄芩、人参、干姜各9g，黄连3g，大枣4枚，半夏9g。功用：和胃补中，降逆消痞。主治胃气虚弱痞证。下利日数十行，谷不化，腹中雷鸣，心下痞鞕而满，干呕，心烦不得安。

（3）《温病条辨》三甲复脉汤：炙甘草、干地黄、生白芍各18g，麦冬、生牡蛎各15g，阿胶9g，麻仁9g，生鳖甲24g，生龟板30g。功用：滋阴息风。主治温病热邪久羁下焦，热深厥甚，脉细促，甚则心中痛者。

【制剂】胃舒宁颗粒　组成：甘草，白芍，延胡索，海螵蛸，白术，党参。功能与主治：补气健脾，制酸止痛。用于脾胃气虚、肝胃不和所致的胃脘疼痛、喜温喜按、泛吐酸水；胃及十二指肠溃疡见上述证候者。用法与用量：开水冲服。一次1袋，一日3次。

【化学成分】含三萜皂苷类（三萜皂苷甘草酸的钾、钙盐为甘草甜素，是甘草的甜味成分），黄酮类（黄酮类、黄酮醇类、异黄酮类、查尔酮类、双氢黄酮类、双氢查尔酮类等），生物碱，多糖等。主要化学成分有：甘草酸（甘草甜素）、乌拉尔甘草皂甲、乌拉尔甘草皂乙、甘草苷、异甘草苷、甘草素、异甘草素、新甘草苷、甘草香豆素、异甘草酚等。

【药理作用】本品有类似肾上腺皮质激素样作用；能镇静、保肝、解热、抗炎、抗过敏、抗心律失常、降血脂及抗动脉粥样硬化；能抗溃疡，对组胺引起的胃酸分泌过多有抑制作用；有抗酸和缓解胃肠平滑肌痉挛的作用；所含甘草次酸、甘草黄酮均有明显的镇咳、祛痰作用；甘草多糖、甘草酸、甘草次酸可抗病毒、抗菌、抗病原虫、抗肿瘤。

【用法用量】1.5～9g。

【注意事项】不宜与京大戟、芫花、甘遂同用。

大 枣

【来源】本品为鼠李科植物枣 Ziziphus jujuba Mill. 的干燥成熟果实。主产于河北、河南、山东、陕西等地。秋季果实成熟时采收，晒干。

【商品】大枣。

【性状】本品呈椭圆形或球形，长 2～3.5cm，直径 1.5～2.5cm。表面暗红色，略带光泽，有不规则皱纹。基部凹陷，有短果梗。外果皮薄，中果皮棕黄色或淡褐色，肉质，柔软，富糖性而油润。果核纺锤形，两端略尖，质坚硬。气微香，味甜。

【性味归经】甘，温，归脾、胃经。

【功效与主治】补中益气，养血安神。用于脾虚食少，乏力便溏，妇人脏躁。

【临床应用】

单味应用：

(1) 诸疮久坏不愈者：枣膏三升，煎水频洗，取愈。(《本草纲目》)

(2) 非血小板减少性紫癜：红枣，每天吃三次，每次 10 只，至紫癜全部消退为止。一般每人约需红枣一至两斤。(《上海中医药》)

配伍应用：

(1) 大枣与党参配伍，补中益气，用于中气不足、脾胃虚弱引起的体倦乏力、食少便溏。

(2) 大枣与熟地配伍，养血安神，用于血虚面黄肌瘦。

(3) 大枣与甘草配伍，养血安神，和中缓急，补脾气，用于脏躁。

组方应用：

(1)《必效方》：杏仁一百二十枚（去皮尖，熬），豉一百枚（熬令干），干枣四十枚（去核）。上三味合捣如泥，丸如杏核，含咽令尽。日七八度，尽，更作。主治咳。

(2)《海上方》：乌梅一个，枣二个，杏仁七个。一处捣，男用酒、女用醋送下。主治卒急心痛。

【药膳】保颜粥配方：大枣 10 枚，莲子肉 15g，芡实 15g，百合 15g，白扁豆 15g，花生米 15g，龙眼肉 10g，枸杞子 10g。

制法：加水适量，煲粥。

功效：补气养血，健脾开胃。

适应证：用于气血不足，脾肾阳虚，颜面早衰。

【化学成分】含有机酸，三萜苷类，生物碱类，黄酮类，糖类，维生素类，氨基酸，挥发油及微量元素等。

【药理作用】本品能增强肌力，增强体重；能增强胃肠黏液，保护肝脏；能提高体内单核吞噬细胞系统的吞噬功能；有增强白细胞内环磷酸腺苷含量，抗变态反应的作用；有镇静催眠作用；还有抑制癌细胞增殖、抗突变、镇静及镇咳祛痰等作用。另有抗肿瘤、抗氧化、降血压、降胆固醇、抗过敏作用。

【用法用量】6～15g。

饴 糖

【来源】本品为米、麦、粟或玉蜀黍等粮食，经发酵糖化制成。全国各省均产。有软、硬两种，软者称为胶饴，硬者称白饴糖。均可入药，但已用胶饴为主。

【商品】胶饴、白饴糖。

【性状】本品有软、硬之分，软者为黄褐色浓稠液体，黏性很大；硬者系软饴糖经搅拌，混入空气后凝固而成，为多孔之黄白色糖饼。味甘，药用以软饴糖为佳。

【性味归经】甘，温，归脾、胃、肺经。

【功效与主治】补中缓急，润肺止咳。

【临床应用】

单味应用：

(1) 鱼脐疔疮：寒食饧涂之，良。干者烧灰。(《本草纲目》)

(2) 瘰疬毒疮：腊月饴糖昼夜涂之，数日则愈。(《本草纲目》)

(3) 服药过剂闷乱者：饴糖食之。(《本草纲目》)

(4) 草乌头毒及天雄附子毒：并食饴糖即解。(《本草纲目》)

(5) 手足瘑疮：炒腊月糖，薄之。(《本草纲目》)

(6) 火烧成疮：白糖烧灰，粉之即燥，易瘥。(《本草纲目》)

配伍应用：

(1) 饴糖与白芍配伍，补脾益气，缓急止痛，用于脾虚气短乏力、纳呆及虚寒腹痛。

(2) 饴糖与蜀椒配伍，温中补虚，降逆止痛，用于中阳衰弱、阴寒内盛的胸腹大寒作痛。

(3) 饴糖与杏仁配伍，补虚润肺，止咳平喘，用于肺虚咳嗽、干咳无痰、气短而喘。

组方应用：

《补缺肘后方》：饴糖六两（180g），干姜六两（180g）末之，豉二两（60g）。先以水一升（200ml），煮豉三沸，去滓，纳饴糖，消，纳干姜，分为三服。主治卒得咳嗽。

【化学成分】含大量麦芽糖，少量蛋白质，脂肪，维生素B等。

【用法用量】入汤剂须烊化冲服，每次15～20g；亦可熬膏或为丸服。

蜂　　蜜

【来源】本品为蜜蜂科昆虫中华蜜蜂 Apis cerana Fabricius 或意大利蜂 Apis mellifera Linnaeus 所酿的蜜。全国各地均产。春至秋季采收，滤过。

【商品】蜂蜜。

【性状】本品为半透明、带光泽、浓稠的液体，白色至淡黄色或橘黄色至黄褐色，放久或遇冷渐有白色颗粒状结晶析出。气芳香，味极甜。

【性味归经】甘，平，归肺、脾、大肠经。

【功效与主治】补中，润燥，止痛，解毒。用于脘腹虚痛，肺燥干咳，肠燥便秘；外治疮疡不敛，水火烫伤。

【临床应用】

单味应用：

(1) 食诸鱼骨鲠杂物鲠：以好蜜匕抄，稍稍服之，令下。(《经史证类备用本草》)

(2) 年少白发：拔去白发，以白蜜涂毛孔中，即生黑者。发不生，取梧桐子捣汁，涂上，毕生黑者。(《经史证类备用本草》)

(3) 中热烧外痛：以白蜜涂之。(《经史证类备用本草》)

(4) 产后渴：蜜不计多少炼过，熟水温调服，即止。(《经史证类备用本草》)

(5) 痘疹作痒难忍，抓成疮及疱，欲落不落，白花膏：用上等石蜜不拘多少，汤和，时时以翎

刷之，其疮易落，自无瘢痕。(《本草纲目》)

(6) 瘾疹瘙痒：白蜜不以多少，好酒调下，有效。(《本草纲目》)

(7) 新生儿红臀：优质蜂蜜100g，用适量香油调制成糊状，加热煮沸约1分钟，待冷却后即可应用。如臀部表面已破，患儿每次便后用温水洗净臀部，用纱布轻轻拭干，以棉签蘸油膏均匀涂患处。如用于一般红臀，则每8小时涂抹1次。用于预防，每天1次即可。能润燥，解毒，止痛。(《一味妙方治病》)

配伍应用：

(1) 蜂蜜与乌头配伍，补中缓急止痛，用于寒疝腹痛、手足厥冷。

(2) 蜂蜜与生地配伍，润肺止咳，用于虚劳干咳咯血。

(3) 蜂蜜与当归配伍，润肠通便，用于肠燥便秘。

组方应用：

(1)《千金方》：杏仁、生姜汁各二升（400ml），糖、蜜各一升（200ml），猪膏二合（200g）。上五味，先以猪膏煎杏仁黄，出之，以纸拭令净，捣如膏，合姜汁、蜜、糖等，合煎令可丸。服如杏核一枚，日夜六七服，渐渐加之。主治上气咳嗽，喘息，喉中有物，唾血。

(2)《现代实用中药》：蜂蜜一两八钱（54g），生甘草三钱（10g），陈皮二钱（6g）。水适量，先煎甘草、陈皮去渣，冲入蜂蜜。一日三次分服。主治胃及十二指肠溃疡。

【化学成分】含糖类（果糖、葡萄糖、麦芽糖、松三糖、蔗糖、棉子糖和糊精等），挥发油，蜡质，有机酸，以及花粉粒、泛酸、菸酸、乙酰胆碱、维生素、酶类、微量元素等多种成分。

【药理作用】本品能增强体液免疫功能；对多种细菌有抑杀作用；有解毒作用，以多种形式使用均可减弱乌头毒性，以加水同煎解毒效果最佳；能够加速肉芽组织生长，促进创伤组织愈合；有促进实验动物小肠运动的作用，缩短排便时间。

【用法用量】15～30g。

二、补 阳 药

凡能补益人体阳气，以治疗阳虚证为主要作用的药物，叫补阳药。

阳虚证有心阳、脾阳、肾阳虚等证，而肾所藏为元阳，对人体脏腑有温煦和促进生化作用，故阳虚诸证与肾阳虚关系密切。补阳药也主要为补肾阳药。

补肾阳药在临床主要适用于肾阳虚弱所致的畏寒肢冷，腰膝酸软，阳痿早泄，夜尿频数，宫寒不孕，白带清稀，舌淡苔白脉沉等证，有些药物还有益精髓，强筋骨作用，又可用于精髓不足的头晕耳鸣，筋骨痿软所致小儿行迟齿迟病证。另外，肾阳衰微，不能温运脾胃，常可引起腹泻；肾阳不足，不能纳气，可引起喘促，故有些补肾阳药又用于脾肾阳虚的泄泻和肺肾两虚的喘证。

补阳药性多温燥，能耗阴助火，因此，凡阴虚阳亢，实火或有湿热者均不宜使用。

鹿 茸

【来源】本品为鹿科动物梅花鹿 Cervus nippon Temminck 或马鹿 Cervus elaphus Linnaeus 的雄鹿未骨化密生茸毛的幼角。前者习称"花鹿茸"，主产于吉林、辽宁、河北等地；后者习称"马鹿茸"，主产于黑龙江、吉林、内蒙古、新疆等地。夏、秋二季锯取鹿茸，经加工后，阴干或烘干。

【商品】花鹿茸、马鹿茸、鹿茸片。

【性状】花鹿茸　呈圆柱状分枝，具一个分枝者习称"二杠"，主枝习称"大挺"，长17～

20cm，锯口直径4~5cm，离锯口约1cm处分出侧枝，习称"门庄"，长9~15cm，直径较大挺略细。外皮红棕色或棕色，多光润，表面密生红黄色或棕黄色细茸毛，上端较密，下端较疏；分岔间具1条灰黑色筋脉，皮茸紧贴。锯口黄白色，外围无骨质，中部密布细孔。体轻。气微腥，味微咸。具两个分枝者，习称"三岔"，大挺长23~33cm，直径较二杠细，略呈弓形，微扁，枝端略尖，下部多有纵棱筋及突起疙瘩；皮红黄色，茸毛较稀而粗。

二茬茸与头茬相似，但挺长而不圆或下粗上细，下部有纵棱筋。皮灰黄色，茸毛较粗糙，锯口外围多已骨化。体较重。无腥气。

马鹿茸　较花鹿茸粗大，分枝较多，侧枝一个习称"单门"，两个者习称"莲花"，三个者习称"三岔"，四个者习称"四岔"或更多。按产地分为"东马鹿茸"和"西马鹿茸"。

东马鹿茸"单门"大挺长25~27cm，直径约3cm。外皮灰黑色，茸毛灰褐色或灰黄色，锯口面外皮较厚，灰黑色，中部密生细孔，质嫩；"莲花"大挺长可达33cm，下部有棱筋，锯口面蜂窝状小孔稍大；"三岔"皮色深，质较老；"四岔"茸毛粗而稀，大挺下部具棱筋及疙瘩，分枝顶端多无毛，习称"捻头"。

西马鹿茸，大挺多不圆，顶端圆扁不一，长30~100cm。表面有棱，多抽缩干瘪，分枝较长且弯曲，茸毛粗长，灰色或黑灰色。锯口色较深，常见骨质。气腥臭，味咸。

【性味归经】甘、咸，温，归肾、肝经。

【功效与主治】壮肾阳，益精血，强筋骨，调冲任，托疮毒。用于阳痿滑精，宫冷不孕，羸瘦，神疲，畏寒，眩晕耳鸣耳聋，腰脊冷痛，筋骨痿软，崩漏带下，阴疽不敛。

【临床应用】

单味应用：

（1）腰膝疼痛伤败：鹿茸不限多少，涂酥炙紫色，为末，温酒调下一钱匕。（《经史证类备用本草》）

（2）小便频数：鹿茸一对酥炙，为末，每服二钱，温酒下，日三服。（《本草纲目》）

配伍应用：

（1）鹿茸与人参配伍，养阴益气，补肾固本，用于肾阳不足、精血亏虚所致的畏寒肢冷、阳痿早泄、宫冷不孕、小便频数、腰膝酸痛、头晕耳聋、精神疲乏等证。

（2）鹿茸与熟地配伍，补肝肾，益精血，强筋骨，用于精血不足、筋骨无力或小儿发育不良、骨软行迟、囟门不合等证。

（3）鹿茸与当归配伍，补益肝肾，调理冲任，固崩止血，用于妇女冲任虚寒、带脉不固所致的崩漏。

（4）鹿茸与狗脊配伍，补肝肾，调冲任，止带，用于白带量多、清稀无味等属虚寒症状者。

组方应用：

（1）《医便》龟鹿二仙胶：鹿角十斤（5000g），龟板五斤（2500g），人参十五两（450g），枸杞子三十两（900g）。功用：滋阴填精，益气壮阳。主治真元虚损，精血不足证。全身瘦削，阳痿遗精，两目昏花，腰膝酸软，久不孕育。

（2）《温病条辨》鹿附汤：鹿茸五钱（15g），附子三钱（10g），草果一钱（3g），菟丝子三钱（10g），茯苓五钱（15g）。水五杯，煮取两杯，日再服，渣再煮一杯服。主治湿久不治，伏足少阴，舌白身痛，足跗浮肿。

（3）《古今录验方》鹿茸散：鹿茸（炙）、当归、干地黄各二两（60g），葵子五合（500g），蒲黄五合（500g）。上五味，捣筛为散。酒服方寸匕，日三服。忌芜荑。主治尿血。

(4) 魏宏楷主任医师方：鹿胶19g（烊化），龟板胶10g（烊化），巴戟肉24g，仙灵脾20g，肉苁蓉20g，菟丝子24g，山萸肉12g，当归10g，生地15g，天冬12g，麦冬12g，狗脊15g，肉桂3g，龙骨10g，牡蛎10g。主治不孕症。用法：每日一剂，水煎400ml，分两次温服。

【制剂】生血丸　组成：鹿茸，黄柏，山药，白术，桑枝，白扁豆，稻芽，紫河车。功能与主治：补肾健脾，填精养血。用于脾肾虚弱所致的面黄肌瘦、体倦乏力、眩晕、食少、便溏；放、化疗后全血细胞减少及再生障碍性贫血见上述证候者。用法与用量：口服。一次5g，一日3次；小儿酌减。

【化学成分】含雌激素（雌二醇、雌酮等），大量蛋白质，氨基酸（色氨酸、赖氨酸、组氨酸、精氨酸、天冬氨酸、苏氨酸等），脂肪酸（油酸、棕榈酸、月桂酸、硬脂酸、棕榈油酸、肉豆蔻酸、癸酸），多胺类（精眯、精胺、腐胺），胶体，核糖核酸，三磷腺苷，维生素A，胆固醇，以及钙、磷、铜、铁、锰、锌、硅等无机元素。

【药理作用】本品具有促进核酸和蛋白合成，调节内分泌和新陈代谢，促进生长发育；增强机体免疫功能，增强体力，减轻疲劳，改善睡眠和阳虚状态下能量代谢低下的病理变化；增强胃肠道的蠕动和消化液的分泌，促进饮食；提高造血机能，促进红细胞、血红蛋白和网织红细胞的新生，尤其促进红细胞的新生，升高白细胞；抗脂质过氧化，抑制单胺氧化酶的活性；提高机体对冷热刺激的适应性；抗应激，抑制应激性溃疡；强心，纠正心率失常，提高耐缺氧能力；增强学习记忆能力，加速条件反射建立；提高性机能，促进子宫发育，提高子宫张力，增强收缩节律等作用。

【用法用量】1～2g，研末冲服。

附药：鹿角胶、鹿角霜

鹿角胶　为鹿角经水煎煮、浓缩制成的固体胶。味甘、咸。性温。归肾、肝经。功能温补肝肾，益精养血。主治肝肾不足所致腰膝酸冷，阳痿滑精，虚劳羸瘦，崩漏下血，便血尿血，阴疽肿毒。烊化兑服，3～6g。

单味应用：

(1) 虚劳尿精：白胶二两炙，为末，酒二升和，温服。(《本草纲目》)

(2) 虚损尿血：白胶三两炙，煮一升四合，分再服。(《本草纲目》)

(3) 汤火烧疮：白胶，水煎令稀稠得所，待冷，涂之。(《本草纲目》)

配伍应用：

鹿角胶与熟地配伍，补肝肾，益精血，止血，用于肾阳不足、精血亏虚、虚劳羸瘦、吐、衄、崩、漏、尿血而属虚寒者及阴疽内陷等。

鹿角霜　为鹿角去胶质的角块。味咸，性温。归肝、肾经。功能温肾助阳，收敛止血。用于阳虚经寒的多种滑脱证，如尿频遗尿、滑精早泄、带下量多、月经过多、崩漏下血、腹冷泄泻、尿血便血等。煎服，9～15g，先煎。

单味应用：

小便不禁，上热下寒者：鹿角霜为末，酒糊和，丸梧桐子大，每服三四十丸，空心温酒下。(《本草纲目》)

配伍应用：

(1) 鹿角霜与当归配伍，补肾助阳，收敛止血，用于肾阳不足、脾胃虚寒的呕吐食少便溏，妇女子宫虚冷、崩漏、带下及创伤出血、疮疡久不愈合等证。

(2) 鹿角霜、补骨脂、骨碎补配伍，温阳益肾，强筋壮骨，用于肝肾不足所致的中、老年项背腰尻疼痛包括骨质增生引起者。

巴戟天

【来源】 本品为茜草科植物巴戟天 Morinda officinalis How 的干燥根。主产于广东、广西壮族自治区、福建等地。全年均可采挖，洗净，除去须根，晒至六七成干，轻轻捶扁，晒干。

【商品】 巴戟天、巴戟肉、盐巴戟天、甘草制巴戟天。

【性状】 本品为扁圆柱形，略弯曲，长短不等，直径 0.5~2cm。表面灰黄色或暗灰色，具纵纹及横裂纹，有的皮部横向断离露出木部；质韧，断面皮部厚，紫色或淡紫色，易与木部剥离；木部坚硬，黄棕色或黄白色，直径 1~5mm。气微，味甘而微涩。

【性味归经】 甘、辛，微温，归肾、肝经。

【功效与主治】 补肾阳，强筋骨，祛风湿。用于阳痿滑精，宫冷不孕，月经不调，少腹冷痛，风湿痹痛，筋骨痿软；巴戟肉，长于祛风湿、强筋骨；盐巴戟天，能引药入肾，温而不燥，长于补肾助阳，多用于阳痿早泄，尿频或失禁，宫冷不孕，月经不调。甘草制巴戟天增加了甘温补益作用，偏于补肾助阳，强筋骨。用于肾气虚损，胸中气短，腰脚疼痛，筋骨无力。

【临床应用】

配伍应用：

(1) 巴戟天与覆盆子配伍，补肾助阳，用于阳痿、不孕。

(2) 巴戟天与桑螵蛸配伍，补肾阳，止遗溺，用于小便不禁。

(3) 巴戟天与吴茱萸配伍，温补肝肾，散寒止痛，用于月经不调、少腹冷痛。

(4) 巴戟天与肉苁蓉配伍，补肾阳，强筋骨，用于腰膝冷痛、筋骨无力。

组方应用：

(1)《圣惠方》巴戟丸：巴戟一两半（45g），牛膝三两（90g）去苗，羌活一两半（45g），桂心一两半（45g），五加皮一两半（45g），杜仲二两（60g）去粗皮，炙微黄，锉，干姜一两半（45g）炮裂，锉。上药捣罗为末，炼蜜和捣三两百杵，丸如梧桐子大。每于食前，以温酒饮下三十丸。主治风冷腰胯疼痛。

(2)《奇效良方》：益智仁、巴戟天（去心，二味以青盐、酒煮）、桑螵蛸、菟丝子（酒蒸）各等份。为细末，酒煮糊为丸，如梧桐子大。每服二十丸，食前用盐酒或盐汤送下。主治：小便不禁。

(3)《普济方》：菟丝子（酒煮一日，焙干）、巴戟（去心，酒浸煮）、破故纸（炒）、鹿茸、上药、赤石脂、五味子各一两（30g）。上为末，酒糊丸。空心盐汤下。主治：白浊。

【化学成分】 含糖类，黄酮苷，氨基酸，小量的蒽醌类，环烯醚萜，维生素 C 及锌、锰、铁、铬等元素。蒽醌类化合物有：甲基异茜草素、甲基异茜草素-1-甲醚、大黄素甲醚、2-羟基羟甲基蒽醌、1-羟基蒽醌、1-羟基-2-甲基蒽醌、1,6-二羟基-2,4-二甲氧基蒽醌、1,6-二羟基-2-甲氧基蒽醌、2-甲基蒽醌等，尚含水晶兰苷，又含葡萄糖、甘露糖、β-谷甾醇、棕榈酸、十九烷、24-乙基胆甾醇。

【药理作用】 本品有增加体重、抗疲劳、兴奋下丘脑-垂体-肾上腺皮质系统、提高性激素、类皮质激素水平等作用；还有升高白细胞、提高机体免疫功能等作用。

【用法用量】 3~9g。

淫羊藿

【来源】 本品为小檗科植物淫羊藿 Epimedium brevicornum Maxim.、箭叶淫羊藿 Epimedium sagittatum（Sieb. Et Zucc.）Maxim.、柔毛淫羊藿 Epimedium pubescens Maxim.、巫山淫羊藿 Epimedium wushanense T. S. Ying 或朝鲜淫羊藿 Epimedium koreanum Nakai 的干燥地上部分。主产于陕西、湖北、四川、山西等地。夏、秋季茎叶茂盛时采割，除去粗梗及杂质，晒干或阴干。

【商品】淫羊藿、炙淫羊藿。

【性状】淫羊藿　茎细圆柱形，长约20cm，表面黄绿色或淡黄色，具光泽。茎生叶对生，二回三出复叶；小叶片卵圆形，长3～8cm，宽2～6cm；先端微尖，顶生小叶基部心形，两侧小叶较小，偏心形，外侧较大，呈耳状，边缘具黄色刺毛状细锯齿；上表面黄绿色，下表面灰绿色，主脉7～9条，基部有稀疏细长毛，细脉两面突起，网脉明显；小叶柄长1～5cm。叶片近革质。气微，味微苦。

箭叶淫羊藿　一回三出复叶，小叶片长卵形至卵状披针形，长4～12cm，宽2.5～5cm；先端渐尖，两侧小叶基部明显偏斜，外侧呈箭形。下表面疏被粗短伏毛或近无毛。叶片革质。

柔毛淫羊藿　叶下表面及叶柄密被绒毛状柔毛。

巫山淫羊藿　小叶片披针形至狭披针形，长9～23cm，宽1.8～4.5cm；先端渐尖或长渐尖，边缘具刺齿，侧生小叶基部的裂片偏斜，内边裂片小，圆形，外边裂片大，三角形，渐尖。下表面被绵毛或秃净。

朝鲜淫羊藿　小叶较大，长4～10cm，宽3.5～7cm，先端长尖。叶片较薄。

【性味归经】辛、甘，温，归肝、肾经。

【功效与主治】补肝肾，强筋骨，祛风湿。用于阳痿遗精，筋骨痿软，风湿痹痛，麻木拘挛；更年期高血压；炙淫羊藿能增强温肾助阳作用，多用于阳痿，不孕。

【临床应用】

单味应用：

（1）偏风，手足不遂，皮肤不仁，宜服仙灵脾浸酒方：仙灵脾一斤好者，细锉，以生绢袋盛，于不津器中用无灰酒二斗浸之，以厚纸重重密封不通气，春夏三日，秋冬五日后旋开，每日随性暖饮之，常令醺醺不得大醉。若酒尽，再合服之，无不效验。合时切忌鸡犬见之。（《经史证类备用本草》）

（2）益丈夫，兴阳，理脚膝冷：淫羊藿一斤，酒一斗浸经二日，饮之佳。（《经史证类备用本草》）

（3）牙齿虚痛：仙灵脾为粗末，煎汤，频漱，大效。（《本草纲目》）

配伍应用：

（1）淫羊藿与仙茅配伍，补肾壮阳，用于肾阳虚引起的阳痿、尿频、腰膝无力。

（2）淫羊藿与威灵仙配伍，祛风除湿，用于风寒湿痹或肢体麻木。

（3）淫羊藿与桂枝配伍，补肾壮阳，祛风除湿，用于风寒湿痹引起的疼痛、麻木，并治阳痿。

组方应用：

《圣惠方》仙灵脾散：仙灵脾一两（30g），威灵仙一两（30g），芎䓖一两（30g），桂心一两（30g），苍耳子一两（30g）。上药，捣细罗为散。每服，不计时候，以温酒调下一钱（3g）。主治风走注疼痛。来往不定。

【制剂】壮骨伸筋胶囊　组成：淫羊藿，熟地黄，鹿衔草，骨碎补，肉苁蓉，鸡血藤，红参，狗骨，茯苓，威灵仙，豨莶草，葛根，延胡索，山楂，洋金花。功能与主治：补益肝肾，强筋壮骨，活络止痛。用于肝肾两虚、寒湿阻滞所致的神经根型颈椎病，症见肩臂疼痛、麻木、活动障碍。用法与用量：口服。一次6粒，一日3次。4周为一疗程或遵医嘱。

【化学成分】含黄酮类，木脂素类，生物碱，挥发油，多糖及维生素E等。主要化学成分有：淫羊藿苷、淫羊藿次苷淫羊藿新苷A、B、C、D、E等。叶尚含挥发油、蜡醇、三十一烷、植物甾醇、鞣质、油脂（棕榈酸、硬脂酸、油酸、亚油酸）。箭叶淫羊藿另含脱水淫羊藿苷元-3-O-α-鼠李糖苷、淫羊藿苷元-3-O-α-鼠李糖苷、槲皮素及槲皮素葡萄糖苷、叶含2-苯氧基色原酮、6-去甲氧基-7-甲基茵陈色原酮、6-去甲氧基-4-甲基-8-异戊烯基茵陈色原酮和6-去甲氧基-7-异戊烯基茵陈色原酮。

【药理作用】本品能增强机体免疫功能，特别是能改善肾虚病人免疫功能低下的病理状态；能增强性机能；能够扩张外周血管，降低外周阻力，改善微循环，并能增加组织和冠脉血流量；具有强心、降压、抗心律失常作用；能祛痰、镇咳、平喘；还有降血脂、抗炎、预防骨质疏松、抗衰老、抑制骨髓灰质炎病毒等作用。对T、B淋巴细胞有调节作用。

【用法用量】3~9g。

仙 茅

【来源】本品为石蒜科植物仙茅 Curculigo orchioides Gaertn. 的干燥根茎。主产于四川、云南、贵州等地。秋、冬二季采挖，除去根头和须根，洗净，干燥。

【商品】仙茅、酒仙茅。

【性状】本品呈圆柱形，略弯曲，长3~10cm，直径0.4~1.2cm。表面棕色至褐色，粗糙，有细孔状的须根痕及横皱纹。质硬而脆，易折断，断面不平坦，灰白色至棕褐色，近中心处色较深。气微香，味微苦、辛。

【性味归经】辛，热；有毒，归肾、肝、脾经。

【功效与主治】补肾阳，强筋骨，祛寒湿。用于阳痿精冷，筋骨痿软，腰膝冷痹，阳虚冷泻。酒仙茅毒性降低，增强补肾阳，强筋骨，祛寒湿作用。用于阳痿精冷，筋骨痿软，腰膝冷痹，小便频数。

【临床应用】

单味应用：

老年遗尿：仙茅一两。泡酒服。（《贵州草药》）

配伍应用：

仙茅与淫羊藿配伍，温肾壮阳，祛寒除湿，用于阳痿精冷、遗尿、心腹、腰膝冷痛。

组方应用：

(1)《三因方》神秘散：白仙茅半两（15g），米泔浸三宿，晒干，炒，团参一分（0.3g），阿胶一两三分（31g）炒，鸡内金两半（45g）。上为末，每服二钱（6g），糯米饮调，空腹服。主治定喘，补心肾，下气。

(2)《中医研究工作资料汇编》二仙汤：仙茅、仙灵脾、巴戟天、知母、黄柏、当归。六味等份，煎成浓缩液。日服两次，每次五钱至一两（15~30g）。主治冲任不调症状的高血压病。

【制剂】调经促孕丸 组成：鹿茸，淫羊藿，仙茅，续断，桑寄生，菟丝子，枸杞子，覆盆子，山药，莲子，茯苓，黄芪，白芍，酸枣仁，钩藤，丹参，赤芍，鸡血藤。功能与主治：温肾健脾，活血调经。用于脾肾阳虚、瘀血阻滞所致的月经不调、闭经、痛经、不孕，症见月经后错、经水量少、有血块、行经小腹冷痛、经水日久不行、久不受孕、腰膝冷痛。用法与用量：口服。一次5g，一日2次。自月经周期第五天起连服20天；无周期者每月连服20天，连服三个月或遵医嘱。

【化学成分】含多种环木菠萝烷型三萜及其糖，多糖类（甲基苯酚、氯代甲基苯酚等），含氮类化合物（石蒜碱、N-乙酰基-N-羟基-2-氨基甲酸甲酯、3-乙酰基-5-甲酯基2H-3, 4, 5, 6-四氢-1-氧杂-2, 3, 5, 6-四嗪、N, N, N′, N′-四甲基琥珀酰胺），醇、脂肪类化合物及黄酮醇等。三萜糖类化合物有：仙茅苷A、B、C、D、E、F、K、L、M，地衣二醇葡萄糖苷、地衣二醇-3-木糖葡萄糖苷、仙茅素A、B、C，仙茅皂苷元A、B、C，仙茅萜醇，丝兰苷元，5, 7-二甲氧基杨梅树皮素-3-O-α-L-吡喃木糖基（4→1）-O-β-D-吡喃葡萄糖苷。又含环木菠萝烯醇、β-谷甾醇、豆甾醇、三十一烷醇等。

【药理作用】本品有增强机体免疫、升高Na^+、K、ATP酶的活性、抗缺氧、抗高温、镇静、镇痛、解热、抗惊厥、抗炎作用；还有雄性激素样作用。

【用法用量】3~9g。

补 骨 脂

【来源】本品为豆科植物补骨脂 Psoralea corylifolia L. 的干燥成熟果实。主产于四川、河南、安徽、陕西等地。秋季果实成熟时采收果序，晒干，搓出果实，除去杂质。

【商品】补骨脂、盐补骨脂。

【性状】本品呈肾形，略扁，长3~5mm，宽2~4mm，厚约1.5mm。表面黑色、黑褐色或灰褐色，具细微网状皱纹。顶端圆钝，有一小突起，凹侧有果梗痕。质硬。果皮薄，与种子不易分离；种子1枚，子叶2，黄白色，有油性。气香，味辛、微苦。

【性味归经】辛、苦，温，归肾、脾经。

【功效与主治】温肾助阳，纳气，止泻。用于阳痿遗精，遗尿尿频，腰膝冷痛，肾虚作喘，五更泄泻；外用治白癜风，斑秃；盐补骨脂，增强温肾助阳、纳气、止泻作用，用于阳虚遗精，遗尿尿频，腰膝冷痛，肾虚作喘，五更泄泻。

【临床应用】

单味应用：

（1）男女虚劳，男子女人五劳七伤，下元久冷，一切风病，四肢疼痛，驻颜状气，乌髭须：补骨脂一斤，酒浸一宿，晒干，却用乌油麻一升和炒，令麻子声绝，簸去，止取补骨脂为末，醋煮面糊丸如梧子大，每服二三十丸，空心温酒、盐汤任下。（《本草纲目》）

（2）肾虚腰痛：用破故纸一两炒，为末，温酒服三钱，神妙。或加木香一钱。（《本草纲目》）

（3）小儿遗尿，膀胱冷也，夜属阴，故小便不禁：破故纸炒，为末，每夜热汤服五分。（《本草纲目》）

（4）白癜风，斑秃：用补骨脂加75%制成20%~30%酊剂擦涂患处，每日3次。

配伍应用：

（1）补骨脂与菟丝子配伍，补肾壮阳，用于阳痿。

（2）补骨脂与杜仲配伍，补肾阳，强腰膝，用于腰膝冷痛或痿软无力。

（3）补骨脂与青盐配伍，补肾固精，用于滑精。

（4）补骨脂与茴香配伍，温肾缩尿，用于肾气虚冷、小便无度。

（5）补骨脂与吴茱萸配伍，温补脾肾，止泻，用于脾肾阳虚的五更泻。

（6）补骨脂与胡桃配伍，温肺定喘，用于虚寒咳喘。

组方应用：

（1）《内科摘要》四神丸：肉豆蔻6g，补骨脂12g，五味子、吴茱萸各6g。功用：温肾暖脾，固肠止泻。主治肾泻。五更泄泻，不思饮食，食不消化，或腹痛肢冷，神疲乏力，舌淡，苔薄白，脉沉迟无力。

（2）《太平惠民和剂局方》补骨脂丸：补骨脂四两（120g）炒香，菟丝子四两（120g）酒蒸，胡桃肉一两（30g）去皮，乳香、没药、沉香（各研）三钱半（10g）。炼蜜丸如梧子大。每服二三十丸，空心盐汤温酒任下，自夏至起，冬至止，日一服。主治下元虚败，脚手沉重，夜多盗汗。

【制剂】固本咳喘片　组成：党参、白术、茯苓、麦冬、补骨脂、炙甘草、五味子。功能与主治：益气固表，健脾补肾。用于脾虚痰盛、肾气不固所致的咳嗽、痰多、喘息气促、动则喘剧；慢性支气管炎、肺气肿、支气管哮喘见上述证候者。用法与用量：口服。一次3片，一日3次。

【化学成分】含香豆精类（补骨脂素、异补骨脂素即白芷素、花椒毒素即8-甲氧基补骨脂素、补骨脂定、异补骨脂定、补骨脂呋喃香豆精、补骨脂定2′，3′-环氧化物、双羟异补骨脂定、补骨脂香豆雌烷A及B槐属香豆雌烷A等），黄酮类（紫云英苷），双氢黄酮类（补骨脂双氢黄酮即补骨脂甲素、异补骨脂双红黄酮、补骨脂双氢黄酮甲醚等），查耳酮类（补骨脂乙素、补骨脂查耳酮、补骨脂色烯查耳酮、新补骨脂查耳酮、异新补骨脂查耳酮、补骨脂呋喃查耳酮、补骨脂色酚酮等），异黄酮类（补骨脂异黄酮、新补骨脂异黄酮、补骨脂异黄酮醛、补骨脂异黄酮醇等），单萜酚类（补骨脂酚），挥发油，皂苷，多糖，类脂等。

【药理作用】本品具有较强的雌激素样作用，能兴奋离体子宫、离体和在体肠管；能增强机体免疫和内分泌功能；可促进骨髓造血、升高白细胞、缩短凝血时间；能够扩张冠状动脉、兴奋心脏、提高心脏功能；对气管平滑肌有舒张作用；还有抗衰老、抗肿瘤、抑制细菌、杀虫等作用。另对抗良性的前列腺增生和白癜风的治疗有一定的作用。

【用法用量】6~9g。外用适量。

益 智 仁

【来源】本品为姜科植物益智 Alpinia oxyphylla Miq. 的干燥成熟果实。主产于海南、广东、广西壮族自治区、云南等地。

【商品】益智仁、盐益智仁。

【性状】本品呈椭圆形，两端略尖，长1.2~2cm，直径1~1.3cm。表面棕色或灰棕色，有纵向凹凸不平的突起棱线13~20条，顶端有花被残基，基部常残存果梗。果皮薄而稍韧，与种子紧贴，种子集结成团，中有隔膜将种子团分为3瓣，每瓣有种子6~11粒。种子呈不规则的扁圆形，略有钝棱，直径约3mm，表面灰褐色或灰黄色，外被淡棕色膜质的假种皮；质硬，胚乳白色。有特异香气，味辛、微苦。

【性味归经】辛，温，归脾、肾经。

【功效与主治】温脾止泻，摄唾涎，暖肾，固精缩尿。用于脾寒泄泻，腹中冷痛，口多唾涎，肾虚遗尿，小便频数，遗精白浊；盐益智仁，长于温肾固精缩尿，常用于肾气虚寒的遗精，遗尿，尿频，白浊，寒疝疼痛。

【临床应用】

单味应用：

（1）腹胀，忽泻日夜不止，诸药不效，此气脱也：用益智子仁二两，浓煎，饮之，立愈。（《本草纲目》）

（2）妇人崩中：益智子炒，碾细，米饮入盐服一钱。（《本草纲目》）

配伍应用：

（1）益智仁与干姜配伍，温脾暖肾散寒，用于脾肾受寒所致的腹痛泄泻。

(2) 益智仁与陈皮配伍,温脾散寒,开胃摄唾,用于中气虚寒所致的食少多唾。

(3) 益智仁与乌药配伍,暖肾助阳,固精缩尿,用于肾气虚寒的遗精、遗尿、夜尿多。

组方应用：

(1)《妇人良方》缩泉丸：乌药6g,益智仁9g。功用：温肾祛寒,缩尿止泻。主治膀胱虚寒证。小便频数,或遗尿不止,舌淡,脉沉弱。

(2)《济生方》益智仁汤：益智仁、干姜（炮）、甘草（炙）、茴香（炒）各三钱（10g）,乌头（炮,去皮）、生姜各半两（15g）,青皮（去白）二钱（6g）。上细切。每服四钱,水二盏（300~600ml）,入盐少许,煎至七分,去滓,空心食前温服。主治疝痛,连小腹挛搐,叫呼不已。

(3)《本草纲目》：益智仁、茯神各二两（60g）,远志、甘草（水煮）各半斤（250g）。为末,酒糊丸,梧子大。空心姜汤下五十丸。主治小便赤浊。

【化学成分】含二苯庚体类、类倍半萜类及挥发油类。油中主要成分为安油精、姜烯、姜醇、香附酮、聚伞花烃香橙烯、芳樟醇、桃金娘醛、α-蒎烯、β-蒎烯、松油醇-4、天竺葵酮-A、3,7(11)-香芹二烯等。

【药理作用】本品具有抗利尿、减少唾液分泌的作用；可抑制心肌内钠钾泵、明显增强豚鼠左心房收缩力；能抑制前列腺素合成酶的活性而有抗炎作用；还有抑制回肠收缩、抑制肉瘤细胞增长、抗溃疡、升高白细胞等作用。还具拮抗钙活性作用。

【用法用量】3~9g。

海 狗 肾

【来源】本品为海豹科动物海豹 Phoca vitulina Linnaeus 或海狗 Callorhinus ursins Linnaeus 的阴茎或睾丸。我国渤海、黄海沿岸偶见。多分布于白令海和太平洋沿岸。春季冰裂时捕捉割取,干燥。洗净,切段或片,干燥,滑石粉炒后用。

【商品】海狗肾。

【性状】本品药材来源不一,商品复杂,一般所用进口海狗肾（品种未定）为干燥的阴茎及睾丸。阴茎呈长圆柱形,先端较细,长28~32cm,干缩有不规则的纵沟及凹槽,有一条纵向的筋。外表黄棕色或黄色,杂有褐色斑块。后端有一长圆形、干瘪的囊状物,约4cm×3cm,或有黄褐色毛。睾丸两枚,扁长圆形,棕褐色,半透明,各有一条细长的输精管与阴茎末端相连。输精管黄色、半透明,通常缠绕在阴茎上。副睾皱缩,附在睾丸的一侧,乳黄色。

【性味归经】咸,热,归肾经。

【功效与主治】暖肾壮阳,益精补髓。

【临床应用】

配伍应用：

海狗肾与鹿茸配伍,暖肾壮阳,益精补髓,用于肾阳痿精冷,腰膝酸软,精少不育。

【化学成分】含雄性激素,蛋白质,脂肪,糖类等。

【药理作用】本品可抗疲劳、延缓衰老、抗肾损伤、抗病原微生物、抗菌、抗癌、抗肿瘤。可增强常压耐缺氧能力。另有镇静解毒、调节免疫的作用。

【用法用量】研末服,每次1~3g,日服2~3次。入丸、散或浸酒服,则随方定量。

附药：狗肾（黄狗肾）

狗肾 为犬科动物 Canis familiaris L. 的阴茎和睾丸。药性咸温,归肾经。功效与海狗肾相似而力稍弱。但因海狗肾药源紧而价格昂,故较常用。用法用量亦海狗肾同,亦可入汤剂,煎服10~15g。

配伍应用：

黄狗肾与淫羊藿配伍，补肾壮阳，用于肾阳虚所致的男子阳痿、阴冷及畏寒肢冷、腰酸尿频等证。

海 马

【来源】本品为海龙科动物线纹海马 Hippocampus kelloggi Jordan et Snyder、刺海马 Hippocampus histrix Kaup、大海马 Hippocampus kuda Bleeker、三斑海马 Hippocampus trimaculatus Leach 或小海马（海蛆）Hippocampus japonicus Kaup 的干燥体。主产于广东、山东、福建、台湾等沿海地区。夏、秋二季捕捞，洗净，晒干；或除去皮膜及内脏，晒干。

【商品】海马。

【性状】线纹海马　呈扁长形而弯曲，体长约30cm。表面黄白色。头略似马头，有冠状突起，具冠状长吻，口小，无牙，两眼深陷。躯干部七棱形，尾部四棱形，渐细卷曲，体上有瓦楞形的节纹并具短棘。体轻，骨质，坚硬。气微腥，味微咸。

刺海马　体长15~20cm。头部及体上环节间的棘细而尖。

大海马　体长20~30cm。黑褐色。

三斑海马　体侧背部第1、4、7节的短棘基部各有1黑斑。

小海马（海蛆）　体形小，长7~10cm。黑褐色。节纹及短棘均较细小。

【性味归经】甘、温，归肝、肾经。

【功效与主治】温肾壮阳，散结消肿。用于阳痿，遗尿，肾虚作喘，癥瘕积聚，跌扑损伤；外治痈肿疔疮。

【临床应用】

配伍应用：

（1）海马与人参配伍，补肾壮阳，用于肾阳虚衰、元气不足所致的阳痿、腰酸、少气乏力。

（2）海马与木香配伍，补益肾阳，行气消癥，用于虚实积聚癥块及肾虚阳痿、癥瘕、疔疮肿毒等症。

（3）海马与鹿茸配伍，大补元阳，益肾固本，用于肾阳虚亏，命门之火不足所致的神疲乏力、头晕耳鸣、畏寒肢冷、腰膝酸软、筋骨酸痛、阳痿早泄、男子不育、女子不孕等证。

组方应用：

（1）《圣济总录》木香汤：木香一两（30g），海马子一对（雌者黄色，雄者青色），大黄（炒）、锉、青橘皮（汤浸，去白，焙）、白牵牛（炒）各二两（60g），巴豆四十九粒。上六味，以童子小便浸膏青橘皮软，裹巴豆，以线系定，入小便内再浸七日，取出，麸炒黄，去巴豆，只使青橘皮并余药粗捣筛。每服二钱匕（4g），水一盏（150~300ml），煎三五沸，去滓，临睡温服。主治远年虚实积聚瘕块。

（2）《急救仙方》海马拔毒散：海马一双（炙），穿山甲（黄土炒）、水银、朱砂各二钱（6g），雄黄三钱（10g），轻粉一钱（3g），脑子、麝香各少许。上除水银外，各研为末和合，入水银再研至无星。针破疮口，点药入内，一日一点。主治发背诸恶疮，兼治疔疮。

【制剂】复方皂矾丸　组成：皂矾，海马，大枣，西洋参，肉桂，核桃仁。功能与主治：温肾健脾，益气养阴，生血止血。用于再生障碍性贫血，白细胞减少症，血小板减少症，骨髓增生异常综合征及放疗和化疗引起的骨髓损伤、白细胞减少属肾阳不足、气血两虚证者。用法与用量：口服。一次7~9丸，一日3次，饭后即服。

【化学成分】 含蛋白质，脂肪，氨基酸（谷氨酸、天冬氨酸、甘氨酸、脯氨酸、丙氨酸、亮氨酸等），大量的镁和钙，其次为锌、铁、锶、锰，以及少量的钴、镍和镉。

【药理作用】 本品具有性激素样作用，能延长交尾时间；还有抗衰老、抗血栓、抗辐射、抗应激等作用。具有一定的抗癌作用。

【用法用量】 3~9g。外用适量，研末敷患处。

肉 苁 蓉

【来源】 本品为列当科植物肉苁蓉 Cistanche deserticola Y. C. Ma 或管花肉苁蓉 Cistanche tubulosa (Schrenk) Wight 的干燥带鳞叶的肉质茎。主产于内蒙古、甘肃、新疆、青海等地。多于春季苗未出土或刚出生时采挖，除去花序，切段，晒干。

【商品】 肉苁蓉、酒肉苁蓉。

【性状】 肉苁蓉　呈扁圆柱形，稍弯曲，长3~15cm，直径2~8cm。表面棕褐色或灰棕色，密被覆瓦状排列的肉质鳞叶，通常鳞叶先端已断。体重，质硬，微有柔性，不易折断，断面棕褐色，有淡棕色点状维管束，排列成波状环纹。气微，味甜、微苦。

管花肉苁蓉　呈类纺锤形、扁纺锤形或扁柱形，稍弯曲，长5~25cm，直径2.5~9cm。表面棕褐色至黑褐色。断面颗粒状，灰棕色至灰褐色，散生点状维管束。

【性味归经】 甘、咸，温，归肾、大肠经。

【功效与主治】 补肾阳，益精血，润肠通便。用于阳痿，不孕，腰膝酸软，筋骨无力，肠燥便秘；酒肉苁蓉补肾助阳之力增强，多用于阳痿，腰痛，不孕。

【临床应用】

单味应用：

高年血液枯槁，大便燥结，胸中作闷：大肉苁蓉三两，白酒浸，洗去鳞甲，切片，白汤三碗，煎一碗，顿服。（《医学广笔记》）

配伍应用：

(1) 肉苁蓉与菟丝子配伍，补肾阳，益精血，用于肾虚经亏、肾阳不足所致的阳痿。

(2) 肉苁蓉与紫河车配伍，补精养血，用于精血亏虚所致的不孕。

(3) 肉苁蓉与杜仲配伍，补肾阳，强筋骨，用于肾阳不足兼有风湿所致的腰膝冷痛、筋骨无力。

(4) 肉苁蓉与沉香配伍，润肠通便，用于肠燥津亏的大便秘结。

组方应用：

(1)《医心方》肉苁蓉丸：肉苁蓉、菟丝子、蛇床子、五味子、远志、续断、杜仲各四分(1.2g)。上气物，捣筛，蜜和为丸如梧子。平旦服五丸，日再。主治男子五劳七伤，阴痿不起，积有十年，痒湿，小便淋沥，溺时赤时黄。

(2)《圣济总录》：肉苁蓉、鹿茸、山药、白茯苓等份。为末，米糊丸梧子大。枣汤每下三十丸。主治肾虚白浊。

(3)《医学指南》：肉苁蓉、山茱萸、五味子。为末，蜜丸梧子大。每服盐汤下二十丸。主治消中易饥。

【制剂】 抗骨增生丸　组成：熟地黄，肉苁蓉，狗脊，女贞子，淫羊藿，鸡血藤，莱菔子，骨碎补，牛膝。功能与主治：补腰肾，强筋骨，活血止痛。用于骨性关节炎肝肾不足、瘀血阻络证，症见关节肿胀、麻木、疼痛、活动受限。用法与用量：口服。水蜜丸一次 2.2g，小蜜丸一次 3g，大蜜丸一次 1 丸，一日 3 次。

【化学成分】含微量生物碱（益母草碱、甜菜碱），木脂素，氨基酸等。尚含 6-甲基吲哚，3-甲基-3乙基己烷、N，N-二甲基甘氨酸甲脂、甘露醇、谷甾醇、丁二酸、谷甾醇-β-D-葡萄糖苷、肉苁蓉素、氯代肉苁蓉、8-表马钱酸、6-去氧梓醇、8-表去氧马钱酸、A、B、C、D、E、F。

【药理作用】本品水浸液有降低血压、促进小鼠唾液分泌、抗动脉粥样硬化、调整内分泌、促进代谢、增强记忆、激活肾上腺释放皮质激素、增加实验动物体重和肌力、使大白鼠垂体前叶、卵巢、子宫的重量增加、增强机体免疫力、促进肠蠕动、缩短通便时间等作用。

【用法用量】6~9g。

锁 阳

【来源】本品为锁阳科植物锁阳 Cynomorium songaricum Rupr. 的干燥肉质茎。主产于内蒙古、甘肃、青海、新疆等地。春季采挖，除去花序，切段，晒干。

【商品】锁阳。

【性状】本品呈扁圆柱形，微弯曲，长 5~15cm，直径 1.5~5cm。表面棕色或棕褐色，粗糙，具明显纵沟及不规则凹陷，有的残存三角形的黑棕色鳞片。体重，质硬，难折断，断面浅棕色或棕褐色，有黄色三角状维管束。气微，尾甘而涩。

【性味归经】甘，温，归脾、肾、大肠经。

【功效与主治】补肾阳，益精血，润肠通便。用于腰膝痿软，阳痿遗精，肠燥便秘。

【临床应用】

单味应用：

(1) 大便虚燥：煮粥弥佳。(《握灵本草》)

(2) 消化不良：锁阳五钱。水煎服。(《陕甘宁青中草药选》)

配伍应用：

(1) 锁阳与龟板配伍，补肾阳，强筋骨，养阴补血，用于腰膝痿弱、筋骨无力。

(2) 锁阳与蜜配伍，益精养血，润肠通便，用于肠燥津亏的大便秘结。

(3) 锁阳与当归配伍，润肠通便，用于大便秘结。

组方应用：

(1)《丹溪心法》虎潜丸：黄柏半斤（250g）酒炒，龟板四两（120g）酒炙，知母二两（60g）酒炒，熟地黄、陈皮、白芍各二两（60g），锁阳一两半（45g），虎骨一两（30g）炙，干姜半两（15g）。上为末，酒糊丸，或粥丸。主治痿。

(2)《宁夏中草药手册》：锁阳、龙骨、苁蓉、桑螵蛸、茯苓各等份。共研末，炼蜜为丸，每服三钱（10g），早晚各一次。主治肾虚遗精，阳痿。

(3)《中国沙漠地区药用植物》：锁阳五钱（15g），木通三钱（10g），车前子三钱（10g），甘草三钱（10g），五味子三钱（10g），大枣三个。水煎服。主治二度子宫下垂。

(4)《中国沙漠地区药用植物》：锁阳四两（120g），寒水石（煅）五两（150g），红盐一钱（3g），龙胆草一两（30g），冰糖十两（300g）。共为细末，每服三钱（10g）。主治胃痛，胃酸过多。

【制剂】锁阳固精丸 组成：锁阳，肉苁蓉，巴戟天，补骨脂，菟丝子，杜仲，八角茴香，韭菜子，芡实，莲子，莲须，牡蛎，龙骨，鹿角霜，熟地黄，山茱萸，牡丹皮，山药，茯苓，泽泻，知母，黄柏，牛膝，大青盐。功能与主治：温肾固精。用于肾阳不足所致的腰膝酸软、头晕耳鸣、遗精早泄。用法与用量：口服。水蜜丸一次6g，大蜜丸一次1丸，一日2次。

【化学成分】 含黄酮类（花色苷），萜类（锁阳萜、熊果酸、乙酰熊果酸等），醇类（β-谷甾醇、菜油甾醇、β-谷甾醇棕榈酸酯），脂肪酸类（棕榈酸、油酸、亚麻酸等），氨基酸（天冬氨酸、脯氨酸、丝氨酸、丙氨酸等）及鞣质等。

【药理作用】 本品具有促进免疫球蛋白的形成，增强机体免疫力的作用；可兴奋造血功能，促进粒细胞的生长；能够提高糖皮质激素的水平，改善衰老征象；还有通便作用。另有抗胃溃疡、抗癌等作用。

【用法用量】 5~9g。

菟 丝 子

【来源】 本品为旋花科植物菟丝子 Cuscuta chinensis Lam. 的干燥成熟种子。主产于江苏、辽宁、吉林、河北等地。秋季果实成熟时采收植株，晒干，打下种子，除去杂质。

【商品】 菟丝子、盐菟丝子、酒菟丝子、炒菟丝子。

【性状】 本品呈类球形，直径1~1.5mm。表面灰棕色或黄棕色，具细密突起的小点，一端有微凹的线形种脐。质坚实，不易以指甲压碎。气微，味淡。

【性味归经】 甘，温，归肝、肾、脾经。

【功效与主治】 滋补肝肾，固精缩尿，安胎，明目，止泻。用于阳痿遗精，尿有余沥，遗尿尿频，腰膝酸软，目昏耳鸣，肾虚胎漏，胎动不安，脾肾虚泻；外治白癜风；盐菟丝子，长于补肾固精，安胎，用于阳痿，滑精，遗精，遗尿，带下，胎气不固，消渴。酒菟丝子增强了温肾壮阳固精的作用，用于腰膝酸软，目昏耳鸣，肾虚胎漏，脾肾虚泄，消渴，遗精，白浊。炒菟丝子作用与生品相似，但炒后可提高煎出效果。

【临床应用】

单味应用：

(1) 面上粉刺：捣菟丝子，绞取汁，涂之，瘥。（《经史证类备用本草》）

(2) 小儿头疮及女人面疮：菟丝汤洗。（《经史证类备用本草》）

(3) 消渴不止：菟丝子煎汁，任意饮之，以止为度。（《本草纲目》）

(4) 小便淋沥：菟丝子煮汁，饮。（《本草纲目》）

(5) 肝伤目暗：菟丝子三两，酒浸三日，暴干，为末，鸡子白和，丸梧子大，空心温酒下二十丸。（《本草纲目》）

(6) 眉炼癣疮：菟丝子炒，研，油调，敷之。（《本草纲目》）

(7) 带状疱疹：菟丝子60g，文火焙黄干，研细粉，加香油适量调至稀糊状，装入瓶内备用。用时，先洗净患处待干，将菟丝子搽剂涂患处。必要时敷料包扎，一般每日换药一次。（《一味中药祛顽疾》）

(8) 疣：鲜菟丝子（或藤）适量捣烂，外敷患处，每日换药一次。（《一味中药祛顽疾》）

(9) 带状疱疹：取菟丝子50~100g，焙干后研成粉末，加小麻油调成膏状。用药前，先用生理盐水棉球洗净患处，遂将菟丝子膏涂上，每天早晚各涂药1次。能柔润肌肤，收敛止痛。（《一味妙方治百病》）

配伍应用：

(1) 菟丝子与杜仲配伍，补肝肾，强筋骨，用于腰膝酸痛。

（2）菟丝子与覆盆子配伍，补肾阳，益肾阴，固精，用于阳痿遗精。

（3）菟丝子与鹿茸配伍，补肾固精缩尿，用于小便不禁。

（4）菟丝子与白茯苓配伍，补肾固精缩尿，用于遗精、白浊、尿有余沥。

（5）菟丝子与熟地配伍，补肝明目，用于肝肾不足的目暗不明。

（6）菟丝子与白术配伍，补脾止泻，用于脾虚便溏或泄泻。

（7）菟丝子与阿胶配伍，补肝肾，安胎，用于肝肾不足的胎漏下血、胎动欲坠。

（8）菟丝子与蜂蜜配伍，滋补肝肾，养阴生津，用于消渴。

（9）菟丝子、枸杞子、金樱子配伍，补精填髓，疏利肾气，用于肾虚精少，阳痿早泄，遗精，久不生育。

组方应用：

（1）《世医得效方》菟丝子丸：菟丝子（酒蒸）二两（60g），桑螵蛸（酒炙）半两（15g），牡蛎（煅）一两（30g），肉苁蓉（酒润）二两（60g），附子（炮，去皮、脐）、五味子各一两（30g），鸡内金半两（15g）微炙，鹿茸（酒炙）一两（30g）。上为末，酒糊丸，如梧子大。每服七十丸，食前盐酒任下。主治小便多或不禁。

（2）《方脉正宗》：菟丝子四两（120g），黄芪、于白术（土拌炒）、人参、木香各一两（30g），补骨脂、小茴香各八钱（24g）。饴糖作丸。早晚各服三钱（10g），汤酒食下。主治脾元不足，饮食减少，大便不实。

（3）《鸡峰普济方》菟丝子煎：菟丝子、五味子各一两（30g），生干地黄三两（90g）。上为细末。米饮调下二钱（6g），食前。主治阴虚阳盛，四肢发热，逢风如炙如火。

【制剂】再造生血片　组成：菟丝子，红参，鸡血藤，阿胶，当归，女贞子，黄芪，益母草，熟地黄，白芍，制何首乌，淫羊藿，黄精，鹿茸，党参，麦冬，仙鹤草，白术，补骨脂，枸杞子，墨旱莲。功能与主治：补肝益肾，补气养血。用于肝肾不足、气血两虚所致的血虚虚劳，症见心悸气短、头晕目眩、倦怠乏力、腰膝酸软、面色苍白、唇甲色淡，或伴出血；再生障碍性贫血、缺铁性贫血见上述证候者。用法与用量：口服。一次5片，一日3次。

【化学成分】含树脂样糖苷、胆固醇、芸苔甾醇、谷甾醇、豆甾醇及三萜酸类、树脂苷、糖及淀粉类。主要化学成分有：β-谷甾醇、d-芝麻素、菜油甾醇B-谷甾醇、9（R）-羟基-d-芝麻素、豆甾醇B-香树精及黄酮类（槲皮素、紫云英苷、金丝桃苷和槲皮素-3-O-β-半乳糖-7-O-葡萄糖苷）化合物。

【药理作用】本品煎液能够强心、增强机体免疫功能、促进造血功能；能抑制肠蠕动，而兴奋离体子宫；可增强下丘脑-垂体-卵巢促黄体功能，有类似雌激素样作用；可降低胆固醇、软化血管、降压、保肝、延缓衰老；还有抑菌、抗癌等作用。

【用法用量】6~12g。外用适量。

沙苑子

【来源】本品为豆科植物扁茎黄芪 Astragalus complanatus R. Br. 的干燥成熟种子。主产于陕西、安徽、河北、山西等地。秋末冬初果实成熟尚未开裂时采割植株，晒干，打下种子，除去杂质，晒干。

【商品】沙苑子、盐沙苑子。

【性状】本品略呈肾形而稍扁，长2~2.5mm，宽1.5~2mm，厚约1mm。表面光滑，褐绿色或灰褐色，边缘一侧微凹处具圆形种脐。质坚硬，不易破碎。子叶2，淡黄色，胚根弯曲，长约1mm。无臭，味淡，嚼之有豆腥味。

【性味归经】甘，温，归肝、肾经。

【功效与主治】温补肝肾，固精，缩尿，明目。用于肾虚腰痛，遗精早泄，白浊带下，小便余沥，眩晕目昏；盐沙苑子药性平和，能平补肝阳，并可引药入肾，增强补肾固精作用。多用于虚寒腰痛，梦遗滑精，白浊带下。

【临床应用】

单味应用：

肾虚腰疼：沙苑子一两。水煎，日服两次。（《吉林中草药》）

配伍应用：

（1）沙苑子与煅龙骨配伍，补肾涩精止遗，用于肾虚精亏所致的遗精滑泄、神疲肢软、腰酸耳鸣。

（2）沙苑子与青葙子配伍，养肝明目，用于肝肾不足的目暗不明。

（3）沙苑子与菊花配伍，养肝明目，用于肝肾不足的头昏目花。

组方应用：

（1）《医方集解》金锁固精丸：沙苑、芡实、莲须、龙骨、牡蛎各10g。功用：补肾涩精。主治遗精。遗精滑泄，神疲乏力，腰痛耳鸣，舌淡苔白，脉细弱。

（2）《吉林中草药》：沙苑子三钱（10g），茺蔚子二钱（6g），青葙子三钱（10g）。共研细末。每次一钱（3g），日服二次。主治目昏不明。

【化学成分】含脂肪油，维生素A类，生物碱，黄酮类，酚类，鞣质，蛋白质，氨基酸及硒、铜、锌、锰、铁、镁、铬、钙等元素。油中主要成分为庚烯酸、十四酸（肉豆蔻酸）、十五酸、十六酸（棕榈酸）、油酸、硬脂酸、亚油酸、亚油烯酸、花生酸、二十烯酸、二十二酸（山嵛酸）等。尚含沙苑子苷、鼠李柠檬素-3,4′-O-β-D-双葡萄糖苷、β-谷甾醇等。

【药理作用】本品能提高机体免疫功能，具有适应原样作用；具有降血脂、改善血液流变学指标、抑制血小板凝聚、保肝等作用；还有抗炎、降压、抑制癌细胞生长、镇痛、抗疲劳作用。

【用法用量】9~15g。

杜　仲

【来源】本品为杜仲科植物杜仲 Eucommia ulmoides Oliv. 的干燥树皮。主产于贵州、四川、湖北、湖南等地。4~6月剥取，刮去粗皮，堆置"发汗"至内皮呈紫褐色，晒干。

【商品】杜仲、盐杜仲、炒杜仲。

【性状】本品呈板片状或两边稍向内卷，大小不一，厚3~7mm。外表面淡棕色或灰褐色，有明显的皱纹或纵裂槽纹，有的树皮较薄，未去粗皮，可见明显的皮孔。内表面暗紫色，光滑。质脆，易折断，断面有细密、银白色、富弹性的橡胶丝相连。气微，味微苦。

【性味归经】甘、温，归肝、肾经。

【功效与主治】补肝肾，强筋骨，安胎。用于肾虚腰痛，筋骨无力，妊娠漏血，胎动不安，高血压；盐杜仲引药入肾，直达下焦，温而不燥，补肝肾，强筋骨，安胎作用增强。常用于肾虚腰痛，筋骨无力，妊娠漏血，胎动不安和高血压症。

【临床应用】

单味应用：

（1）腰背痛：杜仲一斤切，酒二升渍十日，服三合。（《经史证类备用本草》）

（2）妇人胞胎不安：杜仲不计多少，去粗皮细锉，瓦上焙干，捣罗为末，煮枣肉糊丸，如弹子

大，每服一丸，嚼烂，糯米汤下。(《圣济总录》杜仲丸)

配伍应用：

(1) 杜仲与补骨脂配伍，补肝肾，强筋骨，用于肝肾不足所致的腰膝酸痛、痿软无力等证。

(2) 杜仲与山萸肉配伍，温肾固涩，用于肾阳虚所致的阳痿、尿频等证。

(3) 杜仲与枣肉配伍，补益肝肾安胎，用于肝肾亏虚所致的胎动不安。

(4) 杜仲与续断配伍，补益肝肾安胎，用于习惯性流产。

(5) 杜仲与石决明配伍，平肝潜阳，用于肝阳上亢、头目眩晕。

组方应用：

(1)《活人心统》思仙散：川木香一钱（3g），八角茴香三钱（10g），杜仲（炒去丝）三钱（10g）。水一钟（150～300ml），酒半钟（75～150ml），煎服，渣再煎。主治腰痛。

(2)《圣济总录》杜仲饮：杜仲（去粗皮，炙，锉）一两半（45g），川芎一两（30g），附子（炮裂，去皮、脐）半两（15g）。上三味，锉如麻豆，每服五钱匕（10g），水二盏（300～600ml），入生姜一枣大，拍碎，煎至一盏（150～300ml），去滓，空心温服。如人行五里再服，汗出慎外风。主治中风筋脉挛急，腰膝无力。

(3)《本草汇言》：川杜仲四两（120g），小茴香二两（60g）俱盐、酒浸炒，车前子一两五钱（45g），山茱萸肉三两（90g）俱炒。共为末，炼蜜丸，梧桐子大。每早服五钱（15g），白汤下。主治小便余沥，阴下湿痒。

(4)《陕西中草药》：杜仲、黄芩、夏枯草各五钱（15g）。水煎服。主治高血压。

【制剂】

(1) 杜仲平压片　组成：杜仲叶，淀粉，滑石粉，氢氧化铝，硬脂酸镁。功能与主治：降血压，强筋健骨。适用于高血压，头晕目眩，腰膝酸痛，筋骨痿软等症。用法与用量：口服。一次2片，一日2～3次。（西安阿房宫药业有限公司生产）

(2) 腰痛片　组成：杜仲叶（盐炒），补骨脂（盐炒），续断，当归，白术（炒），牛膝，肉桂，乳香（制），狗脊（制），赤芍，泽泻，土鳖虫（酒炒）。功能与主治：强腰补肾，活血止痛。用于肾虚腰痛，腰肌劳损。用法与用量：盐开水送服。一次6片，一日3次。（西安阿房宫药业有限公司生产）

(3) 青娥丸　组成：杜仲，补骨脂，核桃仁，大蒜。功能与主治：补肾强腰。用于肾虚腰痛，起坐不利，膝软乏力。用法与用量：口服。水蜜丸一次6～9g，大蜜丸一次1丸，一日2～3次。

【化学成分】含杜仲胶、杜仲苷、松脂醇二葡萄糖苷、桃叶珊瑚苷、绿原酸、鞣质、黄酮类化合物等。尚含糖苷、生物碱、果胶、脂肪、树脂、有机酸、酮糖、维生素B、C、E及β-胡萝卜素等。种子所含脂肪油中含亚麻酸、亚油酸、油酸、硬脂酸、棕榈酸等。

【药理作用】本品具有扩张血管、降血压作用；具有减少胆固醇的吸收、使小鼠肝糖原含量显著升高、保护肝脏的作用；能够增强机体免疫功能；还有镇静、镇痛、增强肾上腺皮质功能、抗应激、延缓衰老、抗菌、抗病毒、类似性激素作用。

【用法用量】6～9g。

续　　断

【来源】本品为川续断科植物川续断 Dipsacus asperoides C. Y. Cheng et T. M. Ai 的干燥根。主产于四川、湖北、湖南、贵州等地。秋季采挖，除去根头及须根，用微火烘至半干，堆置"发汗"至内部变绿色时，再烘干。

【商品】续断、酒续断、盐续断。

【性状】本品呈圆柱形,略扁,有的微弯曲,长5~15cm,直径0.5~2cm。表面灰褐色或黄褐色,有稍扭曲或明显扭曲的纵皱及沟纹,可见横裂的皮孔样斑痕及少数须根痕。质软,久置后变硬,易折断,断面不平坦,皮部墨绿色或棕色,外缘褐色或淡褐色,木部黄褐色,导管束呈放射状排列。气微香,味苦、微甜而后涩。

【性味归经】苦、辛,微温,归肝、肾经。

【功效与主治】补肝肾,强筋骨,续折伤,止崩漏。用于腰膝酸软,风湿痹痛,崩漏,胎漏,跌扑损伤。酒续断增强通血脉,续筋骨,止崩漏作用,多用于崩漏经多,胎漏下血,乳痈肿痛,跌扑损伤。盐续断引药下行,补肝肾,强腰膝的作用增强,多用于腰背酸痛,足膝软弱。

【临床应用】

单味应用:

(1) 治淋:取生续断绞取汁,服之。马蓟根是。(《经史证类备用本草》)

(2) 产后血运,乍寒乍热:续断三两,粗捣筛,每服二钱匕,以水一盏,煎至七分,去滓温服。(《圣济总录》续断汤)

(3) 水肿:续断根,炖猪腰子食。(《湖南药物志》)

配伍应用:

(1) 续断与牛膝配伍,补肝肾,行血脉,用于腰痛脚弱。

(2) 续断与黄芪配伍,补肝肾,益气固摄,用于崩漏经多、口干心烦等证。

(3) 续断与桑寄生配伍,补益肝肾,安胎止漏,用于胎漏下血、胎动欲坠及习惯性流产。

(4) 续断与地鳖虫配伍,消肿生肌止痛,用于跌扑损伤、骨折、金疮等证。

(5) 续断与蒲公英配伍,清热消痈散结,用于乳痈。

(6) 续断与淫羊藿配伍,补肝肾,壮筋骨,用于肾虚腰痛。

(7) 续断、杜仲、菟丝子配伍,补养肝肾,固冲安胎,主要用于带下病、崩漏。肾虚冲任不固者。症见腰膝酸软、白带绵绵、月经不调、头昏耳鸣、大便稀薄。

组方应用:

(1)《扶寿精方》续断丸:续断二两(60g),破故纸、牛膝、木瓜、萆薢、杜仲各一两(30g)。上为末,炼蜜为丸桐子大。空心无灰酒下五六十丸。主治腰痛并脚酸腿软。

(2)《本草汇言》:川续断五钱(15g),当归、川芎各一钱五分(4.5g),麻黄、穿山甲(火煅)各二钱(6g),天花粉三钱(10g)。水二大碗,煎八分,食后服。主治乳汁不行。

(3) 经验方:川断10g,杜仲10g,菟丝子10g,大枣3枚,生姜3片。功效主治:补肾安胎。用于肾虚劳伤所致的妊娠胎动不安。用法:每日一剂,水煎400ml,分两次温服。

【制剂】龟鹿补肾丸 组成:菟丝子,淫羊藿,续断,锁阳,狗脊,酸枣仁,制何首乌,炙甘草,陈皮,鹿角胶,熟地黄,龟甲胶,金樱子,炙黄芪,山药,覆盆子。功能与主治:补肾壮阳,益气血,壮筋骨。用于肾阳虚所致的身体虚弱、精神疲乏、腰腿酸软、头晕目眩、精冷、性欲减退、小便夜多、健忘、失眠。用法与用量:口服。水蜜丸一次4.5~9g,大蜜丸一次6~12g,一日2次。

【化学成分】含环烯醚萜糖苷(当药苷、马钱子苷、茶茱萸苷),三萜皂苷(木通皂苷D、川续断皂苷等),挥发油(莳萝艾菊酮、2,4,6-三叔丁基苯酚、苯酚、α,α,4-三甲基-3-O-环己烯-1-甲醇、4-甲基-1-异丙基-3-环己烯-1-醇、氧芴、菲、2-羟基-4-甲氧基苯及丙酸乙酯等),尚含常春藤皂苷元、β-谷甾醇、胡萝卜苷、蔗糖及微量元素钛。

【药理作用】本品能兴奋子宫；具有抗菌、抗炎、杀虫、增强机体免疫、抗氧化等作用；还有镇痛、止血、促进组织再生、促进骨损伤愈合、催乳作用。可治疗维生素 E 缺乏症。

【用法用量】9~15g。

韭菜子

【来源】本品为百合科植物韭菜 Allium tuberosum Rottl. 的干燥成熟种子。全国各地均有栽培。秋季果实成熟时采收果序，晒干，搓出种子，除去杂质。

【商品】韭菜子、盐韭子。

【性状】本品呈半圆形或半卵圆形，略扁，长 2~4mm，宽 1.5~3mm。表面黑色，一面突起，粗糙，有细密的网状皱纹，另一面微凹，皱纹不甚明显。顶端钝，基部稍尖，有点状突起的种脐。质硬。气特异，味微辛。

【性味归经】辛、甘，温，归、肝、肾经。

【功效与主治】温补肝肾，壮阳固精。用于阳痿遗精，腰膝酸痛，遗尿尿频，白浊带下。盐韭子长于补肾助阳。

【临床应用】

单味应用：

(1) 虚劳肾损，梦中泄精：用韭子二两微炒，为散，食前酒下二钱匕。（《经史证类备用本草》）

(2) 虚劳尿精：新韭子二升，十月霜后采，好酒八合渍一宿，明旦日色好，童子向南捣一万杵，平旦温酒服方寸匕，日再服，立瘥。（《经史证类备用本草》）

(3) 喉肿不下食：以韭一把捣，熬，敷之，冷即易之。（《经史证类备用本草》）

(4) 卒上气鸣息便欲绝：捣韭，绞汁，饮一升，愈。（《经史证类备用本草》）

(5) 男女梦与人交，精便泄出，此内虚邪气感发：熬韭子，捣末，酒渍，稍稍服。（《经史证类备用本草》）

(6) 梦遗溺白：韭子，每日空心生吞一二十粒，盐汤下。（《本草纲目》）

(7) 女人带下及男子肾虚冷，梦遗：用韭子七升，醋煮千沸，焙，研末，炼蜜丸梧子大，每服三十丸，空心温酒下。（《本草纲目》）

配伍应用：

(1) 韭菜子与锁阳配伍，补肝肾，壮阳，暖腰膝，用于肾阳亏虚、肝肾不足引起的阳痿、腰膝酸软冷痛。

(2) 韭菜子与蜂蜜配伍，补肝肾，固精，用于遗精、白带量多。

(3) 韭菜子与益智仁配伍，补肾固精止遗，用于肾与膀胱虚冷、小便频数。

组方应用：

《魏氏家藏方》：韭子四两（120g），舶上茴香（炒）、补骨脂（炒）、益智仁、鹿角霜、白龙骨三两（10g）煅，别研细如粉。上为细末，以青盐、鹿角胶各一两（30g），同煮酒糊为丸，如桐子大。每服五十丸，空心温酒送下，盐汤亦得。主治肾与膀胱虚冷，真气不固，小便滑数。

【化学成分】含生物碱，硫化物，苷类，维生素 C 等。主要化学成分有：烟草苷 C、β-胡萝卜苷、腺嘌呤核苷和胸腺嘧啶核苷。

【药理作用】本品具有健胃、杀灭肠内细菌、清理肠道及雄性激素样作用。

【用法用量】3~9g。

阳起石

【来源】 为硅酸盐类矿石阳起石 Actinolite 或阳起石石棉 Actinolite asbestos 的矿石。主产于河北、河南、湖北、山东等地。全年可采，煅红透，黄酒淬过，碾细末用。

【商品】 阳起石。

【性状】 本品长条形或扁长条形，大小不一。全体乳白色、青白色至青灰色，或形成青白色与青灰色相间的纵花纹，有时带黄棕色，具光泽。体重而质地松软，易剥离，断面呈纤维状，易纵向裂开，捻碎后成丝状，其丝绵软而光滑。富弹性，粘在皮肤上则发痒，且不易去掉。气味均无。

【性味归经】 咸，温，归肾经。

【功效与主治】 温肾壮阳。用于阳痿早泄，宫冷不孕，腰膝冷痛等。

【临床应用】

单味应用：

(1) 丹毒肿痒：阳起石煅，研，新水调涂。（《本草纲目》）

(2) 阴痿阴汗：阳起石煅，为末，每服二钱，盐酒下。（《本草纲目》）

配伍应用：

阳起石与鹿茸配伍，温肾壮阳，用于肾阳不足所致的男子阳痿、女子宫冷及下焦虚寒、腰膝冷痹。

【制剂】 强阳保肾丸　组成：淫羊藿，阳起石，肉苁蓉，葫芦巴，补骨脂，五味子，沙苑子，蛇床子，覆盆子，韭菜子，芡实，肉桂，小茴香，茯苓，远志。功能与主治：补肾助阳。用于肾阳不足所致的腰酸腿软、精神倦怠、阳痿遗精。用法与用量：口服。一次6g，一日2次。

【化学成分】 主含钙、镁、铁的羟硅酸盐 $Ca_2(Mg, Fe^{2+})5[Si_4O_{11}]2(OH)_2$（透闪石），尚含少量方解石或兼有角闪石和绿泥石（含镁铁铝的硅铝酸盐）等。

【药理作用】 本品具有增加血中矿物质的作用。

【用法用量】 3～6g。

葫芦巴

【来源】 本品为豆科植物葫芦巴 Trigonella foenum-graecum L. 的干燥成熟种子。主产于安徽、四川、河南等地。夏季果实成熟时采割植株，晒干，打下种子，除去杂质。

【商品】 葫芦巴、炒葫芦巴、盐葫芦巴。

【性状】 本品呈略斜方形或矩形，长3～4mm，宽2～3mm，厚约2mm。表面黄绿色或黄棕色，平滑，两侧各具一深斜沟，相交处有点状种脐。质坚硬，不易破碎。种皮薄，胚乳呈半透明状，具黏性；子叶2，淡黄色，胚根弯曲，肥大而长。气香。味微苦。

【性味归经】 苦，温，归肾经。

【功效与主治】 温肾，祛寒，止痛。用于肾脏虚冷，小腹冷痛，小肠疝气，寒湿脚气。炒葫芦巴长于温肾助阳，常用于肾虚冷胀。盐葫芦巴补肾阳力强，常用于治疗疝气疼痛、肾虚腰痛、阳痿遗精。

【临床应用】

单味应用：

小肠气痛：葫芦巴炒，研末，每服二钱，茴香酒下。（《本草纲目》）

配伍应用：

(1) 葫芦巴与硫磺配伍，温肾阳，逐寒湿，用于肾脏虚冷、腹胁胀满。

(2) 葫芦巴与破故纸配伍，温肾散寒，用于寒湿脚气、腰膝冷痛。

(3) 葫芦巴与茴香配伍，温肾散寒止痛，用于寒疝、少腹痛连睾丸。

【化学成分】含生物碱（龙胆宁碱、番木瓜碱、胆碱、葫芦巴碱），皂苷（葫芦巴苷Ⅰ、薯蓣皂苷元葡萄糖苷、牡荆素-7-葡萄糖苷）以及牡荆素、异牡荆素、异荭草素、脂肪油、蛋白质、糖类及维生素 B_1 等。

【药理作用】本品具有缓解胃肠平滑肌痉挛、抑制肿瘤细胞增长、镇咳、祛痰、催乳、通便、降糖等作用。

【用法用量】4.5~9g。

核 桃 仁

【来源】本品为胡桃科植物胡桃 Juglans regia L. 的干燥成熟种子。主产于河北、山西、山东等地。秋季果实成熟时采收，除去肉质果皮，晒干，再除去核壳及木质隔膜。

【商品】核桃仁。

【性状】本品多破碎，为不规则的块状，有皱曲的沟槽，大小不一；完整者类球形，直径2~3cm。种皮淡黄色或黄褐色，膜状，维管束脉纹深棕色。子叶类白色。质脆，富油性。气微，味甘；种皮味涩、微苦。

【性味归经】甘，温，归肾、肺、大肠经。

【功效与主治】补肾，温肺，润肠。用于腰膝酸软，阳痿遗精，虚寒喘嗽，大便秘结。

【临床应用】

单味应用：

(1) 石淋痛楚，便中有石子者：胡桃肉一升，细米煮浆粥一升，相和，顿服，即瘥。（《本草纲目》）

(2) 便毒初起：胡桃七个烧，研，酒服，不过三服效。（《本草述钩元》）

(3) 小肠气痛：胡桃肉一枚烧灰，末，酒下。（《本草易读》）

配伍应用：

(1) 核桃仁与薏仁配伍，补气健脾，补肾固涩，用于尿频、遗精、大便溏泻、五更泻等病症。

(2) 核桃仁与莲子配伍，补心健脑，用于盗汗。

【化学成分】含脂肪油，主要成分为亚油酸、油酸、亚油酸的甘油酯。尚含蛋白质、碳水化合物、α-及γ-维生素 E、维生素 B_2、钙、磷等。

【药理作用】本品具有增加体重、镇咳、提高血清蛋白、促进生长、抗氧化、抗衰老、抗癣等作用。

【用法用量】6~9g。

蛤 蚧

【来源】本品为壁虎科动物蛤蚧 Gekko gecko Linnaeus 的干燥体。主产于广西壮族自治区、广东、云南、贵州等地。全年均可捕捉，除去内脏，拭净，用竹片撑开，使全体扁平顺直，低温干燥。

【商品】蛤蚧、酒蛤蚧、油酥蛤蚧。

【性状】本品呈扁片状，头颈部及躯干部长9~18cm，头颈部约占三分之一，腹背部宽6~11cm，尾长6~12cm。头略呈扁三角状，两眼多凹陷成窟窿，口内有细齿，生于腭的边缘，无异型大齿。吻部半圆形,吻鳞不切鼻孔,与鼻鳞相连,上鼻鳞左右各1片,上唇鳞12~14对,下唇鳞(包括颏鳞)21片。腹背部呈椭圆形,腹薄。背部呈灰黑色或银灰色,有黄白色或灰绿色斑点散在或密集成不显著的斑纹,脊椎骨及两侧肋骨突起。四足均具5趾;趾间仅具蹼迹,足趾底有吸盘。尾细而坚实,微现骨节,与背部颜色相同,有6~7个明显的银灰色环带。全身密被圆形或多角形微有光泽的细鳞,气腥,味微咸。

【性味归经】咸,平,归肺、肾经。

【功效与主治】补肺益肾,纳气定喘,助阳益精。用于虚喘气促,劳嗽咳血,阳痿遗精。酒蛤蚧补肾壮阳作用增强,多用于肾阳不足,精血亏损的阳痿。油酥蛤蚧腥味减少,易于粉碎,长于补肺益精,纳气定喘,常用于肺虚咳喘或肾虚作喘。

【临床应用】

配伍应用:

(1) 蛤蚧与杏仁配伍,补益肺肾,止嗽定喘,用于肺虚咳嗽、肾虚喘咳、虚劳喘咳。

(2) 蛤蚧与鹿茸配伍,助肾阳,益精血,用于肾阳不足、精血亏虚的阳痿。

组方应用:

(1)《圣惠方》蛤蚧丸:蛤蚧一对(头尾全者,涂酥炙令黄),贝母一两(30g)煨微黄,紫菀一两(30g)去苗、土,杏仁一两(30g)汤浸,去皮、尖、双仁,麸炒微黄,鳖甲二两(60g)涂醋炙令黄,去裙襕,皂荚仁一两(30g)炒令搅焦黄,桑根白皮一两(30g)锉。上药捣罗为末,炼蜜和捣三二百杵,丸如梧桐子大。每服以枣汤下二十丸,日三四服。及苋菜。主治虚劳咳嗽及肺痈上气。

(2)《圣惠方》蛤蚧散:蛤蚧一对(用醋少许涂,炙令赤色),白羊肺一两(30g)分为三分,麦门冬半两(15g)焙,款冬花一分(0.3g),胡黄连一分(0.3g)。上药除羊肺外,捣细罗为散,先将羊肺一分,于沙盆内研细如膏,以无灰酒一中盏(150~300ml),暖令鱼眼沸,下羊肺,后入药末三钱(10g),搅令匀,令患者卧,去枕,用衣垫腰,仰面徐徐而咽,勿太急。主治肺痨咳嗽。

【制剂】蛤蚧定喘丸 组成:蛤蚧,瓜蒌子,紫菀,麻黄,鳖甲,黄芩,甘草,麦冬,黄连,百合,紫苏子,石膏,苦杏仁,煅石膏。功能与主治:滋阴清肺,止咳平喘。用于肺肾两虚,阴虚肺热所致的虚劳久咳、年老哮喘、气短烦热、胸满郁闷、自汗盗汗。用法与用量:口服。水蜜丸一次5~6g,小蜜丸一次9g,大蜜丸一次1丸,一日2次。

【化学成分】含有胆固醇,脂肪酸(亚油酸、棕榈酸、油酸、亚麻酸、棕榈油酸、硬脂酸、花生酸等),磷脂(磷脂酰乙醇胺、神经鞘磷脂、磷脂酰胆碱、磷脂酸、溶血磷脂酰胆碱),氨基酸(甘氨酸、脯氨酸、谷氨酸),以及钙、磷、锌等元素。尚含肌肽、胆碱、肉毒碱、鸟嘌呤、蛋白质、胆甾醇等。

【药理作用】本品具有雄激素样和雌激素样双重作用,延长小鼠交尾时间,使卵巢、子宫质量增加;可增加机体的免疫功能;能提高自由基代谢酶的活性,同时显著降低 LPO 含量,具有抗衰老作用;还具有抗高温、耐低温、耐缺氧、解痉平喘、抗炎、降血糖等作用。

【用法用量】3~6g,多入丸散或酒剂。

冬 虫 夏 草

【来源】本品为麦角菌科真菌冬虫夏草菌 Cordyceps sinensis (BerK.) Sacc. 寄生在蝙蝠蛾科昆虫幼虫上的子座及幼虫尸体的复合体。主产于四川、西藏、青海、甘肃等地。夏初子座出土、孢子未发散时挖取,晒至六七成干,除去似纤维状的附着物及杂质,晒干或低温干燥。

【商品】冬虫夏草。

【性状】本品由虫体与从虫头部长出的真菌子座相连而成。虫体似蚕，长 3～5cm，直径 0.3～0.8cm；表面深黄色至黄棕色，有环纹 20～30 个，近头部的环纹较细；头部红棕色，足 8 对，中部 4 对较明显；质脆，易折断，断面略平坦，淡黄白色。子座细长圆柱形，长 4～7cm，直径约 0.3cm；表面深棕色至棕褐色，有纵皱纹，上部稍膨大；质柔韧，断面类白色。气微腥，味微苦。

【性味归经】甘，平，归肺、肾经。

【功效与主治】补肺益肾，止血，化痰。用于久咳虚喘，劳嗽咯血，阳痿遗精，腰膝酸痛。

【临床应用】

单味应用：

(1) 病后虚损：夏草冬虫三五枚，老雄鸭一只，去肚杂，将鸭头劈开，纳药于中，仍以线扎好，酱油酒如常蒸烂食之。(《本草纲目拾遗》)

(2) 贫血、阳痿、遗精：冬虫夏草五钱至一两，炖肉或炖鸡服。(《云南中草药》)

配伍应用：

(1) 冬虫夏草与巴戟天配伍，补肾助阳，用于阳痿遗精、腰膝酸痛。

(2) 冬虫夏草与川贝配伍，养阴润肺，止血化痰，用于久咳虚喘、劳嗽痰血。

(3) 冬虫夏草与鸡配伍，炖服，补虚，用于病后体虚或自汗畏寒。

【药膳】虫草鸭子汤配方：冬虫夏草 10g，鸭子一只。

制法：将冬虫夏草纳入洗净鸭膛中，慢火炖 2 小时，加佐料适量，喝汤吃肉。

功效：补肺益肾，滋阴润燥。

适应证：用于肺肾两虚所致的燥热咳嗽。

【化学成分】含蛋白质，脂肪，氨基酸，腺苷、苷露醇，糖，维生素 B_{12} 及钙、钾、铬、镍、锰、铁、铜、锌等元素。尚含虫草酸、维生素 B_{12}、麦角脂醇、六碳糖醇、生物碱等。

【药理作用】本品具有祛痰、平喘、镇静、抗惊厥作用；能够抗菌、抗病毒、抗炎；还能促进肾上腺皮质激素的合成与分泌、抗应激；能减慢心率、降血压、抗实验性心率失常、抗心肌缺血、降低胆固醇及甘油三酯、抑制血栓形成；有一定的抗癌作用，并能提高细胞免疫功能；还有一定的拟雄激素样作用和抗雌激素样作用，对性功能紊乱有调节恢复作用。

【用法用量】3～9g。

紫 河 车

【来源】本品为健康人的干燥胎盘。将新鲜胎盘除去羊膜及脐带，反复冲洗至去净血液，蒸或置沸水中略煮后，干燥。

【商品】紫河车、酒紫河车。

【性状】本品呈圆形或碟状椭圆形，直径 9～15cm，厚薄不一。黄色或黄棕色，一面凹凸不平，有不规则沟纹，另一面较平滑，常附有残余的脐带，其四周有细血管。质硬脆，有腥气。

【性味归经】甘、咸，温。归心、肺、肾经。

【功效与主治】温肾补精，益气养血。用于虚劳羸瘦，骨蒸盗汗，咳嗽气喘，食少气短，阳痿遗精，不孕少乳。酒紫河车去除腥臭味，利于服用，并使质地酥脆，便于粉碎，增强疗效，用于肺肾两虚，虚劳咳嗽，阳痿遗精。

【临床应用】

单味应用：

（1）久癫失志，气血弱者：紫河车治净，烂煮，食之。（《本草纲目》）

（2）乳汁不足：紫河车一个，去膜洗净，慢火炒焦，研末，每日晚饭后服五分至一钱。（《吉林中草药》）

配伍应用：

（1）紫河车与肉苁蓉配伍，补肝肾，益精血，用于肾气不足、精血衰少所致的不孕、阳痿、遗精、腰酸、头晕、耳鸣。

（2）紫河车与党参配伍，补肾纳气，止咳平喘，用于肺肾两虚的气喘。

（3）紫河车与当归配伍，补益气血，用于气血亏虚，癫痫久发不止。

组方应用：

《妇人良方》河车丸：紫河车一具（洗净，杵烂），白茯苓半两（15g），人参一两（30g），干山药二两（60g）。上为末，面糊和入河车，加三味，丸梧子大。每服三五十丸，空心米饮下，嗽甚，五味子汤下。主治虚损、骨蒸等症。

【制剂】河车大造丸　组成：紫河车，熟地黄，天冬，麦冬，杜仲，牛膝，黄柏，龟甲。功能与主治：滋阴清热，补肾益肺。用于肺肾两亏，虚劳咳嗽，骨蒸潮热，盗汗遗精，腰膝酸软。用法与用量：口服。水蜜丸一次6g，小蜜丸一次9g，大蜜丸一次1丸，一日2次。

【化学成分】含干扰素（巨球蛋白称β抑制因子、尿激酶抑制物），激素（促性腺激素A和B、催乳素、促甲状腺激素、四氢皮质甾酮、睾丸甾酮、雌二醇、雌三醇、孕甾酮、绒毛膜促腺激素及促肾上腺皮质激素等），酶（溶菌酶、激肽酶、组胺酶、催产素酶、清蛋白酶、α-球蛋白酶、β-球蛋白酶、γ-球蛋白酶等）。尚含有红胞生成素（磷脂、β-内啡肽、氨基多糖体、胎盘乳原（多肽化合物）、氨基酸，并含微量维生素B_{12}，乙酰胆碱及碘等。

【药理作用】本品具有增强机体免疫功能，能提高机体抗病能力；能促进乳腺、子宫、阴道、卵巢、睾丸的发育；具有抗癌、抗过敏、延缓衰老、抗感染等作用。

【用法用量】2~3g，研末吞服。

附药：脐带

脐带　为新生儿的脐带。将新鲜脐带用银花、甘草、黄酒同煮。烘干入药。药性甘、咸、温；归肾、肺经。有补肾纳气，平喘，敛汗的功效。主要用于肺肾两虚的喘咳、盗汗等证。煎服，1~2条；研末服，每次1.5~3g，日服2~3次。

配伍应用：

脐带与甘草配伍，补肾纳气敛汗，用于肾虚所致的喘咳、盗汗。

三、补血药

凡以补血为主要功效，用于治疗血虚证的药物，叫补血药。

血虚证常见面色萎黄、唇甲苍白，头晕眼花，心悸、失眠、健忘及妇女月经延后，量少，色淡甚至闭经等证候。临床都可用补血药治疗。

血虚往往导致阴虚，阴虚亦能导致血虚，故临床应用补血药时常配养阴药。"气能生血"，补血药又常与补气药配伍，以奏"补气生血"效果。

有些补血药滋腻碍脾，因此凡是湿浊阻滞，脘腹胀满、食少便溏者不宜应用；若因病证必须用者，则应配伍健脾益胃、助消化之品，以防甚助湿碍脾，影响脾胃运化。

当 归

【来源】 本品为伞形科植物当归 Angelica sinensis (Oliv.) Diels 的干燥根。主产于甘肃、陕西、四川、云南等地。以甘肃岷县产者量大质优,称之为"岷当归"。秋末采挖,除去须根及泥沙,待水分稍蒸发后,捆成小把,上棚,用烟火慢慢熏干。

【商品】 当归、当归头、当归身、当归尾、酒当归、土炒当归、当归炭。

【性状】 本品略呈圆柱形,下部有支根 3~5 条或更多,长 15~25cm。表面黄棕色至棕褐色,具纵皱纹及横长皮孔样突起。根头(归头)直径 1.5~4cm,具环纹,上端圆钝,有紫色或黄绿色的茎及叶鞘的残基;主根(归身)表面凹凸不平;支根(归尾)直径 0.3~1cm,上粗下细,多扭曲,有少数须根痕。质柔韧,断面黄白色或淡黄棕色,皮部厚,有裂隙及多数棕色点状分泌腔,木部色较淡,形成层环黄棕色。有浓郁的香气,味甘、辛、微苦。柴性大、干枯无油或断面呈绿褐色者不可供药用。

【性味归经】 甘、辛,温,归肝、心、脾经。

【功效与主治】 补血活血,调经止痛,润肠通便。用于血虚萎黄,眩晕心悸,月经不调,经闭痛经,虚寒腹痛,肠燥便秘,风湿痹痛,跌扑损伤,痈疽疮疡。传统止血用当归头,补血用当归身,破血用当归尾。酒当归活血通经,祛瘀止痛作用增强,用于经闭痛经,风湿痹痛,跌扑损伤,瘀血肿痛。土炒当归增强了入脾补血作用,缓和油润而不滑肠,用于治疗血虚便溏,腹中时痛。当归炭以止血补血为主,用于崩中漏下,月经过多。

【临床应用】

单味应用:

(1) 小便出血:当归四两细锉,酒三升煮取一升,顿服之。(《经史证类备用本草》)

(2) 小儿脐风疮久不瘥:用当归末,敷之。(《经史证类备用本草》)

(3) 手臂疼痛:当归三两切,酒渍三日,温饮之。饮尽,别以三两再浸,以瘥为度。(《本草纲目》)

(4) 小儿胎寒好啼,昼夜不止,因此成痫:当归末一小豆大,以乳汁灌之,日夜三四度。(《本草纲目》)

(5) 小儿脐湿不早治成脐风,或肿赤,或出水:用当归末,敷之。一方入麝香少许,一方用胡粉等份,试之最验。若愈后因尿入复作,再敷即愈。(《本草纲目》)

(6) 产后腹痛:为末,蜜水煎。(《本草易读》)

(7) 上消化道出血(除外食道静脉破裂出血):当归生药烘干,研粉备用。每次 4.5g,每天 3 次,吞服。一般不禁食,可吃半流食。出血量多,血压下降者,可适当补液 1~3 天,不加任何止血药。能补血止血。(《一味妙方治百病》)

配伍应用:

(1) 当归与黄芪配伍,补气生血,用于气虚发热、血虚发热,或疮疡溃后、久不愈合者。

(2) 当归与川芎配伍,补血调经,活血止痛,用于月经不调。

(3) 当归与红花配伍,活血祛瘀,通经止痛,用于经闭不通。

(4) 当归与延胡索配伍,行气活血止痛,用于经行腹痛。

(5) 当归与生姜配伍,补血活血,散寒止痛,用于虚寒腹痛。

(6) 当归与丹参配伍,活血祛瘀止痛,用于肢体瘀血作痛。

(7) 当归与大黄配伍,活血祛瘀,疏肝通络,用于跌打损伤。

(8) 当归与秦艽配伍，祛风湿，活血通络。用于关节痹痛、肌肤麻木。

(9) 当归与赤芍配伍，活血散瘀，消肿止痛，用于痈疽疮疡。

(10) 当归与肉桂配伍，温补气血，排脓生肌，用于气血不足所致的疮疡不敛。

(11) 当归与生首乌配伍，补血润肠通便，用于血虚肠燥便秘。

组方应用：

(1)《景岳全书》济川煎：当归9~15g，牛膝6g，肉苁蓉6~9g，泽泻5g，升麻3g，枳壳3g。功用：温肾益精，润肠通便。主治肾虚便秘。大便秘结，小便清长，腰膝痿软，舌淡苔白，脉沉迟。

(2)《太平惠民和剂局方》逍遥散：甘草4.5g，当归、茯苓、芍药、白术、柴胡9g。功用：疏肝解郁，养血健脾。主治肝郁血虚脾弱证。两胁作痛，头痛目眩，口燥咽干，神疲食少，或往来寒热，或月经不调，乳房胀痛，脉弦而虚者。

(3)《内科摘要》加味逍遥散：当归、芍药、茯苓、白术、柴胡各6g，牡丹皮、山栀、甘草各3g。功用：养血健脾，疏肝清热。主治肝郁血虚脾生热证。或烦躁易怒，或自汗、盗汗，或头痛目涩，或颊赤口干，或月经不调，少腹胀痛，或小便涩痛，舌红苔薄黄，脉弦虚数。

(4)《兰室秘藏》当归六黄汤：当归、生地黄、黄芩、黄柏、黄连、熟地黄各6g，黄芪12g。功用：滋阴泻火，固表止汗。主治阴虚火旺盗汗。发热盗汗，面赤心烦，口干唇燥，大便干燥，小便黄赤，舌红苔黄，脉数。

(5)《伤寒论》当归四逆汤：当归12g，桂枝9g，芍药9g，细辛3g，甘草6g，通草6g，大枣8枚。功用：温经散寒，养血通脉。主治血虚寒厥证。手足厥寒，口不渴，或腰、股、腿、足疼痛，舌淡苔白，脉沉细或细而欲绝。

(6)《医林改错》少腹逐瘀汤：小茴香1.5g，干姜3g，延胡索3g，没药3g，当归9g，川芎3g，官桂3g，赤芍6g，蒲黄9g，五灵脂6g。功用：活血祛瘀，温经止痛。主治少腹瘀血积块疼痛或不痛，或痛而无积块，或少腹胀满；或月经腰酸少腹胀，或月经一月见三五次，连接不断，断而又来，其色或紫或黑，或有瘀块，或崩漏兼少腹疼痛，或瘀血阻滞，久不受孕等症。

(7)《妇人良方》温经汤：当归、川芎、肉桂、莪术、牡丹皮各3g，人参、牛膝、甘草各3g。功用：温经补虚，化瘀止痛。主治血海虚寒，月经不调，血气凝滞，脐腹作痛，其脉沉紧。

(8)《医学衷中参西录》活络效灵丹：当归15g，丹参15g，生明乳香15g，生明没药15g。功用：活血祛瘀，通络止痛。主治气血郁滞。心腹疼痛，腰痛臂痛，跌打瘀肿，内外疮疡，以及癥瘕积聚等。

(9)《济生方》当归饮子：当归、白芍药、川芎、生地黄、白蒺藜、防风、荆芥穗各9g，何首乌、黄芪各6g，甘草3g。功用：养血活血，祛风止痒。主治血虚有热，风邪外袭。皮肤疥疮，或肿或痒，或发赤疹瘙痒。

(10)《兰室秘藏》当归拈痛汤：白术4.5g，人参、苦参、升麻、葛根、苍术各6g，防风、知母、泽泻、黄芩、猪苓、当归身各9g，炙甘草、茵陈、羌活各15g。功用：利湿清热，疏风止痛。主治湿热相搏，外受风邪证。遍身肢节烦痛，或肩背沉重，或脚气肿痛，脚膝生疮，舌苔白腻微黄，脉弦数等。

(11)《景岳全书》暖肝煎：当归6~9g，枸杞子9g，小茴香6g，肉桂3~6g，乌药6g，沉香3g，茯苓6g。功用：温补肝肾，行气止痛。主治肝肾虚寒证。睾丸冷痛，或小腹疼痛，畏寒喜暖，舌淡苔白，脉沉迟。

(12) 经验方：当归15g，茺蔚子10g，桃仁10g，炒白术10g，丹参15g，鳖甲15g，泽泻10g，大腹皮15g，郁金12g，蒲黄10g，五灵脂6g，水蛭5g，虻虫3g，蟅虫10g。功效主治：活血化瘀，柔肝止痛，利尿。用于肝硬化腹水。用法：每日一剂，水煎400ml，分两次温服。

（13）经验方：当归30g，白芍30g，莱菔子10g，广木香10g，黄芩15g，黄连15g，地榆10g，枳壳12g，大腹皮12g，滑石30g，甘草6g，罂粟壳10g。功效主治：清热解毒，理气止痢。用于急性细菌性痢疾。用法：每日一剂，水煎400ml，分两次温服。

【制剂】三两半药酒　组成：当归，炙黄芪，牛膝，防风。功能与主治：益气活血，祛风通络。用于气血不和、感受风湿所致的痹病，症见四肢疼痛，筋脉拘挛。用法与用量：口服。一次30～60ml，一日3次。

【化学成分】含挥发油（β-蒎烯、α-蒎烯、莰烯、对-甲基苯甲醇、5-甲氧基-2，3-二甲苯酚、东当归酞内酯、亚丁基苯酞及蛇床酞内酯、异蛇床酞内酯等），脂肪酸（棕榈酸、硬脂酸、肉豆蔻酸及不饱和油酸、亚油酸），倍半萜烯（对-聚伞花素），有机酸，糖类，维生素B_{12}和维生素A类物质，氨基酸（天门冬氨酸、苏氨酸、丝氨酸、谷氨酸、甘氨酸、丙氨酸、脯氨酸、胱氨酸、缬氨酸、蛋氨酸等），磷脂以及钙，铜，锌，铁，钾等微量元素。尚含藁本内酯、东当归酞内酯、亚丁基苯酞及蛇床酞内酯、异蛇床酞内酯、镰叶芹醇、镰叶芹酮、镰叶芹二醇、阿魏酸、丁二酸、尿嘧啶、腺嘌呤、东莨菪素、伞形酮、香荚兰酸及胆碱等。

【药理作用】本品所含挥发油和阿魏酸能抑制子宫平滑肌收缩，而其水溶性或醇溶性非挥发性物质，则能使子宫平滑肌兴奋，对子宫的作用取决于子宫的机能状态而呈双向调节作用；煎剂能显著促进实验动物血红蛋白及红细胞生成，当归多糖能促进骨髓造血功能；浸膏对实验动物有显著扩张冠脉、抗心肌缺血、抗心律失常及扩张血管作用，煎剂及醇提液能抗心律失常、扩冠、降低心肌耗氧量、抗血小板聚集、抗血栓形成；对实验性高脂血症有降低血脂作用；对非特异性和特异性免疫功能都有增强作用；对四氯化碳引起的小鼠肝损伤有保护作用，并能促进肝细胞再生；藁本内酯有平喘作用；还有镇静、镇痛、抗炎、抗缺氧、抗辐射损伤等作用。

【用法用量】6～12g。

熟 地 黄

【来源】本品为玄参科植物地黄 Rehmannia glutinosa Libosch. 的炮制加工品。

【商品】熟地黄。

【性状】本品为不规则的块片、碎块，大小、厚薄不一。表面乌黑色，有光泽，黏性大。质柔软而带韧性，不易折断，断面乌黑色，有光泽。气微，味甜。

【性味归经】甘，微温，归肝、肾经。

【功效与主治】滋阴补血，益精填髓。用于肝肾阴虚，腰膝酸软，骨蒸潮热，盗汗遗精，内热消渴，血虚萎黄，心悸怔忡，月经不调，崩漏下血，眩晕，耳鸣，须发早白。

【临床应用】

单味应用：

（1）病后虚汗，口干心躁：熟地黄五两，水三盏煎一盏半，分三服，一日尽。（《本草纲目》）

（2）吐血咳嗽：熟地黄末，酒服一钱，日三。（《本草纲目》）

配伍应用：

（1）熟地黄与白芍配伍，补血调经，用于血虚诸证及妇女月经不调、崩漏等证。

（2）熟地黄与山药配伍，滋补肝肾，用于肝肾阴虚所致的潮热、盗汗、遗精、消渴等证。

（3）熟地黄与何首乌配伍，补精益髓，养血滋阴，用于精血亏虚引起的腰酸脚软、头晕眼花、耳鸣耳聋、须发早白等证。

（4）熟地黄、当归、白芍配伍，滋阴补血，调经止痛，主要用于血虚证。

（5）熟地黄、山药、山茱萸配伍，滋补肾阴，主要用于肾阴虚所致的腰酸腿软，口燥咽干，舌红少苔，脉细数。

组方应用：

（1）《外科证治全生集》阳和汤：熟地30g，肉桂3g，麻黄2g，鹿角胶9g，白芥子6g，姜炭2g，生甘草3g。功用：温阳补血，散寒通滞。主治阴疽。漫肿无头，皮色不变，疼痛无热，口中不渴，舌淡苔白，脉沉细或迟细。或贴骨疽、脱疽、流注、痰核、鹤膝风等属于阴寒证者。

（2）《仙授理伤续断秘方》四物汤：熟地黄12g，当归9g，白芍药9g，川芎6g。功用：补血和血。主治营血虚滞证。心悸失眠，头晕目眩，面色无华，妇人月经不调，量少或经闭不行，脐腹作痛，舌淡，脉细弦或喜涩。

（3）《医宗金鉴》桃红四物汤：即四物汤加桃仁9g，红花6g。功用：养血活血。主治妇女经期超前，血多有块，色紫稠黏，腹痛等。

（4）《小儿药证直诀》六味地黄丸：熟地黄24g，山萸肉、干山药各12g，泽泻、牡丹皮、茯苓各9g。功用：滋阴补肾。主治肾阴虚证。腰膝酸软，头晕目眩，耳鸣耳聋，盗汗，遗精，消渴，骨蒸潮热，手足心热，舌燥咽痛，牙齿动摇，足跟作痛，小便淋沥，以及小儿囟门不合，舌红少苔，脉沉细数。

（5）《医宗金鉴》知柏地黄丸：即六味地黄丸加知母、黄柏各6g。功用：滋阴降火。主治阴虚火旺证。骨蒸潮热，虚烦盗汗，腰脊酸软，遗精等证。

（6）《医贯》都气丸：即六味地黄丸加五味子6g。功用：滋肾纳气。主治肾虚气喘，或呃逆之证。

（7）《寿世保元》麦味地黄丸：即六味地黄丸加麦冬9g，五味子6g。功用：滋补肺肾。主治肺肾阴虚，或喘或咳者。

（8）《景岳全书》左归丸：熟地24g，山药12g，枸杞子12g，山萸肉12g，川牛膝9g，菟丝子12g，鹿角胶12g，龟板胶12g。功用：滋阴补肾，填精益髓。主治真阴不足证。头目眩晕，腰酸腿软，遗精滑泄，自汗、盗汗，口燥舌干，舌红少苔，脉细。

（9）《景岳全书》左归饮：熟地9g，山药、枸杞子各6g，炙甘草3g，茯苓4.5g，山茱萸6g。功用：补益肾阴。主治真阴不足证。腰酸遗泄，盗汗，口燥咽干，口渴欲饮，舌尖红，脉细数。

（10）《丹溪心法》大补阴丸：熟地黄、龟板胶各18g，黄柏、知母各12g。功用：滋阴降火。主治阴虚火旺证。骨蒸潮热，盗汗遗精，咳嗽咯血，心烦易怒，足膝疼热，舌红少苔，尺脉数而有力。

（11）《金匮要略》肾气丸：干地黄24g，山药、山茱萸各12g，泽泻、茯苓、牡丹皮各9g，桂枝、附子各3g。功用：补肾助阳。主治肾阳不足证。腰痛脚软，身半以下常有冷感，少腹拘急，小便不利，或小便反多，入夜尤甚，阳痿早泄，舌淡而胖，脉虚弱，尺部沉细，以及痰饮，水肿，消渴，脚气，转胞等。

（12）《黄帝素问宣明方论》地黄饮子：熟地黄12g，巴戟天、山茱萸、石斛、肉苁蓉各9g，附子、五味子、官桂、白茯苓、麦门冬、石菖蒲、远志各6g。功用：滋肾阴，补肾阳，开窍化痰。主治暗痱。舌强不能言，足废不能用，口干不欲饮，足冷面赤，脉沉细弱。

（13）经验方：熟地18g，生地18g，山萸肉12g，山药12g，黄芪30g，党参15g，白术10g，茯苓10g，枸杞子10g，菟丝子10g，鹿角霜10g，肉桂3g，乌梅炭10g，莲子肉10g，芡实10g，金樱子10g。功效主治：滋阴助阳，健脾固肾。用于阴阳两虚，脾肾阳虚，肾元不固所致慢性肾炎所致的蛋白尿。用法：每日一剂，水煎400ml，分两次温服。

（14）经验方：当归15g，熟地30g，鹿角胶15g，赤芍15g，红花15g，龟板胶15g，蜈蚣5条，全蝎15g，白芷10g，川芎15g，蕲蛇15g，露蜂房15g，穿山甲10g，马钱子10g，川乌15g，皂刺15g，乳香15g，没药15g，豨莶草15g，草乌15g，白芥子15g，麻黄10g，鸡血藤30g，桃仁10g，黄芪60g，狗脊15g，牛膝15g，伸筋草30g。功效主治：活血化瘀，通经止痛，补益气血。用于类风湿关节炎，关节畸形僵硬。疼痛。服法：以上共为细末，水泛为丸如梧桐子大，每日3次，每次服10g，温开水送下。

（15）苏同生主任医师方　六四汤：熟地黄24g，山萸肉12g，山药12g，牡丹皮9g，白茯苓9g，泽泻9g，金银花9g，玄参9g，当归6g，三七6g，甘草3g。功效主治：滋补肝肾，清解瘀毒。用于动脉粥样硬化症及中风、胸痹之预防治疗。用法：除三七粉外药物水煎三次，合并后早、晚冲服三七粉；三个月一疗程。

【制剂】六味地黄丸　组成：熟地黄，山茱萸，牡丹皮，山药，茯苓，泽泻。功能与主治：滋阴补肾。用于肾阴亏损，头晕耳鸣，腰膝酸软，骨蒸潮热，盗汗遗精，消渴。用法与用量：口服。水蜜丸一次6g，小蜜丸一次9g，大蜜丸一次1丸，一日2次。

【化学成分】含少量环烯醚萜类（益母草苷、桃叶珊瑚苷、梓醇、地黄苷A、B、C、D，美利妥双苷、地黄素A、D，地黄氯化臭蚁醛苷等），单萜成分（焦地黄素A、B、C、焦地黄内酯、焦地黄呋喃、地黄苦苷元等），油脂（亚油酸、棕榈酸、硬脂酸、花生酸、山萮酸、十五酸、棕榈油酸、肉豆蔻酸、十九碳酸、二十-碳酸、十七碳酸），糖类，维生素A类物质，氨基酸（不含赖氨酸）等。尚含5-羟甲基糠酸、地黄素、甘露醇、三羟基-β-紫罗兰酮、二羟基-β-紫罗兰酮、野菰酸、5-羟基野菰酸、琥珀酸、5-氧脯氨酸、尿嘧啶、尿核苷等。

【药理作用】本品能对抗连续服用地塞米松后血浆皮质酮浓度的下降，并能防止肾上腺皮质萎缩，促进肾上腺皮质激素的合成；煎剂有抗衰老、抗甲状腺功能亢进、强心、利尿、降血糖、升高外周白细胞、抗菌，调节免疫等作用。

【用法用量】9～15g。

白　芍

【来源】本品为毛茛科植物芍药 Paeonia lactiflora Pall. 的干燥根。主产于浙江、安徽、四川等地。夏、秋二季采挖，洗净，除去头尾及细根，置沸水中煮后除去外皮或去皮后再煮，晒干。

【商品】白芍、炒白芍、酒白芍、醋白芍、土炒白芍。

【性状】本品呈圆柱形，平直或稍弯曲，两端平截，长5～18cm，直径1～2.5cm。表面类白色或淡红棕色，光洁或有纵皱纹及细根痕，偶有残存的棕褐色外皮。质坚实，不易折断，断面较平坦，类白色或微带棕红色，形成层环明显，射线放射状。气微，味微苦、酸。

【性味归经】苦、酸，微寒，归肝、脾经。

【功效与主治】平肝止痛，养血调经，敛阴止汗。用于头痛眩晕，胁痛，腹痛，四肢挛痛，血虚萎黄，月经不调，自汗，盗汗。炒白芍寒性缓和，以养血和营，敛阴止汗为主。用于血虚萎黄，腹痛泄泻，自汗、盗汗。酒白芍酸寒伐敛之性减低，入血分，善于调经止血，柔肝止痛，用于肝郁血虚，胁痛腹痛，月经不调，四肢挛痛。醋白芍引药入肝，敛血养血，疏肝解郁。用于乳汁不通、尿血等。土炒白芍，借土气入脾，增强养血和脾，止泻作用，适用于肝旺脾虚，腹痛腹泻。

【临床应用】

单味应用：

金创血不止，痛：白芍药一两，熬令黄，杵令细为散。酒或米饮下二钱，并得。初三服，渐

加。(《广利方》)

配伍应用:

(1) 白芍与熟地配伍,养血调经,用于月经不调。

(2) 白芍与延胡索配伍,行气活血止痛,用于经行腹痛。

(3) 白芍与阿胶配伍,养血调经,收敛止血,用于崩漏。

(4) 白芍与桂枝配伍,调和营卫,敛阴止汗,用于外感风寒、表虚自汗、恶风。

(5) 白芍与牡蛎配伍,敛阴止汗。用于阴虚盗汗。

(6) 白芍与柴胡配伍,养血柔肝,缓急止痛,用于血虚肝郁、胁肋疼痛。

(7) 白芍与甘草配伍,缓和肝脾,养血止痛,用于肝脾失和、脘腹挛急作痛及血虚引起的四肢拘挛作痛。

(8) 白芍与陈皮配伍,补脾泻肝,用于腹痛泄泻。

(9) 白芍与槟榔配伍,涩肠止痢,用于下痢腹痛。

(10) 白芍与代赭石配伍,平抑肝阳,用于肝阳上亢的头痛眩晕。

组方应用:

(1)《素问·病机气宜保命集》芍药汤:芍药15~20g,当归9g,黄连5~9g,槟榔、木香、甘草各5g,大黄6g,黄芩9g,官桂2~5g。功用:清热燥湿,调气和血。主治:湿热痢疾。腹痛,便脓血,赤白相兼,里急后重,肛门灼热,小便短赤,舌苔黄腻,脉弦数。

(2)《金匮要略》当归芍药散:当归三两(90g),芍药一斤(500g),茯苓四两(120g),白术四两(120g),泽泻半斤(250g),川芎半斤(250g)。上六味,杵为散。取方寸匕,酒和,日三服。主治妇人怀妊腹中疼痛。

(3)《伤寒论》小建中汤:芍药18g,桂枝9g,甘草6g,生姜9g,大枣4枚,饴糖30g。功用:温中补虚,和里缓急。主治虚劳里急证。腹中时痛,喜温欲按,舌淡苔白,脉细弦;或虚劳而心中悸动,虚烦不宁,面色无华,或手足烦热,咽干口燥等。

(4) 经验方:白芍15g,苏梗10g,制香附10g,生白术10g,铁树叶30g,平地木15g,荷叶15g,白花蛇舌草30g,九香虫10g,炒扁豆10g,黄芩10g,蒲公英10g,赤芍10g,炙甘草3g,佛手10g,丹参10g,炒麦芽10g。功效主治:疏肝和胃,清热解毒,理气止痛。用于肝脾不和,湿热内蕴所致的慢性糜烂性胃炎。用法:每日一剂,水煎400ml,分两次温服。

(5) 经验方:白芍15g,白术15g,当归15g,丹参15g,柴胡6g,郁金15g,茯苓30g,枳实30g,木香10g,甘草6g。功效主治:活血通脉,柔筋止痛。用于多发性大动脉炎。用法:每日一剂,水煎400ml,分两次温服。

(6) 王迁家主任医师方 解痉汤:白芍30g,甘草12g,白僵蚕10g,伸筋草15g,川芎12g,白术30g,党参15g,当归12g,黄芪20g。功效主治:祛风止痉,解肌除挛,调理脾胃。用于面肌痉挛。用法:每日一剂,水煎400ml,分两次温服。

(7) 苏亚秦主任医师方 安脑镇痛汤:白芍30g,甘草12g,川芎20g,柴胡12g,珍珠母(先煎)30g,白僵蚕10g,白芷15g,牛膝20g,三七粉(冲服)5g。功效主治:舒筋通络,活血止痛。用于急慢性偏头痛、面部三叉神经痛。用法:每日一剂,水煎400ml分两次温服。用法:每日一剂,水煎400ml,分两次温服。

【制剂】归芍地黄丸 组成:当归,白芍,熟地黄,山茱萸,牡丹皮,山药,茯苓,泽泻。功能与主治:滋肝肾,补阴血,清虚热。用于肝肾两亏,阴虚血少,头晕目眩,耳鸣咽干,午后潮热,腰腿酸痛,足跟疼痛。用法与用量:口服。水蜜丸一次6g,小蜜丸一次9g,大蜜丸一次1丸,一日2~3次。

【化学成分】含皂苷类,挥发油(苯甲酸、牡丹酚等),脂肪油,树脂,糖,淀粉,黏液质,蛋白质和三萜类成分。主要化学成分为:芍药苷、牡丹酚芍药花苷、苯甲酰芍药苷、β-蒎-10-烯基-β-巢菜苷、芍药新苷、芍药内酯A、B、C、苯甲酸、β-谷甾醇、胡萝卜苷。1,2,3,6-四没食子酰基葡萄糖、1,2,3,4,6-五没食子酰基葡萄糖及相应的六没食子酰基葡萄糖和七没食子酰基葡萄糖等。

【药理作用】本品所含芍药苷较好的解痉作用,对大鼠胃、肠、子宫平滑肌呈抑制作用;并有一定的镇静、镇痛、抗惊厥、降压、扩张血管等作用;所含总苷对小鼠免疫系统具有调节作用;有增强心肌营养性血流量的作用;醇提物对大鼠蛋清性、甲醛性急性炎症均有显著抑制作用;水煎剂对某些细菌和致病真菌有抑制作用。

【用法用量】6~15g。

【注意事项】不宜与藜芦同用。

何 首 乌

【来源】本品为蓼科植物何首乌 Polygonum multiflorum Thunb. 的干燥块根。主产于河南、湖北、广西壮族自治区、广东等地。秋、冬二季枯萎时采挖,削去两端,洗净,个大的切成块,干燥。

【商品】何首乌、制首乌。

【性状】本品呈团块状或不规则纺锤形,长6~15cm,直径4~12cm。表面红棕色或红褐色,皱缩不平,有浅沟,并有横长皮孔样突起及细根痕。体重,质坚实,不易折断,断面浅黄棕色或浅红棕色,显粉性,皮部有4~11个类圆形异型维管束环列,形成云锦状花纹,中央木部较大,有的呈木心。气微,味微苦而甘涩。

【性味归经】苦、甘、涩,温,归肝、心、肾经。

【功效与主治】解毒,消痈,润肠通便。用于瘰疬疮痈,风疹瘙痒,肠燥便秘;高血脂。经黑豆汁拌蒸后,味甘厚而性温,增强了补肝肾,益精血,乌须发,强筋骨的作用。用于血虚萎黄,眩晕耳鸣,须发早白,腰膝酸软,肢体麻木,崩漏带下,久疟体虚;高血脂。

【临床应用】

单味应用:

(1)瘰疬,或破不破,以至下胸前者,皆治之:痈九真藤取其根如鸡卵大,洗,生嚼,常服。又取叶捣,覆疮上,数服即止。其药久服黑发延年。或取其头获之九数者,服之乃仙矣。其叶如杏,其根亦类疬子,用之如神。又堪为利术、伏沙子,自有法。一名何首乌,又名赤葛。(《经史证类备用本草》)

(2)皮里作痛,不问何处:用何首乌末,姜汁调成膏,涂之,以帛裹住,火炙鞋底熨之。(《本草纲目》)

(3)自汗不止:何首乌末,津调,封脐中。(《本草纲目》)

(4)破伤血出:何首乌末,敷之,即止,神效。(《本草纲目》)

(5)骨软,腰膝痛,行步不得,遍身痒:酒制枣肉丸豆大,每三十丸酒下。(《本草易读》)

配伍应用:

(1)何首乌与枸杞配伍,补肝肾,益精血,用于精血亏虚所致的头晕眼花、须发早白、腰酸脚软等证。

（2）何首乌与人参配伍，截疟解毒，用于气血两虚的久虐不止。

（3）何首乌与苦参配伍，清热解毒，燥湿止痒，用于遍身疮肿痒痛。

（4）何首乌与夏枯草配伍，清火散结，用于瘰疬。

（5）何首乌与火麻仁配伍，补益精血，润肠通便，用于精血不足的肠燥便秘。

组方应用：

（1）《本草纲目》七宝美髯丹：赤、白何首乌各18g，赤、白茯苓各18g，牛膝9g，当归9g，枸杞子9g，菟丝子9g，补骨脂6g。功用：补益肝肾，乌发壮骨。主治肝肾不足证。须发早白，脱发，牙齿动摇，腰膝酸软，梦遗滑精，肾虚不育等。

（2）《外科精要》何首乌散：防风、苦参、何首乌、薄荷各等份。上为粗末，每用药半两（15g），水、酒各一半，共用一斗六升（2120ml），煎十沸，热洗，于避风处睡一觉。主治遍身疮肿痒痛。

（3）经验方：制首乌15g，生地黄15g，菟丝子15g，女贞子10g，当归10g，天麻10g，白芍15g，川芎10g，侧柏叶10g，蛇蜕10g。功效主治：滋补肝肾，养血生发。用于脱发证。用法：每日一剂，水煎400ml，分两次温服。

（4）经验方 乌发丸：何首乌、熟地、桑椹、覆盆子、女贞子、菟丝子、侧柏叶、枸杞子、巴戟天各35g，知母16g，潼蒺藜15g，茯苓10g，生地70g，丹皮70g，核桃仁500g，大枣肉500g，巨胜子500g。以上共为细粉，炼蜜为丸。每丸重9g。早晚各服1丸，淡盐水送服。功效主治：滋补肝肾，养血生发。用于青少年白发属肝肾不足，阴虚血热者。

【制剂】

（1）乙肝扶正胶囊 组成：何首乌，虎杖，贯众，肉桂，明矾，石榴皮，当归，丹参，沙苑子，人参，麻黄。功能与主治：补肝肾，益气活血。用于乙型肝炎，辩证属于肝肾两虚证候。临床表现为：肝区隐痛不适，全身乏力，腰膝酸软，气短心悸，自汗，头晕，纳少，舌淡，脉弱。用法与用量：口服。一次4粒，一日3次；儿童酌减或遵医嘱。（西安阿房宫药业有限公司生产）

（2）七宝美髯颗粒 组成：何首乌，补骨脂，菟丝子，牛膝，当归，枸杞子，茯苓。功能与主治：滋补肝肾。用于肝肾不足，须发早白，遗精早泄，头眩耳鸣，腰酸背痛。用法与用量：开水冲服。一次8g，一日2次。

【化学成分】含二苯乙烯苷类（二苯乙烯苷），蒽醌类及聚合原花青素三类化合物，尚含有卵磷脂和多种微量元素。主要化学成分为：大黄素、大黄素甲醚、大黄素-1，6-二甲醚、大黄素-8-甲醚、ω-羟基大黄素、ω-羟基大黄素-8-甲醚、2-乙酰大黄素、大黄素-8-O-β-D-葡萄糖苷、2-甲氧基-6-乙酰基-7-四基胡桃醌、首蓿素、穆坪马兜铃酰胺、2，3，5，4′-四羟基二苯乙烯-2-O-β-D-葡萄糖苷、胡萝卜苷及没食子酸、何首乌乙素等。

【药理作用】本品对实验家兔血清胆固醇的增高有抑制作用，能减轻动脉内膜斑块的形成和脂质沉积，从而缓解动脉粥样硬化的形成；煎剂能增强免疫功能，对特异性免疫功能以增强T淋巴细胞功能为主；卵磷脂有促进血细胞新生和发育、增强肝糖原、健脑益智作用；蒽醌类成分有泻下作用，但经炮制后，泻下作用不再出现；本品还有减慢心率、增强冠脉流量、抗心肌缺血等作用。还有保肝作用。

【用法用量】6~12g。

阿 胶

【来源】本品为马科动物驴 Equus asinus L. 的干燥皮或鲜皮经煎煮、浓缩制成的固体胶。主产于山东、浙江、河北、河南等地，以山东省东阿县的产品最为著名。

【商品】阿胶、阿胶珠、蛤粉炒阿胶、蒲黄炒阿胶。

【性状】本品呈长方形块、方形块或丁状。黑褐色，有光泽。质硬而脆，断面光亮，碎片对光照视呈棕色半透明状。气微，味微甘。

【性味归经】甘，平，归肺、肝、肾经。

【功效与主治】补血滋阴，润燥，止血。用于血虚萎黄，眩晕心悸，肌痿无力，心烦不眠，虚风内动，肺燥咳嗽，劳嗽咯血，吐血尿血，便血崩漏，妊娠胎漏。阿胶珠长于益肺润燥。蛤粉炒阿胶，长于益肺润燥。用于阴虚咳嗽，久咳少痰或痰中带血。蒲黄炒阿胶止血安络力强，多用于阴虚咳血，崩漏，便血。

【临床应用】

单味应用：

（1）妊娠尿血：用阿胶炒令黄燥，为散，每食前以粥饮调下二钱匕。（《经史证类备用本草》）

（2）月水不止：阿胶炒焦，为末，酒服二钱（《本草纲目》）

配伍应用：

（1）阿胶与党参配伍，补气养血，用于血虚眩晕、心悸等证。

（2）阿胶与蒲黄配伍，止血，用于吐血不止。

（3）阿胶与灶心土配伍，温阳健脾，养血止血，用于脾不统血的吐血、衄血、便血、血崩等证。

（4）阿胶与艾叶配伍，补血止血，调经安胎，用于妇女崩漏、月经过多、妊娠下血、小产后下血不止。

（5）阿胶与鸡子黄配伍，补血滋阴，用于热病伤阴、心烦失眠。

（6）阿胶与牛蒡子配伍，滋阴润肺，用于肺虚火盛所致的喘咳咽干痰少或痰中带血。

（7）阿胶与生石膏配伍，清燥润肺，用于燥热伤肺。

（8）阿胶、龟板胶、鹿角胶配伍，补阳滋阴，补血生精，用于虚劳所致的疲乏无力、失眠多梦、心悸气短、遗精盗汗。

组方应用：

（1）《金匮要略》胶艾汤：川芎6g，阿胶9g，甘草6g，艾叶9g，当归9g，芍药12g，干地黄15g。功用：养血止血，调经安胎。主治妇人冲任虚损，崩漏下血，月经过多，淋沥不止；产后或流产损伤冲任，下血不绝；或妊娠胞阻，胎漏下血，腹中疼痛。现用于功能性子宫出血、先兆流产、不全流产、产后子宫复旧不全等出血，属于冲任虚损者。

（2）《小儿药证直决》补肺阿胶汤：阿胶9g，牛蒡子3g，甘草1.5g，马兜铃6g，杏仁6g，糯米6g。功用：养阴补肺，清热止血。主治小儿虚肺有热证。咳嗽气喘，咽喉干燥，咯痰不多，或痰中带血，舌红少苔，脉细数。

（3）《温病条辨》大定风珠：生白芍18g，阿胶9g，生龟板12g，干地黄18g，麻仁6g，五味子6g，生牡蛎12g，麦冬18g，炙甘草12g，鸡子黄2个，鳖甲12g。功用：滋阴息风。主治阴虚动风证，温病后期，神倦，脉气虚弱，舌绛苔少，有时时欲脱之势者。

（4）《通俗伤寒论》阿胶鸡子黄汤：陈阿胶6g，生白芍、络石藤各9g，石决明15g，双钩藤6g，大生地、生牡蛎、茯神木各12g，清炙草2g，鸡子黄2个。功用：滋阴养血，柔肝息风。主治邪热久羁，饮血不足，虚风内动证。筋脉拘急，或头目眩晕，舌绛苔少，脉细数。

【化学成分】含骨胶原及其水解后得到多种氨基酸，如赖氨酸、精氨酸、组氨酸、胱氨酸、色氨酸、羟脯氨酸、天门冬氨酸、苏氨酸、丝氨酸、谷氨酸、脯氨酸、甘氨酸、丙氨酸等，尚含铁、锌、钙、锶等微量元素。

【药理作用】本品能促进血中红细胞和血红蛋白的生成；能改善动物体内钙平衡，促进钙的吸收和在体内的存留；可预防和治疗进行性肌营养障碍；可使血压升高而抗休克；能提高机体的免疫力；还有抗疲劳、耐缺氧、增强记忆、保健、抗辐射损伤、止血、抗肌痿作用。

【用法用量】烊化兑服，3~9g。

龙 眼 肉

【来源】本品为无患子科植物龙眼 Dimocarpus longan Lour. 的假种皮。主产于广东、福建、台湾、广西壮族自治区等地。夏、秋二季采收成熟果实，干燥，除去壳、核，晒至干爽不黏。

【商品】龙眼肉。

【性状】本品为纵向破裂的不规则薄片，常数片黏结，长约1.5cm，宽2~4cm，厚约0.1cm。棕褐色，半透明。一面皱缩不平，一面光亮而有细纵皱纹。质柔润。气微香，味甜。

【性味归经】甘、温，归心、脾经。

【功效与主治】补益心脾，养血安神。用于气血不足，心悸怔忡，健忘失眠，血虚萎黄。

【临床应用】

单味应用：

温补脾胃，助精神：龙眼肉不拘多少，上好烧酒内浸百日，常饮数杯。（《万氏家抄方》龙眼酒）

配伍应用：

（1）龙眼肉与酸枣仁配伍，益气补血，健脾养心，用于心脾两虚的惊悸、怔忡、失眠、健忘。

（2）龙眼肉与白糖，补益气血，用于气血不足诸证。

组方应用：

（1）《济生方》归脾汤：白术9g，茯神9g，黄芪12g，龙眼肉12g，酸枣仁12g，人参6g，木香6g，甘草3g，当归9g，远志6g。功用：益气补血，健脾养心。主治：①心脾气血两虚证。心悸怔忡，健忘失眠，盗汗虚热，体倦食少，面色萎黄，舌淡，苔薄白，脉细弱。②脾不统血证。便血，皮下紫癜，妇女崩漏，月经超前，量多色淡，或淋沥不止，舌淡，脉细者。

（2）《泉州本草》：龙眼干、生姜、大枣各等份。煎汤服。主治：妇人产后浮肿。

【化学成分】含葡萄糖、酒石酸、蛋白质，脂肪，维生素 B_1、B_2、P、C 及钙、镁、铁、锌、铜、锰等微量元素。主要化学成分有：苯并噻唑、苯并异噻唑、新戊酸-7-苧烯酯、腺嘌呤和胆碱。

【药理作用】本品能刺激造血系统，增加红细胞及血红蛋白，升高血小板；有一定镇静和健胃作用；可显著延长小鼠常压耐缺氧存活时间，减少低温死亡率，延长动物高温下存活时间；能增强免疫功能；醇提取物能明显影响大鼠垂体-性腺轴的内分泌机能。还具有抗应激、抗病原微生物、抗衰老、抗癌等作用。

【用法用量】9~15g。

四、补阴药

凡具滋养阴液，生津润燥的功效，以治疗阴虚证为主要的药物，叫补阴药。

阴虚证多见于热病后期的热盛伤阴，或各种慢性病日久暗耗阴津。临床常见证候有：肺阴虚，口燥咽干、干咳少痰、咳血、盗热盗汗；胃阴虚：舌红少苔或剥脱苔、口燥咽干、胃中嘈杂、呕哕、大便燥结等证；肝阴虚：双目干涩、视物昏花、眩晕、头震手颤、夜寐梦多等证；肾阴虚：腰膝酸软、头晕耳鸣、遗精、五心烦热、潮热盗汗等证。

补阴药在临床应用时，应根据阴虚的脏腑选用不同的药物，并适当配伍。如热病伤阴而余邪未尽的，配清热药；阴虚阳亢者，配镇静潜阳药；阴虚内热者，配清虚热药；阴血虚少者，配补血药。补阴药大多甘寒滋腻，凡脾胃虚弱，痰湿内阻，腹满便溏者不宜使用。

北 沙 参

【来源】本品为伞形科植物珊瑚菜 Glehnia littoralis Fr. Schmidt ex Miq. 的干燥根。主产于山东、江苏、河北、辽宁等地，而以山东莱阳胡城产者质量最佳，称为"莱胡参"。夏、秋二季采挖，除去须根，洗净，稍晾，置沸水中烫后，除去外皮，干燥。或洗净直接干燥。

【商品】北沙参。

【性状】本品呈细长圆柱形，偶有分枝，长 15～45cm，直径 0.4～1.2cm。表面淡黄白色，略粗糙，偶有残存外皮，不去外皮的表面黄棕色。全体有细纵皱纹及纵沟，并有棕黄色点状细根痕；顶端常留有黄棕色根茎残基；上端稍细，中部略粗，下部渐细。质脆，易折断，断面皮部浅黄白色，木部黄色。气特异，味微甘。

【性味归经】甘、微苦，微寒，归肺、胃经。

【功效与主治】养阴清肺，益胃生津。用于肺热燥咳，劳嗽痰血，热病津伤口渴。

【临床应用】

单味应用：

一切阴虚火炎，似虚似实，逆气不降，清气不升，烦渴咳嗽，胀满不食：真北沙参五钱。水煎服。（《林仲先医案》）

配伍应用：

（1）北沙参与麦冬配伍，清肺养阴，生津润燥，用于燥热伤阴所致的干咳少痰、咽干口渴等证。

（2）北沙参与贝母配伍，滋阴清肺止咳，用于阴虚劳热、咳嗽咯血。

（3）北沙参与玉竹配伍，益胃生津，用于热病津伤引起的咽干口渴、食欲不振。

（4）沙参、麦冬、玉竹配伍，清养肺胃，生津润燥，主要用于燥伤肺胃所致的咽干口燥，干咳少痰，舌红少苔。

组方应用：

（1）《卫生易简方》：真北沙参、麦门冬、知母、川贝母、怀熟地、鳖甲、地骨皮各四两。或作丸，或作膏，每早服三钱，白汤下。主治阴虚火炎，咳嗽无痰，骨蒸劳热，肌皮枯燥，口苦烦渴等证。

（2）经验方：沙参15g，石斛15g，玉竹15g，麦冬10g，当归10g，白芍10g，佛手10g，香橼10g，苏梗10g，荷梗10g，香附10g，半枝莲30g，陈皮10g，三七粉3g（另冲服）。功效主治：滋阴养胃，理气止痛。用于胃阴虚挟瘀型萎缩性胃炎。用法：每日一剂，水煎400ml，分两次温服。

【制剂】阴虚胃痛颗粒　组成：北沙参，麦冬，石斛，川楝子，玉竹，白芍，甘草。功能与主治：养阴益胃，缓急止痛。用于胃阴不足所致的胃脘隐隐灼痛、口干舌燥、纳呆干呕；慢性胃炎、消化性溃疡见上述证候者。用法与用量：开水冲服。一次 10g，一日 3 次。

【化学成分】含生物碱，聚炔类（法卡林二醇、人参醇等），糖及苷类（芸香苷、丁香苷、香草酸 4-O-β-D 吡喃糖苷、木脂素糖苷和 1 种新的苯基丙烷糖苷），香豆素类（补骨酯素、佛手柑内酯、异欧前胡素、欧前胡素）及香豆素苷（前胡醇 3′-O-β-D-吡喃葡糖苷、(S)-前胡醇 7-O-β-D 吡喃葡糖苷、印度楝梓、新香豆素苷等），淀粉，氨基酸，微量挥发油及钙、钾、钠、磷、铁、铬等微量元素。

【药理作用】本品醇提取物有降低体温和镇痛的作用；水浸液在低浓度时对离体蟾蜍心脏的收缩加强，浓度增高则出现抑制直至心室停跳，但可以恢复；多糖对免疫功能有抑制作用。

【用法用量】4.5~9g。

【注意事项】不宜与藜芦同用。

南 沙 参

【来源】本品为桔梗科植物轮叶沙参 Adenophora tetraphylla (Thunb.) Fisch. 或沙参 Adenophora stricta Miq. 的干燥根。主产于安徽、江苏、浙江等地。春秋二季采挖，除去须根，洗后趁鲜刮去粗皮，洗净，干燥。

【商品】南沙参。

【性状】本品呈圆锥形或圆柱形，略弯曲，长 7~27cm，直径 0.8~3cm。表面黄白色或淡棕黄色，凹陷处常有残留粗皮，上部多有深陷横纹，呈断续的环状，下部有纵纹及纵沟。顶端具 1 或 2 个根茎。体轻，质松泡，易折断，断面不平坦，黄白色，多裂隙。气微，味微甘。

【性味归经】甘，微寒，归肺、胃经。

【功效与主治】养阴清肺，化痰，益气。用于肺热燥咳，阴虚劳嗽，干咳痰黏，气血不足，烦热口干。

【临床应用】

单味应用：

(1) 肺热咳嗽：沙参半两，水煎服之。（《卫生易简方》）

(2) 失血后脉微手足厥冷之症：杏叶沙参，浓煎频频而少少饮服。（《成都中草药》）

(3) 赤白带下，皆因七情内伤，或下元虚冷：米饮调沙参末服。（《证治要诀》）

(4) 产后无乳：杏叶沙参根四钱。煮猪肉食。（《湖南药物志》）

(5) 虚火牙痛：杏叶沙参根五钱至二两。煮鸡蛋服。（《湖南药物志》）

配伍应用：

(1) 南沙参与鲜生地配伍，清热养阴生津，用于津伤较重所致的咽干口渴，舌绛少津等证。

(2) 南沙参与冬桑叶配伍，清肺热，补肺阴，用于燥伤肺胃阴分所致的咽干口渴，或热或干咳少痰。

(3) 南沙参与鳖甲配伍，滋阴清热，用于阴虚劳热、咳嗽咯血。

组方应用：

《温病条辨》沙参麦冬汤：沙参9g，玉竹6g，生甘草3g，冬桑叶4.5g，麦冬9g，生扁豆4.5g，花粉4.5g。功用：清养肺胃，生津润燥。主治燥伤肺胃阴分。咽干口燥，或身热，或干咳，舌红少苔，脉细数者。

【化学成分】含生物碱，皂角素，黄酮类，β-谷甾醇及其衍生物（胡萝卜素、棕榈酰胡萝卜苷（胡萝卜苷、β-谷甾醇十五烷酸酯、β-谷甾醇棕榈酸酯），三萜类（环阿屯醇乙酸酯、羽扇豆烯酮、蒲公英萜酮等），糖苷类（胡萝卜苷），磷脂类（磷脂酰胆碱、磷脂酰乙醇胺等），呋喃香豆精，沙参醇，树脂，氨基酸，鞣质及维生素 C、D 等。

【药理作用】 本品煎剂可提高细胞免疫力，抑制体液免疫，具有调节免疫平衡的作用；又有祛痰、强心、抗真菌等作用；所含多糖对亚慢性受照小鼠损伤具有明显的保护作用，其机制与抗氧化作用有关。

【用法用量】 9~15g。

【注意事项】 不宜与藜芦同用。

百 合

【来源】 本品为百合科植物卷丹 Lilium lancifolium Thunb.、百合 Lilium brownii F. E. Brown var. viridulum Baker 或细叶百合 Lilium pumilum DC. 的干燥肉质鳞叶。全国各地均产，以湖南、浙江产者为多。秋季采挖，洗净，剥取鳞叶，置沸水中略烫，干燥。

【商品】 百合、蜜百合。

【性状】 本品呈长椭圆形，长 2~5cm，宽 1~2cm，中部厚 1.3~4mm。表面类白色、淡棕黄色或微带紫色，有数条纵直平行的白色维管束。顶端稍尖，基部较宽，边缘薄，微波状，略向内弯曲。质硬而脆，断面较平坦，角质样。气微，味微苦。

【性味归经】 甘，寒，归心、肺经。

【功效与主治】 养阴润肺，清心安神。用于阴虚久咳，痰中带血，虚烦惊悸，失眠多梦，精神恍惚。蜜百合润肺止咳作用增强，多用于肺虚久咳或肺痨咳血。

【临床应用】

单味应用：

(1) 肺脏壅热烦闷：新百合四量，蜜半盏合，蒸令软，时时含一枣大，咽津。（《经史证类备用本草》）

(2) 耳聋疼痛：以干百合为末，温水调下二钱匙，食后服。（《经史证类备用本草》）

(3) 腹满作痛者：用百合炒，为末，每饮服方寸匙，日二。（《本草纲目》）

(4) 肺病吐血：新百合捣汁，和水饮之。亦可煮食。（《本草纲目》）

(5) 耳聋耳痛：干百合为末，温水服二钱，日二服。（《本草纲目》）

(6) 天泡湿疮：生百合捣，涂，一两日即安。（《本草纲目》）

配伍应用：

(1) 百合与款冬配伍，清热润肺止咳，用于肺热久咳。

(2) 百合与生地配伍，养阴润肺，化痰止咳，用于劳热咳嗽、咽痛咯血。

(3) 百合与知母配伍，清心安神，用于热病后余热未清所致的虚烦惊悸、失眠多梦。

组方应用：

(1)《慎斋遗书》百合固金汤：百合12g，熟地、生地、当归身各9g，白芍6g，甘草3g，桔梗6g，玄参3g，贝母6g，麦冬9g。功用：滋肾保肺，止咳化痰。主治肺肾阴亏，虚火上炎证。咳嗽气喘，痰中带血，咽喉燥痛，头晕目眩，午后潮热，舌红少苔，脉细数。

(2)《新疆中草药手册》：百合二两（60g），白及四两（120g），蛤粉二两（60g），百部一两（30g）。共为细末，炼蜜为丸，每重二钱（6g），每次一丸，日三次。主治支气管扩张、咯血。

(3)《新疆中草药手册》：百合五钱（15g），酸枣仁五钱（15g），远志三钱（10g）。水煎服。主治神经衰弱，心烦失眠。

(4) 刘超峰主任医师方 百母地黄汤：百合30g，知母15g，生地黄25g，山萸肉15g，山药

15g，牡丹皮 15g，茯苓 25g，泽泻 15g，仙灵脾 15g。功效主治：滋阴降火，清心安神。用于肾阴亏虚，心火上炎之心悸，失眠，烦躁，腰膝酸软，潮热汗出，浮肿尿少，舌红脉虚数。用法：每日一剂，水煎 400ml，分两次温服。

【制剂】百合固金丸　组成：百合，地黄，熟地黄，麦冬，玄参，川贝母，当归，白芍，桔梗，甘草。功能与主治：养阴润肺，化痰止咳。用于肺肾阴虚，燥咳少痰，痰中带血，咽干喉痛。用法与用量：口服。水蜜丸一次 6g，大蜜丸一次 1 丸，一日 2 次。

【化学成分】含甾体生物碱（秋水仙碱），皂苷类（β-谷甾醇、胡萝卜素苷、正丁基-β-D-吡喃果糖苷、麦冬皂苷 D、卷丹皂苷 A），磷脂类（磷脂酰胆碱、双磷脂酰甘油、磷脂酸、磷脂酰胆碱、磷脂酰肌醇、磷脂酰乙醇胺、神经鞘磷脂等），氨基酸，多糖等活性成分，尚含泛酸、β-胡萝卜素、大黄素、维生素 B_1、B_2、C 以及钙、磷、铝、钾、锌、钛、镍、锰等微量元素。

【药理作用】本品所含秋水仙碱具有雌激素样作用，可抑制癌细胞有丝分裂，阻止癌细胞增殖；煎剂对稀氨溶液引起的小鼠咳嗽有镇咳作用，并能对抗组胺引起的蟾蜍哮喘；水提液尚有耐缺氧、镇静和抗过敏作用。还具有降血糖、抗疲劳作用。

【用法用量】6～12g。

麦　冬

【来源】本品为百合科植物麦冬 Ophiopogon japonicus（Thunb.）Ker-Gawl. 的干燥块根。主产于四川、浙江、贵州、湖北等地。夏季采挖，洗净，反复暴晒、堆置，至七八成干，除去须根，干燥。

【商品】麦冬。

【性状】本品呈纺锤形，两端略尖，长 1.5～3cm，直径 0.3～0.6cm。表面黄白色或淡黄色，有细纵纹。质柔韧，断面黄白色，半透明，中柱细小。气微香，味甘、微苦。

【性味归经】甘、微苦，微寒，归心、肺、胃经。

【功效与主治】养阴生津，润肺清心。用于肺燥干咳。虚痨咳嗽，津伤口渴，心烦失眠，内热消渴，肠燥便秘；咽炎白喉。

【临床应用】

单味应用：

(1) 虚劳客热：麦门冬煎汤，频饮。（《本草纲目》）

(2) 齿缝出血：麦门冬煎汤，漱之。（《本草纲目》）

配伍应用：

(1) 麦冬与桑叶配伍，润肺养阴，用于温燥伤肺所致的头痛心烦、干咳气逆、咽干鼻燥等证。

(2) 麦冬与天冬配伍，滋阴润肺，用于燥咳痰黏难咯、劳嗽咯血。

(3) 麦冬与生地配伍，养阴生津止咳，用于胃阴不足的咽干口渴。

(4) 麦冬与竹叶心配伍。清心除烦安神，用于温邪热入营分所致的身热夜甚、烦躁不寐等证。

(5) 麦冬与酸枣仁配伍，滋阴养血，补心安神，用于阴血虚少的虚烦少寐。

(6) 麦冬与玄参配伍，润肠通便，用于肠燥便秘。

组方应用：

(1) 《金匮要略》麦门冬汤：麦门冬 70g，半夏 10g，人参 6g，甘草 6g，粳米 5g，大枣 4 枚。功用：润肺益胃，降逆下气。主治肺痿。咳唾涎沫，短气喘促，咽喉干燥，舌干红少苔，脉虚数。

(2) 《温病条辨》麦冬麻仁汤：麦冬五钱（15g）连心，火麻仁四钱（12g），生白芍四钱

（12g），何首乌三钱（10g），乌梅肉二钱（6g），知母二钱（6g）。水八杯，煮取三杯，分三次温服。主治疟伤胃阴，不饥，不饱，不便，潮热，得食则烦热愈加，津液不复者。

（3）《温病条辨》玉竹麦冬汤：玉竹三钱（10g），麦冬三钱（10g），沙参二钱（6g），生甘草一钱（3g）。水五杯，煮取两杯，分两次服。主治燥伤胃阴。

（4）经验方：麦冬18g，五味子10g，白芍15g，黄芪30g，鳖甲15g，白薇10g，石斛10g，煅龙骨30g，煅牡蛎30g。功效主治：益气养阴，散结止痛。用于急性胰腺炎。用法：每日一剂，水煎400ml，分两次温服。

（5）经验方：麦冬15g，生地15g，玄参10g，桃仁10g，红花10g，白花蛇舌草30g。功效主治：清热解毒，活血消疮。用于痤疮。用法：每日一剂，水煎400ml，分两次温服。

【制剂】麦味地黄丸　组成：麦冬，五味子，熟地黄，山茱萸，牡丹皮，山药，茯苓，泽泻。功能与主治：滋肾养肺。用于肺肾阴亏，潮热盗汗，咽干咳血，眩晕耳鸣，腰膝酸软，消渴。用法与用量：口服。水蜜丸一次6g，小蜜丸一次9g，大蜜丸一次1丸，一日2次。

【化学成分】含甾体皂苷（假叶树皂苷元、β-谷甾醇、薯蓣皂苷元、麦冬皂苷B、D等），豆甾醇，黄酮类，多种氨基酸，多聚糖，维生素A样物质，铜、锌、铁、钾、锰等微量元素。

【药理作用】本品能增强网状内皮系统的吞噬能力，升高外周白细胞，提高免疫功能；能增强垂体-肾上腺皮质系统作用，提高机体适应性；能显著提高实验动物耐缺氧能力，增加冠脉流量，对心肌缺血有明显保护作用，并能抗心律失常、改善心肌收缩力；体外实验对多种细菌有抑制作用；家兔肌肉注射本品煎剂，能升高血糖，口服水、醇提取物则有降血糖作用。

【用法用量】6～12g。

天　冬

【来源】本品为百合科植物天冬 Asparagus cochinchinensis (Lour.) Merr. 的干燥块根。主产于四川、贵州、广西壮族自治区等地。秋、冬二季采挖，洗净，除去茎基和须根，置沸水中煮或蒸至透心，趁热除去外皮，洗净，干燥。

【商品】天冬。

【性状】本品呈长纺锤形，略弯曲，长5～18cm，直径0.5～2cm。表面黄白色至淡黄棕色，半透明，光滑或具深浅不等的纵皱纹，偶有残存的灰棕色外皮。质硬或柔润，有黏性，断面角质样，中柱黄白色。气微，味甜，微苦。

【性味归经】甘、苦，寒。归肺、肾经。

【功效与主治】养阴润燥，清肺生津。用于肺燥干咳，顿咳痰黏，咽干口渴，肠燥便秘。

【临床应用】

单味应用：

（1）风癫引胁牵痛，发作则吐，耳如蝉鸣：天门冬去心皮，曝干，捣筛，酒服方寸匕。若人久服，亦能长生。（《经史证类备用本草》）

（2）服食法：孙真人《枕中记》云：八九月采天门冬根，曝干，为末，每服方寸匕，日三服。无问山中人间，久服补中益气，治虚劳绝伤，年老衰损，偏枯不随，风湿不仁，冷痹恶疮，痈疽癞疾。鼻柱败烂者，服之皮脱出虫。酿酒服，去癥病积聚，风痰癫狂，三虫伏尸，除湿痹，轻身益气，令人不饥，百日还年耐老。酿酒初熟微酸，久停则香美，诸酒不及也。忌鲫鱼。（《本草纲目》）

（3）天门冬酒，补五脏，调六腑，令人无病：天门冬三十斤去心，捣碎，以水二石煮一石，糯

米一斗,细曲十斤,如常炊酿酒熟,日饮三杯。(《本草纲目》)

(4) 天门冬膏,去积聚风痰,补肺,疗咳嗽失血,润五脏,杀三虫伏尸,除瘟疫,轻身益气,令人不饥:以天门冬流水泡过,去皮心,捣烂,取制,砂锅文武炭火煮,勿令大沸,以十斤为率,熬至三斤,却入蜜四两,熬至滴水不散,瓶盛埋土中一七,去火毒,每日早晚白汤调服一匙。若动大便,以酒服之。(《本草纲目》)

(5) 虚劳体痛:天门冬末,酒服方寸匕,日三。忌鲫鱼。(《本草纲目》)

(6) 肺劳风热,止渴去热:天门冬去皮心,煮食。或曝干,为末,蜜丸服,尤佳。亦可洗面。(《本草纲目》)

(7) 面黑令白:天门冬曝干,同蜜捣做丸,日用洗面。(《本草纲目》)

(8) 疝气:鲜天冬五钱至一两(去皮)。水煎,点酒为引内服。(《云南中草药》)

(9) 催乳:天冬二两。炖肉服。(《云南中草药》)

配伍应用:

(1) 天冬与麦冬配伍,清肺降火,滋阴润燥,用于肺阴亏虚引起的劳热咯血及干咳难咯、痰黏。

(2) 天冬与人参配伍,清热滋阴,生津止渴,用于气阴两伤的咽干口渴或津亏消渴。

(3) 天冬与肉苁蓉配伍,润肠通便,用于肠燥便秘。

组方应用:

(1)《儒门事亲》:人参、天门冬(去心)、熟干地黄各等份。为细末,炼蜜为丸如樱桃大,含化服之。主治嗽。

(2)《山东中草药手册》:天冬、麦冬、板蓝根、桔梗、山豆根各三钱 (10g),甘草二钱 (6g),水煎服。主治扁桃体炎,咽喉肿痛。

(3)《方氏家珍》:天门冬八两 (240g),麦门冬、当归、麻子仁、生地黄各四两 (120g)。熬膏,炼蜜收。每早晚白汤调服十茶匙 (15~20g)。主治老人大肠燥结不通。

【制剂】

(1) 口炎清颗粒　组成:天冬,麦冬,玄参,山银花,甘草。功能与主治:滋阴清热,解毒消肿。用于阴虚火旺所致的口腔炎症。用法与用量:口服。一次2袋,一日1~2次。(延安常泰药业有限责任公司生产)

(2) 天冬膏　组成:天冬,麦冬。功能与主治:养阴润肺。用于肺阴不足引起的燥咳痰少、痰中带血、鼻干咽痛。用法与用量:口服。一次9~15g,一日2次。

【化学成分】含氨基酸(天冬酰胺、瓜氨酸、丝氨酸、苏氨酸、脯氨酸、甘氨酸等),寡糖类(新酮糖),多糖(天冬多糖A、B、C、D),黏液质,甾体皂苷等,尚含天门冬素(天冬酰胺)、β-谷甾醇、5-甲氧基甲基糠醛、胡萝卜苷、正三十二碳酸、棕榈酸、9-二十七碳烯、菝葜皂苷元、异菝葜皂苷元、薯蓣皂苷元、雅姆皂苷元、萨尔萨皂苷元、葡萄糖、果糖等成分。

【药理作用】本品所含天冬酰胺有平喘镇咳祛痰作用;本品能升高外周白细胞,增强网状皮质系统吞噬能力及体液免疫功能;对急性淋巴细胞型白血病、慢性粒细胞型白血病及急性单核细胞型白血病患者的脱氢酶有一定的作用,具有抗肿瘤活性;煎剂体外实验对多种细菌有不同程度的抑制作用。

【用法用量】6~12g。

石　斛

【来源】本品为兰科植物金钗石斛 Dendrobium nobile Lindl.、铁皮石斛 Dendrobium candidum

Wall. ex Lindl. 或马鞭石斛 Dendrobium fimbriatum Hook. var. oculatum Hook. 及其近似种的新鲜或干燥茎。主产于四川、贵州、云南、广东等地。全年均可采收，鲜用者除去根及泥沙；干用者采收后，除去杂质，用开水略烫或烘软，再边搓边烘晒，至叶鞘搓净，干燥。铁皮石斛剪去部分须根后，边炒边扭成螺旋形或弹簧形，烘干，习称"铁皮枫斗（耳环石斛）"。

【商品】 金钗石斛、铁皮石斛、马鞭石斛。

【性状】 鲜石斛 呈圆柱形或扁圆柱形，长约30cm，直径0.4～1.2cm。表面黄绿色，光滑或有纵纹，节明显，色较深，节上有膜质叶鞘。肉质，多汁，易折断。气微，味微苦而回甜，嚼之有黏性。

金钗石斛 呈扁圆柱形，长20～40cm，直径0.4～0.6cm，节间长2.5～3cm。表面金黄色或黄中带绿色，有深纵沟。质硬而脆，断面较平坦。味苦。

铁皮石斛 呈螺旋形或弹簧形，一般为2～4个旋纹，茎拉直后长3.5～8cm，直径0.2～0.3cm。表面黄绿色，有细纵皱纹，一端可见茎基部留下的短须根。质坚实，易折断，断面平坦，嚼之有黏性。

马鞭石斛 呈长圆柱形，长40～120cm，直径0.5～0.8cm，节间长3～4.5cm。表面黄色至暗黄色，有深纵槽。质疏松，断面呈纤维性。味微苦。

【性味归经】 甘、微寒，归胃、肾经。

【功效与主治】 益胃生津，滋阴清热。用于阴伤津亏，口干烦渴，食少干呕，病后虚热，目暗不明。

【临床应用】

配伍应用：

（1）石斛与花粉配伍，清热养阴生津，用于热病伤津的烦渴。

（2）石斛与沙参配伍，滋阴养胃生津，用于胃阴不足的津伤口渴。

（3）石斛与白薇配伍，清虚热，滋肾阴，用于阴虚伤津的虚热。

（4）石斛与枸杞配伍，平肝息风，滋阴明目，用于肝肾不足引起的视物不清。

（5）石斛与牛膝配伍，滋肾阴，强腰膝，用于肾阴不足的腰膝酸软。

组方应用：

（1）《时病论》清热保津论：鲜石斛三钱（10g），连翘（去心）三钱（10g），天花粉二钱（6g），鲜生地四钱（12g），麦冬（去心）四钱（12g），参叶八分（2.4g）。水煎服。主治温热有汗，风热化火，热病伤津，温疟舌苔变黑。

（2）《圣济总录》石斛散：石斛、仙灵脾各一两（30g），苍术（米泔浸，切，焙）半两（15g）。上三味，捣罗为散，每服三钱匕（10g），空心米饮调服，日再。主治眼目昼视精明，暮夜昏暗，视不见物，名曰雀目。

【制剂】

（1）石斛明目丸 组成：石斛，青葙子，决明子（炒），蒺藜（去刺盐炙），地黄，熟地黄，枸杞子，菟丝子，肉苁蓉（酒炙），人参，山药，茯苓，天冬，麦冬，五味子（醋炙），甘草，枳壳（麸炒），菊花，防风，黄连，牛膝，川芎，苦杏仁（去皮炒），石膏，磁石（煅醋淬），水牛角浓缩粉。功能与主治：平肝清热，滋肾明目。用于肝肾两亏，虚火上升引起的瞳孔散大，夜盲昏花，视物不清，内障抽痛，头目眩晕，精神疲惫。用法与用量：口服。一次6g，一日2次。（西安阿房宫药业有限公司生产）

（2）石斛夜光丸 组成：石斛，人参，山药，茯苓，甘草，肉苁蓉，枸杞子，菟丝子，生地黄，熟地黄，五味子，天冬，麦冬，苦杏仁，防风，川芎，枳壳，黄连，牛膝，菊花，青葙子，决明子，水牛角浓缩粉，羚羊角。功能与主治：滋阴补肾，清肝明目。用于肝肾两亏，阴虚火旺，内障目暗，视物昏花。用法与用量：口服。水蜜丸一次6g，小蜜丸一次9g，大蜜丸一次1丸，一日2次。

【化学成分】含石斛碱、石斛次碱、石斛胺、石斛次胺、6-羟石斛星碱、石斛因碱等生物碱，及黏液质、豆甾醇、多糖、淀粉等成分。

【药理作用】本品所含石斛碱有一定的止痛退热作用；煎剂内服，能促进胃液分泌，可助消化；还有增强代谢、抗衰老等作用；对晶体中的异化变化有阻止及纠正作用；可提高小鼠巨噬细胞的吞噬功能，用氢化可的松抑制小鼠的免疫功能后，所含多糖能促使其恢复；本品还有降低心率、降血压、减慢呼吸等作用。

【用法用量】6~12g，鲜品15~30g。入复方宜先煎，单用可久煎。

玉　竹

【来源】本品为百合科植物玉竹 Polygonatum odoratum (Mill.) Druce 的干燥根茎。主产于河北、江苏等地。秋季采挖，除去须根，洗净，晒至柔软后，反复揉搓、晾晒至无硬心，晒干；或蒸透后，揉至半透明，晒干。

【商品】玉竹。

【性状】本品呈长圆柱形，略扁，少有分枝，长4~18cm，直径0.3~1.6cm。表面黄白色或淡黄棕色，半透明，具纵皱纹及微隆起的环节，有白色圆点状的须根痕和圆盘状茎痕。质硬而脆或稍软，易折断，断面角质样或显颗粒性。气微，味甘，嚼之发黏。

【性味归经】甘，微寒，归肺、胃经。

【功效与主治】养阴润燥，生津止渴。用于肺胃阴伤，燥热咳嗽，咽干口渴，内热消渴。

【临床应用】

单味应用：

(1) 发热口干，小便涩：葳蕤五两。煮汁饮之。(《外台秘要》)

(2) 虚咳：玉竹五钱至一两。与猪肉同煮服。(《湖南药物志》)

配伍应用：

(1) 玉竹与薄荷配伍，滋阴清热，发汗解表，用于素体阴虚感冒的头痛发热、咳嗽心烦、咽痛口渴等证。

(2) 玉竹与麦冬配伍，滋阴润肺，养胃生津，用于肺胃阴伤的燥热咳嗽。

(3) 玉竹与沙参配伍，滋阴养胃生津，用于热病后期胃阴不足的口干舌燥、食欲不振等证。

组方应用：

(1)《通俗伤寒论》加减葳蕤汤：生葳蕤9g，生葱白6g，桔梗5g，东白薇3g，淡豆豉9g，苏薄荷5g，炙甘草1.5g，红枣两枚。功用：滋阴解表。主治阴虚外感风热证。头痛身热，微恶风寒，无汗或有汗不多，咳嗽，心烦，口渴，咽干，舌红脉数。

(2)《温病条辨》玉竹麦门冬汤：玉竹三钱(10g)，麦冬三钱(10g)，沙参二钱(10g)，生甘草一钱(3g)。水五杯，煮取两杯，分两次服。主治秋燥伤胃阴。

3.《卫生家宝方》：葳蕤、赤芍药、当归、黄连等份。煎汤熏洗。主治赤眼涩痛。

【化学成分】含甾体皂苷（铃兰苦苷、铃兰苷等），黄酮及其糖苷（槲皮素苷等），玉竹黏多糖，4种玉竹果聚糖A，B，C，D，微量元素，氨基酸，黏液质，维生素A样物质，白屈菜酸及强心苷等。

【药理作用】本品有强心、降压、抗衰老、抗菌、增强免疫力作用；并能降血糖、降血脂、缓解动脉粥样斑块形成；还有类似肾上腺皮质激素样作用。

【用法用量】6~12g。

黄 精

【来源】本品为百合科植物滇黄精 Polygonatum kingianum Coll. et Hemsl.、黄精 Polygonatum sibiricum Red. 或多花黄精 Polygonatum cyrtonema Hua 的干燥根茎。滇黄精主产于云南、贵州、广西壮族自治区等地；黄精主产于河北、内蒙古、陕西等地；多花黄精主产于贵州、湖南、云南等地。按形状不同，习称"大黄精""鸡头黄精""姜形黄精"。春、秋二季采挖，除去须根，洗净，置沸水中略烫或蒸至透心，干燥。

【商品】大黄精、鸡头黄精、姜形黄精。

【性状】大黄精　呈肥厚肉质的结节块状，结节长可达10cm以上，宽3~6cm，厚2~3cm。表面淡黄色至黄棕色，具环节，有皱纹及须根痕，结节上侧茎痕呈圆盘状，圆周凹入，中部突出。质硬而韧，不易折断，断面角质，淡黄色至黄棕色。气微，味甜，嚼之有黏性。

鸡头黄精　呈结节状弯柱形，长3~10cm，直径0.5~1.5cm。结节长2~4cm，略呈圆锥形，常有分枝。表面黄白色或灰黄色，半透明，有纵皱纹，茎痕圆形，直径5~8mm。

姜形黄精　呈长条结节块状，长短不等，常数个块状结节相连。表面灰黄色或黄褐色，粗糙，结节上侧有突出的圆盘状茎痕，直径0.8~1.5cm。

【性味归经】甘，平，归脾、肺、肾经。

【功效与主治】补气养阴，健脾，润肺，益肾。用于脾胃虚弱，体倦乏力，口干食少，肺虚燥咳，精血不足，内热消渴。酒黄精，酒能借助其药势，使之滋而不腻，更好地发挥补益作用。蒸黄精补脾润肺益肾的作用增强，用于肺虚燥咳，脾胃虚弱，肾虚精亏。

【临床应用】

单味应用：

（1）肺结核，病后体虚：黄精五钱至一两。水煎服或炖猪肉食。（《湖南农村常用中草药手册》）

（2）肺痨咳血，赤白带：鲜黄精根头二两，与冰糖一两开水炖服。（《闽东本草》）

配伍应用：

（1）黄精与贝母配伍，滋阴润肺，用于肺虚燥咳。

（2）黄精与枸杞配伍，补肾益精，用于肾虚精亏所致的头晕耳鸣、腰酸腿软等证。

（3）黄精与党参配伍，滋阴健脾，用于脾胃虚弱的神疲乏力、食欲不振等证。

（4）黄精与沙参配伍，养阴开胃，用于脾胃阴虚所致的咽干食少、饮食无味、舌红少苔或无苔等证。

（5）黄精与黄芪配伍，益气养阴，用于消渴证。

组方应用：

（1）《湖南农村常用中草药手册》：黄精、党参、淮山药各一两（30g），蒸鸡食。主治脾胃虚弱，体倦无力。

（2）《山东中草药手册》：黄精六钱（18g），熟地、山药各五钱（15g），天花粉、麦门冬各四钱（12g）。水煎服。主治胃热口渴。

【制剂】参精止渴丸 组成：红参，黄精，白术，五味子，大黄，黄芪，茯苓，葛根，黄连，甘草。功能与主治：益气养阴，生津止渴。用于气阴两亏、内热津伤所致的消渴，症见少气乏力、口干多饮、易饥、形体消瘦；2型糖尿病见上述证候者。用法与用量：口服。一次10g，一日2～3次。

【化学成分】含甾体皂苷（呋甾烯醇型皂苷和两个螺甾烯醇型皂苷），黄精多糖A、B、C，低聚糖，黏液质，淀粉，蒽醌类以及多种氨基酸等。

【药理作用】本品能提高免疫功能和促进DNA、RNA及蛋白质的合成；具有显著的抗结核杆菌作用，对多种细菌及真菌均有一定的抑制作用；煎剂有降血糖、降血脂、增加冠脉血流量、强心、抗心肌缺血、抗疲劳、抗氧化、抗衰老、抗病毒等作用。

【用法用量】9～15g。

枸杞子

【来源】本品为茄科植物宁夏枸杞 Lycium barbarum L. 的干燥成熟果实。主产于宁夏、新疆、青海、甘肃等地，宁夏中宁县、银川市栽培者质量最佳，为道地药材。夏、秋二季果实呈红色时采收，热风烘干，除去果梗，或晾至皮皱后，晒干，除去果梗。

【商品】枸杞子。

【性状】本品呈类纺锤形或椭圆形，长6～20mm，直径3～10mm。表面红色或暗红色，顶端有小突起状的花柱痕，基部有白色的果梗痕。果皮柔韧，皱缩；果肉肉质，柔润。种子20～50粒，类肾形，扁而翘，长1.5～1.9mm，宽1～1.7mm，表面浅黄色或棕黄色。气微，味甜。

【性味归经】甘，平，归肝、肾经。

【功效与主治】滋补肝肾，益精明目。用于虚劳精亏，腰膝酸痛，眩晕耳鸣，内热消渴，血虚萎黄，目昏不明。

【临床应用】

单味应用：

(1) 枸杞子酒，主补虚，长肌肉，益颜色，肥健人，能去劳热：用生枸杞子五升，好酒二斗，研搦勿碎，浸七日，漉去滓，饮之。初以三合为始，后即任性饮之。(《经史证类备用本草》)

(2) 齿疼：煮枸杞汁，含之。(《经史证类备用本草》)

(3) 肝虚或当风眼泪：枸杞子仁者二升捣破，内绢袋置罐中，以酒一斗浸讫密封勿泄气三七日，每旦饮之，任性，勿醉。(《经史证类备用本草》)

(4) 慢性萎缩性胃炎：宁夏枸杞子洗净，烘干，打碎，分装。每日20g，分两次于空腹时嚼服，两个月为一疗程。服药期间停服其他中西药物。(《一味中药祛顽疾》)

(5) 男性不育症：枸杞子15g，于每晚嚼细咽下，连服一个月为一疗程。一般精液常规转正常后再服用一个疗程。(《一味中药祛顽疾》)

(6) 老年夜间口干症：睡前将枸杞子30g用水洗净后，徐徐咽服。(《一味中药祛顽疾》)

(7) 男性不育症：枸杞子每晚服15g，嚼碎咽下，连服1个月为1疗程，一般服至精液常规转正常后再服药1个疗程，服药期间适戒房事。能补肾益精。(《一味妙方治百病》)

配伍应用：

(1) 枸杞子与菊花配伍，滋补肝肾，明目，用于肝肾阴虚所致的头晕目眩、视力减退。

(2) 枸杞子与干地黄配伍，滋补肝肾，止遗，用于肝肾阴虚所致的腰膝酸软、遗精。

(3) 枸杞子与麦冬配伍，滋阴润肺化痰，用于阴虚劳嗽。

组方应用：

（1）《圣惠方》枸杞子散：枸杞子一两（30g），黄芪一两半（45g）锉，人参一两（30g）去芦头，桂心三分（1g），当归一两（30g），白芍药一两（30g）。捣筛为散。每服三钱（10g），以水一中盏（150～300ml），入生姜半分（0.15g），枣三枚，煎至六分，去滓，食前温服。主治虚劳，下焦虚伤，微渴，小便数。

（2）经验方：枸杞子10g，菟丝子10g，覆盆子10g，沙苑子10g，炒当归10g，白芍10g，白术10g，香附10g，熟地15g，紫石英10g，党参15g，柴胡6g，川芎5g，花椒3g。功效主治：补肾健脾，养血助孕。用于不孕症。用法：每日一剂，水煎400ml，分两次温服。

（3）戴双明主任医师方　杞仙汤：枸杞子20g，仙灵脾18g，熟地20g，菟丝子20g，沙苑子20g，小茴香12g，蜈蚣2条（研末冲服）。功效主治：补肾填精，温肾助阳，通络。用于肾虚阳痿，遗精早泄，身困嗜睡，腰膝酸软，畏寒肢冷，头晕健忘等病证。用法：每日一剂，水煎400ml，分两次温服。

【制剂】杞菊地黄丸　组成：枸杞子，菊花，熟地黄，山茱萸，牡丹皮，山药，茯苓，泽泻。功能与主治：滋肾养肝。用于肝肾阴亏的眩晕耳鸣，羞明畏光，迎风流泪，视物昏花。用法与用量：口服。一次8丸，一日3次。（西安阿房宫药业有限公司生产）

【化学成分】含枸杞多糖，甜菜碱，类胡萝卜素及类胡萝卜素酯，莨菪亭，玉蜀黍黄素，玉蜀黍黄素二棕榈酸，环肽，枸杞素A—D，多种氨基酸，粗脂肪，粗蛋白，维生素C、硫胺素、核黄素、烟酸及微量元素钾、钠、钙、镁、铜、铁、锰、锌、磷等成分。

【药理作用】本品对免疫有促进作用，同时具有免疫调节作用；对造血功能有促进作用；能够升高外周白细胞；还能抗衰老、抗突变、抗肿瘤、抗辐射、降血脂、保肝及降血糖等。

【用法用量】6～12g。

墨 旱 莲

【来源】本品为菊科植物鳢肠 Eclipta prostrata L. 的干燥地上部分。主产于江苏、江西、浙江等地。花开时采割，晒干。

【商品】墨旱莲。

【性状】本品全体被白色茸毛。茎呈圆柱形，有纵棱，直径2～5mm；表面绿褐色或墨绿色。叶对生，近无柄，叶片皱缩卷曲或破碎，完整者展平后呈长披针形，全缘或具浅齿，墨绿色。头状花序直径2～6mm。瘦果椭圆形而扁，长2～3mm，棕色或浅褐色。气微，味微咸。

【性味归经】甘、酸，寒，归肾、肝经。

【功效与主治】滋补肝肾，凉血止血。用于牙齿松动，须发早白，眩晕耳鸣，腰膝酸软，阴虚血热、吐血、衄血、尿血，血痢，崩漏下血，外伤出血。

【临床应用】

单味应用：

（1）偏正头痛：鳢肠草汁，滴鼻中。（《本草纲目》）

（2）肠风脏毒，下血不止：旱莲草瓦上焙，研末，每服二钱，米饮下。（《本草纲目》）

（3）风牙疼痛：猢孙头草，入盐少许，于掌心揉擦即止。（《本草纲目》）

（4）水田皮炎：墨旱莲搓烂，涂擦于手脚下水部位，擦至皮肤稍发黑色，略干后，即可下水田劳动。每天上工前后各擦一次，可预防手脚糜烂。对已经糜烂的也可以使用。（《一味中药祛顽疾》）

(5) 刀伤出血：鲜旱莲草捣烂，敷伤处；干者研末，撒伤处。(《湖南药物志》)

(6) 赤白带下：旱莲草一两。同鸡汤或肉汤煎服。(《江西民间草药验方》)

(7) 白喉：旱莲草二至三两。捣烂，加盐少许，冲开水去滓服。服后吐出涎沫。(《岭南草药志》)

配伍应用：

(1) 墨旱莲与女贞子配伍，滋阴益肾，用于肝肾阴虚的头晕目眩、须发早白。

(2) 墨旱莲与蒲黄配伍，滋阴凉血止血，用于阴虚血热的吐衄尿血、便血、崩漏。

组方应用：

《陆川本草》：旱莲草五钱 (15g)，车前子三钱 (10g)，银花五钱 (15g)，土茯苓五钱 (15g)。水煎服。主治白浊。

【制剂】二至丸　组成：墨旱莲，女贞子。功能与主治：补益肝肾，滋阴止血。用于肝肾阴虚，眩晕耳鸣，咽干鼻燥，腰膝疼痛，月经量多。

【化学成分】含三萜皂苷类（旱莲皂苷A、鳢肠皂苷B、鳢肠皂苷C、刺囊酸等），黄酮类（芹菜素、木樨草素、槲皮素、芹菜素-7-氧-葡萄糖苷、木樨草素-7-氧-葡萄糖苷等），挥发油（丁基甲醚、苯甲醛、苯乙醛、苯乙酮、1-香芹酮、胡椒酮、δ-愈创木烯、β-桉叶醇、异植物醇、十六烷酸等），噻吩类（α-三联噻吩基甲醇、2-（丁二炔基）-5-（乙烯乙炔基）噻吩、乙-（丁二炔基）-5-（4-氯-4-羟丁炔-1-基噻吩等），蟛蜞菊内酯类（蟛蜞菊内酯、去甲基蟛蜞菊内酯、去甲基蟛蜞菊内酯-7-菊萄糖苷、异去甲基蟛蜞菊内酯等），尚含胡萝卜苷、三噻嗯甲醇、三噻嗯甲醛、烟碱、豆甾醇-3-O-葡萄糖苷、β-谷甾醇以及鞣质、维生素A样物质等成分。

【药理作用】本品对醋氨酚诱发的小鼠急性肝损伤有保护作用；醇提取物的乙酸乙酯部分对CCl_4诱发的小鼠肝损伤有明显的肝保护作用；乙酸乙酯总提取物具有调节小鼠免疫功能的作用；煎剂有较强的免疫调节作用；本品还有镇静、镇痛、止血、增加冠脉血流量、抗缺氧等作用。

【用法用量】6～12g。外用鲜品适量。

女 贞 子

【来源】本品为木樨科植物女贞子 Ligustrum lucidum Ait. 的干燥成熟果实。主产于浙江、江苏、湖南等地。冬季果实成熟时采收，除去枝叶，稍蒸或置沸水中略烫后，干燥；或直接干燥。

【商品】女贞子、酒女贞子。

【性状】本品呈卵形、椭圆形或肾形，长6～8.5mm，直径3.5～5.5mm。表面黑紫色或灰黑色，皱缩不平，基部有果梗痕或具宿萼及短梗。体轻。外果皮薄，中果皮较松软，易剥离，内果皮木质，黄棕色，具纵棱，破开后种子通常为1粒，肾形，紫黑色，油性。气微，味甘、微苦涩。

【性味归经】甘、苦，凉，归肝、肾经。

【功效与主治】滋补肝肾，明目乌发。用于眩晕耳鸣，腰膝酸软，须发早白，目暗不明。酒女贞子补肝肾作用增强，多用于头晕耳鸣，视物不清，须发早白。

【临床应用】

单味应用：

风热赤眼：冬青子不以多少，捣汁熬膏，净瓶收固，埋池中七日，每用点眼。(《济急仙方》)

配伍应用：

(1) 女贞子与旱莲草配伍，补益肝肾，用于肝肾阴虚所致的腰膝酸软、头晕目眩。

(2) 女贞子与地骨皮配伍，补肝肾，滋阴，清虚热，用于阴虚发热诸证。

(3) 女贞子与菟丝子配伍，补益肝肾，明目，用于肝肾阴虚所致的视力减退、目暗不明。

组方应用：

(1)《浙江民间常用草药》：女贞子、草决明、青葙子各一两（30g）。水煎服。主治视神经炎。

(2)《现代实用中药》：女贞子三钱（10g），地骨皮二钱（6g），青蒿一钱五分（4.5g），夏枯草二钱五分（7.5g）。水煎，一日三次分服。主治瘰疬，结核性潮热等。

【制剂】二至丸 组成：女贞子，墨旱莲。功能与主治：补益肝肾，滋阴止血。用于肝肾阴虚，眩晕耳鸣，咽干鼻燥，腰膝疼痛，月经量多。

【化学成分】含齐墩果酸、乙酰齐墩果酸、熊果酸、甘露醇、葡萄糖、棕榈酸、硬脂酸、油酸、亚油酸等成分。

【药理作用】本品水提液、女贞子多糖及齐墩果酸有增强免疫作用；齐墩果酸还有保肝降酶、抗动脉粥样硬化、降血脂、降血糖作用；醇提取物对放疗和化疗所致的白细胞减少有升高作用，并能明显降低高龄鼠脑干中丙二醛含量，提高超氧化物歧化酶的活性，有一定的抗衰老作用；还有止咳、缓泻、抗菌、抗肿瘤等作用。

【用法用量】6～12g。

桑 椹

【来源】本品为桑科植物桑 Morus alba L. 的干燥果穗。主产于江苏、浙江、湖南等地。4～6月果实变红时采收，晒干，或略蒸后晒干。

【商品】桑椹。

【性状】本品为聚花果，由多数小瘦果集合而成，呈长圆形，长1～2cm，直径0.5～0.8cm。黄棕色、棕红色至暗紫色，有短果序梗。小瘦果卵圆形，稍扁，长约2mm，宽约1mm，外具肉质花被片4枚。气微，味微酸而甜。

【性味归经】甘、酸，寒，归心、肝、肾经。

【功效与主治】补血滋阴，生津润燥。用于眩晕耳鸣，心悸失眠，须发早白，津伤口渴，内热消渴，血虚便秘。

【临床应用】

单味应用：

(1) 瘰疬结核，文武膏：用文武实即桑椹子二斗黑熟者，以布取汁，银石器熬成膏，每白汤调服一匙，日三服。（《本草纲目》）

(2) 小儿赤秃：桑椹取汁，频服。（《本草纲目》）

(3) 小儿白秃：黑椹入瓮中曝三七日，化为水，洗之，三七日神效。（《本草纲目》）

(4) 发白不生：黑熟桑椹水浸日晒，搽涂，令黑而复生也。（《本草纲目》）

(5) 阴证腹痛：桑椹绢包风干，过伏天，为末，每服三钱，热酒下，取汁。（《本草纲目》）

(6) 心肾衰弱不寐，或习惯性便秘：仙桑椹一至二两。水适量煎服。（《闽南民间草药》）

配伍应用：

(1) 桑椹与女贞子配伍，滋阴补血，用于阴血亏虚的头晕耳鸣、失眠、目暗、须发早白。

2. 桑椹与天花粉配伍，滋阴生津止渴配伍，用于津伤口渴或消渴。

3. 桑椹与黑芝麻配伍，滋阴养血，润肠通便，用于阴亏血虚的肠燥便秘。

【制剂】首乌丸 组成：制何首乌，地黄，牛膝，桑椹，女贞子，墨旱莲，桑叶，黑芝麻，菟丝子，金樱子，补骨脂，豨莶草，金银花。功能与主治：补肝肾，强筋骨，乌须发。用于肝肾两虚，头晕目花，耳鸣，腰酸肢麻，须发早白；亦用于高脂血症。用法与用量：口服。一次6g，一日2次。

【化学成分】 含粗纤维、蛋白质、磷脂（磷脂酰胆碱、溶血磷脂酰胆碱、磷脂酰乙醇胺）、胡萝卜素、芦丁、杨梅酮、桑色素、芸香苷、鞣质、花青素（矢车菊素）、挥发油、矿物质及钙、钾、镁、钼、硫等微量元素、白藜芦醇等成分。

【药理作用】 本品有增强免疫功能，促进淋巴细胞转化及T细胞成熟，从而使衰老的T细胞功能得到恢复；能增强造血机能，防止环磷酰胺所致的白细胞减少。还具有抗病原微生物、抗炎、降血糖、降血压、降血脂作用。

【用法用量】 9~15g。

黑 芝 麻

【来源】 本品为脂麻科植物芝麻 Sesamum indicum L. 的干燥成熟种子。全国各地均产。秋季果实成熟时采割植株，晒干，打下种子，除去杂质，再晒干。

【商品】 黑芝麻、炒黑芝麻。

【性状】 本品呈扁卵圆形，长约3mm，宽约2mm。表面黑色，平滑或有网状皱纹。尖端有棕色点状种脐。种皮薄，子叶2，白色，富油性。气微，味甘，有油香气。

【性味归经】 甘，平，归肝、肾、大肠经。

【功效与主治】 补肝肾，益精血，润肠燥。用于头晕眼花，耳鸣耳聋，须发早白，病后脱发，肠燥便秘。炒黑芝麻补益肝肾，填精补血，润肠通便。常用于头昏、头痛、眼花、耳鸣、须发早白或脱发、肠燥便秘、妇人乳少。炒黑芝麻虽属补益佳品，因性滑润，故肠滑便溏及精气不固者不宜使用。

【临床应用】

单味应用：

（1）五脏虚损，羸瘦，益气力，坚筋骨：巨胜蒸暴各九遍，每三合用汤浸，布裹挪去皮再研，水滤取汁煎饮，和粳米煮粥食之。（《经史证类备用本草》）

（2）手脚酸疼兼微肿：乌麻五升熬，碎之，酒一升浸一宿，随多少饮之。（《经史证类备用本草》）

（3）沸汤所淋，火烧烂疮：杵生胡麻如泥，厚封之。（《经史证类备用本草》）

（4）常服明目洞视：胡麻一石，蒸之三十遍，末，酒服，每日一升。（《经史证类备用本草》）

（5）腰脚疼痛：胡麻一升新者，熬令香，杵筛，日服一小升，计服一斗即永瘥。酒饮、羹汁、蜜汤皆可服之，佳。（《经史证类备用本草》）

（6）白发还黑：乌麻九蒸九暴，末之，以枣膏丸，服之。（《经史证类备用本草》）

（7）阴痒生疮：嚼胡麻，敷之。（《经史证类备用本草》）

（8）齿痛：胡麻五升，水一斗煮取五升，含漱吐之。茎叶皆可用之。姚云：神良，不过二剂，肿痛即愈。（《经史证类备用本草》）

（9）治暑毒，救生散：新胡麻一升，微炒令黑色，取出摊冷，碾末，新汲水调三钱，又或丸如弹子，新水化下。凡着热，外不得以冷物逼，外得冷即死。（《经史证类备用本草》）

（10）入水肢肿作痛：生胡麻捣，涂之。（《本草纲目》）

（11）偶感风寒：脂麻炒焦，乘热擂酒，饮之，暖卧取微汗出良。（《本草纲目》）

（12）小儿急疳：油麻嚼，敷之。（《本草纲目》）

（13）小儿软疖：油麻炒焦，乘热嚼烂，敷之。（《本草纲目》）

（14）头面诸疮：脂麻生嚼，敷之。（《本草纲目》）

（15）痔疮风肿作痛：胡麻子煎汤，洗之，即消。（《本草纲目》）

（16）坐板疮疥：生脂麻嚼，敷之。（《本草纲目》）

（17）乳疮肿痛：用脂麻炒焦，研末，以灯窝油调，涂即安。（《本草纲目》）

（18）妇人乳少：脂麻炒，研，入盐少许，食之。（《本草纲目》）

（19）痈疮不合：乌麻炒黑，捣，敷之。（《本草纲目》）

（20）小便尿血：胡麻三升杵末，以东流水二升浸一宿，平旦绞汁，顿热服。（《本草纲目》）

配伍应用：

（1）黑芝麻与桑叶配伍，补益精血，用于精血不足引起的须发早白、头晕眼花。

（2）黑芝麻与柏子仁配伍，养血润燥，通便，用于血虚津亏引起的肠燥便秘。

组方应用：

（1）《方脉正宗》：胡麻一斤（500g），白术八两（240g），威灵仙（酒炒）四两（120g）。共研为末，每早服五钱（15g），白汤调下。主治一切风湿，腰脚疼痛。

（2）经验方：黑芝麻30g，女贞子10g，墨旱莲10g，桑椹10g，制首乌10g，侧柏叶10g，枸杞子10g，生地15g，熟地15g，黄精10g。功效主治：滋补肝肾，养血生发。用于斑秃。用法：每日一剂，水煎400ml，分两次温服。

【化学成分】含脂肪油（油酸、亚油酸等），植物蛋白，氨基酸，木脂素，植物甾醇，糖类，磷脂及十余种微量元素，还含烟酸、核黄素、维生素B_6、维生素E、细胞色素C、胡麻苷等。

【药理作用】具有抗病毒、抗菌、抗氧化的作用。

【用法用量】9~15g。

龟甲

【来源】本品为龟科动物乌龟 Chinemys reevesii (Gray) 的背甲及腹甲。主产于浙江、湖北、湖南、安徽等地。全年均可捕捉，以秋、冬二季为多，捕捉后杀死，或用沸水烫死，剥取背甲及腹甲，除去残肉，晒干。

【商品】龟甲、醋龟甲。

【性状】本品背甲及腹甲由甲桥相连，背甲稍长于腹甲，与腹甲常分离。背甲呈长椭圆形拱状，长7.5~22cm，宽6~18cm；外表面棕褐色或黑褐色，脊棱3条；颈盾1块，前窄后宽；椎盾5块，第1椎盾长大于宽或近相等，第2~4椎盾宽大于长；肋盾两侧对称，各4块；缘盾每侧11块；臀盾2块。腹甲呈板片状，近长方椭圆形，长6.4~21cm，宽5.5~17cm；外表面淡黄棕色至棕黑色，盾片12块，每块常具紫褐色放射状纹理，腹盾、胸盾和股盾中缝均长，喉盾、肛盾次之，肱盾中缝最短；内表面黄白色至灰白色，有的略带血迹或残肉，除净后可见骨板9块，呈锯齿状嵌接；前端钝圆或平截，后端具三角形缺刻，两侧残存呈翼状向斜上方弯曲的甲桥。质坚硬。气微腥，味微咸。

【性味归经】咸、甘，微寒，归肝、肾、心经。

【功效与主治】滋阴潜阳，益肾强骨，养血补心。用于阴虚潮热，骨蒸盗汗，头晕目眩，虚风内动，筋骨痿软，心虚健忘。醋龟甲长于补肾健骨，滋阴止血。

【临床应用】

单味应用：

（1）卒得咳嗽：生龟三枚，治如食法，去肠，以水五升煮取三升，以渍曲酿米四升如常法熟，

饮二升，令尽此，则永断。(《经史证类备用本草》)

(2) 产后产前痢：败龟一枚，用米醋炙，捣为末，米饮调下。(《经史证类备用本草》)

(3) 疟疾不止：龟板烧存性，研末，酒服方寸匕。(《本草纲目》)

(4) 肿毒初起：败龟板一枚烧，研，酒服四钱。(《本草纲目》)

(5) 小儿头疮：龟甲烧灰，敷之。(《本草纲目》)

配伍应用：

(1) 龟甲与石决明配伍，平肝潜阳，用于肝阳上亢所致的头晕目眩。

(2) 龟甲与阿胶配伍，滋阴潜阳，用于热病伤阴、虚风内动引起的头晕目眩、心烦，甚至痉厥。

(3) 龟甲与黄柏配伍。滋阴清热。用于阴虚火旺所致的骨蒸潮热、盗汗遗精、心烦易怒、咳嗽咯血等证。

(4) 龟甲与虎骨配伍，滋阴益肾，强壮筋骨，用于肾虚引起的腰膝酸软、筋骨痿弱无力。

(5) 龟甲与远志配伍，养血补心，用于心虚惊悸、失眠健忘。

组方应用：

(1)《丹溪心法》固经丸：黄柏 6g，黄芩 15g，椿根皮 12g，白芍 15g，龟板 15g，香附 6g。功用：滋阴清热，固经止血。主治崩漏。经水过期不止，或下血量过多，血色深红或紫黑稠黏，手足心热，腰膝酸软，舌红，脉弦数。

(2)《备急千金要方》孔圣枕中丹：龟板、龙骨、远志、菖蒲各等份。功用：补肾宁心，益智安神。主治心神不足而致健忘失眠，心神不安。

【制剂】 固经丸　组成：龟甲，黄柏，黄芩，椿皮，香附，白芍。功能与主治：滋阴清热，固精止带。用于阴虚血热，月经先期，经血量多、色紫黑，赤白带下。用法与用量：口服。一次 6g，一日 2 次。

【化学成分】 含动物胶、角蛋白、脂肪、骨胶原、多种氨基酸，甾体化合物（胆甾醇、十二烯酸胆甾醇酯及甾醇-4-烯-3-酮），及钙、磷、锶、锌、铜等多种常量及微量元素。

【药理作用】 本品煎液能改善动物、"阴虚"证的机能状态；有兴奋子宫、抗突变、抗凝血、增强巨噬细胞吞噬功能及增强免疫力的作用；有解热、镇静、补血作用；对离体和在体子宫均有兴奋作用；龟甲胶有一定提升白细胞数量的作用。

【用法用量】 9~24g，先煎。

鳖　甲

【来源】 本品为鳖科动物鳖 Trionyx sinensis Wiegmann 的背甲。主产于河北、湖南、安徽、浙江等地。全年均可捕捉，以秋、冬二季为多，捕捉后杀死，置沸水中烫至背甲上的硬皮能剥落时，取出，剥取背甲，除去残肉，晒干。

【商品】 鳖甲、醋鳖甲。

【性状】 本品呈椭圆形或卵圆形，背甲隆起，长 10~15cm，宽 9~14cm。外表面黑褐色或墨绿色。略有光泽，具细网状皱纹及灰黄色或灰白色斑点，中间有一条纵棱，两侧各有左右对称的横凹纹 8 条，外皮脱落后，可见锯齿状嵌接缝。内表面类白色，中部有突起的脊椎骨，颈骨向内卷曲，两侧各有肋骨 8 条，伸出边缘。质坚硬。气微腥，味淡。

【性味归经】 咸，微寒，归肝、肾经。

【功效与主治】 滋阴潜阳，软坚散结，退烧除蒸。用于阴虚发热，劳热骨蒸，虚风内动，经闭，癥瘕、久疟、疟母。醋鳖甲长于软坚散结。

【临床应用】

单味应用：

（1）久患劳疟瘴等：方用鳖甲三两，涂酥炙令黄，去裙为末，临发时温酒调下二钱匕。（《经史证类备用本草》）

（2）小儿尸疰劳瘦，或时寒热：方用鳖头一枚烧灰，杵末，新汲水下半钱匕。（《经史证类备用本草》）

（3）脱肛历年不愈：死鳖头一枚，烧令烟绝，杵末，以敷肛上，手按挪之。（《经史证类备用本草》）

（4）丈夫阴头痈，师所不能医：鳖甲一枚烧，令末之，以鸡子白和，敷之，良。（《经史证类备用本草》）

（5）卒腰痛不得俯仰：鳖甲一枚，捣末，服方寸匕。（《经史证类备用本草》）

（6）石淋者：取鳖甲杵末，以酒服方寸匕，日二三，下石子，瘥。（《经史证类备用本草》）

（7）小儿痫：鳖甲炙令黄，捣为末，取一钱乳服。亦可蜜丸如泄大，服。（《经史证类备用本草》）

（8）小儿困痢脱肛：鳖头甲烧灰，末，熔扑之。（《经史证类备用本草》）

（9）老疟劳疟：用鳖甲醋炙，研末，酒服方寸匕，隔夜一服，清早一服，临时一服，无不断者。入雄黄少许更佳。（《本草纲目》）

（10）痈疽不敛，不拘发背，一切疮：用鳖甲烧存性，研，掺甚妙。（《本草纲目》）

配伍应用：

（1）鳖甲与牡蛎配伍，滋阴潜阳，用于热病伤阴、虚风内动引起的舌干齿黑、手指蠕动，甚至痉厥。

（2）鳖甲与丹皮配伍，滋阴清热，用于热病伤阴所致的夜热早凉、形瘦脉数、舌红少苔等证。

（3）鳖甲与地骨皮配伍，清虚热，退骨蒸，用于午后或夜间潮热、心烦盗汗、舌红少苔、脉细数。

（4）鳖甲、龟板、牡蛎配伍，滋阴潜阳，软坚散结，用于阴虚火旺、肝风内动之证。

组方应用：

（1）《金匮要略》鳖甲煎丸：鳖甲十二分（3.6g），乌扇、黄芩、鼠妇、干姜、大黄、桂枝、石韦、厚朴、瞿麦。紫葳、阿胶各三分（1g），柴胡、蜣螂各六分（0.2g），芍药、牡丹、土鳖虫各五分（1.5g），蜂巢四分（1.2g），赤硝十二分（3.6g），桃仁二分（0.6g），人参、半夏、葶苈各一分（0.3g）。功用：行气活血，祛湿化痰，软坚消癥。主治疟母。疟疾日久不愈，胁下癖块，以及癥瘕积聚，腹中疼痛，肌肉消瘦，饮食减少，时有寒热，或女子月经闭止等。

（2）《温病条辨》二甲复脉汤：炙甘草六钱（18g），干地黄六钱（18g），生白芍六钱（18g），阿胶三钱（10g），麦冬五钱（15g）去心，麻仁三钱（10g），生牡蛎五钱（15g），生鳖甲八钱（24g）。水八杯，煮取八分三杯，分三次服。主治热邪深入下焦，脉沉数，舌干齿黑，手指但觉蠕动，急防痉厥。

（3）《千金方》鳖甲汤：鳖甲如手大，当归、黄连、干姜各二两（60g），黄柏长一尺（30g），广三寸。上五味细切，以水七升（2100ml），煮取三升（600ml），去滓，分三服，日三。主治：产后早起中风冷，泄痢及带下。

【化学成分】 含动物胶、骨胶原、角蛋白、多种氨基酸、碳酸钙、磷酸钙、碘、维生素D及钙、磷、镁、锌、铜、锰等微量元素。

【药理作用】 本品能降低实验性甲亢动物血浆环磷酸腺苷的含量；有增强免疫、抗应激作用；能抑制结缔组织增生，可消散肿块；能促进造血功能，提高血红蛋白含量；其鳖血清有抗肿瘤作用。

【用法用量】 9~24g，捣碎，先煎。

第十八章 收敛药

【定义】凡具收敛固涩功效，以治疗各种滑脱不固证候为主要作用的药物，叫收敛药。

【中医指导理论】陈芷器曰"涩可固脱"。

【性味归经】本类药物大多味酸、涩，归心、肺、肾、胃、大肠经。

【临床应用】收涩药味多酸、涩，根据不同的功效和用途分为固表止汗药，敛肺涩肠药和固经缩尿止带药三类，各自具有敛汗、止泻、固精、缩尿、止带、止血、止咳等作用，适用于病久体虚、阴阳气血亏损、体内精微耗散过度所致的自汗、盗汗、久泻、久痢、脱肛、遗精、滑精、早泄、遗尿、久咳虚喘，以及带下、崩漏等证候。临床应用收敛药，要及时收敛耗散，防止滑脱不禁而进一步导致正气衰竭，变生他疾，此为治标之法。若要从根本上治疗滑脱诸证，还应根据具体病证的病因病机，与不同的补益药配伍，是标本兼顾。如气虚自汗者配补气药；阴虚盗汗者，配养阴药；脾肾两虚所致的久泻，久痢或带下者，配补脾益肾药；肾气不固所致遗精、滑精、遗尿配补肾药；冲任不固、崩漏带下者，配补肝肾药；肺肾两虚，久咳气喘者，配益肺补肾之品，使相得益彰，增强疗效。

【注意事项】收涩药在临床应用时，对外感表邪未解，内有痰湿，郁热未清者应忌用或慎用。

一、固表止汗药

固表止汗药在临床主要用于腠理不固的自汗、盗汗等证，在实际应用中应有相应的配伍，如气虚自汗配黄芪、白术；血虚盗汗配生地、熟地，潮热盗汗配地骨皮、知母、丹皮；心虚自汗配柏子仁等养心药；心火亢盛者配清泻心火药，使功效相互协同，提高临床疗效。

麻 黄 根

【来源】本品为麻黄科植物草麻黄 Ephedra sinica Stapf 或中麻黄 Ephedra intermedia Schrenk et C. A. Mey. 的干燥根及根茎。主产于河北、山西、内蒙古、甘肃等地。秋末采挖，除去残茎、须根及泥沙，干燥。

【商品】麻黄根。

【性状】本品呈圆柱形，略弯曲，长 8～25cm，直径 0.5～1.5cm。表面红棕色或灰棕色，有纵皱纹及支根痕。外皮粗糙，易成片状剥落。根茎具节，节间长 0.7～2cm，表面有横长突起的皮孔。体轻，质硬而脆，断面皮部黄白色，木部淡黄色或黄色，射线放射状，中心有髓。气微，味微苦。

【性味归经】甘，平，归心、肺经。

【功效与主治】止汗。用于自汗，盗汗。

【临床应用】

配伍应用：

(1) 麻黄根与黄芪配伍，收敛止汗，用于自汗不止。

(2) 麻黄根与牡蛎配伍，收敛止汗，用于产后虚汗不止。

(3) 麻黄根与熟地配伍，滋阴敛汗，用于阴虚盗汗。

组方应用：

《圣惠方》麻黄根散：当归一两（30g）锉，微炒，麻黄根二两（60g），黄芪一两（30g）锉。上药，捣粗罗为散。每服四钱（12g），以水一中盏（150～300ml），煎至六分，去滓，不计时候温服。主治产后虚汗不止。

【制剂】儿童清肺丸　组成：麻黄，苦杏仁，石膏，甘草，桑白皮，瓜蒌皮，黄芩，板蓝根，橘红，半夏，紫苏子，葶苈子，浙贝母，紫苏叶，细辛，薄荷，枇杷叶，白前，前胡，石菖蒲，天花粉，青礞石。功能与主治：清肺，解表，化痰，止嗽。用于小儿风寒外束。肺经痰热所致的面赤身热、咳嗽气促、痰多黏稠、咽痛声哑。用法与用量：口服。一次1丸，一日2次；3岁以下一次半丸。

【化学成分】含多种生物碱（麻黄根素、麻黄根碱A、B、C、D及阿魏酰组胺、酪氨酸甜菜碱等），黄酮类（麻黄双酮A、B、C、D和麻黄酚等）。

【药理作用】本品甲醇提取物能降低血压，但麻黄根素有升压作用；所含生物碱能抑制低热和烟碱所致的发汗。

【用法用量】3～9g。外用适量可研粉撒扑。

浮小麦

【来源】本品为禾本科植物小麦 Triticum aestivum L. 的干燥未成熟的颖果。各地均产。收获时，扬起其轻浮干瘪者，或以水淘之，浮起者为佳，晒干。生用。

【商品】浮小麦。

【性状】干燥颖果呈长圆形，长2～6mm，直径1.5～2.5mm。表面浅黄棕色或黄色，略皱，腹面中央有较深的纵沟，背面基部不明显的胚1枚，顶端有黄色柔毛。质坚硬，少数极瘪者，质地较软。断面白色或淡黄棕色。少数带有颖及稃。气清，味淡。

【性味归经】甘，凉，归心经。

【功效与主治】固表止汗，益气，除热。用于自汗，盗汗，骨蒸劳热。

【临床应用】

单味应用：

盗汗及虚寒不止：浮小麦，文武火炒令焦，为末。每服二钱，米饮汤调下，频服为佳。一法取陈小麦用干枣煎服。（《卫生宝鉴》）

配伍应用：

(1) 浮小麦与牡蛎配伍，益气除热止汗，用于体虚自汗不止。

(2) 浮小麦与生地配伍，益气养阴，清虚热，用于骨蒸劳热。

【制剂】脑乐静　组成：甘草浸膏，大枣，小麦。功能与主治：养心安神。用于心神失养所致的精神忧郁、易惊不寐、烦躁。用法与用量：口服。一次30ml，一日3次；小儿酌减。

【化学成分】含淀粉，酶类，蛋白质，脂肪，维生素以及钙、磷、铁等成分。

【药理作用】有抑制汗腺分泌、降血脂、护肝的作用。

【用法用量】15～30g。

附药：小麦

本品为小麦的干燥成熟颖果。味甘性微寒，归心经。功能养心除烦，主治心神不安，烦躁失眠及妇人脏躁等证。煎服，30～60g。

单味应用：

(1) 烦热，少睡多渴：用小麦作饭，水淘，食之。（《经史证类备用本草》）

(2) 妇女乳痈不消：右用白面半斤，炒令黄色，用醋煮为糊，涂于乳上，即消。（《经史证类备用本草》）

(3) 食过饱烦闷，但欲卧而腹胀：熬面令微香，杵，服方寸匕。以大麦生面佳，无面以∑亦得。（《经史证类备用本草》）

(4) 头上皮虚肿，薄如蒸饼，状如裹水：以口嚼面，敷之，瘥。（《经史证类备用本草》）

(5) 酒黄：取小麦三升杵，和少水取汁，服五合。（《经史证类备用本草》）

(6) 黄疸，皮肤眼睛如金色，小便赤：取小麦杵，取汁，服一合。（《经史证类备用本草》）

(7) 消渴口干：小麦用炊作饭及煮粥食之。（《经史证类备用本草》）

(8) 呕哕：面，醋和作弹丸二三十个，以沸汤煮，别剩浆水二斗已来，弹丸汤内漉出于浆中，看外热气稍减，乘热吞三两个。其哕定，即不用吞余者。（《经史证类备用本草》）

(9) 眉炼头疮：用小麦烧存性，为末、油调，敷。（《本草纲目》）

(10) 白癣风癣：用小麦摊石上，烧铁物压出油，搽之，甚效。（《本草纲目》）

配伍应用：

小麦与甘草配伍，养心除烦，用于妇女脏躁、悲伤欲哭。

组方应用：

《金匮要略》甘麦大枣汤：甘草9g，小麦15～30g，大枣5枚。功用：养心安神，和中缓急。主治：脏躁。精神恍惚，常悲伤欲哭，不能自主，心中烦乱，睡眠不安，甚则言行失常，呵欠频作，舌淡红苔少，脉细微数。

糯稻须根

【来源】本品为禾本科植物糯稻 Oryza sativa L. var. glutinosa Matsum. 的干燥根及根茎。全国各地均有栽培。10月间糯稻收割后采收，晒干。生用。

【商品】糯稻须根。

【性状】干燥的根茎及根，簇生成卵形或半圆形的团块，根茎呈圆锥形，黄棕色，极短，长至1cm，直径3～6mm，上端留有圆形中空的茎基，其周围有叶鞘部分，四周密生无数的须根；须根长10～15cm，粗约1mm，外表棕黄色或黄白色，有稀疏的纵皱纹，有时生有极微细的支根。很柔软，韧曲，断面为黄白色。具微臭，味淡。

【性味归经】甘，平，归心、胃、肝经。

【功效与主治】固表止汗，益胃生津，退虚热。用于自汗，盗汗，虚热不退，骨蒸潮热。

【临床应用】

单味应用：

止渴，止虚汗：糯稻根烧灰浸水饮。（《江苏植药志》）

配伍应用：

(1) 糯稻根须与浮小麦配伍，益胃生津止汗，用于气虚自汗、阴虚盗汗。

(2) 糯稻根须与沙参配伍，益胃生津，退虚热，用于虚热不退。

【化学成分】含蛋白质，膳食纤维，氨基酸（门冬氨酸、苏氨酸、丝氨酸、谷氨酸、脯氨酸、甘氨酸、丙氨酸、胱氨酸、缬氨酸、蛋氨酸、异亮氨酸、亮氨酸、酪氨酸、苯丙氨酸、赖氨酸、组氨酸、精氨酸），糖类（果糖、葡萄糖），山奈素，磷、铁、铜以及维生素A、B、C等。

【药理作用】有抑制汗腺分泌、降血脂、护肝的作用。

【用法用量】15～30g。

二、敛肺涩肠药

本类药物是收涩药中擅长敛肺止咳、涩肠止泻之品,临床多用于久咳虚喘,久泻、久痢等证,有些药物兼有止血作用,对久泻便血者更为适宜。

五 味 子

【来源】本品为木兰科植物五味子 Schisandra chinensis (Turcz.) Baill. 的干燥成熟果实。习称"北五味子",主产于东北。秋季果实成熟时采摘,晒干或蒸后晒干,除去果梗及杂质。

【商品】五味子、醋五味子、酒五味子、蜜五味子。

【性状】本品呈不规则的球形或扁球形,直径 5~8mm。表面红色、紫红色或暗红色,皱缩,显油润;有的表面呈黑红色或出现"白霜",果肉柔软,种子 1~2,肾形,表面棕黄色,有光泽,种皮薄而脆。果肉气微,味酸;种子破碎后,有香气,味辛、微苦。

【性味归经】酸、甘,温,归肺、心、肾经。

【功效与主治】收敛固涩,益气生津,补肾宁心。用于久嗽虚喘,梦遗滑精,遗尿尿频,久泻不止,自汗,盗汗,津伤口渴,短气脉虚,内热消渴,心悸失眠。醋五味子酸涩收敛之性增强,涩精止泻作用更强,用于遗精,泄泻。酒五味子益肾固精作用增强,用于肾虚遗精。蜜五味子益肺肾作用增强,用于久咳虚喘。

【临床应用】

单味应用:

(1) 阳事不起:新五味子一斤为末,酒服方寸匕,日三服。忌猪鱼蒜醋。尽一剂,即得力。百日以上可御十女。四时勿绝,药功能知。(《本草纲目》)

(2) 肾虚遗精:北五味子一斤洗净,水浸,揉去核,再以水洗核,取尽余味,通置砂锅中,布滤过,入好冬蜜二斤,炭火慢熬成膏,瓶收五日,出火性,每空心服一二茶匙,百滚汤下。(《本草纲目》)

(3) 肾虚白浊及两肋并背脊穿痛:五味子一两炒赤,为末,醋糊丸子大,每醋汤下三十丸。(《本草纲目》)

(4) 女人阴冷:五味子四两,为末,以口中玉泉和,丸兔矢大,频纳阴中,取效。(《本草纲目》)

(5) 赤游风丹渐渐肿大:五味子焙,研,热酒顿服一钱,自消,神效。(《本草纲目》)

配伍应用:

(1) 五味子与罂粟壳配伍,敛肺补肾,止咳平喘,用于肺虚久咳。

(2) 五味子与熟地配伍,滋肾纳气,用于肾虚气喘。

(3) 五味子与干姜配伍,温肺化饮,用于肺感外寒的咳嗽。

(4) 五味子与麦冬配伍,益气生津,敛阴止汗,用于热伤气阴所致的心悸、口渴多汗、脉虚等证。

(5) 五味子与柏子仁配伍,养心敛汗,用于阴虚盗汗及阳虚自汗。

(6) 五味子与黄芪配伍,益气生津,用于消渴证的口渴多饮。

(7) 五味子与桑螵蛸配伍,补肾涩精,用于滑精。

(8) 五味子与吴茱萸配伍,温补脾肾,涩肠止泻,用于脾肾虚寒的五更泄。

(9) 五味子与丹参配伍，滋阴养血，宁心安神，用于心肾阴亏的虚烦心悸、失眠多梦。

组方应用：

(1)《鸡峰普济方》五味细辛汤：白茯苓四两（120g），甘草三两（90g），干姜三两（90g），细辛三两（90g），五味子二两半（75g）。上为细末。每服二钱（6g），水一盏（150～300ml），煎至七分，去滓，温服，不以时。主治肺经寒感，咳嗽不已。

(2)《卫生家宝方》五味子丸：五味子二两（60g），续断二两（60g），地黄一两（30g），鹿茸一两（30g）切片，酥炙，附子一两（30g）炮，去皮脐。上为末，酒糊丸，如梧桐子大。每服二十丸，盐汤下。主治虚劳羸瘦，短气，夜梦，骨肉烦痛，腰背酸痛，动辄微喘。

【制剂】 七味都气丸 组成：五味子、茯苓、熟地黄、泽泻、山茱萸、牡丹皮、山药。功能与主治：补肾纳气，涩精止遗。用于肾不纳气所致的喘促、胸闷、久咳、气短、咽干、遗精、盗汗、小便频数。用法与用量：口服。一次9g，一日2次。

【化学成分】 北五味子主含挥发油，有机酸，鞣质，维生素，糖及树脂等。种子挥发油中的主要成分为五味子素。主要化学成分为：五味子丙素、五味子乙素、去氧五味子素、新五味子素、戈米辛N、p-谷甾醇、五味子醇乙、五味子醇甲、黑五味子酸、南五味子酸、5-羟甲基糠醛、a-L-正丁基山梨糖苷、胡萝卜苷等。

【药理作用】 本品对神经系统各级中枢均有兴奋作用；有镇咳和祛痰作用；能降低血压；能利胆，降低血清转氨酶，对肝细胞有保护作用；有与人参相似的适应原样作用，并能增强机体对非特异性刺激的防御能力；能提高免疫，抗氧化、抗衰老；对金黄色葡萄球菌、肺炎杆菌、肠道沙门氏菌、绿脓杆菌等均有抑制作用。

【用法用量】 1.5～6g。

乌　　梅

【来源】 本品为蔷薇科植物梅 Prunus mume (Sieb.) Sieb. et Zucc. 的干燥近成熟果实。主产于浙江、福建、云南等地。夏季果实近成熟时采收，低温烘干后闷至色变黑。

【商品】 乌梅、乌梅肉、乌梅炭、醋乌梅。

【性状】 本品呈类球形或扁球形，直径0.5～3cm。表面乌黑色或棕黑色，皱缩不平，基部有圆形果梗痕。果核坚硬，椭圆形，棕黄色，表面有凹点；种子扁卵形，淡黄色。气微，味极酸。

【性味归经】 酸、涩，平，归肝、脾、肺、大肠经。

【功效与主治】 敛肺，涩肠，生津，安蛔。用于肺虚久咳，久痢滑肠，虚热消渴，蛔厥呕吐腹痛；胆道蛔虫症。乌梅炭长于涩肠止泻，止血。醋乌梅收敛固涩作用增强，尤其适用于肺气耗散之久咳不止和蛔厥腹痛。

【临床应用】

单味应用：

(1) 手指忽肿痛，名为代指：以乌梅仁杵，苦酒和，以指渍之，须臾瘥。(《经史证类备用本草》)

(2) 泄痢口渴：乌梅煎汤，日饮代茶。(《本草纲目》)

(3) 大便不通，气奔欲死者：乌梅十颗汤浸，去核，丸枣大，纳入下部，少时即通。(《本草纲目》)

(4) 小儿头疮：乌梅烧，末，生油调，涂。(《本草纲目》)

(5) 香口去臭：曝干梅脯，常时含之。(《本草纲目》)

(6) 钩虫病：乌梅 15～30g，加水 500ml 煎成 120ml，早晨空腹一次服完，二煎在午餐前一次服下。（《一味中药祛顽疾》）

(7) 慢性结肠炎（临床表现为腹泻、腹痛、脓血便、形体消瘦、面色晦黯、舌质淡、苔白腻、脉细等）：乌梅 15g，加水 1500ml，煎至 1000ml，加适量糖，每天 1 剂，当茶饮。25 天为 1 疗程。能涩肠止泻。（《一味妙方治百病》）

(8) 便痢脓血：乌梅一两，去核，烧过为末。每服二钱，米饮下。（《圣济总录》）

(9) 小便尿血：乌梅烧存性，研末，醋糊丸，梧子大。每服四十丸，酒下。（《本草纲目》）

(10) 妇人血崩：乌梅烧灰，为末，以乌梅汤调下。（《妇人良方》）

(11) 蛔虫上行口鼻：乌梅肉嚼之，或煎汤饮自下。（《日用本草》）

(12) 一切疮肉出：乌梅烧为灰，杵末敷上，恶肉立尽。（《刘涓子鬼遗方》）

配伍应用：

(1) 乌梅与罂粟壳配伍，敛肺止咳，用于肺虚久咳。

(2) 乌梅与诃子配伍，涩肠止泻，用于久泻久痢。

(3) 乌梅与黄连配伍，涩肠止泻，用于天行下痢不能食者。

(4) 乌梅与豆豉配伍，生津止渴，用于消渴烦闷。

(5) 乌梅与天花粉配伍，生津止渴，用于虚热烦渴。

(6) 乌梅与蜀椒配伍，和胃安蛔，用于蛔虫引起的腹痛呕吐。

(7) 乌梅、川椒、黄连配伍，温脏安蛔，用于蛔厥症。

组方应用：

(1) 《伤寒论》乌梅丸：乌梅 30g，细辛 3g，干姜 9g，黄连 6g，当归 6g，附子 6g，蜀椒 5g，桂枝 6g，人参 6g，黄柏 6g。功用：温脏安蛔。主治蛔厥证。腹痛时作，心烦呕吐，时发时止，常自吐蛔，手足厥冷。亦治久痢久泻。

(2) 辽宁《中草药新医疗法资料选编》：乌梅一两（30g），双花二两（60g），雄黄四钱（12g）。共为细末，炼蜜为丸，每丸一钱（3g）。一次一丸，含化徐徐咽下，日三次。主治咽喉肿痛。

【制剂】固肠止泻丸　组成：乌梅，黄连，干姜，木香，罂粟壳，延胡索。功能与主治：调和肝脾，涩肠止痛。用于肝脾不和，泻痢腹痛，慢性非特异性溃疡性结肠炎症见上述症候者。用法与用量：口服。一次 4g（36 粒），一日 3 次。（西安阿房宫药业有限公司生产）

【化学成分】含柠檬酸、苹果酸、琥珀酸、酒石酸、碳水化合物、谷甾醇、蜡样物质及齐墩果酸样物质。

【药理作用】本品煎剂在体外对多种致病性细菌及皮肤真菌有抑制作用；有轻度收缩胆囊作用，能促进胆汁分泌；能增强机体免疫功能。

【用量】6～12g。

五 倍 子

【来源】本品为漆树科植物盐肤木 Rhus chinensis Mill. 青麸杨 Rhus potaninii Maxim. 或红麸杨 Rhus punjabensis Stew. var. sinica (Diels) Rehd. et Wils. 叶上的虫瘿，主要由五倍子蚜 Melaphis chinensis (Bell) Baker 寄生而形成。主产于贵州、四川等地，以产于贵州者为道地药材。秋季采摘，置沸水中略煮或蒸至表面呈灰色，杀死蚜虫，取出，干燥。按外形不同，分为"肚倍"和"角倍"。

【商品】 角倍、肚倍。

【性状】 肚倍　呈长圆形或纺锤形囊状，长 2.5~9cm，直径 1.5~4cm。表面灰褐色或灰棕色，微有柔毛。质硬而脆，易破碎，断面角质样，有光泽，壁厚 0.2~0.3cm，内壁平滑，有黑褐色死蚜虫及灰色粉状排泄物。气特异，味涩。

角倍　呈菱形，具不规则的钝角状分枝，柔毛较明显，壁较薄。

【性味归经】 酸、涩，寒，归肺、大肠、肾经。

【功效与主治】 敛肺降火，涩肠止泻，敛汗止血，收湿敛疮。用于肺虚久咳，肺热痰嗽，久泻久痢，盗汗，消渴，便血痔血，外伤出血，痈肿疮毒，皮肤湿烂。

【临床应用】

单味应用：

(1) 自汗、盗汗，常出为自汗，睡中出为盗汗：用五倍子研末，津调，填脐中，缚定，一夜即止也。（《本草纲目》）

(2) 心疼腹痛：五倍子生研末，每服一钱，铁杓内炒起烟黑色者为度，以好酒一钟倾入杓内，服之，立止。（《本草纲目》）

(3) 消渴饮水：五倍子为末，水服方寸匕，日三服。（《本草纲目》）

(4) 小儿夜啼：五倍子末，津调，填于脐内。（《本草纲目》）

(5) 暑月水泄：五倍子末，饭丸黄豆大，每服二十丸，荷叶煎水下，即时见效。（《本草纲目》）

(6) 大肠痔疾：五倍子煎汤，熏洗。或烧烟熏之，自然收缩。（《本草纲目》）

(7) 耳疮肿痛：五倍子末，冷水调，涂。湿则干掺之。（《本草纲目》）

(8) 鼻出衄血：五倍子末，吹之。仍以末同新棉灰等份，米饮服二钱。（《本草纲目》）

(9) 牙缝出血不止者：五倍子烧存性，研末敷之即止。（《本草纲目》）

(10) 牙龈肿痛　五倍子一两瓦焙，研末，每以半钱敷痛处，片时吐去涎。内服去风热药。（《本草纲目》）

(11) 天行口疮：五倍子末，掺之，吐涎即愈。（《本草纲目》）

(12) 疳蚀口鼻：五倍子烧存性，研末，掺之。（《本草纲目》）

(13) 一切肿毒：五倍子炒紫黑色，蜜调，涂之。（《本草纲目》）

(14) 癣头软疖及诸热疮：用五倍子七个研末，香油四两熬至一半，布绞去渣，搽之，三四遍即可。勿以水洗之。（《本草纲目》）

(15) 风癣湿烂：五倍子末，津调，涂之。同上。（《本草纲目》）

(16) 疮口不收：五倍子焙，研末，以腊醋脚调，涂四周，效。（《本草纲目》）

(17) 鱼口便毒：五倍子不拘多少，以净瓦器盛之，用陈醋熬成膏，用棉布摊贴之。如干即换，三五次即愈。（《本草纲目》）

(18) 毛囊疖肿：将五倍子适量置铁片、瓦片或铁锅内用火烤干，研末，醋调成糊状备用。使用时先将病灶区毛发剪除，然后涂上药糊，外用敷料包扎，每天更换一次，到痊愈为止。治疗期间停用抗感染治疗。能解毒、消肿、收湿、敛疮。（《一味妙方治百病》）

(19) 甲状腺肿：取五倍子放入砂锅内炒黄（忌铁器），冷却后研成末，晚上睡前用米醋调成膏状，敷于患处，次晨洗去。7次为一疗程。能散结消核。（《一味妙方治百病》）

(20) 小儿夜啼：五倍子 1.5g，加水 80ml 浓煎，于晚间睡前顿服，每天一次。能解热毒，生津液。（《一味妙方治百病》）

配伍应用：

(1) 五倍子与罂粟壳配伍，敛肺降火，用于肺虚久咳。

(2) 五倍子与枯矾配伍，涩肠止泻，用于久泻久痢。

(3) 五倍子与白茯苓配伍，收敛固精，用于虚劳遗浊。

(4) 五倍子与荞麦面配伍，收敛止汗，用于自汗、盗汗。

组方应用：

(1)《圣济总录》五倍子散：五倍子、大黄、黄柏各一两（30g）。锉，共捣罗为散，新汲水调如糊，日三五度，涂敷患处。主治一切肿毒。

(2)《太平惠民和剂局方》玉琐丹：五倍子一斤（500g），白茯苓四两（120g），龙骨二两（60g）。为末，水糊丸，梧子大。每服七十丸，食前用盐汤送下，日三服。主治虚劳遗浊。

【化学成分】含没食子鞣质，没食子酸，以及树脂、脂肪、蜡质、淀粉等。尚含 2 - 羟基 - 6 - 十五烷基苯甲酸、白果酚、棕榈酸 - 1,3 - 二甘油酯、β - 谷甾醇、正二十五烷、4 - 羟基 - 3 - 甲氧基 - 苯甲酸、棕榈酸、月桂酸、肉豆蔻酸及没食子酸等成分。

【药理作用】本品所含没食子酸与皮肤、黏膜的溃疡面接触后，其组织蛋白质即被凝固，形成一层被膜而呈收敛作用；对小肠有收敛作用，可减轻肠道炎症，制止腹泻；本品对金黄色葡萄球菌、链球菌、肺炎球菌、伤寒杆菌、副伤寒杆菌、痢疾杆菌、炭疽杆菌、白喉杆菌、绿脓杆菌等均有抑制作用。

【用法用量】3~6g。外用适量。

罂 粟 壳

【来源】本品为罂粟科植物罂粟 Papaver somniferum L. 的干燥成熟果壳。原产于国外，我国部分地区的药物种植场有少量栽培。秋季将已割取浆汁后的成熟果实摘下，破开，除去种子及枝梗，干燥。

【商品】罂粟壳、醋罂粟壳、蜜罂粟壳。

【性状】本品椭圆形或瓶状卵形，多已破碎成片状，直径1.5~5cm，长3~7cm。外表面黄白色、浅棕色至淡紫色，平滑，略有光泽，有纵向或横向的割痕；顶端有6~14条放射状排列呈圆盘状的残留柱头；基部有短柄。内表面淡黄色，微有光泽；有纵向排列的假隔膜，棕黄色，上面密布略突起的棕褐色小点。体轻，质脆。气微清香，味微苦。

【性味归经】酸、涩，平；有毒，归肺、大肠、肾经。

【功效与主治】敛肺，涩肠，止痛。用于久咳，久泻，脱肛，脘腹疼痛。醋罂粟壳长于止泻、止痛。蜜罂粟壳长于润肺止咳。

【临床应用】

单味应用：

(1) 久痢不止：罂粟壳醋炙，为末，蜜丸弹子大，每服一丸，水一盏、姜三片煎八分，温服。粟壳十两去膜，分作三分，一分醋炒、一分蜜炒、一分生用，并为末，蜜丸芡子大，每服三十丸，米汤下。（《本草纲目》）

(2) 久嗽不止，谷气素壮人用之即效：粟壳去筋，蜜炙，为末，每服五分，蜜汤下。（《本草纲目》）

(3) 泻痢赤白：蜜炙，蜜丸服。（《本草易读》）

配伍应用：

(1) 罂粟壳与蜂蜜配伍，敛肺止咳，用于久咳不止。

(2) 罂粟壳与乌梅配伍，敛肺止咳，用于虚劳咳喘自汗。

(3) 罂粟壳与大枣肉配伍，涩肠止痢，用于水泄不止。

(4) 罂粟壳与木香配伍，涩肠止痢，用于久痢及血痢疾。

组方应用：

(1)《卫生宝鉴》九仙散：人参、款冬花、桑白皮、桔梗、五味子、阿胶、乌梅各10g，贝母5g，罂粟壳15g。功用：敛肺止咳，益气养阴。主治久咳肺虚证。久咳不已，咳甚则气喘自汗，痰少而黏，脉虚数。

(2)《太平惠民和剂局方》真人养脏汤：人参9g，当归6g，白术9g，肉豆蔻6g，肉桂3g，甘草6g，白芍药15g，木香4.5g，诃子12g，罂粟壳15g。功用：涩肠止泻，温中补虚。主治久泻久痢。泻痢无度，滑脱不禁，甚至脱肛坠下，脐腹疼痛，不思饮食，舌淡苔白，脉迟细。

【制剂】止嗽化痰丸　组成：罂粟壳，桔梗，知母，前胡，陈皮，大黄，炙甘草，川贝母，石膏，苦杏仁，紫苏叶，葶苈子，款冬花，百部，玄参，麦冬，密蒙花，天冬，五味子，枳壳，瓜蒌子，半夏，木香，马兜铃，桑叶。功能与主治：清肺化痰，止嗽定喘。用于痰热阻肺，久嗽，咯血，痰喘气逆，喘息不眠。用法与用量：口服。一次15丸，一日1次。临睡前服用。

【化学成分】含多种生物碱（吗啡、可待因、那可汀、那碎因、罂粟碱、罂粟壳碱、蒂巴因、罂粟胺、紫鸦片碱、伪吗啡、丽春花定碱、鸦片黄等）。尚含迈康宁、豆甾醇、环木波萝烯酮、环鸦片甾烯酮、环鸦片甾烯酮酯。另含树脂、橡胶、脂肪、树胶、糖、蜡、可溶性酸性物质。

【药理作用】本品所含吗啡、可待因等均有显著的镇痛、镇咳作用；能使胃肠道及其括约肌的张力提高，消化液分泌减少，便意迟钝而起止泻作用。

【用法用量】3~6g。

【注意事项】本品易成瘾，不宜久服；儿童禁用。

诃　子

【来源】本品为使君子科植物诃子或绒毛诃子的干燥成熟果实。主产于云南、广东、广西壮族自治区等地。秋、冬二季果实成熟时采收，除去杂质，晒干。

【商品】诃子、煨诃子。

【性状】本品为长圆形或卵圆形，长2~4cm，直径2~2.5cm。表面黄棕色或暗棕色，略具光泽，有5~6条纵棱线及不规则的皱纹，基部有圆形果梗痕。质坚实。果肉厚0.2~0.4cm，黄棕色或黄褐色。果核长1.5~2.5cm，直径1~1.5cm，浅黄色，粗糙，坚硬。种子狭长纺锤形，长约1cm，直径0.2~0.4cm，种皮黄棕色，子叶2，白色，相互重叠卷旋。气微，味酸涩后甜。

【性味归经】苦、酸、涩，平，归肺、大肠经。

【功效与主治】涩肠敛肺，降火利咽。用于久泻久痢，便血脱肛，肺虚喘咳，久嗽不止，咽痛音哑。煨诃子药性缓和，涩敛之性增强，用于老人久泻久痢及脱肛症。

【临床应用】

单味应用：

(1) 下气消食：诃黎一枚为末，瓦器中水一大升煎三两沸，下药更煎三五沸如曲尘色，入少盐饮之。（《本草纲目》）

(2) 一切气疾，宿食不消：诃黎一枚，入夜含之，至明嚼咽。又方：诃黎三枚，湿纸包煨熟，去核，细嚼，以牛乳下。（《本草纲目》）

(3) 气嗽日久：生诃黎一枚，含之咽汁。瘥后口爽，不知食味，却煎槟榔汤一碗服，立便有

味。此知连州成密方也。(《本草纲目》)

配伍应用:

(1) 诃子与黄连配伍,清热止痢,用于久痢腹痛兼有热者。

(2) 诃子与陈皮配伍,涩肠止泻,用于虚寒久泻或脱肛。

(3) 诃子与桔梗配伍,清肺利咽开音,用于失音不能言语。

(4) 诃子与通草配伍,敛肺止咳,利咽疗哑,用于久咳、语言不出。

组方应用:

(1)《济生方》诃子饮:诃子(去核)一两(30g),杏仁(泡,去皮、尖)一两(60g),通草二钱五分(7.5g)。上细切,每服四钱(12g),水一盏(150~300ml),煨生姜切五片,煎至八分,去滓,食后温服。主治久咳语声不出。

(2)《宣明论方》诃子汤:诃子四个(半炮半生),桔梗一两(30g)半炮半生,甘草二两(60g)半炙半生。上为细末,每服二钱(6g),用童子小便一盏(150~300ml),同水一盏(150~300ml),煎至五七沸,温服。主治失音,不能言语者。

(3) 内蒙古《中草药新医疗法资料选编》:诃子、栀子、楝子各等量。共研细末,每次二钱(6g),水煎服,每日服三次。主治结膜炎。

(4)《本草汇言》:诃黎勒十个(酒润,草纸裹,煨熟,肉与核共捣细),白芷、防风、秦艽各一两(30g)。俱微炒,研为末,米糊丸,梧桐子大。每早晚各服三钱(10g),白汤下。主治肠风泻血。

(5)《医林集要》:诃黎勒十个(酒润,草纸裹,煨熟,肉与核共捣细),白术、黄芪、当归、杜仲、蛇床子、北五味子、山茱萸肉各二两(60g)。俱炒研为末,炼蜜丸,梧桐子大。每早服三钱(10g),白汤下。主治白带白淫,因虚寒者。

【制剂】

(1) 百癣夏塔热片 组成:地锦草,诃子肉,毛诃子肉,司卡摩尼亚脂,芦荟,西青果。功能与主治:清除异常黏液质、胆液质及败血,消肿止痒。用于治疗手癣,体癣,足癣,花斑癣,银屑病,过敏性皮炎,带状疱疹,痤疮。用法与用量:口服。一次3~5片,一日3次。(西安阿房宫药业有限公司生产)

(2) 三子散 组成:诃子,川楝子,栀子。功能与主治:清热凉血,解毒。用于温热,血热,新久热。用法与用量:水煎服。一次3~4.5g,一日2~3次。

【化学成分】含鞣质(诃子酸、诃黎勒酸、原诃子酸、葡萄糖没食子鞣苷、鞣花酸及没食子酸等)。尚含诃子素、鞣酸酶、番泻苷A等。

【药理作用】本品所含鞣质有收敛、止泻作用,除鞣质外,还含有致泻成分,故与大黄相似,先致泻而后收敛;煎剂对痢疾杆菌、绿脓杆菌、白喉杆菌、金黄色葡萄球菌、大肠杆菌、溶血性链球菌等多种细菌均有不同程度的抑制作用。

【用法用量】3~9g。

石 榴 皮

【来源】本品为石榴科植物石榴 Punica granatum L. 的干燥果皮。我国大部分地区均有栽培。秋季果实成熟后收集果皮,晒干。

【商品】石榴皮、石榴皮炭。

【性状】本品呈不规则的片状或瓢状,大小不一,厚1.5~3mm。外表面红棕色、棕黄色或暗棕色，略有光泽，粗糙，有多数疣状突起，有的有突起的筒状宿萼及粗短果梗或果梗痕。内表面黄色或红棕色，有隆起呈网状的果蒂残痕。质硬而脆，断面黄色，略显颗粒状。气微，味苦涩。

【性味归经】 酸、涩，温，归大肠经。

【功效与主治】 涩肠止泻，止血，驱虫。用于久泻，久痢，便血，脱肛，崩漏，白带，虫积腹痛。石榴皮炭收涩力增强，多用于久泻久痢，崩漏。

【临床应用】

单味应用：

（1）赤白痢下，腹痛，食不消化者：用醋榴皮炙黄，为末，枣肉或粟米饭和，丸梧子大，每空腹米饮服下三十丸，日三服，以知为度。如寒滑，加附子、赤石脂各一倍。（《本草纲目》）

（2）赤白痢下，腹痛，食不消化者：用皮烧存性，为末，每米饮服方寸匕，日三服，效乃止。（《本草纲目》）

（3）久痢久泻：陈石榴皮酢者焙，研细末，每服二钱，米饮下。患两三年或两三月，百方不效者，服之便止，不可轻忽之也。（《本草纲目》）

（4）食榴损齿：石榴黑皮炙黄，研末，枣肉和，丸梧子大，每日空腹三丸，白汤下，日二服。（《本草纲目》）

（5）脚肚生疮，初起如粟，搔之渐开，黄水浸淫，痒痛溃烂，遂致绕胫而成痼疾，用醋榴皮煎汤，冷定，日日扫之，取愈乃止。（《本草纲目》）

（6）小儿消化不良：鲜石榴皮30g，砸烂成泥状，敷于肚脐，外用胶布封贴，每24小时换药一次。（《一味中药祛顽疾》）

（7）汤火烫伤：石榴果皮适量。研末，麻油调搽患处。（《贵州草药》）

配伍应用：

（1）石榴皮与砂糖配伍，收敛止泻，用于日久水泻。

（2）石榴皮与黄连配伍，止痢，用于久痢不止。

（3）石榴皮与白矾配伍，收敛止脱，用于脱肛。

（4）石榴皮与槟榔配伍，杀虫，用于虫积腹痛。

组方应用：

（1）《产经方》石榴皮汤：安石榴皮二两（60g），当归三两（90g），阿胶二两（60g）炙，熟艾如鸡子大二枚。上四物以水九升（1800ml），煮取二升（400ml），分三服。主治妊身暴下不止，腹痛。

（2）《圣惠方》石榴皮散：酸石榴皮一两（30g）锉，桃符二两（60g）锉，胡粉一两（30g），酒二合（200ml），槟榔二钱（6g）。上件药，以水二大盏（300~600ml），煎前二味至一盏（150~300ml），去滓，下胡粉、槟榔、酒，更煎一沸，稍热，分为三服。主治诸虫心痛不可忍，多吐酸水。

【化学成分】 含鞣质（鞣花单宁、鞣花酸、没食子酸等）、蜡、树脂、树胶、石榴皮碱、伪石榴皮碱、异石榴皮碱、N-甲基异石榴皮、苹果酸、熊果酸、异槲皮苷、白果酸、白桦脂酸、甘露醇、苹果酸、果胶和草酸钙及糖等，并含多种氨基酸和多种微量元素。

【药理作用】 本品所含鞣质具有收敛作用；煎剂对金黄色葡萄球菌、痢疾杆菌、白喉杆菌均有杀灭作用，对霍乱弧菌、伤寒杆菌、绿脓杆菌、结核杆菌等有明显的抑制作用，对堇色毛癣菌、红色表皮癣菌等抑制作用。

【用法用量】 3~9g。

肉 豆 蔻

【来源】 本品为肉豆蔻科植物肉豆蔻 Myristica fragrans Houtt. 的干燥种仁。主产于马来西亚、印度尼西亚；我国广东、广西壮族自治区、云南亦有栽培。冬、春二季果实成熟时采收，除去皮壳，干燥。

【商品】 肉豆蔻、煨肉豆蔻。

【性状】 本品呈卵圆形或椭圆形，长2~3cm，直径1.5~2.5cm。表面灰棕色或灰黄色，有时外被白粉（石灰粉末）。全体有浅色纵行沟纹及不规则网状沟纹。种脐位于宽端，呈浅色圆形突起，合点呈暗凹陷。种脊呈纵沟状，连接两端。质坚，断面显棕黄色相杂的大理石花纹，宽端可见干燥皱缩的胚，富油性。气香浓烈，味辛。

【性味归经】 辛，温，归脾、胃、大肠经。

【功效与主治】 温中行气，涩肠止泻。用于脾胃虚寒，久泻不止，脘腹胀痛，食少呕吐。煨肉豆蔻除去了部分油脂，免于滑肠，刺激性减小，增强了固肠止泻的作用，用于心腹胀痛，虚弱冷痢，呕吐，宿食不消。

【临床应用】

单味应用：

冷痢腹痛，不能食者：肉豆蔻一两去皮，醋和面裹煨，捣末，每服一钱，粥饮调下。（《本草纲目》）

配伍应用：

（1）肉豆蔻与白术配伍，温中行气，涩肠止泻，用于脾胃虚寒、久泻不止。

（2）肉豆蔻与五味子配伍，温补脾肾，涩肠止泻，用于脾肾虚寒的五更泄。

（3）肉豆蔻与木香配伍，温中行气开胃，用于胃寒呕吐、食少腹胀。

组方应用：

（1）《宣明论方》肉豆蔻丸：肉豆蔻、槟榔、轻粉各一分（0.3g），黑牵牛一两半（45g）取头末。上为末，面糊为丸，如绿豆大。每服十丸至二十丸，煎连翘汤下，食后，日三服。主治水湿胀如鼓，不食者，病可下。

（2）《圣济总录》肉豆蔻散：肉豆蔻（去壳，为末）一两（30g），生姜汁二合（200ml）白面二两（60g）。上三味，将姜汁和面作饼子，裹肉豆蔻末煨令黄熟，研为细散。每服二钱匕（6g），空心米饮调下，日午再服。主治水泻无度、肠鸣腹痛。

（3）《圣惠方》：肉豆蔻一两（30g）去壳，人参一两（30g）去芦头，厚朴一两（30g）去粗皮，涂生姜汁，炙令香熟。上药捣，粗罗为散。每服三钱（10g），以水一大盏（150~300ml），入生姜半分（0.15g），粟米二撮（5~8g），煎至五分，去滓，不计时候温服。主治霍乱呕吐不止。

【制剂】 四神丸　组成：肉豆蔻，补骨脂，五味子，吴茱萸，大枣。功能与主治：温肾散寒，涩肠止泻。用于肾阳不足所致的泄泻，症见肠鸣腹胀、五更溏泻、食少不化、久泄不止、面黄肢冷。用法与用量：口服。一次9g，一日1~2次。

【化学成分】 含挥发油。另含肉豆蔻醚、丁香酚、异丁香酚、去氢二异丁香酚、利卡灵B、异香草醛、肉豆蔻醚、榄香脂素、原儿茶酸、异甘草素等萜烯类化合物。

【药理作用】 本品所含挥发油，少量能促进胃液的分泌及胃肠蠕动，而有开胃和促进食欲，消胀止痛的作用，但大量服用则有抑制作用，且有较显著的麻醉作用；挥发油中的萜类成分对细菌和霉菌均有抑制作用；肉豆蔻醚对正常人有致幻、抗炎作用。

【用法用量】3~9g。

赤石脂

【来源】本品位硅酸盐类矿物多水高岭石族多水高岭石，主含四水硅酸铝[$Al_4(Si_4O_{10})(OH)_8·4H_2O$]。主产于福建、山东、河南等地。采挖后，除去杂质。

【商品】赤石脂、煅赤石脂。

【性状】本品为块状集合体，呈不规则的块状。粉红色、红色至紫红色，或有红白相间的花纹。质软，易碎，断面有的具蜡样光泽。吸水性强。具黏土气，味淡，嚼之无沙粒感。

【性味归经】甘、酸、涩，温，归胃、大肠经。

【功效与主治】涩肠，止血，生肌敛疮。用于久泻久痢，大便出血，崩漏带下；外治疮疡不敛，湿疹脓水浸淫。煅赤石脂长于收涩。

【临床应用】

单味应用：

（1）痰饮吐水无时节者，其源以冷饮过度，遂另脾胃气羸，不能消于饮食，饮食入胃，则皆变成冷水，反吐不停，皆赤石脂散主之：赤石脂一斤，捣筛，服方寸匕，酒饮自任，稍稍加至三匕。服尽一斤，则终身不吐淡水。又不下痢，补五脏，令人肥健。有人淡饮，服诸药不效，用此方遂愈。（《经史证类备用本草》）

（2）小儿疳泻：用赤石脂才杵罗为末如面，以粥饮调半钱服，立瘥。或以京芎等份同服，更妙。（《经史证类备用本草》）

（3）赤白下痢：赤石脂末，饮服一钱。（《本草纲目》）

（4）药源性腹泻：赤石脂20~40g，碾成粉末，加入少量开水调匀，待温热时吞服，或鼻饲导入，每天2~4次，泻止一天后停药。能涩肠，止泻。（《一味妙方治百病》）

配伍应用：

（1）赤石脂与禹余粮配伍，涩肠止泻，用于泻痢日久、滑泄不禁。

（2）赤石脂与干姜配伍，温中涩肠，用于虚寒下痢、便脓血。

（3）赤石脂与侧柏叶配伍，收敛止血，用于妇人漏下，经年不愈。

（4）赤石脂与白芍配伍，收敛止带，用于妇人赤白带下，日久不愈。

（5）赤石脂与炉甘石配伍，收湿生肌敛疮，用于溃疡不敛。

组方应用：

（1）《伤寒论》桃花汤：赤石脂25g，干姜6g，粳米25g。功用：温中涩肠止泻。主治虚寒痢。下痢不止，便脓血，色黯不鲜，日久不愈，腹痛喜温喜按，舌淡苔白，脉迟或微细。

（2）《本草衍义》：赤石脂、干姜各一两（30g），胡椒半两（15g）。同为末，醋和丸梧子大。空心及饭前米饮下五六十丸。主治大肠寒滑，小便精出。

（3）《圣惠方》：赤石脂一两（30g），白芍一两（30g），干姜一两（30g）炮裂，锉。上药捣细罗为散。每于食前，以粥饮调下二钱（6g）。主治妇人久赤白带下。

（4）《金匮要略》赤石脂丸：赤石脂一两（30g），蜀椒一两（30g），乌头一分（0.3g）炮，附子半两（15g），干姜一两（30g）。上五味，末之，蜜丸如梧子大。先食服一丸，日三服，不知，稍加服。主治心痛彻背，背痛彻心。

【制剂】肠胃宁片 组成：党参，白术，黄芪，赤石脂，干姜，木香，砂仁，补骨脂，葛根，防风，白芍，延胡索，当归，儿茶，罂粟壳，炙甘草。功能与主治：健脾益肾，温中止痛，涩肠止泻。用于脾肾阳虚所致的泄泻，症见大便不调、五更泄泻、时带黏液，伴腹胀腹痛、胃脘不舒、小腹坠胀；慢性结肠炎、溃疡性结肠炎、肠功能紊乱见上述证候者。用法与用量：口服。一次4～5片，一日3次。

【化学成分】含四水硅酸铝，尚含氧化铁等成分。

【药理作用】本品能吸附消化道内的有毒物质、细菌毒素及代谢产物，减少对肠道黏膜的刺激，而呈止泻作用；对胃肠黏膜有保护作用。

【用法用量】9～12g。外用适量，研末敷患处。

【注意事项】不宜与肉桂同用。

禹余粮

【来源】本品为氢氧化物类矿物褐铁矿，主含碱式氧化铁[FeO(OH)]。主产于浙江、广东等地。采挖后，除去杂石。

【商品】禹余粮、煅禹余粮。

【性状】本品为块状集合体，呈不规则的斜方块状，长5～10cm，厚1～3cm。表面红棕色、灰棕色或浅棕色，多凹凸不平或附有黄色粉末。断面多显深棕色与淡棕色或浅黄色相间的层纹，各层硬度不同，质松部分指甲可划动。体重，质硬。气微，无味，嚼之无沙粒感。

【性味归经】甘、涩，微寒，归胃、大肠经。

【功效与主治】涩肠止泻，收敛止血。用于久泻，久痢，崩漏，白带。煅禹余粮长于收敛。

【临床应用】

单味应用：

盲肠气痛，妇人少腹痛：禹余粮为末，每米饮服二钱，日二服，极效。(《本草纲目》)

配伍应用：

(1) 禹余粮与赤石脂配伍，涩肠止泻，用于泻痢日久、滑泄不禁。

(2) 禹余粮与补骨脂配伍，温阳益气，涩肠止泻，用于脾虚引起的泄泻及老人虚泄。

(3) 禹余粮与伏龙肝配伍，收敛止血，用于崩漏带下。

(4) 禹余粮与干姜配伍，收敛止带，用于妇女带下不止。

组方应用：

《千金方》：牡蛎、伏龙肝、赤石脂、白龙骨、桂心、乌贼骨、禹余粮各等份。上七味，治下筛。空心酒服方寸匕，日二。白多者加牡蛎、龙骨、乌贼骨，赤多者加赤石脂、禹余粮，黄多者加伏龙肝、桂心，随病加之。主治女人漏下，或瘥或剧，常漏不止，身体羸瘦，饮食减少，或赤或白或黄，使人无子者。

【化学成分】含氧化铁、磷酸盐、铝、钙、镁、钾、钠等成分。

【药理作用】本品煎液能抑制小鼠肠蠕动；生品能明显缩短凝血时间和出血时间，而煅品则出现延长作用。

【用法用量】9～15g，煎汤或入丸散。

【注意事项】孕妇慎用。

三、固精、缩尿、止带药

本类药物为收涩药中长于固精、缩尿、收敛白带之品，多具甘、涩之味，以固涩下焦见长，常用于遗精、滑精、小便频数、遗尿及妇女带下清稀等证。

山茱萸

【来源】本品为山茱萸科植物山茱萸 Cornus officinalis Sieb. et Zucc. 的干燥成熟果肉。主产于河南、浙江、安徽、陕西等地。秋末冬初果皮变红时采收果实，用文火烘或置沸水中略烫后，及时除去果核，干燥。

【商品】山茱萸、酒茱萸。

【性状】本品呈不规则的片状或囊状，长1~1.5cm，宽0.5~1cm。表面紫红色至紫黑色，皱缩，有光泽。顶端有的有圆形宿萼痕，基部有果梗痕。质柔软。气微，味酸、涩、微苦。

【性味归经】酸、涩，微温，归肝、肾经。

【功效与主治】补益肝肾，涩精固脱。用于眩晕耳鸣，腰膝酸痛，阳痿遗精，遗尿尿频，崩漏带下，大汗虚脱，内热消渴。酒茱萸长于补益肝肾。

【临床应用】

配伍应用：

（1）山茱萸与泽泻配伍，滋补肝肾，收敛固涩，用于肝肾阴虚所致的腰膝酸软、头晕目眩、耳鸣耳聋、盗汗及阴虚遗精等证。

（2）山茱萸与当归配伍，补肾助阳，固精止遗，用于肾阳不足的阳痿遗精、腰酸神疲。

（3）山茱萸与益智仁配伍，收敛固涩，用于小便不禁。

（4）山茱萸与牡蛎配伍，收敛固涩，用于大汗不止、体虚欲脱之证。

（5）山茱萸与乌贼骨配伍，收敛止血，用于崩漏及月经过多。

组方应用：

（1）《圣惠方》：牛膝一两（30g）去苗，山茱萸一两（30g），桂心三分（1g），上药捣细罗为散，每于食前，温酒调下二钱（6g）。主治：五种腰痛，下焦风冷，腰膝无力。

（2）《扶寿精方》草还丹：山茱萸（酒浸）取肉一斤（500g），破故纸（酒浸一日，焙干）半斤（250g），当归四两（120g），麝香一钱（3g）。上为细末，炼蜜丸，梧桐子大。每服八十一丸，临卧酒盐汤下。功用：益元阳，补元气，固元精，壮元神。

（3）《方龙潭家秘》：山茱萸肉二两（60g），益智子一两（30g），人参、白术各八钱（24g），分作十剂，水煎服。主治老人小水不节，或自遗不禁。

（4）《医学衷中参西录》来复汤：山萸肉二两（60g）去净核，生龙骨一两（30g）捣细，生牡蛎一两（30g）捣细，生杭芍六钱（18g），野台参四钱（12g），甘草三钱（10g）蜜炙。水煎服。主治寒温外感诸症，大病差后不能自复，寒热往来，虚汗淋漓；或但热不寒，汗出而热解，须臾又热又汗，目睛上窜，势危欲脱，或喘逆，或怔忡，或气虚不足以息。

【化学成分】含山茱萸苷、乌索酸、莫罗忍冬苷、7-O-甲基莫罗忍冬苷、獐牙菜苦素、番木鳖苷。尚含没食子酸、苹果酸、酒石酸、原维生素A以及皂苷、鞣质等。

【药理作用】本品对非特异性免疫功能有增强作用，体外实验能抑制腹水癌细胞；有抗实验性肝损害作用；对于因化学疗法及放射疗法引起的白细胞下降，有使其升高作用，且有抗氧化作用；所含鞣质有收敛作用；注射液能强心、升压，并能抑制血小板聚集，抗血栓形成。

【用法用量】6~12g。

覆盆子

【来源】本品为蔷薇科植物华东覆盆子 Rubus chingii Hu 的干燥果实。主产于浙江、福建等地。

夏初果实由绿变绿黄时采收,除去梗、叶,置沸水中略烫或略蒸,取出,干燥。

【商品】覆盆子。

【性状】本品为聚合果,有多数小核果聚合而成,呈圆锥形或扁圆锥形,高 0.6~1.3cm,直径 0.5~1.2cm。表面黄绿色或淡棕色,顶端钝圆,基部中心凹入。宿萼棕褐色,下有果梗痕。小果易剥落,每个小果呈半月形,背面密被灰白色茸毛,两侧有明显的网纹,腹部有突起的棱线。体轻,质硬。气微,味微酸涩。

【性味归经】甘、酸,温,归肾、膀胱经。

【功效与主治】益肾,固精,缩尿。用于肾虚遗尿,小便频数,阳痿早泄,遗精滑精。

【临床应用】

单味应用:

阳事不起:覆盆子酒浸,焙,研为末,每旦酒服三钱。(《本草纲目》)

配伍应用:

(1) 覆盆子与山茱萸配伍,补益肝肾,收敛固涩,用于肾虚不固的遗精、滑精。

(2) 覆盆子与金樱子配伍,补肾缩尿,用于肾虚的遗尿、尿频。

(3) 覆盆子与车前子配伍,补肾助阳固精,用于肾虚阳痿、滑精及不育等证。

(4) 覆盆子与枸杞配伍,补益肝肾,明目,用于肝肾不足的目暗不明。

组方应用:

《摄生众妙方》五子衍宗丸:枸杞子八两(240g),菟丝子八两(240g)酒蒸,捣饼,五味子二两(60g)研碎,覆盆子四两(120g)酒洗,去目,车前子二两(60g)扬净。上药,俱择精新者,焙晒干,共为细末,炼蜜丸,梧桐子大。每服,空心九十丸,上床时五十丸,百沸汤或盐汤送下,冬月用温酒送下。主治添精补髓,疏利肾气,不问下焦虚实寒热,服之自能平秘。

【化学成分】含生物碱,黄酮及苷,蒽醌及苷,多糖及苷,强心苷,皂苷,内酯,香豆素及苷,酚性成分,水解鞣质,缩合鞣质,有机酸类(枸橼酸、苹果酸、酒石酸),维生素类(V_A、V_{B_1}、V_{B_2}、V_C、V_E、V_{PP}),氨基酸,挥发油类等。主要化学成分有:覆盆子酸、鞣花酸、β-谷甾醇等。

【药理作用】本品对葡萄球菌、霍乱弧菌有抑制作用;还有雄激素样作用;具有较明显的免疫增强作用。

【用法用量】6~12g。

桑 螵 蛸

【来源】本品为螳螂科昆虫大刀螂 Tenodera sinensis Saussure、小刀螂 Statilia maculata (Thunberg) 或巨斧螳螂 Hierodula patellifera (Serville) 的干燥卵鞘。以上三种分别习称"团螵蛸""长螵蛸"及"黑螵蛸"。全国大部分地区均产。深秋至次春采收,除去杂质,蒸至虫卵死后,干燥。

【商品】团螵蛸、长螵蛸、黑螵蛸、盐桑螵蛸。

【性状】团螵蛸 略呈圆柱形或半圆形,由多层膜状薄片叠成,长 2.5~4cm,宽 2~3cm。表面浅黄褐色,上面带状隆起不明显,底面平坦或有凹沟。体轻,质松而韧,横断面可见外层为海绵状,内层为许多放射状排列的小室,室内各有一细小椭圆形卵,深棕色,有光泽。气微腥,味淡或微咸。

长螵蛸 略呈长条形,一端较细,长 2~5cm,宽 1~1.5cm。表面灰黄色,上面带状隆起明显,带的两侧各有一条暗棕色浅沟及斜向纹理。质硬而脆。

黑螵蛸 略呈平行四边形,长 2~4cm,宽 1.5~2cm。表面灰褐色,上面带状隆起明显,两侧有斜向纹理，近尾端微向上翘。质硬而韧。

【性味归经】甘、咸，平，归肝、肾经。

【功效与主治】益肾固精，缩尿，止浊。用于遗精滑精，遗尿尿频，小便白浊。盐桑螵蛸，引药下行入肾，增强益肾固精，缩尿止遗的作用。

【临床应用】

单味应用：

(1) 妊娠小便数不禁：桑螵蛸十二枚，捣为散，分作两服，米饮下。(《经史证类备用本草》)

(2) 小便不通及包转：桑螵蛸捣末，米饮服方寸匕，日三。(《经史证类备用本草》)

(3) 妇人遗尿：桑螵蛸酒炒，为末，姜汤服二钱。(《本草纲目》)

(4) 小儿软疖：桑螵蛸烧存性，研末，油调，敷之。(《本草纲目》)

(5) 一切遗尿：炙，末，水下。(《本草纲目》)

(6) 咽喉骨鲠：桑螵蛸，醋煎呷之。(《经验良方》)

配伍应用：

(1) 桑螵蛸与龙骨配伍，补肾固涩，用于遗精白浊、虚劳盗汗。

(2) 桑螵蛸与菖蒲配伍，补肾助阳，固精缩尿，用于肾虚所致的遗尿白浊、小便频数、遗精滑泄、心神恍惚等证。

(3) 桑螵蛸与鹿茸配伍，补肾助阳，用于阳痿。

(4) 桑螵蛸与益智仁配伍，补肾益智，用于心肾不交的遗尿，小便频数。

组方应用：

《本草衍义》桑螵蛸散：桑螵蛸9g，远志6g，菖蒲6g，龙骨15g，人参9g，茯神12g，当归9g，龟甲15g。功用：调补心肾，涩精止遗。主治心肾两虚证。小便频数，或尿如米泔色，或遗尿遗精，心神恍惚，健忘，舌淡苔白，脉细弱。

【化学成分】含蛋白质，脂肪，糖，粗纤维，胡萝卜素样的色素，氨基酸（酪氨酸、脯氨酸、色氨酸、精氨酸、甘氨酸等），并含有钾、铁、钙、磷等元素。卵含糖蛋白及脂蛋白。

【药理作用】本品具有轻微抗利尿及敛汗作用；还有促进消化液分泌作用；能降低血糖、血脂等。

【用法用量】5～9g。

海 螵 蛸

【来源】本品为乌贼科动物无针乌贼 Sepiella maindroni de Rochebrune 或金乌贼 Sepia esculenta Hoyle 的干燥内壳。主产于辽宁、江苏、浙江沿海等省区。收集乌贼鱼的骨状内壳，洗净，干燥。

【商品】海螵蛸、炒海螵蛸。

【性状】无针乌贼　呈扁长椭圆形，中间厚，两边薄，长9～14cm，宽2.5～3.5cm，厚约1.3cm。背面磁白色脊状隆起，两侧略显微红色，有不甚明显的细小疣点；腹面白色自尾端到中部有细密波状横层纹；角质缘半透明，尾部较宽平，无骨针。体轻，质松，易折断，断面粉质，显疏松层纹。气微腥，味微咸。

金乌贼　长13～23cm，宽约至6.5cm。背面疣点明显，略呈层状排列；腹面的细密波状横层纹占全体大部分，中间有纵向浅槽；尾部角质缘渐宽，向腹面翘起，末端有一骨针，多已断落。

【性味归经】咸、涩，温，归脾、肾经。

【功效与主治】收敛止血，涩精止带，制酸，敛疮。用于胃痛吞酸，吐血衄血，崩漏便血，遗精滑精，赤白带下，溃疡病。外治损伤出血，疮多脓汁。炒海螵蛸敛湿作用增强，温涩作用也强于生品。多用于疮疡湿疹，创伤出血。

【临床应用】

单味应用：

（1）疬疡风及三年：酢磨乌贼鱼骨，先布磨肉赤，即敷之。（《经史证类备用本草》）

（2）妇人小户嫁痛：乌贼骨烧，末，酒下方寸匕，日三服。（《经史证类备用本草》）

（3）丈夫阴头痈，师不能治：乌贼骨末，粉敷之，良。（《经史证类备用本草》）

（4）小儿痰鞕多年：海螵蛸末，米饮服一钱。（《本草纲目》）

（5）跌破出血：乌贼鱼骨末，敷之。（《本草纲目》）

（6）慢性气管炎：取乌贼骨适量，放瓦上焙枯，为末，与红糖等量拌匀，每日服两次，每次10g。（《一味中药祛顽疾》）

（7）下肢溃疡：先将溃疡面用高锰酸钾溶液洗净后，再撒上乌贼骨粉，然后用纱布覆盖固定。每隔2～3日换药一次。（《一味中药祛顽疾》）

（8）浅度溃疡期褥疮：选择较大块干净洁白海螵蛸数块，用小刀刮去表层污物，然后刮成粉末（硬壳层不要），用单层纱布过筛（如数量多可用簸斗），除去粗粒，装入洁净瓶内高压消毒备用。一般间隔7～10天需重复高压消毒，使用时先将创面常规消毒，然后用棉签取药粉撒在创面上，以全部撒满为度，覆盖消毒纱布，胶布固定。以后视分泌物情况每隔2～3天换药1次。如溃疡面干净，换药2～3次即愈。如换药2～3次无效，可改用其他药物治疗。能收敛止血，生肌敛疮。（《一味妙方治百病》）

配伍应用：

（1）海螵蛸与茜草配伍，收敛止血，用于妇女崩漏下血。

（2）海螵蛸与白及配伍，收敛止血，用于肺胃出血。

（3）海螵蛸与沙苑子配伍，固精止带，用于遗精带下。

（4）海螵蛸与血余炭配伍，收敛止血，用于妇女赤白带下。

（5）海螵蛸与贝母配伍，制酸止痛，用于胃痛吐酸。

（6）海螵蛸与青黛配伍，收湿敛疮，用于湿疮湿疹。

（7）海螵蛸与煅石膏配伍，收湿敛疮，用于溃疡多脓。

组方应用：

（1）《山东中草药手册》：海螵蛸五钱（15g），贝母、甘草各二钱（6g），瓦楞子三钱（10g）。共研细末，每次服二钱（6g）。主治胃痛，吐酸。

（2）《千金方》：乌贼骨、当归各二两（60g），鹿茸、阿胶各三两（90g），蒲黄一两（30g）。上五味治下筛。空心酒服方寸匕，日三，夜再服。主治妇人漏下不止。

（3）内蒙古《中草药新医疗法资料选编》：海螵蛸、煅猪皮、人中白各一两（30g），石灰一两半（45g）。共研细粉。消毒，撒于创面上，包扎即可。主治外伤出血。

（4）《小儿药证直诀》白粉散：海螵蛸三分（1g），白及三分（1g），轻粉一分（0.3g）。为末，先用浆水洗，拭干贴。主治诸疳疮。

【制剂】乌贝散　组成：海螵蛸，浙贝母，陈皮油。功能与主治：制酸止痛，收敛止血。用于肝胃不和所致的胃脘疼痛、泛吐酸水、嘈杂似饥；胃及十二指肠溃疡见上述证候者。用法与用量：饭前口服，一次3g，一日3次；十二指肠溃疡者可加倍服用。

【化学成分】主含碳酸钙，壳角质，黏液质。尚含少量钠、锶、镁、铁以及硅、铝、钛、锰、钡、铜等微量元素。

【药理作用】本品具有抗消化性溃疡、抗肿瘤作用；所含的碳酸钙能中和胃酸，改变胃内 pH 值，降低胃蛋白酶活性，促进溃疡面愈合；所含壳角质与胃中有机质和胃液作用后，可在溃疡面上形成保护膜，使出血趋于凝固。

【用法用量】5～9g。外用适量，研末敷患处。

金 樱 子

【来源】本品为蔷薇科植物金樱子 Rosa laevigata Michx. 的干燥成熟果实。主产于广东、四川、云南、湖北等地。10～11月果实成熟变红时采收，干燥，除去毛刺。

【商品】金樱子、炙金樱子。

【性状】本品为花托发育而成的假果，呈倒卵形，长 2～3.5cm，直径 1～2cm。表面红黄色或红棕色，有突起的棕色小点，系毛刺脱落后的残基。顶端有盘状花萼残基，中央有黄色柱基，下部渐尖。质硬。切开后，花托壁厚 1～2mm，内有多数坚硬的小瘦果，内壁及瘦果均有淡黄色绒毛。气微，味甘、微涩。

【性味归经】酸、涩，平，归肾、膀胱、大肠经。

【功效与主治】固精缩尿，涩肠止泻。用于遗精滑精，遗尿尿频，崩漏带下，久泻久痢。蜜炙金樱子偏于甘涩，可补中涩肠，多用于脾虚久泻，久痢。

【临床应用】

单味应用：

（1）霜后用竹夹子摘取，入木臼中杵去刺，擘去核，以水淘洗过，捣烂，入大锅水煎，不得绝火，煎减半，滤过，仍煎似稀饧：每服一匙，用暖酒一盏调服。活血驻颜，其功不可备述。（《本草纲目》）

（2）阴挺：金樱果（去刺、仁）一两。水煎服。（《闽东本草》）

（3）梦遗、精不固：金樱子十斤，剖开去子毛，于木臼内杵碎。水二升，煎成膏子服。（《明医指掌》）

配伍应用：

（1）金樱子与芡实配伍，固精缩尿止带，用于遗精、尿频、白浊、白带过多。

（2）金樱子与山药配伍，益气健脾，涩肠止泻，用于脾气虚弱的久泻久痢。

（3）金樱子与党参配伍，补气涩肠止泻，用于久虚泄泻下痢。

组方应用：

【化学成分】含苹果酸、枸橼酸、鞣酸、树脂、皂苷（金樱子皂苷、胡萝卜苷）、维生素 C、糖类、黄酮类、淀粉等成分。

【药理作用】本品所含鞣质具有收敛、止泻作用；煎液对金黄色葡萄球菌、大肠杆菌、绿脓杆菌、破伤风杆菌、钩端螺旋体及流感病毒均有抑制作用；还有抗动脉粥样硬化作用。

【用法用量】6～12g。

芡 实

【来源】本品为睡莲科植物芡 Euryale ferox Salisb. 的干燥成熟种仁。主产于湖南、江西、安徽、山东等地。秋末冬初采收成熟果实，除去果皮，取出种子，洗净，再除去硬壳（外种皮），晒干。

【商品】芡实、炒芡实、麸炒芡实。

【性状】本品呈类球形，多为破粒，完整者直径 5～8mm。表面有棕红色内种皮，一端黄白色，约占全体 1/3，有凹点状的种脐痕，除去内种皮显白色。质较硬，断面白色，粉性。气微，味淡。

【性味归经】甘、涩，平，归脾、肾经。

【功效与主治】益肾固精，补脾止泻，祛湿止带。用于梦遗滑精，遗尿尿频，脾虚久泻，白浊，带下。炒芡实，益肾固精，补脾止泻。麸炒芡实益肾固精，补脾止泻。清炒和麸炒功效相似，均以补脾固涩力胜，适用于脾虚之证和虚多实少者，主要用于脾虚泄泻和肾虚精关不固的滑精，亦可用于脾虚带下。

【临床应用】

单味应用：

鸡头粥，益精气，强志意，利耳目：鸡头实三合煮熟，去壳，粳米一合煮粥，日日空心服。（《本草纲目》）

配伍应用：

（1）芡实与白术配伍，健脾祛湿止泻，用于脾虚久泻久痢。

（2）芡实与莲子配伍，益肾固精，用于遗精滑精。

（3）芡实与金樱子配伍，补肾固精，收敛固涩，用于遗精、尿频、白带过多等证。

（4）芡实、莲子、龙骨配伍，补脾固肾安神，涩精止遗，主要用于遗精滑泄，腰酸耳鸣，神疲乏力或妇女带下色黄等。

组方应用：

（1）《洪氏集验方》水陆二仙丹：芡实、金樱子各12g。功用：补肾涩精。主治男子遗精白浊，小便频数，女子带下，纯属肾虚不摄者。

（2）《方脉正宗》：芡实、山药、茯苓、白术、莲肉、薏苡仁、白扁豆各四两（120g），人参一两（30g）。俱炒燥为末，白汤调服。主治老幼脾肾虚热及久痢。

【制剂】益肾灵颗粒　组成：枸杞子，女贞子，附子，芡实，车前子，补骨脂，覆盆子，五味子，桑椹，沙苑子，韭菜子，淫羊藿，金樱子。功能与主治：温阳补肾。用于肾气亏虚、阳气不足所致的阳痿、早泄、遗精或弱精症。用法与用量：开水冲服。一次1袋，一日3次。

【化学成分】含淀粉、蛋白质、脂肪、碳水化合物、钙、磷、铁、硫胺素、核黄素、尼古酸、抗坏血酸、微量胡萝卜素等。

【药理作用】本品具有收敛、滋养作用。

【用法用量】9～15g。

莲　子

【来源】本品为睡莲科植物莲 Nelumbo nucifera Gaertn. 的干燥成熟种子。主产于湖南、福建、江苏、浙江等南方各地池沼湖溏中。秋季果实成熟时采割莲房，取出果实，除去果皮，干燥。

【商品】莲子、炒莲子肉。

【性状】本品略呈椭圆形或类球形，长1.2～1.8cm，直径0.8～1.4cm。表面浅黄棕色至红棕色，有细纵纹和较宽的脉纹。一端中心呈乳头状突起，深棕色，多有裂口，其周遍略下陷。质硬，种皮薄，不易剥离。子叶2，黄白色，肥厚，中有空隙，具绿色莲子心。气微，味甘、微涩。

【性味归经】甘、涩，平，归脾、肾、心经。

【功效与主治】补脾止泻，益肾涩精，养心安神。用于肾虚遗精，遗尿，脾虚食少，久泻，带下病，虚烦、心悸、失眠。炒后气味甘香，常用于脾虚泄泻，肾虚遗精，妇女带下。

【临床应用】

单味应用：

(1) 补中强志，益耳目聪明：用莲实半两去皮心，研末，水煮熟，以粳米三合作粥，入末搅匀食。(《本草纲目》)

(2) 补虚益损，水芝丹：用莲实半升，酒浸二宿，以牙猪肚一个洗净，入莲在内缝定，煮熟，取出晒干，为末，酒煮米糊丸梧子大，每服五十丸，食前稳酒送下。(《本草纲目》)

(3) 小便频数，下焦真气虚弱者用上方，醋糊丸，服。(《本草纲目》)

(4) 哕逆不止：石莲肉六枚，炒赤黄色，研末，冷熟水半盏和服，便止。(《本草纲目》)

(5) 噤口久痢：莲肉炒，末，每服二钱，陈米汤下数剂，则思食矣。腹泻肠滑，同上。(《本草易读》)

配伍应用：

(1) 莲子与人参配伍，补脾止泻，用于脾虚久泻、食欲不振。

(2) 莲子与沙苑子配伍，补肾固精，用于肾虚遗精、滑精。

(3) 莲子与茯神配伍，养心安神，用于虚烦、惊悸失眠。

组方应用：

(1)《太平惠民和剂局方》清心莲子饮：黄芩、麦门冬（去心）、地骨皮、车前子、甘草（炙）各半两，石莲肉（去心）、白茯苓、黄芪（蜜炙）、人参各七钱半（23g）。上锉散。每三钱（10g），麦门冬十粒，水一盏半（225～450ml），煎取八分，空心食前服。主治心火上炎，湿热下盛，小便涩赤，淋浊崩带，遗精等证。

(2)《奇效良方》莲肉散：莲肉、益智仁、龙骨（五色者）各等份。上为细末。每服二钱（6g），空心用清米饮调下。主治小便白浊，梦遗泄精。

(3)《妇人良方》石莲散：石莲肉两半（45g），白茯苓一两（30g），丁香五钱（15g）。上为末。每服二钱（6g），不拘时，用姜汤或米饮调下，日三服。主治产后胃寒咳逆，呕吐不食，或腹作胀。

【化学成分】 主含淀粉、蛋白质、脂肪、碳水化合物、棉子糖、钙、磷、铁等。

【药理作用】 本品有收敛、镇静、营养、强心、扩张外周血管、降血压等作用。

【用法用量】 6～15g。

附药：莲须、莲房、莲子心、荷叶、荷梗

莲须　本品为莲的干燥雄蕊。味甘、涩，性平。归心、肾经。功能固肾涩精。主治遗精；血热吐血。煎服，3～5g。

单味应用：

(1) 经血不止，瑞莲散：用陈莲蓬壳烧存性，研末，每服二钱，热酒下。(《本草纲目》)

(2) 漏胎下血：莲房烧，研，面糊丸梧子大，每服百丸，汤、酒任下，日二。(《本草纲目》)

(3) 天泡湿疮：莲蓬壳烧存性，研末，井泥调，涂，神效。(《本草纲目》)

配伍应用：

莲须与芡实配伍，清心固肾，涩精止血，用于肾虚所致的梦遗滑精、遗尿尿频、吐血崩漏等证。

莲房　本品为莲的干燥花托。味苦、涩，性温。归肝经。功能化瘀止血。主治崩漏，尿血，痔疮出血。莲房炭炒炭后收涩力强，常用于崩漏、尿血、痔血等下部出血证，临床多用莲房炭。煎服，4.5～9g。多炒炭用。

配伍应用：

莲房与小蓟配伍，消瘀止血，用于崩漏下血、尿血等证。

莲子心 本品为莲的成熟种子中的干燥幼叶及胚根。味苦，性寒。归心、肾经。功能清心安神，交通心肾，涩精止血。主治热入心包，神昏谵语；心肾不交，失眠遗精；血热吐血。煎服，2~5g。

单味应用：

产后血渴：莲子心研末，米饮服二钱，立愈。(《握灵本草》)

配伍应用：

莲子心与玄参心配伍，清心去热，止血涩精，用于温热病引起的烦热神昏。

荷叶 本品为莲的叶片。味苦、涩，性平。功能清暑利湿，升阳止血。主治暑热病证、脾虚泄泻和多种出血证。荷叶炭收涩化痰止血力强，用于多种出血症及产后血晕。煎服，3~10g。

配伍应用：

(1) 荷叶与银花配伍，祛暑清热，用于轻度中暑。

(2) 荷叶与侧柏叶配伍，凉血止血，用于血热妄行的吐血、衄血、色鲜红、口干咽燥等证。

荷梗 本品为莲的干燥叶柄及花柄。味苦，性平。归肝、脾、胃经。功能降气宽胸，和胃安胎。主治外感暑湿，胸闷不畅，妊娠呕吐，胎动不安。煎服，10~15g。

配伍应用：

荷梗与香薷配伍，清热解暑，宽中理气，用于中暑头昏、胸闷气滞。

第十九章 涌吐药

【定义】 凡具催使呕吐,使毒物、宿食、痰涎等涌吐而出为主要作用的药物,叫涌吐药。

【中医指导理论】《内经》说:"在上者涌之。"

【性味归经】 涌吐药味多苦辛,性寒。归肺、胃心、肝经。

【临床应用】 涌吐药在临床主要用于食入毒物,滞留胃中,脘腹胀痛;或痰涎壅盛,及痰涎蒙蔽心窍神明,癫痫发狂等证。

【注意事项】 涌吐药作用较为强烈,多具有毒性,而且呕吐动作剧烈,常影响内脏,使用不会产生不良后果。临床上适应气盛壮邪实之证,对体弱患者,老人,儿童,妇女胎前产后,以及素有血虚、眩晕、心悸、劳嗽喘咳证之人,均不宜使用。

涌吐药在使用时,应严格掌握用法、用量和解救方法,防止中毒或涌吐太过。服用涌吐药后,前人多用鹅翎或鸡翎扫喉探引助吐,饮热开水以助药力。如见呕吐不止时,应及时采取适当措施进行解救。张子和提出解救方法:"吐至昏眩,慎勿惊疑,……如发头眩,可饮冰立解,如无冰时,新汲水亦可,"又说:"如藜芦吐者,不止,以葱白汤解之;以石药吐者,不止,以甘草、贯众解之。"

凡吐后皆应休息,不得进食,等胃肠功能恢复后再饮流食或易消化食品。

常 山

【来源】 本品为虎耳草科植物常山 Dichroa febrifuga Lour. 的干燥根。主产于四川、贵州、湖北等地。秋季采挖,除去须根,洗净,晒干。

【商品】 常山、炒常山。

【性状】 本品呈柱形,常弯曲扭转,或有分枝,长9~15cm,直径0.5~2cm。表面棕黄色,具细纵纹,外皮易剥落,剥落处露出淡黄色木部。质坚硬,不易折断,折断时有粉尘飞扬;横切面黄白色,射线类白色,呈放射状。气微,味苦。

【性味归经】 苦、辛,寒;有毒,归肺、肝、心经。

【功效与主治】 截疟,劫痰。用于疟疾。

【临床应用】

单味应用:

(1)疟:常山三两,以浆水三升浸经一宿,煎取一升,欲发前顿服,然后微吐。(《经史证类备用本草》)

(2)疟病:常山三两捣末,以鸡子白和,丸如梧子大,空腹三十丸。(《经史证类备用本草》)

(3)截疟诸酒:用常山一两,巨一升渍两三日,分作三服,平旦一服,少顷再服,临发又服。或加甘草,酒煮,附之。(《本草纲目》)

配伍应用:

(1)常山与甘草配伍,涌吐痰饮,用于胸中痰饮积聚。

(2)常山与草果配伍,清热祛痰截疟,用于疟疾。

组方应用:

(1)经验方:酒炒常山10g,知母10g,贝母10g,草果10g,柴胡30g。功效主治:清热祛痰,截疟。用于疟疾往来寒热。用法：每日一剂，水煎400ml，分两次温服。

（2）《圣济总录》常山饮：常山（锉）、厚朴（去粗皮，生姜汁炙熟）各一两（30g），草豆蔻（去皮）、肉豆蔻（去壳）各两枚，乌梅（和核），槟榔（锉）、甘草（炙）各半两（15g）。上七味，粗捣筛，每服二钱匕（4g），水一盏（150~300ml），煎至六分，去滓，候冷，未发前服，如热吃即吐。主治山岚瘴疟，寒热往来，或二三日一发。

（3）《易简方》截疟七宝饮：常山（酒炒）、草果（煨）、槟榔、厚朴、青皮、陈皮、甘草等份。水酒各半煎，露之，发日早晨温服。主治阳经实疟。

【化学成分】含生物碱，如常山碱甲、常山碱乙、常山碱丙、黄常山定碱、常山次碱、4-喹唑酮、伞形花内酯、常山素B、香草酸、八仙花酚等。

【药理作用】本品煎剂、醇提液对疟疾有显著疗效，以黄常山碱丙抗疟作用最强；盐酸黄常山碱乙无论体外或体内实验均有很强的抗阿米巴原虫作用；煎剂有解热作用；黄常山碱甲、乙、丙均有降压作用，并对子宫平滑肌有兴奋作用；静注黄常山碱甲、乙、丙，能引起大部分鸽子呕吐；本品还有抗流感病毒、抗癌等作用。

【用法用量】5~9g。

【注意事项】有催吐副作用，用量不宜过大；孕妇慎用。

瓜　　蒂

【来源】本品为葫芦科植物甜瓜 Cucumis melo L. 的干燥果蒂。全国各地均产。夏季采摘，阴干。

【商品】瓜蒂。

【性状】本品细长而扭曲，一头膨大，表面浅灰黄色。质柔韧，不易折断，断面中空，味苦。

【性味归经】苦，寒；有毒，归胃经。

【功效与主治】涌吐痰食，除湿退黄。用于痰热郁于胸中，宿食停滞于胃，湿热黄疸。

【临床应用】

单味应用：

（1）鼻中瘜肉：陈瓜蒂一分为末，羊脂或少许，敷瘜肉上，日三。（《经史证类备用本草》）

（2）黄疸，目黄不除，瓜丁散：瓜丁细末如大豆许内鼻中，令病人深吸，取鼻中黄水出。（《经史证类备用本草》）

（3）太阳中暍，身热头痛而脉微弱，此夏月伤冷水，水行皮中所致：瓜蒂二七个，水一升煮五合，顿服，取吐。（《本草纲目》）

（4）湿家头痛：瓜蒂末一字，入鼻中，口含冷水，取出黄水愈。（《本草纲目》）

（5）疟疾寒热：瓜蒂二枚，水半盏浸一宿，顿服，取吐愈。（《本草纲目》）

（6）大便不通：瓜蒂七枚，研末，棉裹，塞入下部即通。（《本草纲目》）

（7）齁喘痰气：苦丁香三个，为末，水调服，吐痰即止。（《本草纲目》）

（8）发狂欲走：瓜蒂末，井水服一钱，取吐。（《圣惠方》）

配伍应用：

瓜蒂与赤小豆配伍，催吐，用于痰涎壅塞胸中或宿食聚于胃脘。

组方应用：

（1）《伤寒论》瓜蒂散：瓜蒂一分（0.3g），赤小豆一分（0.3g）。功用：涌吐痰涎宿食。主治痰涎宿食，壅滞胸脘证。胸中痞鞕，懊憹不安，欲吐不出，气上冲咽喉不得息，寸脉微浮者。

(2)《食疗本草》：瓜蒂、丁香各七枚，小豆七粒。为末，吹黑豆许于鼻中，少时黄水出。主治阴黄黄疸及暴急黄。

【化学成分】含葫芦素 B、E（即甜瓜素或甜瓜毒素）、葫芦素 D、异葫芦素 B 及葫芦素 B 苷，尚含喷瓜素、皂苷、甾醇、氨基酸等。

【药理作用】本品所含胡萝卜素类成分都有细胞毒作用，并有抗肿瘤活性；甜瓜素有强烈的催吐作用；胡萝素对四氯化碳引起的大鼠中毒性肝炎有保护作用，使谷丙转氨酶明显降低；胡萝素 B 能有效地使肝细胞变性、坏死，加速组织的修复及抑制胶原纤维的增生；本品还有提高细胞免疫功能的作用。

【用法用量】3～6g。外用适量，研末吹鼻。

【注意事项】孕妇、吐血、咯血者禁用。

胆　矾

【来源】本品为硫酸盐类胆族矿物胆矾的晶体，或为硫酸作用于铜而制成的含水硫酸铜结晶。主产于云南、山西、江西、广东等地。四季可采。研末用或煅后研末用。

【商品】胆矾。

【性状】本品呈不规则块状，大小不一，为淡蓝色或深蓝色，半透明，有玻璃样光泽，质脆。无臭，味涩。

【性味归经】酸、辛，寒；有毒，归肝、胆经。

【功效与主治】涌吐痰涎，解毒，祛腐。用于癫痫惊狂，喉痹，误食毒物，风眼赤烂，口疮，牙疳，痔漏，疔疮。

【临床应用】

单味应用：

（1）初中风瘫疾，一日内：细研胆矾如面。每使一字许，用温醋汤下，立吐出涎。（《谭氏小儿方》）

（2）小儿鼻疳蚀烂：胆矾烧烟尽，研末掺之。（《濒湖集简方》）

（3）风眼赤烂：胆矾三钱。烧研，泡汤日洗。（《明目经验方》）

（4）痔疮热肿：鸭嘴青胆矾（煅，研），蜜水调敷。（《仁斋直指方》）

（5）甲疽胬肉疼痛，脓血不止：石胆半两，煅过细研，敷疮上，日二三度。（《圣济总录》石胆散）

（6）风犬咬毒：胆矾末敷之。（《济急仙方》）

（7）百虫入耳：胆矾末和醋灌之。（《千金方》）

配伍应用：

（1）胆矾与醋配伍，涌吐风痰，用于吐风痰。

（2）胆矾与僵蚕配伍，清热毒，祛风痰，用于缠喉风、急喉痹。

（3）胆矾与胡黄连配伍，祛腐解毒，用于牙疳。

组方应用：

（1）《摄生众妙方》：胆矾一钱（3g），熊胆一钱（3g），广木香三分（1g）。通为细末，以木鳖子一个，去壳，磨井水，以鹅翎蘸药敷之。主治口疮，喉闭，乳蛾。

（2）《沈氏尊生书》胆矾散：胡黄连五分（1.5g），胆矾、儿茶各五厘（0.15g）。为末敷。主治牙疳。

【化学成分】主含水硫酸铜（$CuSO_4 \cdot 5H_2O$）。

【药理作用】本品具有促进胆汁分泌的作用；内服刺激胃有催吐作用；浓缩液外用对局部黏膜有腐蚀作用；对常见化脓性球菌和肠道致病菌均有较强的抑制作用。

【用量】0.3~0.6g，多入丸散；外用适量。

【注意事项】不宜大量、久服；体虚者禁用。

第二十章 外用解毒杀虫止痒及其他药

【定义】 以外用为主的药物，叫外用药。

【中医指导理论】 刘禹锡《鉴药》说："用毒以攻疹，用和以安神，易则两踬，明矣。"

【性味归经】 外用药多具辛、温之性味，归心、肝、肺、胃经。有些药物未记载有性味归经。

【临床应用】 外用药分别具有解毒杀毒止痒，拔毒化腐生肌的功效，临床主要用于痈疽疮疖、疥癣、外伤、蛇、虫咬伤、五官疾患等的治疗。常根据不同的病证，不同的发病部位，采用膏贴，熏洗、涂搽、吹喉，滴鼻，点眼等方法。其中有些药物亦可根据临床需要内服。

【注意事项】 外用药大多具有毒性，无论外用内服都要严格控制剂量。外用多经配制后用；内服多入宜丸、散剂用。防止中毒事件发生。

雄　　黄

【来源】 本品为硫化物类矿物雄黄族雄黄，主含二硫化二砷（As_2S_2）。主产于广东、湖南、湖北、贵州等地。采挖后除去杂质。水飞用。

【商品】 雄黄。

【性状】 本品为块状或粒状集合体，呈不规则块状。深红色或橙红色，条痕淡橘红色，晶面有金刚石样光泽。质脆，易碎，断面具树脂样光泽。微有特异的臭气，味淡。精矿粉为粉末状或粉末集合体，质松脆，手捏即成粉，橙黄色，无光泽。

【性味归经】 辛，温；有毒。归肝、大肠经。

【功效与主治】 解毒杀虫，燥湿祛痰，截疟。用于痈肿疔疮，蛇虫咬伤，虫积腹痛，惊痫，疟疾。

【临床应用】

单味应用：

（1）伤寒狐惑毒，蚀下部肛外如，痛痒不止：以雄黄半两，先用瓶子一个口大者内入灰上，如装香火将雄黄烧之，候烟出，当病处熏之。（《经史证类备用本草》）

（2）杀齿虫：以末如枣塞牙间。（《经史证类备用本草》）

（3）伤寒逆咳，服药无效：雄黄二钱，酒一盏煎七分，乘热嗅其气，即止。（《本草纲目》）

（4）解藜芦毒：水服雄黄末一钱。（《本草纲目》）

（5）白秃头疮：雄黄，猪胆汁和，敷之。（《本草纲目》）

（6）眉毛脱落：雄黄末一两，醋和，涂之。（《本草纲目》）

（7）走马牙疳，臭烂出血：雄黄豆大七粒，每粒以淮枣去核包之，铁线串，于灯上烧，化为末，每以少许掺之，去涎，以愈为度。（《本草纲目》）

（8）疔肿：针刺四边及中心，涂雄黄末。（《千金方》）

配伍应用：

（1）雄黄与没药配伍，解毒散结止痛，用于痈疽肿硬疼痛。

（2）雄黄与白矾配伍，拔毒，用于风湿诸疮红肿痛痒及疥癣。

（3）雄黄与生五灵脂配伍，解毒，用于毒蛇咬伤。

(4) 雄黄与牵牛配伍，杀虫，用于虫积腹痛。

组方应用：

(1)《补缺肘后方》：雄黄一两（30g），黄连二两（60g），松脂三两（90g），发灰如弹丸。四物熔猪膏于松脂合，热捣，以薄疮上。主治瘑疥。

(2)《素问·病机保命集》发表雄黄散：雄黄一钱（3g），防风二钱（6g），草乌一钱（3g）。上为细末，每服一字（1.5~2g），温酒调下。里和至愈可服，里不和不可服。主治破伤风。

(3)《积德堂经验方》：雄黄一钱半（4.5g），杏仁三十粒（去皮），轻粉一钱（3g）。为末，洗净，以雄猪胆汁调上。主治杨梅疮。

(4)《丹溪心法》雄黄解毒丸：雄黄一两（30g），巴豆（去油）十四个，郁金一钱（3g）。为末，醋糊丸如绿豆大。茶清下七丸，吐出顽痰即苏。如口噤，以物开灌之。主治缠喉急喉风，双蛾肿痛，汤药难下。

(5)《医方易简》：雄黄一钱五分（4.5g），五倍子一两（30g），白矾二钱（6g）。共研末，乌梅肉为丸。每服一钱（3g），空心白汤下。主治痔疮并肠红。

(6) 经验方 白斑洗剂：雄黄10g，狼毒10g，生百部15g，野菊花15g，蛇床子15g，明矾10g，白鲜皮15g，威灵仙15g，苦参15g，防风15g，乌梅肉15g，淫羊藿15g。功效主治：解毒消斑，燥湿止痒。用于妇女外阴白斑证。用法：外用，水煎后熏洗白斑，每日3次，每剂可连用3天，每次使用前需烧开后用。

【化学成分】主要含二硫化二砷（As_2S_2），并含少量硅、铅、铁、钙、镁等。

【药理作用】本品体外对金黄色葡萄球菌有杀灭作用，提高浓度也能杀灭大肠杆菌，抑制结核杆菌与绿脓杆菌；可通过诱导肿瘤细胞凋亡，抑制细胞DNA合成，增强机体细胞免疫功能等多种因素发挥其抗肿瘤作用。

【用法用量】0.05~0.3g，入丸散用。外用适量，熏涂患处。

【注意事项】内服宜慎；不可久用；孕妇禁用。

硫　磺

【来源】本品为自然元素类矿物硫族自然硫。主产于山西、山东、陕西、河南等地。采挖后，加热熔化，除去杂质；或用含硫矿物经加工制得。

【商品】硫磺、制硫磺。

【性状】本品呈不规则块状。黄色或略呈绿黄色。表面不平坦，呈脂肪光泽，常有多数小孔。用手握紧置于耳旁，可闻轻微的爆裂声。体轻，质松，易碎，断面常呈针状结晶形。有特异的臭气，味淡。

【性味归经】酸，温；有毒，归肾、大肠经。

【功效与主治】外用解毒杀虫疗疮；内服补火助阳通便。外治用于疥癣，秃疮，阴疽恶疮；内服用于阳痿足冷，虚喘冷哮，虚寒便秘。

【临床应用】

单味应用：

(1) 诸疮胬肉如蛇出数寸：以硫磺一两细研，于肉上薄涂之，即便缩。（《经史证类备用本草》）

(2) 小儿聤耳：硫磺末，以粉耳中，日一夜一，瘥止。（《经史证类备用本草》）

(3) 女子阴疮：末硫磺，敷之。（《经史证类备用本草》）

(4) 阴生湿疱疮：取石硫磺研如粉，敷疮上，日三度。(《经史证类备用本草》)

配伍应用：

(1) 硫磺与铅丹配伍，杀虫止痒，用于干湿癣。

(2) 硫磺与附子配伍，补火助阳，用于肾阳衰微、肾不纳气的寒喘。

(3) 硫磺与鹿茸配伍，补火助阳，用于肾阳火衰的阳痿、小便频数、腰膝冷痛等证。

(4) 硫磺与半夏配伍，壮阳通便，用于虚冷便秘。

组方应用：

经验方：硫磺，动物脂油，水银，大黄，大风子各等份。共研细末，混匀，外用。功效主治：清热解毒，杀虫止痒。用于酒糟鼻。

【化学成分】 主要含硫元素（S），另含有砷、硒、铁、碲等成分。

【药理作用】 硫与皮肤接触，产生硫化氢及五硫磺酸，从而有溶解角质、杀疥虫、细菌、真菌等作用；对动物实验性炎症有治疗作用，能使支气管慢性炎症细胞浸润减轻，并可促使支气管分泌增加而祛痰；一部分硫磺在肠内形成硫化氢，刺激肠壁增加蠕动，而起缓泻作用。

【用法用量】 外用适量，研末油调涂敷患处。内服1.5~3g，炮制后入丸散服。

【注意事项】 孕妇慎服。

白　矾

【来源】 本品为硫酸盐类矿物明矾石经加工提炼制成。主含含水硫酸铝钾〔$KAl(SO_4)_2 \cdot 12H_2O$〕。主产于安徽、浙江、山西、湖北等地。

【商品】 白矾、枯矾。

【性状】 本品呈不规则的块状或粒状。无色或淡黄白色，透明或半透明。表面略平滑或凹凸不平，具细密纵棱，有玻璃样光泽。质硬而脆。气微，味酸、微甘而极涩。

【性味归经】 酸、涩，寒，归肺、脾、肝、大肠经。

【功效与主治】 外用解毒杀虫，燥湿止痒；内服止血止泻，祛除风痰。外治用于湿疹，疥癣，聤耳流脓；内服用于久泻不止，便血，崩漏，癫痫发狂。枯矾收湿敛疮，止血化腐。用于湿疹湿疮，聤耳流脓，阴痒带下，鼻衄齿衄。

【临床应用】

单味应用：

(1) 小儿脐中汁出不止并赤肿：用矾烧之，细研，敷之。(《经史证类备用本草》)

(2) 鼻中息肉：以矾石末，面脂和，棉裹塞鼻中，数日息肉自随其药出。(《经史证类备用本草》)

(3) 齿龈间津液血出不止：以矾石（烧）一两，水三升煮取一升，先试齿，乃含之。(《经史证类备用本草》)

(4) 阴痒脱：矾石（烧）一味，研为末，每日空心酒调方寸匕服，日三。(《经史证类备用本草》)

(5) 脚气冲心：白矾二两，以水一斗五升煎三五沸，浸洗脚，良。(《经史证类备用本草》)

(6) 足大指角忽为甲所入，肉便刺作疮不可履靴：用矾石一物烧汁尽，取末，著疮中，食恶肉，生好肉。细细割去甲角，旬日即瘥。次方神效。(《经史证类备用本草》)

(7) 疗耳卒肿，出脓水方：矾石碎，末，以笔管吹耳内，日三四度，或以棉裹，塞耳中，立瘥。(《经史证类备用本草》)

(8) 蝎螫：以矾石一两，醋半升煎之，投矾末于醋中，浸螫处。（《经史证类备用本草》）

(9) 小儿风疹不止：白矾十二分，暖热酒投化，用马尾搵酒涂之。（《经史证类备用本草》）

(10) 脚膝风湿，虚汗、少力、多疼痛及阴汗：烧矾作灰，细研末一匙头，沸汤投之，淋洗痛处。（《经史证类备用本草》）

(11) 咽喉肿痛：生矾石末，少少点肿处，吐涎，以痒为度。（《本草纲目》）

(12) 口舌生疮，下虚上壅，定斋方：用白矾泡汤，濯足。（《本草纲目》）

(13) 衄血不止：枯矾末，吹之，妙。（《本草纲目》）

(14) 牛皮癣疮：石榴皮蘸明矾末抹之，切勿用醋，即虫沉下。（《本草纲目》）

(15) 漆疮作痒：白矾汤拭之。（《本草纲目》）

(16) 干湿头疮：白矾半生半煅，酒调，涂上。（《本草纲目》）

(17) 腋下狐臭：矾石，绢袋盛之，常粉腋下，甚妙。（《本草纲目》）

(18) 阴汗湿痒：枯矾扑之，又泡汤沃洗。（《本草纲目》）

(19) 老年性白带（凡年龄60～75岁，因体虚致白带淋沥不断，腰膝酸软者）：取鲜鸡蛋2个，白矾2g，将蛋的一端开一小口，倒出蛋清少许，再把研细的白矾放入蛋中调匀，用8层湿草纸封蛋口，细线固定后放在青瓦上，微火焙熟。每晚吃蛋2个。能燥热，解毒，补虚。（《一味妙方治百病》）

配伍应用：

(1) 白矾与黄丹配伍，解毒杀虫，燥湿止痒，用于疗肿恶疮。

(2) 白矾与朱砂配伍，泻火解毒，清利湿热，用于小儿鹅口疮。

(3) 白矾与熟松香配伍，祛风胜湿，清热凉血，用于黄水疮。

(4) 白矾与硫磺配伍，燥湿杀虫止痒，用于疥癣、湿疮瘙痒。

(5) 白矾与黄蜡配伍，消疮解毒，用于痈肿恶疮。

(6) 白矾与雄黄配伍，解毒，用于一切虫毒蛇犬所伤。

(7) 白矾与儿茶配伍，止血，用于吐衄下血及外伤出血。

(8) 白矾与煨诃子配伍，止泻，用于老人久泻不止。

(9) 白矾与硝石配伍，止痢，用于休息痢日久不愈。

(10) 白矾与细茶配伍，祛风化痰，用于风痰痫病。

(11) 白矾与郁金配伍，清热消痰，用于痰热内郁，发为癫狂。

(12) 白矾、郁金、茯苓配伍，清心化痰开窍，用于癫痫。

组方应用：

(1)《圣济总录》白矾丸：白矾（枯），熟干地黄（焙）、玄参、知母（焙）、贝母（炒）、诃黎勒皮各一两（30g）。上六味，捣罗为末，面糊和丸如梧桐子大。每服十五丸至二十丸，煎生姜汤、枣汤下，食后临卧时服。主治肺壅热，止喘嗽，化痰涎，利胸膈，定烦渴。

(2)《急救仙方》推车丸：明矾二两（60g），青矾一两（30g），白面半斤（250g）。三味同炒令赤色，醋煮米糊丸，枣汤下三十丸。主治黄肿水肿。

(3) 内蒙古《中草药新医疗法资料选编》：白矾五分（1.5g），红葱三寸，花椒二十一粒。每日一剂，煎服两次。主治蛔虫病、蛲虫病。

(4)《全站选编·五官科》：枯矾二钱（6g），冰片四分（1.2g），五倍子五分（1.5g）。共研细末。将外耳道脓性分泌物用棉棒擦干后，吹入上药，一日三次。主治急慢性化脓性中耳炎。

(5)《圣惠方》白矾散：白矾（烧灰）一两（30g），硫磺一两（30g）细研，胡粉一两

(30g)，黄连一两（30g），雄黄一两（30g）细研，蛇床子三分（1g）。上药，捣细罗为散，都研令匀，以猪膏和如稀面糊，每以盐浆水洗，拭干涂之。主治疥。

【制剂】安胃片　组成：延胡索，白矾，海螵蛸。功能与主治：行气活血，制酸止痛。用于气滞血瘀所致的胃脘刺痛、吞酸嗳气、脘闷不舒；胃及十二指肠溃疡、慢性胃炎见上述证候者。用法与用量：口服。一次5～7片，一日3～4次。

【化学成分】主要为含水硫酸铝钾[$KAl(SO_4)_2 \cdot 12H_2O$]，枯矾为脱水白矾。

【药理作用】本品能强力凝固蛋白质，临床用之可以消炎、止血、止汗、止泻，能促进溃疡愈合；抗菌谱广，多种革兰氏阳性球菌和阴性杆菌、某些厌氧菌、皮肤癣菌、白色念珠菌等均有不同程度的抑制作用；在体外有明显抗阴道滴虫作用。

【用法用量】外用适量，研末敷或化水洗患处。内服0.6～1.5g。

蛇 床 子

【来源】本品为伞形科植物蛇床 Cnidium monnieri（L.）Cuss. 的干燥成熟果实。全国各地均产，以河北、山东、浙江、江苏等地产量较大。夏、秋二季果实成熟时采收，除去杂质，晒干。

【商品】蛇床子。

【性状】本品为双悬果，呈椭圆形，长2～4mm，直径约2mm。表面灰黄色或灰褐色，顶端有两枚向外弯曲的柱基，基部偶有细梗。分果的背面有薄而突起的纵棱5条，接合面平坦，有两条棕色略突起的纵棱线。果皮松脆，揉搓易脱落。种子细小，灰棕色，显油性。气香，味辛凉，有麻舌感。

【性味归经】辛、苦，温；有小毒，归肾经。

【功效与主治】温肾壮阳，燥湿，祛风，杀虫。用于阳痿，宫冷，寒湿带下，湿痹腰痛；外治外阴湿疹，妇人阴痒，滴虫性阴道炎。

【临床应用】
单味应用：

（1）小儿癣疮：杵蛇床末，和猪脂，涂之。（《经史证类备用本草》）

（2）男子阴肿胀痛：蛇床子末，鸡子黄调，敷之。（《本草纲目》）

（3）痔疮肿痛不可忍：蛇床子煎汤，熏洗。（《本草纲目》）

（4）风虫牙痛：用蛇床子煎汤，乘热漱数次，立止。（《本草纲目》）

（5）冬月喉痹肿痛，不可下药者：蛇床子烧烟于瓶中，口含瓶嘴吸烟，其痰自出。（《本草纲目》）

（6）产后阴下脱：蛇床子一升，布裹炙熨之，亦治产后阴中痛。（《千金方》）

（7）滴虫性阴道炎：蛇床子五钱，水煎，灌洗阴道。（江西《草药手册》）

（8）阴囊湿疹：蛇床子五钱，煎水洗阴部。（江西《草药手册》）

配伍应用：

（1）蛇床子与五味子配伍，温肾壮阳，用于阳痿、宫冷不孕。

（2）蛇床子与山萸肉配伍，祛风散寒燥湿，用于寒湿带下。

（3）蛇床子与桑寄生配伍，祛风散寒燥湿，用于湿痹腰痛。

（4）蛇床子与白矾配伍，燥湿止痒杀虫，用于妇人阴痒。

（5）蛇床子与白粉配伍，外用，燥湿止痒杀虫，用于妇人阴寒。

（6）蛇床子与黄柏配伍，燥湿止痒杀虫，用于滴虫性阴道炎。

（7）蛇床子、菟丝子、五味子配伍，温肾壮阳，用于阳痿不育。

组方应用：

(1)《千金方》：菟丝子、蛇床子、五味子各等份。上三味，末之，蜜丸如梧子。饮服三十丸，日三。主治阳不起。

(2)《方脉正宗》：蛇床子八两（240g），山茱萸六两（180g），南五味子四两（120g），车前子三两（90g），香附二两（60g）俱用醋拌炒，枯白矾五钱（15g），血鹿胶（火炙酒淬）五钱（15g）。共为细末，山药打糊丸梧子大。每早空心服五钱（15g），白汤送下。主治白带因寒湿者。

(3) 经验方：蛇床子30g，地肤子30g，生百部15g，鹤虱15g，苦参15g，雄黄10g。外洗。功效主治：清热燥湿，杀虫止痒。用于阴痒（老年阴道炎，滴虫性阴道炎，霉菌性阴道炎）。用法：每日一剂，水煎400ml，外洗每3日一剂。

【制剂】癣湿药水　组成：土荆皮，蛇床子，大风子仁，百部，防风，当归，凤仙透骨草，侧柏叶，吴茱萸，花椒，蝉蜕，斑蝥。功能与主治：祛风除湿，杀虫止痒。用于风湿虫毒所致的鹅掌风、脚湿气，症见皮肤丘疹、水疱、脱屑、伴有不同程度的瘙痒。用法与用量：外用。擦于洗净的患处，一日3~4次；治疗灰指甲应先除去空松部分，使药易渗入。

【化学成分】含挥发油（蛇床子素、花椒毒素、亚油酸、油酸），香豆精类（佛手柑内酯、异虎耳草素、欧山芹素、哥伦比亚内酯）等成分。

【药理作用】本品对耐药性金黄色葡萄球菌、绿脓杆菌及皮肤癣菌有抑制作用；可杀灭阴道滴虫；所含的花椒毒酚有较强的抗炎和镇痛作用；本品还有抗心律失常、降低血压、祛痰平喘、延缓衰老、抗诱变、抗骨质疏松、杀精子等作用。

【用法用量】3~9g。外用适量，多煎汤熏洗，或研末调敷。

大　风　子

【来源】本品为大风子科植物大风子 Hydnocarpus anthelmintica Pierre. 的干燥成熟种子。分布越南、柬埔寨、泰国、马来西亚、印度尼西亚、印度及东南亚其他地区。我国分布云南地区，台湾、广西壮族自治区有栽培。4~6月采摘成熟果实，除去果皮，取出种子，晒干。

【商品】大风子、大风子霜。

【性状】本品呈不规则的卵形，稍有棱角，表面棕灰色或灰褐色，有细纹，较小的一端有明显的钩纹，壳厚而坚硬，打破后，种皮内表面光滑，浅黄色至黄棕色，子仁黄白色。微臭，油性，味辛。

【性味归经】辛，热。有毒，归肝、脾、肾经。

【功效与主治】攻毒杀虫，祛风燥湿。用于麻风、梅毒、疥癣等。大风子霜，毒性降低，可供内服，多入丸散，用于麻风病。

【临床应用】

单味应用：

手背皲裂：大风子捣泥，涂之。（《本草纲目》）

配伍应用：

(1) 大风子与轻粉配伍，祛风燥湿，攻毒杀虫，用于麻风及梅毒。

(2) 大风子与雄黄配伍，杀虫止痒，用于癣痒诸疮。

(3) 大风子与苦参配伍，攻毒杀虫，用于大风诸癞。

组方应用：

(1)《解围元薮》大风丸：大风子肉三十两（900g），防风、川芎各十两（300g），蝉壳、羌活、细辛、首乌、独活、苦参、当归、牛膝、全蝎、黄芪、薄荷各二两（60g），白芷、狗脊、牛黄、血竭各五钱（15g）。为末，米糊丸，桐子大，每服十五丸，茶下，空心服，日进三次。主治大疯眉目遍身秽烂者。

（2）《岭南卫生方》：大风子烧存性，和麻油、轻粉研涂，仍以壳煎汤洗之。主治大风疮裂。

（3）《疬疡机要》大枫子膏：大枫子肉、白矾（枯）各二两（60g），真轻粉一两（60g），为末。将柏油六两和匀涂之。主治一切疮疥脓癞等疮。

（4）《血证论》大枫丹：大枫子肉三钱（10g），土硫磺二钱（6g），枯矾一钱（3g），明雄黄二钱（6g）。共为末，灯油调搽。主治癣痒各疮。

（5）《本草纲目》：大风子仁、木鳖子仁、轻粉、硫磺为末，夜夜水调涂之。主治风刺赤鼻。

（6）经验方：大枫子50g，蓖麻子10g，轻粉5g。共捣为泥，绢包外用敷患处，每日3次。功效主治：杀虫止痒。用于酒糟鼻。

【化学成分】含大风子油（大风子酸及副大风子酸的甘油酯、油酸、氢氰酸等），芳香醇苷，木脂素苷，二萜，环戊烯氰醇苷，香豆素和内酯类，三萜，生物碱等。

【药理作用】本品所含大风子油及其脂肪酸钠盐在试管中对结核杆菌及其他抗酸杆菌的抗菌作用比酚强100倍以上，对其他细菌则不敏感。水浸液在试管内对奥杜盎氏小芽胞癣菌有抑制作用。

【用法用量】外用适量，捣敷或烧煅存性研末调敷。入丸散服，每次0.3~1g。

土 荆 皮

【来源】本品为松科植物金钱松 Pseudolarix kaempferi Gord. 的干燥根皮或近根树皮。又名土槿皮。主产于江苏、浙江、安徽、江西等地。夏季剥取，晒干。

【商品】土荆皮。

【性状】根皮　呈不规则的长条状，扭曲而稍卷，大小不一，厚2~5mm。外表面灰黄色，粗糙，有皱纹及灰白色横向皮孔样突起，粗皮常呈鳞片状剥落，剥落处红棕色；内表面黄棕色至红棕色，平坦，有细致的纵向纹理。质韧，折断面呈裂片状，可层层剥离。气微，味苦而涩。

树皮　呈板片状，厚约至8mm，粗皮较厚。外表面龟裂状，内表面粗糙。

【性味归经】辛，温；有毒。归肺、脾经。

【功效与主治】杀虫，止痒。用于疥癣瘙痒。

【临床应用】

配伍应用：

土荆皮与蛇床子配伍，杀虫止痒，用于手脚癣、神经性皮炎、湿疹、癣痢头。

【化学成分】含土荆皮酸、β-谷甾醇、莽草酸、莽草酸甲酯、芒柄花苷、鞣质、挥发油、多糖等成分。

【药理作用】本品乙醇浸膏及苯浸膏，对多种致病性皮肤真菌和白色念珠菌均有一定的抑制作用；提取物和制成的止血粉，实验显示均有止血作用。

【用法用量】外用适量，醋浸或酒浸涂擦，或研末调涂患处。

蜂 房

【来源】本品为胡蜂科昆虫果马蜂 Polistes olivaceous（DeGeer）、日本长脚胡蜂 Polistes japonicus Saussure 或异腹胡蜂 Parapolybia varia Fabricius 的巢。全国均有，南方较多，均为野生。秋、冬二季采收，晒干，或略蒸，除去死蜂死蛹，晒干。

【商品】蜂房。

【性状】 本品呈圆盘状或不规则的扁块状，有的似莲房状，大小不一。表面灰白色或灰褐色。腹面有多数整齐的六角形房孔，孔径 3~4mm 或 6~8mm；背面有 1 个或数个黑色短柄。体轻，质韧，略有弹性。气微，味辛淡。

质酥脆或坚硬者不可供药用。

【性味归经】 甘，平，归胃经。

【功效与主治】 祛风，攻毒，杀虫，止痛。用于龋齿牙痛，疮疡肿毒，乳痈，瘰疬，皮肤顽癣，鹅掌风。

【临床应用】

单味应用：

(1) 风瘘：蜂房一枚炙令黄赤色，为末，每用一钱，腊月猪脂匀调，敷疮上。(《经史证类备用本草》)

(2) 小儿咳嗽：蜂房二两净洗，去蜂粪及泥土，以快火烧为灰，每服一字，饭饮下。(《经史证类备用本草》)

(3) 头痛、烦热口干，小便赤少：蜂房十二分炙，水二升煎取八合，分为二服。当利小便，诸恶石毒随小便出。(《经史证类备用本草》)

(4) 热病后毒气冲目痛：蜂房半两，水二升煮取一升，重滤，洗目，日三四度。治赤白翳。(《经史证类备用本草》)

(5) 小儿脐风湿肿久不瘥：烧，末，敷之。(《经史证类备用本草》)

(6) 小儿卒痫：大蜂房一枚，水三升煮浓汁，浴之，日三四次，佳。(《本草纲目》)

(7) 风热牙肿连及头面：用露蜂房烧存性，研末，以酒少许调，噙漱之。(《本草纲目》)

(8) 风虫牙痛：露蜂房煎醋，热漱之。用草蜂房一枚，盐实孔内烧过，研末，擦之，盐汤漱去，或取一块咬之。秘方也。(《本草纲目》)

(9) 二便不通：蜂房烧，末，酒服二三钱，日二服。不拘大人小儿。(《本草纲目》)

(10) 阳痿不兴：蜂窠烧，研，新汲井水服二钱，可御十女。(《本草纲目》)

(11) 阳寒痿弱：蜂房灰，夜敷阴上，即热起。(《本草纲目》)

(12) 寸白蛔虫：蜂窠烧存性，酒服一匙，虫即死出。(《本草纲目》)

(13) 头上疮癣：蜂房研末，腊猪脂和，涂之，效。(《本草纲目》)

(14) 蜂螫肿疼：蜂房为末，猪膏和，敷。或煎水，洗。(《本草纲目》)

配伍应用：

(1) 蜂房与玄参配伍，攻毒杀虫，用于瘰疬脓水不干。

(2) 蜂房与蜈蚣配伍，杀虫止痒，用于头癣。

(3) 蜂房与百草霜配伍，祛风，用于风痹疼痛。

(4) 蜂房与蝉衣配伍，祛风止痒，用于隐疹瘙痒。

(5) 蜂房与全蝎配伍，攻毒，用于多种癌症。

组方应用：

(1)《别录》：露蜂房、乱发、蛇皮。三味合烧灰，酒服方寸匕，日二。主治诸恶疽、附骨疽，根在脏腑，历节肿出，疔肿恶脉诸毒。

(2) 经验方：露蜂房 10g，山慈菇 10g，郁金 10g，青皮 10g，浙贝母 12g，柴胡 15g，枳壳 10g，香附 15g，夏枯草 30g。功效主治：清热化痰，软坚散结，理气止痛。用于乳腺小叶增生。用法：每日一剂，水煎 400ml，分两次温服。

【化学成分】 含挥发油（露蜂房油）、蜂蜡、树脂、蛋白质、铁、钙等。

【药理作用】 本品的丙醇和醇、醚提取物均有显著促凝血作用；水提物能明显促进大鼠体外血栓形成，并能增加血小板的黏附率；蜂房油可驱蛔虫、绦虫；提取物油降压、扩张血管及强心作用，并可抗癌、抗菌和降温。

【用法用量】 3~5g。外用适量，研末油调敷患处，或煎水漱或洗患处。

大　　蒜

【来源】 本品为百合科植物大蒜 Allium sativum L. 的新鲜鳞茎。全国各地均有栽培。5月叶枯时采挖，晒干。生用。

【商品】 大蒜。

【性状】 鳞茎呈扁球形或短圆锥形，外有灰白色或淡棕色膜质鳞被；剥去鳞叶，内有6~10各蒜瓣，轮生于花茎的周围；茎基部盘状，生有多数须根。每一蒜瓣外包薄膜，剥去薄膜，即见白色、肥厚多汁的鳞片。有浓烈的蒜臭，味辛辣。

【性味归经】 辛，温，归脾、胃、肺经。

【功效与主治】 解毒杀虫，消肿，止痢。用于痈肿疔毒，疥癣，蛲虫病，痢疾，泄泻。

【临床应用】

单味应用：

（1）牙齿疼痛：独头蒜煨之，乘热截，用头以熨痛上，转易之。赤主虫痛。（《经史证类备用本草》）

（2）疟疾寒热：用独头蒜炭上烧之，酒服方寸匕。（《本草纲目》）

（3）泄泻暴痢：大蒜捣，贴两足心。亦可贴脐中。（《本草纲目》）

（4）心腹冷痛：法醋浸至两三年蒜，食至数颗，其效如神。（《濒湖集简方》）

（5）脑泻鼻渊：大蒜切片，贴足心，取效止。（《本草纲目》）

（6）小儿脐风：独头蒜切片，安脐上，以艾条之，口中有蒜气即止。（《本草纲目》）

（7）妇人阴肿作痒：蒜汤洗之，效乃止。（《本草纲目》）

（8）小便淋沥，或有或无：用大蒜一个，纸包煨熟，露一夜，空心新水送下。（《本草纲目》）

（9）小儿白秃团团然：切蒜，日日揩之。（《本草纲目》）

（10）食蟹中毒：干蒜煮汁，饮之。（《本草纲目》）

（11）脚肚转筋：捣，敷足心，令热即安，仍以冷水食一瓣。（《本草易读》）

（12）蜈蚣咬伤：取肚头蒜1枚（新鲜者尤佳），剥去蒜衣，切除蒜皮一层，将独头蒜截面对咬伤处及周围2~3厘米处反复擦之。每一小时擦一次，每次擦10~15分钟，直至痛止肿消为止。能解毒，止痛。（《一味妙方治百病》）

（13）一切漏疮有孔：用信石新瓦火煅，研末，以津调少许，于纸捻上插入，蚀去恶管。露多勿齐上。最妙。（《本草纲目》）

（14）肺结核：新鲜大蒜，每次一至两头，捣碎后以深呼吸吸其挥发气，每日两次，每次一至三小时。（辽宁《中草药新医疗法资料选编》）

（15）神经性皮炎：蒜头适量，捣烂，以纱布包裹，外敷患处。另用艾条隔蒜灸患处捣疼痛为止，隔日一次。（《单方验方调查资料选编》）

配伍应用：

（1）大蒜与粳米配伍，解毒，用于顿咳。

（2）大蒜与白糖配伍，解毒杀虫，用于痢疾、泄泻。

（3）大蒜与苦楝皮配伍，杀虫，用于钩虫、蛲虫病。

组方应用：

（1）《贵州中医验方》：大蒜五钱（15g），红糖二钱（6g），生姜少许。水煎服，每日数次，用量视年龄大小酌用。主治小儿百日咳。

（2）《外科精要》：大蒜十颗，淡豉半合（50g），乳香钱许（3g）。研烂，置疮上，铺艾灸之，痛者灸令不痛，不痛者灸之令痛。主治背疽漫肿无头者（用湿纸贴肿处，但一点先干处，乃是疮头）。

【化学成分】含大蒜油（挥发油）、大蒜素、硫化亚磺酸脂类、S-烷（烯）-L-半胱氨酸衍生物、苷类、多糖、脂类及多种酶等。

【药理作用】本品有较强的广谱抗菌作用，如对金黄色葡萄球菌、痢疾杆菌、幽门螺旋杆菌、多种致病性浅部真菌、白色念珠菌等均有不同程度的抑杀作用；可降低胆固醇和甘油三酯，防治动脉粥样硬化；大蒜油能抑制血小板聚集，增加纤维蛋白的溶解活性；还有抗肿瘤、抗突变、抗氧化、延缓衰老、降压、护肝、降糖等作用。

【用法用量】5~10g。外用适量，捣敷或切片外搽。

木 鳖 子

【来源】本品为葫芦科植物木鳖子 Momordica cochinchinensis (Lour.) Spreng. 的干燥成熟种子。冬季采收成熟果实，剖开，晒至半干，除去果肉，取出种子，干燥。

【商品】木鳖子、木鳖子霜。

【性状】种子略呈扁平圆板状，中间稍隆起，直径2~3cm，厚约5mm。表面灰褐色或灰黑色，粗糙，有凹陷的网状花纹，周边两侧均有十数个相对的锯齿状突起。外种皮质坚而脆，内种皮薄膜状，表面灰绿色，绒毛样，其内为两片大形肥厚子叶，黄白色，富油质，有特殊的油腻气，味苦。

【性味归经】苦微甘，温，有毒，入肝、脾、胃经。

【功效与主治】散结消肿，攻毒疗疮。用于疮疡肿毒，乳痈，瘰疬，痔漏，干癣，秃疮。木鳖子霜除去了大部分油脂，毒性减低，功用与生品相同。

【临床应用】

单味应用：

小儿丹瘤：木鳖子新者去壳，研如泥，淡醋调敷之，一日三五次。（《外科精义》）

配伍应用：

（1）木鳖子与草乌配伍，消肿散结解毒，用于一切诸毒，红肿赤晕不消者。

（2）木鳖子与乳香配伍，解毒消肿，软坚散结，用于疮疡、疔毒初起，瘰疬。

（3）木鳖子与赤小豆配伍，清热止痛，用于两耳卒肿热痛。

（4）木鳖子与朴硝配伍，清热利湿，化瘀止血，用于痔疮。

组方应用：

（1）《医宗金鉴》乌龙膏：木鳖子（去壳）二两（60g），草乌半两（15g），小粉四两（120g），半夏二两（60g）。上四味于铁铫内，慢火炒焦，黑色为度，研细，以新汲水调敷，一日一次，自外向里涂之，须留疮顶，令出毒气。主治一切诸毒，红肿赤晕不消者。

（2）《圣惠方》：木鳖子仁一两（30g）研如膏，赤小豆末半两（15g），川大黄末半两（15g）。上药同研令匀，水，生油旋调涂之。主治两耳卒肿热痛。

（3）《普济方》木鳖膏：木鳖多用（去壳），独蒜半钱（1.5g），雄黄半钱（1.5g）。上杵为膏，入醋少许，蜡纸贴患处。主治痞癖。

【化学成分】含木鳖子皂苷，脂（瓜蒌仁二醇、异瓜蒌仁二醇、5-脱氢瓜蒌仁二醇、7-氧代二氢瓜蒌仁二醇、β-谷甾醇、豆甾-7-烯-3β醇、豆甾-7,22-二烯-3β醇等）、海藻糖、α-菠菜甾醇、木鳖子酸、齐墩果酸、甾醇、氨基酸及蛋白质等。

【药理作用】水浸液、乙醇-水浸出液和乙醇浸出液，试验于狗、猫及兔等麻醉动物，有降压作用。但毒性较大，无论静脉或肌肉注射，动物均于数日内死亡。

【用法用量】外用，研末调敷、磨汁涂或煎水熏洗。内服，多入丸、散；煎汤，2~4分。

升　药

【来源】本品为水银、火硝、白矾各等份混合升华制成。红色升华物称红升，黄色升华物称黄升。主产于河北、天津、湖北、湖南等地。研细末入药。

【商品】升药。

【性状】红升　为橙红色或橙黄色块状物或粉末。块状者，厚约2mm，一面光滑，略有光泽，一面较为粗糙，呈蜂窝状。质重而脆。气无，露于日光下颜色变深。

黄升　为黄色或橙黄色的块状物或粉末，余同红升。

【性味归经】辛，热；有大毒，归肺、脾经。

【功效与主治】拔毒去腐。用于痈疽溃后，脓水不净，或脓出不尽，或腐肉不去，甚至形成窦道、瘘管。

【临床应用】

配伍应用：

升药与煅石膏配伍，拔毒去腐，用于痈疽溃后，脓出不畅或腐肉不去，新肉难生。

组方应用：

《疡科遗编》九一丹：煅石膏四两（120g），漂净冬丹五钱（15g），上好黄升丹二钱（6g）。共为细末，和匀掺患处，即生肌长肉，且不藏毒。主治一切痈疽并发背，烂脚恶疮。

【化学成分】主要含氧化汞（HgO），另含少量硫酸汞等。

【药理作用】本品在体外试管内对常见化脓性细菌，如金黄色葡萄球菌、大肠杆菌、绿脓杆菌等有很强的杀菌作用；并能促进创口愈合。

【用法用量】外用适量，研极细末与石膏配成散剂或制成药捻使用。

【注意事项】本品有毒，不可内服；外用不宜大量持久使用；孕妇、体虚患者忌用。

轻　粉

【来源】本品为氯化亚汞（Hg_2Cl_2）。

【商品】轻粉。

【性状】本品为白色有光泽的鳞片状或雪花状结晶，或结晶性粉末；遇光颜色缓缓变暗。气微，几乎无味。

【性味归经】辛，寒；有毒，归大肠、小肠经。

【功效与主治】外用杀虫，攻毒，敛疮；内服祛痰消积，逐水通便。外治用于疥疮，顽癣，敛疮，梅毒，疮疡，湿疹；内服用于痰涎积滞，水肿膨胀，二便不利。

【临床应用】

单味应用：

（1）小儿生癣：猪脂和轻粉抹之。（《仁斋直指方》）

（2）小儿头疮：葱汁调腻粉涂之。（《濒湖集简方》）

（3）下疳阴疮：轻粉末干掺之。（《积善堂经验方》）

配伍应用：

（1）轻粉与吴茱萸配伍，攻毒杀虫，用于疥疮。

（2）轻粉与大风子配伍，攻毒杀虫，用于梅毒疮癣。

（3）轻粉与紫草配伍，生肌敛疮，用于疮疡溃烂。

（4）轻粉与槐花配伍，攻毒杀虫，用于杨梅疮毒。

（5）轻粉与大黄配伍，逐水退肿，用于水肿臌胀，二便不利。

组方应用：

（1）《圣济总录》神捷散：轻粉五钱匕（10g），吴茱萸一两（30g），赤小豆四十九粒，白蒺藜一两（30g），白芜荑仁半两（15g），石硫磺少许。上六味，捣研为散，令匀。每用生油调药半钱匕（1g），于手心内摩热后，遍揩周身有疥处，便睡。主治诸疥疮。

（2）《杨诚经验方》：轻粉、胡桃仁、槐花（炒。研）、红枣肉各二钱（6g），轻粉宜减量。捣丸。分作三服，初日鸡汤下，二日酒下，三日茶下。三日服尽。主治杨梅疮毒。

【化学成分】 主要含氯化亚汞（Hg_2Cl_2）。

【药理作用】 本品外用有杀菌作用，对大肠杆菌、变形杆菌、乙型溶血性链球菌、金黄色葡萄球菌均有明显抑制作用；口服后在肠中遇碱及胆汁，部分变成易溶的二价汞离子，抑制肠壁细胞的代谢与功能活动，阻碍肠中电解质与水分的吸收而引起泻下；还有利尿作用。

【用法用量】 外用适量，研末掺敷患处。内服每次 0.1~0.2g，一日 1~2 次，多入丸剂或装胶囊服，服后漱口。

【注意事项】 本品有毒，不可过量；内服慎用；孕妇禁服。

砒 石

【来源】 本品为天然砷华的矿石，或由毒砂（硫砷铁矿，$FeAsS$）和雄黄等含砷矿石的加工制品，即砒霜。主产于江西、湖南、广东、贵州等地。分红信石及白信石两种。研细水飞用或绿豆水煮后用。

【商品】 砒石。

【性状】 红信石 为不规则的块状，大小不一。白色，有黄色或红色彩晕，略透明或不透明，光泽玻璃状、绢丝状或无光泽。质脆，易砸碎。气无。本品极毒，不可口尝。

白信石 为不规则块状，大小不一，无色或白色，透明或不透明，光泽玻璃状、绢丝状或无光泽。质脆，易砸碎，气无。本品极毒，不可口尝。

【性味归经】 辛，大热；有大毒，归肺、肝经。

【功效与主治】 蚀疮祛腐，劫痰平喘，截疟。用于癣疮，瘰疬，牙疳，痔疮，溃疡腐肉不尽，寒痰哮喘，疟疾。

【临床应用】

单味应用：

（1）项上瘰疬：信州砒黄研末，浓墨汁丸梧子大，铫内炒干，竹筒盛之，将药半丸贴之，自

落，蚀尽为度。（《本草纲目》）

（2）一切漏疮有孔：用信石新瓦火煅，研末，以津调少许，于纸捻上插入，蚀去恶管。漏多勿齐上。最妙。（《本草纲目》）

（3）遍身生云头癣，作圈如画，或大如钱，或小如笔管文印：砒石一二分。研极细，以米汤五六匙稀调。以新毫笔以癣圈涂之。（《本草汇言》）

配伍应用：

（1）砒石与硫磺配伍，蚀疮去腐，用于恶疮久治不愈及癣疾。

（2）砒石与浓墨汁配伍，为丸，蚀疮去腐，用于瘰疬。

（3）砒石与枣配伍，外敷，蚀疮去腐，用于走马牙疳。

（4）砒石与白矾配伍，清热利湿，化瘀止血，用于痔疮。

（5）砒石与淡豆豉配伍，截痰平喘，用于寒痰哮喘日久不愈。

（6）砒石与绿豆配伍，截疟，用于疟疾。

【化学成分】含三氧化二砷（As_2O_3），红砒尚含少量硫化砷（As_2S_3）等。

【药理作用】本品可使同化作用增强，促进蛋白质合成，脂肪组织增厚，皮肤营养改善，加速骨骼生长，使骨髓机能活跃，促使红细胞和血红蛋白增生；有杀灭活体细胞的作用，对人体肝、胃毛细血管的损害尤为显著；对皮肤黏膜有强烈的腐蚀作用；对疟原虫、阿米巴原虫、细菌、真菌及螺旋体等均有杀灭作用。

【用法用量】外用适量，研末撒敷或入膏药中贴敷；内服入丸散，每次 0.002～0.004g。

【注意事项】本品剧毒，内服宜慎，不可持续服用；体虚及孕妇禁服；外用不宜过量，以防局部吸收中毒；畏水银。

铅　丹

【来源】本品为纯铅加工制成的四氧化三铅（Pb_3O_4）。主产于河南、广东、云南等地。生用

【商品】铅丹。

【性状】为橙红色或橙黄色的粉末，光泽暗淡，不透明，质重，用手指搓揉，先有沙性触及，后觉细腻，能使手指染成橙黄色。有金属性辛味。

【性味归经】辛，微寒；有毒，归心、肝经。

【功效与主治】外用拔毒生肌，杀虫止痒；内服截疟。用于疮疡溃烂，湿疹瘙痒，疥癣，疟疾。

【临床应用】

单味应用：

（1）流行病，治伤寒及时气温病，头痛壮热，脉盛：真丹涂行身令遍，向火坐，令汗出。（《经史证类备用本草》）

（2）消渴烦乱：黄丹，新汲水服一钱，以荞麦粥压之。（《本草纲目》）

（3）赤眼痛：黄丹，蜂蜜调，贴太阳穴，立效。（《本草纲目》）

（4）小儿口疮糜烂：黄丹一钱，生蜜一两相和，蒸黑，每以鸡毛蘸涂，甚效。（《本草纲目》）

配伍应用：

（1）铅丹与煅石膏配伍，解毒止痒，收敛生肌，用于黄水湿疮、疮疡溃烂。

（2）铅丹与青蒿配伍，截疟，用于疟疾。

组方应用：

（1）《小儿痘疹方论》丹粉散：黄丹、轻粉各五分（1.5g），黄连末二钱（6g）。上研匀。搽患

处。主治痘毒。

(2)《千金翼方》铅丹散：铅丹二两（60g），瓜蒌八两（240g），茯苓、甘草（炙）各一两半（45g），麦冬八两（240g）去心。上五味捣筛为散。旦以浆服方寸匕，日二。主治消渴。

(3)《续本事方》：腻粉、明矾、红丹各等份。上为末。临睡时抹之。主治腋气。

【化学成分】主要含四氧化三铅（Pb_3O_4）。

【药理作用】本品能直接杀灭细菌、寄生虫；有抑制黏膜分泌的作用。

【用法用量】外用适量，研末撒、调敷或熬膏；内服入丸、散剂，每次 0.3~0.6g。

【注意事项】本品有毒，使用不当可引起铅中毒；不可持续使用，以防蓄积中毒。

炉 甘 石

【来源】本品为碳酸盐类矿物方解石族菱锌矿，主含碳酸锌（$ZnCO_3$）。主产于广西壮族自治区、湖南、四川、云南等地。采挖后，洗净，晒干，除去杂石。

【商品】炉甘石、煅炉甘石。

【性状】本品为块状集合体，呈不规则的块状。灰白色或淡红色，表面粉性，无光泽，凹凸不平，多孔，似蜂窝状。体轻，易随。气微，味微涩。

【性味归经】甘，平，归胃经。

【功效与主治】解毒明目退翳，收湿止痒敛疮。用于目赤肿痛，眼缘赤烂，翳膜胬肉，溃疡不敛，脓水淋沥，湿疮，皮肤瘙痒。

【临床应用】

单味应用：

风眼流泪，烂弦：白炉甘四两，火煅、童尿淬七次，地上出毒三日，细研，每日用椒汤洗目后，临卧点三四次，次早以茶汤洗去，甚妙。（《本草纲目》）

配伍应用：

(1) 炉甘石与风化硝配伍，明目退翳，用于目暴赤肿。

(2) 炉甘石与朴硝配伍，明目退翳，用于目生翳膜。

(3) 炉甘石与硼砂配伍，明目退翳，用于多种目疾。

(4) 炉甘石与儿茶配伍，收湿生肌，用于下疳阴疮。

(5) 炉甘石与真蚌粉配伍，祛湿止痒，用于阴汗湿痒。

组方应用：

(1)《宣明论方》：炉甘石、青矾、朴硝，等份。为末。每用一字（1.5~2g），沸汤化开，温洗，日三次。主治诸般翳膜。

(2)《卫生易简方》：炉甘石二两（60g），以黄连一两（30g）煎水，入童尿半盏（75~150ml），再熬，下朴硝一两（30g），又熬，成，以火煅石淬七次，洗净，为末，入密陀僧末一两（30g），研匀，收点之。主治风眼流泪烂弦。

(3)《医方大成论》红绵散：炉甘石（研）二钱（6g），枯矾二钱（6g），胭脂半钱（1.5g），麝香少许。上为细末。用棉子缠缴耳中脓汁尽，别用棉子蘸药，或干吹少许入耳亦可。如积热上壅，耳出脓水，神芎丸百粒，泻三五行。主治聤耳出脓及黄汁。

【制剂】麝香痔疮栓　组成：麝香，珍珠，冰片，炉甘石，三七，五倍子，人工牛黄，颠茄流浸膏。功能与主治：清热解毒，消肿止痛，止血生肌。用于大肠热盛所致的大便出血、血色鲜红、肛门灼热疼痛；各类痔疮和肛裂见上述证候者。用法与用量：早晚或大便后塞于肛门内，一次1粒，一日2次，或遵医嘱。

【化学成分】主要成分为碳酸锌（$ZnCO_3$），尚含铁、钙、镁、锰的碳酸盐。

【药理作用】本品能部分吸收创面分泌液,有防腐、收敛、保护等作用;能抑制局部葡萄球菌的生长;其油剂、洗剂有止痒作用。

【用法用量】外用适量。

硼砂

【来源】本品为硼酸盐类硼砂族矿石,经精制而成的结晶体。主产于青海、西藏、陕西、甘肃等地。8~11月采挖,去杂质,捣碎,置于密闭容器中防止风化。

【商品】硼砂、煅硼砂。

【性状】由菱形、柱形或粒状结晶组成的不整齐块状,无色透明或白色半透明,日久则风化成白色粉末,不透明,微有脂肪光泽。体轻,质脆易碎。气无,味咸苦。

【性味归经】甘、咸,凉,归肺、胃经。

【功效与主治】解毒防腐,清热化痰。用于咽喉肿痛,口舌生疮,目赤翳障,痰热咳嗽。

【临床应用】

单味应用:

(1) 鼻血不止:硼砂一钱,水服,立止。(《本草纲目》)

(2) 小儿阴:肿大不消 硼砂一分,水研,涂之,大有效。(《本草纲目》)

(3) 饮酒不醉:先服硼砂二钱,妙。(《本草纲目》)

(4) 气闭痰结火结,喉胀不通:硼砂一钱。放口中噙化。(《方脉正宗》)

配伍应用:

(1) 硼砂与冰片配伍,泻火解毒,清利湿热,用于鹅口疮。

(2) 硼砂与玄明粉配伍,清热解毒,消肿止痛,用于咽喉口齿肿痛。

(3) 硼砂与炉甘石配伍,清热解毒,明目退翳,用于目赤肿痛或目生翳膜。

(4) 硼砂与贝母配伍,清肺化痰,用于痰火壅盛的咳嗽咯痰、色黄质黏难咯。

组方应用:

(1)《圣济总录》硼砂丸:硼砂、马牙硝各一分(0.3g),丹砂半分(0.15g),斑蝥二枚(去头、翅、足,炒)。上四味,共研为末,以生姜自然汁煮面糊,和丸如梧桐子大,腊茶衣。每服二丸,腊茶下。主治咽喉肿痛及走马喉痹。

(2)《疡医大全》四宝丹:硼砂二钱(6g),雄黄三钱(10g),甘草一钱(3g),冰片二分五厘(0.75g)。上为细末,蜜水调涂或干掺。主治鹅口疮。

【制剂】珠黄吹喉散 组成:珍珠,人工牛黄,硼砂,西瓜霜,雄黄,儿茶,黄连,黄柏,冰片。功能与主治:解毒化腐生肌。用于热毒内蕴所致的咽喉口舌肿痛、糜烂。用法与用量:外用,吹于患处。一日3~5次。

【化学成分】主要含四硼酸钠($Na_2B_4O_7 \cdot 10H_2O$),另含少量铅、铝、铜、钙、铁、镁、硅等无机元素。

【药理作用】本品有较弱的防腐作用,对大肠杆菌、绿脓杆菌、炭疽杆菌、痢疾杆菌、伤寒杆菌、副伤寒杆菌、变形杆菌、葡萄球菌及白色念珠菌等均有抑制作用;外用对皮肤黏膜有收敛和保护作用;内服有解毒、抗惊厥等作用。

【用法用量】外用适量,研末干撒或调敷患处;或沸水熔化冲洗;或制成药液滴眼;内服多入丸散,每次1.5~3g。

中药中文名索引

二 画

丁香 …… 227
人参 …… 411
儿茶 …… 322
九香虫 …… 251
刀豆 …… 250

三 画

三七 …… 278
三棱 …… 325
干姜 …… 219
土荆皮 …… 514
土茯苓 …… 116
大风子 …… 513
大青叶 …… 97
大枣 …… 429
大黄 …… 135
大蒜 …… 516
大蓟 …… 269
大腹皮 …… 248
山豆根 …… 106
山茱萸 …… 496
山药 …… 424
山楂 …… 253
山慈菇 …… 115
千年健 …… 178
千金子 …… 150
川贝母 …… 343
川乌 …… 156
川芎 …… 295
川楝子 …… 241
女贞子 …… 475

小茴香 …… 224
小蓟 …… 270
马齿苋 …… 109
马勃 …… 107
马钱子 …… 321
马兜铃 …… 365

四 画

王不留行 …… 314
天冬 …… 468
天花粉 …… 70
天竺黄 …… 350
天南星 …… 333
天麻 …… 395
木瓜 …… 160
木香 …… 237
木贼 …… 64
木通 …… 202
木蝴蝶 …… 358
木鳖子 …… 517
五加皮 …… 175
五灵脂 …… 302
五味子 …… 485
五倍子 …… 487
太子参 …… 417
车前子 …… 199
瓦楞子 …… 355
牛黄 …… 393
牛蒡子 …… 51
牛膝 …… 311
升药 …… 518
升麻 …… 59
月季花 …… 315

丹参 …… 304
乌药 …… 242
乌梢蛇 …… 158
乌梅 …… 486
火麻仁 …… 141
巴豆 …… 149
巴戟天 …… 434
水牛角 …… 128
水蛭 …… 326

五 画

玉竹 …… 471
玉米须 …… 195
甘松 …… 251
甘草 …… 426
甘遂 …… 144
艾叶 …… 291
石决明 …… 384
石韦 …… 207
石菖蒲 …… 406
石斛 …… 469
石榴皮 …… 491
石膏 …… 65
龙骨 …… 375
龙胆草 …… 84
龙眼肉 …… 463
北沙参 …… 464
四季青 …… 119
生地黄 …… 121
生姜 …… 36
代赭石 …… 388
仙茅 …… 436
仙鹤草 …… 284

白术 …… 422
白头翁 …… 108
白芍 …… 458
白芨 …… 283
白芷 …… 42
白花蛇舌草 …… 114
白芥子 …… 336
白豆蔻 …… 186
白茅根 …… 275
白矾 …… 510
白果 …… 369
白前 …… 340
白扁豆 …… 425
白薇 …… 119
白鲜皮 …… 88
白薇 …… 131
瓜蒂 …… 505
瓜蒌 …… 346
冬瓜皮 …… 194
冬虫夏草 …… 451
冬葵子 …… 208
玄参 …… 124
半边莲 …… 114
半夏 …… 331
丝瓜络 …… 174

六 画

老鹳草 …… 165
地龙 …… 396
地耳草 …… 214
地肤子 …… 205
地骨皮 …… 131
地榆 …… 271

523

地锦草	111	芫荽	268	鸡血藤	313	夜交藤	382
芒硝	139	芫花	146	鸡冠花	289	炉甘石	521
西洋参	414	花椒	226	青皮	234	泽兰	310
百合	466	花蕊石	282	青葙子	78	泽泻	193
百部	361	苍术	182	青蒿	129	泽漆	196
当归	454	苍耳子	45	青黛	99	降香	283
肉苁蓉	441	芡实	500			细辛	43
肉豆蔻	493	苎麻根	276	**八　画**		贯众	100
肉桂	220	芦荟	140	玫瑰花	246		
朱砂	373	芦根	69	苦杏仁	358	**九　画**	
竹叶	71	苏子	360	苦参	86	珍珠母	386
竹沥	349	苏木	319	苦楝皮	262	荆芥	39
竹茹	348	苏合香	406	枇杷叶	365	茜草	280
延胡索	297	杜仲	445	板蓝根	98	荜茇	228
自然铜	318	连翘	92	松节	164	荜澄茄	229
血余炭	287	吴茱萸	221	松香	166	草豆蔻	186
血竭	321	牡丹皮	125	刺猬皮	289	草果	187
全蝎	398	牡蛎	386	刺蒺藜	390	茵陈蒿	211
合欢皮	381	何首乌	460	郁李仁	143	茯苓	189
刘寄奴	323	伸筋草	162	郁金	298	胡荽	48
羊蹄根	277	皂荚	337	虎杖	213	胡黄连	133
灯心草	209	佛手	244	昆布	351	胡椒	230
决明子	75	谷芽	256	罗布麻	391	荔枝核	244
冰片	404	谷精草	76	败酱草	104	南瓜子	264
寻骨风	163	龟甲	478	垂盆草	215	南沙参	465
阳起石	449	辛夷	46	知母	68	枳实	235
防己	169	羌活	41	使君子	261	柏子仁	379
防风	40	灶心土	293	侧柏叶	274	栀子	73
红花	306	沙苑子	444	佩兰	181	枸杞子	473
红藤	103	没药	302	金荞麦	102	柿蒂	249
		沉香	238	金钱草	212	柽柳	49
七　画		诃子	490	金银花	90	威灵仙	154
麦冬	467	补骨脂	437	金樱子	500	砒石	519
麦芽	255	灵芝	383	乳香	300	厚朴	183
远志	380	阿胶	461	鱼腥草	101	砂仁	184
赤小豆	198	附子	216	狗脊	177	牵牛子	147
赤石脂	494	鸡内金	258	饴糖	429	轻粉	518
赤芍	126	鸡矢藤	259	京大戟	145	鸦胆子	110

韭菜子	448
虻虫	327
骨碎补	319
钩藤	394
香加皮	196
香附	240
香橼	245
香薷	38
禹白附	335
禹余粮	495
追地风	179
胆矾	506
胖大海	357
独活	153
姜黄	299
前胡	341
炮姜	290
洋金花	371
穿山龙	174
穿山甲	329
穿心莲	96
神曲	254
蚤休	112
络石藤	173

十 画

秦艽	167
秦皮	85
蚕砂	161
莱菔子	257
莲子	501
莪术	324
桂枝	34
桔梗	342
桃仁	307
核桃仁	450
夏枯草	74
柴胡	56

党参	415
鸭跖草	72
铅丹	520
臭梧桐	171
射干	105
狼毒	151
高良姜	225
拳参	113
益母草	309
益智仁	438
凌霄花	316
浙贝母	345
海马	440
海风藤	164
海金沙	206
海狗肾	439
海桐皮	172
海浮石	354
海蛤壳	353
海螵蛸	498
海藻	350
浮小麦	483
浮萍	63
通草	203
桑叶	53
桑白皮	366
桑枝	169
桑寄生	176
桑椹	476
桑螵蛸	497
黄芩	79
黄芪	418
黄连	80
黄药子	352
黄柏	82
黄精	472

十一画

草薢	210

菟丝子	443
菊花	54
常山	504
野菊花	95
蛇床子	512
银柴胡	132
猪苓	192
麻黄	32
麻黄根	482
鹿茸	431
旋覆花	339
商陆	146
羚羊角	391
淫羊藿	434
淡竹叶	71
淡豆豉	62
密蒙花	77
续断	446
绿豆	120
绿萼梅	247

十二画

琥珀	377
斑蝥	328
款冬花	364
葫芦巴	449
葛根	60
葱白	47
葶苈子	368
萹蓄	204
棕榈炭	286
硫磺	509
雄黄	508
紫贝齿	388
紫花地丁	94
紫苏	35
紫河车	452
紫草	127

紫珠	285
紫菀	363
蛤蚧	450
黑芝麻	477
锁阳	442
番泻叶	139
滑石	200
寒水石	67
蒲公英	93
蒲黄	281

十三画

椿皮	89
槐花	272
硼砂	522
雷丸	266
雷公藤	159
路路通	166
蜈蚣	400
蜂房	514
蜂蜜	430
矮地茶	370
蔓荆子	55

十四画

榧子	267
槟榔	263
酸枣仁	378
磁石	374
豨莶草	170
蝉蜕	52
罂粟壳	489
漏芦	118
熊胆	117
蕲蛇	157

十五画

樟脑	409

蝼蛄 …………… 197	薄荷 …………… 50	䗪虫 …………… 317	瞿麦 …………… 203
墨旱莲 ………… 474	**十六画**	**十八画以上**	藿香 …………… 180
僵蚕 …………… 401			鳖甲 …………… 479
熟地黄 ………… 456	橘皮 …………… 232	藕节 …………… 288	蟾酥 …………… 407
鹤虱 …………… 266	藁本 …………… 45	覆盆子 ………… 496	糯稻须根 ……… 484
鹤草芽 ………… 265	**十七画**	礞石 …………… 356	麝香 …………… 403
薤白 …………… 247			
薏苡仁 ………… 191	檀香 …………… 239		

药师灌顶真言

南谟薄伽伐帝 鞞杀社窭噜薜琉璃

钵喇婆 喝啰阇也 怛他揭多也

阿啰喝帝 三藐三勃陀耶 怛侄他

唵 鞞杀逝 鞞杀逝 鞞杀社 三没揭帝莎诃